Beatmung

Reinhard Larsen
Thomas Ziegenfuß

Beatmung

Indikationen – Techniken – Krankheitsbilder

Mit 121 Abbildungen

5., vollständig überarbeitete und erweiterte Auflage

Springer

Prof. Dr. med. Reinhard Larsen
Homburg, Saarland
Deutschland

Dr. med. Thomas Ziegenfuß
St. Josef Krankenhaus, Moers
Deutschland

ISBN 978-3-642-29661-1
DOI 10.1007/978-3-642-29662-8
ISBN 978-3-642-29662-8 (eBook)

Die Deutsche Nationalbibliothek verzeichnet diese Publikation in der Deutschen Nationalbibliografie; detaillierte bibliografische Daten sind im Internet über http://dnb.d-nb.de abrufbar.

SpringerMedizin

Planung: Ulrike Hartmann
Projektmanagement: Gisela Schmitt
Lektorat: Michaela Mallwitz, Tairnbach
Projektkoordination: Cécile Schütze-Gaukel
Umschlaggestaltung: deblik Berlin
Fotonachweis Umschlag: © Oleg Kozlov / shutterstock
Herstellung: Crest Premedia Solutions (P) Ltd., Pune, India

Gedruckt auf säurefreiem und chlorfrei gebleichtem Papier

Springer Medizin ist Teil der Fachverlagsgruppe Springer Science+Business Media
www.springer.com

Vorwort

Für die Neuauflage wurde der Inhalt des Buches grundlegend umstrukturiert und in kleinere Einheiten aufgeteilt, mit dem Ziel, dem Leser die Orientierung und das Aneignen der für die Praxis wesentlichen Fakten zu erleichtern. Da die komplizierte Terminologie und Klassifikation der Beatmungsformen und der Beatmungsgeräte schwer zu verstehen und noch schwerer im Gedächtnis zu behalten ist, wurde sie radikal vereinfacht. Außerdem wurde mittlerweile Entbehrliches und Überholtes gestrichen und durch neueste Ergebnisse der evidenzbasierten Beatmungsmedizin ersetzt. Die bereits vorhandenen Empfehlungen und Leilinien nationaler und internationaler Fachgesellschaften wurden aktualisiert, inzwischen neu erstellte Leitlinien zusätzlich in das Buch aufgenommen. Hierzu gehören u. a. Leitlinien zu Asthma, COPD, NIV, ARDS, Sepsis und Analgosedierung. In diesem Zusammenhang sei aber betont, dass Leitlinien lediglich einen Informationscharakter für Ärzte haben und keine verbindlichen Handlungsanleitungen, geschweige denn unumstößliche, letzte Weisheiten für den Praktiker sind. Dem steht, wie der Jurist K. Ulsenheimer hervorhebt, die anhaltende Diskussion um ihre Legitimität, unterschiedliche Qualität und Aktualität entgegen. Im Mittelpunkt der Patientenbehandlung sollte vielmehr die individuell ausgerichtete Fürsorge stehen, nicht die zwanghafte Erfüllung von Leitlinien um jeden Preis.

Wie immer gilt es, den Mitarbeitern des Springer Verlages zu danken: Frau Ulrike Hartmann für ihre engagierte, niemals nachlassende Unterstützung des Projekts und Frau Michaela Mallwitz für ihr kompetentes und akribisches Lektorat.

Nicht zuletzt danken wir den Lesern für kritische Anmerkungen, Fehlermeldungen und Verbesserungsvorschläge.

Reinhard Larsen
Thomas Ziegenfuß
Homburg, im Herbst 2012

Inhaltsverzeichnis

Autoren

Prof. Dr. med. Reinhard Larsen
Fasanenweg 26,
66424 Homburg/Saar
Deutschland

Dr. med. Thomas Ziegenfuß
Chefarzt der Abteilung für
Anästhesie und Intensivmedizin
St. Josef Krankenhaus Moers
Asberger Str. 4, 47441 Moers
Deutschland

Repetitorium der Grundlagen

Anatomie der Atmungsorgane

Fragen zum Einstieg

1. Was bezeichnen die drei Begriffe äußere Atmung, innere Atmung und Ventilation?
2. Wie lang ist der rechte Hauptbronchus, wie lang der linke?
3. Aus welchen Lappen besteht die rechte Lunge, aus welchen die linke?
4. Welche Bronchen können ihren Innendurchmesser durch Kontraktion der Wandmuskulatur stark verkleinern und vergrößern?
5. Wie viel ml Blut befinden sich im Lungenkreislauf?
6. Wie groß in cm ist die Atemverschieblichkeit der Lungen an der vorderen Thoraxwand und wie groß an der Axillar- und der Skapularlinie?
7. Welches ist der Hauptmuskel der Atmung?
8. Welche Interkostalmuskeln wirken inspiratorisch, welche exspiratorisch?
9. Welche Muskeln gehören zu den Atemhilfsmuskeln, und wann treten sie in Funktion?

Die Atmungsorgane bestehen aus den Atemwegen und den Lungen. Wichtigste Funktion der Atmungsorgane ist die **äußere Atmung,** die Aufnahme von Sauerstoff und die Abgabe von Kohlendioxid. Hierbei dienen die Atemwege dem Transport der Atemgase sowie der Reinigung, Anfeuchtung und Erwärmung der Inspirationsluft, weiterhin der Laut- und Sprachbildung. Der Austausch der Atemgase erfolgt in den Alveolen durch Diffusion, der Gaswechsel durch Volumenänderungen der Lunge. Die Belüftung der Lungen wird als **Ventilation** bezeichnet.

1.1 Atemwege

Topographisch werden obere und untere Atemwege unterschieden (Abb. 1.1):

- **obere Atemwege:** Nasenhöhle (10–14 cm lang), Pharynx (12–15 cm lang), Kehlkopf,
- **untere Atemwege:** Trachea, Bronchialsystem der Lunge.

Funktionell werden die Atmungsorgane in luftleitende und respiratorische, d. h. gasaustauschende Abschnitte unterteilt:

- **luftleitende Abschnitte:** Nasenhöhle, Pharynx, Kehlkopf, Trachea, Bronchen, Bronchiolen, Bronchioli terminales,
- **gasaustauschende Abschnitte:** Bronchioli respiratorii, Alveolen.

Die Atemwege beginnen mit den beiden Nasenlöchern und enden in den Alveolen. Zwischen Nase und

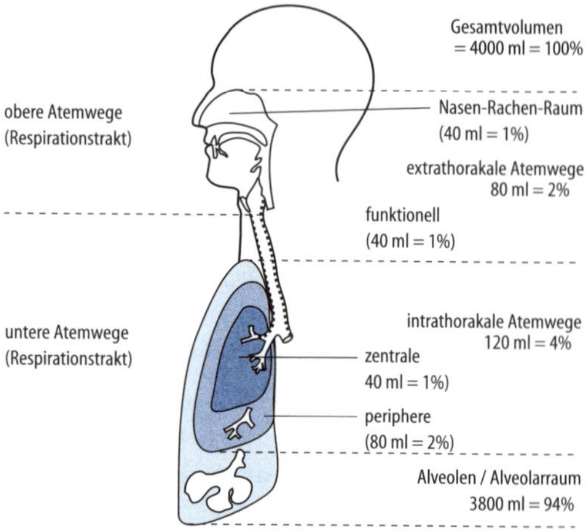

Abb. 1.1 Einteilung des Respirationstrakts und Verteilung der Luftvolumina bei Atemmittellage. Der Respirationstrakt besteht aus den extra- und intrathorakalen Atemwegen und dem Alveolarraum. Der Kehlkopf trennt den oberen vom unteren Respirationstrakt. Der Durchmesser der peripheren Atemwege beträgt weniger als 2 mm

Alveolen sind die luftleitenden Abschnitte geschaltet. Sie leiten die Atemluft, am Gasaustausch sind sie dagegen nicht beteiligt.

Der Tracheobronchialbaum mit seiner zunehmenden Aufzweigung kann in verschiedene Generationen von luftleitenden Wegen eingeteilt werden, beginnend bei der Trachea als Generation 0 und endend in den Alveolarbläschen als Generation 23.

1.1.1 Trachea

Die Trachea ist eine ca. 10–12 cm lange Röhre mit einem Durchmesser von 1,8–2 cm. Sie beginnt extrathorakal unterhalb des Ringknorpels (Pars cervicalis), in Höhe des 4.–7. Halswirbelkörpers und verläuft intrathorakal (Pars thoracica) durch das obere Mediastinum bis zur Verbindung zwischen Corpus und Manubrium des Sternums, 5–7 cm von der Haut entfernt; dort, an der Bifurkation, verzweigt sie sich in die beiden Hauptbronchen. Die Bifurkation befindet sich – abhängig vom Alter – in Höhe des 4.–5. Brustwirbels (beim Neugeborenen: 2. BW, beim Älteren: 7. BW).

Aufbau der Wand Die äußere Wand besteht aus 16–20 elastisch miteinander verbundenen, hufeisenförmigen Knorpeln. Die Hinterwand dagegen wird von der knorpelfreien, bindegewebig-muskulösen Pars membranacea gebildet. Diese membranöse Hinterwand liegt über den ganzen Verlauf der Trachea dem Ösophagus an. Durch die Knorpelspangen bleibt das Lumen der Trachea ständig geöffnet, allerdings genügen bereits Drücke von ca. 40 cm H_2O (1 cm H_2O=98,07 Pa), um die Trachea im extrathorakalen, d. h. Halsbereich vollständig zu verschließen. Diese Gefahr besteht z. B. bei Nachblutungen von Schilddrüsenoperationen. Im Thorax kann die Trachea durch hohe intrathorakale Drücke, z. B. beim Husten, komprimiert werden.

Aufgrund ihrer hohen Elastizität verlängert sich die Trachea bei tiefer Inspiration um bis zu 5 cm, auch folgt sie allen Kopf-, Kehlkopf- und Halsbewegungen.

Schleimhaut Die innere Schicht der Trachea wird von einer Schleimhaut mit Flimmerepithel und einer drüsenreichen Lamina propria gebildet. Die Schleimhaut ist fest mit den Knorpelspangen verbunden, über der Pars membranacea dagegen verschieblich. Die Drüsen bilden ein seromuköses Sekret, das als dünnflüssiger Film direkt dem Epithel aufliegt. In diesem Schleimfilm schlagen die Kinozilien in Richtung Kehlkopf und befördern einen eingedickten Film mit Staubteilchen und Mikroorganismen nach oben. Dieser Mechanismus, der selbst in den kleinsten Bronchiolen vorhanden ist, wird als **mukoziliäre Clearance** bezeichnet.

Zu den Zellen ohne Zilien gehören die schleimproduzierenden Becherzellen, weiterhin Basalzellen – kleine Zellen mit ovalem Kern.

Innervation und Gefäßversorgung Der M. trachealis der Pars membranacea wird vom N. vagus über Äste des N. laryngeus recurrens innerviert, im unteren Bereich durch direkte Äste. Die sensible und sekretorische Innervation der Schleimhaut erfolgt ebenfalls durch den N. vagus. Die Gefäße der Schleimhaut werden von sympathischen Fasern des Grenzstrangs innerviert, die z. T. mit Vagusästen zur Trachea ziehen.

Die Blutversorgung der Trachea erfolgt überwiegend aus der A. thyroidea inferior.

1.1.2 Extrapulmonale Hauptbronchen

An der Bifurkation der Trachea springt vom letzten Trachealknorpel ein halbmondförmiger Sporn, die Carina, in die Lichtung vor. Hier beginnt die gabelförmige Aufteilung in den rechten und linken Hauptbronchus, die beide am jeweiligen Lungenhilus in ihre Lunge eintreten und sich unmittelbar danach weiter aufzweigen, beginnend mit dem Oberlappenbronchus (Abb. 1.2).

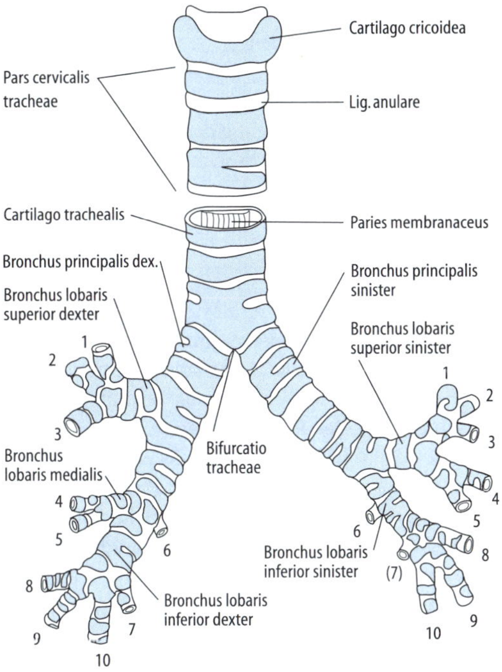

Abb. 1.2 Trachea, Haupt-, Lappen- und Segmentbronchien. Der mittlere Trachealabschnitt wurde weggelassen, um den Paries membranaceus darzustellen. (Aus Schiebler 2005)

Zwischen rechtem und linkem Hauptbronchus bestehen folgende klinisch wichtigen Unterschiede:
- rechter Hauptbronchus: kurz, 1–2,5 cm lang; etwas größerer Durchmesser (ca. 14 mm); Winkel zwischen Trachea und Bronchus: nur 22°,
- linker Hauptbronchus: 4,5–5 cm lang; Durchmesser ca. 12,5 mm; stärkere Abwinkelung: mindestens 35°,
- Winkel zwischen beiden Bronchen: variabel, meist 55°–65°.

Wegen der geringeren Abwinkelung gelangen Fremdkörper oder ein zu tief eingeführter Tubus beim Erwachsenen leichter in den rechten Hauptbronchus als in den linken.

Bei tiefer Inspiration erweitern sich die Hauptbronchen um 2–3 mm.

Wandaufbau und Schleimhaut Der Aufbau von Wand und Schleimhaut der Hauptbronchen entspricht dem der Trachea: rechts 6–8, links 9–12 hufeisenförmige Knorpelspangen an den Vorder- und Seitenwänden, bindegewebig-muskulöse Membran an der Hinterseite mit hoher Elastizität, Schleimhaut aus zylindrischem Epithel mit Flimmerzellen und schleimproduzierenden Becherzellen.

Innervation und Gefäßversorgung Innervation s. Trachea; die Gefäßversorgung der Hauptbronchen erfolgt überwiegend aus Rr. bronchiales.

1.2 Lungen

Die beiden Lungen, Pulmo dexter und Pulmo sinister, gliedern sich in Lappen, Segmente, Läppchen und Azini (▪ Abb. 1.3). Jede Lunge füllt eine der beiden Pleurahöhlen aus und ist, bis auf den Lungenhilus, vollständig mit der **Pleura visceralis,** dem Lungenfell, überzogen. Die Pleura visceralis ist von der glatten mesothelialen Auskleidung der Pleurahöhle, der **Pleura parietalis** oder dem Rippenfell, durch den Pleuraspalt getrennt. Im Pleuraspalt befindet sich ein Flüssigkeitsfilm, der die Verschieblichkeit der Lunge ermöglicht.

Die Lungen sind durch das Mesopneumonium am Mediastinum befestigt.

Beide Lungen sind grundsätzlich ähnlich gestaltet und gegliedert, allerdings besteht die rechte Lunge aus 3 Lappen, die linke hingegen nur aus 2.

1.2.1 Lungenlappen

Beide Lungen werden durch Spalten, Fissurae interlobares, die fast bis zum Hilus einschneiden, in Lungenlappen getrennt. Die Lungenlappen sind von der Pleura visceralis überzogen, die in der Tiefe der Spalten auf den Nachbarlappen übergeht.

Rechte Lunge Die rechte Lunge besteht aus 3 Lappen:
- Oberlappen, Lobus superior,
- Mittellappen, Lobus medius,
- Unterlappen, Lobus inferior.

Der Unterlappen wird von den beiden anderen Lappen durch die Fissura obliqua getrennt, Mittel- und Oberlappen durch die Fissura horizontalis.

Linke Lunge Im Gegensatz zur rechten besteht die linke Lunge nur aus 2 Lappen:
- Oberlappen, Lobus superior,
- Unterlappen, Lobus inferior.

Getrennt werden die beiden Lappen nur durch die Fissura obliqua. Der Oberlappen der linken Lunge entspricht dem Ober- und Mittellappen der rechten. Er ist allerdings, bedingt durch das Herz, kleiner als diese beiden Lappen.

Lungenhilus Hauptbronchus, Gefäße und Nerven bilden im Lungenhilus die **Lungenwurzel,** Radix pulmonis. Am weitesten dorsal liegt der Hauptbronchus; vor dem Bronchus verläuft die eintretende Pulmonalarterie. Die Lungenvenen verlaufen unterhalb der Lungenarterie und fließen im Hilus zu 2 Stämmen zusammen. Zwischen den Gefäßen liegen die Hiluslymphknoten; um den Hauptbronchus und die Pulmonalgefäße ziehen die Äste des Plexus pulmonalis, die Rr. bronchiales, in die Lunge, während die Vv. bronchiales und die Lymphgefäße den Hilus verlassen.

1.2.2 Lungensegmente, Segmenta bronchopulmonalia

Segmente sind pyramiden- bis kegelförmige Einheiten der Lunge, deren Spitze zur Hilusregion gerichtet ist (▪ Abb. 1.4). Die Segmente werden von einem Segmentbronchus, seinen Ästen und einem stets begleitenden Ast der A. pulmonalis gebildet und voneinander – allerdings unvollständig – durch Bindegewebssepten abgegrenzt. An der äußeren Oberfläche der Lunge können die Segmente nicht erkannt werden. Die rechte Lunge besteht in der Regel aus 10 Segmenten, die linke hingegen aus 9 (▪ Tab. 1.1).

Die Segmentbronchen treten am Hilus ein und verlaufen in der Segmentachse; sie verzweigen sich im Segment mit 6–12 dichotomen Aufteilungen in die mittleren und kleinen Bronchen, auf die schließlich die Bronchiolen folgen.

Anzahl der in beiden Lungen enthaltenen Segmente
- Rechte Lunge: 10 Segmente, davon 3 im Oberlappen, 2 im Mittellappen und 5 im Unterlappen
- Linke Lunge: 9 Segmente, davon 5 im Oberlappen und 4 im Unterlappen

1.2.3 Lungenläppchen, Lobuli pulmonalis

Die Lungenläppchen (▪ Abb. 1.5) sind durch lockeres Bindegewebe voneinander abgegrenzt, allerdings nur in der mittleren Zone der Lungenlappen zu erkennen. Hier bilden sie polygonale Felder mit einem Durch-

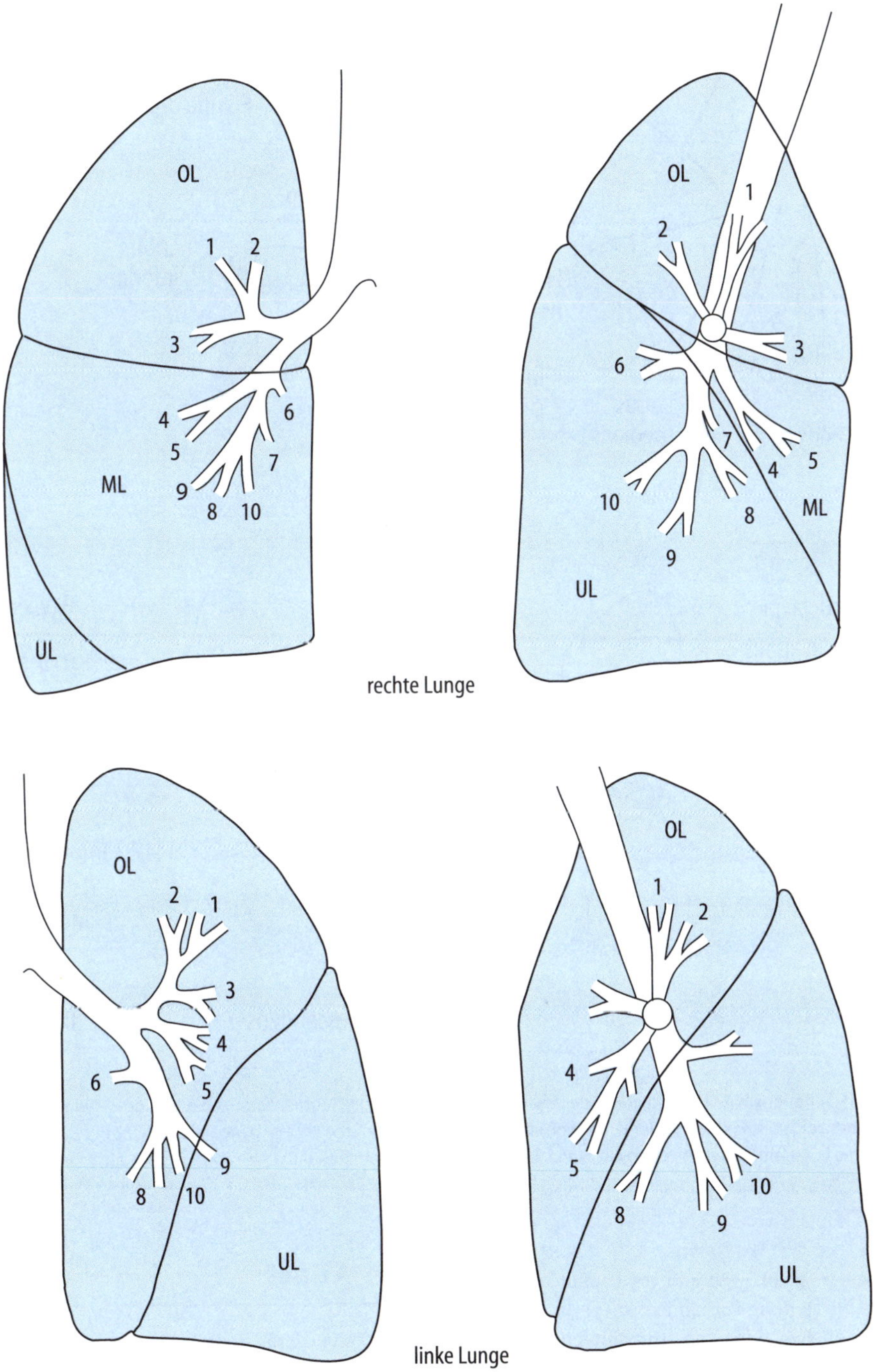

Abb. 1.3 Topographie der Lungenlappen und -segmente; links Ansicht von vorn, rechts Seitenansicht. Der rechte Mittellappen liegt der vorderen Thoraxwand an, der Unterlappen der lateralen und hinteren Wand. Die Zahlen kennzeichnen die entsprechenden Segmente. Die Lingulasegmente der linken Lunge weisen einen gemeinsamen Stamm auf, vergleichbar dem des rechten Mittellappenbronchus. Das 7. Segment ist links meist nicht ausgebildet

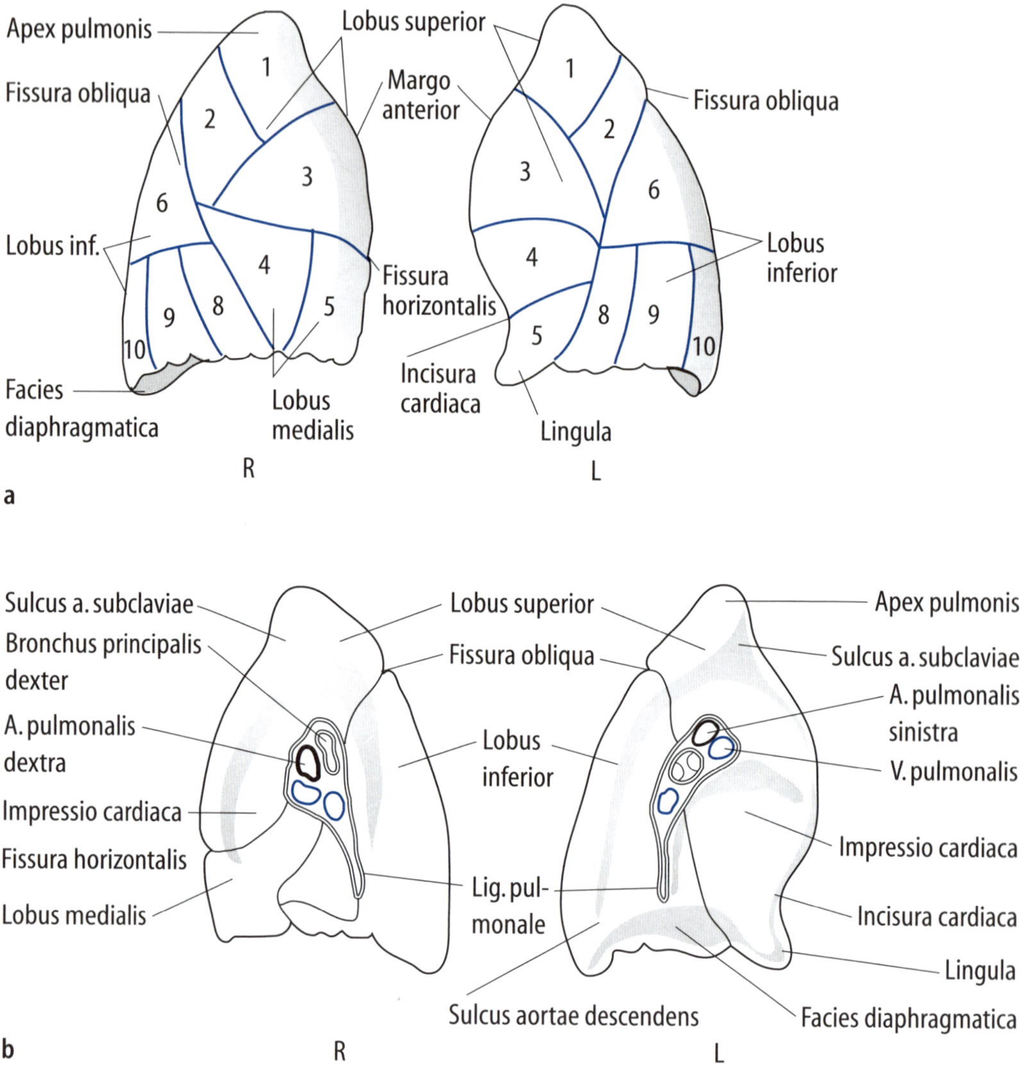

Abb. 1.4 Seitenansicht (Facies costalis) der rechten und linken Lunge; Segmentgrenzen rot, Lungensegmente durch Ziffern gekennzeichnet; Felderung der Lungenoberfläche entsprechend den Lobuli. b Mediale Ansicht der rechten und linken Lunge; Lungenhilus mit Arterien *(schwarz)*, Venen *(blau)* und Bronchen (linker Hauptbronchus nicht bezeichnet). (Aus Schiebler 2005)

messer von 1–4 cm, während im Lappenkern keine lobuläre Unterteilung vorhanden ist.

Ein Läppchen wird von Bronchiolen der 1. Generation versorgt, die sich im Läppchen 3- bis 4-mal aufteilen. Die letzte Generation sind die Bronchioli terminales. Aus ihnen gehen die Endaufzweigungen des Bronchialbaums hervor, auf denen sich die Alveolen befinden.

1.2.4 Azinus

Ein Azinus umfasst die aus einem Bronchiolus terminalis hervorgehende Endaufzweigung mit den zugehörigen Alveolen, den kammerartigen Lungenbläschen. Die Azini sind voneinander nicht durch Bindegewebe abgegrenzt. Ein Acinus pulmonalis umfasst 1500–4000 Alveolen, der Durchmesser beträgt 2,5–5, maximal 8 mm.

■ Tab. 1.1 Lungensegmente und zugeordnete Bronchen

Rechte Lunge	
Lobus superior	**Bronchus lobaris superior dexter**
Segmentum apicale (1)	Bronchus segmentalis apicalis
Segmentum posterius (2)	Bronchus segmentalis posterior
Segmentum anterius (3)	Bronchus segmentalis anterior
Lobus medius	**Bronchus lobaris medius dexter**
Segmentum laterale (4)	Bronchus segmentalis lateralis
Segmentum mediale (5)	Bronchus segmentalis medialis
Lobus inferior	**Bronchus lobaris inferior dexter**
Segmentum superius (6)	Bronchus segmentalis superior
Segmentum basale mediale (7)	Bronchus segmentalis basalis medialis
Segmentum basale anterius (8)	Bronchus segmentalis basalis anterior
Segmentum basale laterale (9)	Bronchus segmentalis basalis lateralis
Segmentum basale posterius (10)	Bronchus segmentalis basalis posterior
Linke Lunge	
Lobus superior	**Bronchus lobaris superior sinister**
Segmentum apicoposterius (1+2)	Bronchus segmentalis apicoposterior
Segmentum anterius (3)	Bronchus segmentalis anterior
Segmentum lingulare superius (4)	Bronchus lingularis superior
Segmentum lingulare inferius (5)	Bronchus lingularis inferior
Lobus inferior	**Bronchus lobaris inferior sinister**
Segmentum superius (6)	Bronchus segmentalis superior
Segment fehlt meist	
Segmentum basale anterius (8)	Bronchus segmentalis basalis anterior
Segmentum basale laterale (9)	Bronchus segmentalis basalis lateralis
Segmentum basale posterius (10)	Bronchus segmentalis basalis posterior

1.2.5 Bronchialbaum der Lunge

Der Bronchialbaum besteht aus einem proximalen, **konduktiven** Abschnitt, der die Atemluft lediglich leitet, und einem distalen Abschnitt, in dem der **Gasaustausch** stattfindet (■ Abb. 1.6).

Der konduktive Abschnitt entspricht dem Totraumanteil des Atemzugvolumens. Insgesamt lassen sich folgende luftleitende Abschnitte des Bronchialbaums unterscheiden:

- rechter und linker Hauptbronchus (▶ s. oben),
- Lappenbronchen,
- Segmentbronchen,
- Bronchiolen,
- terminale Bronchiolen.

Nach Weibel kann der Tracheobronchialbaum auch in »Generationen« unterteilt werden, wobei sich mit jeder neuen Generation die Anzahl der Luftwege etwa verdoppelt:

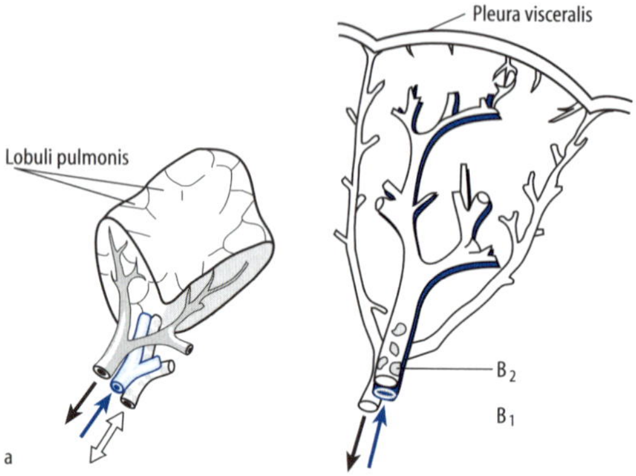

Abb. 1.5 **a** Bronchopulmonales Segment. Die Segmentarterie und der Bronchus segmentalis treten an der Kante in das keilförmige Segment ein, die Vene *(blau)* verläuft intersegmental. Lobuli durch eingelagerten Kohlenstaub scharf abgegrenzt. **b** Schematische Darstellung eines Lobulus. *B1* kleiner Bronchus, *B2* Bronchiolus. (Aus Schiebler 2005)

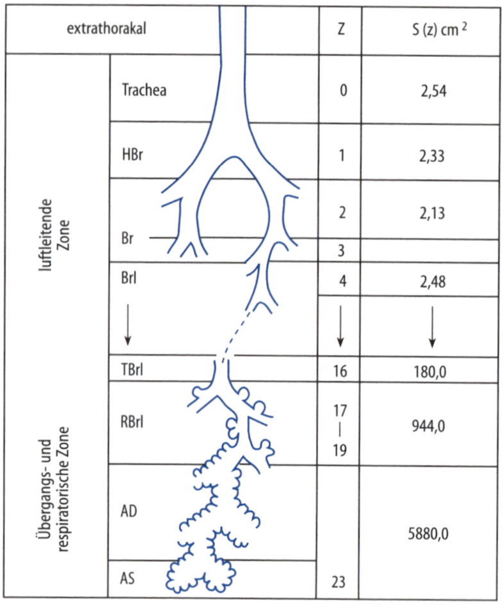

Abb. 1.6 Durchmesser der verschiedenen Anteile des Bronchialbaums; Gesamtquerschnitt *S(z)* bezogen auf die jeweiligen Teilungsgenerationen. *Hbr* Hauptbronchus, *Br* mittlere und kleine Bronchen, *Brl* Bronchiolen, *TBrl* Bronchioli terminales, *RBrl* Bronchioli respiratorii, *AD* Ductus alveolares, *AS* Alveolarsäckchen. (Aus Matthys u. Seeger 2008)

- Trachea: Generation 0,
- Haupt-, Lappen- und Segmentbronchien: Generation 1–4,
- kleine Bronchen: Generation 5–11,
- Bronchiolen: Generation 12–16,
- respiratorische Bronchiolen: Generation 17–19.

Lappenbronchen

Die Lappenbronchen, Bronchi lobares, entspringen aus dem Hauptbronchus; den Lungenlappen entsprechend gibt es rechts 3 und links 2. Ihr Durchmesser beträgt 8–12 mm. Der rechte Oberlappenbronchus entspringt direkt im Hilus, also extrapulmonal, Mittel- und Unterlappenbronchus im weiteren Verlauf des Stammbronchus. Der linke Oberlappenbronchus verlässt ebenfalls extrapulmonal den Hauptbronchus. In beiden Lungen setzen jeweils nur die Unterlappenbronchen den Verlauf und Bau des Hauptbronchus fort und bilden mit ihm zusammen die großen Bronchen. Die anderen Lappenbronchen und die Bronchen des Unterlappens umfassen hingegen die mittleren Bronchen.

Segmentbronchen

Die Segmentbronchen, Bronchi segmentales, entstehen aus den Lappenbronchen. Sie teilen sich zunächst in 6–12 mittlere Bronchen auf, wobei der Durchmesser bis auf 2 mm abnimmt. Es folgen dann die kleinen Bronchen, bei denen der kleinste Durchmesser nur noch 1 mm beträgt. Die beiden Hauptbronchen und die großen Bronchen besitzen, wie die Trachea, U-förmige Knorpelspangen, die mittleren und kleinen Bronchen hingegen nur noch unregelmäßig geformte Knorpelplatten.

Bronchiolen

Bronchiolen entspringen aus den kleinen Bronchen; sie teilen sich 3- bis 4mal dichotom und versorgen mit ihren Aufzweigungen jeweils ein Lungenläppchen. Knorpelanteile sind in den Bronchiolen nicht mehr vorhanden, jedoch ist die glatte Muskulatur hier kräftig entwickelt.

Bronchioli terminales Dies sind die Endaufzweigungen der Bronchiolen, das Ende des konduktiven Bronchialbaums. Ihr Durchmesser beträgt 0,3–0,4 mm.

Bronchioli respiratorii

Die Bronchioli respiratorii entstehen durch weitere, dichotome Aufteilung der Bronchioli terminales. Ihr mittlerer Durchmesser beträgt 0,4 mm. Mit ihnen als Übergangszone beginnt der respiratorische Bronchialbaum. Die Bronchioli respiratorii teilen sich in 5–8 gleichförmige Aufzweigungen, den Ductus alveolares, die vollständig aus aneinanderliegenden Alveolen bestehen. Die lichte Weite der Alveolargänge beträgt 0,25–0,4 mm. Meist enden die Gänge in 2 kurzen Sacculi alveolares von gleicher Struktur.

Wandaufbau des konduktiven Bronchialbaums

Bronchen Alle Bronchen sind prinzipiell wie die Trachea aufgebaut, jedoch besitzen die Lappen- und Segmentbronchen keine hufeisenförmigen Knorpelspangen, sondern nur noch unregelmäßig geformte, immer kleiner werdende Knorpelstücke. Die Knorpelstücke sind in eine Faserschicht aus Kollagenfasern und elastischen Netzen eingebettet, mit denen sie die Tunica fibrocartilaginea bilden. Innen schließt sich eine dünne Schicht glatter Muskulatur, die Tunica muscularis, an. In den großen Bronchen verläuft die Muskulatur ringförmig, in den kleinen Bronchen wird sie kräftig und verläuft spiralig in sich überkreuzenden Windungen.

In der Lamina propria der Schleimhaut verlaufen die zahlreichen seromukösen Bronchialdrüsen, weiterhin die Lymphfollikel (Abwehrfunktion) und Venenplexus. Das peribronchiale Bindegewebe (Tunica adventitia) führt Nerven sowie Blut- und Lymphgefäße. Dieses lockere Bindegewebe ermöglicht gleitende Verschiebungen des Bronchialbaums gegen das umgebende Lungengewebe während der Atembewegungen. Es erstreckt sich bis zu den Bronchioli respiratorii.

Bronchiolen Die Bronchiolen enthalten keinen Knorpel, auch keine Drüsen; die Muskulatur ist kräftiger und verläuft in zirkulären bis schraubigen Windungen. Mit dem Lungengewebe sind die Bronchiolen über eine Bindegewebsschicht mit elastischen Faseranteilen verspannt. Bei Erschlaffung der Muskulatur hält der elastische Zug das Lumen der Bronchiolen offen; Kontraktion der Muskulatur kann hingegen das Lumen vollständig verschließen.

> **Kleine Bronchen und Bronchiolen können ihren Durchmesser durch Kontraktion der Muskulatur erheblich verändern, große und mittlere Bronchen hingegen nur wenig.**

Bronchioli terminales Der Wandaufbau entspricht dem der Bronchiolen.

Bronchioli respiratorii Sie gehen, wie bereits beschrieben, aus den Bronchioli terminales hervor und sind ähnlich wie diese aufgebaut. Allerdings befinden sich in der Muskulatur und in der elastischen Tunica mucosa Lücken, durch die sich Alveolen einzeln oder in Gruppen in das umgebende Lungengewebe vorwölben. Die Wände der Alveolen sind mit Plattenepithel ausgekleidet.

Ductus alveolares Die Alveolargänge schließen sich an die Bronchioli respiratorii an; ihr Lumen wird von den aneinandergereihten Öffnungen der Alveolen gebildet. Die Wandabschnitte der Ductus sind von einschichtigem kubischem Epithel bedeckt. In den distalen Abschnitten ist keine Muskulatur mehr vorhanden, und die Alveolen besitzen nur noch elastische und kollagene Fasern.

Bronchialschleimhaut und mukoziliäre Clearance

Schleimfilm und Flimmerepithel Die Schleimhaut des konduktiven Bronchialbaums besteht aus einem mehrreihigen Flimmerepithel, das sich auf einer Lamina propria aus lockerem Bindegewebe und elastischen Fasern befindet. Die Schleimhaut ist glatt ausgespannt, legt sich aber bei stärkerer Kontraktion der Muskulatur in Längsfalten. In den großen, mittleren und kleineren Bronchen enthält die Schleimhaut zahlreiche Becherzellen und Bronchialdrüsen. In den Bronchiolen wird das zylindrische Flimmerepithel einreihig, in den Bronchioli respiratorii kubisch. Bronchialdrüsen fehlen in den Bronchiolen.

Becherzellen und Bronchialdrüsen produzieren ein gemischtseromuköses Sekret, den **Schleimfilm**, der aus einer Sol- und einer Gelphase besteht und der Reinigung der Lunge von Staub und pathogenen Keimen dient.

In der basalen Solphase schlagen die Kinozilien und transportieren die oberflächliche Gelphase zusammen mit Staubpartikeln zur Trachea. Die Schlagfrequenz beträgt 15–25/s, die Transportgeschwindigkeit in den kleinen Luftwegen 1 mm/min, in der Trachea 2 cm/min.

Dieser Mechanismus wird als mukoziliäre Clearance bezeichnet.

1.2.6 Alveolen, Ort des Gasaustausches

In den Alveolen, den Lungenbläschen, findet der Gasaustausch statt. Die Alveolen sind allerdings keine Bläschen, sondern sechskantige bis kugelförmige Lufträume mit einem mittleren Durchmesser von 250–300 µm bei maximaler Entfaltung. Die Wände der Alveolen werden von den Interalveolarsepten gebildet, wobei benachbarte Alveolen jeweils eine gemeinsame Wand besitzen. Dies gilt auch für die aneinandergrenzenden Alveolen der benachbarten Ductus und Sacculi.

Die Gesamtzahl der Alveolen jeder Lunge wird auf durchschnittlich 300 Millionen geschätzt, beträgt jedoch in Abhängigkeit von der Größe 200–600 Millionen. Die Größe der Alveolen hängt vom Lungenvolumen ab. Bei voller Entfaltung sind alle Alveolen von der Basis bis zur Spitze gleich groß, ansonsten aber im oberen Teil größer als im unteren. Die geringere Größe der Alveolen in den abhängigen Lungenpartien ist für den pulmonalen Gasaustausch von Bedeutung. Die von den Alveolarwänden gebildete Gasaustauschoberfläche beträgt 70–140 m², abhängig von Geschlecht, Körpergröße, Alter und Trainingszustand.

Interalveolarsepten

Die Interalveolarsepten, die Wände der Alveolen, bestehen aus folgenden Strukturen (◘ Abb. 1.7):

- Bindegewebsseptum,
- alveoläres Kapillarnetz,
- Alveolarepithel.

Bindegewebsseptum Das Bindegewebe der Interalveolarsepten besteht aus kollagenen und retikulären Bindegewebsfasern und einem dichten elastischen Fasernetz, der Fortsetzung des elastischen Fasersystems der Wände von Bronchiolen und peribronchiolärem Gewebe. Hierdurch sind die Interalveolarsepten zwischen dem Bronchialbaum und der Lungenoberfläche elastisch ausgespannt.

Bei tiefer Inspiration werden die Kollagenfasern vollständig gestreckt und verhindern jede weitere Dehnung; gleichzeitig werden die elastischen Fasern etwa auf das Doppelte ihrer Ursprungslänge gedehnt und können nun bei abnehmender Entfaltung der Lunge auf ca. 60% ihrer Länge verkürzt werden, ohne dass hierdurch der gestreckte Verlauf verlorenginge. Dieses Verhalten ist für die Interalveolarsepten von Bedeutung, denn sie bleiben hierdurch bis zu einer Verkleinerung der Alveolen auf 20% ihres maximalen Volumens gestreckt und legen sich erst bei einer weiteren Abnahme des Lungenvolumens in Falten.

Die elastischen und kollagenen Fasern der Interalveolarsepten sind in eine dünne Schicht von interstitieller Grundsubstanz eingebettet, in der sich Fibroblasten, Makrophagen, Mastzellen und Leukozyten befinden. An der Grenze zum Alveolarepithel verdichtet sich das Bindegewebe an beiden Seiten zu einer **Basalmembran**.

Insgesamt bildet das Bindegewebe der Interalveolarsepten keine geschlossene Schicht, sondern eine Platte mit zahlreichen großen Löchern und einem Netzwerk aus weitmaschigen Faserbündeln.

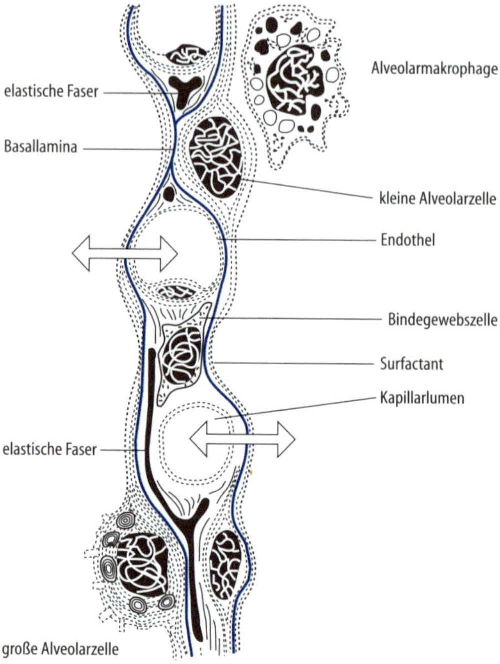

◘ **Abb. 1.7** Interalveolarseptum. 3 Kapillarquerschnitte im Bindegewebe. Die Basalmembran *(blau)* der Kapillaren und Alveolarepithelzellen sind an der Kontaktzelle zu einer gemeinsamen Membran verschmolzen. *Pfeile:* Weg des Gasaustausches

Alveoläres Kapillarnetz (◘ Abb. 1.8) Das flächenhafte, einschichtige Kapillarnetz der Alveolen wird von der Bindegewebsplatte getragen. Die Kapillaren ziehen durch die Löcher der Platte und verlaufen teilweise auf der einen, teilweise auf der anderen Seite der Platte, jedoch immer so, dass sie an keiner Stelle der Bindegewebsplatte von beiden Seiten anliegen. Eine Kapillarseite ist also mit der Platte verbunden, die andere wölbt sich in den Alveolarraum vor.

Alveolarepithel Die Alveolen werden vollständig von Alveolarepithel ausgekleidet. Das Alveolarepithel bedeckt beide Seiten der Bindegewebsplatte, außerdem das mit der Platte verflochtene Kapillarnetz. Zwei Typen von Epithelzellen (Pneumozyten) können unterschieden werden: Alveolarepithelzellen Typ I (Pneumozyten Typ I) und Alveolarepithelzellen Typ II (Pneumozyten Typ II).

Alveolarepithelzellen Typ I sind klein, dünn (50–150 nm) und flach ausgezogen. Sie bilden eine kontinuierliche Zelllage und werden daher auch als **Deckzellen** der Interalveolarsepten bezeichnet. Obwohl gering an Zahl, bedecken diese Zellen mehr als 90% der Oberfläche der Interalveolarsepten. Der Kern

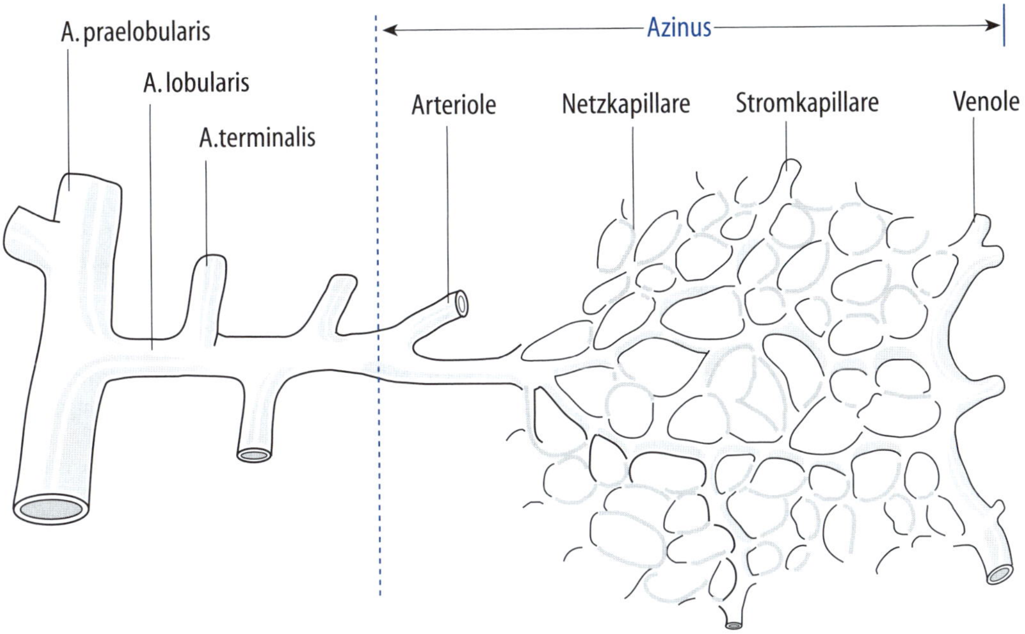

Abb. 1.8 Endstrombahn der Lunge mit Netz- und Stromkapillaren

dieser Zellen befindet sich in einer Masche des Kapillarnetzes; die Zellfortsätze breiten sich großflächig aus und überziehen die Kapillaren und das Bindegewebsseptum. An der direkten Auflagestelle von Epithelzelle und Kapillare verschmelzen ihre beiden Basallamina miteinander, sodass eine extrem dünne, fest miteinander verbundene Austauschbarriere entsteht. Ein Teil der Fortsätze der Typ-I-Zellen zieht zusammen mit einer Kapillare durch die Löcher der Bindegewebsplatte und gelangt auf deren andere Seite, wo sie ebenfalls eine großflächige Epithelbekleidung bildet. Die Fortsätze der Epithelzellen sind durch »**tight juncions**« fest miteinander verbunden. Hierdurch wird der interstitielle Raum gegen das Alveolarlumen abgedichtet. Einige benachbarte Interalveolarsepten sind durch **Alveolarporen** verbunden; diese Poren sind durch Fortsätze der Alveolarepithelzellen ausgekleidet.

Alveolarzellen Typ II sind große Zellen, die meist einzeln zwischen den Typ-I-Epithelzellen liegen und nur ca. 7% der Alveolaroberfläche bedecken. Typ-II-Zellen produzieren v. a. Phospholipide, außerdem spezifische Proteine, die zusammen mit den Phospholipiden sezerniert werden und sich als gemeinsamer, monomolekulärer Protein-Phospholipid-Film über der gesamten Oberfläche der Alveolen ausbreitet. Dieser sog. **Surfactant** setzt die Oberflächenspannung der Lunge ganz wesentlich herab und stabilisiert die Alveolen (Einzelheiten (▶ Kap. 2.3.4). Der Surfactant wird von Typ-I-Zellen und Alveolarmakrophagen resorbiert und von Typ-II-Zellen laufend neu gebildet. Daneben bilden Typ-II-Zellen neue Typ-I-Zellen, die selbst nicht teilungsfähig sind.

Bürstenzellen Hierbei handelt es sich um einen Epithelzelltyp, der einen Bürstensaum besitzt. Die Zellen kommen nicht nur in den Alveolen vor, sondern auch verstreut im gesamten Bronchialbaum. Sie sollen Rezeptorfunktionen aufweisen und Stickstoffmonoxid produzieren können.

Alveolarmakrophagen Diese Zellen werden als Monozyten im Knochenmark gebildet. Sie wandern über das Blut in die Interalveolarsepten, verlassen dort die Kapillaren, durchdringen den Epithelbelag und kriechen auf der Oberfläche von Typ-I-Epithelzellen voran. Sie nehmen Keime sowie Staub- und Rußpartikel auf, weiterhin ausgetretene Erythrozyten und zerstörtes Alveolargewebe. Aktivierte Makrophagen können zudem eine Vielzahl sog. »proinflammatorischer Mediatoren« bilden, denen u. a. eine Schlüsselrolle in der Entstehung bzw. Aufrechterhaltung bestimmter Lungenerkrankungen wie z. B. ARDS zugeschrieben wird.

Blut-Luft-Schranke

In den Interalveolarsepten befindet sich die Grenze zwischen Blut und Luft, die Diffusionsbarriere, an der die Gase durch einfache Diffusion ausgetauscht werden. Die dünnste und damit kürzeste Strecke für den Gasaustausch liegt dort, wo die Kapillaren dem Alveolarepithel angelagert sind, d. h. an der Verschmelzungsstelle der Basalmembranen des Alveolarepithels und der Kapillaren. In diesem für den Gasaustausch bevorzugten Bereich mit einer Dicke von 0,2–0,4 mm müssen die Gase folgende Barrieren überwinden:

- das Plasma zwischen Erythrozyt und Endothel,
- das Zytoplasma der Kapillarendothelzellen,
- die miteinander verschmolzenen Basalmembranen von Kapillare und Alveolarepithel,
- das Zytoplasma der Alveolarepithelzellen Typ I,
- den Surfactant der Alveolen.

Auf der dem Bindegewebsseptum zugewandten Seite der Kapillaren ist die Barriere hingegen am dicksten: Hier müssen zusätzlich das Septum mit seinen Fasern und Zellfortsätzen sowie die Endothelzellkerne überwunden werden; entsprechend ist auch das Ausmaß des Gasaustausches in diesem Bereich geringer.

1.2.7 Blutgefäßsystem der Lunge

Das Blutgefäßsystem der Lunge besteht aus den Vasa publica und den Vasa privata. Die Vasa publica führen das Körperblut zum Gasaustausch durch die alveolären Kapillaren, die Vasa privata hingegen dienen der O_2-Versorgung des überwiegenden Anteils der Lunge, d. h. der Bronchen bis zu den Bronchioli terminales und des Gewebes der Lungenarterien sowie des peribronchialen Gewebes. Dagegen werden die Bronchioli respiratorii, die Ductus alveolares und die Bindegewebssepten und das subpleurale Gewebe von den Vasa publica versorgt.

Blutgefäßsystem der Lunge

- Die **Vasa publica** umfassen:
  - Pulmonalarterien mit ihren Ästen
  - alveoläres Kapillarnetz
  - Vv. pulmonales
- Zu den **Vasa privata** gehören:
  - Rr. bronchiales (Aa. bronchiales) des Körperkreislaufs
  - Vv. bronchiales des Körperkreislaufs
  - Anastomosen zwischen A. pulmonalis und Rr. bronchiales sowie zwischen Rr. bronchiales und Vv. bronchiales

Die Vasa publica werden auch als **Lungenkreislauf** oder kleiner Kreislauf bezeichnet. Der Lungenkreislauf muss jeweils das gesamte Schlagvolumen des rechten Ventrikels aufnehmen. Aufgrund der kurzen Gefäßstrecke und des großen Gesamtquerschnitts ist der Gefäßwiderstand im Lungenkreislauf sehr niedrig: Er beträgt etwa $^1/_{10}$ des Widerstands der Körpergefäße. Lungenkreislauf, Körpervenen und rechter Vorhof gehören zum **Niederdrucksystem** des Kreislaufs.

Aa. pulmonalis

Die beiden Pulmonalarterien entspringen aus dem Truncus pulmonalis. Jede Lungenarterie tritt in den Lungenhilus ein und folgt mit ihren Aufteilungen den Lappen-, Segment- und anschließenden Bronchen und Bronchiolen. Nach Eintritt in den Lungenhilus kreuzt die Pulmonalarterie den Hauptbronchus von ventral; die Äste lagern sich den Bronchusverzweigungen von lateral an, den Unterlappenbronchen hingegen von dorsal. Die Arterien sind in das lockere peribronchiale Bindegewebe eingebettet und gegen die Bronchen und das Lungengewebe während der Atembewegungen verschieblich. Die Endäste der Pulmonalarterien verlaufen als Arteriolen zwischen den Ductus alveolares in den Interalveolarsepten und versorgen die Kapillarnetze aller umliegenden Alveolen. Die Äste der Aa. pulmonales sind Endarterien, d. h. zwischen ihnen gibt es keine Anastomosen von funktioneller Bedeutung.

Wandaufbau Die Aa. pulmonales sind bis zu den kleinen Ästen Arterien vom elastischen Typ, da sie zum Niederdrucksystem gehören, allerdings mit dünnerer Wand als die entsprechenden Arterien des Körperkreislaufs. Die Endverzweigungen der Arterien gehören ab einem Durchmesser von 2–3 mm zum muskulären Bautyp.

Arteriolen Die Lungenarteriolen sind keine typischen Widerstandsgefäße. Sie besitzen nur noch spiralige Muskelzellbündel, die durch muskelfreie Streifen unterbrochen werden und verlaufen bereits in den Interalveolarsepten. Ihr Durchmesser beträgt 150–50 µm.

Alveolarkapillaren Die Arteriolen gehen über muskelfreie Präkapillaren mit einem Durchmesser von 70–40 µm in die Alveolarkapillaren mit einem Durchmesser von 6–9 µm über. Die Kapillaren bilden in den Interalveolarsepten engmaschige, flächige Netze mit einer großen Oberfläche für den Gasaustausch.

Lungenvenen

Das Blut der Alveolarkapillaren fließt über muskelfreie Postkapillaren in 50–80 µm weite Venolen, dann in kleine Venen mit einer dünnen Muskelzellschicht, schließlich in größere Venen, die in den Bindegewebslamellen zwischen den Segmenten oder unter der Pleura zum Lungenhilus verlaufen. Alle intersegmentalen Venen fließen im Hilus zu den beiden Lungenvenen zusammen. Die beiden Lungenvenen verlassen den Hilus ventral und kaudal vom Hauptbronchus und der A. pulmonalis. Die Vv. pulmonales sind relativ dünnwandig und weisen keine Klappen auf. Sie münden in den linken Vorhof.

Blutmenge im Lungenkreislauf

Im Lungenkreislauf befinden sich etwa 450 ml Blut, davon mehr als 50% in leicht dehnbaren Venen und ca. 100 ml im Kapillarbett. Bei körperlicher Anstrengung kann die Blutmenge im Kapillarbett auf 150–200 ml ansteigen. Intrathorakale Druckanstiege können die Lungenblutmenge hingegen drastisch reduzieren.

Vasa privata

Vasa privata sind Gefäße des großen Kreislaufs. 1–3 Rr. bronchiales jeder Lunge entspringen entweder direkt aus der thorakalen Aorta oder aus der 3. oder 4. Interkostalarterie. Sie versorgen die Wand der Bronchen und die Wand der Pulmonalarterien.

Aus den Kapillarnetzen der Rr. bronchiales sammeln sich die Vv. bronchiales, die in Nähe des Hilus zu 2 Venenstämmen zusammenfließen und in die V. azygos und V. hemiazygos münden. Die weiter peripher gelegenen Vv. bronchiales münden in die Vv. pulmonales.

Anastomosen Äste der Rr. bronchiales versorgen über arteriovenöse Anastomosen die Venenplexus der Schleimhaut kleiner Bronchen. Diese Plexus fließen in den Vv. pulmonales ab. Außerdem bestehen im Bereich der kleinen Bronchen Verbindungen zwischen Ästen der Rr. bronchiales und der A. pulmonalis, sog. Rr. pulmobronchiales, also Verbindungsäste zwischen Lungen- und Körperkreislauf. Sie sind normalerweise geschlossen, können aber unter bestimmten Bedingungen geöffnet werden, z. B., wenn ein Lungenbezirk nicht belüftet ist.

Lymphgefäße

Zwei Lymphgefäßsysteme der Lungen können unterschieden werden:

- peribronchiales Lymphgefäßsystem,
- oberflächlich-segmentales Lymphgefäßsystem.

Diese beiden Systeme sind voneinander getrennt und fließen erst im Hilusbereich zusammen.

Peribronchiales Lymphsystem Dieses System verläuft im Zentrum der Segmente; es beginnt im lockeren Bindegewebe der proximalen Bronchioli respiratorii mit Lymphkapillaren und verläuft über Lymphspalten und muskelfreie klappentragende Lymphgefäße. Zwischengeschaltet sind die Nodi lymphatici bronchopulmonales und die Nodi lymphatici tracheobronchiales superiores und inferiores (»Hiluslymphknoten«).

Oberflächlich-segmentales Lymphgefäßsystem Das System beginnt mit Lymphkapillaren im Bindegewebe der Subserosa und der interlobulären und intersegmentalen Bindegewebssepten. Die Lymphkapillaren laufen zu Strängen zusammen entlang der Pulmonalvenenäste, mit denen sie bis zum Hilus ziehen. Erste Lymphknoten des Systems sind die Nodi lymphatici tracheobronchiales im Hilus. Hier fließen beide Lymphsysteme der Lunge zusammen.

1.2.8 Innervation der Lunge

Die efferenten Nervenfasern der Lunge stammen aus dem sympathischen Brustgrenzstrang (2., 3. und 4. Ganglion des Truncus sympathicus) und dem parasympathischen N. vagus. Sie vereinigen sich im Lungenhilus zum **Plexus pulmonalis** und ziehen mit ihren Ästen im peribronchialen Bindegewebe zu Muskulatur, Blutgefäßen, Drüsen und Pleura visceralis.

Die Äste des N. vagus enthalten auch **afferente Fasern**, über die Erregungen von den Dehnungsrezeptoren in Trachea, Bronchen, Bronchiolen und Pleura zu den Atemzentren in der Medulla oblongata laufen.

1.3 Pleura und Pleurahöhlen

Die Pleura ist eine seröse Haut aus Mesothel, einem einschichtigen Plattenepithel, und Lamina propria, die Lungen und Pleurahöhle überzieht. Unterschieden werden Pleura parietalis und Pleura visceralis.

Pleura parietalis (Brust- oder Rippenfell) Die Pleurahöhle wird vollständig von der Pleura parietalis ausgekleidet. Die Pleura mediastinalis überzieht seitlich das Mediastinum, die Pleura costalis die Innenfläche der Brustwand und die Pleura diaphragmatica die Oberseite des Zwerchfells. Die Umschlagstellen von der Pleura mediastinalis und der Pleura diaphragmatica in die Pleura costalis werden als **Pleuragrenzen** bezeichnet.

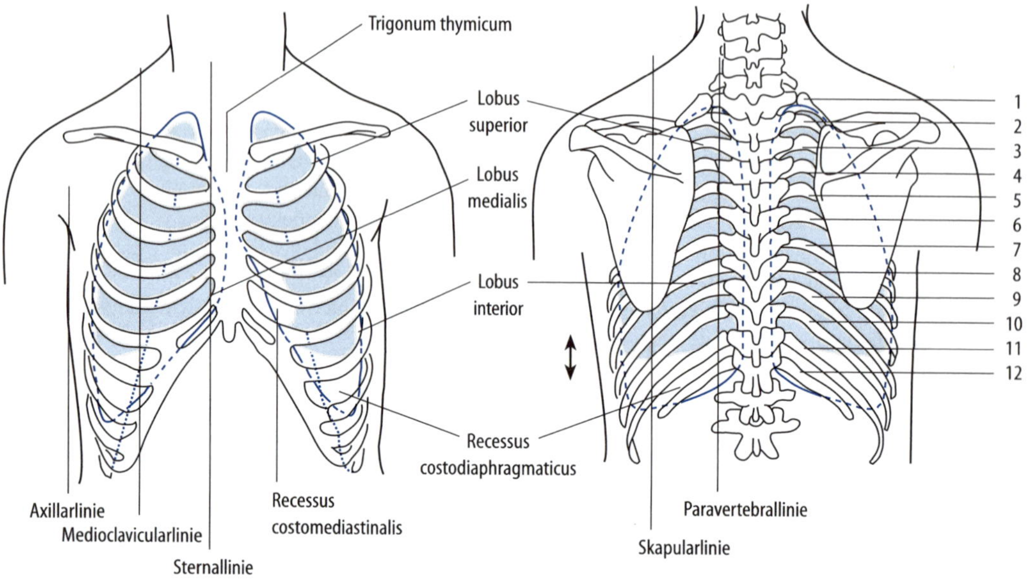

Abb. 1.9 Lungen- und Pleuragrenzen *(blau)*. *Links:* Ansicht von vorn, *rechts:* Ansicht von hinten. *Pfeile:* Verschiebung der Lungengrenzen bei forcierter Atmung. Parallel zur 4. Rippe verläuft die Fissura horizontalis. Zwischen Lungen- und Pleuragrenzen befinden sich die Komplementärräume. (Aus Schiebler 2005)

Pleura visceralis Das Lungenfell überzieht die gesamte Lunge mit Ausnahme des Hilus; der Aufbau entspricht derjenigen der Pleura parietalis.

Pleurahöhlen Die Pleurahöhlen sind geschlossene Räume ohne Verbindung zur umgebenden Atmosphäre. Sie werden von Rippen, Zwerchfell und Mediastinum begrenzt. Jede Pleurahöhle, Cavitas pleuralis, ist vollständig von einer Lunge ausgefüllt und mit parietaler Pleura ausgekleidet. Die innere, der Lunge zugewandte Schicht der Pleura parietalis besteht aus Mesothel, die äußere Schicht aus Kollagen und elastischen Fasern. An der Lungenwurzel gehen Pleura parietalis und Pleura visceralis ineinander über.

Zwischen Pleura parietalis und Pleura visceralis besteht ein kapillärer Spalt, der mit geringer Menge, ca. 5 ml, seröser Flüssigkeit gefüllt ist. Diese Flüssigkeit wird vom Mesothel beider Pleuren gebildet und auch resorbiert.

Die seröse Flüssigkeit im Pleuraspalt ermöglicht die Verschiebung der Lunge gegen die Brustwand und fixiert außerdem die Lunge adhäsiv an der Wand der Pleurahöhle.

Innervation der Pleura Nur die Pleura parietalis ist sensibel versorgt, die Pleura costalis durch die Interkostalnerven, die Pleurae mediastinalis und diaphragmatica durch den N. phrenicus.

Reserveräume – Recessus pleurales Diese Komplementär- oder Reserveräume entstehen an den Übergängen eines Pleuraabschnitts auf den anderen. Teilweise liegen die Pleurablätter übereinander und heben sich bei tiefer Inspiration voneinander ab, sodass die Lunge sich in den erweiterten (Reserve-)Raum ausdehnen kann. Folgende Recessus sind von Bedeutung:

Recessus costomediastinalis In der linken Pleurahöhle bilden die beiden Pleurablätter durch das nach links verschobene Perikard v. a. kaudal zwischen Perikard und Brustwand einen breiten Recessus, in der rechten Pleurahöhle hingegen nur einen schmalen. Durch das Anheben der Rippen bei tiefer Inspiration werden die Recessus eröffnet und können mit ihren vorderen Rändern dort hineingleiten.

Recessus costodiaphragmaticus Tiefer Komplementärraum zwischen Zwerchfell und Brustwand (Sinus phrenicostalis), der eine wesentliche Ausdehnung der Lunge bei tiefer Inspiration ermöglicht.

Bei tiefer In- und Exspiration verschiebt sich der untere Lungenrand vorn jeweils um 2–3 cm, seitlich und hinten um 5 cm. Hieraus ergibt sich bei jungen gesunden Erwachsenen eine Gesamtverschieblichkeit der Lungen gegen die Thoraxwand vorn um 5–6 cm, seitlich in Axillarlinie und dorsal in der Skapularlinie um 10 cm.

Die Atemverschieblichkeit der linken Lunge ist größer als die der rechten.

Pleura und Lunge stehen in enger topographischer Beziehung, wobei die Grenzen der Pleura parietalis fixiert sind, während sich die Lungengrenzen während der Atmung verschieben. Für die Bestimmung der Lungen- und Pleuragrenzen sind folgende Hilfslinien wichtig (Abb. 1.9):

- Linea sternalis,
- Linea medioclavicularis,
- Linea axillaris media,
- Linea scapularis,
- Linea paravertebralis.

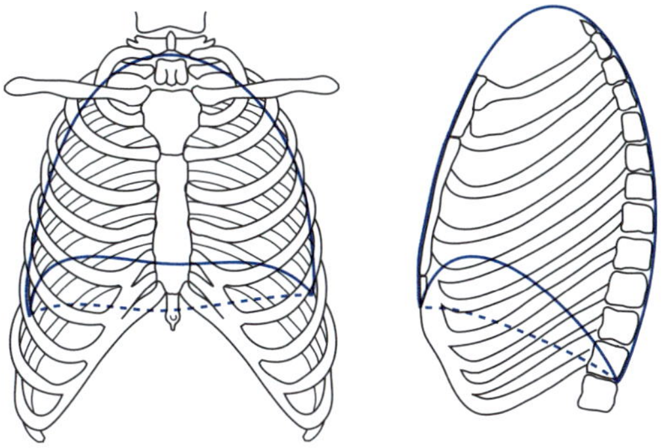

Abb. 1.10 Topographische Lage des Zwerchfells bei Inspiration (- -) und bei Exspiration (—)

1.3.1 Lungen- und Pleuragrenzen

In Atemmittellage ergeben sich folgende Lungengrenzen (Abb. 1.9):

Rechte Lunge Die Lungenspitze liegt in Höhe des 1. Brustwirbels 3–5 cm oberhalb der Klavikula. Von hier aus verläuft die Lungengrenze hinter Manubrium und Corpus sterni abwärts, schneidet in der Sternallinie die 6. Rippe und folgt ihr bis zur Linea medioclavicularis. In der mittleren Axillarlinie wird die 8., in der Skapularlinie die 10. und in der Paravertebrallinie die 11. Rippe gekreuzt.

Linke Lunge Der Verlauf entspricht, bis auf die Incisura cardiaca, dem der rechten Lunge: Links von der Sternallinie folgt die Lungengrenze der 4. Rippe, zieht dann bogenförmig nach unten, erreicht in der Medioklavikularlinie die 6. Rippe und verläuft dann wie die rechte Lunge.

Pleuragrenzen Der Verlauf entspricht im Wesentlichen dem der Lungengrenzen; wesentliche Abweichungen ergeben sich nur im Bereich der Reserveräume; am stärksten ist der Unterschied in der Axillarlinie (Abb. 1.9).

1.4 Thoraxskelett

Der knöcherne Thorax besteht aus den 12 Brustwirbeln, Sternum und Rippen. Die Rippen sind hinten mit den Wirbeln durch Gelenke verbunden, vorn mit dem Brustbein durch hyalinen Knorpel, die 8.–10. Rippe allerdings nur indirekt, da sie sich vorher mit der 7. Rippe vereinigt. Insgesamt verlaufen die Rippen von hinten oben nach vorne unten, d. h. schräg. Durch Kontraktion der äußeren Interkostalmuskeln werden die Rippen bei der Inspiration angehoben, und der Thorax erweitert sich in Quer- und Tiefendurchmesser (Abb. 1.9 und Abb. 1.10).

1.5 Atemmuskulatur

Zwerchfell und Interkostalmuskulatur sind die Hauptmuskeln der Atmung. Daneben gibt es noch die Atemhilfsmuskulatur.

Zwerchfell Das Zwerchfell, der wichtigste Atemmuskel, ist eine 3–5 mm dünne Muskelplatte, die den Thorax von der Bauchhöhle trennt. Der Muskel ragt kuppelförmig in den Thorax hinein und ist an Sternum, Rippen und lumbaler Wirbelsäule befestigt. Die Mitte des Zwerchfells besteht aus einer V-förmig gelappten Sehnenplatte, dem Centrum tendineum, in das die Muskelfasern konvergierend einstrahlen. Das Centrum tendineum ist oben mit dem Perikard, unten mit der Area nuda der Leber verwachsen.

Im Zwerchfell befinden sich 3 große Öffnungen, durch die jeweils der Ösophagus, die V. cava und die Aorta ziehen. An der Oberseite wird das Zwerchfell von der Fascia phrenicopleuralis überzogen, die wiederum von der Pleura diaphragmatica bedeckt wird. An der Unterseite befindet sich, bis auf die Anheftung an der Leber, das Peritoneum parietale.

Die **Innervation** des Zwerchfells erfolgt durch den N. phrenicus (C3–C4) und die Nebenphrenici, die arterielle Gefäßversorgung aus der A. thoracica interna über die A. pericardiophrenica und A. musculophrenica sowie kleine Äste aus der Aorta.

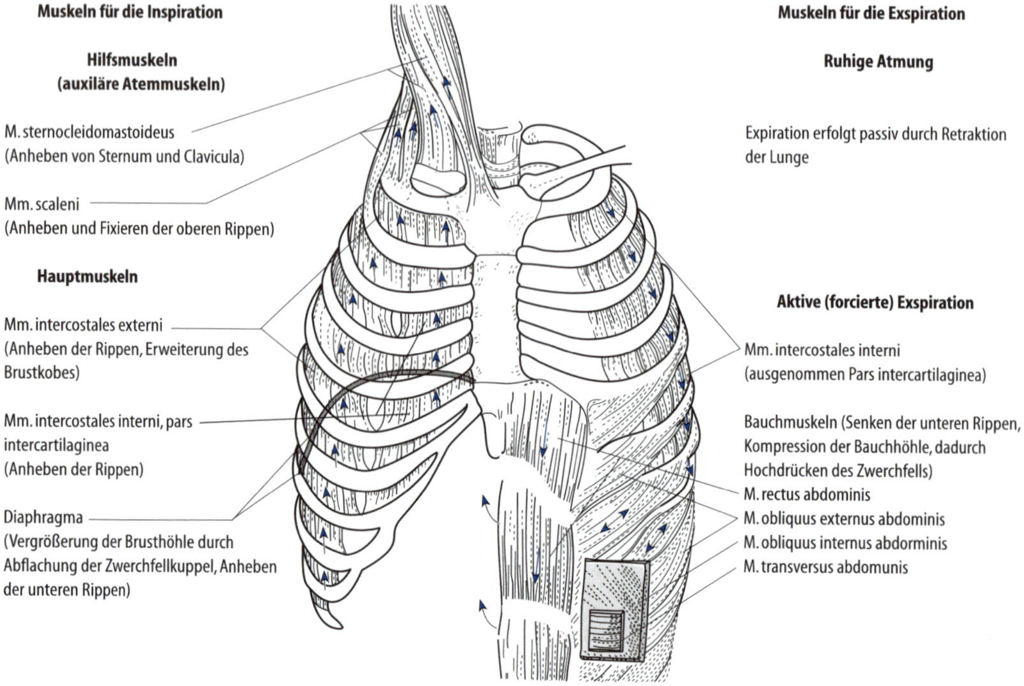

Abb. 1.11 Haupt- und Hilfsmuskeln der Atmung

> **Das Zwerchfell ist der wichtigste Atemmuskel.**
> **Seine Kontraktion führt zur Abflachung der Kuppel und Zunahme des Thoraxraums in Längsrichtung (Abb. 1.10). Die hierdurch hervorgerufene Volumenzunahme entspricht etwa ⅔ des Ruheatemzugvolumens.**

Interkostalmuskulatur (Abb. 1.11) Sie besteht aus einer äußeren und einer inneren Schicht, die sich überkreuzen und in entgegengesetzte Richtung verlaufen. Die äußeren Interkostalmuskeln verlaufen schräg von oben, dem Unterrand der Rippe, nach unten zum Oberrand der nächsten Rippe. Demgegenüber verlaufen die inneren Interkostalmuskeln vom Seitenrand des Sternums zum Angulus costae, also nach hinten unten. Die Innervation der Interkostalmuskeln erfolgt durch die entsprechenden Interkostalnerven.

> **Die äußeren Interkostalmuskeln heben die Rippen und wirken inspiratorisch, die inneren Interkostalmuskeln verengen den Thorax und wirken exspiratorisch.**

Atemhilfsmuskulatur (Abb. 1.11) Hierzu gehören die Bauchmuskeln, Erector spinae, Scaleni, Sternocleidomastoidei und Serrati. Diese Muskeln treten bei gesteigerter Atmung oder erschwerter Inspiration, z. B. bei COPD, in Funktion.

Literatur

Beachey W (2007) Respiratory care anatomy and physiology. Mosby, St. Louis

Ferlinz R (1994) Pneumologie in der Praxis. Thieme, Stuttgart

Matthys H, Seeger W (Hrsg) (2008) Klinische Pneumologie. Springer, Berlin Heidelberg New York

Rohen JW, Lütjen-Drecoll E (2005) Funktionelle Anatomie des Menschen, 11. Aufl. Schattauer, Stuttgart

Schiebler TH (Hrsg) (2005) Anatomie, 9. Aufl. Springer, Berlin Heidelberg New York

Physiologie der Atmung

Fragen zum Einstieg

1. Welche 4 Teilprozesse der Atmung werden unterschieden?
2. Welche Bedeutung hat die funktionelle Residualkapazität (FRC), und wie wirkt sich eine Abnahme der FRC auf den alvoelären pO_2 aus?
3. Wie hoch ist der anatomische Totraumanteil am Atemzugvolumen in % und in ml/kg Körpergewicht?
4. Welche Faktoren bestimmen das Füllvolumen der Lunge?
5. Welchen Einfluss hat der Surfactant auf die Struktur der Alveolen?
6. In welchem Teil der Atemwege ist der Atemwegswiderstand am größten?
7. Wie ist die Atemarbeit definiert?
8. Aus welchen Teilen besteht der Lungenkreislauf?
9. Aus welchen Parametern wird der pulmonale Gefäßwiderstand berechnet?
10. Was beschreibt das Ventilations-Perfusions-Verhältnis, und wie groß ist es unter Normalbedingungen?
11. Aus welchen Gasen ist die Atemluft zusammengesetzt, und wie hoch sind die einzelnen Fraktionen dieser Gase?
12. Was bezeichnet der Begriff alveolärer Totraum?
13. Wie ist der respiratorische Quotient definiert, und wie hoch ist er unter Normalbedingungen?
14. Was versteht man unter einem physiologischen und einem anatomischen Shunt?
15. Welche 4 Faktoren bestimmen die Diffusion des Sauerstoffs von den Alveolen in das gemischtvenöse Blut?
16. Was beschreibt die pulmonale Diffusionskapazität?
17. Was versteht man unter der pCO_2- und der pO_2-Antwortkurve?

Wesentliche Aufgabe der Atmung ist die Versorgung der Körperzellen mit Sauerstoff und die Entfernung des im Stoffwechsel gebildeten Kohlendioxids aus dem Körper. An der Atmung sind 2 Funktionssysteme beteiligt: die Lunge und das Herz-Kreislauf-System. Die Lunge dient dem Austausch der Atemgase, das Herz-Kreislauf-System ihrem Transport. 4 Teilprozesse der Atmung können unterschieden werden:

- Ventilation: die Belüftung der Alveolen mit Frischgas aus der Umgebung während der Inspiration und ihre Entlüftung während der Exspiration. Sie geschieht durch Konvektion.
- Pulmonaler Gasaustausch: die Diffusion von Sauerstoff aus den Alveolen in das Lungenkapillarblut und von Kohlendioxid aus dem Lungenkapillarblut in die Alveolen.
- Transport von Sauerstoff zu den Geweben und von Kohlendioxid aus den Geweben zur Lunge mit dem zirkulierenden Blut.
- Regulation der Atmung.

Ventilation und Gasaustausch in der Lunge werden auch als **äußere Atmung** bezeichnet, der Verbrauch von Sauerstoff und die Bildung von Kohlendioxid im Stoffwechsel als **innere Atmung**. Beide Vorgänge sind durch den Blutkreislauf als Transportsystem miteinander verknüpft.

Im vorliegenden Kapitel wird die Physiologie der äußeren Atmung, also die Lungenfunktion beschrieben. Sie besteht aus folgenden Teilprozessen:

- Ventilation der Alveolen,
- Diffusion der Atemgase in den Alveolen,
- Perfusion der Lunge,
- Abstimmung von Belüftung und Durchblutung.

Verwendete Abkürzungen

V = Gasvolumen
$\dot{V}$ = Gasmenge pro Zeiteinheit
Q = Blutvolumen
Q = Blutmenge pro Zeiteinheit
p = Druck
F = fraktionelle Konzentration
A = Alveolarraum
I = Inspirationsluft
E = Exspirationsluft
D = Totraum (»deadspace«)
a = arterielles Blut
v = venöses Blut
$\bar{V}$ = gemischtvenöses Blut
c = Gehalt
S = Sättigung

2.1 Lungenvolumina

Lungenvolumen ist das in der Lunge befindliche Gas, Atemvolumen das ein- und ausgeatmete Gasvolumen (■ Abb. 2.1). Bei den Lungenvolumina kann zwischen statischen und dynamischen Volumina sowie zwischen mobilisierbaren und nicht mobilisierbaren Volumina unterschieden werden.

- **Dynamische Lungenvolumina:** Volumina, deren Größe vom zeitlichen Verlauf bzw. der Atemstromstärke abhängig ist.
- **Statische Lungenvolumina:** Volumina, deren Größe nicht von der Atemstromstärke abhängig ist.

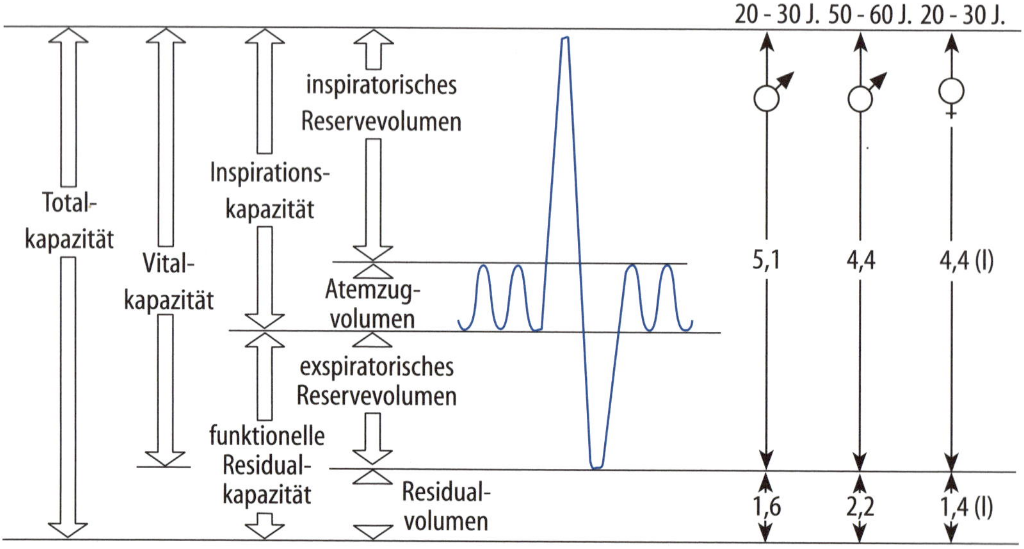

Abb. 2.1 Lungenvolumina und Lungenkapazitäten. Die Größen hängen vom Alter und vom Geschlecht ab. (Nach Schmidt et al. 2011)

- **Mobilisierbare Lungenvolumina:** Volumina, die durch die Aktivität der Atemmuskulatur ein- und ausgeatmet werden können.
- **Nichtmobilisierbares Lungenvolumen:** das auch nach maximaler Ausatmung in der Lunge verbleibende Residualvolumen.
- **Kapazität:** Lungenvolumina, die aus mehreren spirometrisch abgrenzbaren Teilvolumina zusammengesetzt sind.

Die mobilisierbaren Lungenvolumina können direkt mit einem Spirometer gemessen werden, das Residualvolumen hingegen nur indirekt, da es nicht ausgeatmet werden kann.

2.1.1 Totalkapazität der Lunge

Als Totalkapazität (»total lung capacity«, TLC) wird das nach einer maximalen Inspiration in der Lunge befindliche Volumen bezeichnet. Die Totalkapazität ist aus 2 großen Teilvolumina zusammengesetzt: der Vitalkapazität und dem Residualvolumen (Abb. 2.1).

Vitalkapazität

Die Vitalkapazität (VC) ist die Volumendifferenz zwischen maximaler Ein- und Ausatmung, d. h. die Luftmenge, die nach einer maximalen Inspiration maximal ausgeatmet werden kann, also die Summe aus Atemzugvolumen, inspiratorischem Reservevolumen und exspiratorischem Reservevolumen. Die Vitalkapazität wird spirometrisch bestimmt und kann weiter unterteilt werden in:

- **Inspiratorische Vitalkapazität (VCI):** Volumen, das nach einer maximalen Ausatmung maximal eingeatmet werden kann.
- **Exspiratorische Vitalkapazität (VCE):** Volumen, das nach maximaler Inspiration maximal ausgeatmet werden kann.
- **Atemzugvolumen:** Volumen, das bei jedem Atemzug ein- und ausgeatmet wird. Es beträgt beim Erwachsenen ca. 500 ml bzw. 7 ml/kg KG.
- **Inspiratorisches Reservevolumen (IRV):** Luftvolumen, das nach einer normalen Inspiration noch zusätzlich eingeatmet werden kann. Normalwert ca. 3 l.
- **Exspiratorisches Reservevolumen (ERV):** Volumen, das nach einer normalen Exspiration noch zusätzlich ausgeatmet werden kann. Normalwert ca. 1 l.

Der Anteil der Vitalkapazität an der Totalkapazität der Lunge beträgt etwa 74%.

Residualvolumen

Das Residualvolumen (RV) ist die Luftmenge, die nach maximaler Exspiration in der Lunge verbleibt und daher spirometrisch nicht erfasst werden kann. Der Anteil des Residualvolumens an der Totalkapazität der Lunge beträgt ca. 26%. Das Residualvolumen kann mit Körperplethysmographie oder mit Fremdgasverdünnungsmethoden bestimmt werden.

Tab. 2.1 Lungenvolumina bei gesunden jungen Männern und Frauen (Maßeinheit: l)

Parameter	Männer	Frauen
Totalkapazität, TLC	7,0	6,2
Vitalkapazität, VC	5,6	5,0
Residualvolumen, RV	1,4	1,2
Funktionelle Residualkapazität, FRC	3,2	2,8

Funktionelle Residualkapazität (FRC) Dies ist die Summe aus Residualvolumen und exspiratorischem Reservevolumen, also das endexspiratorische Lungenvolumen: RV+IRV. Bei Lungengesunden entspricht das intrathorakale Gasvolumen (IGV) der FRC.

2.1.2 Sollwerte und Bedeutung der Lungenvolumina

Totalkapazität, Vitalkapazität und Residualvolumen hängen von Körpergröße, Geschlecht, Alter und Trainingszustand ab, während der Anteil der Vitalkapazität und des Reservevolumens an der Totalkapazität weitgehend unabhängig von Geschlecht und Größe ist. Bei Frauen sind alle angeführten Volumina und Kapazitäten um 20–25% niedriger als bei Männern. Insgesamt ist die Schwankungsbreite der Messwerte selbst bei vergleichbaren Gruppen relativ groß; auch ändern sich selbst bei einigen schweren Lungenerkrankungen die Messwerte nicht wesentlich; außerdem können größere Abweichungen von den Normwerten auch durch extrapulmonale Störungen hervorgerufen werden.

Klinisch ist daher Folgendes wichtig:

Lungenvolumina sind anatomische Messgrößen; sie ermöglichen keine Aussagen über den pulmonalen Gasaustausch. Nur ausgeprägte Veränderungen können diagnostisch verwertet werden. Für die Lungenfunktion sind Veränderungen der Ventilation und Perfusion von größerer Bedeutung als Veränderungen der Lungenvolumina.

In Tab. 2.1 sind die Normwerte der Lungenvolumina zusammengestellt.

Die Lungenvolumina werden von der Temperatur und vom Atmosphärendruck beeinflusst; daher sollten die gemessenen Werte auf BTSP-Bedingungen umgerechnet werden.

Klinische Bedeutung der Vitalkapazität

Wie bereits dargelegt, hängt die Vitalkapazität sehr stark vom Lebensalter und der Körpergröße ab. Daneben sind aber noch andere Faktoren zu berücksichtigen. Hierzu gehören:

- tageszeitliche Schwankungen: um etwa 3–5% des Absolutwerts,
- Körperlage: im Liegen 20% niedriger als im Sitzen,
- extrapulmonale Einflüsse,
- pulmonale Erkrankungen.

Extrapulmonale Einflüsse Bestimmte außerpulmonale Faktoren können die Vitalkapazität vermindern. Hierzu gehören:

- Behinderungen der Thoraxbeweglichkeit durch Deformitäten,
- Störungen der Ventilation durch Paresen der Atemmuskulatur,
- Einschränkung der Zwerchfellbeweglichkeit, z. B. durch Aszites,
- Schmerzen im Bereich von Pleura oder Abdomen,
- Pleuraerguss, Pleuraverwachsungen.

Pulmonale Erkrankungen Von Bedeutung sind v. a. Erkrankungen, die zum Verlust der Lungendehnbarkeit führen. So geht die Lungenfibrose mit einer Abnahme der Vitalkapazität einher, diagnostisch verwertbar allerdings erst in fortgeschrittenen Stadien. Atemwegobstruktionen können ebenfalls die Vitalkapazität einschränken, jedoch sind die Veränderungen diagnostisch nicht verwertbar.

> **Erst eine reproduzierbare Abnahme der Vitalkapazität um >25% des Sollwerts weist auf eine wesentliche Funktionsstörung hin, ohne dass hieraus auf die Ursache geschlossen werden könnte.**

Bedeutung der funktionellen Residualkapazität

Das Residualvolumen, also das nach maximaler Exspiration in der Lunge verbleibende Volumen, hängt vom Alter ab (Abb. 2.2). So nimmt im höheren Lebensalter der prozentuale Anteil des Residualvolumens an der Totalkapazität auf 23–35% zu. Die funktionelle Residualkapazität, Residualvolumen + exspiratorisches Reservevolumen, verändert sich hingegen weniger mit dem Alter, kann aber im Einzelfall erheblich zunehmen. Große Menschen haben eine größere FRC als kleine; Adipositas und Schwangerschaft vermindern

2

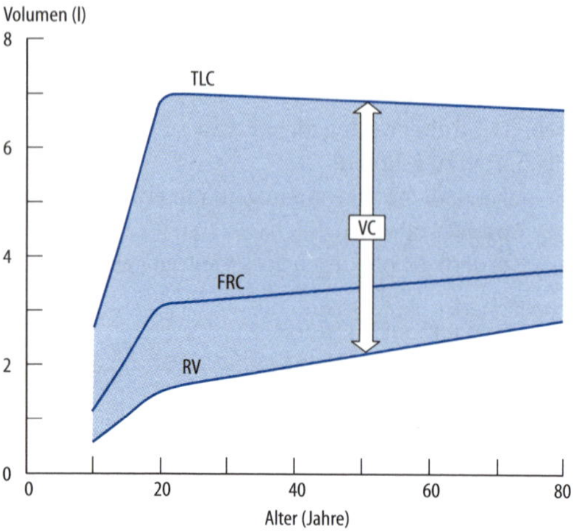

Abb. 2.2 Altersabhängigkeit der Vitalkapazität *(VC)*, Totalkapazität *(TLC)*, funktionellen Residualkapazität *(FRC)* und des Residualvolumens *(RV)* beim Mann. (Nach Schmidt et al. 2011)

die FRC erheblich; im Liegen ist die FRC kleiner als im Stehen, bedingt durch den Druck der Eingeweide auf das Zwerchfell. Insgesamt wirken also zahlreiche Faktoren auf die Größe der FRC ein, sodass entsprechend starke Schwankungen zu erwarten sind.

Die funktionelle Residualkapazität wirkt normalerweise als Puffer gegen zu starke Schwankungen der alveolären und arteriellen O_2- und CO_2-Partialdrücke im Verlauf des Atemzyklus. Außerdem verhindert das Residualvolumen einen Kollaps der Alveolen während der Exspiration.

Verkleinerung der funktionellen Residualkapazität Bei einer Abnahme der FRC schwankt der alveoläre O_2-Partialdruck in größerem Maße: Während der Exspiration nähert er sich dem pO_2 des venösen Mischbluts an, während der Inspiration dem der Inspirationsluft. Dieser Effekt entspricht dem einer ungleichmäßigen Ventilation, und es entwickelt sich eine leichte Hypoxie.

Vergrößerung der funktionellen Residualkapazität Zwischen Residualvolumen und Belüftung der Alveolen besteht keine direkte Beziehung. Daher hat eine Zunahme des Residualvolumens und der FRC über die Normwerte hinaus keinen wesentlichen Einfluss auf den pulmonalen Gasaustausch. Allerdings wirkt eine große FRC als **Puffer** gegen starke Schwankungen der alveolären O_2- und CO_2-Partialdrücke. Insgesamt kann jedoch eine Zunahme der FRC mit folgenden **Nachteilen** einhergehen:

- Eine Erhöhung der inspiratorischen O_2-Konzentration führt nicht so rasch zu einem Anstieg des alveolären pO_2 wie bei normaler FRC, denn der Sauerstoff wird in dem vergrößerten Raum zunächst stärker verdünnt.
- Bei einer vergrößerten funktionellen Residualkapazität sind die Lungen bei ruhiger Atmung überbläht.
- Ist das Residualvolumen erhöht, so sind die Lungen auch nach einer maximalen Exspiration noch überbläht.
- Eine Überblähung der Lungen erhöht den anatomischen Totraum (► s. unten), eine stärkere Zunahme der FRC führt zur Weitstellung des Thorax mit Behinderung der Atemmechanik.
- Eine erhebliche Zunahme der FRC verkleinert die Inspirationskapazität, wenn nicht gleichzeitig die Totalkapazität der Lunge vergrößert ist. Hierdurch kann der Patient sein Inspirationsvolumen nicht nach Bedarf steigern; d. h. die Ventilationsreserve ist vermindert.

Klinisch ist Folgendes wichtig:

> **Obstruktive Lungenerkrankungen erhöhen, restriktive Lungenerkrankungen verkleinern das Residualvolumen. Eine genaue Beurteilung der Befunde ist allerdings nur zusammen mit anderen Ventilationsparametern möglich. Daher ist die alleinige Messung von Residualvolumen und FRC diagnostisch nicht sinnvoll.**

2.2 Ventilation der Lunge

Als Ventilation oder Belüftung der Lunge wird der zyklische Vorgang der Ein- und Ausatmung der Atemluft bezeichnet. Wichtigste Aufgabe der Ventilation ist die Aufrechterhaltung physiologischer O_2- und CO_2-Partialdrücke in der Alveolarluft und im arteriellen Blut. Da aus der Alveolarluft ständig Sauerstoff in das gemischtvenöse Blut aufgenommen und Kohlendioxid aus diesem Blut in die Alveolarluft abgegeben wird, muss die Alveolarluft ständig erneuert werden, und zwar durch die Einatmung von Frischluft und die Ausatmung von Alveolarluft.

> **Die Ventilation wird so gesteuert, dass in der Alveolarluft ein pO_2 von ca. 100 mm Hg und ein pCO_2 von ca. 40 mm Hg herrschen.**

Bei der Ventilation muss zwischen Atemzugvolumen und alveolärer Ventilation unterschieden werden. Das

Atemzugvolumen umfasst das gesamte mit jedem Atemzug eingeatmete Gasvolumen im Respirationstrakt, die alveoläre Ventilation hingegen nur den Anteil des Atemzugvolumens, der bis in die Alveolen gelangt. Nur dieses Volumen nimmt am Gasaustausch zwischen Alveolen und Blut teil. Die alveoläre Ventilation ist daher immer geringer als die Gesamtventilation.

Die alveoläre Ventilation kann durch folgende Parameter beschrieben werden:

- Atemfrequenz,
- Atemzugvolumen,
- Totraumvolumen,
- Atemminutenvolumen.

2.2.1 Atemfrequenz

Die Atemfrequenz des Erwachsenen beträgt in Ruhe etwa 7–20 Atemzüge/min, unterliegt also großen individuellen Schwankungen. Kinder atmen schneller als Erwachsene: Je jünger das Kind, desto höher die Atemfrequenz; am höchsten liegt die Atemfrequenz bei Neugeborenen. Unter körperlicher Belastung nimmt die Atemfrequenz ebenfalls zu. Bei Lungenerkrankungen oder auch nicht pulmonal bedingten Störungen der Atmung kann die Atemfrequenz erhöht oder erniedrigt sein. Eine gesteigerte Atemfrequenz wird als **Tachypnoe** bezeichnet, eine verminderte Atemfrequenz als **Bradypnoe**.

Aus der Atemfrequenz allein kann die Qualität der Ventilation meist nicht hinreichend beurteilt werden; so kann bei langsamer oder schneller Atmung eine ungenügende oder zu hohe Ventilation, also eine Hypo- oder Hyperventilation vorliegen.

> **Grundsätzlich sind extreme Bradypnoe und Tachypnoe Zeichen einer schwerwiegenden respiratorischen Störung.**

2.2.2 Atemzugvolumen

Das Atemzug- oder Tidalvolumen (V_T) unterliegt ebenfalls großen individuellen Schwankungen und beträgt bei Erwachsenen in Ruhe etwa 350–850 ml. Auch das Atemzugvolumen ermöglicht allein keine Aussagen über die alveoläre Ventilation, weil, je nach den besonderen Umständen, eine Hypo- oder Hyperventilation vorliegen kann. Allerdings kann der Geübte aus Atemfrequenz und Atemzugvolumen oft auf eine alveoläre Hypoventilation schließen.

→ Atemzugvolumen in Ruhe: 350–850 ml.

2.2.3 Anatomischer Totraum

Ein Teil des eingeatmeten Volumens gelangt nicht in die Alveolen, sondern bleibt in den zu- und abführenden Atemwegen vom Mund bis zur Einmündung in die Alveolen. Dieser Anteil des Atemzugvolumens nimmt nicht am Gasaustausch teil und wird daher als anatomischer Totraum bezeichnet. Der anatomische Totraum ist die Summe aller Volumina der anatomischen Luftwege. Er nimmt während der Inspiration wegen der Dehnung der Atemwege zu.

→ Anatomischer Totraum ca. 150–200 ml bzw. 2 ml/kg KG oder ca. 30% des Atemzugvolumens.

Totraumventilation Die Totraumventilation pro Minute ist das Produkt aus Totraumvolumen (V_D) und Atemfrequenz. Hieraus folgt:

$$\text{Totraumventilation} = \text{Atemfrequenz} \cdot \text{Totraumvolumen.}$$

> **Je höher die Atemfrequenz, desto größer die Totraumventilation.**

Berechnung des anatomischen Totraums

Der anatomische Totraum kann nicht auf einfache Weise gemessen werden. Daher begnügt man sich in der Klinik meist mit Sollwerten, die in entsprechenden Tabellen zusammengestellt sind. Möglich ist auch eine Berechnung nach der Bohr-Gleichung: Die Exspirationsluft ist eine Mischung aus Totraumluft und Alveolarluft. Misst man die Exspirationsluft und die Alveolarluft, so kann die Totraumluft errechnet werden. Da »echte« Alveolarluft nur schwer gewonnen werden kann, analysiert man die Zusammensetzung desjenigen Anteils der Exspirationsluft, der als letzter den Totraum durchströmt hat:

$$\mathit{Totraum}\ (V_D) = \frac{F_ACO_2 - F_ECO_2}{F_ACO_2} \cdot V_T$$

F_A = alveoläre, F_E = exspiratorische CO_2-Fraktion
V_T = Atemzugvolumen

2.2.4 Physiologischer Totraum

Selbst bei normaler Lungenfunktion finden sich Lungenbezirke, deren Alveolen zwar belüftet (ventiliert), aber nicht durchblutet sind und in denen daher kein

Gasaustausch stattfinden kann. Dieses Gasvolumen, das mangels Durchblutung der Alveolen nicht am Gasaustausch teilnehmen kann, wird als alveoläre Totraumluft bezeichnet. Werden Alveolen stärker belüftet als für normale arterielle pO_2- und pCO_2-Werte erforderlich, so nimmt auch hiervon ein Teil nicht am Gasaustausch teil, ist also ebenfalls »physiologischer« Totraum.

2.2.5 Atemminutenvolumen

Das Atemminutenvolumen ist die gesamte Frischluftmenge, die pro Minute eingeatmet wird:

$$\text{Atemminutenvolumen} \\ = \text{Atemzugvolumen} \cdot \text{Atemfrequenz/min}$$

→ Atemminutenvolumen (AMV) bei Männern in Ruhe 6–10 l/min, bei Frauen ca. 20% weniger.

Das Atemminutenvolumen steht in enger Beziehung zum O_2-Verbrauch und zur CO_2-Produktion; die individuelle Schwankungsbreite ist wesentlich geringer als die von Atemzugvolumen und Atemfrequenz.

Spezifische Ventilation Sie ist das pro ml O_2-Verbrauch benötigte Atemminutenvolumen:

$$\text{spezifische Ventilation} = \frac{\text{Atemminutenvolumen (ml/ min)}}{O_2 - Verbrauch(ml/min)} \\ = 28 \pm 3$$

2.2.6 Alveoläre Ventilation

Nur das in die Alveolen gelangende Atemvolumen kann am pulmonalen Gasaustausch teilnehmen. Dieses alveoläre Volumen wird bestimmt von der Größe des Totraums und der Größe des Atemzugvolumens.

Die alveoläre Minutenventilation umfasst das gesamte Frischluftvolumen, das pro Minute zu den Alveolen gelangt. Es errechnet sich aus der Atemfrequenz und dem alveolären Anteil des Atemzugvolumens:

Alveoläre Minutenventilation (AMV_{alv}) = Atemfrequenz · (Atemzugvolumen – Totraumvolumen):

$$AMV_{alv} = f \cdot (V_T - V_D)$$

Folgendes ist zu beachten:

Bei niedrigen Atemzugvolumina und hohen Atemfrequenzen kann die alveoläre Ventilation abnehmen. Bei sehr hohen Atemzugvolumina wird die Bedeutung der Totraumventilation für die alveoläre Ventilation hingegen zunehmend geringer.

2.3 Atemmechanik

Damit die Gase in der Lunge ausgetauscht werden können, müssen die Alveolen rhythmisch belüftet werden. Dieser Vorgang wird als Ventilation bezeichnet. Die rhythmischen Volumenänderungen der Lunge erfolgen durch die Aktivität der Atemmuskulatur. Hierbei treten Kräfte und Widerstände auf, die für die Strömung der Atemluft bei der Ventilation der Alveolen von Bedeutung sind. Die Atemmechanik befasst sich v. a. mit den Faktoren, die die Luftströmung in der Lunge während der Ein- und Ausatmung bestimmen, insbesondere mit den Beziehungen zwischen Druck und Volumen sowie zwischen Druck und Strömungsstärke.

2.3.1 Atemmuskulatur

Die Atemmuskeln erzeugen die für die Ventilation erforderlichen Kräfte. Wichtigster Inspirationsmuskel bei Ruheatmung ist das Zwerchfell; Exspirationsmuskeln werden bei Ruheatmung nicht aktiviert; die Ausatmung erfolgt passiv. Erst bei gesteigertem Ventilationsbedarf oder bestimmten Lungenerkrankungen werden die Exspirationsmuskeln eingesetzt, und die Ausatmung wird, wie die Inspiration, ein aktiver Vorgang.

Zwerchfell

Die Anatomie des Zwerchfells ist in ▶ Abschn. 1.5 beschrieben. Eine Kontraktion der nach kranial gewölbten Muskelplatte führt zur Abflachung der Kuppel: Die Eingeweide werden nach kaudal verlagert, und die Bauchwand wölbt sich nach außen. Die Thoraxhöhlen werden nach unten erweitert. Gleichzeitig werden durch die Abflachung des Zwerchfells die unteren Rippenränder nach auswärts bewegt und der Thorax zusätzlich erweitert.

Äußere Interkostalmuskeln

Bei Ruheatmung stabilisieren die Mm. intercostales externi die Thoraxwand. Erst bei erhöhtem Ventilationsbedarf sind diese Muskeln an der Inspiration beteiligt. Bei ihrer Kontraktion ist das Drehmoment auf die kaudalen Rippen größer als auf die kranialen.

Hierdurch werden die Rippen angehoben und der laterale und sagittale Thoraxdurchmesser nehmen zu.

Andere Inspirationsmuskeln

Hierzu gehören die Mm. scaleni und sternocleidomastoidei. Sie werden erst bei gesteigertem Ventilationsbedarf inspiratorisch tätig. Weitere Hilfsmuskeln der Atmung sind die hinteren Nackenmuskeln, Trapezius und einige Rückenmuskeln. Andere Muskeln erweitern die Atemwege, z. B. die Mm. mylohyoideus, digastricus, alae nasi, Platysma, Wangenmuskeln, Kehlkopfmuskulatur, Zungenmuskeln und hintere Nackenmuskeln.

Exspirationsmuskulatur

Wie bereits dargelegt, erfolgt die normale Exspiration passiv, und zwar bedingt durch die Retraktion der elastischen Gewebe. In diesem Gewebe der Lunge und des Thorax wird die Energie während der Inspiration gespeichert, während der Exspiration hingegen freigesetzt, sodass die Exspiration ohne Kontraktion der Exspirationsmuskulatur erfolgen kann.

Erst bei stark erhöhtem Ventilationsbedarf oder mittelschwerer Obstruktion der Atemwege kontrahiert sich die Atemmuskulatur und beteiligt sich aktiv an der Exspiration.

Bauchwandmuskeln Die Mm. obliquus externus, rectus abdominis, obliquus internus und transversus abdominis sind die wichtigsten Exspirationsmuskeln. Die Kontraktion dieser Muskeln bewirkt eine Druckerhöhung im Bauchraum: Das Zwerchfell wird nach oben gedrängt. Daneben führt die Kontraktion zur Abwärtsbewegung der unteren Rippen und zur Beugung des Rumpfes.

Die Bauchmuskeln werden erst aktiviert, wenn der Ventilationsbedarf auf >40 l/min ansteigt, weiterhin beim Husten, Pressen und Erbrechen, d. h. bei allen Vorgängen, bei denen hohe, explosionsartige Drücke und hohe lineare Strömungsgeschwindigkeiten erforderlich sind.

Mm. intercostales interni Erst bei gesteigerter Atmung werden die inneren Interkostalmuskeln aktiv und beteiligen sich an der normalerweise aufgrund der Retraktionskraft der Lungen passiv erfolgenden Exspiration. Diese Muskeln wirken als Antagonisten der äußeren Interkostalmuskeln, d.h., sie ziehen die Rippen nach unten und einwärts; gleichzeitig wird der Interkostalraum versteift, und die Muskeln können sich nicht nach außen vorwölben.

Zwerchfell Dieser Hauptmuskel der **Inspiration** ist am Ende der Inspiration zunächst noch kontrahiert und erschlafft nicht schlagartig, sondern anfangs allmählich, sodass die Exspiration gleichmäßiger erfolgen kann. Bei ruhiger Exspiration wird das Zwerchfell durch die Retraktion der Lunge hochgezogen, bei aktiver Exspiration zusätzlich durch die Bauchmuskeln nach oben gedrängt.

Durch maximale Kontraktion der Exspirationsmuskulatur kann ein intrapulmonaler Druck von etwa 120 mm Hg erreicht werden, vorübergehend auch von 300 mm Hg. Der intraabdominale Druck kann durch Kontraktion der Bauchmuskeln beim Pressen auf 150–200 mm Hg ansteigen. Bei diesen Drücken wird die Durchblutung der Aorta unterbrochen.

Zu beachten ist, dass die maximal erreichbaren Drücke vom Lungenvolumen und dem Dehnungszustand der Muskulatur abhängig sind.

2.3.2 Warum strömt die Atemluft?

Luft kann nur von einem Ort höheren Druckes zu einem Gebiet niedrigeren Druckes strömen. Am Ende der Exspiration ist der alveoläre Druck gleich groß wie der Atmosphärendruck, und es findet keine Luftströmung statt. Damit die Atemluft in die Alveolen gelangen kann, muss während der Inspiration der intrapulmonale oder Alveolardruck niedriger sein als der Atmosphärendruck, also der Druck am Anfang der Atemwege. Diese Drucksenkung im Thorax erfolgt durch die Kontraktion der Inspirationsmuskulatur: Sie erweitert den Thorax und auch die Alveolen, sodass die Luft entlang dem entstehenden Druckgefälle in die Alveolen einströmen kann.

Während der Inspiration müssen die durch die Kontraktion der Atemmuskulatur entstehenden Kräfte folgende Widerstände überwinden, damit die Atemluft strömen kann:

- elastische Widerstände von Lunge und Thorax,
- Reibungswiderstände bei den Bewegungen des Lungen- und Thoraxgewebes,
- Strömungswiderstände des Tracheobronchialbaums.

Bei der Ausatmung müssen sich die Kräfte umkehren, damit die Luft aus den Alveolen in die Atmosphäre strömen kann, d. h. der Alveolardruck muss größer sein als der Atmosphärendruck. Am Ende der Inspiration erschlafft die Atemmuskulatur und übt keine dehnende Wirkung mehr auf Lunge und Thorax aus. Die elastischen Gewebe von Lunge und Thorax ziehen sich aufgrund der Retraktionskraft zusammen; die Lunge wird komprimiert, und die Luft strömt entlang dem entstehenden Druckgefälle aus den Alveolen in die Atmosphäre.

Die Inspiration ist ein aktiver Vorgang, die Exspiration erfolgt hingegen passiv. Nur bei körperlicher Belastung oder sehr hohen exspiratorischen Widerständen ist für die Exspiration eine Kontraktion der Exspirationsmuskulatur erforderlich.

2.3.3 Welche Faktoren bestimmen das Füllvolumen der Lunge?

Das Volumen der elastischen Hohlorgane Lunge und Thorax hängt vom dehnenden Druck bzw. der transmuralen Druckdifferenz ab. Wird die Lunge während der Beatmung schrittweise mit Atemluft gefüllt, so entsteht in der Lunge ein Druck, der höher ist als der Außendruck. Die Lunge füllt sich aber auch dann mit Atemluft, wenn sich der Thorax in einer luftdichten Kammer, der Kopf hingegen außerhalb der Kammer befindet und in der Kammer ein Unterdruck (Sog) erzeugt wird (Prinzip der eisernen Lunge). In beiden Fällen hängt der Füllungszustand der Lunge lediglich von der transmuralen Druckdifferenz, also der Druckdifferenz über der Lugenwand ab:

$$\text{transmurale Druckdifferenz} = \text{Innendruck} - \text{Aueßndruck}.$$

In den Atemorganen sind verschiedene transmurale Druckdifferenzen wirksam, die sich aus dem intrapulmonalen Druck, dem intrapleuralen Druck und dem Atmosphärendruck ergeben. Für die Atemmechanik gilt:

Druck
Alle Drücke werden auf den Atmosphärendruck (Barometerdruck) bezogen. Der Nulldruck ist der Barometerdruck, ein negativer Druck ist subatmosphärisch, ein positiver Druck liegt über dem Atmosphärendruck.

Intrapulmonaler Druck

Der im Innern der Lunge, d. h. in den Alveolen herrschende Druck wird als intrapulmonaler Druck oder **Alveolardruck** (p_A) bezeichnet. Er kann bei geöffneter Stimmritze als Munddruck gemessen werden. Hierbei darf aber keine Luft strömen, da sonst ein Druckabfall entlang den Atemwegen auftreten würde.

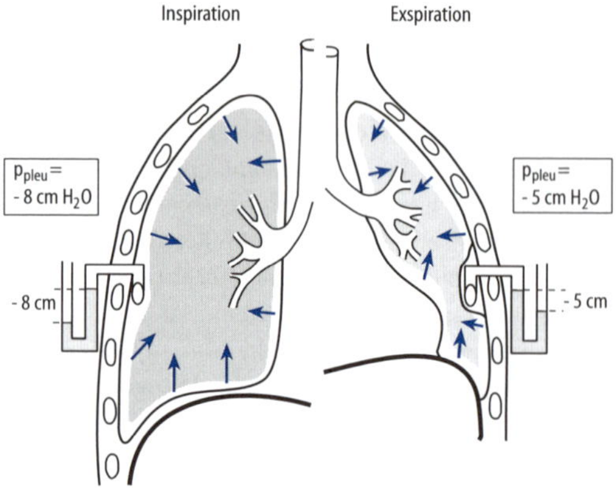

Abb. 2.3 Entstehung des intrapleuralen Drucks (p_{pleu}). Durch den elastischen Zug der Lunge (Zugrichtung *blaue Pfeile*) entsteht im Pleuraspalt gegenüber dem Außenraum ein »negativer« Druck. (Nach Schmidt et al. 2011)

Transpulmonale Druckdifferenz Hierbei handelt es sich um die Druckdifferenz zwischen Alveolardruck und Druck im Pleuraspalt: $p_A - p_{Pl}$. Der Druck in einer Alveole ist immer größer als der Druck des umgebenden Gewebes, außer es befindet sich kein Volumen mehr in der Alveole. Mit zunehmendem Lungenvolumen nimmt auch der transpulmonale Druckgradient stetig zu. Der transpulmonale Druckgradient ist nicht gleichmäßig über die gesamte Lunge verteilt. Vielmehr gilt:

In den oberen Lungenanteilen enthalten die Alveolen ein größeres Volumen als in den abhängigen Partien. Daher ist in diesen stärker gedehnten Alveolen auch der transmurale Druckgradient größer. Der Gradient nimmt von oben nach unten etwa um 1 cmH_2O pro 3 cm ab.

Intrapleuraler Druck

Der Druck im Pleuraspalt, also der Druck an der Lungenoberfläche und der Thoraxinnenwand, wird als intrapleuraler Druck oder auch als **Pleuradruck** (p_{pl}) bezeichnet (Abb. 2.3). In Wirklichkeit handelt es sich um eine Druckdifferenz, nämlich der zwischen Außenraum (Atmosphäre) und Pleuraspalt. Sie wird auch als **transthorakale Druckdifferenz** bezeichnet. Der Pleuradruck kann über eine Kanüle im Pleuraspalt oder näherungsweise auch über eine Sonde im unteren Ösophagusdrittel gemessen werden. Dieser Teil des Ösophagus liegt innerhalb des Thorax, aber außerhalb der Lunge, sodass sich der Pleuradruck in aufrechter Thoraxposition ungehindert auf die schlaffe Ösophaguswand übertragen kann.

Wie hoch ist der intrapleurale Druck? Im Pleuraspalt herrscht ein negativer Druck (korrekt: subatmosphärischer Druck). Er liegt normalerweise am Ende der Exspiration etwa 4 mbar und am Ende der Inspiration etwa 8 mbar unterhalb des Atmosphärendrucks.

Der subatmosphärische Druck im Pleuraspalt entsteht durch die Retraktionskraft der Lunge. Aufgrund der Retraktionskraft hat die Lunge die Tendenz, sich zu verkleinern und somit von der Brustwand abzulösen. Hierdurch entwickelt sich ein subatmosphärischer Druck im Pleuraspalt, der umso größer ist, je stärker die Lunge während der Inspiration gedehnt wird.

Warum lösen sich die Pleurablätter während der Inspiration nicht voneinander? Beide Pleurablätter sind mit einem Flüssigkeitsfilm überzogen. Er bewirkt, dass die Pleurablätter aufgrund der Kapillarkräfte aneinanderhaften und die Lunge dem Thorax bei einer Inspirationsbewegung folgen muss. Außerdem ermöglicht der Flüssigkeitsfilm das Aneinandergleiten beider Pleurablätter. Der Mechanismus kann mit dem Aneinanderhaften zweier Objektträger verglichen werden, die ebenfalls durch eine dünne Flüssigkeitsschicht aneinandergehalten werden: Wird der obere Objektträger angehoben, so bleibt der untere daran haften. Selbst durch Zug im rechten Winkel ist eine Trennung nur schwer möglich, während die Glasplättchen durch horizontalen Zug leicht gegeneinander bewegt werden können. Beim Pneumothorax hingegen werden die beiden Pleurablätter durch die eindringende Luft voneinander getrennt, und die Lunge kollabiert.

2.3.4 Elastizität der Lunge

Die Lunge ist elastisch, d. h. sie kann ihre durch die Einwirkung äußerer Kräfte während der Inspiration entstandene Formänderung wieder aufheben, wenn die dehnende Kraft nicht mehr einwirkt. Über einen gewissen Bereich von Lungenvolumina gehorcht die Elastizität der Lunge dem Hooke-Gesetz: Je größer die angreifende Muskelkraft, desto stärker die Dehnung der elastischen Gewebe und umso größer das Inspirationsvolumen, bis schließlich die Elastizitätsgrenze erreicht oder überschritten wird. Die Beziehung zwischen Volumenänderung pro Einheit der Druckänderung wird als Dehnbarkeit oder Compliance bezeichnet, der reziproke Wert als Steifigkeit oder Elastance

Mit zunehmender Dehnung nehmen die Compliance ab und die Elastance zu.

Wodurch wird die Lungenelastizität bestimmt? Die Elastizität der Lunge beruht nicht nur auf ihren elastischen Fasern und ihrem besonderen geometrischen Bau. Sie wird vielmehr auch durch Oberflächenkräfte in den Alveolen und die Verankerung der Alveolen im umgebenden Lungengewebe beeinflusst.

Alveoläre Oberflächenkräfte und Surfactant

Oberflächenkräfte Eine mit Flüssigkeit gefüllte Lunge lässt sich, bei gleicher Druckänderung, wesentlich stärker dehnen als eine luftgefüllte. Ursache dieses Phänomens sind Oberflächenkräfte, die an gekrümmten Grenzflächen zwischen flüssiger und gasförmiger Phase der Alveolarwände entstehen und der Dehnung entgegengerichtet sind.

Nach dem **Laplace-Gesetz** hängt die transmurale Druckdifferenz (p_{tm}) in einer Gasblase von der Oberflächenspannung der Flüssigkeit an der Grenzfläche (T) und dem Radius (r) der Kurvatur der Blase bzw. Alveole ab:

$$P_{tm} = \frac{2T}{r}$$

Bestünde die Grenzschicht an den Alveolen aus normalem Wasser, so ergäbe sich eine transpulmonale Druckdifferenz von 3 kPa. In Wirklichkeit ist aber die Oberflächenspannung der Alveolen etwa 10mal kleiner, als für eine wässrige Grenzschicht zu erwarten wäre. Entsprechend ist ein wesentlich geringerer Druck erforderlich, um die Alveolen mit dem gleichen Volumen zu füllen. Hieraus folgt, dass der in den Alveolen physiologisch vorhandene Flüssigkeitsfilm Substanzen enthält, die die Oberflächenspannung herabsetzen. Dieser oberflächenaktive Film der Alveolen wird als Surfactant bezeichnet.

Surfactant Der Surfactant ist ein Gemisch aus Proteinen, Phospholipiden und Kohlenhydraten. Die Produktion und Resorption erfolgt, wie in ▶ Kap. 1 dargestellt, in den Alveolarzellen Typ II aus Fettsäuren des Blutes. Die oberflächenaktive Wirkung wird besonders von Dipalmitoyllecithin und Cholesterin hervorgerufen. Der alveoläre Film besteht aus einer wässrigen Unterschicht, der Hypophase, und dem Surfactant, der als monomolekulare Tapete der Hypophase aufliegt. Die hydrophilen Lipidteile des Surfactant sind in der wässrigen Schicht verankert, die hydrophoben Teile der Gasphase zugewandt.

Die Oberflächenspannung des Flüssigkeitsfilms ist nicht konstant, sondern variiert mit dem Atemzyklus. Bei Abnahme des Radius der Alveolen bzw. Volumenverkleinerung nimmt die Konzentration des Surfactant im Oberflächenfilm zu und, anders als nach dem Laplace-Gesetz zu erwarten, die Oberflächenspannung ab (◘ Abb. 2.4); bei Zunahme des

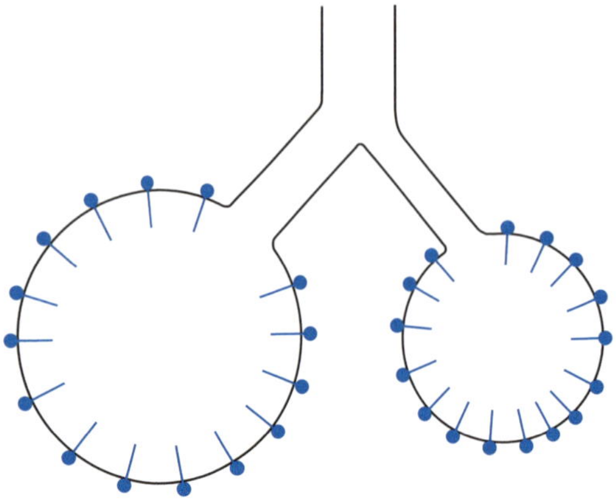

Abb. 2.4 Wirkung des Surfactant auf die Alveolarstruktur. In der kleineren Alveole herrscht eine höhere Oberflächenspannung, die aber durch die dichtere Packung der Surfactantmoleküle reduziert bzw. ausgeglichen wird. Die Surfactantmoleküle sind in der Stecknadelform dargestellt. Das der Alveolarlichtung zugewandte Ende ist hydrophob, das andere Ende hydrophil

Radius bzw. Volumens hingegen nimmt die Surfactantkonzentration ab und die Oberflächenspannung zu. Der Surfactant verhindert somit, dass die kleinen Alveolen kollabieren und sich dabei in die großen Alveolen entleeren.

Ohne Surfactant würden sich die kleinen Alveolen in die größeren entleeren, denn kleine Blasen (kleiner Durchmesser, r) haben eine größere Wandspannung als große.

Zusammengefasst ergeben sich folgende Wirkungen des Surfactant:

- Herabsetzung der Oberflächenspannung in den Alveolen,
- hierdurch Verminderung der für die Dehnung der Lunge erforderlichen Kräfte,
- Stabilisierung der kleineren Alveolen durch Verminderung der Oberflächenspannung bei Abnahme des Alveolarradius während der Exspiration.

2.3.5 Elastizität des Thorax

Auch der Thorax besitzt eine Elastizität bzw. Retraktionskraft. Wird der Thorax geöffnet, so gehen die Rippen in Inspirationsstellung und das Volumen des Brustkorbs nimmt zu, und zwar etwa um 1 l über der funktionellen Residualkapazität. Dringt Luft in den Pleuraspalt, so geht die kapilläre Anziehungskraft (Kohäsion) zwischen Lunge und Brustwand verloren: Die Lunge verkleinert sich, und der Thorax wird weiter. Bei vollständig geöffnetem Thorax nimmt das Volumen um 600 ml über das Residualvolumen zu. Die Lunge kollabiert und enthält nur noch das minimale Volumen. Dieses Volumen ist kleiner als das Residualvolumen.

Thoraxcompliance
Die Compliance des Thorax ist definiert als die Veränderung des Lungenvolumens pro Einheit der Veränderung des Druckgradienten zwischen Atmosphäre und intrapleuralem Druck. Sie beträgt etwa 200 ml/cm H_2O.

2.3.6 Compliance des Atemapparats

Die passive Beziehung zwischen Druck und Volumen wird als mechanische Compliance (C) bezeichnet. Die Compliance ist definiert als Volumenänderung pro Einheit Druckänderung. Um die Compliance zu bestimmen, müssen somit Druck und Volumen gemessen werden.

$$C = \frac{\Delta V}{\Delta p}(l/cm\ H_2O)$$

Δp = transpulmonaler Druck

Die Compliance ist ein Maß für den elastischen Widerstand des Atemapparats bzw. von Lunge und Thorax. Sie kann mit Hilfe von Druck-Volumen-Kurven bzw. Ruhedehnungskurven gemessen werden.

Ruhedehnungskurven von Lunge und Thorax

Ruhedehnungskurven von Lunge und Thorax werden bei entspannter Atemmuskulatur registriert, um den Einfluss visköser Widerstände während der Ventilation auszuschalten. Bei sehr langsamer Atmung kann der visköse Widerstand vernachlässigt werden, sodass die Beziehung zwischen Lungenvolumen und jeweils wirksamem Druck im Wesentlichen von den elastischen Eigenschaften der Lunge und des Thorax bestimmt wird. Da dynamische Faktoren ausgeschaltet sind, wird die ermittelte Volumendehnbarkeit auch als statische Compliance bezeichnet.

Bestimmung der Ruhedehnungskurve Die Versuchsperson atmet bei verschlossener Nase vorbestimmte Volumina aus einem Spirometer ein; danach wird die Verbindung zum Spirometer unterbrochen, die Versuchsperson entspannt ihre Atemmuskulatur und der für die Dehnung von Lunge und Thorax entscheidende Überdruck kann jetzt bei geöffneter Glottis am Mund gemessen werden. Der elastische Dehnungszustand der Lunge hängt von der Differenz zwischen intrapulmonalem und intrapleuralem Druck ab, die des Thorax von der Druckdifferenz zwischen Pleuraspalt und Außenraum, d. h. dem intrapleuralen Druck.

Die Ruhedehnungskurve von Lunge und Thorax verläuft S-förmig, d. h. im Bereich normaler Atemexkursionen nahezu linear, oberhalb und unterhalb der Atemruhelage hingegen flacher.

Die Dehnbarkeit des Atemapparats ist am größten, wenn das Lungenvolumen der funktionellen Residualkapazität (FRC) entspricht. Unterhalb der FRC nimmt die Retraktionskraft des Thorax zu, oberhalb der FRC und Gleichgewichtslage des Thorax werden Lunge und Thorax mit zunehmender Dehnung immer steifer.

Aus der Steilheit der Ruhedehnungskurven kann die statische Compliance von Lunge (C_L), Thorax (C_{Th}) und des gesamten Atemapparats (C_{L+Th}) ermittelt werden (Abb. 2.5):

$$C_L = \frac{V}{P_A - P_{pl}}$$

$$C_{Th} = \frac{V}{P_{pl}}$$

$$C_{L+Th} = \frac{V}{P_A}$$

Im Bereich normaler Atemexkursionen ist, wie oben beschrieben, die Ruhedehnungskurve am steilsten, die statische Compliance somit am größten. Für die Ruheatmung gelten folgende Compliancewerte:

$$C_{Th+L} = 0{,}1\ \mathrm{l/cm\ H_2O},$$

$$C_L = 0{,}26\ \mathrm{l/cm\ H_2O},$$

$$C_{Th} = 0{,}26\ \mathrm{l/cm\ H_2O}.$$

Die Gesamtcompliance von Thorax und Lunge ist etwa halb so groß wie die Compliance von Lunge oder Thorax allein.

Elastance Die Steifigkeit (Elastance), der Reziprokwert der Compliance, für den gesamten Atemapparat

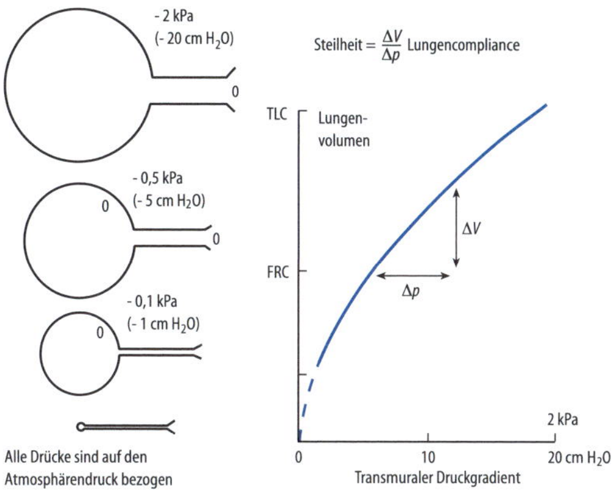

Abb. 2.5 Beziehung zwischen Lungenvolumen und Druckdifferenz zwischen Alveolen und intrathorakalem Raum (transmuraler Druckgradient). Im Bereich normaler Atemzugvolumina verläuft die Beziehung angenähert linear. Der Durchmesser der kleinen Atemwege nimmt parallel zum Atemzugvolumen ab. Bei Erreichen der Verschlusskapazität (»closing capacity«) beginnt der Verschluss der kleinen Atemwege, mit Erreichen des Residualvolumens findet sich ein ausgedehnter Verschluss. Das Diagramm gilt für die aufrechte Position bei abnehmendem Druck. Der Öffnungsdruck des geschlossenen Alveolus ist nicht gezeigt

ergibt sich aus der Summe der Elastance von Lunge und Thorax:

$$\frac{1}{C_{L+Th}} = \frac{1}{C_L} + \frac{1}{C_{Th}}$$

$$\text{Gesamtelastance} = \text{Lungenelastance} + \text{Thoraxelastance}$$

Spezifische Compliance Wie bereits erläutert, hängt die Compliance vom Lungenvolumen ab. Um Aussagen über die Retraktionskraft der Lunge zu ermöglichen, muss das Lungenvolumen angegeben werden, bei dem die Compliance gemessen worden ist. Der Quotient aus Compliance und Lungenvolumen wird als spezifische Compliance bezeichnet:

$$\text{spezifische Complianec} = \frac{\text{Compliance}}{\text{Lungenvolumen}}$$

Ist die spezifische Compliance vermindert, so ist die Lunge weniger dehnbar, z. B. bei Lungenfibrose. Beim Lungenemphysem hingegen kann die spezifische Compliance vergrößert, die Lunge also stärker dehnbar sein.

2

Bei verminderter Compliance ist die Atemarbeit erhöht; außerdem treten Störungen des Belüftungs-Durchblutungs-Verhältnisses auf.

Bei der Atmung muss aber nicht nur die beschriebene elastische Retraktion von Lunge und Thorax überwunden werden, sondern auch der Widerstand gegen die Luftströmung, der sog. Strömungswiderstand.

2.3.7 Atemwegwiderstand

Die luftleitenden oberen und unteren Atemwege setzen der Luftströmung während der Atmung einen Widerstand entgegen. Damit Luft strömen kann, muss in den Atemwegen ein Druckgefälle erzeugt werden (▶ Abschn. 2.3.2), das den Strömungswiderstand überwindet. Während der Inspiration muss die treibende Druckdifferenz, der Strömungsdruck, im Mund höher sein als der Druck in den Alveolen, bei der Ausatmung muss hingegen der Alveolardruck höher sein als der Munddruck. Es gilt:

$$\text{Strömungsdruck bei Inspiration} = \text{Munddruck (Luftdruck)} - \text{intraalveolärer Druck}$$

$$\text{Strömungsdruck bei Exspiration} = \text{intraalveolärer Druck} - \text{Munddruck (Luftdruck)}$$

Analog zum Ohm-Gesetz der Elektrizität wird das Verhältnis zwischen treibender Druckdifferenz und Atemstromstärke (V) als **Atemwegwiderstand** oder **Resistance** bezeichnet:

$$R = \frac{Munddruck - Alveolardurck}{Atemstromsärck}$$

$$R = \frac{P_{ao} - P_A}{V} \ (cm\, H_2O/\, l/s\, oder\, \kappa\, Pa/\, l/s)$$

Der Atemwegwiderstand wird durch die innere Reibung der strömenden Atemluft und durch die Reibung zwischen der Atemluft und den Atemwegen hervorgerufen.

Conductance Die Leitfähigkeit ist der Reziprokwert der Resistance; die Maßeinheit wird in l/s pro cm H_2O angegeben. Die spezifische Leitfähigkeit ist die Conductance der unteren Atemwege dividiert durch das Lungenvolumen. Sie berücksichtigt die Bedeutung des Lungenvolumens für den Atemwegwiderstand.

Widerstand bei laminarer und turbulenter Strömung

Laminare Strömung. Bei laminarer Strömung ist der Atemwegwiderstand nach dem Hagen-Poiseuille-Gesetz direkt proportional der Viskosität des Gases und der Länge der Atemwege und umgekehrt proportional zur 4. Potenz des Radius der leitenden Rohre:

$$R = \frac{\text{Viskosität} \cdot \text{Länge}}{r_4} \cdot \frac{8}{\pi}$$

Ist das leitende Rohr kurz und weit, so ist nur ein geringer treibender Druck erforderlich, um den Strömungswiderstand zu überwinden. Ist hingegen das Rohr lang oder eng, so muss für die gleiche Strömungsstärke ein höherer Druck erzeugt werden. Die Dichte des Gases spielt bei der laminaren Strömung keine Rolle.

Turbulente Strömung Bei turbulenter oder Wirbelströmung ist eine größere Druckdifferenz erforderlich, um den Strömungswiderstand zu überwinden als bei laminarer Strömung; außerdem besteht eine Abhängigkeit von der Dichte des Gases. Turbulenzen können unter folgenden Bedingungen in den leitenden Röhren auftreten:

- hoher Gasfluss,
- Änderungen im Durchmesser,
- Verzweigungen,
- scharfe Abwinklung.

Hohe Strömungsgeschwindigkeiten treten nur in den weitlumigen Atemwegen wie Trachea und Hauptbronchen auf, jedoch nur bei schneller Atmung. In den kleinen Atemwegen hingegen ist die Strömungsgeschwindigkeit sehr niedrig, weil der Luftstrom auf eine Unzahl von Bronchiolen verteilt wird. Allerdings können an jeder Teilungsstelle Turbulenzen auftreten, sodass eine höhere Druckdifferenz erforderlich ist. Wirbelbildung ist auch dann zu erwarten, wenn die Wände der kleinen Atemwege, z. B. bedingt durch Schleim, nicht mehr glatt, sondern unregelmäßig sind.

Wo ist der Atemwegwiderstand am größten?

Entgegen gängiger Vorstellung sind es nicht die kleinen Atemwege, in denen der Widerstand am höchsten ist, sondern die größeren, d. h. obere Atemwege, Trachea, Hauptbronchen sowie Lappen- und Segmentbronchen bis zur 6. Generation bis zu einem Durchmesser von 2 mm (◻ Abb. 2.6). In diesen Abschnitten sind mehr als 80% des Atemwegwiderstands lokalisiert, in den Bronchiolen mit einem Durchmesser unter 2 mm weniger als 20%. Bei Nasenatmung verteilen sich die Widerstände in folgender Weise:

- Nase 50%,
- Kehlkopf 20%,
- Tracheobronchialbaum 30%,
- terminale Bronchiolen (ab 16. Generation) <1% des Gesamtwiderstands im Tracheobronchialbaum.

Bei Mundatmung beträgt der Widerstand im Larynx 40%, im Tracheobronchialbaum 60%.

Der Grund für den geringen Widerstand in den kleinen Atemwegen ist die zur Peripherie hin stark zunehmende Anzahl von Bronchen und Bronchiolen, die zwar immer enger, gleichzeitig aber auch kürzer werden. Durch die starke Verzweigung wird der Gesamtquerschnitt immer größer.

Normalwerte für den Atemwegwiderstand, gemessen im Ganzkörperplethysmographen: 0,05–1,5 cm H_2O/l/s.

Faktoren, die den Atemwegwiderstand beeinflussen

Der Atemwegwiderstand wird vom Lungenvolumen und vom Tonus der Bronchialmuskulatur beeinflusst.

Lungenvolumen Nimmt das Lungenvolumen zu, so nimmt der Atemwegwiderstand ab (◘ Abb. 2.7). Grund: Mit zunehmendem Lungenvolumen werden die größeren und mittelgroßen Bronchen aufgrund der Zugkraft der Lunge erweitert. Umgekehrt nimmt der Atemwegwiderstand bei einer Verkleinerung des Lungenvolumens zu, da auch die Atemwege wegen der nachlassenden Zugkräfte der Lunge enger werden. Bei sehr kleinen Lungenvolumina können die Bronchiolen kollabieren und hierdurch der Widerstand erheblich ansteigen.

Grundsätzlich gilt aber Folgendes:

Bei ruhiger In- und Exspiration verändert sich der Atemwegwiderstand nur geringfügig, vermutlich weil die Atemwege ihre Weite und Länge gleichzeitig ändern.

Bei maximaler Inspiration nimmt der Atemwegwiderstand ab, bei maximaler Exspiration hingegen zu.

Nervale Regulation des Atemwegwiderstands Abgesehen von den passiven Schwankungen im Kaliber der Atemwege durch die Zugkräfte der Lunge wird der Atemwegwiderstand aktiv durch Kontraktion oder Relaxation glatter Muskeln nerval reguliert. Glatte Muskeln sind über die gesamten Atemwege bis hin zu den

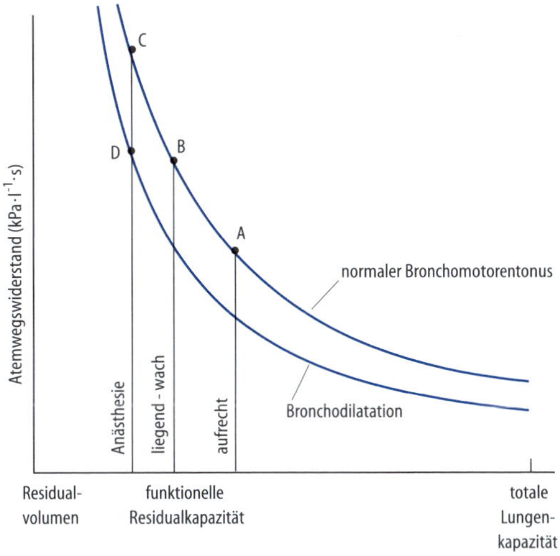

◘ **Abb. 2.6** Atemwegwiderstand in Abhängigkeit vom Lungenvolumen bei normalem Bronchomotorentonus und bei Bronchodilatation. *A* aufrechte Position, Wachzustand, *B* Rückenlage – wach, *C* Rückenlage, anästhesiert, ohne Bronchodilatation, *D* Rückenlage, anästhesiert und mit anästhesiebedingter Bronchodilatation. Bei *B* und *D* ist der Atemwegwiderstand ähnlich groß, da die Abnahme der FRC durch die Bronchodilatation kompensiert wird

Alveolargängen verteilt. Zwar besitzen die Alveolen selbst keine Muskelzellen, jedoch finden sich an den Einmündungen in die Alveolargänge sphinkterartige Muskelfasern, die sich unabhängig von der Bronchialmuskulatur kontrahieren können. Hierdurch werden die Alveolargänge zusammengezogen und die Alveolen abgeflacht, sodass die Luft aus den Alveolen gedrückt wird. Lungenvolumen und Compliance nehmen ab. Dagegen erhöht eine Kontraktion der terminalen Bronchiolen den Atemwegwiderstand; die Exspiration wird erschwert und das Lungenvolumen nimmt zu.

Bei gesteigertem Ventilationsbedarf, z. B. körperlicher Tätigkeit, werden die Atemwege reflektorisch während der Inspiration erweitert.

Funktionell bedeutsam ist v. a. die Kontraktion der Bronchialmuskulatur durch **efferente parasympathische Impulse**, die erregend auf die muskarinartigen Rezeptoren wirken und außerdem die Sekretion der seromukösen Drüsen und auch der Becherzellen steigern. Diese Wirkungen können durch Atropin antagonisiert werden.

Nicht hinreichend geklärt ist hingegen die Rolle des **sympathischen Nervensystems**. Insbesondere ist nicht bewiesen, ob es eine direkte sympathische Innervation der glatten Atemwegmuskeln gibt. β2-Rezeptoren sind in den glatten Bronchialmuskeln reich-

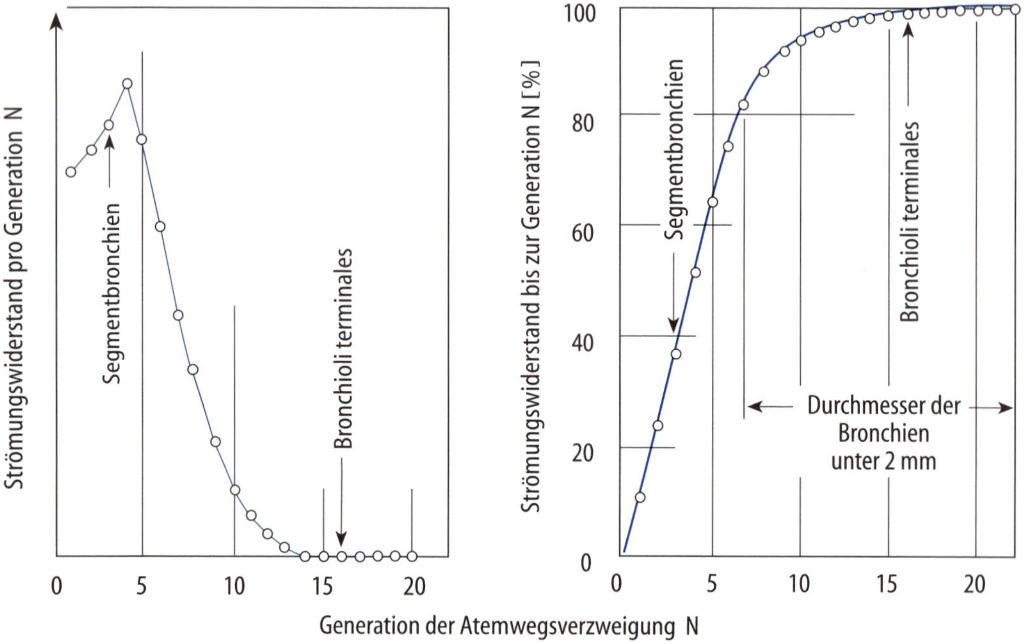

Abb. 2.7 Strömungswiderstand in den einzelnen Abschnitten des Respirationstrakts. Zur Peripherie hin nimmt der Widerstand der parallel angeordneten Bronchien einer Verzweigungsgeneration ab. Die Atemwege mit einem Durchmesser von über 2 mm bedingen ca. 80% des Strömungswiderstands

lich vorhanden. Sie reagieren sehr stark auf Adrenalin und bewirken eine Bronchodilatation, hervorgerufen durch einen Anstieg von cAMP. Außerdem wird die Drüsensekretion gehemmt. α-adrenerge Rezeptoren sind nur in geringer Zahl vorhanden und scheinen daher von geringer Bedeutung zu sein.

Erhöhter Atemwegwiderstand Siehe ▶ Kap. 5.

2.3.8 Gewebewiderstand und Atembewegungswiderstand

Bei der Bewegung der Gewebe von Lunge, Thorax, Zwerchfell und Baucheingeweiden entsteht ein Widerstand. Er hängt von der Geschwindigkeit der Bewegung ab und ist während In- und Exspiration wirksam. Bei jungen gesunden Personen macht der Gewebewiderstand etwa 10% des Atembewegungswiderstands aus, der Atemwegwiderstand hingegen 90%. Bei bestimmten Erkrankungen, z. B. Lungenfibrose, Sarkoidose, Kyphoskoliose, kann der Gewebewiderstand erhöht sein, jedoch wird hierdurch die Leistungsfähigkeit meist nicht wesentlich eingeschränkt.

2.3.9 Atemarbeit

Die Atmung erfordert Arbeit der Atemmuskulatur, um die elastischen Widerstände von Lunge und Thorax und die viskösen Widerstände gegen die Luftströmung sowie die Gewebewiderstände zu überwinden. Physikalisch ist Arbeit das Produkt aus Kraft mal Weg. Für die Atmung gilt:

Atemarbeit

Atemarbeit ist das Produkt aus Druck und Volumenzunahme, d. h. die Arbeit, die erforderlich ist, um ein Volumen V gegen einen Druck p vom Wert V_1 zum Wert V_2 zu verändern ($dV = V_2 - V_1$):

$$A = p \cdot dv$$

p = Pleuradruck; V = Atemvolumen

Arbeit wird von der Atemmuskulatur bei Ruheatmung praktisch nur während der Inspiration verrichtet; die Exspiration erfolgt passiv durch die bei der Inspiration gedehnten elastischen Elemente.

Arbeit für die Bewegung der Lunge

Die Arbeit für die Dehnung der Lunge kann aus der Messung des Atemvolumens und des intrapleuralen Drucks, dem Druck-Volumen-Diagramm, ermittelt werden. Der für die Dehnung der Lunge erforderliche Druck setzt sich aus folgenden Drücken zusammen:
- Druck für Überwindung der elastischen Retraktion,
- Druck für Überwindung der Strömungswiderstände in den Atemwegen,
- Druck zur Überwindung des Gewebewiderstands.

Der Hauptanteil der Atemarbeit, während der Inspiration nämlich ca. 75%, dient der Überwindung der elastischen Widerstände, 25% der Überwindung der Strömungswiderstände. Je höher die Atemvolumina, desto größer die elastischen Widerstände und desto größer auch die erforderliche Atemarbeit.

O_2-Verbrauch der Atemmuskulatur

Die von der Atemmuskulatur geleistete Arbeit ist unter Ruhebedingungen sehr gering, entsprechend gering ist auch ihr O_2-Verbrauch: ca. 3 ml/min oder weniger als 2% des Gesamt-O_2-Verbrauchs. Bei gesteigerter Atmung nimmt naturgemäß auch der O_2-Verbrauch zu, pro Liter Anstieg des Atemminutenvolumens um etwa 1 ml/min. Auch bei bestimmten Lungenerkrankungen ist die Atemarbeit deutlich erhöht (▶ Kap. 5).

Wirkungsgrad der Ventilation Der Wirkungsgrad kennzeichnet das Verhältnis von Atemarbeit zum Energieverbrauch:

$$Wirkungsgrad(\%) = \frac{Atemarbeit}{Energiverbrauch} \cdot 100$$

Der Wirkungsgrad der Atemmuskulatur ist sehr gering: Er beträgt nur 5–10%, d. h. für die mechanische Arbeit der Atemmuskulatur wird 10- bis 20-mal mehr Sauerstoff verbraucht als zur Produktion einer gleichen Menge von Wärmeenergie.

2.4 Lungenkreislauf

Der Lungenkreislauf ist in folgender Weise aufgebaut:
- Pumpe: rechter Ventrikel,
- Verteilersystem: Arterien und Arteriolen,
- Austauschsystem: Lungenkapillaren,
- Sammelsystem: Venolen und Venen.

Wichtigste Aufgabe des Lungenkreislaufs ist der pulmonale Gasaustausch. Er findet in den Lungenkapillaren statt. Der Lungenkreislauf wird auch als »kleiner Kreislauf« bezeichnet, v. a. weil folgende Besonderheiten bestehen:
- niedrige Drücke,
- niedrige Gefäßwiderstände.

Es gilt aber:

> **Die pro Minute durch den Lungenkreislauf strömende Blutmenge entspricht derjenigen im großen Kreislauf.**

Pulmonalarterien Die ersten 6 Generationen der Äste der Pulmonalarterien sind elastische Arterien, 7–10 sind Übergangsarterien; muskuläre Arterien verlaufen bis zu den terminalen Bronchiolen. Die **elastischen** Pulmonalarterien sind außerordentlich dehnbar, und ihre Compliance ist 10mal größer als die vergleichbarer systemischer Arterien. Mit zunehmendem Gefäßinnendruck erweitern sich die Arteriolen.

Arteriolen Die Arteriolen des Lungenkreislaufs sind keine typischen Widerstandsgefäße wie die des Körperkreislaufs. Sie liegen bereits in den Interalveolarsepten und verzweigen sich in zahlreiche muskelfreie **Präkapillaren**, die in das alveoläre Kapillarnetz übergehen.

Alveolarkapillaren Die alveolären Kapillaren haben einen Durchmesser von 6–9 μm und eine Länge von 300–500 μm. Sie bilden in den Interalveolarsepten flächige Kapillarnetze mit engen Maschen. Die Kapillaren können kollabieren, sind aber vermutlich nicht dehnbar. Sie fließen in weite, muskelfreie Postkapillaren.

Venolen Sie gehen aus dem Kapillarbett von respiratorischen Bronchiolen, Alveolargängen und Alveolen hervor. Die Struktur ähnelt derjenigen der Kapillaren; der Durchmesser beträgt 50–80 μm.

2.4.1 Drücke im Lungenkreislauf

Zwar fließt praktisch das gesamte Herzzeitvolumen durch die Lunge, dennoch sind die Drücke im Pulmonalkreislauf niedrig (◘ Abb. 2.8):

> **Der Lungenkreislauf ist ein Niederdrucksystem.**

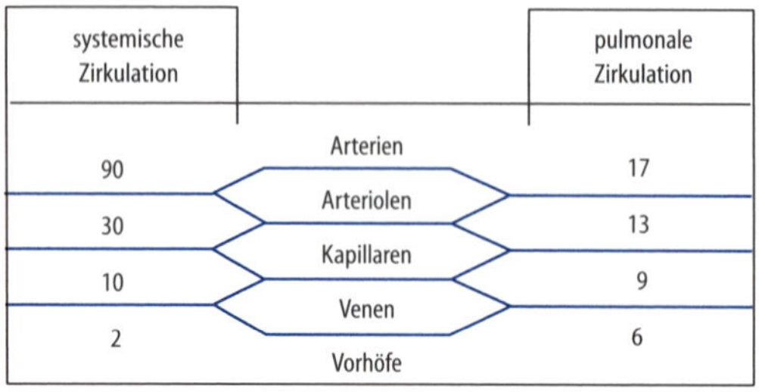

Abb. 2.8 Vergleich der mittleren Druckgradienten (in mm Hg) im systemischen und pulmonalen Kreislauf

Im Lungenkreislauf müssen folgende Drücke unterschieden werden:

- intravaskulärer Druck,
- transmuraler Druck,
- Perfusionsdruck.

Intravaskulärer Druck Dies ist der Blutdruck in einem beliebigen Abschnitt des Blutgefäßes relativ zum Atmosphärendruck. Bezugsdruck ist also der Atmosphären- oder Luftdruck.

Transmuraler Druck Die Differenz zwischen dem Druck im Blutgefäß und dem Druck in dem das Gefäß umgebenden Gewebe wird als transmuraler Druck bezeichnet. Der transmurale Druck erweitert das Gefäß in Abhängigkeit von dessen Dehnbarkeit oder Compliance. Bei den großen Gefäßen entspricht der Druck außerhalb der Gefäße dem intrathorakalen Druck. Er wird, da direkt nur schwer zu bestimmen, meist im Ösophagus gemessen.

Perfusionsdruck Dies ist die Druckdifferenz zwischen einem Ort im Blutgefäß und einem zweiten Ort, der weiter stromabwärts liegt, also der Druck, der den Strömungswiderstand im Gefäß überwindet und das Blut zum Strömen bringt. Im Lungenkreislauf gilt:

Der pulmonale Perfusionsdruck ist die Differenz zwischen dem Druck am Beginn und am Ende des Lungenkreislaufs, d. h. dem mittleren Druck in der Pulmonalarterie und dem Druck im linken Vorhof. Er beträgt normalerweise ca. 10 mm Hg.

Der linke Vorhofdruck entspricht dem Druck in den Lungenvenen. Er kann entweder direkt im linken Vorhof gemessen werden oder aber indirekt (und angenähert) über einen Pulmonaliskatheter als Lungenkapillarenverschlussdruck oder Wedgedruck.

Der pulmonale Perfusionsdruck kann nur dann korrekt bestimmt werden, wenn neben dem Pulmonalarteriendruck auch der linke Vorhofdruck oder der Wedgedruck gemessen wird. Dies gilt besonders dann, wenn der linke Vorhofdruck erhöht ist, z. B. bei Mitralstenose oder schwerer Linksherzinsuffizienz.

Für die Berechnung des pulmonalen Gefäßwiderstands sollte der pulmonale Perfusionsdruck herangezogen werden (s. unten).

Pulmonalarteriendrücke

Die Wände der Pulmonalarterien sind dünn und außerordentlich dehnbar; daher hängen Form und Durchmesser sehr stark vom transmuralen Druck ab. Der Druck in der Pulmonalarterie selbst beträgt nur $^1/_6$–1/7 des systemischen arteriellen Blutdrucks, während die kapillären und die venösen Drücke in beiden Kreisläufen sich nicht wesentlich voneinander unterscheiden.

Der Druck in den Pulmonalarterien und auch der periarterielle Druck hängen in hohem Maße von hydrostatischen Kräften ab. In aufrechter Position reicht die Lunge bis ca. 12 cm ober- und unterhalb der beiden Pulmonalarterien, sodass in vertikaler Richtung eine hydrostatische Druckdifferenz von 0–12 cm H_2O (= 0–9 mm Hg) entsteht, die in den basalen Gefäßen zum Pulmonalarteriendruck hinzukommt, in den apikalen Gefäßen hingegen um diesen Betrag vermindert ist. Somit nimmt der pulmonale Perfusionsdruck von der Spitze der Lunge zur Basis hin zu. Der mittlere pulmonalarterielle Druck schwankt aufgrund der hydrostatischen Kräfte und beträgt in der Lungenspitze ca. 6 mm Hg, in der Lungenbasis hingegen ca. 24 mm Hg.

Periarterieller Druck Auch dieser Druck schwankt: An der Lungenbasis beträgt er in aufrechter Position etwa −2 cm H_2O, in der Spitze hingegen −8 cm H_2O. An der Lungenbasis kann der periarterielle Druck daher vernachlässigt werden, während in der Spitze der negative Druck die Arterien trotz niedriger intravaskulärer Drücke offenhält.

Atemzyklische Schwankungen Die intrapleuralen Druckschwankungen während des Atemzyklus werden auf das Herz und die großen Gefäße übertragen und bewirken entsprechende zyklische Schwankungen der Pulmonalarteriendrücke. Da periarteriell die gleichen respiratorischen Druckschwankungen auftreten, werden der transmurale Druck und der regionale arterioläre Widerstand bei ruhiger Atmung nur wenig beeinflusst. In der Lungenspitze sind die Effekte hingegen ausgeprägter; besonders bei maximaler Inspiration wird der intrapleurale Druck so stark negativ, dass der pulmonalarterielle Druck abfällt und die Durchblutung der Lungenspitze insgesamt sistiert, und dies, obwohl der venöse Rückstrom und die Herzfrequenz zunehmen.

Lungenkapillardruck

Der Lungenkapillardruck beträgt 7–10 mm Hg, ist also niedrig. Er kann nicht direkt gemessen werden, muss aber niedriger sein als in den Arteriolen und höher als in den Venolen, denn sonst könnte das Blut nicht von den Arterien durch die Kapillaren zu den Venen fließen. Wird das distale Ende eines Pulmonaliskatheters bei geblocktem Ballon an der Spitze so weit wie möglich in den Ast einer Pulmonalarterie vorgeschoben und dann der Druck gemessen, so entspricht dieser Druck, der sog. Wedgedruck, etwa dem Lungenvenendruck bzw. dem Druck im linken Vorhof.

Erhöhter Pulmonalarteriendruck

Eine pathologische Erhöhung des Drucks im Lungenkreislauf hat 2 Auswirkungen:

- Zunahme der Kapillarpermeabilität mit Transsudation von Flüssigkeit (Lungenödem),
- vermehrte Druckarbeit für den rechten Ventrikel mit der Gefahr der Rechtsherzinsuffizienz.

Folgende Mechanismen können den pulmonalarteriellen Druck erhöhen:

- Druckerhöhung im linken Vorhof, also nach dem Lungenkreislauf, z. B. bei Mitralstenose oder Linksherzversagen mit Anstieg der linksventrikulären und linksatrialen enddiastolischen Drücke. Hierbei muss der Perfusionsdruck erhöht werden, um eine normale Lungendurchblutung aufrechtzuerhalten.
- Erhöhung des Widerstands im Lungenkreislauf bei unverändertem Blutfluss.
- Zunahme der Lungendurchblutung bei unverändertem Gefäßwiderstand und linkem Vorhofdruck.
- Kombination dieser Mechanismen.

Aus dem Druck in der Pulmonalarterie kann nicht ohne weiteres auf den Druck in den Lungenkapillaren geschlossen werden. So kann der pulmonalarterielle Druck stark erhöht, der Lungenkapillardruck hingegen normal sein, und zwar, wenn der Widerstand in den Arterien und Arteriolen stark zugenommen hat. Dann tritt trotz starker Rechtsherzbelastung oder -insuffizienz kein Lungenödem auf.

2.4.2 Pulmonaler Gefäßwiderstand

Der pulmonale Gefäßwiderstand beschreibt die Beziehung zwischen dem pulmonalen Perfusionsdruck und der Durchblutung der Lunge:

$$\text{pulmonaler Gefä widerstand} = \frac{PAP - LAP}{\text{Herzzeitvolumen}}$$

Anstelle des linken Vorhofdrucks kann näherungsweise auch der Lungenkapillarenverschlussdruck (Wedgedruck) eingesetzt werden:

$$PVR = \frac{PAP - LCWP}{\text{Herzzeitvolumen}}$$

PVR = pulmonaler Gefäßwiderstand; PAP = mittlerer Pulmonalarteriendruck; PCWP = Wedgedruck; LAP = linker Vorhofdruck.

Der pulmonale Gefäßwiderstand beträgt normalerweise ca. 144 dyn · s · cm^{-5} oder 1,4 mm Hg/l/min und ist damit erheblich niedriger als der systemische Gefäßwiderstand (SVR=18 mm/l/min).

$$SVR = \frac{\text{mittlerer Aortendruck} - \text{rechter Vorhofdruck}}{\text{Herzzeitvolumen}}$$

Ursachen des niedrigen Gefäßwiderstands Die zu- und abführenden Gefäße der Lunge sind, wie beschrieben, dünnwandig, muskelarm und gut dehnbar; auch ist der basale Tonus der muskelarmen Lungenarteriolen, anders als in den muskelreichen Arteriolen des Körperkreislaufs, sehr gering, und entsprechend niedrig ist auch der Widerstand gegen die Blutströmung.

Wo ist der Gefäßwiderstand am größten? Während im großen Kreislauf die Arteriolen der Ort des größten Widerstands sind, verteilt sich im Lungenkreislauf der Widerstand etwa zu gleichen Teilen auf Arterien, Kapillaren und Venen. Hierdurch ist der Blutfluss in den Kapillaren pulsatil, nicht kontinuierlich. Insgesamt entfallen mehr als 50% des Widerstands in der Lunge auf Gefäße ohne glatte Muskulatur, also Gefäße, die sich nicht aktiv kontrahieren können. Damit erfolgt die Durchblutung der Lunge im Wesentlichen druckpassiv.

Nervale Kontrolle Die Lungengefäße werden von sympathischen und in geringem Ausmaß auch von parasympathischen Nervenfasern versorgt. Die sympathoadrenergen α-Rezeptoren bewirken eine pulmonale Vasokonstriktion, die β-Rezeptoren eine Vasodilatation. Betroffen sind hiervon die glatten Muskeln der Arterien und Arteriolen mit einem Durchmesser von mehr als 30 µm. Unter Ruhebedingungen scheint der Einfluss des sympathoadrenergen Systems eher gering zu sein, gegenüber allgemeiner Aktivierung, bei der eine pulmonale Vasokonstriktion auftritt.

Das parasympathische Nervensystem bewirkt durch seinen Transmitter Acetylcholin eine pulmonale Vasodilatation, vermutlich durch Freisetzung von Stickstoffmonoxid.

Veränderungen des pulmonalen Gefäßwiderstands

Während der systemische Gefäßwiderstand aktiv reguliert wird, erfolgt die Regulation des Lungengefäßwiderstands nahezu ausschließlich durch passive Veränderungen der Gefäßweite: Ein Anstieg des Drucks in den Pulmonalarterien, aber auch in den Pulmonalvenen dehnt die Gefäße, ihr Querschnitt nimmt zu, und der pulmonale Gefäßwiderstand nimmt ab.

Bei einer kollabierten Lunge sind die kleinen Arterien geschlossen, ihr Widerstand ist unendlich. Überschreitet der Pulmonalarteriendruck einen bestimmten Wert (beim Tier ca. 7 mm Hg), so beginnt das Blut zu strömen. Mit zunehmender Füllung der Lunge werden die **Öffnungsdrücke** kleiner; bei normalen Volumina (etwa bei Erreichen der FRC) sind die Gefäße offen und der Blutfluss kann bei niedrigen Drücken erfolgen. Es gilt:

Der pulmonale Gefäßwiderstand nimmt mit zunehmendem Lungenvolumen bis zum Erreichen der FRC ab! Nähert sich das Lungenvolumen der Totalkapazität, so nimmt der Gefäßwiderstand mit ansteigendem Volumen zu.

Ursache für die Abnahme des pulmonalen Gefäßwiderstands bei zunehmenden Lungenvolumina ist der Anstieg des Retraktionszugs und mit ihm des transmuralen Drucks: Hierdurch werden die extraalveolären Gefäße zunehmend geöffnet. Da der Retraktionszug bei Inspiration zunimmt und bei Exspiration abfällt, unterliegt der pulmonale Gefäßwiderstand atemsynchronen Schwankungen: Abnahme bei Inspiration und Zunahme bei Exspiration.

Rekrutierung der Kapillaren Die Kapillaren sind nicht alle zu einem beliebigen Zeitpunkt durchblutet; sie werden vielmehr in Abhängigkeit vom Perfusionsdruck rekrutiert. Bei niedrigen arteriellen Drücken werden bevorzugt die an den Schnittstellen der Alveolarsepten liegenden Kapillaren durchblutet. Bei höheren Drücken werden bis dahin geschlossene Kapillaren rekrutiert, und ihr Durchmesser nimmt druckpassiv zu.

Druckpassive Erweiterung der Pulmonalgefäße und Rekrutierung von Kapillaren gelten als die wichtigsten Mechanismen für die Abnahme des pulmonalen Gefäßwiderstands bei Anstieg des Drucks in den Pulmonalarterien.

Gefäßwiderstand bei hohen Lungenvolumina Bei hohen Lungenvolumina sind diese Gefäße maximal erweitert, und ihr Querschnitt nimmt auch bei weiterer Zunahme des transmuralen Drucks nicht mehr weiter zu. Gleichzeitig werden die alveolären Gefäße, v. a. die Kapillaren, aufgrund der zunehmenden Streckung der Alveolarwände abgeflacht bzw. gequetscht. Ihr Widerstand nimmt zu, schließlich auch der allgemeine Lungengefäßwiderstand.

Hypoxische pulmonale Vasokonstriktion

Ein Abfall des alveolären pO_2 (alveoläre Hypoxie) oder des gemischtvenösen (pulmonalarteriellen) pO_2 führt zu einer Konstriktion der die Alveolen versorgenden arteriellen Blutgefäße mit einem Durchmesser von <1 mm, und der pulmonale Gefäßwiderstand nimmt zu: hypoxische pulmonale Vasokonstriktion (HPV), nach den Erstbeschreibern auch als Euler-Liljestrand-Mechanismus bezeichnet. Vermutlich spielt die hypoxische pulmonale Vasokonstriktion eine wichtige Rolle bei der Anpassung der regionalen Durchblutung an die regionale Ventilation, denn es gilt:

> **Durch die hypoxische pulmonale Vasokonstriktion erhalten schlecht belüftete Lungenareale mit niedrigem pO_2 weniger Blut; auf diese Weise wird die Durchblutung regional der Belüftung angepasst.**

Bei verschiedenen Lungenerkrankungen ist die HPV gestört.

> **! Im systemischen Kreislauf bewirkt eine Hypoxie hingegen eine Vasodilatation!**

Stickstoffmonoxid (NO) Wenngleich der genaue Mechanismus der hypoxischen pulmonalen Vasokonstriktion derzeit nicht bekannt ist, spielt wahrscheinlich Stickstoffmonoxid hierbei eine wichtige Rolle. Stickstoffmonoxid wird im Endothel der Blutgefäße gebildet und relaxiert die Muskulatur der Lungengefäße.

Hyperkapnie Die hypoxische pulmonale Vasokonstriktion wird durch eine Hyperkapnie verstärkt, vermutlich bedingt durch die Azidose.

2.4.3 Lungendurchblutung

Das gesamte Herzzeitvolumen bzw. Minutenvolumen des rechten Ventrikels wird in die Lunge gepumpt

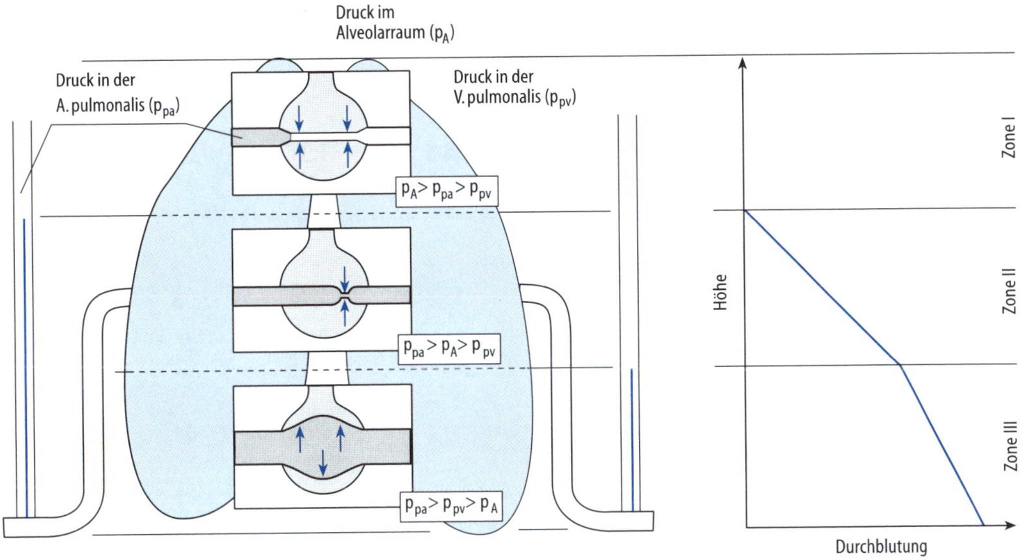

Abb. 2.9 Abhängigkeit der Durchblutungsverteilung in aufrechter Position von der Schwerkraft. In *Zone I* erreicht der Perfusionsdruck nicht die Lungenspitze; in *Zone II* werden die Kapillaren komprimiert, und die Perfusion hängt von der Druckdifferenz zwischen A. pulmonalis und Alveolarraum (p_{pa}–p_A), ab, nicht hingegen vom Druck in der V. pulmonalis (p_{pv}); in *Zone III* werden die Kapillaren durch den höheren Blutdruck gedehnt, und die Durchblutung ist normal

und dort in einem dünnen Film an die Kapillaren der terminalen respiratorischen Einheiten verteilt, wo auf einer Fläche von ca. 120 m²; der Gasaustausch erfolgt. Anschließend fließt das Blut über die Lungenvenen und den linken Vorhof zum linken Ventrikel und wird als Minutenvolumen des linken Ventrikels in den Körperkreislauf gepumpt.

Für die Durchblutung der Lungen ist, im Gegensatz zum Körperkreislauf, nur ein geringer Perfusionsdruck erforderlich. Er beträgt bei einem mittleren Pulmonalarteriendruck von 15 mm Hg und einem linksventrikulären enddiastolischen Druck von 8 mm Hg lediglich 15–8 mm Hg = 7 mm Hg. Demgegenüber beträgt der Perfusionsdruck für den Körperkreislauf ca. 90 mm Hg.

In Ruhe beträgt die Durchblutung der Lunge, entsprechend dem normalen Herzzeitvolumen, ca. 6 l/min; bei Belastung steigt sie auf mehr als 25 l/min an.

Ungleichmäßige Verteilung der Lungendurchblutung

Aufgrund der Schwerkraft ist der Blutdruck bei aufrechter Position in den oberen Lungenbezirken geringer als in den basalen Partien. Entsprechend ist auch die Verteilung der Lungendurchblutung von der Schwerkraft abhängig, und es besteht ein ausgeprägter Durchblutungsgradient in vertikaler Richtung.

In aufrechter Position nimmt die Durchblutung der Lunge aufgrund der Schwerkraft von der Spitze zur Basis hin zu, in Rückenlage entsprechend von vorn nach hinten und in linker Seitenlage von rechts nach links.

Allerdings sind die Veränderungen der Durchblutungsverteilung in Rücken- und Seitenlage wegen der geringeren Distanzen nicht so ausgeprägt wie im Stehen.

Nach West können bei aufrechter Körperhaltung grob 3 Zonen der schwerkraftabhängigen Verteilung der Lungendurchblutung unterschieden werden (Abb. 2.9):

Zone I In der Lungenspitze ist der Druck im arteriellen Schenkel der Kapillaren niedriger als der alveoläre Druck. Die Gefäße werden komprimiert und die Durchblutung sistiert. In Zone Ia ist der kapilläre Blutdruck diastolisch kleiner als der alveoläre Druck, systolisch aber größer. Die Durchblutung erfolgt somit synchron mit der Herzaktion.

Zone II In der mittleren Zone der Lungen ist der intravaskuläre Druck am Ende der komprimierbaren arteriellen Gefäße größer als der Alveolardruck, der pulmonalvenöse Druck allerdings niedriger als der Alveolardruck. Daher wird die Durchblutung von der

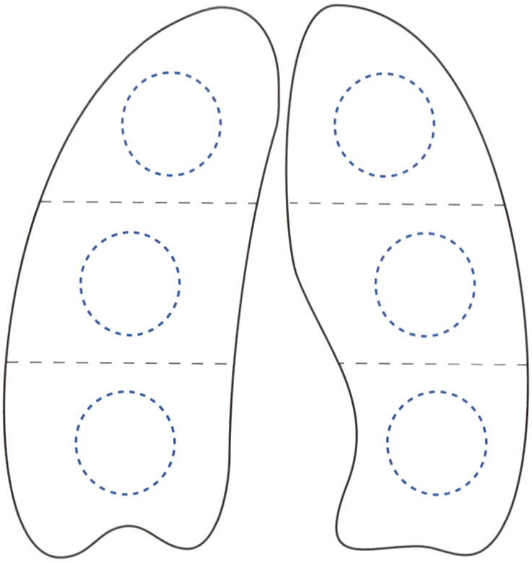

Vol.-%	$\dot{V}$ (l/min)	$\dot{Q}$ (l/min)	$\dot{V}/\dot{Q}$
33,3	1,37	0,95	1,44
33,3	1,73	2,08	0,83
33,3	1,98	2,97	0,67
100	5,08	6,00	0,85

Abb. 2.10 Verteilung der Ventilation und Perfusion im Dreizonenmodell der normalen Lunge in aufrechter Position. $\dot{V}$ Minutenventilation, $\dot{Q}$ Lungendurchblutung bzw. Herzminutenvolumen, $\dot{V}/\dot{Q}$ Belüftungs-Durchblutungs-Verhältnis. Wegen der unterschiedlichen Vordehnung nimmt die Belüftung der Lunge von apikal nach basal zu (apikobasale Inhomogenität). Die Durchblutung der Lunge nimmt in aufrechter Position ebenfalls von der Spitze zur Basis hin zu, bedingt durch die Wirkung der Schwerkraft. Da die Belüftung der Lunge und auch die Durchblutung inhomogen verteilt sind, finden sich von apikal nach basal unterschiedliche $\dot{V}/\dot{Q}$-Quotienten: In der mittleren Zone besteht ein optimales Verhältnis, apikal ist der Wert größer, basal hingegen kleiner

Differenz zwischen dem Druck in der Pulmonalarterie und dem Alveolardruck bestimmt, also nicht von der Differenz zwischen arteriellem und venösem Druck.

Zone III In der Lungenbasis ist nicht nur der pulmonalarterielle, sondern auch der pulmonalvenöse Blutdruck größer als der Alveolardruck, entsprechend wird die Durchblutung von der Druckdifferenz zwischen arteriellem und venösem Blutdruck bestimmt.

Nach Hughes et al. soll es in den am stärksten abhängigen Partien der Lungenbasis noch eine **Zone IV** geben, in der die Durchblutung aufgrund einer Kompression der größeren Blutgefäße durch den erhöhten interstitiellen Druck vermindert ist. Der Effekt soll bei kleinen Lungenvolumina stärker ausgeprägt sein.

2.5 Ungleichmäßige Verteilung der alveolären Ventilation

Die Verteilung der Atemluft in der Lunge wird in aufrechter Position ebenfalls durch die Schwerkraft beeinflusst (Abb. 2.10). Das Eigengewicht bewegt die Lunge nach unten; hierdurch wird auf die oberen Anteile ein Zug ausgeübt, auf die Basis ein Druck. Der interpleurale Druck nimmt von oben nach unten ab, d. h. er ist in der Spitze stärker negativ als in der Basis. Daher ist die Lunge in der Spitze stärker vorgedehnt als in der Basis, und entsprechend enthalten die apikalen Alveolen mehr Luft als die basalen. Während der Inspiration wird der interpleurale Druck, je nach Ausmaß der Atemexkursion, erniedrigt. Die nachfolgende Volumenzunahme ist in der Lungenbasis wegen der geringeren Vordehnung am größten und in der Spitze wegen der größeren Vordehnung am kleinsten. Es gilt:

> **Im Stehen sind die Lungenspitzen stärker gedehnt als die Lungenbasis. Wegen der unterschiedlichen Vordehnung nimmt die Belüftung der Lunge von apikal nach basal hin zu, d. h. es besteht eine apikobasale Inhomogenität der Belüftung.**

2.6 Verhältnis von Ventilation und Perfusion

Die Beziehung zwischen der Größe der Ventilation ($\dot{V}$) und der Durchblutung der Lungenkapillaren ($\dot{Q}$) wird durch das Ventilations-Perfusions-Verhält-

Tab. 2.2 Fraktionen und Partialdrücke der Atemgase bei Ruheatmung in Meereshöhe

	F_I	p_I (mm Hg), feucht	F_A	p_A (mm Hg)
Stickstoff, N_2	0,79	563	0,754	573
Sauerstoff, O_2	0,21	150	0,131	100
Kohlendioxid, CO_2	0,0004	0,3	0,053	40
Wasserdampf, H_2O	0	47	0,062	47

nis ($\dot{V}/\dot{Q}$) beschrieben. In Ruhe beträgt die alveoläre Ventilation etwa 4 l/min, die Lungendurchblutung hingegen etwa 5 l/min. Hieraus ergibt sich ein Ventilations-Perfusions-Verhältnis von 0,8. Wären Belüftung und Durchblutung der Alveolen homogen, so ergäbe sich jeweils ein $\dot{V}/\dot{Q}$-Verhältnis von 0,8. Es wurde aber bereits dargelegt, dass weder die Belüftung der Lunge noch ihre Durchblutung gleichmäßig verteilt sind, sondern inhomogen. Daher finden sich in der Lunge von apikal nach basal unterschiedliche $\dot{V}/\dot{Q}$ -Quotienten: In der mittleren Zone II nach West besteht ein »optimales« Ventilations-Perfusions-Verhältnis, apikal ist dieser Wert größer, basal hingegen kleiner. Funktionell wirken sich erhöhte oder erniedrigte Ventilations-Perfusions-Verhältnisse als Zunahme des alveolären Totraums oder als intrapulmonaler Rechtslinks-Shunt oder als Kombination beider Faktoren aus.

2.6.1 Alveolärer Totraum

Wird eine Alveole nur belüftet, aber nicht durchblutet, so findet lediglich eine alveoläre Totraumventilation ohne pulmonalen Gasaustausch statt. Das Ventilations-Perfusions-Verhältnis ($\dot{V}/\dot{Q}$) ist unendlich. Der pO_2 und der pCO_2 dieser Alveolen entsprechen denen der Inspirationsluft. Bei Alveolen mit mittleren $\dot{V}/\dot{Q}$-Quotienten liegen die Partialdrücke der Atemgase zwischen denen des gemischtvenösen Blutes und denen des Inspirationsgases.

2.6.2 Shuntdurchblutung

Wird eine Alveole nur durchblutet, aber nicht belüftet, so liegt eine alveoläre Kurzschlussdurchblutung vor (sog. wahrer Shunt). Der $\dot{V}/\dot{Q}$ -Quotient erreicht einen Wert von 0, d. h. es findet ebenfalls kein Gasaustausch mehr statt. Nimmt die Belüftung einer Alveole bei unveränderter Durchblutung ab, so wird der Quotient $\dot{V}/\dot{Q}$ kleiner, ebenso wenn die Durchblutung zunimmt, die Belüftung aber gleich bleibt.

Die pO_2- und pCO_2-Werte im Shuntblut entsprechen denen im gemischtvenösen Blut. Hierdurch wird der arterielle pO_2 erniedrigt und der arterielle pCO_2 erhöht.

Der funktionelle Shunt aufgrund von $\dot{V}/\dot{Q}$ -Verteilungsstörungen kann durch Erhöhung der inspiratorischen O_2-Konzentration um 10–20% beeinflusst werden: Der pO_2 steigt in den Bezirken mit niedrigem $\dot{V}/\dot{Q}$ an der Lungenbasis an, und die arterielle O_2-Sättigung nimmt zu. Einzelheiten ▶ Kap. 5.

Extraalveolärer Shunt Der anatomische oder extraalveoläre Shunt umfasst den Anteil des Herzzeitvolumens, der bereits unter physiologischen Bedingungen die Alveolen umgeht und daher nicht am Gasaustausch teilnehmen kann. Hierzu gehört v. a. Blut aus den Vv. thebesii des linken Ventrikels, der Bronchialarterien und von pulmonalen arteriovenösen Anastomosen.

Die extraalveoläre Shuntdurchblutung macht 2–5% des Herzzeitvolumens aus. Diese Blutmenge nimmt nicht am Gasaustausch teil, sondern fließt unter Umgehung des Lungenkreislaufs direkt in das arterielle System.

Der anatomische Shunt kann nicht durch Atmung von Sauerstoff beeinflusst werden, d. h. die arterielle O_2-Sättigung verändert sich hierbei nur wenig.

2.7 Pulmonaler Gasaustausch

2.7.1 Zusammensetzung der Inspirationsluft

Die Inspirationsluft ist ein Gasgemisch atmosphärischer Zusammensetzung (Tab. 2.2). Der O_2-Anteil macht 20,9% aus, der weitaus überwiegende Anteil, nämlich 79%, ist Stickstoff (N_2), der Rest Edelgase wie Argon, Helium usw. Der jeweilige Volumenanteil eines Gases in diesem Gemisch wird als Fraktion (F) bezeichnet:

$$F_I O_2 = 0{,}21$$

$$F_I N_2 = 0{,}79$$

$$F_I CO_2 = 0$$

Die einzelnen Fraktionen der Atemgase bleiben in der Atmosphäre bis zu einer Höhe von etwa 100 km im Wesentlichen unverändert, jedoch nimmt die Anzahl der Gasmoleküle pro Volumen mit zunehmender Höhe ab. Daher können die Gasmengen pro Volumen nicht aus den fraktionellen Konzentrationen bestimmt werden, sondern aus den Partialdrücken der Gase.

2.7.2 Partialdrücke der Atemgase

Die einzelnen Gase liegen im Inspirationsgemisch nicht nur in unterschiedlicher Konzentration vor, sie üben auch jeweils einen spezifischen Gasdruck aus, der als Teildruck oder Partialdruck bezeichnet wird und proportional zur Anzahl der vorhandenen Gasmoleküle ist.

Der Partialdruck eines Gases in einem Gasgemisch entspricht seinem fraktionellen Anteil. Der Gesamtdruck des Luftgemisches ergibt sich aus der Summe der Partialdrücke, in der Inspirationsluft also der Gase Stickstoff, Sauerstoff und Kohlendioxid.

In der Lunge kommt noch der Wasserdampf hinzu, weil die Inspirationsluft in den Atemwegen mit Wasser aufgesättigt wird.

In einem Gasgemisch verhält sich jedes Gas so, als ob es allein vorhanden wäre, d. h. die anderen Gase haben keinen Einfluss auf den Partialdruck des betreffenden Gases (Dalton-Gesetz). Der Partialdruck kann aus dem Gesamtdruck (= Barometerdruck, p_B) und dem fraktionellen Anteil bzw. der Konzentration des Gases berechnet werden:

$$p_{Gas} = p_B \cdot F_{Gas}$$

Da die Inspirationsluft auch Wasserdampf enthält, F aber für trockene Gase angegeben wird, muss der Partialdruck um den Wasserdampfdruck vermindert werden:

$$p_{Gas} = (p_B - p_{H_2O}) \cdot F_{Gas}$$

Der Wasserdampfdruck hängt direkt von der Temperatur ab, jedoch nicht vom Luftdruck. Bei einer Körpertemperatur von 37°C beträgt der Partialdruck von Wasserdampf 47 mm Hg.

Für den O_2-Partialdruck der Inspirationsluft gilt auf Meereshöhe (760 mm Hg Barometerdruck) nach Aufsättigung mit Wasserdampf in den Atemwegen:

$$p_I O_2 = (760 - 47) \cdot 0{,}21$$
$$= 150 \text{ mm Hg}$$

Partialdruck in Flüssigkeiten. Gase üben nicht nur in einem Gasgemisch einen Druck aus, sondern auch in Flüssigkeiten, in denen sie gelöst sind. Bringt man eine gasfreie Flüssigkeit mit Luft in Berührung, so diffundieren die Gase der Luft entlang ihrem Partialdruckgradienten so lange in die Flüssigkeit, bis die Partialdrücke in der Luft und in der Flüssigkeit gleich hoch sind. In diesem Gleichgewichtszustand sind die Drücke der einzelnen Gase, mit denen sie aus der Flüssigkeit austreten wollen, genauso groß wie die Drücke, mit denen sie in die Flüssigkeit eintreten wollen. Dieser Gleichgewichtszustand gilt für jedes einzelne der in der Luft befindlichen Gase. Die Konzentration des in der Flüssigkeit gelösten Gases hängt aber nicht nur vom Partialdruck ab (je höher der Partialdruck, desto größer die gelöste Menge), sondern auch von der **spezifischen** Löslichkeit.

Die einzelnen Gase weisen eine unterschiedliche Löslichkeit in Flüssigkeiten auf. So können leicht lösliche Gase bereits bei niedrigen Partialdrücken in großer und schlecht lösliche selbst bei hohen Partialdrücken nur in geringer Menge gelöst sein.

2.7.3 Alveoläre Ventilation

Die alveoläre Ventilation umfasst den Volumenanteil der Frischluft, der mit jedem Atemzug bis in die Alveolen gelangt. Nur dieser Anteil des Atemvolumens kann am Gasaustausch teilnehmen. Der übrige Anteil des Atemzugvolumens befindet sich in den zuführenden Atemwegen. Er wird als **anatomischer** Totraum (V_D) bezeichnet, weil er nicht am pulmonalen Gasaustausch teilnimmt, sondern unverändert wieder ausgeatmet wird.

Die Größe des anatomischen Totraums (ml) beträgt etwa das 2-Fache des Körpergewichts (KG), d. h. 150 ml.

Als **alveolärer** Totraum werden hingegen Alveolen bezeichnet, die zwar belüftet, aber nicht durchblutet werden – in denen also ebenfalls kein Gasaustausch stattfindet. Anatomischer und alveolärer Totraum werden als »physiologischer« Totraum zusammengefasst. Die **alveoläre** Minutenventilation ($\dot{V}_A$) ergibt sich aus der Differenz zwischen Gesamtminutenventilation ($\dot{V}_E$) und Totraumventilation ($\dot{V}_D$) ($\dot{V}_D = V_D \cdot f$):

$$\dot{V}_A = \dot{V}_E - V_D$$

oder

$$\dot{V}_A = (V_T - V_D) \cdot f$$

Aus den Formeln wird deutlich, dass bei tiefer Inspiration ein größerer Anteil des Atemzugvolumens in die Lungen gelangt als bei flacher Atmung. Eine Zunahme der Atemfrequenz bei unverändertem Atemzugvolumen erhöht v. a. die Totraumventilation.

Bohr-Totraumformel Wie bereits erläutert, besteht das exspiratorische Atemzugvolumen aus 2 Anteilen, dem Totraumvolumen und dem Alveolarvolumen: $V_E = V_D + V_{EA}$. Entsprechend bestehen die ausgeatmeten O_2- und CO_2-Mengen ebenfalls aus 2 Anteilen – der aus dem Totraum stammenden Menge (Zusammensetzung wie Frischluft) und der aus den Alveolen stammenden, die eine andere Gaszusammensetzung aufweist. Da eine Gasmenge das Produkt aus Volumen und Fraktion ist und durch die Mischung beider Anteile die Gesamtmenge des Gases im ausgeatmeten Volumen nicht verändert wird, gilt Folgendes:

$$\begin{aligned}&\text{Exspirationsmenge}\\&= \text{Totraummenge} + \text{Alveolarmenge}\end{aligned}$$

$$V_E \cdot F_E = V_D \cdot F_I + V_{EA} \cdot F_A$$

Da $V_E = V_D + V_{EA}$, ergibt sich durch Umformung die **Bohr-Formel:**

$$\frac{V_D}{V_E} = \frac{F_E - F_A}{F_I - F_A}$$

Die Bohr-Formel gilt für alle Gase, kann aber für Kohlendioxid vereinfacht werden, da die inspiratorische Konzentration von Kohlendioxid gleich null gesetzt werden kann:

$$\frac{V_D}{V_E} = \frac{F_ACO_2 - F_ECO_2}{F_AVO_2}$$

Da die Gasfraktionen den Partialdrücken proportional sind, gilt die Bohr-Formel auch für Partialdrücke. Entsprechend kann das Verhältnis von Totraumventilation zur Gesamtventilation durch folgende Formel angegeben werden:

$$\frac{V_D}{V_E} = \frac{p_ACO_2 - p_ECO_2}{p_ACO_2 - p_ICO_2}$$

Da der inspiratorische pCO_2 vernachlässigt und bei normalem Gasaustausch p_ACO_2 näherungsweise durch p_aCO_2 ersetzt werden kann, gilt Folgendes:

$$\frac{V_D}{V_E} = \frac{p_ACO_2 - p_ECO_2}{p_aCO_2}$$

$$V_D = V_E(p_aCO_2 - p_ECO_2)/p_aCO_2$$

2.7.4 CO_2-Abgabe, O_2-Aufnahme und alveoläre Atemgasfraktionen

Aus der Alveolarluft wird ständig Sauerstoff ins Blut aufgenommen, während gleichzeitig das im Stoffwechsel gebildete Kohlendioxid in die Alveolarluft einströmt. Der entnommene Sauerstoff muss ersetzt, das gebildete Kohlendioxid ausgeschieden werden. Dies geschieht durch die alveoläre Ventilation, den zyklischen Vorgang der In- und Exspiration. Während der Inspiration erhält die Lunge Frischluft, während der Exspiration wird das Kohlendioxid aus dem Körper entfernt.

Respiratorischer Quotient

Das Verhältnis von O_2-Aufnahme zu CO_2-Abgabe wird als respiratorischer Quotient bezeichnet. Bezogen auf Standardbedingungen beträgt die O_2-Aufnahme eines Erwachsenen in Ruhe 280 ml/min, die CO_2-Abgabe 230 ml/min. Hieraus ergibt sich ein respiratorischer Quotient von 0,82, d. h. es wird mehr Sauerstoff aus den Alveolen ins Blut aufgenommen, als Kohlendioxid aus dem Blut in die Alveolen abgegeben wird. Entsprechend ist das ausgeatmete Volumen etwas kleiner als das eingeatmete.

Die O_2- und CO_2-Fraktionen des alveolären Gasgemisches können aus der O_2-Aufnahme des Blutes ($\dot{V}O_2$) und der CO_2-Abgabe aus dem Blut berechnet werden.

CO_2-Abgabe Die Inspirationsluft enthält praktisch kein Kohlendioxid. Daher kann die CO_2-Abgabe der

Lunge aus der exspiratorischen Minutenventilation ($\dot{V}_E = V_T \cdot f$) und der CO_2-Konzentration in der Exspirationsluft (F_ECO_2) errechnet werden:

$$CO_2\text{-Abgabe } (\dot{V}CO_2) = \dot{V}_E \cdot F_ECO_2$$

O_2-Aufnahme Die O_2-Aufnahme des Blutes ($\dot{V}O_2$) ergibt sich aus der inspiratorisch den Alveolen zugeführten Menge ($F_IO_2 \cdot \dot{V}_I$) minus der ausgeatmeten Menge ($F_EO_2 \cdot V_E$):

$$O_2\text{-Aufnahme } (\dot{V}O_2) = (\dot{V}_I \cdot F_IO_2) - (\dot{V}_E \cdot F_EO_2)$$

Da Stickstoff nicht am Gasaustausch teilnimmt, führt die im Vergleich zur CO_2-Abgabe höhere O_2-Aufnahme zu einem geringen Anstieg der N_2-Konzentration in der Exspirationsluft. Das Verhältnis von inspiratorischer zu exspiratorischer Ventilation ergibt sich danach aus dem Verhältnis von exspiratorischer zu inspiratorischer Stickstoffkonzentration:

$$\dot{V}_I = \dot{V}_E\ (F_EN_2/F_IN_2)$$

Für praktische Belange kann die N_2-Korrektur bzw. der Unterschied zwischen inspiratorischer und exspiratorischer Ventilation vernachlässigt werden.

Aus den Formeln für die CO_2-Abgabe und die O_2 -Aufnahme kann die Zusammensetzung des alveolären Gasgemisches berechnet werden. Hiernach ergibt sich:

Zusammensetzung des alveolären Gasgemisches bei Ruheatmung

- O_2-Konzentration (F_AO_2) = 0,13 (13 Vol.-%),
- CO_2-Konzentration (F_ACO_2) = 0,056 (5,6 Vol.-%),
- N_2-Konzentration (FN_2) = 0,76 (76 Vol.-%).

Die alveolären O_2- und CO_2-Fraktionen hängen von der O_2-Aufnahme, der CO_2-Abgabe und der Größe der alveolären Ventilation ab.

Die Gasfraktionen in der Exspirationsluft können mit schnell registrierenden Geräten kontinuierlich aufgezeichnet werden. Die CO_2-Messung erfolgt mit Infrarotabsorption oder Massenspektrometrie, die O_2 -Messung paramagnetisch oder ebenfalls mit einem Massenspektrometer.

Umrechnung von Gasvolumina

Nach dem Gasgesetz ($p \cdot V = n \cdot R \cdot T$) hängt das Volumen V eines Gases nicht nur von der Anzahl der Moleküle n, sondern auch von Druck p, Temperatur T und der allgemeinen Gaskonstanten R ab. Außerdem muss der Wasserdampfdruck (pH_2O) berücksichtigt werden.

$$V = \frac{n \cdot R \cdot T}{p}$$

Darum müssen bei der Angabe eines Volumens auch die jeweiligen Messbedingungen angegeben werden. Folgende Bedingungen werden unterschieden:

STPD-Bedingungen (»standard temperature«, »pressure«, »dry«): Dies sind die physikalischen Normalbedingungen: T = 273 K, p = 760 mm Hg und pH_2O = 0 (= trockenes Gas). VO_2 und VCO_2 werden auf diese Bedingungen bezogen.

BTPS-Bedingungen (»body temperature«, »pressure«, »saturated«): Hierbei handelt es sich um die in der Lunge herrschenden Bedingungen. T = 273 + 37 = 310 K, p = jeweiliger Barometerdruck, pH_2O = 47 mm Hg (volle Wasserdampfsättigung bei 37°C).

ATPS-Bedingungen (»ambient temperature«, »pressure«, »saturated«): Dies sind die aktuellen Messbedingungen außerhalb des Körpers, z. B. bei der Spirometrie: Raumtemperatur, aktueller Barometerdruck, Wasserdampfsättigung.

Um den das Volumen bestimmenden Druck des trockenen Gases zu erhalten, muss jeweils der Wasserdampfdruck vom Gesamtdruck abgezogen werden.

Unter BTPS-Bedingungen beträgt die alveoläre Ventilation ca. 5 l/min, unter STPD-Bedingungen hingegen 4,1 l/min.

2.7.5 Alveoläre Partialdrücke

Der pulmonale Gasaustausch hängt v. a. von der Höhe der alveolären Partialdrücke ab: Nur wenn Partialdruckgradienten zwischen Alveolen und dem Blut bestehen, können die Atemgase diffundieren. Damit das Blut Sauerstoff aus den Alveolen aufnehmen kann, muss also der alveoläre pO_2 höher sein als der gemischtvenöse. Umgekehrt kann Kohlendioxid aus dem Blut nur dann in die Alveolen abgegeben werden, wenn der gemischtvenöse pCO_2 höher ist als der alveoläre. Wichtigste Aufgabe der alveolären Ventilation ist somit die Aufrechterhaltung physiologischer Partialdrücke der Atemgase.

Änderungen der Zusammensetzung der Atemluft während des Atemzyklus Mit Beginn der Exspiration wird zunächst das Gas aus den zuführenden Atemwegen ausgeatmet (Phase I); seine Zusammensetzung entspricht derjenigen der Inspirationsluft. Danach ändern sich die Konzentrationen rasch, weil Gas aus den Atemwegen sich mit Alveolargas vermischt (Phase II). Am Ende wird ein Plateau mit nahezu konstanter Gaszusammensetzung erreicht, die der Alveolarluft entspricht (Phase III). Am Ende der Exspiration sind die Atemwege also mit Alveolarluft gefüllt; der pO_2 beträgt im Gegensatz zur Frischluft nur 100 mm Hg, der pCO_2 40 mm Hg. Mit Beginn der ersten Phase der Inspiration wird diese Alveolarluft in die Alveolen eingeatmet, ohne dass hierdurch die alveolären pO_2- und pCO_2-Werte verändert würden. Erst in der nächsten Phase, wenn Frischluft in die Alveolen gelangt, wird der alveoläre pO_2 erhöht und der alveoläre pCO_2 erniedrigt.

Normalwerte der alveolären Partialdrücke bei Ruheatmung

- p_AO_2=100 mm Hg (13,3 kPa),
- p_ACO_2=40 mm Hg (5,3 kPa).

Der alveoläre pO_2 ist am Ende der Inspiration am höchsten, am Ende der Exspiration am niedrigsten.

Alveoläre Ventilation und alveolärer pCO_2

Sind die Alveolen belüftet und durchblutet, so diffundiert Kohlendioxid aus dem gemischtvenösen Blut in die Alveolen und wird ausgeatmet. Für die Konzentration bzw. Fraktion von Kohlendioxid im Alveolargas gilt hierbei:

$$F_ACO_2 = \frac{\dot{V}CO_2}{\dot{V}_A}$$

Die alveoläre Fraktion von Kohlendioxid hängt somit von der CO_2-Abgabe (Produktion) und der alveolären Ventilation ab. Ist die CO_2-Abgabe unverändert, so gilt:

Je größer die alveoläre Ventilation, desto niedriger die alveoläre CO_2-Konzentration.

Da die CO_2-Fraktion dem Partialdruck von Kohlendioxid proportional ist, gilt Folgendes:

$$\frac{p_ACO_2}{p_B} = \frac{\dot{V}CO_2}{\dot{V}_A}$$

oder

alveolärer CO_2-Partialdruck:

$$p_ACO_2 = \frac{\dot{V}CO_2(\text{STPD}) \cdot 863}{\dot{V}_A(\text{BTPS})} [\text{mmHg}]$$

$\dot{V}CO_2$ (CO_2-Abgabe) = 230 ml/min; $\dot{V}_A$ = 5 l/min; 863 = Umrechnungsfaktor.

Respiratorischer Gleichgewichtszustand Ist die CO_2-Ausscheidung über die Lungen genauso groß wie die CO_2-Produktion im Stoffwechsel, so befinden sich Ventilation und Metabolismus im Gleichgewicht. Nimmt die CO_2-Produktion zu, z. B. bei körperlicher Arbeit oder Fieber, so wird normalerweise auch die Atmung und damit die CO_2-Elimination gesteigert. Nimmt hingegen der Metabolismus und damit die CO_2-Produktion ab, z. B. durch Hypothyreose oder Unterkühlung, wird auch die Ventilation eingeschränkt. Idealerweise bleibt das respiratorische Gleichgewicht, erkennbar an normalen pCO_2-Werten, erhalten.

Atmet jedoch ein Patient mehr, als für die Ausscheidung des im Stoffwechsel angefallenen Kohlendioxids erforderlich ist, so nimmt der pCO_2 ab; er steigt an, wenn die Ventilation im Vergleich zum Stoffwechsel zu gering ist oder aber bestimmte Lungenerkrankungen die CO_2-Elimination einschränken.

In ■ Abb. 2.11 ist der Verlauf des alveolären pCO_2 in Abhängigkeit von der Ventilation dargestellt. Hieraus ergibt sich, dass eine Abnahme der Ventilation um mehr als 1 l bei gleichbleibender CO_2-Produktion zu einem starken Anstieg des alveolären pCO_2 führt. Andererseits bewirkt eine nur mäßige Zunahme der Ventilation über den Bedarf einen erheblichen Abfall des alveolären pCO_2; jenseits dieses Punktes, also im Bereich sehr niedriger Werte, nimmt aber der alveoläre pCO_2 trotz weiterer Steigerung der Atmung nicht mehr so stark ab.

Messung des alveolären pCO_2 Der alveoläre pCO_2 kann in einer nach maximaler Exspiration erhaltenen Atemluftprobe bestimmt werden. Das Verfahren ist allerdings bei Patienten mit ungleichmäßiger Ventilation bzw. sich unterschiedlich rasch entleerenden Alveolen, z. B. bei Lungenemphysem, nicht zuverlässig. Für praktische Zwecke kann aber der arterielle pCO_2 herangezogen werden, um die Größe des alveolären pCO_2 abzuschätzen.

Dies gilt aber nur für Alveolen, die am pulmonalen Gasaustausch teilnehmen, also belüftet und durchblutet sind, nicht hingegen bei Störungen des Belüftungs-Durchblutungs-Verhältnisses. Weiterhin ist zu beachten, dass eine Zunahme der CO_2-Produktion bei gleichbleibender Ventilation zwangsläufig zu einem Anstieg des arteriellen pCO_2 führt. Insgesamt gilt Folgendes:

> **Im Gleichgewichtszustand (CO_2-Ausscheidung = CO_2-Produktion) entspricht der arterielle pCO_2 etwa dem durchschnittlichen alveolären pCO_2.**

Alveoläre Ventilation und alveolärer pO_2

Auch der alveoläre Partialdruck von Sauerstoff kann mit Hilfe der **Alveolarformeln** berechnet werden:

$$\text{alveolärer } O_2\text{-Partialdruck } (p_A O_2) = \frac{p_I O_2 \dot{V} O_2(STPD) \cdot 863}{\dot{V}_A(BTPS)} \text{ [mmHg]}$$

$$p_I O_2 = 150 \text{ mm Hg}; \ \dot{V} O_2(STPD)$$

$$(O_2\text{-Aufnahme}) = 280 \text{ ml/min}; \ \dot{V}_A = 5 \ \text{l/min}.$$

Der alveoläre pO_2 kann auch aus dem mittleren pCO_2 (= arterieller pCO_2) und dem respiratorischen Quotienten, RQ ($\dot{V}O_2/VCO_2 = 0{,}8$), nach der folgenden vereinfachten Formel berechnet werden:

$$p_A O_2 = p_i O_2 - \frac{p_a CO_2}{0{,}8} \ [mmHg]$$

$$\begin{aligned} p_A O_2 &= 0{,}209(760 - 47) - \frac{40}{0{,}8} \text{ [mmHg]} \\ &= 0{,}209\ (713) - 50 \text{ [mm Hg]} \\ &= 150 - 50 \text{ [mm Hg]} \\ &= 100 \text{ mm Hg} \end{aligned}$$

Hieraus folgt:

Bei konstantem Metabolismus und respiratorischer Austauschrate hängt der alveoläre pO_2 bei einer vorgegebenen inspiratorischen O_2-Konzentration von der Größe der alveolären Ventilation ab (Abb. 2.11).

Alveoloarterielle pO_2-Differenz

Bei vollständigem Gasaustausch müsste der arterielle pO_2 so hoch sein wie der alveoläre. Tatsächlich ist aber der arterielle pO_2 immer niedriger als der alveoläre, d. h. es besteht eine alveoloarterielle O_2-Partialdruckdifferenz.

Bei Atmung von Raumluft in Meereshöhe beträgt die normale alveoloarterielle pO_2-Differenz ($p_{(A-a)}O_2$) durchschnittlich 10–15 mm Hg, die obere Grenze 25 mm Hg. Bei Atmung von 100%igem Sauerstoff steigt die Differenz auf 50–60 mm Hg an.

Zwei normale Mechanismen sind die Ursache der Partialdruckdifferenz:

- anatomischer Shunt,
- physiologischer Shunt.

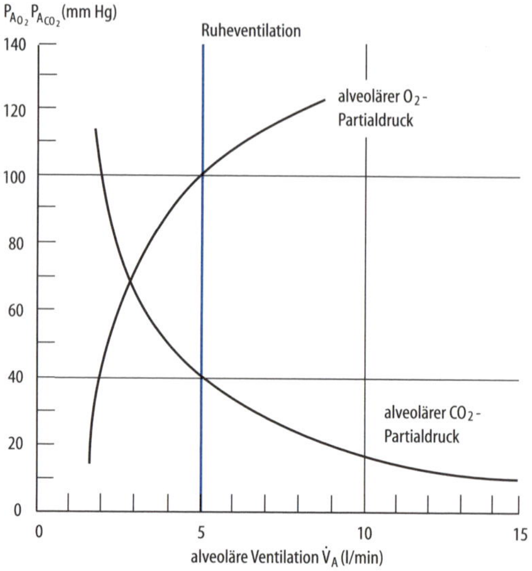

Abb. 2.11 Abhängigkeit der alveolären O_2- und CO_2-Partialdrücke von der alveolären Ventilation in Meereshöhe bei körperlicher Ruhe (O_2-Aufnahme 280 ml/min, CO_2-Abgabe 230 ml/min. *Blaue Gerade:* alveoläre O_2- und CO_2-Partialdrücke unter normalen Ventilationsbedingungen. (Nach Schmidt et al. 2011)

Anatomischer Shunt Beim anatomischen Shunt handelt es sich, wie in ► Abschn. 6.2 dargelegt, um Kurzschlussblut: Normalerweise fließt ein Anteil von 2% des Herzzeitvolumens an den Alveolen vorbei und nimmt nicht am Gasaustausch teil, sondern strömt in unveränderter (gemischtvenöser) Gaszusammensetzung direkt in die Lungenvenen oder den linken Ventrikel.

Physiologischer Shunt Beim physiologischen Shunt strömt Blut aus Lungengebieten mit niedrigem Ventilations-Perfusions-Verhältnis und damit geringerem O_2-Gehalt in die Lungenvenen. Der niedrige O_2-Gehalt dieses Blutes kann aufgrund des Verlaufs der O_2-Bindungskurve nicht durch nachfolgende Vermischung mit Blut aus Gebieten mit hohem Belüftungs-Durchblutungs-Verhältnis kompensiert werden.

Um $p_{(A-a)}O_2$ zu bestimmen, muss der arterielle pO_2 gemessen und der alveoläre pO_2, z. B. mit der Alveolargleichung (► s. oben), abgeschätzt werden.

Pulmonaler Gasaustausch Der pulmonale Gasaustausch erfolgt in den Alveolen durch Diffusion, ist also ein rein passiver Vorgang ohne jede aktive Transportmechanismen (Abb. 2.12). Bei der Diffusion strömen die Gase so lange von einem Ort höherer **Konzentration** zum Ort niedrigerer Konzentration, bis an beiden Orten die Konzentrationen gleich hoch sind. Leichte

Gase diffundieren in der **Gasphase** schneller als schwere Gase. Nach dem Graham-Gesetz ist die Diffusionsgeschwindigkeit der Quadratwurzel der Dichte umgekehrt proportional. Sauerstoff ist ein leichteres Molekül als Kohlendioxid und diffundiert daher in der Alveolarluft schneller.

Die Diffusion der Atemgase erfolgt zwischen einer Gas- und einer Flüssigkeitsphase.

Am Ende einer normalen Exspiration, d. h. bei Erreichen der FRC, beträgt der Durchmesser der Alveolen durchschnittlich 200 µm. Eine vollständige Durchmischung der alveolären Atemgase tritt in weniger als 10 ms ein, und die Atemgase weisen somit in den Alveolen eine gleichmäßige Zusammensetzung auf. In den Alveolen diffundiert Sauerstoff aus einer Gasphase in eine Flüssigkeit (Blut) und Kohlendioxid aus einer Flüssigkeitsphase (Blut) in eine Gasphase. Nach dem Henry-Gesetz hängt die Löslichkeit eines schwer löslichen Gases in einer Flüssigkeit vom Partialdruck des Gases ab: Die gelöste Gasmenge ist dem Partialdruck des Gases proportional; je höher der Partialdruck, desto mehr Gas wird gelöst. Diese Beziehung gilt allerdings nur für Gase, die mit der Flüssigkeit keine chemische Reaktion eingehen.

Der Partialdruck eines Gases ist an der Oberfläche einer Flüssigkeit oder des Gewebes so groß wie in der Gasphase, direkt unterhalb der Oberfläche aber bereits kleiner, d. h. es besteht auch ein großes Konzentrationsgefälle zwischen der Oberflächenschicht und den tieferen Schichten der Flüssigkeit.

Kohlendioxid weist eine wesentlich größere Löslichkeit in Wasser auf als Sauerstoff:

- Löslichkeit von Kohlendioxid = 0,592 ml/ml H_2O bei 1 atm,
- Löslichkeit von Sauerstoff = 0,0244 ml/ml H_2O bei 1 atm.

Danach ergibt sich:

$$\frac{0{,}592}{0{,}0244} = 24{,}3$$

Die Löslichkeit von Kohlendioxid ist also 24mal größer als die von Sauerstoff.

Die Diffusionsrate eines Gases in einer Flüssigkeit wird vom Konzentrationsunterschied bestimmt; daher ist die Diffusionsrate umso größer, je löslicher das Gas ist. Somit gilt:

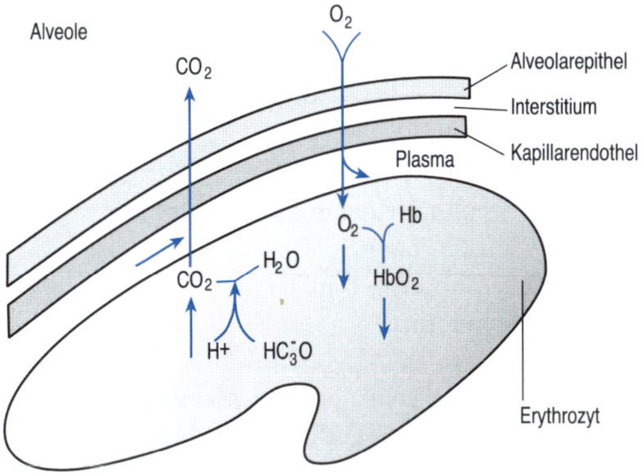

Abb. 2.12 Transportweg von O_2 und CO_2 beim pulmonalen Gasaustausch. (Nach Schmidt et al. 2011)

Wegen seiner größeren Löslichkeit diffundiert Kohlendioxid in einer Flüssigkeit wesentlich schneller als Sauerstoff. In den Alveolen hingegen diffundiert das CO_2-Molekül langsamer, weil es eine größere Dichte aufweist als das O_2-Molekül.

Im Gegensatz zum Sauerstoff ist die Diffusion von Kohlendioxid in der klinischen Praxis – abgesehen von allerschwersten Erkrankungen der Lunge – nicht gestört.

Welche Faktoren bestimmen die Diffusion von Sauerstoff?

Folgende Faktoren bestimmen die Diffusion des Sauerstoffs von den Alveolen in das gemischtvenöse Blut:

- Partialdruckdifferenz zwischen Alveolarluft und Kapillarblut,
- Länge bzw. Dicke der Diffusionsstrecke,
- Größe der Diffusionsfläche,
- Diffusionskoeffizient D, der proportional der Löslichkeit des Gases ist.

Partialdruckdifferenz Bei Atmung von Raumluft besteht am Beginn der Kapillare eine O_2-Partialdruckdifferenz von 100 – 40 = 60 mm Hg, am Ende der Kapillare hingegen von 100 – 99,99 = 0,01 mm Hg. Treibende Kraft ist ein integrierter Mittelwert des Partialdrucks, der u. a. von der O_2-Bindungskurve beeinflusst wird.

Länge der Diffusionsstrecke Auf dem Weg von den Alveolen zum Hämoglobin muss das O_2-Molekül zunächst die alveolokapilläre Membran passieren, dann das Plasma des Kapillarbluts und schließlich die Erythrozytenmembran und die intrazelluläre Flüssigkeit des Erythrozyten.

Die **alveolokapilläre Membran** ist in folgender Weise aufgebaut:

- Flüssigkeitsfilm der Alveolen,
- Alveolarepithelzellen mit Basalmembran,
- interstitieller Raum,
- Basalmembran der Kapillare,
- Kapillarendothel.

Die Dicke der alveolokapillären Membran schwankt zwischen 0,1 und 1 µm. Die einzelnen Membrananteile können durch Krankheitsprozesse verdickt sein und hierdurch die Diffusion von Sauerstoff behindern. Daneben kann die Diffusionsstrecke durch ein interstitielles oder intraalveoläres Ödem verlängert sein.

Größe der Diffusionsfläche Zur Diffusionsfläche im engeren Sinn gehören nur die Alveolen, die belüftet und auch durchblutet sind. Ihre Größe wird auf 100–120 m² geschätzt. Beim Lungenemphysem ist die Diffusionsfläche vermindert, ebenso bei einer Lungenembolie. So wird z. B. bei einem akuten Verschluss der rechten Pulmonalarterie die für die Diffusion zur Verfügung stehende Fläche nahezu halbiert.

Pulmonale Diffusionskapazität Die O_2-Aufnahme aus den Alveolen in das Lungenkapillarblut ist proportional der Partialdruckdifferenz zwischen Alveolen und Kapillarblut und der Diffusionsfläche sowie umgekehrt proportional der Dicke der Diffusionsstrecke. Nach dem Fick-Diffusionsgesetz gilt folgende Beziehung:

$$\dot{V}O_2 = D$$

$$(\text{Austauschfläche}/\text{Diffusionsstrecke})\,(p_AO_2 - p_vO_2)$$

Die Diffusionskapazität ist ein Maß für die Leitfähigkeit der alveolokapillären Membran bzw. die Effizienz des pulmonalen Gasaustausches. Sie gibt an, wie viel ml O_2 pro mm Hg treibender Druckdifferenz pro Minute aus den Alveolen in das Lungenkapillarblut diffundieren.

$$Diffusionskapazität = \frac{Nettogastransfer}{mittlerer\ treibender\ Druck}$$

$$O_2 - \text{Diffusionskapazität } (DO_2)$$

$$= \frac{O_2 - Aufnahme\ (ml/min)}{mittlerer\ alveolärer\ pO_2 - mittlerer\ pO_2\ im\ kapillarblut}$$

$$= ml\,O_2/min/mmHg\ pO_2$$

Die Diffusionskapazität einer gesunden Lunge beträgt in Ruhe 20–50 ml O_2/min pro mm Hg Partialdruckdifferenz.

Eine Verminderung der Diffusionskapazität kann auf einer Abnahme der Diffusionsfläche oder einer Zunahme der Diffusionsstrecke oder aber auf einer Kombination beider Faktoren beruhen.

Die Messung der DO_2 ist methodisch schwierig und wird in der Praxis durch zahlreiche Unsicherheitsfaktoren beeinflusst. Einfacher ist stattdessen die Messung der CO-Diffusionskapazität.

CO-Diffusionskapazität (D_L CO) Die Messung der pulmonalen Diffusionskapazität mit Kohlenmonoxid ist derzeit das Routineverfahren. Allerdings unterscheiden sich die Diffusionsbedingungen für Kohlenmonoxid von denen für Sauerstoff, sodass nur Näherungswerte für die pulmonale O_2-Diffusionskapazität erhalten werden. Die D_L CO kann nach folgender Formel berechnet werden:

$$D_LCO = \frac{\dot{V}CO}{P_ACO}$$

Normalwerte der D_L CO: 30–50 ml/min pro mm Hg.

Kontaktzeit für den pulmonalen Gasaustausch Die mittlere Transitzeit des Blutes in den Lungenkapillaren (= kapilläres Blutvolumen/pulmonaler Blutfluss oder HZV) beträgt in Ruhe etwa 0,8 s. Allerdings gleichen sich die O_2- und CO_2-Partialdrücke im Blut innerhalb von 0,25 s den Partialdrücken in den Alveolen an, sodass unter physiologischen Bedingungen die Transitzeit kein begrenzender Faktor für den Gasaustausch ist.

Anstieg des Herzzeitvolumens Nimmt das Herzzeitvolumen, z. B. bei körperlicher Anstrengung, um das 3- bis 5-Fache zu, so nehmen die Diffusionskapazität und das pulmonalkapilläre Blutvolumen um das 2- bis 2,5-Fache zu. Hierdurch wird zwar die kapilläre Transitzeit auf die Hälfte oder ⅓ des Normalen verkürzt, die Partialdruckdifferenz zwischen alveolärem und kapillären pO_2 jedoch nicht beeinflusst. Anders hingegen bei interstitiellen Lungenerkrankungen: Hier können die O_2-Diffusionskapazität und das kapilläre Blutvolumen nicht in gleichem Maße gesteigert werden wie bei gesunder Lunge. Wird daher die in Ruhe gerade noch ausreichende Kontakt- bzw. Transitzeit unter Belastung verkürzt, so kann sich kein Gleichgewicht zwischen alveolärem und arteriellem pO_2 einstellen, und der arterielle pO_2 fällt ab.

Hypoxie Bei ausgeprägter alveolärer Hypoxie (inspiratorische O_2-Konzentration 12–14% in Meereshöhe) wird während der Transitzeit kein Gleichgewicht zwischen alveolärem und kapillärem pO_2 erreicht; vielmehr besteht am venösen Ende der Kapillare eine größere Partialdruckdifferenz als Zeichen der eingeschränkten O_2-Diffusionskapazität.

Diffusion von Kohlendioxid in der Lunge Wie bereits dargelegt, ist Kohlendioxid wesentlich besser wasserlöslich als Sauerstoff, und entsprechend verläuft der Diffusionsprozess etwa 20mal schneller. Selbst wenn innerhalb der normalen Transitzeit des Blutes kein Gleichgewicht erreicht werden sollte, wäre dies ohne klinische Bedeutung, weil die Partialdruckdifferenz zwischen dem gemischtvenösen Blut und den Alveolen mit ca. 6 mm Hg klein ist und auch eine deutliche Zunahme des Gradienten keinen wesentlichen Einfluss auf die Diffusionskapazität hätte. Es gilt daher:

> **Eine Hyperkapnie beruht praktisch niemals auf einer Einschränkung der pulmonalen CO_2-Diffusionskapazität, sondern auf anderen Ursachen. Häufigste Ursache einer Hyperkapnie ist die alveoläre Hypoventilation.**

2.8 Regulation der Atmung

Die Atmung wird so gesteuert, dass ihre Zielgrößen – pO_2, pCO_2 und pH-Wert – im Normbereich gehalten werden. Hierzu muss die Lunge periodisch durch die Bewegungen von Zwerchfell und Thorax belüftet und entlüftet werden. Dieser Atemrhythmus wird von Neuronen im respiratorischen Netzwerk der Medulla oblongata erzeugt und läuft autonom ab. Abgesehen von dieser zentralen Rhythmogenese wird die Atmung noch durch chemische Faktoren gesteuert.

2.8.1 Zentrale Rhythmogenese

Während die alveoläre Ventilation in 2 Phasen, nämlich In- und Exspiration, verläuft, besteht der neuronale Atemrhythmus aus 3 Phasen:
- I-Phase, die Inspiration,
- P_I-Phase, die Postinspirationsphase der passiven Ausatmung,
- E_2-Phase, Überleitung zur »aktiven« Ausatmung während der Exspiration.

Einatmung Die Inspiration wird durch eine ansteigende Aktivität in den Nerven der Inspirationsmuskeln gesteuert. Hierdurch kontrahiert sich das Zwerchfell in zunehmendem Maße und die Zwerchfellkuppel wird abgeflacht. Gleichzeitig werden die Mm. intercostales externi aktiviert und der Thorax erweitert.

Postinspirationsphase Sobald die Kontraktionen von Zwerchfell und Mm. intercostales externi nachlassen, beginnt die Exspiration, und zwar in der ersten Phase passiv durch dieses Nachlassen der Muskelkontraktion.

Aktive Exspiration Die auf die Postinspirationsphase folgende E_2-Phase erfolgt aktiv durch Kontraktion der Exspirationsmuskulatur, allerdings vorwiegend bei gesteigerter Atmung, nicht hingegen unter Ruhebedingungen. Bei oberflächlicher, schneller Atmung besteht der Atemrhythmus nur aus der Inspiration und der Postinspiration.

Unter Ruhebedingungen gilt für den Atemzyklus Folgendes:
- Atemfrequenz 10–20/min,
- Gesamtdauer des Zyklus 3–6 s,
- Dauer der Inspirationsphase 1–2,5 s,
- Dauer der Exspirationsphase 2–3,5 s.

Entstehung des Atemrhythmus in der Medulla oblongata

Der Atemrhythmus entsteht in einem neuronalen Netzwerk der Medulla oblongata. Die Neurone befinden sich in der ventralen respiratorischen Gruppe (VRG) und sind untereinander, aber auch mit anderen Netzwerken, synaptisch verschaltet. Folgende respiratorischen Neurone werden unterschieden:
- inspiratorische Neurone (I-Neurone): sie entladen während der Inspiration;
- postinspiratorische Neurone (PI-Neurone): sie entladen während der 1., passiven Exspirationsbzw. der Postinspirationsphase;
- exspiratorische Neurone (E_2-Neurone): sie entladen während der 2., aktiven Exspirationsphase.

Verschaltung der Netzwerke Die respiratorischen Neurone sind untereinander zu einem Netzwerk verschaltet. Dieses Netzwerk wird durch erregende Zuflüsse aus der Formatio reticularis aktiviert. Durch die Aktivierung werden erregende oder hemmende postsynaptische Potenziale ausgelöst. Dem primären Netzwerk sind inspiratorische, postinspiratorische und exspiratorische Ausgangsneurone nachgeschaltet. Da der Formatio reticularis von allen aus der Peripherie eintreffenden Afferenzen Kollateralen zugeführt werden, gilt Folgendes:

- Die Atmung kann über jeden genügend starken Reiz aus der Körperperipherie beeinflusst werden.

2

2.8.2 Chemische Regulation der Atmung

Wichtigste Zielgrößen der Atmung sind:
- $p_a CO_2$,
- p_aO_2,
- pH-Wert bzw. H^+-Ionenkonzentration.

Diese Parameter werden durch die reflektorische Anpassung der Ventilation im arteriellen Blut konstant gehalten. Die Kontrolle erfolgt durch periphere und zentrale Chemorezeptoren. Kohlendioxid ist wahrscheinlich die primäre Substanz für die chemische Kontrolle der Ventilation, denn das Gas diffundiert aufgrund seiner guten Löslichkeit rasch in alle Gewebe, so auch in das Gehirn und in den Liquor. Dort führt Kohlendioxid zu Veränderungen der H^+-Ionenkonzentration und damit auch der Ventilation. Hierbei reagiert das Atemregulationssystem bereits auf Änderungen des arteriellen pCO_2 von nur 1 mm Hg mit einer Zu- oder Abnahme der Ventilation.

Kontrolle von $p_a CO_2$, p_aO_2 und pH-Wert durch periphere Chemorezeptoren

Die Kontrolle der Blutgase und des pH-Werts erfolgt ganz überwiegend durch arterielle Chemorezeptoren, die sich beiderseits im Glomus caroticum an der Teilungsstelle von A. carotis communis und A. carotis interna befinden und vom Karotissinusnerv (aus dem N. glossopharyngeus) innerviert werden. Weitere Chemorezeptoren sind in den Paraganglien des Aortenbogens und der rechten A. subclavia lokalisiert.

Die arteriellen Chemorezeptoren reagieren sehr rasch auf einen Anstieg des p_aCO_2, einen Abfall des p_aO_2 oder eine Zunahme der H^+-Ionenkonzentration, aber auch auf eine Abnahme der Durchblutung.

Abfall des arteriellen pO_2 Fällt der p_aO_2 ab, so werden die peripheren Chemorezeptoren stimuliert: Atemzugvolumen und Atemfrequenz nehmen zu. Dagegen bewirkt ein Anstieg des p_aO_2 nur eine geringe Abnahme der Ventilation. Klinisch ist Folgendes wichtig:

> **Erst bei einem Abfall des p_aO_2 auf 50–60 mm Hg wird die Atmung gesteigert.**

Die O_2-Antwortkurve, d. h. die Zunahme des Atemminutenvolumens in Abhängigkeit vom jeweiligen p_aO_2-Abfall, verläuft also nur mit geringer Steigung. Ursache ist die Verminderung des CO_2-Antriebs, hervorgerufen durch die hypoxiebedingte Atemsteigerung mit Abfall des pCO_2. Im p_aO_2-Bereich von 65–95 mm Hg ist gewöhnlich keine wesentliche Veränderung der Ventilation nachweisbar.

Eine Abnahme des arteriellen **O_2-Gehalts,** z. B. durch Anämie, bis auf 50% des Normalen, stimuliert die peripheren Chemorezeptoren nur in geringem Maße.

Anstieg des arteriellen pCO_2 Veränderungen des p_aCO_2 führen zu einer starken Aktivierung der peripheren Chemorezeptoren und Steigerung der Ventilation. Der Schwellenwert liegt bei einem p_aCO_2 von 20–30 mm Hg; oberhalb dieses Wertes besteht im physiologischen Bereich eine lineare Abhängigkeit der Impulsfrequenz vom p_aO_2.

Abfall des pH-Werts Eine Azidämie, ganz gleich, ob respiratorisch oder metabolisch bedingt, stimuliert die peripheren (und zentralen) Chemorezeptoren und bewirkt eine Steigerung der Atmung.

Kontrolle von p_aCO_2 und H^+-Ionenkonzentration durch zentrale Chemorezeptoren

Die zentralen Chemorezeptoren befinden sich im Hirnstamm, allerdings ist die genaue Lokalisation derzeit nicht bekannt. Da Kohlendioxid sehr gut diffundiert, führt jeder Anstieg des p_aCO_2 rasch zu einem Anstieg des extrazellulären pCO_2 und der H^+-Ionenkonzentration in der extrazellulären Flüssigkeit der Medulla oblongata und wenig verzögert auch im Liquor cerebrospinalis. Durch die Ansäuerung des Extrazellulärraums und des Liquors wird das medulläre respiratorische Netzwerk aktiviert und die Atmung gesteigert. Störungen des ZNS, die mit Veränderungen des Liquor-pH-Werts einhergehen, können ebenfalls die Atmung beeinflussen. So bewirkt eine Azidose des Liquor cerebrospinalis eine Hyperventilation, z. B. bei Apoplex oder intrakranieller Blutung.

Undines Fluch Bei dieser zentral bedingten alveolären Hypoventilation fehlt der Atemantrieb durch Veränderungen des p_aCO_2, und es besteht eine Hypoxämie und Hyperkapnie. Die Atmung wird nur durch das Zusammenspiel der peripheren Chemorezeptoren und neuralen Mechanismen aufrechterhalten. Die genaue Ursache der Störung ist unbekannt.

Pickwick-Syndrom Typisch sind Adipositas und alveoläre Hypoventilation. Die Hypoventilation beruht auf einer relativen Unterempfindlichkeit der zentralen Chemorezeptoren auf Veränderungen des p_aCO_2.

pCO_2-Antwortkurve

Die pCO_2-Antwortkurve beschreibt die Beziehung zwischen den arteriellen pCO_2-Werten und dem Atemminutenvolumen (◘ Abb. 2.13). Sie ist das Ergebnis der Reaktion des gesamten Atemsystems auf Anstiege des p_aCO_2. Bis zu einem arteriellen pCO_2 von 60–70 mm Hg verläuft die Kurve linear; ihre Steilheit ist ein Maß für die Empfindlichkeit der Atmungsregulation durch den p_aCO_2. Normalerweise nimmt die Ventilation um ca. 2–3 l/min pro mm Hg CO_2-Anstieg zu, d. h. die Steilheit beträgt ca. 2–3 l/min/mm Hg. Die Reaktion erreicht innerhalb weniger Minuten ein Gleichgewicht. Eine maximale ventilatorische Stimulation tritt wahrscheinlich im Bereich von 100–200 mm Hg auf. Allerdings besteht insgesamt eine große individuelle Reaktionsbreite bei der pCO_2-Antwortkurve, auch kann die Reaktion durch Erkrankungen oder Medikamente vermindert werden. So führen Opioide und Inhalationsanästhetika zu einer Rechtsverschiebung der Antwortkurve, ebenso obstruktive und restriktive Lungenerkrankungen. Dennoch gilt:

> **Die Steilheit der pCO_2-Antwortkurve gehört zu den besten Parametern, mit denen die Reaktion des Atemsystems auf Veränderungen des arteriellen pCO_2 und die Dämpfung des Regulationssystems durch Medikamente eingeschätzt werden kann.**

pO_2-Antwortkurve

Die Beziehung zwischen Ventilation und p_aO_2 verläuft nichtlinear (◘ Abb. 2.13). Erst ein starker Abfall des p_aO_2 in den hypoxischen Bereich bewirkt eine deutliche Steigerung der Ventilation, und zwar innerhalb weniger Sekunden. Allerdings wird die Reaktion nach etwa 1 min durch die hypoxiebedingte Hyperventilation mit Hypokapnie wieder abgeschwächt und die Atmung im weiteren Verlauf noch mehr vermindert, selbst wenn der p_aCO_2 konstant gehalten wird.

Der Atemantrieb durch Hypoxie ist v. a. bei Lungenerkrankungen mit CO_2-Retention von Bedeutung, bei denen die Empfindlichkeit der Atemregulationszentren auf CO_2 vermindert ist. Bei diesen Patienten überwiegt der hypoxische Atemantrieb; wird daher Sauerstoff in höherer Konzentration zugeführt, so kann es zur Zunahme der Hypoventilation und im Extremfall zum Atemstillstand kommen!

pH-Antwortkurve

Die physiologische pH-Antwortkurve verläuft sehr flach (◘ Abb. 2.13). Wesentliche Änderungen der Ventilation treten erst auf, wenn sich der pH-Wert um 0,15–0,2 ändert (ca. 2 l/min pro 0,1 pH-Änderung). Erst bei einem nicht durch respiratorische Azidose bedingten Abfall des pH-Werts auf etwa 7,25 oder weniger wird die Ventilation gesteigert, bei einem nicht respiratorisch bedingten Anstieg des pH-Werts auf 7,55 vermindert. Ursache der geringen Empfindlichkeit ist die hyperventilationsbedingte vermehrte Abgabe von Kohlendioxid, d. h. die respiratorische Kompensation einer metabolischen Azidose. Wird der arterielle pCO_2 hingegen konstant gehalten, so verläuft die pH-Antwortkurve wesentlich steiler (ca. 20 l/min pro 0,1 pH-Änderung).

Rückkopplungen der chemischen Atemantriebe

Anstieg des pCO_2 und Zunahme der H^+-Ionenkonzentration im arteriellen Blut und im Liquor sowie Abfall des arteriellen pO_2 steigern die alveoläre Ventilation. Die Ventilationssteigerung wiederum vermindert die chemischen Atemantriebe. Somit ist die chemische Steuerung der Atmung ein Regelkreis mit negativer Rückkoppelung. Zwar wirken hierbei die chemischen Atemreize immer zusammen, jedoch gilt Folgendes:

> **Führende Regelgröße der chemischen Atemkontrolle ist der arterielle pCO_2!**

2.8.3 Beeinflussung der Atmung durch zentrale und reflektorische Faktoren

Der zentral ausgelöste Grundrhythmus und die chemische Kontrolle sind die wichtigsten Steuermechanismen der Atmung. Daneben ist die Atmung mit dem kardiovaskulären Regelsystem und nahezu allen sensomotorischen Reaktionen koordiniert.

Willkürliche Steigerung der Atmung Die Atmung kann über den Cortex cerebri und das respiratorische Netzwerk willkürlich beeinflusst werden, so z. B. beim Sprechen und Singen oder auch beim Husten. Die neuronalen Verbindungen verlaufen in der Pyramidenbahn und ziehen direkt zu den spinalen Muskelspindeln.

Atemsteigerung bei Arbeit Bei körperlicher Arbeit muss die Atmung gesteigert werden, um die O_2-Versorgung der Gewebe und den Abtransport des ver-

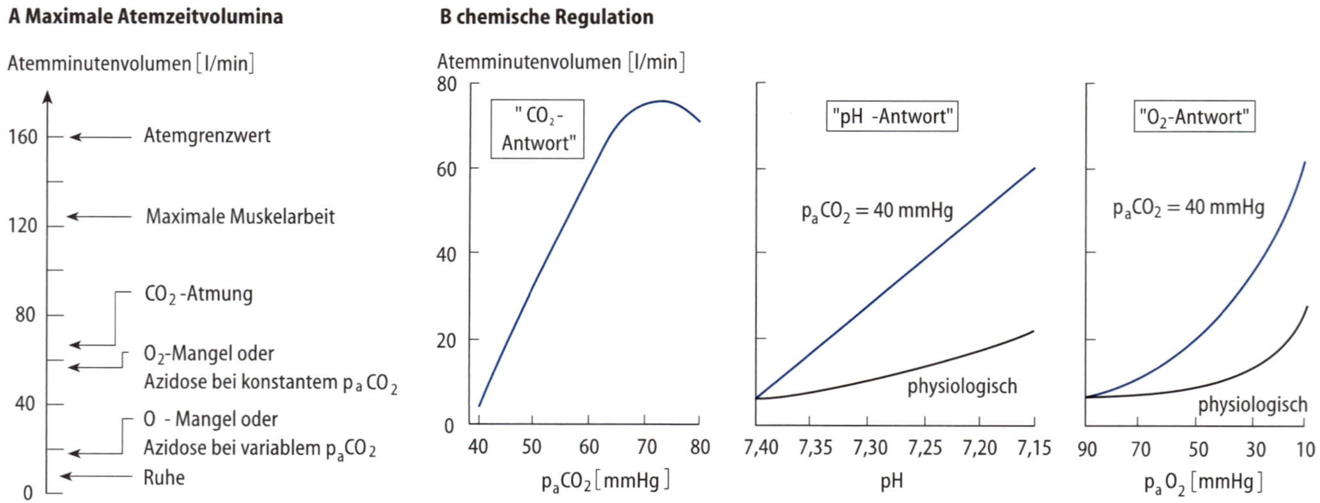

Abb. 2.13 Veränderungen der Atemzeitvolumina bei willkürlicher Steigerung der Ventilation und bei chemischer Atemregulation; **A** maximale Atemminutenvolumina; **B** chemische Regulation der Atmung: Antwort der Ventilation auf Änderungen des arteriellen pCO_2, der arteriellen H^+-Ionenkonzentration und des arteriellen pO_2. *Blaue Linien:* physiologische Antwortkurve, *schwarze Linien:* Antwortkurve bei konstantem alveolärem pCO_2. (Nach Schmidt et al. 2011)

mehrt anfallenden Kohlendioxids zu gewährleisten. Durch die Ventilationssteigerung bleibt der p_aO_2 im Normbereich, der p_aCO_2 ist erniedrigt; der arterielle pH-Wert fällt nur langsam ab. Zu Beginn der Arbeit spielen die Chemorezeptoren keine Rolle, vielmehr wird das medulläre kardiorespiratorische Netzwerk durch das sensomotorische System aktiviert. Daneben sind spinale Eigenreflexe an der Anpassung der Atembewegungen beteiligt.

Barorezeptorenreflexe Wenngleich die Barorezeptoren v. a. an der Kreislaufregulation beteiligt sind, beeinflussen sie daneben reflektorisch die Atmung. So führt ein Blutdruckabfall zu Hyperventilation, ein Blutdruckanstieg zur Atemdepression bis hin zur Apnoe.

Laryngeale und tracheale Reflexe Die Schutzreflexe des Respirationstrakts, z. B. Husten, Niesen usw., werden über chemo- und mechanosensible Sensoren in den Atemwegen und im Lungengewebe ausgelöst.

Lungendehnungsreflex (Hering-Breuer-Reflex) Bei der Inspiration werden die Bronchen gedehnt und die dort befindlichen Lungendehnungssensoren aktiviert. Hierdurch wird die Inspiration reflektorisch beendet und die Postinspiration aktiviert, sodass die Exspiration beginnt. Die afferenten Bahnen des Reflexes verlaufen im N. vagus zu den respiratorischen Neuronen in der Medulla oblongata. Bei Ruheatmung scheint der Hering-Breuer-Reflex keine wesentliche Rolle zu spielen, soll jedoch bei gesteigerter Atmung die Atemtiefe begrenzen.

Die Lungendehnungsreflexe bewirken außerdem eine Bronchodilatation und Stimulation der Herzaktion bei körperlicher Arbeit.

Deflationsreflex (Head-Reflex) Eine stärkere Volumenabnahme von Lunge und Atemwegen aktiviert Sensoren, deren Bahnen ebenfalls zum Atemregulationszentrum laufen. Von dort wird die Inspiration und die Postinspiration aktiviert und die Exspiration gehemmt.

J-Reflex Im Interstitium der Alveolarsepten (juxtakapillär) gelegene mechanosensible Rezeptoren können pulmonale Reflexe auslösen. So führt z. B. eine Zunahme des extrazellulären Volumens (Lungenödem) über medulläre Reflexe zu einer starken Hemmung der Inspiration bis hin zur reflektorischen Apnoe. Entsprechend kann ein Lungenödem über die J-Reflexe Atemstörungen auslösen.

Muskelspindeln Spinale Eigenreflexe der Atemmuskeln beeinflussen über ihre Spindeln ebenfalls die Atmung. Afferenzen der Muskelspindeln ziehen nicht nur zu spinalen Motoneuronen der Atemmuskeln, sondern auch zu den respiratorischen Neuronen in der Medulla oblongata.

2.8.4 Atemanhalten

Atemanhalten führt zum Anstieg des arteriellen und alveolären pCO_2 und zum Abfall des p_aO_2. Mit Erreichen eines p_aCO_2 von 50 mm Hg nach Raumluftatmung kann der Atem nicht mehr angehalten werden. Durch Voratmung von Sauerstoff wird die Dauer des Atemanhaltens trotz ansteigender p_aCO_2-Werte verlängert. Am stärksten ist dieser Effekt nach Hyperventilation und Präoxygenierung, bei denen Zeiten bis zu 14 min erreicht wurden. Begrenzender Faktor ist die Abnahme des Lungenvolumens bis zum Residualvolumen, bedingt durch die Aufnahme des alveolären Sauerstoffs in das zirkulierende Blut der Lungenkapillaren.

2.9 Nichtrespiratorische Funktionen der Lunge

Primäre Aufgabe der Lunge ist die alveoläre Ventilation und der pulmonale Gasaustausch. Daneben erfüllt sie aber auch wichtige Abwehr-, Filter- und Stoffwechselfunktionen.

2.9.1 Schutzfunktionen und Infektionsabwehr

Zu den wichtigsten Schutz- und Abwehrfunktionen gehören die Anfeuchtung und Erwärmung der Atemluft, ihre Reinigung durch das Flimmerepithel des Respirationstrakts sowie die Abwehr und Bekämpfung von Infektionen durch Keime in der Atemluft.

Anfeuchtung und Erwärmung der Atemluft Während der Inspiration werden die trockenen und kalten Atemgase angefeuchtet und auf Körpertemperatur erwärmt – Voraussetzung für eine normale Clearancefunktion des Flimmerepithels. Hierdurch gehen bei normaler Ventilation pro Tag 250 ml Wasser und 350 kcal (1465 kJ) Wärme verloren. Bei Fieber können die Wasser- und Wärmeverluste durch Hyperpnoe gesteigert werden.

Filterfunktion Nasenwege und Tracheobronchialbaum wirken als aerodynamischer Filter für inhalierte Partikel. Diese Partikel werden absorbiert und mit dem Schleim des Flimmerepithels nach oben transportiert.

Zelluläre Abwehr In den Alveolen befinden sich Makrophagen und Alveolarepithelzellen, die an Entgiftungsvorgängen beteiligt sind. Die phagozytäre Funktion der Makrophagen wird durch Histiozyten, polymorphkernige Leukozyten und Monozyten unterstützt.

Alveoläre Proteine und Lipide Diese Substanzen sind ebenfalls an der Abwehr beteiligt. So können Lipide in den Alveolen feste Partikel absorbieren, der proteinreiche Flüssigkeitsfilm der Alveolen die Absorption durch »Verflüssigen« der Partikel fördern.

Immunglobuline In den Bronchialsekreten befinden sich verschiedene Immunglobuline, die vermutlich eine Rolle bei der pulmonalen Infektabwehr spielen. Am höchsten ist die Konzentration von IgA, dessen physiologische Bedeutung allerdings derzeit nicht genau bekannt ist.

2.9.2 Metabolische und Speicherfunktionen der Lunge

Die Lunge speichert nicht nur Stoffe, sondern metabolisiert sie auch. So finden sich im Gefäßendothel Enzyme, die Polypeptide inaktivieren oder in stärkere Formen umwandeln können. Daneben kann die Lunge auch zahlreiche Medikamente metabolisieren.

Histamin Die Mastzellen um die kleinen Lungengefäße herum enthalten beträchtliche Mengen an Histamin. Die Lunge speichert und produziert also Histamin, allerdings ist dessen physiologische Rolle derzeit nicht geklärt. Bei anaphylaktischen Reaktionen und Gewebeverletzung wird das Histamin freigesetzt und beeinflusst möglicherweise die pulmonale Mikrozirkulation.

SRS-A (»slow-reacting substance of anaphylaxis«) Dieses Gemisch aus verschiedenen Leukotrienen kann an einem durch Antigene induzierten Bronchospasmus beteiligt sein. Vermutlich wird SRS in den Mastzellen der Lunge gebildet oder gespeichert.

Serotonin Diese Substanz findet sich in den pulmonalen Mastzellen. Ihre Freisetzung kann zu Bronchospasmus und Veränderungen der Lungendurchblutung führen.

Vasoaktive Polypeptide Die Lunge enthält – vermutlich im Gefäßendothel – Kinasen und Angiotensin konvertierende Enzyme. Bradykinin wird während einer einzigen Lungenpassage nahezu vollständig durch Hydrolyse inaktiviert. Auch kann in der Lunge das Polypeptid Angiotensin I in das stärker vasoaktive Angiotensin II umgewandelt werden.

Katecholamine Die Lunge enthält Dopamin, Noradrenalin und Adrenalin. Möglicherweise werden die Katecholamine in der Lunge synthetisiert. Das die Katecholamine inaktivierende Enzym Katecholamin-O-Methyltransferase ist ebenfalls in der Lunge vorhanden.

Lipidstoffwechsel Im Interstitium der Lunge befinden sich Phospolipide, auch sind die Alveolen von phospholipidreichem Surfactant ausgekleidet. Die Phospholipide werden in der Lunge synthetisiert.

Literatur

Beachey W (2012) Respiratory care anatomy and physiology. Elsevier

Lumb AB (2010) Nunn's applied respiratory physiology, 7th edn. Butterworth-Heinemann, Oxford

Oku Y (2008) Physiology and pathophysiology of respiratory control. Respir Circ 56 (5): 491–497

Randles D, Dabner S (2008) Applied respiratory physiology. Anaesth Intens Care Med 9 (11): 496–500

Schmidt RF, Lang F, Heckmann M (Hrsg) (2011) Physiologie des Menschen, 31. Aufl. Springer, Berlin Heidelberg New York

West JB (2011) Respiratory physiology. Wolters Kluwer, Amsterdam

Blutgase

3

Fragen zum Einstieg

1. Wie hoch sind die Partialdrücke von Sauerstoff a) in der Inspirationsluft, b) in der Alveolarluft, c) im arteriellen Blut, d) im gemischtvenösen Blut?
2. In welchen beiden Formen wird Sauerstoff im arteriellen Blut zu den Geweben transportiert?
3. Was beschreibt die O_2-Bindungskurve, und wie verläuft sie a) im Bereich hoher pO_2-Werte und b) im Bereich niedriger pO_2-Werte? Durch welche Faktoren wird die Kurve nach links oder rechts verschoben?
4. Mit welcher Formel kann der O_2-Gehalt des Blutes berechnet werden? Wie hoch sind die Normalwerte für Männer und Frauen?
5. Wie errechnet man das O_2-Angebot an die Organe, und wie hoch ist es unter Ruhebedingungen?
6. In welcher Form wird CO_2 hauptsächlich im Blut zur Lunge transportiert?
7. Um wie viel mm Hg/min steigt der arterielle pCO_2 bei einem Atemstillstand und unveränderter CO_2-Produktion an?

Zu den wesentlichen Aufgaben des Blutes gehört der Transport der Atemgase Sauerstoff und Kohlendioxid. Molekularer Sauerstoff wird für zahlreiche metabolische Prozesse benötigt, Kohlendioxid gehört zu den Endprodukten des oxidativen Stoffwechsels. Beide Gase sind nur wenig im Blut löslich, entsprechend gering ist auch die in physikalischer Lösung transportierte Menge. Der größte Teil der Gase wird vielmehr in **chemischer Bindung** im Blut transportiert. Allerdings durchläuft jedes einzelne Gasmolekül das Stadium der physikalischen Lösung, da nur in dieser Form die Passage durch die Alveolarmembran, die Wanderung zu den Reaktionspartnern im Blut und schließlich der Austausch zwischen Blut und Gewebe (Sauerstoff) sowie zwischen Gewebe und Blut (Kohlendioxid) erfolgen können. Die Konzentration eines physikalisch gelösten Gases hängt von seinem jeweiligen Partialdruck und vom spezifischen Löslichkeitskoeffizienten ab.

Partialdruck von Gasen in Flüssigkeiten Die physikalisch gelöste Menge von Sauerstoff oder Kohlendioxid hängt vom Partialdruck ab: Je höher der Partialdruck, desto mehr Gas wird im Blut gelöst. Wird eine Flüssigkeit, wie z. B. Blut, mit einem Gas in Kontakt gebracht, so stellt sich nach einer gewissen Zeit ein Gleichgewicht zwischen beiden Medien ein, und es herrscht Partialdruckgleichheit.

Konzentration gelöster Gase Die Konzentration eines gelösten Gases (= Menge/Volumen) hängt von seinem Partialdruck und seinen spezifischen Löslichkeitseigenschaften ab. Die Löslichkeitseigenschaften werden durch den Löslichkeitskoeffizienten beschrieben. Der Löslichkeitskoeffizient (Proportionalitätsfaktor) gibt an, wie viel ml eines Gases bei einem Partialdruck von 1 atm (= 760 mm Hg, 1 mm Hg = 133,322 Pa) pro ml Flüssigkeit gelöst sind. Nach dem Henry-Dalton-Gesetz ist bei konstanter Temperatur die Konzentration eines Gases in einer Flüssigkeit proportional dem Partialdruck des Gases:

$$Gas = \frac{\alpha\, p_{Gas}}{760}$$

Bunsen-Löslichkeitskoeffizienten im Blut bei 37°C (ml Gas · ml $Blut^{-1}$ · atm^{-1}):

- α O_2 0,028,
- α CO_2 0,49,
- α N_2 0,012.

3.1 Sauerstoff

Sauerstoff gelangt aus der Atmosphäre in die Alveolen, diffundiert durch die alveolokapilläre Membran in das Blut, wird dort zum geringen Teil physikalisch gelöst, überwiegend jedoch chemisch an das Hämoglobin gebunden und mit dem Blutstrom zu den Geweben transportiert. Die Bewegung von Sauerstoff aus der umgebenden Luft in den Respirationstrakt und von dort über das Blut zu den Mitochondrien erfolgt entlang einem Partialdruckgefälle, vergleichbar einer Kaskade, wobei der Partialdruck auf seinem Weg zur Zelle immer mehr abnimmt.

3.1.1 O_2-Kaskade

Auf seinem Weg vom Beginn der Atemwege bis zu den Geweben und zurück mit dem gemischtvenösen Blut zur Lunge nimmt der O_2-Partialdruck kontinuierlich ab.

O_2-Partialdruck der Luft

Der pO_2 der Luft hängt vom Barometerdruck ab: Je höher der Barometerdruck, desto größer der pO_2. Mit zunehmender Höhe nimmt der Barometerdruck ab, entsprechend auch der pO_2 (▣ Tab. 3.1).

In Meereshöhe beträgt der pO_2 von trockener Luft 159 mm Hg, die Konzentration des atmosphärischen Sauerstoffs 20,94% (n = 0,2094).

O_2-Partialdruck der Inspirationsluft

Beim Eindringen in den Respirationstrakt wird die Luft mit Feuchtigkeit bzw. Wasserdampf gesättigt: Der pO_2 wird verdünnt, die fraktionale O_2-Konzentration bleibt aber unverändert. Nach dem Boyle-Gesetz gilt Folgendes:

$$\text{Inspiratorischer } pO_2 = (\text{Atmosphärendruck} - \text{Wasserdampfdruck bei } 37^\circ C) \cdot O_2 - \text{Konzentration}$$

$$(760 - 47) \cdot 0{,}2094 \text{ mm Hg} = 149 \text{ mm Hg};$$

oder in kPa:

$$(101{,}3 - 6{,}3) \text{ kPa} \cdot 0{,}2094 = 19{,}9 \text{ kPa}$$

Für eine ungefähre Abschätzung des O_2-Partialdrucks in mm Hg kann die O_2-Konzentration mit 7 multipliziert werden. Danach beträgt der pO_2 der Raumluft $21 \cdot 7 = 147$ mm Hg.

Alveolärer pO_2

Auf dem Weg zu den Alveolen nimmt der pO_2 weiter ab und beträgt dort schließlich nur noch 105 mm Hg. Vereinfacht kann der alveoläre pO_2 (p_AO_2) nach folgender Formel berechnet werden:

$$p_a O_2 = \frac{\text{Barometerdruck(inspiratorische } O_2 - \text{Konzentration} - O_2 - \text{Aufnahme)}}{\text{alveoläre Ventilation}}$$

Diese Formel gilt nur, wenn die Anzahl der eingeatmeten Stickstoffmoleküle gleich bleibt, eine Voraussetzung, die beim Intensivpatienten häufig nicht gegeben ist. In nachstehender Formel ist die »Stickstoffkorrektur« berücksichtigt:

$$p_A O_2 = \frac{p_I O_2 - p_A CO_2 (p_I O_2 - p_E O_2)}{p_E CO_2}$$

Der alveoläre pO_2 hängt v. a. von folgenden Faktoren ab:

- trockener Barometerdruck,
- inspiratorische O_2-Konzentration,
- O_2-Verbrauch.

Hinzu kommen sekundäre Faktoren wie das Herzzeitvolumen und der Konzentrationseffekt.

Barometerdruck Der alveoläre pO_2 ist direkt proportional dem trockenen Barometerdruck: Fällt der Barometerdruck, z. B. in großer Höhe, so nimmt der alveoläre pO_2 ab. Bei Anwendung von Überdruck besteht hingegen keine direkte Proportionalität.

Tab. 3.1 Partialdrücke von Sauerstoff (Umgebungsluft bei 1 Atmosphäre)

Inspirationsluft (Nasopharynx)	p_IO_2	149 mm Hg	
Alveolarluft	p_AO_2	105 mm Hg	
Arterielles Blut	p_aO_2	95 mm Hg	
Gewebe	pO_2	? mm Hg	(Mitochondrien ca. 5 mm Hg)
Gemischtvenöses Blut	p_vO_2	40 mm Hg	

Inspiratorische O_2-Konzentration Veränderungen der inspiratorischen O_2-Konzentration führen zu gleichgerichteten Veränderungen des alveolären pO_2: Erhöhung der inspiratorischen O_2-Konzentration steigert den alveolären pO_2 und umgekehrt. Diese Beziehung ist klinisch außerordentlich wichtig, da bei Hypoventilation der alveoläre pO_2 durch Zufuhr von Sauerstoff (Erhöhung der inspiratorischen Konzentration) rasch gesteigert werden kann, und zwar unabhängig von der Größe der jeweiligen alveolären Ventilation.

Bei Hypoventilation steigert eine Erhöhung der inspiratorischen O_2-Konzentration um 10% den alveolären pO_2 um ca. 64 mm Hg – vorausgesetzt, alle anderen Faktoren bleiben konstant.

Eine Hypoxämie durch venöse Beimischung in der Lunge kann – innerhalb bestimmter Grenzen – durch Erhöhung der inspiratorischen O_2-Konzentration günstig beeinflusst werden (Einzelheiten ▶ Kap. 5).

O_2-Verbrauch Mit zunehmendem O_2-Verbrauch muss auch die alveoläre Ventilation gesteigert werden, um den alveolären pO_2 im Normbereich zu halten; umgekehrt ist bei vermindertem O_2-Verbrauch eine geringere alveoläre Ventilation erforderlich. Diese Zusammenhänge müssen v. a. beim beatmeten Intensivpatienten beachtet werden, da der O_2-Verbrauch selbst in scheinbarer »Ruhe« häufig nicht konstant ist. So wird der O_2-Verbrauch durch Hyperthermie bzw. gesteigerten Stoffwechsel (Katabolismus, Unruhe, Krämpfe, vermehrte Atemarbeit bei der Entwöhnung) erhöht, durch Hypothermie, Hypothyreose und Anästhesie hingegen erniedrigt. Entsprechend muss die Einstellung des Beatmungsgeräts angepasst werden, um den alveolären pO_2 im Normbereich zu halten.

3

Tab. 3.2 Normalwerte des arteriellen pO_2 in Abhängigkeit vom Alter. (Nach Nunn 1993)

Alter (Jahre)	[mm Hg]	[Pa]
20–29	94 (84–104)	12,5 (11,2–13,9)
30–39	91 (81–101)	12,1 (10,8–13,5)
40–49	88 (78–98)	11,7 (10,4–13,1)
50–59	84 (74–94)	11,2 (9,9–12,5)
60–69	81 (71–91)	10,8 (9,5–12,1)

Alveoläre Ventilation Zwischen alveolärem pO_2 und alveolärer Ventilation besteht eine hyperbolische Beziehung: Wird die Ventilation gesteigert, so nähert sich der alveoläre pO_2 asymptotisch dem inspiratorischen pO_2 an, ohne ihn jedoch jemals zu erreichen. Allerdings ist der Effekt bei einer Steigerung der Atmung verhältnismäßig gering ausgeprägt (maximaler Anstieg des p_AO_2 auf ca. 140 mm Hg bei Hyperventilation), während bei zunehmender Hypoventilation der alveoläre pO_2 bedrohlich abfällt und bei noch erhaltener minimaler alveolärer Ventilation Null erreicht.

Herzzeitvolumen Ein direkter Einfluss des Herzzeitvolumens auf den alveolären pO_2 besteht nicht. Jedoch führt ein schlagartiger Abfall des Herzzeitvolumens vorübergehend zum Anstieg des alveolären pO_2, da die Lungendurchblutung abnimmt und entsprechend weniger Sauerstoff in das Blut aufgenommen werden kann. Allerdings wird im weiteren Verlauf kompensatorisch mehr Sauerstoff im Gewebe extrahiert; hierdurch fällt der gemischtvenöse pO_2 ab, entsprechend kann in der Lunge mehr Sauerstoff ins Blut aufgenommen werden, sodass sich der alveoläre pO_2 wieder normalisiert.

Konzentrationseffekt Die Zufuhr löslicher Gase wie N_2O kann den alveolären pO_2 vorübergehend beeinflussen. Zu Beginn der Zufuhr strömen große Mengen N_2O aus den Alveolen in die Körperspeicher, während eine wesentlich geringere Menge aus dem Körper in das Alveolargas gelangt. Hierdurch steigt der alveoläre pO_2 (und pCO_2) vorübergehend an. Umgekehrt verlassen bei Unterbrechung der N_2O-Zufuhr große Mengen des Gases den Körper und werden durch geringere Mengen von Stickstoff ersetzt. Die in die Alveolen einströmende N_2O-Menge verdünnt den Sauerstoff und das Kohlendioxid: Alveolärer pO_2 (und alveolärer pCO_2) fallen vorübergehend ab. Eine Hypoxie kann in dieser Situation durch Erhöhung der inspiratorischen O_2-Konzentration vermieden werden.

Alveoloarterielle pO_2-Differenz

Das gemischtvenöse Blut strömt mit einem pO_2 von ca. 40 mm Hg in die Lungenkapillaren ein und wird dort aufgrund des großen O_2-Partialdruck-Gefälles von 50–60 mm Hg mit Sauerstoff aufgesättigt. Die Transitzeit des Erythrozyten beträgt bei normalem Herzzeitvolumen 0,7 s, jedoch stellt sich in Ruhe bereits innerhalb von 0,2–0,3 s ein Gleichgewicht zwischen dem alveolären und dem lungenkapillären pO_2 ein. Damit ist auch unter körperlicher Belastung oder Lungenfunktionsstörungen noch eine ausreichende zeitliche Reserve für den Gasaustausch vorhanden.

Nach dem Gasaustausch durch die alveolokapilläre Membran besteht allerdings zwischen Alveolen und arteriellem Blut keine Partialdruckgleichheit, sondern eine altersabhängige Differenz, die beim jungen Menschen ca. 15 mm Hg beträgt und beim gesunden alten Menschen auf ca. 37,5 mm Hg ansteigen kann (Tab. 3.1). Wichtigste Ursache des O_2-Partialdruck-Gradienten sind venöse Beimischungen, die auch als physiologischer Shunt bezeichnet werden. 2 Komponenten des intrapulmonalen physiologischen Shunts können unterschieden werden:

- venöses Kurzschlussblut, das sich mit dem oxygeniertem Blut vermischt,
- ungenügende Aufsättigung durch Ungleichheiten des Belüftungs-Durchblutungs-Verhältnisses der Lunge.

Anatomische Shunts bezeichnen demgegenüber venöses Blut, das unter Umgehung der Lunge direkt in das arterielle Blut einströmt, z. B. Blut aus Bronchialvenen oder dem Koronarkreislauf.

Normalwerte für den arteriellen pO_2

Wie bereits erwähnt, nimmt der arterielle pO_2 mit zunehmendem Alter progredient ab – im Gegensatz zum arteriellen pCO_2, der sich auch im hohen Lebensalter beim Lungengesunden nicht verändert. In Tab. 3.2 sind die p_aO_2-Werte in Abhängigkeit vom Lebensalter zusammengestellt.

3.1.2 Transport von Sauerstoff im Blut

Nach der Diffusion von Sauerstoff über die alveolokapilläre Membran in das gemischtvenöse Blut erfolgt der Transport im arterialisierten Blut in 2 Formen:

- physikalisch gelöst in den wässrigen Blutbestandteilen,
- chemisch gebunden an Hämoglobin.

Die Menge des in beiden Formen transportierten Sauerstoffs hängt vom arteriellen pO_2 ab, jedoch liegt der weitaus überwiegende Anteil in chemischer Bindung vor. Vor jeder Bindung und dem Austausch mit den Geweben muss aber das Stadium der physikalischen Lösung durchlaufen werden.

O_2-Transport in physikalischer Lösung

Nach Diffusion durch die alveolokapilläre Membran gelangen die O_2-Moleküle zunächst in das Blutplasma. Dort erfolgt nur eine physikalische Lösung, und zwar nach dem Henry-Gesetz, d. h. die im Plasma gelöste O_2-Menge/Volumen ist direkt proportional dem Partialdruck von Sauerstoff:

gelöste O_2-Menge/Volumen, d. h. die Konzentration

$$c = \alpha \cdot p$$

α = Löslichkeitskoeffizient (► s. oben); p = Partialdruck.

- 1 ml Blutplasma nimmt bei 37°C Körpertemperatur pro mm Hg pO_2 0,00 003 ml Sauerstoff auf, 100 ml Plasma pro mm Hg pO_2 0,003 ml Sauerstoff.

Entsprechend gilt:

- 100 ml Plasma enthalten bei einem pO_2 von 100 mm Hg 0,3 ml Sauerstoff in physikalischer Lösung.

Diese physikalisch gelöste O_2-Menge ist sehr gering und reicht nicht annähernd aus, um den O_2-Bedarf in Ruhe von ca. 250 ml/min zu decken, denn hierfür müsste das Herz ca. 83 l Plasma pro Minute durch den Körper pumpen. Selbst durch Atmung von reinem Sauerstoff kann der physikalisch gelöste O_2-Anteil nicht hinreichend gesteigert werden, denn bei einem alveolären pO_2 von 673 mm Hg (760 mm Hg–40 mm Hg pCO_2–47 mm Hg pH_2O) ergibt sich lediglich eine physikalisch gelöste O_2-Menge von 2 ml/100 ml Blut.

Bei Beatmung mit einem Überdruck von 2 atm ergäbe sich eine O_2-Menge von 4,3 ml/100 ml Plasma, bei 3 atm von 6,6 ml. Hiermit könnte der Ruhebedarf gedeckt werden.

O_2-Transport in chemischer Bindung an Hämoglobin

Der größte Teil des Sauerstoffs, nämlich 21 ml/100 ml Blut, wird chemisch an das Hämoglobin der Erythrozyten gebunden transportiert. Hämoglobin ist ein Chromoproteid, bestehend aus Globin und 4 Hämmolekülen. Globin setzt sich aus 4 Untereinheiten – je 2 α- und β-Ketten – zusammen; jede Untereinheit trägt ein Hämmolekül, in dessen Zentrum sich ein zweiwertiges Eisenatom befindet. An dieses Eisenatom wird das O_2-Molekül reversibel angelagert, ohne dass sich die Oxidationsstufe des Eisenatoms ändert. Diese Anlagerungsreaktion wird als **Oxygenation** bezeichnet, die Abspaltung des Sauerstoffs vom Hämmolekül als **Desoxygenation**. Entsprechend gilt:

- Oxyhämoglobin (HbO_2)=mit O_2-beladenes Hämoglobin,
- Desoxyhämoglobin (Hb) = Hämoglobin ohne Sauerstoff.

Fetales Hämoglobin (HbF) besteht im Gegensatz zum Hämoglobin des Erwachsenen (HbA) aus je 2 α- und γ-Ketten.

O_2-Bindungskapazität des Hämoglobins 1 Mol Hämoglobin kann maximal 4 ml Sauerstoff binden:

$$\mathrm{Hb} + 4\,\mathrm{O_2} = \mathrm{Hb(O_2)_4}$$

Theoretisch bindet 1 g Hämoglobin 1,39 ml Sauerstoff (Hüfner-Zahl), jedoch wird bei der Blutgasanalyse ein Wert von 1,34–1,36 bestimmt, vermutlich, weil ein geringer Teil des Hämoglobins bindungsinaktiv ist. Praktisch gilt daher Folgendes:

- 1 g Hämoglobin bindet 1,39 ml Sauerstoff (Hüfner-Zahl).

Die O_2-Kapazität ist die maximale O_2-Menge, die bei einem hohen pO_2 vom Hämoglobin gebunden werden kann. Sie ist abhängig vom jeweiligen Hb-Gehalt des Blutes in g/100 ml.

Beispiel: 1 g Hb bindet 1,39 ml Sauerstoff; 15 g Hb binden 15 · 1,39=20,9 ml Sauerstoff. Eine Halbierung der Hb-Konzentration führt entsprechend zu einer Halbierung der O_2-Kapazität.

3.1.3 O_2-Sättigung des Hämoglobins und O_2-Bindungskurve

Der arterielle pO_2 bestimmt die O_2-Sättigung des arteriellen Blutes (S_aO_2), d. h. den prozentualen Anteil des mit Sauerstoff gesättigten (oxygenierten) Hämoglobins (O_2Hb) am Gesamthämoglobingehalt des Blutes:

$$S_aO_2 = \frac{cO_2Hb}{cO_2Hb + cDesoxyHb + cCOHb + cMetHb}$$

Der **Normalwert der arteriellen O_2-Sättigung** beträgt 96%. Eine 100%ige Sättigung des Hämoglobins wird praktisch nie erreicht, da 0,5% des Hämoglobins als MetHb und 1–2% als COHb vorliegen. Außerdem nimmt eine geringe Menge des Blutes nicht am pulmonalen Gasaustausch teil, sondern strömt als Shuntblut in den arteriellen Kreislauf ein.

Partielle O_2-Sättigung Im Gegensatz zu dieser auf das Gesamt-Hb bezogenen O_2-Sättigung bezeichnet die partielle O_2-Sättigung (p_SO_2) den prozentualen (fraktionellen) Anteil des O_2Hb an der Summe von O_2Hb und DesoxyHb:

$$p_s O_2(\%) = \frac{c O_2 Hb}{c O_2 Hb + c Desoxy Hb}$$

O_2-Bindungskurve

Die O_2-Sättigung des Hämoglobins hängt vom jeweiligen O_2-Partialdruck ab (Tab. 3.3). Zu jedem bestimmten pO_2 gehört auch eine bestimmte O_2-Sättigung des Hämoglobins. Diese Beziehung kann durch die O_2-Bindungskurve graphisch dargestellt werden (Abb. 3.1).

Hierzu wird das Blut mit einem Hb-Gehalt von 15 g/dl und einem pCO_2 von 40 mm Hg einem Gasgemisch mit unterschiedlichen pO_2-Werten ausgesetzt und nach Äquilibrierung der O_2-Gehalt der Proben in ml O_2/100 ml Blut bestimmt. Die Bindungskurve ergibt sich, wenn auf der Abszisse die pO_2-Werte und auf der Ordinate die jeweils zugehörige O_2-Konzentration (Gesamtmenge, d. h. chemisch gebundener und physikalisch gelöster Sauerstoff) pro Volumen Blut aufgetragen werden. In der Praxis wird anstelle der O_2-Konzentration meist die O_2-Sättigung auf der Ordinate eingetragen (Abb. 3.1).

Die Beziehung zwischen O_2-Sättigung des Hämoglobins und pO_2 ist nicht linear, vielmehr verläuft die O_2-Bindungskurve S-förmig. Dieser Verlauf ist für die Transportfunktion von großer Bedeutung.

Tab. 3.3 Arterieller pO_2 (p_aO_2) und zugehörige O_2-Sättigung des Hämoglobins bei pH 7,4, p_aCO_2 40 mm Hg, 37°C, Hb 15 g/dl

p_aO_2 [mm Hg]	O_2-Sättigung [%]
10	13
20	36
30	58
40	75
50	84
60	90
80	95
100	97
150	99

Auswirkungen des S-förmigen Verlaufs der O_2-Bindungskurve

- Im **Bereich hoher pO_2-Werte** (oberhalb 8 kPa) verläuft die Kurve flach, und eine Zunahme oder ein Abfall der pO_2-Werte in diesem Bereich hat einen nur geringen Einfluss auf die O_2-Sättigung. Entsprechend wirken sich Schwankungen des normalen alveolären pO_2 kaum auf die O_2-Sättigung des Blutes in den Lungenkapillaren aus. Fällt z. B. bei Vollsättigung des Hb der pO_2 um 20 mm Hg, so bleibt die O_2-Sättigung bei über 90%, und auch der O_2-Gehalt ändert sich nur wenig. Selbst ein Abfall des arteriellen pO_2 von 100 mm Hg auf 60 mm Hg bewirkt lediglich einen Abfall der arteriellen O_2-Sättigung auf 90%. Bei diesem Wert tritt noch keine Hypoxie der Gewebe auf, sofern die Hämoglobinkonzentration im Normbereich liegt.
- Im **Bereich niedriger pO_2-Werte** (<60 mm Hg) verläuft die Kurve sehr steil: Bereits geringe Anstiege des pO_2 führen zu einer starken Zunahme der O_2-Sättigung und umgekehrt. Dieser Verlauf ist für die O_2-Abgabe an das Gewebe von Bedeutung: Am venösen Ende der Kapillare beträgt der pO_2 ca. 40 mm Hg, also an einem Punkt im steilen Bereich der Kurve, in dem bereits geringe Abfälle des pO_2 zu einer starken Entsättigung des Hämoglobins führen und entsprechend mehr Sauerstoff für die Gewebe zur Verfügung steht.
- Bei **vollständiger Sättigung des Hämoglobins** ist keine weitere chemische Bindung mehr möglich. Eine weitere Steigerung des pO_2 führt lediglich zu einer geringfügigen Zunahme der physikalisch gelösten O_2-Menge.

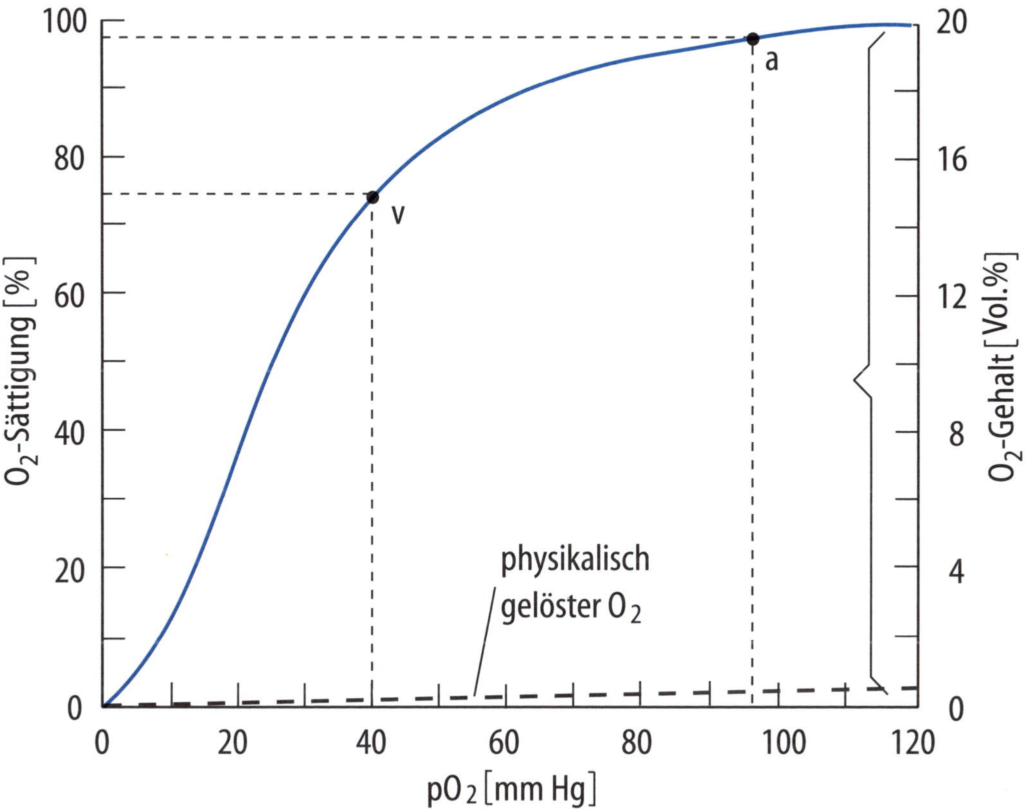

Abb. 3.1 O_2-Dissoziationskurve. Die *linke vertikale Achse* kennzeichnet die arterielle O_2-Sättigung, die rechte Achse den arteriellen O_2-Gehalt. Die O_2-Bindungskurve verläuft S-förmig, der arterielle Punkt (*a*) befindet sich im oberen flachen Anteil der Kurve, der venöse Punkt *(v)* im steilen Anteil. Der Hämoglobingehalt beträgt 15 g/dl. Der physikalisch gelöste O_2-Anteil *(gestrichelte Linien)* ist erheblich geringer als der an Hämoglobin gebundene

Halbsättigung Bei einem pO_2 von 27 mm Hg beträgt die O_2-Sättigung des Hämoglobins 50%. Dieser Wert wird als Halbsättigung bezeichnet, der zugehörige O_2-Partialdruck als p_{50}. Diese Beziehung gilt aber nur bei normalem Hämoglobingehalt, normaler Körpertemperatur, einem pH-Wert von 7,4 und einem pCO_2 von 40 mm Hg. Verändern sich diese Faktoren, so verschiebt sich auch die O_2-Bindungskurve, und zwar entweder nach rechts oder nach links, wobei die Form im Wesentlichen gleich bleibt. Wird die Kurve nach rechts verschoben, nimmt p_{50} zu, bei einer Linksverschiebung nimmt p_{50} ab (Abb. 3.2).

Verschiebungen der O_2-Bindungskurve

Veränderungen der **O_2-Affinität des Hämoglobins**, d. h. der O_2-Sättigung beim jeweils gegebenen pO_2, führen zu Rechts- oder Linksverschiebung der O_2-Bindungskurve:

Rechtsverschiebung der O_2-Bindungskurve bedeutet: Bei gleichem pO_2 wird weniger Sauerstoff vom Hämoglobin gebunden, d. h. die O_2-Affinität ist vermindert. Allerdings wird der Sauerstoff aus der Hämoglobinbindung auch besser freigesetzt. Eine Rechtsverschiebung tritt auf bei

- Azidose,
- pCO_2-Anstieg (Hyperkapnie),
- Fieber.

O_2-Sättigung in Abhängigkeit vom pH-Wert bei einem p_aO_2 von 100 mm Hg

- pH 7,2 SO_2 = 95,2%
- pH 7,4 SO_2 = 97,2%
- pH 7,6 SO_2 = 98,5%

Linksverschiebung bedeutet: Bei gleichem pO_2 kann das Hämoglobin mehr Sauerstoff binden, die Affinität hat somit zugenommen, entsprechend wird der Sauerstoff schlechter freigegeben. Eine Linksverschiebung der Bindungskurve tritt auf bei:

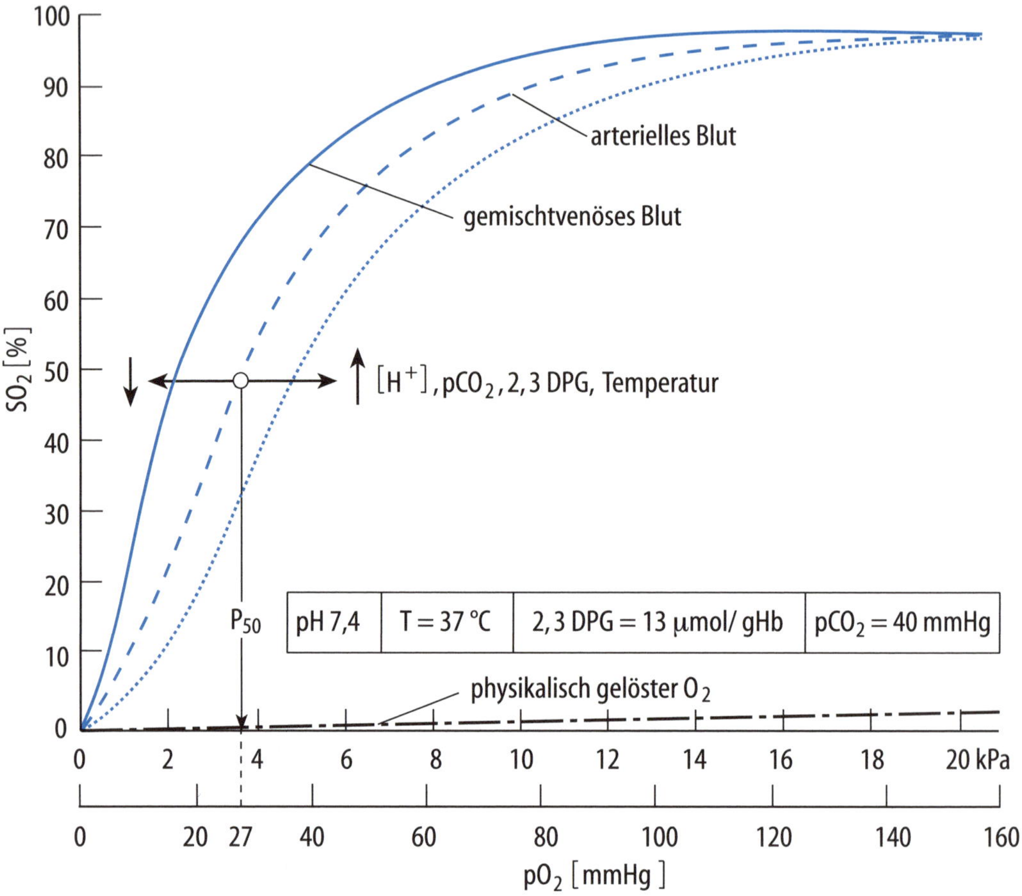

Abb. 3.2 Der Einfluss von pH-Wert, Bluttemperatur, pCO_2 und 2,3-DPG-Konzentration auf die O_2-Sättigung und den p_{50}-Wert des Blutes. (Aus Matthys u. Seeger 2008)

- Alkalose,
- Hypothermie,
- 2,3-Diphosphoglycerat(2,3-DPG-) Mangel.

Einfluss von pH-Wert und pCO_2 (Abb 3.2) Eine Zunahme der H^+-Konzentration (Abfall des pH-Werts) bewirkt eine Abnahme der O_2-Affinität des Hämoglobins und damit eine Rechtsverschiebung der Bindungskurve und umgekehrt. Dies gilt in gleicher Weise für eine Zunahme des pCO_2 (Rechtsverschiebung) und für eine Hypokapnie (Linksverschiebung).

Die Verschiebung der O_2-Bindungskurve durch Veränderungen der H^+-Konzentration und des pCO_2 wird als **Bohr-Effekt** bezeichnet. Der Bohr-Effekt begünstigt die O_2-Aufnahme in der Lunge, aber auch die O_2-Abgabe an die Gewebe. In der Lunge nimmt der pH-Wert durch die Ausatmung von Kohlendioxid zu, hierdurch wird die Affinität des Hämoglobins für Sauerstoff gesteigert und die Kurve nach links verschoben. Umgekehrt wird in den Geweben durch die CO_2-Abgabe der pCO_2 im Blut gesteigert und der pH-Wert erniedrigt, sodass dort aufgrund der Affinitätsabnahme mehr Sauerstoff aus dem Hämoglobin freigesetzt wird, d. h. die Bindungskurve ist nach rechts verschoben.

2,3-Diphosphoglycerat (Abb 3.2) 2,3-Diphosphoglycerat (2,3-DPG), das in hoher Konzentration im Erythrozyten vorkommt, vermindert die O_2-Affinität des Hämoglobins durch bevorzugte Bindung an die β-Kette eines der Tetramere von Desoxyhämoglobin. Die O_2-Bindungskurve wird hierdurch nach rechts in den physiologischen Bereich verschoben. Bei Fehlen von 2,3-DPG ist hingegen die Affinität erhöht und die Kurve nach links verschoben.

Anämie Bei Anämie nimmt der 2,3-DPG-Gehalt zu, die O_2-Bindungskurve wird um ca. 3,8 mm Hg nach rechts verschoben.

Fetales Hämoglobin Das Molekül des fetalen Hämoglobins weist 2 α- und 2 γ-Ketten auf; die Bindungskurve ist im Vergleich mit der des Erwachsenen nach links verschoben, d. h. fetales Blut erfüllt seine Funktionen bei niedrigeren pO_2-Werten (Abb. 3.3).

Myoglobin Der rote Muskelfarbstoff, ähnlich aufgebaut wie eine der 4 Grundeinheiten des Hämoglobins, kann ebenfalls Sauerstoff binden, allerdings jeweils nur 1 Molekül. Die O_2-Bindungskurve des Myoglobins verläuft hyperbelförmig (Abb. 3.3); eine vollständige O_2-Sättigung in der quergestreiften Muskulatur wird bereits bei pO_2-Werten von 15–30 mm Hg erreicht.

Inaktive Hämoglobinformen

Das Eisenatom des Hämoglobins kann nicht nur Sauerstoff, sondern auch andere anorganische Moleküle binden, sodass die O_2-Aufnahme blockiert wird. Von Bedeutung sind v. a. Kohlenmonoxid und Methämoglobinbildung durch Oxidationsmittel, wie z. B. Nitrat.

Kohlenmonoxid (CO) Kohlenmonoxid besitzt eine 300mal größere Affinität zum Hämoglobin als Sauerstoff (Abb. 3.3). Das Molekül verdrängt den Sauerstoff aus seiner Hämoglobinbindung und bindet selbst, reversibel, aber fest, an das zweiwertige Hämeisen; es entsteht **Carboxyhämoglobin.**

> **Eine Vergiftung mit Kohlenmonoxid blockiert die O_2-Aufnahme des Hämoglobins. Zusätzlich wird die O_2-Bindungskurve nach links verschoben und dadurch die O_2-Abgabe an die Gewebe beeinträchtigt.**

Carboxyhämoglobin findet sich besonders im Blut von Rauchern (bis zu 10%) und von Taxifahrern.

Methämoglobin Das zweiwertige Eisen des Häms kann durch Oxidationsmittel wie Nitrite, Nitrate und anilinhaltige Substanzen zum dreiwertigen Eisen oxidiert werden. Hierdurch entsteht Methämoglobin (MetHb), das keinen Sauerstoff binden kann und damit nicht für den O_2-Transport zur Verfügung steht. Im Körper wird MetHb durch das Enzym Methämoglobinreduktase reduziert.

3.1.4 O_2-Gehalt und O_2-Status des Blutes

Die wichtigste O_2-Größe des arteriellen Blutes ist die O_2-Konzentration bzw. der O_2-Gehalt, c_aO_2 (ml O_2/dl Blut). Der O_2-Gehalt ist die Summe von physikalisch gelöstem und chemisch gebundenem Sauerstoff. Er hängt von folgenden arteriellen Größen ab:

- O_2-Partialdruck (p_aO_2) (mm Hg oder kPa),
- O_2-Sättigung (S_aO_2) (%),
- Hämoglobingehalt (cHb) (g/dl).

Der O_2-Gehalt des Blutes kann nach folgender Formel berechnet werden:

$$c_aO_2\,(ml/dl) = S_aO_2\,(\%)\,/100 \cdot cHb(g/dl) \cdot 1{,}39 + (p_aO_a \cdot 0{,}003)$$

> **Normalwerte des arteriellen CO_2**
> - Männer: 20,4 ml/dl
> - Frauen: 18,6 ml/dl

Voraussetzungen für einen normalen O_2-Gehalt sind normale p_aO_2-, S_aO_2- und Hb-Werte.

Die Parameter p_aO_2, S_aO_2, Hb-Gehalt und C_aO_2 kennzeichnen den **O_2-Status des Blutes.**

Störungen des arteriellen O_2-Status

Für die Beschreibung von Störungen des arteriellen O_2-Status sind folgende Begriffe von Bedeutung:

- **Hypoxie:** Abnahme des pO_2 an irgendeiner Stelle des O_2-Transportsystems. Hier ist der arterielle pO_2 gemeint. Die arterielle Hypoxie führt zu Hypoxygenation und Hypoxämie.
- **Hypoxygenation:** Ungenügende Oxygenierung des Hämoglobins mit Sauerstoff, d. h. Verminderung der arteriellen O_2-Sättigung. Sie führt zur Abnahme des O_2-Gehalts (= Hypoxämie).
- **Hypoxämie:** Abnahme des arteriellen O_2-Gehalts.

Formen der Hypoxämie

Folgende Formen der Hypoxämie, d. h. Abnahme des arteriellen O_2-Gehalts bzw. der O_2-Konzentration (c_aO_2), können unterschieden werden:

- **Hypoxische Hypoxämie:** Abnahme von p_aO_2, O_2-Sättigung und O_2-Gehalt. Beispiel: Störungen der Lungenfunktion, der äußeren Atmung oder der Beatmung.
- **Toxische Hypoxämie:** Abnahme der O_2-Sättigung und des O_2-Gehalts bei zunächst normalem pO_2. Beispiel: CO-Intoxikation (► s. oben).
- **Anämische Hypoxämie:** Verminderung des Hb- und O_2-Gehalts bei normaler O_2-Sättigung und normalem arteriellem pO_2. Beispiel: Anämie.

Die verschiedenen Formen der Hypoxämie haben, selbst bei identischer Abnahme der arteriellen O_2-Konzentration (c_aO_2), klinisch unterschiedliche Auswirkungen:

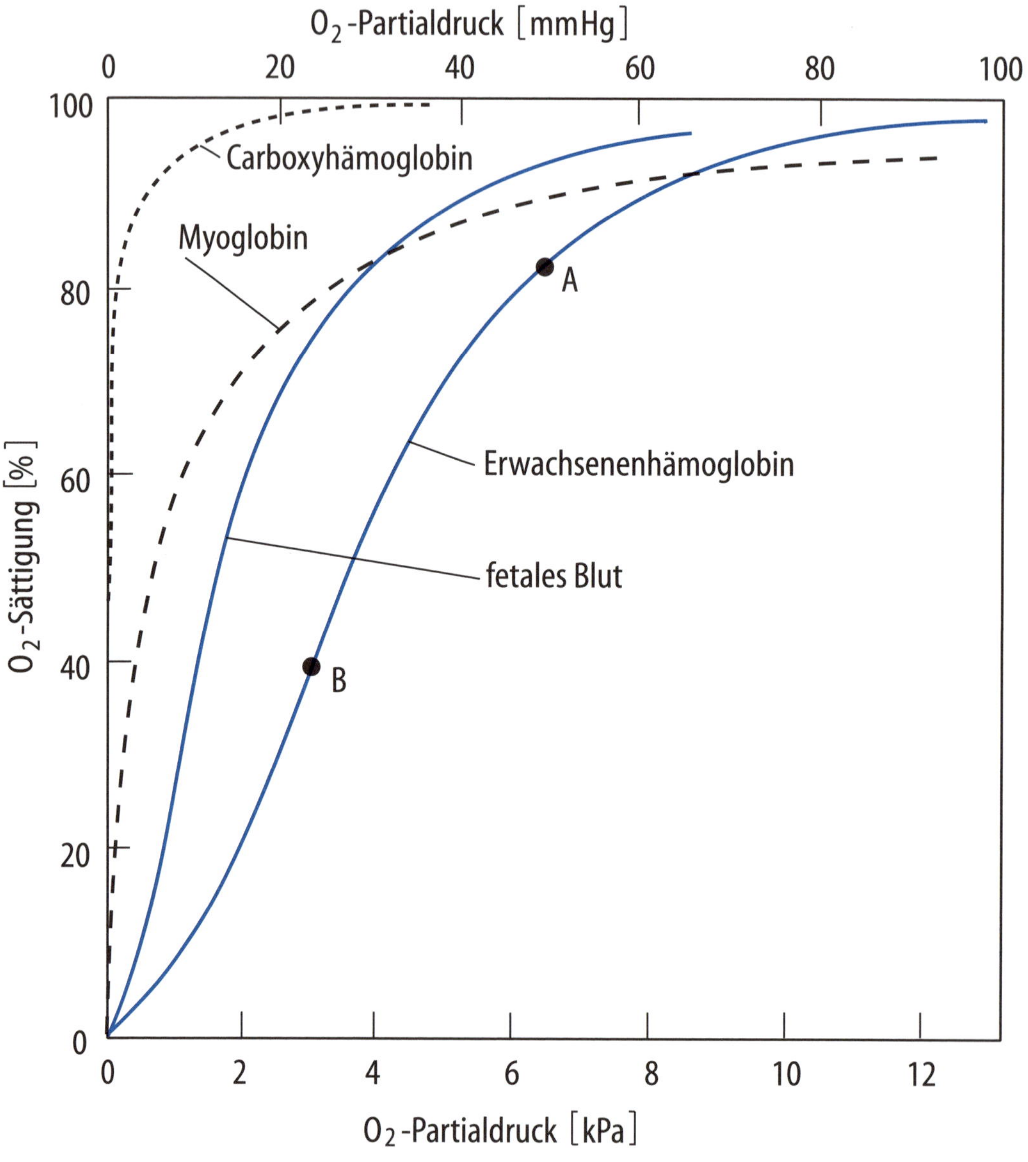

Abb. 3.3 O_2-Bindungskurve von Erwachsenenhämoglobin und fetalem Hämoglobin sowie Kurven für Myoglobin und Carboxyhämoglobin. Das fetale Blut bindet bei gleichem pO_2 mehr O_2 als das Erwachsenenhämoglobin, die Bindungskurve ist also nach links verschoben. Myoglobin erreicht seine Vollsättigung mit O_2 bei einem pO_2 von 15–30 mm Hg; der größte O_2-Anteil kann somit nur bei sehr niedrigen pO_2-Werten abgegeben werden. Carboxyhämoglobin kann nur bei sehr niedrigen pO_2-Werten dissoziieren. Auf der normalen O_2-Bindungskurve des Erwachsenen repräsentiert Punkt A eine schwere Hypoxie, die der sofortigen Behandlung bedarf, Punkt B ist der Schwellenwert für Bewusstseinsverlust

Eine anämische Hypoxämie wird wesentlich besser toleriert als eine hypoxische Hypoxämie und diese wiederum besser als eine toxische Hypoxämie.

Grund: Hypoxische, toxische und anämische Hypoxie weisen jeweils einen anderen Verlauf der O_2-Gehaltskurve auf. Diese Kurve beschreibt die Beziehung zwischen O_2-Gehalt (c_aO_2) und p_aO_2 (zur Erinnerung: Die traditionelle O_2-Bindungskurve beschreibt die Beziehung zwischen arterieller O_2-Sättigung und p_aO_2). Da die O_2-Versorgung der Gewebe nicht nur vom arteriellen O_2-Gehalt, sondern auch vom arteriellen pO_2 als treibender Kraft für die **O_2-Diffusion** aus dem Kapillarblut in die Gewebe abhängt, führt eine

Linksverschiebung der O_2-Gehaltskurve, selbst bei gleichem O_2-Gehalt, zu einer O_2-Minderversorgung. Eine solche Linksverschiebung der Kurve tritt bei hypoxischer und toxischer Hypoxämie auf. Demgegenüber ist der Verlauf der Kurve bei akuter Anämie nicht und bei chronischer Anämie nur wenig verändert.

Untere Grenzwerte der arteriellen O_2-Konzentration

- Hypoxische Hypoxämie:
  - 18 ml/dl: Therapie zu erwägen oder zu beginnen
  - 15 ml/dl: Therapie obligat
- Toxische Hypoxämie:
  - 17 ml/dl: Therapie zu erwägen oder zu beginnen
  - 14 ml/dl: Therapie obligat
- Anämische Hypoxämie:
  - 13 ml/dl: Therapie zu erwägen oder zu beginnen
  - 10 ml/dl: Therapie obligat

Diese Werte gelten für akute, innerhalb weniger Minuten auftretende Veränderungen. Bei chronischen, sich im Verlauf mehrerer Tage entwickelnden Veränderungen können die Grenzwerte, je nach Einzelfall, bis um 50% niedriger angesetzt werden.

3.1.5 O_2-Angebot an die Organe

Die O_2-Versorgung der Organe hängt vom O_2-Angebot mit dem arteriellen Blutstrom ab.

O_2-Angebot
O_2-Angebot = Menge an Sauerstoff, die dem Organismus pro Minute zur Verfügung gestellt wird.

Für den Gesamtorganismus ergibt sich das O_2-Angebot (AO_2) aus dem Produkt von Herzzeitvolumen und arteriellem O_2-Gehalt (c_aO_2):

$$AO_2\,(\text{ml/min}) = \text{HZV} \cdot c_aO_2\,(\text{ml/dl}),$$

$$1020\,\text{ml/min} = 5\,\text{l/min} \cdot 20{,}4\,\text{ml/dl}$$

Hieraus folgt: In Ruhe liegt das O_2-Angebot an die Organe um ein Mehrfaches über dem tatsächlichen O_2-Bedarf, d. h. es besteht eine große funktionelle Reserve.

Das O_2-Angebot an ein einzelnes Organ wird bestimmt durch die Größe der Organdurchblutung, $\dot{Q}$ (ml/min), und den O_2-Gehalt dieses Blutes:

$$AO_2 \text{ an das Organ} = \dot{Q}\,(\text{ml/min}) \cdot c_aO_2\,(\text{ml/dl})$$

Zusammengefasst bestimmen folgende Variablen das Gesamt-O_2-Angebot an die Organe:

- Herzzeitvolumen,
- O_2-Sättigung,
- Hämoglobingehalt.

Wird eine Variable halbiert, so wird auch das O_2-Angebot halbiert; haben hingegen alle 3 Variablen um 50% abgenommen, so beträgt das O_2-Angebot nur noch des Ausgangswerts von 1020 ml (125 ml/min). Dieser Wert ist mit dem Leben nicht vereinbar. Vielmehr gilt:

Das minimale, für das Überleben erforderliche O_2-Angebot beträgt in Ruhe 300–400 ml/min.

Nach Barcroft führt ein erheblicher Abfall des HZV zur Stagnationsanoxie, ein Abfall der arteriellen O_2-Sättigung zu einer anoxischen Anoxie und eine Abnahme des Hämoglobingehalts zur anämischen Anoxie.

Herzzeitvolumen und gemischtvenöser O_2-Gehalt Wie bereits dargelegt, spielt die Größe des Herzzeitvolumens für den O_2-Transport eine wesentliche Rolle. Ein Abfall des Herzzeitvolumens kann zur Gewebehypoxie führen. Zunächst wird aber vermehrt Sauerstoff aus dem venösen Blut geschöpft: Der O_2-Ruhebedarf beträgt ca. 250 ml/min, das Herzzeitvolumen ca. 5 l/min; somit transportiert jeder Liter Blut $^{250}/_{5}$ = 50 ml Sauerstoff zu den Geweben. Da der O_2-Gehalt des arteriellen Blutes ca. 200 ml/l beträgt, enthält das aus den Organen abströmende gemischtvenöse Blut 200 – 50 ml = 150 ml Sauerstoff pro Liter bzw. 15 Vol.-%. Bei gleichem c_aO_2 fällt demnach der gemischtvenöse pO_2 ab, wenn das Herzzeitvolumen abfällt, und umgekehrt – vorausgesetzt, der O_2 Verbrauch bleibt unverändert. Die Bestimmung des gemischtvenösen O_2-Gehalts und des pO_2 ermöglicht daher innerhalb gewisser Grenzen Aussagen über die O_2-Versorgung.

Beziehung zwischen O_2-Angebot und O_2-Verbrauch

Das Verhältnis von O_2-Angebot (AO_2) zu O_2-Verbrauch $\dot{V}O_2$ wird als O_2-Extraktion bezeichnet und in % angegeben. Die gemischtvenöse O_2-Sättigung ergibt sich aus der arteriellen O_2-Sättigung minus der O_2-Extraktion. Unter Ruhebedingungen, bei einem arteriellen O_2-Angebot von 1 000 ml/min und einem O_2-Verbrauch von 250 ml/min, beträgt die O_2-Extraktion 25%. Bei einer arteriellen O_2-Sättigung von 97% ergibt

3

Tab. 3.4 O_2-Vorräte des Organismus

	Bei Atmung von Raumluft	Bei Atmung von 100% O_2
Lunge (FRK)	450 ml	3000 ml
Blut	850 ml	950 ml
In Flüssigkeit gelöst	50 ml	100 ml?
An Myoglobin gebunden	200 ml?	200 ml?
Gesamt	**1550 ml**	**4250 ml**

sich demnach eine gemischtvenöse O_2-Sättigung von 97−25% = 72%.

Bei einem mäßigen Abfall des O_2-Angebots – gleich welcher Ursache – wird der O_2-Verbrauch aufrechterhalten, und zwar durch Zunahme der O_2-Extraktion aus dem Blut. Hierdurch nimmt die gemischtvenöse O_2-Sättigung ab. Erst bei Überschreiten eines kritischen Schwellenwertes des O_2-Angebots besteht eine lineare Beziehung zwischen O_2-Angebot und O_2-Verbrauch, und es entwickelt sich eine Hypoxie mit anaerobem Metabolismus und Bildung von Laktat.

O_2-Speicher Die O_2-Vorräte des Organismus sind bei Atmung von Raumluft außerordentlich gering (Tab. 3.4) und reichen in Ruhe nicht einmal aus, den O_2-Bedarf für 3 min zu decken. Wird daher die O_2-Zufuhr vollständig unterbrochen, so tritt innerhalb weniger Minuten der Tod ein. Auch ein Abfall des alveolären oder arteriellen pO_2 wirkt sich sofort ungünstig auf die O_2-Speicher aus; zudem können die Speicher nur teilweise entleert werden, weil der pO_2 in einen kritischen Bereich abfällt. So sind bei einem pO_2 von 26 mm Hg noch 50% des Blutsauerstoffs vorhanden, und auch das Myoglobin kann bei einem pO_2 von 20 mm Hg (2,7 kPa) nur noch sehr wenig Sauerstoff abgeben.

Durch Atmen von reinem Sauerstoff können die O_2-Speicher wesentlich erhöht werden, wobei der überwiegende Anteil des Sauerstoffs im Alveolargas gespeichert wird (Tab. 3.3). Von hier können dann bis zu 80% entnommen werden, ohne dass der pO_2 unterhalb des Normwerts abfällt. Sind die O_2-Speicher durch wenige Minuten Voratmen von Sauerstoff maximal gefüllt, so steht beim Gesunden eine Apnoezeit von mindestens 8 min zur Verfügung, innerhalb derer keine Hypoxie auftritt.

Herzstillstand Beim Herzstillstand wird der Sauerstoff in den Geweben und dem stagnierenden Kapillarblut rasch entleert, und es entwickelt sich eine Hypoxie; bereits nach 10 s tritt Bewusstlosigkeit ein. Außerdem werden Produkte des anaeroben Stoffwechsels gebildet.

Atemstillstand Bei Apnoe nach vorangegangener Atmung von Raumluft fällt der alveoläre pO_2 rasch ab; und entsprechend schnell entwickelt sich eine Anoxie, v. a. bei gesteigertem O_2-Verbrauch. Bei Voratmung von reinem Sauerstoff über einige Minuten und nachfolgendem Anschluss an eine O_2-Quelle während der Zeit des Atemstillstands wird der arterielle pO_2 hingegen über einen langen Zeitraum aufrechterhalten. Diese Technik wird als **apnoische Oxygenierung** bezeichnet. Allerdings kommt es hierunter zum Anstieg des p_aCO_2.

3.2 Kohlendioxid

3.2.1 Herkunft von Kohlendioxid

Kohlendioxid ist das Endprodukt des oxidativen (aeroben) Stoffwechsels: Pro verbrauchtem O_2-Molekül entstehen etwa 0,8 Moleküle Kohlendioxid. Die Bildung von Kohlendioxid erfolgt nahezu ausschließlich in den **Mitochondrien** der Zelle; entsprechend ist hier der pCO_2 am höchsten. Vom Ort seiner Entstehung diffundiert das physikalisch gelöste Kohlendioxid durch das Zytoplasma und den Extrazellulärraum in das Kapillarblut. Hierfür ist ein Druckgradient zwischen Gewebe und Blut erforderlich; dieser Gradient ist wesentlich kleiner als für Sauerstoff: In der Zelle beträgt der pCO_2 ca. 46 mm Hg, im arteriellen Blut ca. 40 mm Hg; die Partialdruckdifferenz für die Diffusion beträgt somit 6 mm Hg. Ist das Kohlendioxid aus dem Gewebe in das Blut gelangt, so wird es dort in seine Transportformen überführt: Der größte Teil wird **chemisch** gebunden, nur ein geringer Teil bleibt in physikalischer Lösung. Mit dem Blut gelangt das Kohlendioxid in seinen verschiedenen Transportformen zur Lunge, wo die Ausscheidung erfolgt: in Ruhe pro Minute etwa 200 ml (8,98 mmol). Für die Ausatmung ist ebenfalls ein Partialdruckgradient zwischen gemischtvenösem pCO_2 und Alveolen erforderlich.

Der gemischtvenöse pCO_2 befindet sich bei 46 mm Hg im Gleichgewicht mit dem Gewebe-pCO_2. Der alveoläre pCO_2 beträgt 40 mm Hg, der Partialdruckgradient zwischen gemischtvenösem Blut (pCO_2 46 mm Hg) entsprechend 6 mm Hg.

3.2.2 Transport von Kohlendioxid im Blut

Der Transport von Kohlendioxid im Blut erfolgt zu ca. 90% in chemischer Bindung, der Rest in physikalischer Lösung (Tab. 3.5 und Abb. 3.4). Folgende Transportformen liegen im Blut vor:

- physikalische Lösung: ca. 12%,
- Bikarbonat: ca. 50% im Erythrozyten und ca. 27% im Plasma,
- Carbamat: ca. 11%.

Kohlendioxid wird im Blut chemisch gebunden als Bikarbonat und als Carbamat transportiert, zu einem geringen Teil in gelöster Form. Desoxygeniertes Blut bindet mehr Kohlendioxid als oxygeniertes. Hierdurch wird die CO_2-Aufnahme aus den Geweben in das Blut und die CO_2-Abgabe aus dem Blut in die Alveolen gefördert.

Kohlendioxid ist – wie Sauerstoff – eine nichtpolare Verbindung und damit hydrophob; hieraus erklärt sich die geringe Wasserlöslichkeit beider Gase. Zwar ist Kohlendioxid im Blut 20-mal besser löslich als Sauerstoff, jedoch reicht die physikalische Lösung bei weitem nicht aus, um die im Stoffwechsel produzierten großen Mengen in dieser Form zur Lunge zu transportieren.

Tab. 3.5 Anteil der verschiedenen CO_2-Formen im arteriellen und gemischtvenösen Blut (mmol/l)

	Arteriell Hb 95% O_2-Sättigung	Gemischtvenös Hb 70% O_2-Sättigung
Vollblut		
pCO_2 (mm Hg)	40	46
(kPa)	5,3	6,1
Gesamtkohlendioxid (mmol/l)	21,5	23,3
(ml/dl)	48,0	52,0
Plasma (mmol/l)		
gelöster Sauerstoff	1,2	1,4
Kohlensäure (H_2CO_3)	0,0017	0,002
Bikarbonat (HCO_3^-)	24,4	26,2
Carbamatkohlendioxid	vernachlässigbar	vernachlässigbar
Gesamt	25,6	27,6
Erythrozyten (Fraktion von 1 l Blut)		
gelöstes Kohlendioxid	0,44	0,51
Bikarbonat	5,88	5,92
Carbamatkohlendioxid	1,10	1,70
Plasma (Fraktion von 1 l Blut)		
gelöstes Kohlendioxid	0,66	0,76
Bikarbonat	13,42	14,41

Transport in physikalischer Lösung

Aufgrund der fortlaufenden CO_2-Produktion ist der CO_2-Partialdruck in der Zelle höher als im Kapillarblut der Gewebe, sodass die CO_2-Moleküle entlang dem Druckgradienten in das Kapillarblut diffundieren. Nur ein sehr geringer Teil bleibt aber physikalisch im Plasma gelöst. Nach dem Henry-Gesetz kann die Konzentration des physikalisch gelösten Kohlendioxids errechnet werden:

$$CO_2\text{-Konzentration in der Lösung} = \alpha \cdot pCO_2$$

α = Löslichkeitskoeffizient von Kohlendioxid in mmol/l/mm Hg

Die Löslichkeit von Kohlendioxid hängt von der Körpertemperatur ab: Mit abfallender Temperatur nimmt die Löslichkeit zu und umgekehrt. Bei einer Temperatur von 37°C beträgt die Löslichkeit von Kohlendioxid 0,0308 mmol/l/mm Hg.

Umwandlung von Kohlendioxid in Bikarbonat

Nur ein geringer Anteil des im Plasma befindlichen Kohlendioxids wird dort sehr langsam hydratisiert, weil hierfür kein Enzym zur Verfügung steht. Der größte Teil diffundiert vielmehr aus dem Plasma in die Erythrozyten. Dort erfolgt unter der enorm beschleunigenden Wirkung der **Karboanhydrase**, eines Enzyms, das sich in den Erythrozyten und im Endothel befindet, die Reaktion mit Wasser zu Kohlensäure (Hydratation), die sofort in Bikarbonationen (Hydrogenkarbonat) und Protonen dissoziiert.

$$CO_2 + H_2O \rightarrow H_2CO_3 \rightarrow HCO_3^- + H^+$$

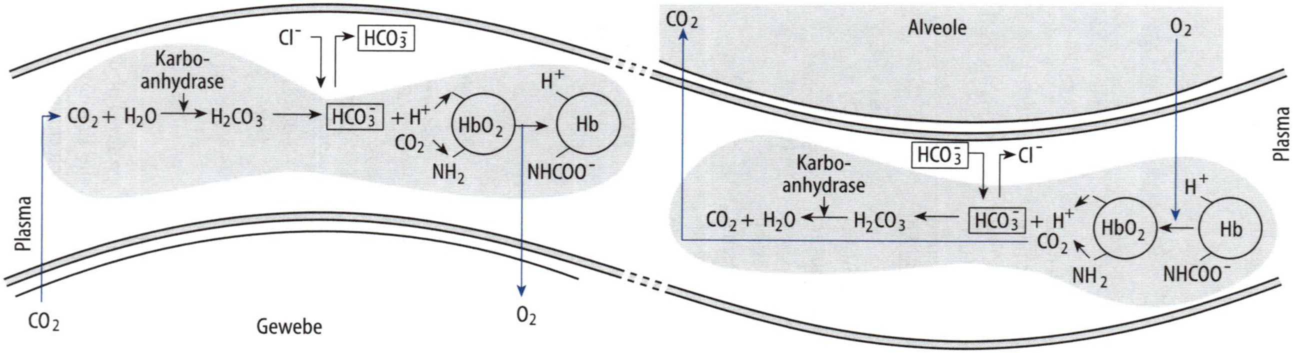

Abb. 3.4 Chemische Reaktionen im Erythrozyten beim Gasaustausch im Gewebe *(oben)* und in der Lunge *(unten)*. (Mod. nach Schmidt et al. 2011)

Durch diese Reaktion nimmt die Konzentration von Bikarbonat im Erythrozyten zu, und es entsteht ein Konzentrationsgefälle zwischen Erythrozyt und Plasma. Das negativ geladene Bikarbonation kann aber den Erythrozyten nur verlassen und in das Plasma diffundieren, wenn das elektrische Ladungsgleichgewicht erhalten bleibt und ein Anion aus dem Plasma in den Erythrozyten übertritt (Kationen können die Membran nicht passieren). Ein solches Anion ist das Cl^--Ion; dieses Ion diffundiert im Austausch gegen Bikarbonat in den Erythrozyten, ein Vorgang, der als **Chloridshift** oder Hamburger-Verschiebung bezeichnet wird.

Wie aus der obigen Gleichung ersichtlich ist, entstehen bei der Bikarbonatbildung laufend H^+-Ionen. Sie werden von Hämoglobin abgepuffert, sodass der pH-Wert sich nicht wesentlich ändert. Im Gewebe wird die Pufferung durch die gleichzeitige Abgabe von Sauerstoff aus dem Hb-Molekül begünstigt, denn desoxygeniertes Hämoglobin weist eine geringere Azidität auf als oxygeniertes, sodass zusätzlich H^+-Ionen aufgenommen und auch mehr Bikarbonationen aus Kohlendioxid gebildet werden können.

Carbamatkohlendioxid

Ein sehr geringer Teil des gelösten Kohlendioxids (5%) reagiert direkt mit Aminogruppen des Hämoglobins zu Carbamat bzw. Carbaminohämoglobin:

$$Hb \cdot NH_2 + CO_2 = Hb \cdot NHCOO^- + H^+$$

Karboanhydrase ist bei dieser Reaktion nicht erforderlich. Wie bei Bikarbonat kann desoxygeniertes Hämoglobin mehr Kohlendioxid binden als oxygeniertes; entsprechend ist der Carbamat-CO_2-Anteil im venösen Blut höher als im arteriellen (Haldane-Effekt).

3.2.3 CO_2-Bindungskurve des Blutes

Die CO_2-Bindungskurve beschreibt die Beziehung zwischen dem CO_2-Gehalt aller 3 Formen, also dem gesamten CO_2-Gehalt und dem CO_2-Partialdruck des Blutes (Abb. 3.5). Im Gegensatz zur O_2-Bindungskurve weist diese Kurve keine Sättigungscharakteristik auf, nähert sich also keinem Maximalwert. Je höher der CO_2-Partialdruck, desto mehr Kohlendioxid wird in Form von Bikarbonat gebunden. Im Gegensatz zur S-förmigen O_2-Bindungskurve besteht im physiologischen Bereich im Wesentlichen eine lineare Beziehung zwischen pCO_2 und CO_2-Bindung. Auch verläuft die CO_2-Bindungskurve im oxygenierten bzw. arteriellen Blut anders als im desoxygenierten bzw. venösen Blut, denn, wie bereits dargelegt, vermag desoxygeniertes Hämoglobin als schwächere Säure mehr Kohlendioxid zu binden als das oxygenierte Hämoglobin. Dieses Phänomen, nämlich die Abhängigkeit der CO_2-Bindung vom Oxygenierungsgrad des Hämoglobins, wird als Haldane-Effekt bezeichnet.

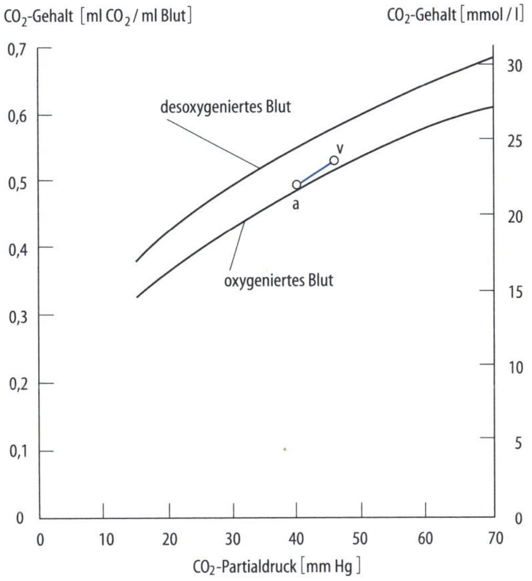

Abb. 3.5 CO_2-Bindungskurven für oxygeniertes und desoxygeniertes Blut. Die Kurve zwischen den Punkten *a* (arterielles Blut) und *v* (venöses Blut) ist die effektive CO_2-Bindungskurve; sie bestimmt den Gasaustausch. (Mod. nach Schmidt et al. 2011)

Bedeutung des Haldane-Effekts Der Haldane-Effekt fördert nicht nur die Aufnahme von Kohlendioxid aus den Geweben in das Blut, sondern auch die Abgabe aus dem Blut in die Alveolen. Im Gewebe wird dem zunächst vollständig oxygenierten Kapillarblut fortlaufend Sauerstoff entnommen, und es entsteht zunehmend mehr desoxygeniertes Hämoglobin. Entsprechend nimmt die CO_2-Bindungsfähigkeit des Blutes und die CO_2-Aufnahme in die Gewebekapillaren zu. Umgekehrt in der Lunge: Hier wird ständig Sauerstoff aufgenommen, die Oxygenierung des Hämoglobins nimmt fortlaufend zu und die CO_2-Bindungsfähigkeit des Blutes entsprechend ab; der pCO_2 steigt an, und die Diffusion von Kohlendioxid in die Alveolen nimmt zu.

Andere Einflüsse auf die CO_2-Bindungskurve Abgesehen vom Haldane-Effekt wird die CO_2-Bindungskurve noch durch andere Faktoren beeinflusst. Hierzu gehören v. a. der pH-Wert und die Körpertemperatur:

Erniedrigung des pH-Werts und Anstieg der Körpertemperatur verschieben die CO_2-Bindungskurve nach rechts: Die CO_2-Bindung nimmt ab. Umgekehrt steigern pH-Wert-Anstieg und Abfall der Körpertemperatur die Bindungsfähigkeit.

3

3.2.4 Diffusion von Kohlendioxid durch Membranen

Von großer Bedeutung ist die Diffusionsfähigkeit von Kohlendioxid: Während die verschiedenen Membranen für H^+-Ionen undurchlässig sind, kann Kohlendioxid diese Membranen ungehindert passieren. Daher wird die intrazelluläre H^+-Ionenkonzentration nur wenig von extrazellulären Veränderungen des pH-Werts beeinflusst, reagiert aber auf Veränderungen des pCO_2: Kohlendioxid diffundiert durch die Membranen in die Zellen, wird dort hydratisiert und ionisiert und produziert H-Ionen. Hierdurch ändert sich auch der intrazelluläre pH-Wert.

3.2.5 CO_2-Speicher

Der Körper enthält ca. 120 l Kohlendioxid und Bikarbonat – etwa das 120-Fache des O_2-Vorrats. Das Kohlendioxid befindet sich in verschiedenen Kompartimenten des Organismus:

- rasches Kompartiment: zirkulierendes Blutvolumen, Gehirn, Niere und andere gut durchblutete Organe,
- mittleres Kompartiment: Skelettmuskeln (in Ruhe) und andere Gewebe mit mäßiger Durchblutung,
- langsames Kompartiment: Knochen, Fett und andere Gewebe mit großer CO_2-Kapazität.

Jedes Kompartiment besitzt seine eigene Zeitkonstante; hierbei puffern die mittleren und langsamen Kompartimente Veränderungen im raschen Kompartiment. Ändert sich daher die Atmung, so ändert sich die CO_2-Konzentration nur langsam: Erst nach 20–30 min wird ein neuer Gleichgewichtszustand erreicht. Demgegenüber werden die O_2-Speicher bei O_2-Mangel sehr rasch entleert.

Hyperventilation Bei Hyperventilation nimmt die CO_2-Konzentration in allen 3 Kompartimenten ab, am raschesten im schnellen Kompartiment, erkennbar am Abfall des arteriellen pCO_2. Wie rasch der pCO_2 sich ändert, hängt v. a. von der Größe der Ventilation und der Kapazität der CO_2-Speicher ab.

Hypoventilation Eine ungenügende Ventilation führt zum Anstieg des pCO_2. Wie stark der pCO_2 hierbei ansteigt, hängt direkt von der CO_2-Produktion im Stoffwechsel ab. Da die CO_2-Produktion der einzige Faktor ist, der den pCO_2 direkt erhöht, verläuft der CO_2-Anstieg nicht etwa spiegelbildlich zum steilen Abfall des pCO_2 bei Hyperventilation und unveränderter Stoffwechselaktivität, sondern viel langsamer. Klinisch ist Folgendes wichtig:

Bei unveränderter Stoffwechselaktivität bzw. CO_2-Produktion und Atemstillstand steigt der arterielle pCO_2 um 3–6 mm Hg/min an.

Dieser Verlauf beruht auf der CO_2-Produktion und der Kapazität der CO_2-Speicher.

Bei Hypoventilation ist die Geschwindigkeit des pCO_2-Anstiegs geringer. Bei schrittweiser Reduktion der Atmung ist der pCO_2-Anstieg hingegen rascher, wenn der vorausgegangene pCO_2 nur für kurze Zeit aufrecht erhalten wurde.

Im Vergleich zu dem eher langsamen pCO_2-Anstieg bei Atemstillstand oder Hypoventilation fällt der pO_2 in der gleichen Situation wesentlich rascher ab, sodass auch das Pulsoxymeter bei Atmung von Raumluft eine akute Hypoventilation meist rascher anzeigt als das Kapnometer.

CO_2-Insufflation bei Laparoskopie Entgegen häufig geäußerten Befürchtungen steigt der arterielle pCO_2 trotz Insufflation größerer Mengen von Kohlendioxid in die Bauchhöhle nicht wesentlich an – vorausgesetzt, der Patient wird ausreichend beatmet!

Literatur

Andrews T, Waterman H (2008) What factors influence arterial blood gas sampling patterns? Nurs Crit Care 13 (3): 132–137

Malley WJ (2005) Clinical blood gases – text and e-book package, 2nd edn. Elsevier, München

Matthys H, Seeger W (Hrsg) (2008) Klinische Pneumologie. Springer, Berlin Heidelberg New York

Rowe KJ, Arrowsmith JE (2007) Interpretation of measurements of arterial blood gases. Surgery 25 (9): 375–379

Schmidt RF, Lang F, Heckmann M (Hrsg) (2011) Physiologie des Menschen, 31. Aufl. Springer, Berlin Heidelberg New York

Singer D (2008) Kapilläre Blutgasanalyse in der Pädiatrie. Padiat Prax 71 (4): 630–632

Smith A, Taylor C (2008) Analysis of blood gases and acid-base balance. Surgery 26 (3):86–90

Tan S, Campbell M (2008) Acid-base physiology and blood gas interpretation in the neonate. Paediat Child Health 18 4: 172–177

Zander R. (2012) PhysioOxy-Sauerstoff. Physioklin [http://www.physioklin.de]

Säure-Basen-Haushalt

Fragen zum Einstieg

1. Welche 3 Regulationsmechanismen halten die H^+-Ionenkonzentration bzw. den pH-Wert konstant?
2. Durch welche Gleichung kann die Funktion des Kohlensäure-Bikarbonat-Puffers beschrieben werden?
3. Wie sind folgende Störungen definiert: a) respiratorische Azidose, b) respiratorische Alkalose, c) metabolische Azidose d) metabolische Alkalose? Wie werden diese Störungen diagnostiziert und jeweils behandelt?
4. Welche Parameter des arteriellen Blutes müssen bestimmt werden, um eine metabolische von einer respiratorischen Störung abzugrenzen?
5. Was gibt die Basenabweichung (BE) an?
6. Welche Typen von Laktatazidosen werden unterschieden, und wie werden sie behandelt?
7. Welches sind die wichtigsten Ursachen metabolischer Azidosen und Alkalosen?
8. Welcher pH-Wert sollte bei der Korrektur metabolischer Azidosen zunächst angestrebt werden?

4.1 Physiologische Grundlagen

Die H^+-Ionenkonzentration der Körperflüssigkeiten wird innerhalb eines sehr engen Bereichs konstant gehalten, damit die biochemischen Prozesse des Stoffwechsels und die elektrophysiologischen Vorgänge an den erregbaren Membranen ungestört ablaufen können. Die H^+-Ionenkonzentration der Extrazellulärflüssigkeit beträgt 35–44 nmol/l – eine unvorstellbar kleine Zahl, die aus Gründen der Anschaulichkeit durch den pH-Wert ausgedrückt wird.

> **pH-Wert**
> Der pH-Wert ist der negative dekadische Logarithmus der H^+-Ionenkonzentration. Der pH-Wert des arteriellen Blutes beträgt normalerweise 7,36–7,44.

Das Konzentrationsgleichgewicht der H^+-Ionen ist durch die ständig im Stoffwechsel entstehenden nichtflüchtigen oder metabolischen Säuren (40–80 mmol/l/24 h) und das aus der oxidativen Verbrennung von Kohlenhydraten und Fetten hervorgehende flüchtige Kohlendioxid (24.000 mmol/24 h) gefährdet. Wesentliche Abweichungen der H^+-Ionenkonzentration würden die Funktion der Organe beeinträchtigen und im Extremfall zum Erliegen bringen. Darum sorgen Regulationssysteme dafür, dass die H^+-Ionenkonzentration oder auch der pH-Wert sich unter dem Einfluss der im Organismus entstehenden Säuren und Basen nur wenig ändert.

Lunge, Niere, Leber und Puffersubstanzen regulieren die H^+-Ionenkonzentration bzw. den pH-Wert in der Extrazellulärflüssigkeit.

4.1.1 Säuren und Basen

Nach der Definition von Broenstedt gilt Folgendes:

Säuren sind Moleküle oder Ionen, die in wässriger Lösung H^+-Ionen oder Protonen abgeben. Säuren sind also Protonendonatoren.

Basen sind Moleküle oder Ionen, die in wässriger Lösung H^+-Ionen oder Protonen aufnehmen können, also Protonenakzeptoren.

Alle Anionen sind Basen, da sie ein oder mehrere Elektronenpaare besitzen und somit Protonen aufnehmen können. Durch die Aufnahme eines Protons entsteht aus einem Anion (A^-) eine Säure (HA). Säuren wiederum dissoziieren in wässriger Lösung in Anion und Proton:

$$A^- + H^+ = HA$$

4.1.2 Henderson-Hasselbalch-Gleichung

Nach Henderson stammen alle H^+-Ionen aus den Säuren (HA) und alle Anionen aus den Salzen. Daher gilt folgende Formel für die H^+-Ionenkonzentration:

$$H^+ = \frac{K \cdot HA}{BA}$$

K ist die Dissoziationskonstante der Säure. Je größer K, umso stärker ist die Säure.

Durch Überführung in die negative dekadische logarithmische Form ergibt sich die **Henderson-Hasselbalch-Gleichung:**

$$pH = Pk + log\frac{BA}{HA} bzw. \frac{Salz}{S\ ure}$$

Hierbei ist pK der negative Logarithmus von K.

Eine Verschiebung um 0,01 pH-Einheiten entspricht einer Änderung der absoluten H^+-Ionenkonzentration um jeweils 1 nmol/l (◘ Tab. 4.1).

4.1.3 Regulation der H^+-Ionenkonzentration

Die H^+-Ionenkonzentration bzw. der pH-Wert wird durch folgende 3 Regulationsmechanismen konstant gehalten:
- sofortige Pufferung in der Extra- und Intrazellulärflüssigkeit,
- Ausscheidung von Kohlendioxid über die Lungen = respiratorische Regulation,
- renale Ausscheidung von H^+-Ionen = metabolische Regulation,
- Leber: Neutralisierung von Bikarbonat.

Pufferung

Puffer sind Systeme einer schwachen Säure mit ihrer konjugierten Base. Werden diesem System H^+-Ionen zugefügt, so bindet der Puffer die Ionen, werden Basen hinzugefügt, so setzt der Puffer H^+-Ionen frei (Abb. 4.1).

Durch diesen Mechanismus wird die H^+-Ionenkonzentration innerhalb bestimmter Grenzen konstant gehalten. Der Pufferungsvorgang läuft nach der Henderson-Hasselbalch-Gleichung ab.

Im Organismus stehen verschiedene Puffersysteme zur Verfügung, um Veränderungen der H^+-Ionenkonzentration entgegenzuwirken:
- Kohlensäure-Bikarbonat-System: offen für Säure,
- Hämoglobin,
- Proteine,
- Phosphat,
- Ammoniak-Ammonium-System: offen für Base.

Es gilt aber:

Das Kohlensäure-Bikarbonat-System ist der wichtigste Puffer der Extrazellulärflüssigkeit.

Der Puffer besteht aus einem Gemisch von Kohlensäure (H_2CO_3) und Natriumbikarbonat. Das im aeroben Stoffwechsel entstehende Kohlendioxid löst sich in Wasser und wird unter Mitwirkung des Enzyms Karboanhydrase zu Kohlensäure (H_2CO_3) hydratisiert. Hierdurch wird Kohlendioxid rasch ins Blut aufgenommen, zur Lunge transportiert und dort ausgeatmet:

$$CO_2 + H_2O \rightarrow H_2CO_3 \rightarrow H^+ + HCO_3^-$$

Die Funktion des Kohlensäure-Bikarbonat-Puffers kann durch folgende Gleichung beschrieben werden:

$$pH = 6,1 + log \frac{HCO_3^-}{H_2CO_3}$$

Tab. 4.1 Beziehung zwischen pH-Wert und $[H^+]$

pH-Wert	$[H^+]$ (nmol/l)
7,36	44
7,37	43
7,38	42
7,39	41
7,40	40
7,41	39
7,42	38
7,43	37
7,44	36

oder

$$pH = \frac{0,03 + log HCO_3^-}{pCO_2}$$

6,1= Dissoziationskonstante der Gesamtreaktion;
0,03= Löslichkeitskoeffizienz von Kohlendioxid.

Die 3 Parameter der Gleichung – pH, pCO_2 und HCO_3^- – können direkt bestimmt werden; HCO_3^- = Gesamtkohlendioxid · pCO_2. Sind der pH-Wert und der pCO_2 bekannt, so kann die Plasmabikarbonatkonzentration nach der obigen Formel berechnet werden.

Respiratorische Komponente In der obigen Gleichung repräsentiert der Nenner, pCO_2, die respiratorische Komponente des Säure-Basen-Haushalts, denn der pCO_2 ist proportional dem gelösten Kohlendioxid. Der pCO_2 ergibt sich aus dem Gleichgewicht zwischen der CO_2-Produktion im Stoffwechsel und der Ausscheidung über die Lungen oder der **alveolären Ventilation.**

Metabolische Komponente Der Zähler der Gleichung, HCO_3^-, repräsentiert die metabolische Komponente des Säure-Basen-Haushalts, denn Bikarbonat puffert nur metabolische Säuren und Basen:

$$CO_2 + H_2O = H^+ + HCO_3^-$$

$$\mathrm{HCl + NaHCO_3 \rightarrow H_2CO_3 + Nacl}$$

$$H^+ + HCO_3^- = H_2CO_3$$

Die entstehende Kohlensäure (H_2CO_3) wird – bei konstantem pCO_2 – nahezu vollständig als Kohlendioxid über die Lungen ausgeatmet.

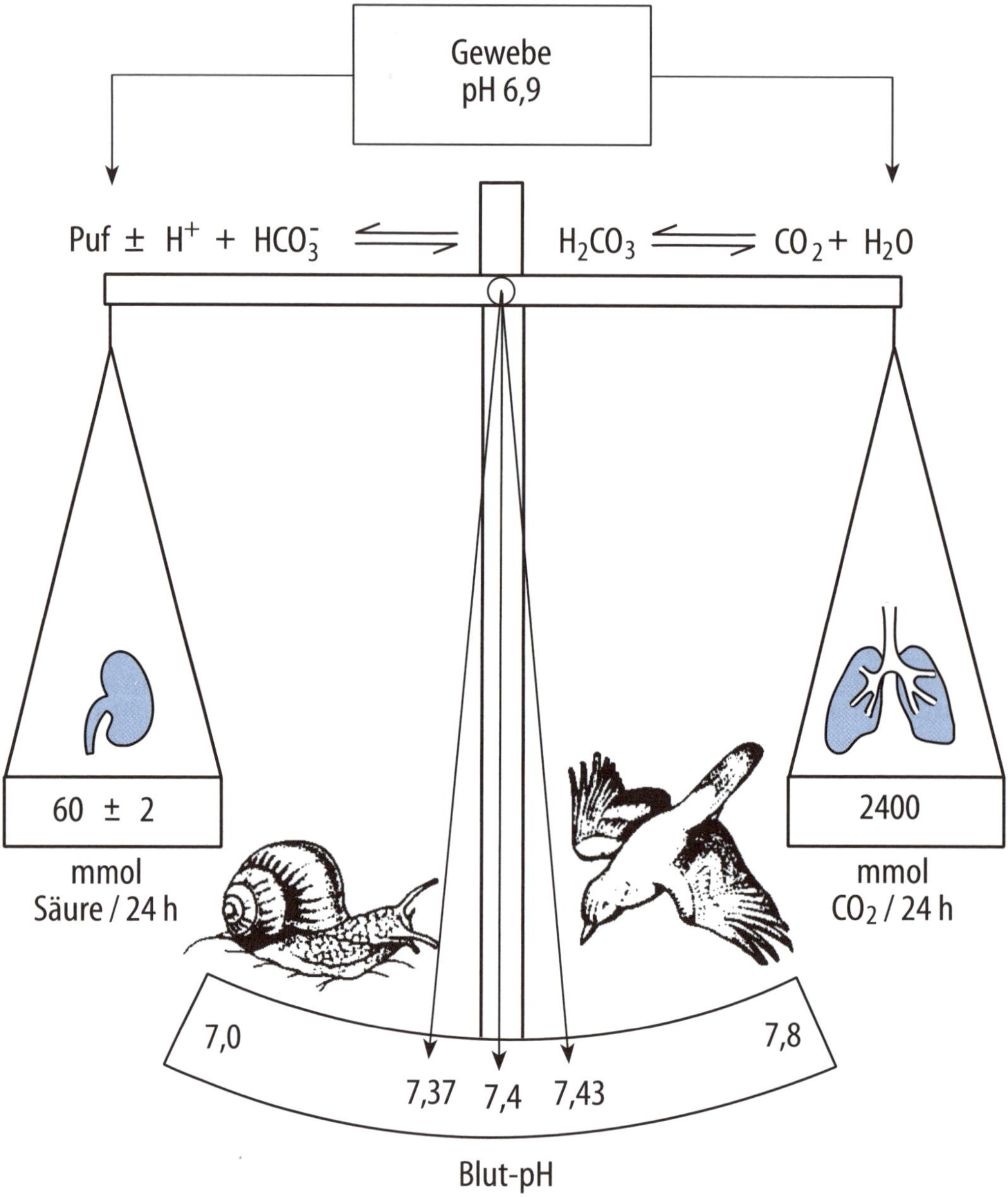

Abb. 4.1 Die Eliminationswege und Bilanzen für CO_2 und die H^+-Ionen fixer Säuren sind im Säure-Basen-Haushalt zwar vollständig voneinander getrennt, jedoch durch Puffersysteme miteinander verknüpft. Hierbei kann ein rasch wirkender Puffer (Lunge) von einem langsam reagierenden Puffer (Niere) unterschieden werden. (Aus Matthys u. Seeger 2008)

Alle Pufferungsvorgänge laufen innerhalb sehr kurzer Zeit nach Beginn der Störungen der H^+-Ionenkonzentration an.

Hämoglobinpuffer 80% der Nichtbikarbonatpufferaktivität des Blutes entfallen auf das Hämoglobin. Dieser hohe Anteil beruht auf der hohen Konzentration von Hämoglobin und der großen Zahl von puffernden Gruppen im Molekül.

Die Pufferkapazität hängt von der Oxygenierung des Hämoglobins ab (Bohr-Effekt).

Pulmonale Regulation

Steigt die CO_2-Konzentration an, so fällt der pH-Wert ab; nimmt hingegen die CO_2-Konzentration ab, so steigt der pH-Wert an. Der Einfluss der Atmung auf die H^+-Ionenkonzentration ergibt sich aus der folgenden Gleichung:

$$CO_2 + H_2O \rightarrow H_2CO_3 \rightarrow H^+ + HCO_3^-$$

Bei einer Zunahme der H^+-Ionenkonzentration verschiebt sich das Gleichgewicht nach links: Die vermehrt anfallenden H^+-Ionen werden durch HCO_3^- -Ionen neutralisiert. Es entsteht Kohlensäure (H_2CO_3), während die Bikarbonatkonzentration (HCO_3^- -Konzentration) abnimmt. Die Kohlensäure zerfällt in Wasser und Kohlendioxid, das rasch über die Lungen ausgeatmet wird, bis sich das physiologische Verhältnis zwischen HCO_3^- und H_2CO_3 wieder eingestellt hat.

Die Atmung reagiert innerhalb weniger Minuten auf Veränderungen der H^+-Ionenkonzentration. Eine Zunahme der H^+-Ionenkonzentration steigert die Atmung und umgekehrt.

Renale Regulation

Die Niere ist das wichtigste Organ für die Ausscheidung von H^+-Ionen!

In der Niere werden täglich etwa 4500 mmol HCO_3^- glomerulär filtriert und zum größten Teil im proximalen Tubulus reabsorbiert. Bei diesem Vorgang verbindet sich HCO_3^- mit einem H^+-Ion, das im Austausch gegen ein Na^+-Ion die Zelle verlassen hat, zu Kohlensäure, die nachfolgend zu Kohlendioxid und Wasser dissoziiert (katalysiert durch das Enzym Karboanhydrase). Kohlendioxid diffundiert in die proximale Tubuluszelle und verbindet sich dort mit OH^- zu HCO_3^-, das mit Na^+ als Kotransporteur durch die peritubuläre Membran in das Blut transportiert wird. Auf diese Weise kehrt filtriertes Bikarbonat ohne Nettoverlust von H^+ in das Blut zurück.

Wird die Sezernierung von H^+-Ionen in das proximale Tubuluslumen beeinträchtigt, so geht Bikarbonat mit dem Urin verloren. Hierdurch kann die Plasma- HCO_3^--Konzentration abfallen und eine metabolische Azidose auftreten.

Die Reabsorption von Bikarbonat reicht nicht aus, um den pH-Wert des Blutes konstant zu halten. Vielmehr müssen zusätzlich 1–3 mmol/kg H^+-Ionen aus dem Stoffwechsel der mit der Nahrung aufgenommenen Proteine, v. a. der schwefelhaltigen Aminosäuren, ausgeschieden werden. Diese Säurebelastung wird initial im Blut durch Bikarbonat gepuffert; die Niere muss die H^+-Ionen ausscheiden und die hierbei verbrauchten HCO_3^--Ionen regenerieren.

Die Sezernierung der H^+-Ionen erfolgt im Tubuluslumen durch weitere, glomerulär filtrierte Puffer. Von Bedeutung sind v. a. der Phosphatpuffer und der Ammoniak-Ammonium-Puffer.

Phosphatpuffer Diese titrierbare Säure wird in den Glomerula frei filtriert und verbindet sich mit H^+-Ionen:

$$PO_4^{2-} + H^+ \rightarrow H_2PO_4^-$$

Durch diese Pufferung werden täglich ca. 10–30 mmol H^+-Ionen oder 40–50% der täglichen Säurebelastung über die Nieren ausgeschieden; für jedes ausgeschiedene H^+-Ion wird 1 CO_3^--Molekül regeneriert, das die bei der Pufferung von Säuren aus der Nahrung verbrauchten HCO_3^--Ionen ersetzt.

Ammoniak-Ammonium-Puffer Wichtigster Urinpuffer ist der Ammoniak (NH_3), der als Ammoniumion (NH_4^+-Ion) im Urin ausgeschieden wird. Die Ammoniumsynthese erfolgt in der proximalen Tubuluszelle aus der ungeladenen Aminosäure Glutamin; hierbei entstehen aus einem Glutaminmolekül 2 NH_4^+-Ionen und 1 Ketoglutaratmolekül. 20–50 mmol NH_4^+ -Ion werden täglich im Urin ausgeschieden.

Rolle der Leber

In der Leber wird aus HCO_3^- und NH_4^+ Harnstoff synthetisiert und damit die starke Base HCO_3^- durch die schwache Säure NH_4^+ irreversibel neutralisiert. Der entstehende Harnstoff wird im Urin ausgeschieden. Eine Abnahme der Harnstoffsynthese führt zur Einsparung von Bikarbonat. Die Leber spielt somit eine wichtige Rolle bei der Regulation des Säure-Basen-Gleichgewichts.

4.2 Störungen des Säure-Basen-Gleichgewichts

Störungen des Säure-Basen-Gleichgewichts manifestieren sich als Abfall oder Zunahme der H^+-Ionenkonzentration bzw. des pH-Werts im Blut (Tab. 4.2). Nach der Henderson-Hasselbalch-Gleichung bestimmt das Verhältnis von Base (HCO_3^-) zu Säure (pCO_2) die H^+-Ionenkonzentration. Azidose, das Überwiegen der Säuren, und Alkalose, das Überwiegen der Basen, sind die beiden Grundstörungen des Säure-Basen-Gleichgewichts.

Tab. 4.2 Störungen des Säure-Basen-Gleichgewichts und Zustand nach Kompensation

Störung	pH	pCO_2	HCO_3^-	BE
Respiratorische Azidose, akute, unkompensierte	↓	↑	n	n
subakute, partiell kompensierte	↓	↑	↑	↑
chronische, voll kompensierte	n	↑	↑	↑
Respiratorische Alkalose, akute, unkompensierte	↑	↓	n	n
subakute, partiell kompensierte	↑	↓	↓	↓
chronische, voll kompensierte	n	↓	↓	↓
Metabolische Azidose, akute, nicht kompensierte	↓	n	↓	↓(–)
subakute, partiell kompensierte	↓	↓	↓	↓(–)
chronische, voll kompensierte	n	↓	↓	↓(–)
Metabolische Alkalose, akute, nicht kompensierte	↑	n	↑	↑(–)
subakute, partiell kompensierte	↑	↑	↑	↑(–)
chronische, voll kompensierte	n	↑	↑	↑(+)

n = normal; ↑ = Anstieg; ↓ = Abfall; (+) und (–) = positive oder negative Abweichung.

Grundstörungen des Säure-Basen-Gleichgewichts

- Azidose: Überschuss an Säuren oder Mangel an Basen, primär gekennzeichnet durch Anstieg des p_aCO_2 >45 mm Hg (1 mm Hg = 133,322 Pa) oder Abfall der arteriellen HCO_3^--Konzentration auf <22 mmol/l. Der pH-Wert kann hierbei unverändert sein.
- Alkalose: Überschuss an Basen oder Mangel an Säuren; primär gekennzeichnet durch einen Anstieg der arteriellen HCO_3^--Ionenkonzentration auf >26 mmol/l oder Abfall des p_aCO_2 auf <36 mm Hg. Auch hierbei kann der pH-Wert im Normbereich liegen.
- **Azidämie:** Anstieg der H^+-Ionenkonzentration im arteriellen Blut auf >44 nmol/l bzw. Abfall des pH-Werts auf <7,36 im Blut.
- **Alkaliämie:** Abfall der H^+-Ionenkonzentration im Blut auf <36 nmol/l bzw. Anstieg des pH-Werts auf >7,44.

Nach der Ursache werden respiratorische, metabolische und respiratorisch-metabolische Störungen des Säure-Basen-Gleichgewichts unterschieden (Abb. 4.2), nach dem **Verlauf** akute und chronische Störungen. Hierbei gilt Folgendes:

- Respiratorisch bedingte Säure-Basen-Störungen manifestieren sich primär in Veränderungen des p_aCO_2 und führen zur respiratorischen Alkalose oder Azidose.
- Metabolisch bedingte Säure-Basen-Störungen manifestieren sich primär in Veränderungen der HCO_3^--Ionenkonzentration und bewirken eine metabolische Azidose oder Alkalose.

Einfache Störungen des Säure-Basen-Gleichgewichts verändern primär nur einen der oben angeführten Parameter, komplexe Störungen hingegen beide.

Akute Störungen treten innerhalb von Minuten bis Stunden auf, chronische Störungen verlaufen über Tage, Wochen oder länger.

4.2.1 Respiratorische Azidose

Respiratorische Azidose

Durch ungenügende Ventilation bedingter Anstieg des p_aCO_2 mit Abfall des pH-Werts bzw. Zunahme der H^+-Ionenkonzentration.

Die einfache oder primäre respiratorische Azidose beruht auf einer ungenügenden Ausscheidung von Kohlendioxid über die Lungen. Der akute Anstieg

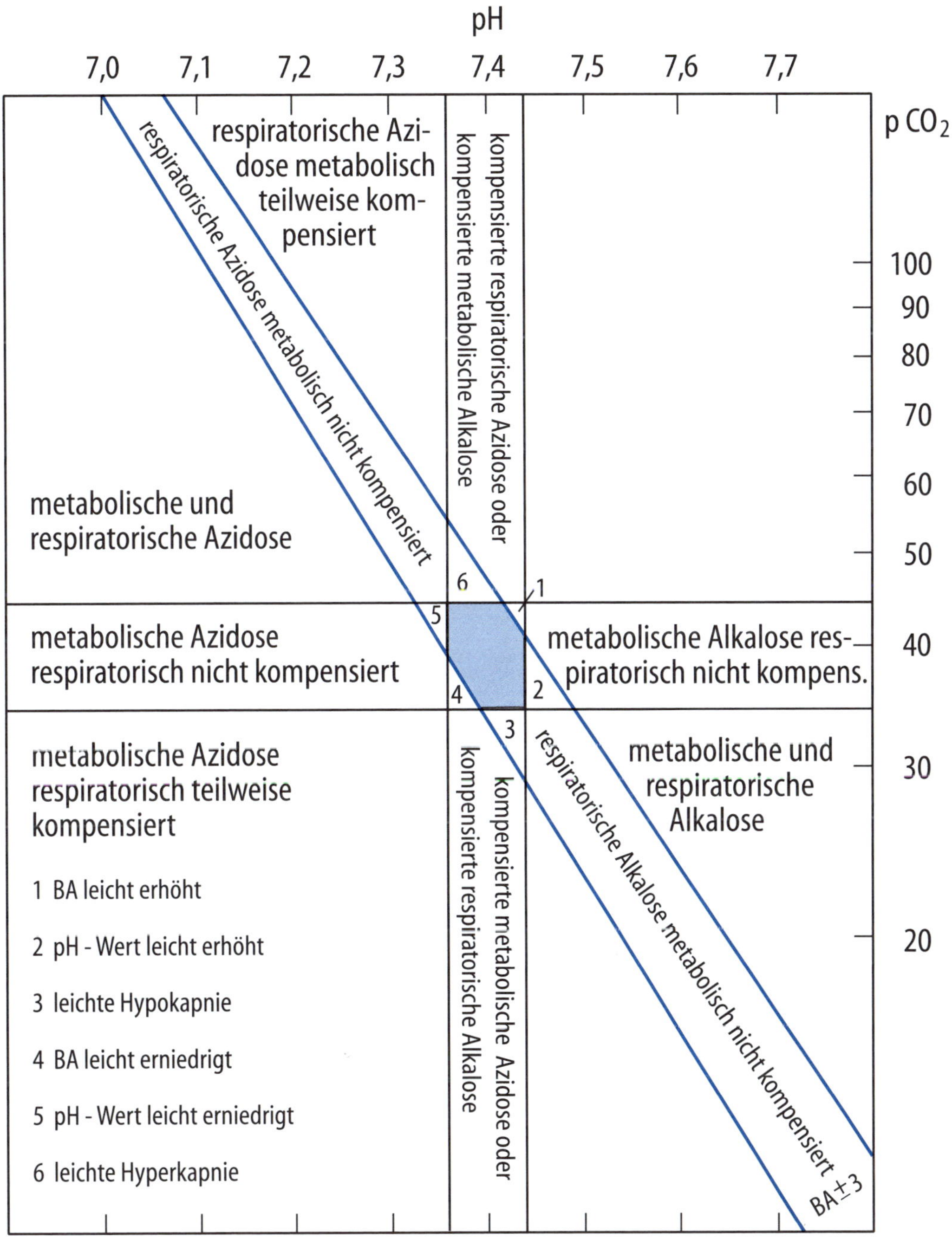

Abb. 4.2 Schema zur automatischen Befundung des Säure-Basen-Haushalts im Blut. *BA* Basenabweichung, pH-Werte <7,0 und >7,7 gelten als lebensbedrohlich, ebenso p_aCO_2-Werte, die anhaltend bei >100 oder <20 mm Hg liegen. (Aus Matthys u. Seeger 2008)

des p_aCO_2 führt zu einer Zunahme der CO_2-Konzentration im Plasma mit entsprechender Zunahme der H^+-Ionenkonzentration und Abfall des pH-Werts. Gegenregulatorisch wird sofort der Kohlensäure-Bikarbonat-Puffer aktiviert; nach mehreren Stunden setzen außerdem renale Kompensationsmechanismen ein, die bei anhaltender Hyperkapnie nach ca. 3–5 Tagen maximal ausgeprägt sind.

Unter Atmung von Raumluft ist bei einer respiratorischen Azidose (= hyperkapnische respiratorische Insuffizienz) der arterielle pO_2 erniedrigt!

Ursachen der respiratorischen Azidose

Eine respiratorische Azidose beruht grundsätzlich auf einer ungenügenden Ausscheidung von Kohlendioxid durch die Lungen, also einem ventilatorischen Atemversagen. Hierbei muss jedoch zwischen pulmonalen und extrapulmonalen Ursachen der respiratorischen Insuffizienz unterschieden werden:

- **pulmonale Ursachen:** Störungen oder Erkrankungen der unteren Atemwege, des Lungenparenchyms oder der Lungengefäße;
- **extrapulmonale Ursachen:** Störungen oder Erkrankungen des zentralen oder peripheren Nervensystems, der Atemmuskulatur, der Thoraxwand, der Pleura oder der oberen Atemwege, Fehleinstellung des Beatmungsgerätes.

Entsprechend muss sich die Therapie der respiratorischen Azidose nach der zugrundeliegenden Ursache richten.

Akute respiratorische Azidose

Merkmale

Ein erhöhter p_aCO_2 in Verbindung mit einem erniedrigtem pH-Wert ist das Kennzeichen einer akuten, nichtkompensierten respiratorischen Azidose.

Eine akute respiratorische Azidose ist eine Störung, die Minuten oder wenige Stunden andauert. Hierbei nimmt die H^+-Ionenkonzentration pro 10 mm Hg p_aCO_2-Anstieg ca. um 7–8 nmol/l zu, und es gilt folgende Faustregel:

$$\Delta H^+ = 0,7 \ldots \Delta p_aCO_2$$

Die HCO_3^- -Ionenkonzentration bleibt unverändert.

Bei einer subakuten, partiell kompensierten respiratorischen Azidose sind die HCO_3^- -Ionenkonzentration und der BE erhöht, der pH-Wert aber weiterhin erniedrigt.

Auswirkungen Durch den akuten pCO_2-Anstieg werden die Hirngefäße dilatiert: Hirndurchblutung und intrakranieller Druck steigen an. Die O_2-Bindungskurve wird nach rechts verschoben; hierdurch wird die O_2-Abgabe an die Gewebe erleichtert.

Chronische respiratorische Azidose

Merkmale

Ein erhöhter p_aCO_2 in Verbindung mit einem normalen pH-Wert, einer erhöhten HCO_3^--Ionenkonzentration und einem erhöhten BE ist das Kennzeichen der chronischen kompensierten respiratorischen Azidose.

Hält die akute Hyperkapnie an, so beginnt nach 6–8 h die renale Kompensation durch vermehrte Ausscheidung von H^+-Ionen und Bildung von Bikarbonat in der Lunge; nach 2–3 Tagen sind diese Kompensationsreaktionen im Gleichgewichtszustand. Durch diese Gegenregulation beträgt der H^+-Ionenanstieg nur noch 2–3 nmol/l, und es gilt:

$$\Delta H^+ = 0,3 \ldots \Delta p_aCO_2$$

Die arterielle HCO_3^- -Ionenkonzentration nimmt um 3–4 mmol/l pro 10 mm Hg p_aCO_2-Anstieg zu, und es gilt:

$$\Delta HCO_3^- = 0,3 \cdot \Delta P_aCO_2$$

Therapie der respiratorischen Azidose

Die Behandlung der respiratorischen Azidose ist spezifisch und/oder unterstützend.

Akute respiratorische Azidose Grundsätzlich sollte die auslösende Ursache beseitigt werden; außerdem muss entschieden werden, ob eine endotracheale Intubation und maschinelle Unterstützung der Atmung erforderlich ist.

Chronische respiratorische Azidose Hierbei steht die Langzeitbehandlung im Mittelpunkt. Eine Sofortbehandlung der Hyperkapnie ist extrem selten erforderlich, allenfalls bei akuter Dekompensation mit weiterem Anstieg des p_aCO_2. Die Entscheidung zur endotrachealen Intubation und maschinellen Atemunterstützung hängt dann v. a. von der weiteren Entwicklung der Azidose ab.

4.2.2 Respiratorische Alkalose

Respiratorische Alkalose

Durch alveoläre Hyperventilation bedingter Abfall des p_aCO_2 auf <45 mm Hg mit Abnahme der H^+-Ionenkonzentration und Anstieg des pH-Werts.

Bei der respiratorischen Alkalose ist die pulmonale Elimination von Kohlendioxid größer als die CO_2-Produktion im aeroben Stoffwechsel. Im akuten, nichtkompensierten Stadium ist der pH-Wert erhöht, die HCO_3^--Ionenkonzentration hingegen unverändert. Innerhalb weniger Minuten nach Beginn der Hyperventilation werden die Puffersysteme des Blutes aktiviert, und es kommt zum Abfall HCO_3^--Ionenkonzentration; außerdem steigen vorübergehend die fixen Säuren (z. B. Laktat) im Blut an.

Bei chronischer Alkalose entwickeln sich innerhalb der ersten 24 h renale Kompensationsmechanismen und erreichen nach 2–3 Tagen ein Maximum. Die Serum-Na^+-Ionenkonzentration fällt um ca. 3 mmol/l ab, die Serum-K^+-Ionenkonzentration um ca. 0,1 mmol/l pro Anstieg des pH-Werts um 0,1; die Serum-Cl^--Ionenkonzentration ist gering erhöht. Sind die Serumelektrolyte in stärkerem Ausmaß verändert, so besteht wahrscheinlich zusätzlich eine metabolische Störung.

Ursachen der respiratorischen Alkalose

Zu den wichtigsten Ursachen einer respiratorischen Alkalose gehören:

- Reaktion auf eine Hypoxämie (kompensatorische Hyperventilation),
- Lungenerkrankungen,
- Fehleinstellung des Beatmungsgeräts,
- kontrollierte Hyperventilation,
- Sepsis,
- Reaktion auf eine metabolische Azidose,
- Schwangerschaft,
- Störungen des zentralen Nervensystems,
- schwere Anämie,
- Leberzirrhose, Thyreotoxikose.

Bei metabolischen Azidosen oder Störungen des zentralen Nervensystems besteht zumeist keine Hypoxämie. Eine respiratorische Alkalose ohne Hypoxämie beruht fast immer auf zerebralen Störungen, Angst oder Schmerzen.

Akute respiratorische Alkalose

Merkmale

Eine klinisch relevante, akute respiratorische Alkalose liegt vor, wenn der p_aCO_2 auf <30 mm Hg abgefallen und der pH-Wert auf >7,5 angestiegen sind.

Bei einer akuten respiratorischen Alkalose fällt die H^+ -Ionenkonzentration um 7–8 nmol/l pro 10 mm Hg p_aCO_2-Abnahme ab, und es gilt:

$$\Delta H^+ = 0,7 \ldots \Delta p_aCO_2$$

Die HCO_3^--Ionenkonzentration fällt um 2 mmol/l pro 10 mm Hg p_aCO_2-Abfall ab:

$$\Delta HCO_3^- = 0,2 \cdot \Delta p_aCO_2$$

Auswirkungen Eine Hypokapnie bewirkt eine zerebrale Vasokonstriktion mit Abnahme der Hirndurchblutung und des intrakraniellen Drucks. Die O_2-Bindungskurve wird nach links verschoben; hierdurch wird die O_2-Abgabe an die Gewebe erschwert. Die zerebrale Krampfschwelle wird durch die Hypokapnie erniedrigt. Die allgemeine Hämodynamik wird nicht beeinträchtigt.

Chronische respiratorische Alkalose

Merkmale

Bei einer chronischen respiratorischen Alkalose beträgt der p_aCO_2 <45 mm Hg, der pH-Wert ist normal, die HCO_3^--Ionenkonzentration und der BE sind erniedrigt.

Bei einer chronischen Alkalose fällt die H^+-Ionenkonzentration um 4 nmol/l pro 10 mm Hg p_aCO_2-Abfall ab:

$$\Delta H^+ = 0,4 \ldots \Delta p_aCO_2$$

Die HCO_3^--Ionenkonzentration fällt ebenfalls um 4 nmol/l pro 10 mm Hg p_aCO_2-Abfall ab:

$$\Delta HCO_3^- = 0,4 \cdot \Delta p_aCO_2$$

Auswirkungen Im Vordergrund stehen die auslösenden Störungen oder Erkrankungen; die Alkalose selbst geht nicht mit Krankheitserscheinungen einher.

Therapie der respiratorischen Alkalose

Eine Behandlung der Alkalose wird bei pH-Werten von >7,55 als erforderlich angesehen. Das Vorgehen richtet sich primär nach der Ursache. Bei Fehleinstellung des Beatmungsgeräts ist eine Korrektur erforderlich. Bei hypoxiebedingter Hyperventilation muss primär die der Hypoxie zugrundeliegende Störung beseitigt werden.

4.3 Metabolische Störungen des Säure-Basen-Gleichgewichts

Alle nicht respiratorisch bedingten Abweichungen des Säure-Basen-Gleichgewichts werden als metabolische Störungen bezeichnet. Wiederum können 2 primäre Formen unterschieden werden:
- metabolische Azidose,
- metabolische Alkalose.

Daneben treten metabolische Störungen auch mit respiratorischen Störungen kombiniert auf.

Für eine genaue Differenzierung der Störung ist eine arterielle Blutgasanalyse erforderlich; Blut ist leicht zugänglich und repräsentiert einen mittleren Status aller Körpergewebe.

4.3.1 Diagnostik metabolischer Störungen

Um die metabolischen von den respiratorischen Störungen abgrenzen zu können, müssen folgende Parameter des arteriellen Blutes bestimmt werden:
- pH-Wert bzw. Konzentration freier H^+-Ionen,
- p_aCO_2 als respiratorischer Parameter,
- nichtrespiratorische oder metabolische Parameter: HCO_3^--Ionenkonzentration,
- Standardbikarbonat, Pufferbasen, Basenüberschuss oder -abweichung.

Die alleinige Bestimmung des pH-Werts und des p_aCO_2 reicht nicht aus, um den Säure-Basen-Status und mögliche Abweichungen vollständig zu charakterisieren.

Aktuelles Bikarbonat Hierbei handelt es sich um die aktuelle HCO_3^--Ionenkonzentration im Plasma. Sie unterliegt respiratorischen und nichtrespiratorischen Einflüssen und ist daher diagnostisch nur begrenzt verwertbar.

Standardbikarbonat Dies ist die HCO_3^--Ionenkonzentration im Plasma einer vollständig oxygenierten Blutprobe bei einem normalen pCO_2 von 40 mm Hg und 37°C.

Das Standardbikarbonat bleibt vom pCO_2 weitgehend unbeeinflusst; entsprechend beruhen Abweichungen auf einer nichtrespiratorischen oder metabolischen Störung. Allerdings wird das Standardbikarbonat bei einer respiratorischen Azidose etwas zu niedrig und bei einer respiratorischen Alkalose etwas zu hoch bestimmt.

> **Das Standardbikarbonat ist ein primär nicht respiratorisch beeinflusster Parameter des Säure-Basen-Status. Normalwerte: 22–26 mmol/l.**

Pufferbasen (»buffer base«) Dies ist die Summe der puffernden Anionen des Blutes, bestehend aus der HCO_3^--Ionenkonzentration des Plasmas und der Erythrozyten sowie den Pufferanionen des Hämoglobins und der Plasmaproteine. Die Konzentration der Pufferbasen ist unabhängig vom p_aCO_2, jedoch abhängig von der Hämoglobingesamtkonzentration.

Die Pufferbasen hängen nicht vom p_aCO_2 ab und werden daher nur durch **nichtrespiratorische Störungen** beeinflusst: Abnahme bei metabolischer Azidose, Zunahme bei metabolischer Alkalose. Normalwert: 48 mmol/l.

Zu beachten ist aber, dass die Konzentration der Pufferbasen bei einem niedrigen Hämoglobingehalt erniedrigt sein kann, obwohl der Säure-Basen-Status normal ist.

Basenabweichung (Basenüberschuss, »base excess«) Die Basenabweichung gibt an, wie viel Säure oder Base zur Rücktitration des Blutes auf den Normalwert von 7,4 benötigt wird. Sie ist also die Differenz zwischen aktueller Pufferbase im Blut und Pufferbase nach Rücktitration des Blutes mit starker Säure oder Base auf einen pH-Wert von 7,4 bei einem p_aCO_2 von 40 mm Hg und 37°C.

Die Basenabweichung oder der »base excess« wird nicht vom pCO_2 und der Hämoglobinkonzentration des Blutes beeinflusst und ist daher ein zuverlässiger Parameter für nicht respiratorisch bedingte Störungen des Säure-Basen-Gleichgewichts. Normalwerte: –3 bis +3 mmol/l.

Ein Überschuss an Basen wird als positive Basenabweichung bezeichnet und mit einem »+« versehen; er ist charakteristisch für die metabolische Alkalose. Demgegenüber wird ein Mangel an Basen als negative Basenabweichung oder Basendefizit bezeichnet; er charakterisiert die metabolische Azidose.

Bei Zunahme nichtflüchtiger Säuren oder Verlust von Bikarbonat nimmt die negative Basenabweichung zu und das Standardbikarbonat ab. Bei Verlust von Säuren oder Anhäufung von Bikarbonat nehmen positive Basenabweichung und Standardbikarbonat zu.

> **Standardbikarbonat und Basenabweichung sind klinisch die beiden wichtigsten Parameter, um metabolisch bedingte Störungen des Säure-Basen-Gleichgewichts festzustellen.**

Werden im Organismus nichtflüchtige Säuren angehäuft oder verliert der Körper Bikarbonat, so nehmen Standardbikarbonat und Basenabweichung ab. Werden hingegen nichtflüchtige Säuren aus dem Körper verloren oder wird Bikarbonat angehäuft, so steigen Standardbikarbonat und Basenabweichung an. Es gilt also:

- Metabolische Azidose: Standardbikarbonat vermindert; negative Basenabweichung erhöht.
- Metabolische Alkalose: Standardbikarbonat erhöht; positive Basenabweichung erhöht.

4.3.2 Metabolische Azidosen

Merkmale

Bei einer metabolischen Azidose ist primär die Konzentration der H^+-Ionen im Blut erhöht. pH-Wert, aktuelle HCO_3^--Ionenkonzentration, Pufferbasen, Basenabweichung und Standardbikarbonat sind erniedrigt.

Anionenlücke (»anion gap«)

Aus Gründen der Elektroneutralität muss die Konzentration der Anionen im Serum derjenigen der Kationen entsprechen. Tatsächlich findet sich aber im Serum eine sog. Anionenlücke, d. h. eine Differenz zwischen der Summe der messbaren Anionen (Cl^-, HCO_3^-) und der messbaren Kationen (Na^+, K^+) im Serum. Sie entsteht durch das Vorhandensein nicht messbarer Anionen im Serum, wie Phosphat, Sulfat, Proteinat und organischen Säuren. Die Anionenlücke kann vereinfacht in folgender Weise berechnet werden:

$$\text{Anionenlücke} = \text{Na}^+ - (\text{Cl} + HCO_3^-) = 3 - 11\ \text{mmol/l}$$

Die Anionenlücke wird auch als Fraktion der »nicht messbaren« Anionen bezeichnet.

Einfluss der Plasmaalbuminkonzentration Die Albuminkonzentration im Plasma macht normalerweise ca. 11 mmol/l der Anionenlücke aus. Ist die Anionenlücke erniedrigt, so liegt daher wahrscheinlich eine Hypoalbuminämie oder eine erhebliche Hämodilution vor. In seltenen Fällen kann auch die Konzentration der nicht messbaren Kationen erniedrigt sein, z. B. bei Hyperkalzämie, Hypermagnesiämie, Lithium- oder Bromidvergiftung.

Je nach Verhalten der Anionen können Azidosen mit erhöhter von Azidosen mit normaler Anionenlücke unterschieden werden.

Metabolische Azidosen mit vergrößerter Anionenlücke

Nehmen die nicht messbaren Anionen zu, so wird die Anionenlücke größer (>12 mmol/l). Zu den häufigsten Ursachen metabolischer Azidosen mit Zunahme der Anionenlücke gehören die Laktazidose und das chronische Nierenversagen.

Ursachen metabolischer Azidosen mit vergrößerter Anionenlücke (>12 mmol/l)

- Nierenversagen: verminderte H^+-Ionenausscheidung;
- Laktazidose;
- Ketoazidose: Diabetes mellitus, Alkohol, Fasten;
- Intoxikationen: Salizylate, Methanol, Äthylenglykol, Paraldehyd, Toluol.

Nur selten ist die Anionenlücke durch eine Abnahme der nicht messbaren Kationen bedingt. Azidosen mit vergrößerter Anionenlücke sind normo- oder hypochlorämisch.

Laktazidose

Die Laktazidose gehört zu den häufigsten metabolischen Azidosen des Intensivpatienten.

Laktat ist das physiologische Produkt des anaeroben Glukoseabbaus; es entsteht aus Pyruvat. Die normale Serumkonzentration beträgt 1 mmol/l; bei maximaler körperlicher Belastung kann sie vorübergehend auf mehr als 20 mmol/l ansteigen. Der Abbau von Laktat erfolgt durch oxidative Phosphorylierung zu Pyruvat, das in den Krebszyklus einmündet. Laktat aus den Erythrozyten oder Geweben, deren Phosphorylierungskapazität überschritten wird, gelangt in den Kreislauf und wird zu etwa 50% in der Leber umgewandelt, der verbleibende Rest in Niere, Muskeln oder ZNS. Erst bei höheren Serumkonzentrationen (ab ca. 10 mmol/l) spielt auch die renale Ausscheidung von Laktat quantitativ eine Rolle.

Normalerweise werden 1,5 mol Laktat pro Tag gebildet. Die Leber allein kann bis zu 3,4 mol Laktat pro Tag metabolisieren, der Gesamtorganismus mehr als 17 mol pro Tag.

Eine Anhäufung Laktat kann grundsätzlich auf einer vermehrten Produktion oder verminderten Clearance beruhen. Bei einer Laktazidose ist praktisch immer auch die Clearance beeinträchtigt.

Störungen des Laktatmetabolismus O_2-Mangel im Gewebe beeinträchtigt die oxidative Phosphorylierung und führt so zur Anhäufung von Pyruvat und damit auch von Laktat. Wichtigste Ursache des O_2-

Tab. 4.3 Klinische Klassifizierung von Laktazidosen

Typ		Kennzeichen
Typ A	Schwere Hypoperfusion/ Hypoxie	Polytrauma
		Sepsis
		Herzerkrankungen
		Blutungen starke Anämie
		Schweres Asthma
		CO-Vergiftung
		Grand-mal-Anfälle
		Phäochromozytom
Typ B	Keine klinischen Zeichen der Hypoperfusion	Urämie
		Leberinsuffizienz
		Diabetes mellitus
		Infektionen (Sepsis)
		maligne Erkrankungen
		Medikamente, Toxine, Metaboliten: z. B. Äthanol und Methanol, Salizylate, Biguanide, Adrenalin, Nitroprussidnatrium, Terbutalin
		In Verbindung mit angeborenen Erkrankungen
		Andere Ursachen: idiopathisch, bakterielle Laktatproduktion, Hypoglykämie
		Leberinsuffizienz

Mangels ist die ungenügende Durchblutung der Gewebe; sie führt zu einer Steigerung der anaeroben Glykolyse mit Anhäufung der starken metabolischen Säure Milchsäure. Laktatkonzentrationen von mehr als 5 mmol/l gelten als Indikator einer Laktazidose. 2 Formen von Laktazidosen werden unterschieden: Typ A und Typ B: Typ A beruht auf einer Minderperfusion und/oder O_2-Mangel der Gewebe, z. B. durch Blutverluste, Trauma, kardiogenen oder septischen Schock, Typ B umfasst alle anderen Formen der Laktazidose (Tab. 4.3). Nicht immer ist eine klare Abgrenzung beider Formen möglich.

Bei hypoxiebedingter Laktazidose nimmt mit zunehmender Laktatkonzentration im Serum auch die Mortalität zu: Bei Serumkonzentrationen von >5 mmol/l beträgt die Mortalität derzeit etwa 75%, bei >10 mmol/l über 95%.

Zu beachten ist, dass eine Azidose selbst zur Anhäufung von Laktat führt, da durch den pH-Abfall der Laktatmetabolismus in der Leber und in der Niere beeinträchtigt wird.

Klinische Zeichen der Laktazidose Die klinischen Zeichen der Laktazidose entwickeln sich innerhalb weniger Stunden, sind allerdings unspezifisch:

- Erbrechen und atypische Bauchschmerzen,
- Verwirrtheit,
- Lethargie,
- Koma,
- Kussmaul-Atmung,
- Dehydratation,
- Hypotension, Tachykardie, Vasokonstriktion,
- Hypothermie.

Die **Diagnose** ergibt sich aus der signifikant erhöhten Serumlaktatkonzentration.

Therapie der Laktazidose Wichtigstes Behandlungsziel ist die Beseitigung der auslösenden Ursache, bei Typ A also die Wiederherstellung einer ausreichenden Durchblutung bzw. O_2-Versorgung der Gewebe. Bikarbonat sollte nur bei schwerer Azidose, d. h. einem pH-Wert von <7,05, zugeführt werden.

Metabolische Azidosen mit normaler Anionenlücke

Bei einer metabolischen Azidose mit normaler Anionenlücke ist typischerweise die Plasma-Cl^--Ionenkonzentration erhöht. Das Cl^--Ion ersetzt das verlorene Plasma-HCO_3^--Ion. Wichtigste Ursachen der hyperchlorämischen metabolischen Azidose sind gastrointestinale oder renale Bikarbonatverluste, z. B. durch Diarrhö oder renale tubuläre Azidose.

Ursachen metabolischer Azidosen mit normaler Anionenlücke (<12 mmol/l)

1. **Bikarbonatverluste:**
   - gastrointestinal: Diarrhö, Enterostomie
   - renal: proximale (Typ 2) renale tubuläre Azidose, Ketoazidose, nach chronischer Hyperkapnie
2. **Verminderte renale** Säureausscheidung:
   - mit Hypokaliämie: distale (Typ 1) renale tubuläre Azidose
   - mit Hyperkaliämie: hyperkaliämische distale renale tubuläre Azidose
   - Hypoaldosteronismus (Typ 4, renale tubuläre Azidose)
   - verminderte Nierendurchblutung

3. **Säurezufuhr**
- Hyperalimentation mit HCl-haltigen Aminosäurenlösungen
- Cholestyraminchlorid
- Hydrochloridzufuhr bei schwerer metabolischer Alkalose

Klinische Auswirkungen metabolischer Azidosen

Geschwindigkeit und Ausmaß des pH-Wertabfalls bestimmen v. a. die klinischen Auswirkungen der metabolischen Azidose. Entwickelt sich die Azidose innerhalb von Stunden bis wenigen Tagen, so sind praktisch immer klinische Zeichen vorhanden, während eine sich langsam, über Monate entwickelnde Azidose gleichen Ausmaßes gewöhnlich nicht mit Symptomen einhergeht. Unabhängig von der Geschwindigkeit, mit der die metabolische Azidose auftritt, gilt aber Folgendes:

! Ein Abfall des pH-Werts auf 7,2 gefährdet den Patienten!

Zerebrale Wirkungen Im Mittelpunkt steht die Dämpfung des zentralen Nervensystems: Mit zunehmendem Abfall des pH-Werts entwickelt sich eine Bewusstseinsstörung, die schließlich in ein Koma mündet.
- Zerebrale Wirkungen der Azidose:
- Verwirrtheit,
- Muskelschwäche,
- Stupor,
- Koma.

Kardiovaskuläre Wirkungen Die kardiovaskulären Wirkungen hängen ebenfalls vom Ausmaß des pH-Wertabfalls ab. Durch den Anstieg der H^+-Ionen werden vermehrt Katecholamine ausgeschüttet, und es entwickelt sich eine Tachykardie und eine Neigung zu ventrikulären Herzrhythmusstörungen, bei Abfall des pH-Werts auf <7,15 schließlich eine Bradykardie, z. T. durch eine azidosebedingte Hemmung der Katecholaminwirkung. Durch Beeinträchtigung der Myokardkontraktilität und Vasodilatation entwickelt sich eine sekundäre Hypotension. Bei schwerer intrazellulärer Azidose fällt das Herzzeitvolumen ab.

Kardiovaskuläre Zeichen der Azidose:
- Tachykardie, später Bradykardie,
- ventrikuläre Herzrhythmusstörungen,
- Blutdruckabfall,
- Abnahme des Herzzeitvolumens.

Respiratorische Wirkungen Bei metabolischer Azidose ist die Atmung häufig gesteigert (Kussmaul-Atmung). Im Vordergrund steht die Zunahme des Atemzugvolumens, weniger der Atemfrequenz. Bei einfacher metabolischer Azidose fällt hierdurch der p_aCO_2 ab. Der zu erwartende p_aCO_2-Abfall kann beim spontan atmenden Patienten nach folgender Gleichung kalkuliert werden:

$$\text{erwarteter} p_aCO_2 (\text{mmHg}) = [(1,5 \ldots HCO_3^-) + 8] \pm 2$$

Weicht der errechnete Wert deutlich vom gemessenen ab, so liegt zusätzlich entweder eine respiratorische Azidose oder Alkalose vor.

Gastrointestinale Wirkungen Die Darmmotilität wird durch eine metabolische Azidose vermutlich beeinträchtigt. Besonders bei Ketoazidosen treten häufig diffuse Bauchschmerzen (»Pseudoperitonitis«) sowie Übelkeit und Erbrechen auf.

Niere Bei akuter metabolischer Azidose ist zunächst die Kaliumausscheidung im Urin vermindert, später aber gesteigert, so dass sich ein Kaliummangel entwickelt. Die Aldosteronproduktion ist vermehrt; hierdurch kommt es zur Retention von Na^+-Ionen und zu renalen Kaliumverlusten.

Serumkalium Fallen im Extrazellulärraum vermehrt Säuren an, so können H^+-Ionen in den Intrazellulärraum im Austausch gegen K^+-Ionen aufgenommen werden. Hierdurch steigt das Serumkalium an. Bei normalem Kaliumbestand des Organismus gilt für die Zunahme der Serum-K^+-Ionenkonzentration:

$$\Delta k^+ (\text{mmol/l}) = 0,6 / \Delta 0,1 \text{ pH}$$

Bei einer Zunahme der anorganischen Säuren, z. B. HCl, ist aber der Anstieg des Serumkaliums wesentlich stärker als bei einer äquimolaren Zunahme organischer Säuren. Die Veränderungen des Serumkaliums können somit nicht nur durch die Azidämie bedingt sein. Beim Intensivpatienten tragen vielmehr weitere Faktoren durch Hemmung der zellulären K^+-Ionenaufnahme zum Anstieg des Serumkaliums bei, v. a.:
- Dehydratation,
- Hyperosmolalität,
- Hypoxie,
- Katabolie, z. B. bei Polytrauma, akutes Nierenversagen,
- adrenerge Substanzen, β-Blocker.

Diagnose metabolischer Azidosen

Die Diagnose wird durch die Blutgasanalyse gestellt; durch Messung der Serumelektrolyte kann außerdem die Anionenlücke bestimmt und die Azidose näher klassifiziert werden.

> **Merkmale**
> Die einfache metabolische Azidose ist durch einen niedrigen pH-Wert und eine verminderte HCO_3^--Ionenkonzentration gekennzeichnet; bei respiratorischer Kompensation ist auch der arterielle pCO_2 erniedrigt.

Respiratorische Kompensation Wie bereits dargelegt, werden metabolische Azidosen respiratorisch kompensiert – allerdings nur, wenn der Patient nicht beatmet wird oder aus anderen Gründen die Atmung nicht gesteigert werden kann. Als Faustregel gilt bei der respiratorischen Kompensation:

> **Bei einer metabolischen Azidose fällt der arterielle pCO_2 kompensatorisch um 1–1,5 mm Hg pro Abnahme der arteriellen HCO_3^--Ionenkonzentration um 1 mmol/l ab.**

Eine Vollkompensation wird jedoch durch die Steigerung der Ventilation nicht erreicht. Neben der respiratorischen Komponente wird der Bikarbonatabfall noch durch Zunahme der Anionen (Sulfat, Chlorid u. a.) teilweise kompensiert. Die Kalium- und Phosphatkonzentration nimmt zu.

Kombinierte Störungen Die metabolische Azidose mit erhöhter Anionenlücke kann zusammen mit einer Azidose mit normaler Anionenlücke oder mit einer metabolischen Alkalose auftreten. Diese gemischten metabolischen Störungen können durch Vergleich der Zunahme der Anionenlücke (Exzessanionenlücke) mit der Abnahme der Plama-HCO_3^--Ionenkonzentration (HCO_3^--Ionendefizit) bzw. dem Anionenquotienten (»QAL«) erkannt werden:

$$QAL = \frac{\text{aktulle Anionenücke} - 12(\text{mmol/l})}{24 - \text{aktuelleHCO}_3^- - \text{Ionen} - \text{konzentration(mmol/l)}}$$

Hierbei gilt:
- QAL=1: metabolische Azidose mit vergrößerter Anionenlücke oder Vorliegen mehrerer Azidosen mit vergrößerter Anionenlücke.
- QAL>1: metabolische Azidose mit vergrößerter Anionenlücke + metabolische Alkalose.
- QAL<1: metabolische Azidose mit vergrößerter Anionenlücke + metabolische Azidose mit normaler Anionenlücke.

Therapie metabolischer Azidosen

Die wichtigsten Therapieziele bei metabolischer Azidose sind:
- Korrektur der Azidämie,
- Beseitigung der auslösenden Ursache.

Die Korrektur der Azidämie erfolgt mit Puffersubstanzen. Ob gepuffert werden muss, hängt v. a. vom arteriellen pH-Wert, den Kompensationsreaktionen und der zugrundeliegenden Ursache ab. Bei Laktazidose und Ketoazidose ist die Zufuhr von Puffersubstanzen umstritten.

> **Bei einem pH-Wert von <7,15–7,2 ist zumeist die Zufuhr von Puffersubstanzen erforderlich.**

Fällt allerdings die HCO_3^--Ionenkonzentration auf <10–12 mmol/l, so ist wahrscheinlich selbst bei einem pH-Wert von >7,15 die Zufuhr von Bikarbonat erforderlich. Denn nach der Gleichung: $H^+ = 24 p_aCO_3 / HCO_3^-$ nimmt auch bei einer Abnahme der HCO_3^--Ionenkonzentration die H^+-Ionenkonzentration zu. Die HCO_3^--Ionenkonzentration sollte daher möglichst über 10–12 mmol/l gehalten werden.

Azidosen, die sich spontan auflösen, wie z. B. die Laktazidose bei generalisierten Krampfanfällen, bedürfen gewöhnlich keiner Puffertherapie.

Natriumbikarbonat Diese Substanz ist nach wie vor der Puffer der ersten Wahl bei schweren metabolischen Azidosen. Alle Säuren, die eine metabolische Azidose hervorrufen, werden durch Bikarbonat gepuffert. Ist die Azidose durch Verlust von HCO_3^--Ionen bedingt, so bedeutet die Zufuhr von Bikarbonat eine echte Ersatztherapie. Der Bedarf an Bikarbonat zur Korrektur der metabolischen Azidose kann nach der Formel berechnet werden:

> Bikarbonatbedarf (mmol) = BE · 0,3 · kg KG.

Beachte: 1 ml 8,4%iges Bikarbonat enthält 1 mmol HCO_3^--Ionen, 1 ml 4,2%iges entsprechend 0,5 mmol.

Die Zufuhr von Bikarbonat muss kontrolliert erfolgen, um eine metabolische Alkalose zu vermeiden. Daher gilt:

> **Bei der Korrektur der metabolischen Azidose wird zunächst nur ein pH-Wert von >7,2 angestrebt, keine Vollkorrektur.**

Zu den wichtigsten Nebenwirkungen der Bikarbonatzufuhr gehören:
- Hypernatriämie,
- Hyperosmolalität,

- Anstieg des p_aCO_2 mit Gefahr der intrazellulären Azidose,
- Linksverschiebung der O_2-Bindungskurve.

Hypernatriämie und Hyperosmolalität hängen von der zugeführten Dosis ab. Liegt bereits eine Hypernatriämie vor, so ist Bikarbonat kontraindiziert. Alternativ kann Tris-Puffer zugeführt werden.

Tris-Puffer (THAM, Trometamol) Diese Substanz bindet die H^+-Ionen und senkt den p_aCO_2, kann somit metabolische und respiratorische Azidosen puffern. Tris-Puffer enthält kein Natrium und ist daher besonders geeignet, wenn Kontraindikationen für die Zufuhr von Natriumbikarbonat bestehen. Tris-Puffer bewirkt eine Atemdepression, möglicherweise durch Senkung des p_aCO_2 bei gleichzeitiger Bildung von Bikarbonat. Daher gilt:

! Tris-Puffer darf bei spontan atmenden Patienten mit respiratorischer Insuffizienz nicht eingesetzt werden.

Weiterhin ist die Substanz wegen der Kumulationsgefahr bei Oligurie/Anurie kontraindiziert. Eine versehentliche extravasale Zufuhr bewirkt schwere Gewebenekrosen.

i ml Tris-Puffer = BE · 0,3 · f kg KG.

Die Infusionsgeschwindigkeit für die 0,3 molare Lösung sollte 10 ml/min nicht überschreiten; die Tageshöchstdosis liegt bei ca. 750 ml der 0,3 molaren Lösung.

4.3.3 Metabolische Alkalose

Merkmale
Eine primäre metabolische Alkalose ist gekennzeichnet durch eine erhöhte Plasma- HCO_3^- -Ionenkonzentration, eine positive Basenabweichung und Anstieg des pH-Werts.

Ursachen

Metabolische Alkalosen treten beim Intensivpatienten häufig auf und entstehen v. a. durch H^+-Ionenverluste aus dem Körper.

Ursachen metabolischer Alkalosen
- Verlust von saurem Magensaft: Erbrechen, Drainage über Magensonde
- Diuretikatherapie: Schleifendiuretika, Thiazide
- Diarrhöen mit Cl^--Ionenverlusten
- posthyperkapnisch, d. h. nach Korrektur einer chronischen Hyperkapnie
- übermäßige Zufuhr von Bikarbonat und Bikarbonatinfusionslösungen
- Hyperaldosteronismus
- schwerer Kaliummangel
- Leberversagen

Magensaftverluste und Diuretikatherapie führen zu Cl^--Ionenverlusten; die Cl^--Ionenkonzentrationen im Serum und im Urin sind erniedrigt.

Klinische Auswirkungen

Typisch für die (respiratorische) Alkalose ist die neuromuskuläre Übererregbarkeit mit Parästhesien, karpopedalen Spasmen oder Schwindelgefühl. Bei metabolischer Alkalose hingegen sind meist keine klinischen Zeichen nachweisbar. Treten Symptome auf, so beruhen sie v. a. auf der Dehydratation (Schwächegefühl, Muskelkrämpfe, lageabhängige Benommenheit). Beim Intensivpatienten kann sich die metabolische Alkalose durch Herzrhythmusstörungen als Folge von Hypoxie oder Hypokaliämie manifestieren. Die O_2-Bindungskurve wird durch die Alkalose nach links verschoben.

Diagnose

Die Diagnose wird durch die Blutgasanalyse gestellt; die zugrundeliegende Ursache ergibt sich zumeist aus der Anamnese und dem körperlichen Untersuchungsbefund. Bei jeder Alkalose sollte auch der Blutdruck gemessen und die Serumelektrolyte bestimmt werden, wenn erforderlich auch die Cl^--Ionenkonzentration im Urin.

Primäre metabolische Alkalose
- pH-Wert >7,44
- HCO_3^--Ionenkonzentration >26 mmol/l
- Standardbikarbonat >25 mmol/l
- Basenabweichung >+ 5 mmol/l

Kompensationsmechanismen Metabolische Alkalosen werden vom Organismus primär respiratorisch kompensiert: Es wird weniger Kohlendioxid ausgeatmet, um das Verhältnis von Bikarbonat und Kohlensäure zu normalisieren, d. h. es entwickelt sich eine kompensatorische Hypoventilation, hervorgerufen durch eine direkte Dämpfung der medullären Atemregulationszentren. Hierbei gilt:

Bei metabolischer Alkalose steigt der p_aCO_2 um 0,7 mm Hg pro mmol/l Zunahme der Plasma-HCO_3^--Ionenkonzentration.

Bei der Kompensationsreaktion steigt der p_aCO_2 maximal auf ca. 60 mm Hg an. Abweichungen vom errechneten p_aCO_2-Anstieg nach oben oder unten beruhen auf einer zusätzlichen Störung des Säure-Basen-Gleichgewichts: metabolische Azidose, respiratorische Azidose oder respiratorische Alkalose.

Respiratorisch kompensierte metabolische Alkalose

- pH-Wert nahezu normal
- HCO_3^--Ionenkonzentration erhöht
- Standardbikarbonat erhöht
- Positive Basenabweichung
- p_aCO_2 erhöht

Therapie der metabolischen Alkalose

Eine akute Behandlung metabolischer Alkalosen ist selten erforderlich, da meist keine ungünstigen Auswirkungen des erhöhten pH-Werts nachweisbar sind. Somit kann zunächst nach der Ursache gesucht und dann eine spezifische Behandlung eingeleitet werden.

Zufuhr von Chlorid Bei metabolischer Alkalose mit verminderter Cl^--Ionenausscheidung im Urin werden Cl^--Ionen in Form von NaCl, KCl oder beidem zugeführt, um die Ausscheidung der vermehrten HCO_3^--Ionen zu ermöglichen.

Acetazolamid Die Substanz hemmt das Enzym Karbonanhydrase und steigert hierdurch die HCO_3^--Ionenausscheidung im Urin.

Zufuhr von Salzsäure Schwere Alkalosen können durch Zufuhr von Salzsäure behandelt werden. Meist reichen 20–30 mmol HCl/h aus, um den pH-Wert auf 7,5 abzusenken. HCl wird als 0,2–0,4 normale Lösung über einen zentralen Venenkatheter infundiert. Die Therapie wird durch arterielle Blutgasanalysen und Messung der Serum-K^+-Ionenkonzentration alle 1–2 h kontrolliert.

Arginin- und Lysinhydrochlorid Diese Substanzen werden heutzutage nur noch selten eingesetzt, zum einen, weil beide Substanzen die intrazelluläre Azidose verstärken sollen, zum andern, weil lebensbedrohliche Hyperkaliämien durch die Zufuhr berichtet worden sind.

Literatur

Derksen R, Scheffer GJ, Van Der Hoeven JG (2006) Quantitative acid-base physiology using the Stewart model. Does it improve our understanding of what is really wrong? Eur J Int Med 17 (5): 330–333

Kellum JA (2007) Disorders of acid-base balance. Crit Care Med 35 (11): 2630–2636

Lumb AB (2005) Nunn's applied respiratory physiology, 6th edn. Butterworth-Heinemann, Oxford

Matthys H, Seeger W (Hrsg) (2008) Klinische Pneumologie. Springer, Berlin Heidelberg New York

Robergs RA (2008) Science vs. personal bias in acid-base physiology. J Appl Physiol 105 (1): 363

Rose BD, Post TW (2001) Clinical physiology of acid-base and electrolyte disorders, 5th edn. McGraw-Hill, Columbus

Story DA, Morimatsu H, Bellomo R (2006) Hyperchloremic acidosis in the critically ill: One of the strong-ion acidoses? Anesth Anal 103 (1): 144–148

Tan S, Campbell M (2008) Acid-base physiology and blood gas interpretation in the neonate. Paediat Child Health 18 (4):172–177

Zander R (2012) pHysio – Säure-Basen-Haushalt. Physioklin [http://www.physioklin.de]

Respiratorische Insuffizienz – Allgemeine Pathophysiologie

Fragen zum Einstieg

1. Welche Arten von respiratorischer Insuffizienz bzw. Atemversagen werden unterschieden, und mit welchen Laborparametern werden sie diagnostiziert?
2. Welche beiden Merkmale kennzeichnen die alveoläre Hypoventilation?
3. Was versteht man unter einer venösen Beimischung, und welche Auswirkungen hat sie auf den arteriellen pO_2?
4. Welchen Einfluss hat die FRC auf die Compliance und den Gefäßwiderstand der Lunge?
5. Durch welche Maßnahmen kann eine erniedrigte FRC normalisiert werden?
6. Wodurch entsteht eine Ermüdung der Atemmuskulatur?
7. Wie wirkt sich eine Lungenembolie auf den pulmonalen Gasaustausch und die arteriellen Blutgase aus?

Störungen der Ventilation, des pulmonalen Gasaustausches oder der Lungendurchblutung führen zur respiratorischen Insuffizienz, d. h. dem Unvermögen, die arteriellen Blutgase im Normbereich zu halten. Klinisch wird zwischen Störungen der Oxygenierung und Störungen der Ventilation unterschieden. Störungen der Oxygenierung, auch als respiratorische Partialinsuffizienz bezeichnet, führen zum Abfall des arteriellen pO_2, zur Hypoxie, Störungen der Ventilation zum Anstieg des arteriellen pCO_2 und zum Abfall des arteriellen pO_2, zur respiratorischen Globalinsuffizienz.

Die **respiratorische Insuffizienz** wird auch in folgender Weise **klassifiziert:**

- **Typ I = Oxygenierungsversagen (pulmonales Parenchymversagen):** Störungen des Belüftungs-Durchblutungs-Verhältnisses (Anstieg oder Abnahme von $\dot{V}_A/Q$) und/oder Shunt führen zum Abfall des p_aO_2; der p_aCO_2 ist normal oder erniedrigt (kompensatorische Hyperventilation); der alveoloarterielle O_2-Partialdruckgradient, die venöse Beimischung und der Totraumanteil des Atemzugvolumens sind erhöht.
- **Typ II = Ventilationsversagen (pulmonales Pumpversagen):** Es besteht eine alveoläre Hypoventilation; der p_aCO_2 ist erhöht, der p_aO_2 (bei Atmung von Raumluft) erniedrigt; der alveoloarterielle O_2-Partialdruckgradient bleibt hingegen unverändert.
- **Typ III = Kombination von Oxygenierungs- und Ventilationsversagen,** d. h. es besteht ein niedriger p_aO_2 und ein erhöhter p_aCO_2 (Hypoxie und Hyperkapnie), der alveoloarterielle pO_2-Gradient ist erhöht, ebenso die venöse Beimischung und der Totraumanteil des Atemzugvolumens.

Tab. 5.1 Klassifizierung der respiratorischen Insuffizienz

	p_aO_2	p_aCO_2	$p_AO_2-p_aO_2$
Typ III: Oxygenierungsversagen	↓	↓ (n)	↑
Typ III: Ventilationsversagen	↓	↑	
Typ III: Kombiniertes Versagen	↓	↑	↑

Welche Art von Störung vorliegt, kann durch Bestimmung der arteriellen Blutgase festgestellt werden (Tab. 5.1).

5.1 Störungen der Ventilation

Eine alveoläre Hypoventilation, auch als ventilatorisches Pumpversagen bezeichnet, führt zum Anstieg des p_aCO_2 und nachfolgend zum Abfall des p_aO_2. Bei einem Austauschverhältnis beider Gase von 1 fällt der p_aO_2 pro mm Hg p_aCO_2-Anstieg um 1 mm Hg (133,3 Pa) ab.

Merkmale

Hyperkapnie und Hypoxie sind die Merkmale der alveolären Hypoventilation.

Diese Aussage gilt aber nur bei Atmung von Raumluft; wird Sauerstoff zugeführt, so kann der p_aO_2 trotz Hyperkapnie normal oder sogar erhöht sein.

Die alveoläre Hypoventilation gehört zu den häufigsten Ursachen der respiratorischen Insuffizienz beim Intensivpatienten. Abgesehen von pulmonalen Erkrankungen können auch zahlreiche extrapulmonale Störungen zur alveolären Hypoventilation führen (Abb. 5.1).

5.1.1 Störungen, die zur alveolären Hypoventilation führen können

- Dämpfung der Atemregulationszentren:
  - Medikamente: Opioide, Barbiturate, Tranquilizer
  - zerebrale Schädigung: Schädel-Hirn-Trauma, Hirninfarkt, Blutung, Tumor, zentrales Schlafapnoesyndrom
- Neuromuskuläre Störungen und Muskelerkrankungen bzw. Funktionsstörungen:
  - medikamentös: Muskelrelaxanzien, Streptomycin, Polymycin, Kanamycin, Neomycin

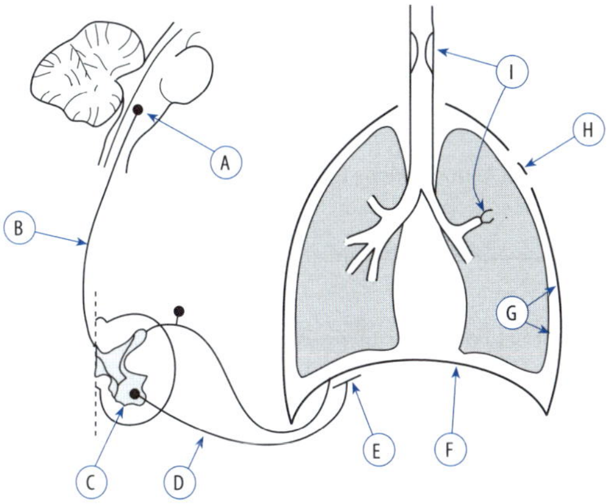

Abb. 5.1 Orte, an denen Läsionen, Medikamente oder Funktionsstörungen zum ventilatorischen Versagen führen können: *A* Atemzentrum, *B* oberes Motoneuron, *C* Vorderhornzelle, *D* unteres Motoneuron, *E* neuromuskuläre Endplatte, *F* Atemmuskulatur, *G* veränderte Elastizität von Lunge oder Thoraxwand, *H* Verlust der strukturellen Integrität der Thoraxwand oder der Pleurahöhle, *I* erhöhter Atemwegwiderstand

- hohe Querschnittlähmung, Poliomyelitis, Guillain-Barré-Syndrom, Landry-Paralyse, multiple Sklerose, Botulismus, Myasthenia gravis, Muskeldystrophie, Ermüdung der Atemmuskulatur

5.1.2 Restriktive und obstruktive Ventilationsstörungen

- **Restriktive Ventilationsstörungen**
  - Störungen der Lungenausdehnung: Pneumothorax, Hämatothorax, Pleuraerguss, interstitielle Fibrose
  - Einschränkung der Thoraxbeweglichkeit: Kyphoskoliose
  - eingeschränkte Zwerchfellbeweglichkeit, z. B. bei Peritonitis, Ileus, extremer Adipositas, Oberbaucheingriffen
- **Obstruktive Ventilationsstörungen:**
  - Asthma, Bronchitis, Emphysem, Verlegung der Atemwege

5.2 Störungen des Belüftungs-Durchblutungs-Verhältnisses

Das Ventilations-Perfusions-Verhältnis ($\dot{V}_A/\dot{Q}$) beschreibt die Beziehung zwischen alveolärer Ventilation und Durchblutung der Lungenkapillaren (▶ Abschn. 2.6). In Ruhe beträgt $\dot{V}_A/\dot{Q}$ 0,8; bei diesem Wert sind Belüftung und Durchblutung der Lunge optimal aufeinander abgestimmt. Störungen des Ventilations-Perfusions-Verhältnisses, d. h. erhöhte oder erniedrigte Ventilations-Perfusions-Verhältnisse, wirken sich funktionell als Zunahme des alveolären Totraums oder als intrapulmonaler Rechts-links-Shunt oder als Kombination beider Faktoren aus (Abb. 5.2).

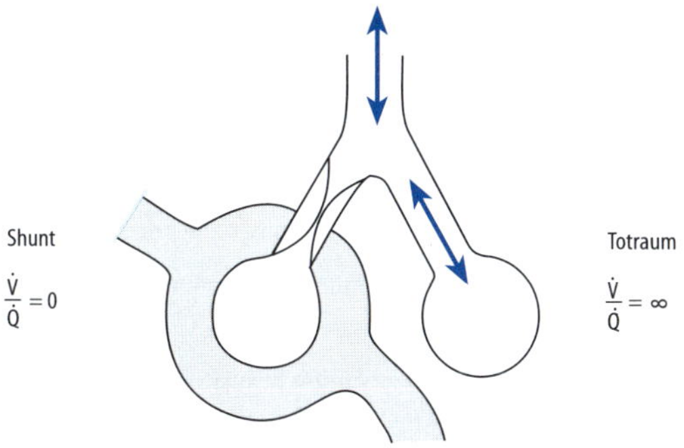

Abb. 5.2 Totraum und Shunt, die Extreme des Ventilations-Perfusions-Verhältnisses

5.2.1 Venöse Beimischung oder Shunt

Werden Alveolen nicht belüftet, aber noch durchblutet, so wird das Blut in dieser Region nicht oxygeniert. Es vermischt sich als weiterhin venöses Blut mit dem arterialisierten Blut anderer Regionen und setzt dessen O_2-Gehalt herab – sog. venöse Beimischung oder intrapulmonaler Rechts-links-Shunt (Tab. 5.2). Für den Kurzschlussbereich gilt:

$$\dot{V}_A/Q = 0$$

> **Der intrapulmonale Rechts-links-Shunt ist eine häufige Ursache der Hypoxämie beim Intensivpatienten.**

Die Elimination von Kohlendioxid wird durch den Shunt nicht beeinträchtigt, da andere Alveolarbereiche kompensatorisch hyperventiliert werden. Betroffen ist somit nur die Oxygenierung. Klinisch ist Folgendes wichtig:

> **Eine Erhöhung der inspiratorischen O_2-Konzentration hat keinen wesentlichen Einfluss auf den Rechts-links-Shunt und führt daher auch nicht zu einem Anstieg des p_aO_2.**

Tab. 5.2 Venöse Beimischung und Rechts-links-Shunt

Venöse Beimischung	Berechneter Gesamtwert an gemischtvenösem Blut, das dem oxygenierten Blut zugemischt wird. Entspricht dem physiologischen Shunt (b)
Physiologischer Shunt	a) Venöse Beimischung beim Gesunden (wenig gebräuchliche Bezeichnung) b) Gesamte berechnete venöse Beimischung (anatomischer und funktioneller Shunt)
Anatomischer Shunt	Venöse Beimischung aus Gefäßverbindungen zwischen rechtem und linkem Kreislauf
Funktioneller Shunt	Venöse Beimischung aus nicht oder schlecht belüfteten Alveolen (wahrer und effektiver Shunt)
Wahrer Shunt	Venöse Beimischung aus nicht belüfteten Alveolen ($\dot{V}_A/\dot{Q} = 0$)
Effektiver Shunt	Venöse Beimischung aus schlecht belüfteten Alveolen; durch Verteilungsstörungen bedingter Shunt ($\dot{V}_A/\dot{Q} = 0$)
Pathologischer Shunt	Durch pathologische Gefäßverbindungen zwischen großem und kleinem Kreislauf bedingter anatomischer Shunt
Virtueller Shunt	Berechneter oder graphisch aus »Isoshuntdiagramm« ermittelter Shunt (Annahme: $C_{a-\bar{v}}O_2 = 5$ ml/100 ml)
Shunt-in-time	Durch intermittierenden Verschluss kleiner Atemwege hervorgerufener Shunt

Einfluss des Herzzeitvolumens auf die Größe des Shunts

Steigt das Herzzeitvolumen an, so nimmt in der Regel auch der Shunt zu. Hingegen sind die Auswirkungen einer Abnahme des Herzzeitvolumens komplexer: Ein Abfall des Herzzeitvolumens bewirkt eine Abnahme des gemischtvenösen O_2-Gehalts. Hierdurch würde – bei unverändertem Shunt – der O_2-Gehalt des arteriellen Blutes stärker abnehmen. Andererseits nimmt bei einem Abfall des Herzzeitvolumens meist auch die intrapulmonale Shuntdurchblutung ab, vermutlich aufgrund der hypoxischen pulmonalen Vasokonstriktion, sodass der p_aO_2 sich insgesamt nur wenig verändert.

Auswirkungen der venösen Beimischung auf den p_aO_2

Ein intrapulmonaler Rechts-links-Shunt beeinträchtigt den pulmonalen Gasaustausch, und der arterielle pO_2 fällt ab. Der arterielle O_2-Gehalt wird jedoch erst dann vermindert, wenn ein entsprechend ausgeprägter Rechts-links-Shunt vorliegt. Die quantitativen Auswirkungen des intrapulmonales Shunts auf den arteriellen O_2-Gehalt können mit der Shuntformel berechnet werden.

Einfluss der venösen Beimischung auf den p_aCO_2

Die Auswirkungen einer venösen Beimischung auf den arteriellen CO_2-Gehalt entsprechen ungefähr denen des O_2-Gehalts. Der p_aCO_2 hingegen verändert sich wegen des Verlaufs der CO_2-Bindungskurve nur sehr wenig. Meist fällt der p_aCO_2 aufgrund der kompensatorischen Hyperventilation sogar ab. Klinisch gilt daher:

> **Eine Hyperkapnie beruht nur sehr selten auf einem intrapulmonalen Rechts-links-Shunt.**

Ursachen eines intrapulmonalen Rechts-links-Shunts
- Funktioneller Rechts-links-Shunt:
  - Atelektasen
  - ARDS
  - Pneumothorax
  - Hämatothorax
  - Pleuraerguss
  - Lungenödem
  - Pneumonie
- Anatomischer Rechts-links-Shunt:
  - normaler Shunt über bronchiale, pleurale und thebesische Venen
  - pathologischer Shunt über arteriovenöse Fistel
  - intrakardialer Shunt

5.2.2 Gesteigerte alveoläre Totraumventilation

Werden Alveolen nicht mehr durchblutet, aber weiter belüftet ($\dot{V}_A/Q = \infty$), so findet im betroffenen Bereich (= physiologischer Totraum) kein Gasaustausch statt (Abb. 5.3): Der arterielle pCO_2 steigt an, der arterielle pO_2 bleibt aber unverändert, weil die Oxygenierung kompensatorisch über die nichtbetroffenen

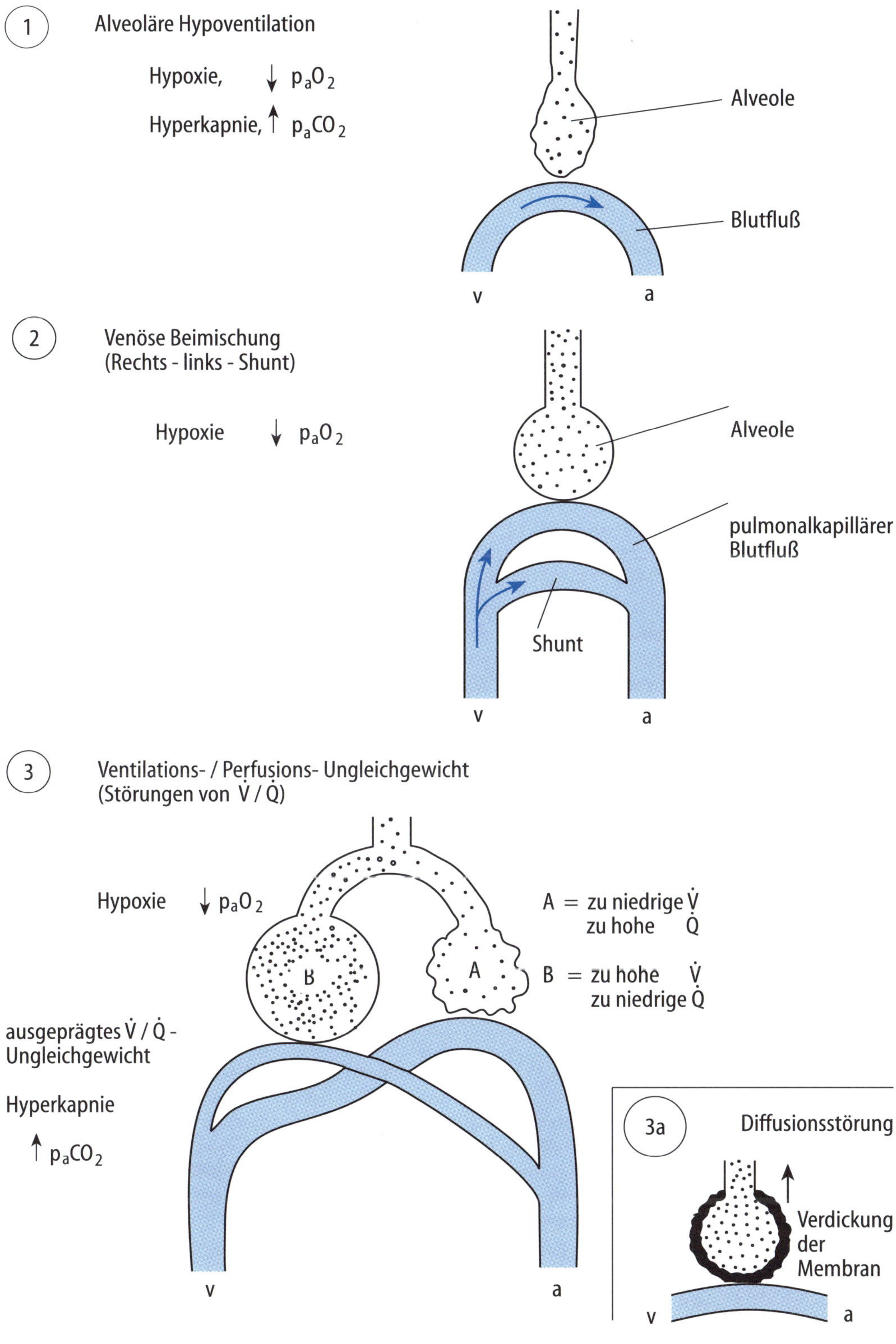

Abb. 5.3 Ursachen der arteriellen Hypoxie

Alveolareinheiten erfolgt. Allerdings führt eine vermehrte alveoläre Totraumventilation nur selten zu einer respiratorischen Insuffizienz bzw. Hyperkapnie, denn gewöhnlich wird das Atemminutenvolumen kompensatorisch gesteigert und hierdurch die CO_2-Elimination aufrechterhalten.

> **Eine Zunahme des arterioendexspiratorischen pCO_2-Gradienten um mehr als 15 mm Hg weist auf eine gesteigerte alveoläre Totraumventilation hin.**

Eine gesteigerte alveoläre Totraumventilation findet sich v. a. bei der Lungenembolie, weiterhin bei pulmonaler Hypotension.

5.2.3 Ventilatorische Verteilungsstörungen

Schon beim Gesunden ist die Atemluft während der Inspiration nicht gleichmäßig auf alle Alveolen verteilt, auch entleeren sich die einzelnen Alveolarabschnitte während der Exspiration nicht mit gleicher Geschwindigkeit. Nimmt regional der Atemwegwiderstand (Resistance) zu oder die Dehnbarkeit der Lunge (Compliance) ab, so treten Verteilungsstörungen der Ventilation auf, die sich ungünstig auf den O_2-Austausch in der Lunge auswirken und eine Hypoxämie hervorrufen.

Bei einem Anstieg des Atemwegwiderstands, z. B. durch obstruktive Lungenerkrankungen, treten regional sog. langsame Kompartimente mit großer atemmechanischer Zeitkonstante auf, die verzögert und meist unvollständig belüftet werden (Abb. 5.4). Bei einer Abnahme der Compliance, z. B. durch restriktive Lungenerkrankungen, entwickeln sich schnelle Kompartimente mit kurzer atemmechanischer Zeitkonstante. Sie werden schnell ventiliert, können aber nur kleine Volumina aufnehmen. Klinisch sind v. a. die obstruktiven ventilatorischen Verteilungsstörungen von Bedeutung.

Auswirkungen

Eine ventilatorische Verteilungsstörung beeinträchtigt die Oxygenierung und führt zur Hypoxie (Abb. 5.5), es sei denn, andere Bezirke werden kompensatorisch hyperventiliert oder die Durchblutung der ungenügend ventilierten Bezirke entsprechend gedrosselt. Eine Hyperkapnie tritt nicht in jedem Fall auf. Die Oxygenierungsstörung kann durch Erhöhung der inspiratorischen O_2-Konzentration bzw. des pO_2 im betroffenen Alveolargebiet kompensiert werden.

5.3 Diffusionsstörungen

Diffusionsstörungen der Atemgase im eigentlichen Sinn beruhen auf einer Verlängerung der Diffusionsstrecke zwischen Alveolen und Erythrozyten. Betroffen ist praktisch nur der Sauerstoff bzw. die Oxygenierung, während die Diffusion von Kohlendioxid selbst bei schweren Schädigungen der Lunge nicht beeinträchtigt wird. Diffusionsstörungen können durch folgende Veränderungen entstehen:
- Verdickung der Alveolarwand,
- Verdickung der Kapillarwand,
- Verlängerung der Strecke zwischen beiden Membranen.

Störungen der Diffusion führen zur Abnahme der Diffusionskapazität. Zu den Diffusionsstörungen im erweiterten Sinn werden häufig auch andere Mechanismen gerechnet, die mit einer Einschränkung der Diffusionskapazität einhergehen:
- Verkleinerung der Diffusionsfläche durch Abnahme des Alveolarraums oder der Kapillaren,
- Verkürzung der kapillären Transitzeit bzw. Kontaktzeit,
- Veränderungen des Lungenkapillarblutes.

Nicht alle diese Mechanismen haben etwas mit der Diffusion selbst zu tun. Auch ist fraglich, ob eine echte Diffusionsbehinderung durch Verdickung der alveolokapillären Membranen den Transport von Sauerstoff aus den Alveolen in das Kapillarblut klinisch wesentlich behindert.

Alveolokapillärer Block Bei zahlreichen Erkrankungen der Lunge sind die alveolokapillären Membranen verdickt (Abb. 5.3), so z. B. bei chronischer Stauungslunge, interstitieller Lungenfibrose, Sklerodermie und Kollagenosen, Alveolitiden, Alveolarzellkarzinom. Oft sind allerdings nur die inaktiven, nicht am Gasaustausch beteiligten Anteile der Membranen betroffen.

Wurde in der Vergangenheit die kritische Verlängerung der Diffusionsstrecke, also der alveolokapilläre Block im eigentlichen Sinne, häufiger als Ursache einer Hypoxämie angesehen, so gilt heutzutage dieses Konzept im Wesentlichen als überholt. Fast immer lassen sich andere Ursachen der Hypoxie, v. a. Störungen der Belüftung und/oder Durchblutung (Shunt) der Lunge, feststellen.

Verminderung der Diffusionsfläche Ist die Gasaustauschfläche verkleinert, so nimmt auch die Diffusionskapazität ab, z. B. nach Pneumektomie oder bei Lungenemphysem. Der Diffusionsvorgang selbst ist

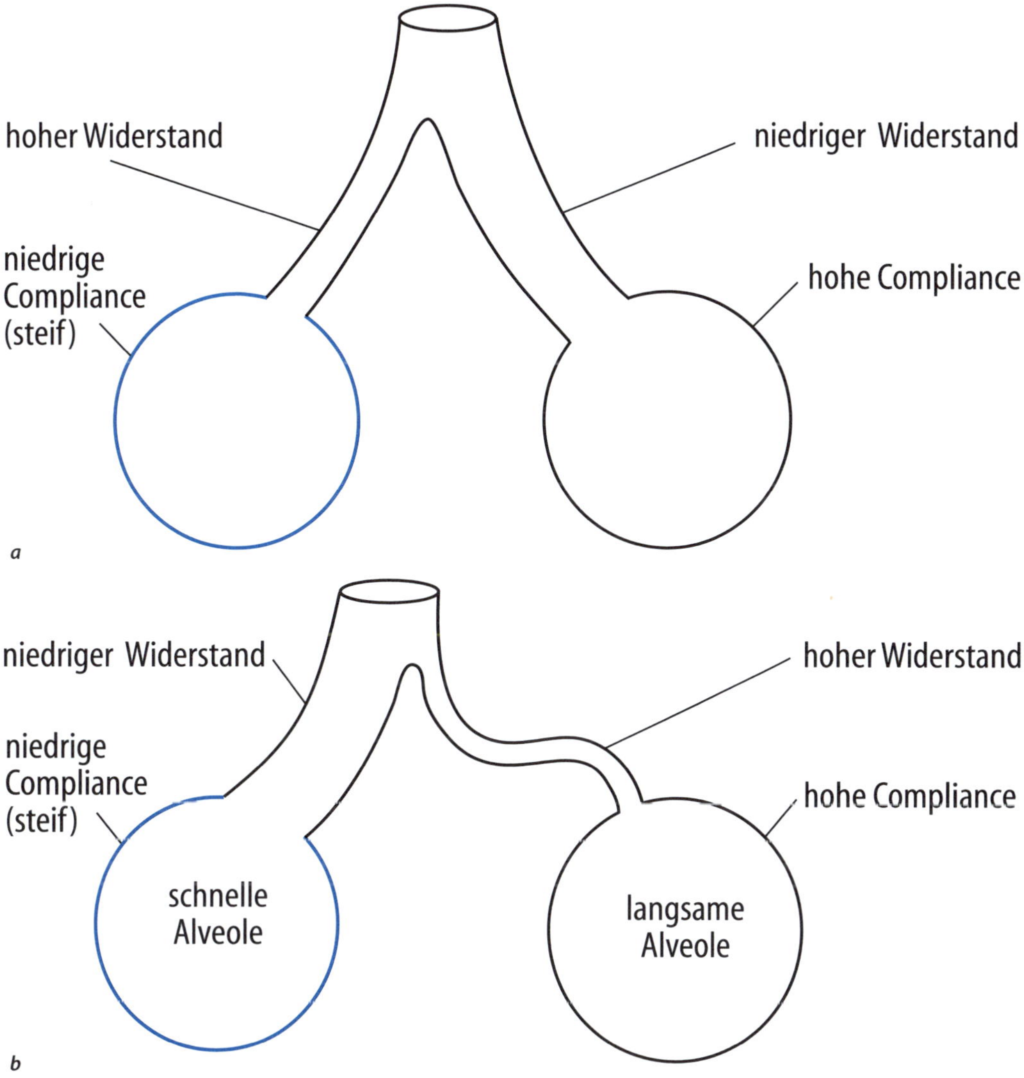

Abb. 5.4 Bedingungen, unter denen statische und dynamische Compliance differieren; **a** idealisierter Zustand, bei dem das reziproke Verhältnis von Resistance und Compliance dazu führt, dass der Gasstrom bevorzugt zu den am besten dehnbaren Regionen geleitet wird, unabhängig von der Inflationsgeschwindigkeit. Statische und dynamische Compliance sind gleich groß; **b** typischer Zustand bei vielen Patienten mit respiratorischer Insuffizienz: Die Alveolen können in schnelle und langsame Gruppen unterteilt werden. Die direkte Beziehung zwischen Compliance und Resistance bewirkt, dass das Gas bei rascher Inflation bevorzugt zu den steifen Alveolen geleitet wird. Eine endinspiratorische Pause ermöglicht dann die Umverteilung von den schnellen zu den langsamen Alveolen

dabei nicht beeinträchtigt. Auch beim Lungenödem beruht die Störung des Gasaustausches auf einem erhöhten intrapulmonalen Shunt, nicht auf der Verlängerung der Diffusionsstrecke durch das Ödem in den Alveolen oder im Interstitium.

Verkürzung der Kontaktzeit Die mittlere Transitzeit des Blutes in den Lungenkapillaren beträgt in Ruhe ca. 0,8 s (► Kap. 2), die Zeit für die Angleichung der Partialdrücke von Sauerstoff und Kohlendioxid 0,25 s. Beim Verlust von Lungenkapillaren wird, bei unverändertem Herzzeitvolumen, die Kontaktzeit des Blutes verkürzt; beim Anstieg des HZV nimmt die Transitzeit weiter ab. Diese Effekte wirken sich besonders bei interstitiellen Lungenkrankheiten (Lungenfibrosen) oder beim Lungenemphysem aus: Die O_2-Diffus-

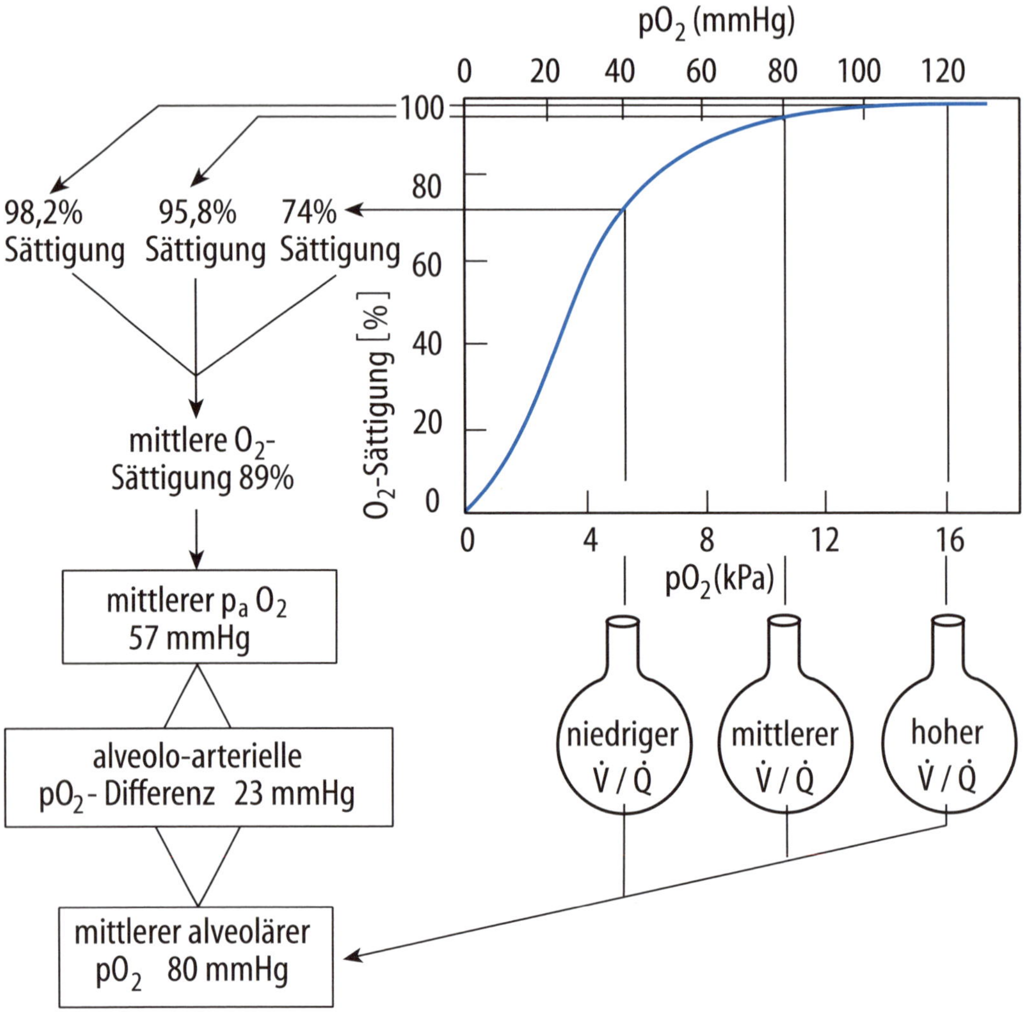

Abb. 5.5 Alveoloarterielle pO_2-Differenz durch Streuung von $\dot{V}_A/Q$ -Verhältnissen, die zu pO_2-Werten entlang der oberen Krümmung der O_2-Bindungskurve führen. Das Diagramm zeigt die Auswirkungen von 3 Alveolargruppen mit pO_2-Werten von 40,80 und 120 mm Hg. Bei Vernachlässigung der Auswirkungen unterschiedlicher Gasvolumina und Perfusionsgrößen in den 3 Gruppen beträgt der mittlere pO_2 57 mm Hg. Aufgrund der Krümmung der Bindungskurve sind die O_2-Sättigungen des Blutes aus den 3 Alveolargruppen nicht proportional ihrem pO_2; die mittlere O_2-Sättigung beträgt 89%, der pO_2 demnach 57 mm Hg, die alveoloarterielle pO_2-Differenz 23 mm Hg

ionskapazität und das kapilläre Blutvolumen können nicht in gleichem Maße gesteigert werden wie beim Lungengesunden. Unter körperlicher Belastung mit Anstieg des Herzzeitvolumens und Verkürzung der Kontaktzeit kann wegen der Diffusionsbehinderung der arterielle pO_2 abfallen und eine Hypoxie auftreten.

Chronische Stauungslunge Bei Mitralklappenfehlern oder chronischer Linksherzinsuffizienz steigt der Druck im Pulmonalkreislauf an. Die kapillären Basalmembranen sind verdickt, auch nehmen die Alveolarwandzellen an Größe zu, und die Diffusionsstrecke ist verlängert.

5.3.1 Klinische Bedeutung der Diffusionsstörungen

Eine echte Diffusionsstörung beeinträchtigt nur selten oder nie den Transport von Sauerstoff aus den Alveolen in die Lungenkapillaren.

Fast immer liegen der Hypoxie andere Ursachen zugrunde, z. B. ventilatorische Verteilungsstörungen oder intrapulmonaler Shunt. In der Intensivmedizin spielen Diffusionsstörungen nach heutigem Kenntnisstand keine wesentliche Rolle.

5.4 Veränderungen der funktionellen Residualkapazität

Die funktionelle Residualkapazität (FRC) ist das Ruhevolumen der Lunge am Ende einer normalen Exspiration (▶ Kap. 2), die Summe aus Residualvolumen und exspiratorischem Reservevolumen. Sie wirkt als Puffer gegen stärkere Schwankungen der alveolären und arteriellen O_2- und CO_2-Partialdrücke während des Atemzyklus. Ihre klinische Bedeutung ergibt sich v. a. aus ihrer Beziehung zum Verschlussvolumen (»closing volume«, CV) und zur Verschlusskapazität (»closing capacity«, CC).

5.4.1 Closing Volume und Closing Capacity

Die kleinen Atemwege haben die Tendenz, während der Exspiration zu kollabieren, v. a. in den abhängigen Lungenpartien. Das closing volume der Lunge ist das Volumen, bei dem die kleinen Atemwege kollabieren, die closing capacity die Summe aus Verschlussvolumen und Residualvolumen (CC = CV + V). Wenn die FRC sich der CC nähert oder sogar kleiner wird als die CC, beginnen die kleinen Atemwege zu kollabieren (◘ Abb. 5.6). Die zugehörigen Alveolen werden nicht mehr ventiliert, und es entstehen Atelektasen mit einer Shuntdurchblutung.

Recruitment Die während der Exspiration kollabierten distalen Atemwege werden mit zunehmender Inspiration wieder eröffnet und die zuvor von der Ventilation abgeschnittenen Alveolen rekrutiert.

5.4.2 Einfluss der FRC auf die Compliance der Lunge

Die Volumendehnbarkeit der Lunge wird ebenfalls durch die FRC beeinflusst. Bei erhöhter und erniedrigter FRC führt die gleiche Volumenänderung zu größeren Veränderungen des Drucks: Zu- und Abnahme der FRC vermindern die Compliance. Nach dem Laplace-Gesetz ($p = 2\ T/r$) ist der dehnende Druck umgekehrt proportional dem Radius der Alveolen und direkt proportional der Wandspannung,

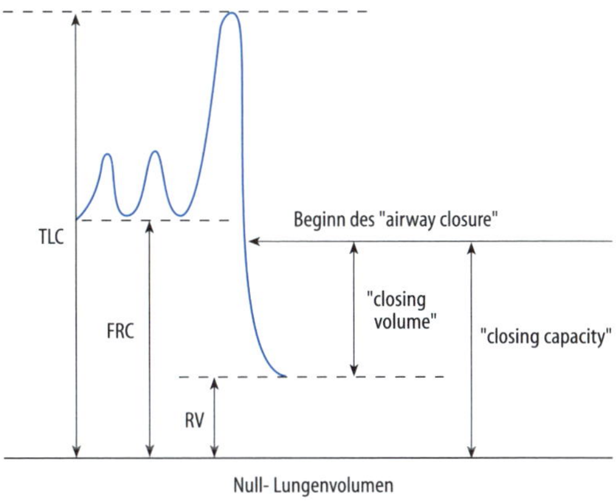

◘ **Abb. 5.6** Beziehung zwischen »closing volume« und »closing capacity« bei einem jungen Erwachsenen mit einer »closing capacity« unterhalb der funktionellen Residualkapazität (FRC). *TLC* totale Lungenkapazität, *RV* Residualvolumen

die wiederum von der Aktivität des Surfactants bestimmt wird.

5.4.3 FRC und pulmonaler Gefäßwiderstand

Auch der pulmonale Gefäßwiderstand wird durch Änderungen der FRC beeinflusst: Bei erhöhter FRC werden die Alveolen überdehnt und der interstitielle Raum einschließlich der Lungenkapillaren – einer ansteigenden Spannung ausgesetzt. Die Lungenkapillaren werden komprimiert, und der Widerstand steigt an. Fällt die FRC hingegen ab, so entstehen Atelektasen mit hypoxischer pulmonaler Vasokonstriktion.

5.4.4 Wodurch nimmt die FRC ab?

Die Abnahme der FRC gehört zu den häufigsten pulmonalen Störungen beim Intensivpatienten.

Die wichtigsten **Ursachen** für die Abnahme der FRC sind:
- Alveolarkollaps,
- Atelektasen,
- Pneumonitis und Zunahme des Lungenwassers.

In Narkose ist die FRC vermindert, selbst bei Lungengesunden: In Rückenlage wird das Zwerchfell des relaxierten, intubierten und beatmeten Patienten nach kranial verschoben. Das Blut strömt vermehrt zu den abhängigen Lungenpartien; dort tritt ein Kollaps der kleinen Atemwege mit Zunahme der Shuntdurchblutung auf.

Auch die Hypoxie in den ersten Tagen nach Oberbaucheingriffen beruht auf einer Abnahme der FRC und Alveolenkollaps durch das nach kranial gedrängte Zwerchfell. Weiterhin findet sich eine erhebliche Abnahme der FRC bei der akuten respiratorischen Insuffizienz, bedingt durch Alveolarkollaps und Atelektasen. Hierdurch wird die Shuntdurchblutung gesteigert, und es entwickelt sich eine Hypoxie.

5.4.5 Zunahme der FRC

Bei COPD und Asthma ist die FRC typischerweise erhöht: Durch den bei diesen Erkrankungen erhöhten Atemwegwiderstand tritt ein »air trapping« mit Überdehnung der Alveolen auf. Hierdurch werden die interstitiellen Gefäße komprimiert und das Blut in andere Lungenregionen umgeleitet. Die alveoläre Totraumventilation nimmt zu. Die Compliance ist vermindert, der pulmonale Gefäßwiderstand erhöht, die Atemarbeit gesteigert.

5.4.6 Behandlung der erniedrigten FRC

Eine erniedrigte FRC muss normalisiert werden, um den pulmonalen Gasaustausch zu verbessern. Zu den wichtigsten symptomatischen Maßnahmen gehören:
- PEEP beim beatmeten Patienten,
- CPAP beim Patienten mit erhaltener Spontanatmung.

5.5 Lungendehnbarkeit (Compliance)

Die Compliance (C) bezeichnet die Volumendehnbarkeit der Lunge (C = V/p). Sie hängt nicht nur von der Dehnbarkeit des Lungengewebes ab, sondern auch vom Lungenvolumen (▶ Kap. 2). Je kleiner das Ausgangsvolumen, von dem aus die Lunge gedehnt wird, desto geringer ist die Compliance. Die Compliance der Neugeborenenlunge ist daher ca. 30-mal geringer als die des Erwachsenen. Im höheren Lebensalter nimmt die Compliance hingegen zu.

Pathologische Veränderungen des Lungenparenchyms oder Störungen der Surfactantfunktion setzen die Dehnbarkeit der Lunge herab.

Ursachen Wichtige Ursachen für eine Abnahme der Compliance sind:
- ARDS,
- Pneumonien,
- Lungenfibrosen,
- Lungenödem,
- Aspiration,
- Zwerchfellhochstand,
- Pneumothorax, Hämatothorax, Pleuraerguss.

5.5.1 Auswirkungen einer verminderten Compliance

Ist die Dehnbarkeit der Lunge vermindert, so muss die Atemarbeit gesteigert werden, um eine ausreichende alveoläre Ventilation aufrechtzuerhalten. Hierdurch kann es zur Dyspnoe, aber auch zur Ermüdung der Atemmuskulatur bis hin zum Versagen kommen.

Oft ist bei Erkrankungen die Compliance nicht in allen Lungenabschnitten in gleicher Weise vermindert; dann bestehen am Ende der Inspiration in verschiedenen Lungenabschnitten unterschiedliche Partialdrücke der Atemgase mit Störungen des Belüftungs-Durchblutungs-Verhältnisses.

Klinisch ist die verminderte Compliance häufig am Atemtyp erkennbar:

> **Patienten mit erniedrigter Compliance atmen flach und schnell, denn tiefe Atemzüge erfordern mehr Atemarbeit.**

5.6 Atemwegwiderstand (Resistance)

Die Resistance bezeichnet den Strömungswiderstand in den Atemwegen (▶ Kap. 2). Sie ergibt sich aus der Druckdifferenz pro Gasfluss: R = p/V. Bei folgenden Erkrankungen ist der Atemwegwiderstand erhöht:
- Asthmaanfall,
- COPD,
- funktionelle Stenose der Atemwege, z. B. durch Endotrachealtubus, Trachealkanüle.

5.6.1 Auswirkungen eines erhöhten Atemwegwiderstands

Die normale (passive) Exspiration erfolgt innerhalb von 3 s. Ist der Atemwegwiderstand erhöht, und kann deswegen die Ausatmung nicht innerhalb von 3 s erfolgen, so bleibt ein Teil des eingeatmeten Volumens in der Lunge zurück, und die funktionelle Residualkapazität nimmt zu. Um eine ausreichende alveoläre Ventilation aufrechtzuerhalten, muss der Patient aktiv ausatmen. Hierdurch wird die Druckdifferenz für die Exspiration erhöht. Außerdem nehmen mit der Zunahme der FRC auch die elastischen Kräfte der Lunge am Ende der Inspiration zu und damit auch der Druck für die Exspiration.

Patienten mit Atemwegobstruktion atmen meist **langsam**, denn bei hoher Atemstromgeschwindigkeit nimmt der Widerstand zu.

5.7 Ermüdung der Atemmuskulatur, »respiratory muscle fatigue«

Normalerweise arbeitet die Atemmuskulatur »automatisch« und dauerhaft, ohne jemals zu ermüden, allerdings nur, solange in Ruhe 15%, bei intermittierender Belastung 40–45% ihrer Maximalkraft nicht überschritten werden.

Wie bei anderen Muskeln hängt die Kraft der Atemmuskulatur u. a. von ihrer mechanischen Vordehnung ab. Für die Inspiration liegt das Optimum der Vordehnung im Bereich der FRC; mit zunehmendem Lungenvolumen nimmt dagegen die Faserlänge ab, und die erreichbare Kraft wird geringer. Am geringsten ist sie in Nähe der totalen Lungenkapazität (TLC). Umgekehrt entfaltet die Exspirationsmuskulatur ihre maximale Kraft im Bereich der TLC, während im Bereich der FRC die Kraftentfaltung am geringsten ist. Klinisch ist wichtig:

> **Eine Verschiebung der Atemmittellage in Richtung TLC vermindert progredient die Kraft der Inspirationsmuskulatur. Ist zusätzlich der Atemwegwiderstand erhöht, kann eine Ermüdung der Atemmuskulatur auftreten.**

Bei Patienten mit chronisch-obstruktiven Lungenerkrankungen ist die inspiratorische Atemarbeit erhöht und gleichzeitig die Funktion des Zwerchfells eingeschränkt. Die Ermüdung der Atemmuskulatur spielt eine wesentliche Rolle bei der Entwicklung einer respiratorischen Insuffizienz mit Hyperkapnie, d. h. eines akuten Pumpversagens.

Folgende Faktoren können bei diesen Patienten zur Ermüdung der Atemmuskulatur führen:
- Ventilationsstörungen,
- Überblähung der Lunge,
- ungenügende Energiezufuhr an die Atemmuskulatur.

5.7.1 Erhöhung der inspiratorischen Atemarbeit durch Ventilationsstörungen

Bei Patienten mit chronisch-obstruktiven Lungenerkrankungen ist die Atemarbeit, abhängig vom Grad der bronchialen Obstruktion, bereits in Ruhe um das 1,3- bis 1,7-Fache erhöht. Bei akuter Exazerbation kann sie noch weiter zunehmen. Ursache der erhöhten Atemarbeit sind v. a. folgende Faktoren:
- erhöhte Strömungswiderstände,
- verkürzte Inspirationszeit,
- Bildung von Blähluft.

5.7.2 Einschränkung der Zwerchfellfunktion durch Überblähung der Lunge

Ein erhöhtes Lungenvolumen geht mit einer Abflachung des Zwerchfells einher; hierdurch werden die Muskelfasern verkürzt und damit, wie oben erläutert, ihre Kraftentfaltung eingeschränkt. Außerdem nimmt der Radius des Zwerchfells zu und hierdurch der transdiaphragmale Druck ab. Zusätzlich können die an den Rippen ansetzenden Muskelfasern des Zwerchfells die unteren Rippen nicht mehr anheben und daher den unteren Thoraxraum nicht mehr erweitern.

Von wesentlicher Bedeutung für eine Ermüdung ist die Verkürzung der Muskelfasern des Zwerchfells. Hierdurch wird die Maximalkraft eingeschränkt, sodass sich bei zunehmender Atemarbeit rasch eine Ermüdung einstellen kann.

5.7.3 Vermindertes Energieangebot

Wie jede Muskulatur ist auch die Atemmuskulatur auf ein ausreichendes O_2- bzw. Energieangebot angewiesen, um die für die Ventilation erforderliche Atemarbeit zu leisten. Überschreitet der Energiebedarf das Angebot, so tritt eine metabolisch bedingte Ermüdung der Atemmuskulatur ein. Klinisch ist Folgendes wichtig:

> **Verminderter O_2-Gehalt des arteriellen Blutes und erniedrigtes Herzzeitvolumen setzen die Ermüdungsschwelle der Atemmuskulatur herab, besonders bei Patienten mit Hyperkapnie.**

5

5.8 Erhöhtes Lungenwasser

Veränderungen der transkapillären Druckgradienten oder der Kapillarpermeabilität können eine Zunahme des Lungenwassers hervorrufen. Normalerweise ist die alveoläre Epithelmembran relativ dicht, das kapilläre Endothel hingegen für Wasser und kleine wasserlösliche Moleküle durchlässig. Der transmembranöse Flüssigkeitstransport (Q_f) ergibt sich nach der Starling-Gleichung aus den verschiedenen Druckgradienten und der Membranpermeabilität:

$$Q_f = k \cdot (\delta \cdot p_{hydro}) - \delta \cdot (\delta \cdot p_{onko})$$

p_{hydro} = Differenz zwischen hydrostatischem Druck in den Kapillaren und im Gewebe

p_{onko} = Differenz zwischen kolloidosmotischem Druck in den Kapillaren und im Gewebe

δ = Reflexionskoeffizient (Membranpermeabilität)

Normalerweise strömt ständig Flüssigkeit aus den Kapillaren in das Interstitium, die durch die pulmonale Lymphdrainage wieder abtransportiert wird. Bei ungenügender Ableitung oder Überschreiten der Drainagekapazität sammelt sich Flüssigkeit im Interstitium an, und es entsteht ein interstitielles Lungenödem.

Hochdrucködem Diese Form des Ödems entsteht durch einen Anstieg des hydrostatischen Drucks im Gefäßsystem. Durch den erhöhten Druck wird die Flüssigkeit aus dem Gefäßsystem in das Interstitium gepresst. Wichtigste Ursachen für ein Hochdrucködem sind:
- Hypervolämie,
- Linksherzinsuffizienz,
- Lungenödem in großer Höhe,
- Lungenödem durch Atemwegobstruktion.

Permeabilitätsödem Dieser Ödemform liegt eine Schädigung der Kapillarmembran zugrunde. Hierdurch nimmt die Permeabilität zu, sodass selbst bei normalem hydrostatischem Druck in den Kapillaren Flüssigkeit durch die Membran austreten und sich im Interstitium ansammeln kann, sobald die pulmonale Drainagekapazität überschritten ist. Zu den häufigen Ursachen eines Permeabilitätsödems gehören:
- Inhalation von Toxinen,
- Aspiration von Magensäure,
- Pneumonitis,
- allergische Reaktionen,
- Schock, Sepsis,
- humorale Mediatoren,
- Pankreatitis,
- Heroin.

Durch die interstitielle Ansammlung von Flüssigkeit wird die Lunge steifer. Gelangt die Flüssigkeit in die Alveolen, so wird der pulmonale Gasaustausch beeinträchtigt, jedoch nicht durch Störungen der Diffusion, sondern durch eine Zunahme der Shuntdurchblutung. Wegen der entstehenden Dystelektasen nimmt die Steifigkeit der Lunge weiter zu.

5.9 Störungen des Lungenkreislaufs

Zu den wichtigsten Störungen des Lungenkreislaufs gehören das akute und chronische Cor pulmonale. Das Cor pulmonale ist eine Kombination aus Hypertrophie und Dilatation des rechten Ventrikels, hervorgerufen durch eine pulmonale Hypertonie. Zahlreiche unterschiedliche Krankheiten können zum Cor pulmonale führen.

5.9.1 Lungenembolie und akutes Cor pulmonale

Häufigste Ursache eines akuten Cor pulmonale ist die Lungenembolie. Meist handelt es sich um eine Thromboembolie aus Thrombozyten und Fibrin, gelegentlich um septische Thromben von Herzklappen, aus dem Beckenbereich oder von infizierten zentralen Venenkathetern. Weitere Ursachen sind Fettembolien nach Frakturen langer Röhrenknochen, Fruchtwasserembolien vor und während der Geburt sowie die Luftembolie während neurochirurgischer oder anderer Eingriffe, bei denen sich die Herzebene unterhalb des Operationsgebietes befindet.

Risikofaktoren der Lungenembolie sind:
- längere Bettlägerigkeit,
- Herzinsuffizienz,
- Diabetes mellitus,
- maligne Erkrankungen,
- Schwangerschaft,
- ausgedehnte Tumorchirurgie im Bereich des Abdomens oder Beckens,
- orthopädisch-chirurgische Eingriffe an der unteren Extremität.

Pathogenese

Die Thromben werden in den Lungenkreislauf eingeschwemmt und verlegen dort einen Teil des pulmonalen Gefäßgebiets. Allerdings hängen die nachfolgenden pathophysiologischen Abläufe nur in geringem Maße direkt vom Ausmaß der Verminderung des Gefäßquerschnitts ab, zumal erst eine Abnahme der kapillären Querschnittsfläche von mehr als 50% zum Anstieg des pulmonalarteriellen Drucks führt.

Pulmonaler Gasaustausch
Die Lungenembolie führt zur Freisetzung neurohumoraler Substanzen, v. a. von Serotonin und Thromboxan, die eine pulmonale Vasokonstriktion und einen Bronchospasmus auslösen können. Weiterhin wird der Surfactant vermindert, und es kommt zum Alveolarkollaps mit Mikroatelektasen. Hierdurch nimmt die Gasaustauschfläche ab, und es entsteht ein intrapulmonaler Shunt. Neben der Shuntdurchblutung treten Störungen des Belüftungs-Durchblutungs-Verhältnisses auf, es entwickelt sich eine Hypoxie, und durch Stimulation pulmonaler Barorezeptoren kommt es zur Hyperventilation mit Hypokapnie.

Arterielle Blutgase Als typisch gilt die Kombination von Hypoxie und Hypokapnie. Häufig finden sich aber normale Blutgase. Ein starker Abfall des p_aO_2 ist in der Regel nur bei massiven oder fulminanten Lungenembolien zu erwarten. Die arterielle Hypoxie entsteht durch Störungen von $\dot{V}_A/Q$ und durch funktionellen intrapulmonalen Rechtslinks-Shunt, bei offenem Foramen ovale auch durch direkten anatomischen Shunt. Bei Fremdkörperembolien werden keine vasoaktiven Substanzen freigesetzt, sodass seltener mit Hypoxien zu rechnen ist.

Hämodynamik
Werden mehr als 60–65% der pulmonalen Strombahn durch den Embolus verlegt, so tritt ein akutes Cor pulmonale mit Schock auf. Demgegenüber verlaufen Embolien mit geringergradigen Einengungen meist weniger dramatisch, besonders wenn es sich um rezidivierende Embolisierungen handelt.

Bei akuter Embolie nimmt der Lungengefäßwiderstand zu; das Herzzeitvolumen und der rechtsventrikuläre systolische Druck steigen kompensatorisch an. Überschreitet der Druck im rechten Ventrikel 50–60 mm Hg, so entwickelt sich akut eine Dilatation des rechten Ventrikels mit Anstieg des Füllungsdrucks. Schließlich kommt es unter der Dilatation zum Herzversagen mit Abfall des Herzzeitvolumens und des arteriellen Blutdrucks.

5.9.2 Chronisches Cor pulmonale

Das chronische Cor pulmonale ist gekennzeichnet durch Hypertrophie und Dilatation des rechten Ventrikels. Ursache ist eine chronische Lungenerkrankung mit pulmonaler Hypertonie. Das chronische Cor pulmonale ist somit eine **sekundäre** Herzerkrankung. Bei 10–30% aller Patienten mit Herzinsuffizienz besteht ein chronisches Cor pulmonale.

Die pulmonale Hypertonie entsteht v. a. durch alveoläre Hypoxie, die zur hypoxischen pulmonalen Vasokonstriktion führt. Eine Abnahme des Gefäßquerschnitts der Lunge scheint nur dann von Bedeutung zu sein, wenn sie extreme Ausmaße angenommen hat.

Literatur

Bösch D, Criee CP (2007) Lungenfunktionsprüfung: Durchführung, Interpretation, Befundung. Springer, Berlin Heidelberg New York

Kacmarek R, Dima S (2005) Essentials of respiratory care, 4th edn. Mosby, St. Louis

Kroidl RF, Schwarz S, Lehnigk (2009) Kursbuch Spiroergometrie: Technik und Befundung verständlich gemacht. Thieme, Stuttgart New York

Lumb AB (2010) Nunn's applied respiratory physiology, 7th edn. Buttwerworth-Heinemann, Oxford

Wilkins RL, Sheldon RL (2005) Clinical assessment in respiratory care, 5th edn. Mosby, St. Louis

Wilkins RL, Stoller JK (2009) Egan's fundamentals of respiratory care, 9th edn. Mosby, St. Louis

Basistechniken

Endotracheale Intubation

Translaryngeale endotracheale Intubation
Einführen eines Tubus über Nase oder Mund durch den Kehlkopf in die Trachea.

Die endotracheale Intubation und die Tracheotomie gehören zu den Standardverfahren der Atemtherapie beim Intensivpatienten: Ohne künstlichen Atemweg – Tubus oder Trachealkanüle – ist eine differenzierte maschinelle Beatmung nicht möglich, ebenso wenig die Zufuhr hoher O_2-Konzentrationen unter Spontanatmung. Und nicht selten ist die physikalische Atemtherapie erst dann erfolgreich, wenn das mobilisierte Sekret bei Patienten mit ungenügender Hustenfunktion wiederholt über einen Tubus oder eine Trachealkanüle abgesaugt wird. Bei einer kleinen Gruppe von Patienten mit aufgehobenen oder abgeschwächten Atemwegreflexen dienen Tubus oder Kanüle schließlich dem Schutz der Atemwege vor Aspiration oder Verlegung.

Hauptindikationen für die translaryngeale Intubation
- Maschinelle Beatmung
- Zufuhr hoher O_2-Konzentrationen
- Absaugen von Bronchialsekreten
- Schutz der Atemwege und der Lunge vor Aspiration
- Sicherung der Atemwege vor Verlegung, z. B. bei Bewusstlosen

Die endotracheale Intubation kann oral oder nasal erfolgen. Beim Intensivpatienten wird die **orale Intubation** bevorzugt, da hiermit Verletzungen der Nasenmuschel, Drucknekrosen der Nasenflügel und Entzündungen der Nasennebenhöhlen vermieden werden. Andererseits wird die nasale Intubation meist besser toleriert und ermöglicht eine bessere Mundpflege.

Tipp

Ab einer translaryngealen Intubationsdauer von 7–10 Tagen sollte die Indikation für eine Tracheotomie überprüft werden (▶ Kap. 7).

Bei länger dauernder Beatmungstherapie (>7 Tage) bevorzugen viele Intensivmediziner eine Tracheotomie.

6.1 Anatomische Grundlagen

Voraussetzung für das richtige Vorgehen bei der endotrachealen Intubation sind Grundkenntnisse der Anatomie des oberen Respirationstrakts (■ Abb. 6.1).

6.1.1 Nase

Die Nasenhöhle wird durch das Nasenseptum in 2 Hälften geteilt. Das Septum besteht aus Knorpel und Knochen und ist von Schleimhaut überzogen. Normalerweise sollte sich das Septum in der Mittellinie befinden, jedoch besteht häufig eine seitliche Deviation, die das Einführen eines Tubus durch die Nase erschweren oder verhindern kann.

Tipp

Septumdeviationen müssen bei der nasalen Intubation sorgfältig beachtet werden. Vor der Intubation sollte die Durchgängigkeit jedes Nasenlochs überprüft und das größere bzw. vermutlich besser durchgängige ausgewählt werden.

Jede Nasenhälfte wird durch die seitlich entspringenden Konchen in einen oberen, mittleren und unteren Nasengang geteilt (■ Abb. 6.1); die Konchen sind an der Anfeuchtung und Erwärmung der Atemluft beteiligt und können bei der Intubation leicht verletzt werden. Unter jeder Koncha befindet sich eine Öffnung zu den Nasennebenhöhlen. Eine Verlegung dieser Öffnung kann zur Ansammlung von Sekreten mit Gefahr der Infektion führen.

Nach hinten öffnet sich jeder Nasengang in den Nasopharynx; der Nasenboden befindet sich in der gleichen Ebene wie die Nasenlöcher, daher muss ein Tubus oder Katheter durch die Nase direkt nach hinten, nicht nach oben geschoben werden.

Zu den wichtigsten Funktionen der Nase gehört, neben dem Riechvorgang, die Leitung der Atemgase sowie deren Anfeuchtung und Erwärmung. Entsprechend ist die Nasenschleimhaut reich mit Blutgefäßen versorgt, die bei der Intubation leicht verletzt werden und zu massiven, sichtbehindernden Blutungen führen können. Die Blutversorgung der Nasenhöhle erfolgt über hintere und vordere Äste der A. ophthalmica und Äste der Aa. maxillaris und facialis.

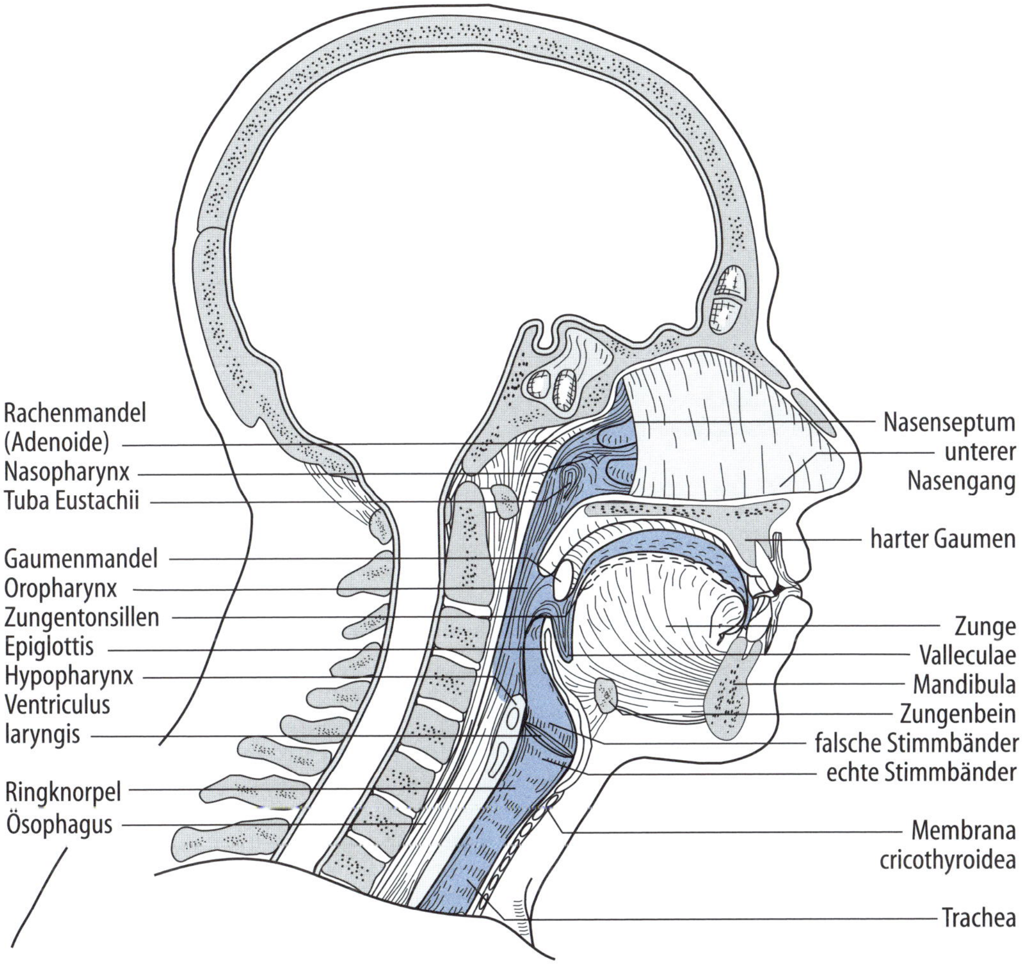

Abb. 6.1 Anatomie des oberen Respirationstrakts

6.1.2 Mundhöhle und Unterkiefer

Mundhöhle Die Mundhöhle wird außen von den Lippen und Wangen begrenzt, innen vom Gaumen und den Zähnen, oben vom weichen und harten Gaumen, unten von der mit der Zunge verbundenen Schleimhaut. Anomalitäten des Mundes können zu erheblichen Intubationsschwierigkeiten mit entsprechender Gefährdung des Patienten führen. Daher sollte der Mund vor jeder geplanten Intubation sorgfältig inspiziert werden.

Kiefergelenk Im Kiefergelenk artikuliert der Unterkiefer beiderseits mit den temporalen Schädelknochen. Die Beweglichkeit im Kiefergelenk kann durch verschiedene angeborene oder erworbene-Störungen so stark eingeschränkt sein, dass bei der oralen Intubation mit erheblichen Schwierigkeiten gerechnet werden muss. Gelegentlich ist es nicht möglich, einen Patienten auf konventionellem Weg, d. h. ohne fiberoptisches Instrument, zu intubieren.

Zunge Die Zunge besteht aus Bündeln von Muskelfasern, die von Schleimhaut überzogen sind. Normalerweise ist die Zunge leicht beweglich und kann mit dem Laryngoskop auf die linke Seite verschoben werden, um die Sicht auf die Stimmritze zu verbessern. Wird die Zunge mit dem Laryngoskop gegen den Mundboden heruntergedrückt, so vergrößert sich die Mundhöhle, und die Intubation wird wesentlich erleichtert.

Zähne Die Zähne sind für den Intubationsvorgang von besonderer Bedeutung, nicht nur, weil sie vom Ungeübten mit dem Laryngoskop leicht herausgebrochen werden, sondern weil sie bei Fehlstellungen auch die Intubation erheblich erschweren können. Gefährdet sind v. a. die oberen Schneidezähne, denn sie stecken nur mit einer Wurzel im Kiefer und können durch fehlerhaftes Hebeln mit dem Laryngoskop ab- oder herausgebrochen werden, besonders bei entsprechender Vorschädigung. Vorsicht ist geboten bei:
- Kindern mit Milchzähnen,
- älteren Patienten,
- schlechter Mundhygiene,
- Erkrankungen des Zahnfleisches,
- vorstehenden oberen Schneidezähnen.

6.1.3 Pharynx

Der Pharynx reicht von der Schädelbasis bis zum Ösophagusmund. Er besteht aus Nasopharynx, Oropharynx und Hypopharynx. Die Wände des Pharynx sind eher weich und dehnbar und können leicht durch Trauma oder Infektion anschwellen.

Nasopharynx Der Nasopharynx reicht vom Rachendach bis zum Gaumensegel; sein Dach wird von der Schädelbasis gebildet. Am weichen Gaumen geht der Nasopharynx in den Oropharynx über. An Dach und Hinterwand des Nasopharynx befinden sich die Rachenmandeln, die bei Kindern nicht selten vergrößert sind und die Nasenatmung behindern. Gelegentlich können vergrößerte Adenoide bei Kindern ein Intubationshindernis sein.

In die Seitenwände des Nasopharynx mündet die Tuba auditiva (Eustachi-Röhre), die den Nasopharynx mit dem Mittelohr verbindet und – wie die Eingänge in die Nasennebenhöhlen – durch den Tubus verlegt werden kann.

Oropharynx Der Oropharynx erstreckt sich vom weichen Gaumen bis zur Epiglottis bzw. der Plica pharyngoepiglottica. Die vordere Wand wird vom Zungengrund gebildet. An den Seiten befinden sich die Gaumenmandeln; sie können bei Kindern so stark hypertrophieren, dass sie sich in der Mittellinie berühren und die Intubation erschweren. Unten und hinter den Gaumenmandeln liegt der hintere Teil der Zunge über dem Eingang zum Larynx. Dieser Teil der Zunge ist mit der Epiglottis über 3 Falten verbunden. Im Oropharynx kreuzen sich Atem- und Speiseweg.

Hypopharynx Dieser Abschnitt erstreckt sich vom Rand der Epiglottis bis zum Eingang in den Kehlkopf und Ösophagus. Vorn liegen im Hypopharynx die Epiglottis, der Kehlkopfeingang und die mit Schleimhaut überzogenen Knorpel des Kehlkopfs. Zu beiden Seiten des Kehlkopfs verläuft im Hypopharynx der Recessus piriformis. Der Raum vor der Epiglottis wird als Vallecula bezeichnet; diese Fossa ist für die Intubation von besonderer Bedeutung, weil die Spitze des gebogenen Laryngoskopspatels hier eingeführt wird.

Unmittelbar hinter dem Hypopharynx befindet sich der 4.–6. Halswirbelkörper.

6.1.4 Larynx

Die Passage des Kehlkopfs ist der entscheidende, aber meist auch der schwierigste Teil bei der endotrachealen Intubation, denn die Standardintubation erfolgt unter Sicht auf die Stimmbänder mit kontrolliertem Vorschieben des Tubus in die Trachea. Hierfür muss die Stimmritze mit dem Laryngoskop eingestellt werden.

Knorpel des Kehlkopfs

Der Kehlkopf (◘ Abb. 6.2) ist mit der Luftröhre verbunden und liegt gegenüber dem 4.–6. Halswirbelkörper. Das Skelett des Kehlkopfs wird durch verschiedene Knorpel gebildet, die teilweise von außen am Hals getastet werden können:
- Schildknorpel,
- Krikoidknorpel,
- Arytänoidknorpel,
- Epiglottis.

Schildknorpel (Cartilago thyroidea) Der Schildknorpel bildet den sog. Adamsapfel; er besteht aus 2 großen Knorpelplatten, die vorn miteinander verbunden, nach hinten dagegen offen sind. Kranial ist der Schildknorpel durch die Membrana thyrohyoidea am Zungenbein befestigt, kaudal durch die Membrana cricothyroidea mit dem Ringknorpel.

> **Durch Punktion der Membrana cricothyroidea mit einer großlumigen Kanüle kann im Notfall rasch ein freier Luftweg geschaffen werden.**

Ringknorpel (Cartilago cricoidea) Nach kaudal ist der Kehlkopf über den Ringknorpel mit der Trachea verbunden. Dieser Knorpel weist etwa die Form eines Siegelrings auf, mit einem engen vorderen und seitlichen Bogen und einem erweiterten hinteren Anteil. Nach unten ist der Ringknorpel über ein Band mit dem 1. Trachealring verbunden. Beim (umstrittenen) **Sellick-Handgriff** wird der Ringknorpel fest nach hin-

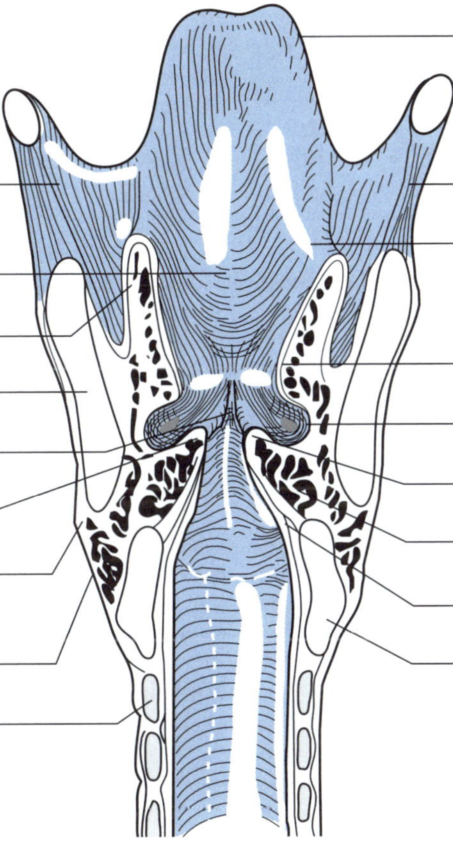

a

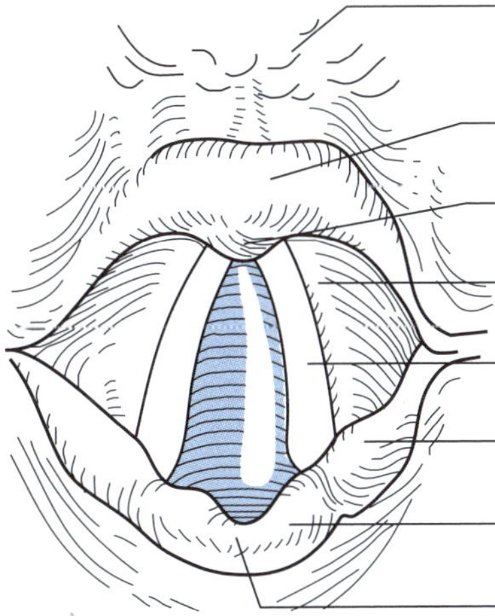

b

Abb. 6.2 Kehlkopf; **a** im Medianschnitt, **b** bei Laryngoskopie

ten gedrückt, um den Ösophagus zu verschließen und so eine Aspiration zu verhindern.

Epiglottis Der Kehldeckel ist wie ein Fahrradsattel geformt und innen am Schildknorpelbug mit dem Lig. thyroepiglotticum verbunden, mit dem Zungenbein durch das Lig. hyoepiglotticum; der Oberrand hingegen ist frei beweglich. Die aryepiglottischen Falten ziehen zu den seitlichen unteren Anteilen der Epiglottis und verbinden sie mit den Aryknorpeln.

Tipp

Bei der Intubation wird das gebogene Laryngoskop **vor** die Epiglottis geführt; durch Druck auf das Lig. hyoepiglotticum mit der Spitze des Laryngoskops richtet sich die Epiglottis auf und gibt den Blick auf die Stimmritze frei.

Aryknorpel Die pyramidenförmigen Aryknorpel (Stellknorpel, Gießbeckenknorpel) sind mit den hinteren Anteilen des Krikoids gelenkig verbunden. Die Spitze der Pyramide ist nach hinten und medial gebogen; auf ihr befindet sich der kleine Spitzenknorpel, Cartilago corniculata. Der Spitzenknorpel liegt in der Plica aryepiglottica und bildet das Tuberculum corniculatum. Am vorderen Fortsatz des Aryknorpels ist das Stimmband befestigt, am seitlichen die Stimmbandmuskeln.

Die Aryknorpel sind wichtige Orientierungspunkte während der Intubation von Patienten, bei denen die Stimmritze aus anatomischen Gründen nicht eingestellt werden kann.

Glottis

Die Stimmbänder und der Raum zwischen den Stimmbändern, die Stimmritze, werden als Glottis (■ Abb. 6.2) bezeichnet. Die **Stimmbänder,** Ligg. vocalia, bestehen aus Muskeln, Bändern, weicher Submukosa und einem Schleimhautüberzug. Sie sind vorn an der Innenseite der Schildknorpel befestigt, hinten am Processus vocalis des Stellknorpels. Die Länge der Stimmbänder beträgt beim Mann 1,7–2,3 cm, bei der Frau 1,3–1,7 cm; die Stimmbänder sind ca. 3 mm dick und 2 mm breit. Für die Intubation ist Folgendes wichtig:

> **Die Stimmritze ist beim Erwachsenen die engste Stelle des Kehlkopfs; daher muss sich die Wahl der Tubusgröße nach der Größe der Stimmritze richten (bei Kindern ▶ Abschn. 6.1.5).**

Oberhalb der Stimmbänder befindet sich jeweils ein Recessus, der Ventriculus laryngis, der zahlreiche Schleimdrüsen enthält, die den Larynx anfeuchten. Über den Recessus verlaufen die Taschenbänder oder »**falschen Stimmbänder**«; sie sind weiter geöffnet als die Stimmbänder und können sich, parallel zu ihnen, weitgehend einander nähern und als Schutz vor Aspiration wirken.

Innervation des Kehlkopfs

Der Kehlkopf wird durch den N. vagus über den N. laryngealis superior und den N. laryngealis recurrens innerviert. Die sensible Innervation löst Schutzreflexe für den Eingang in die unteren Atemwege aus; hierzu gehören der Glottisverschluss und der Hustenstoß zum Entfernen von Fremdkörpern. Wird diese Region während der Intubation ohne ausreichende Anästhesie stimuliert, so kann ein **Laryngospasmus,** also der reflexartige Verschluss der Stimmbänder, auftreten.

Der **N. laryngealis recurrens** versorgt sensibel die Schleimhaut des Kehlkopfs unterhalb der Stimmbänder; außerdem ist er der wichtigste motorische Nerv des Kehlkopfs: Er versorgt mit Ausnahme des M. cricothyroideus sämtliche Kehlkopfmuskeln. Eine Schädigung des Rekurrensnervs führt zur **Stimmbandlähmung,** die einseitige Rekurrensschädigung zu einseitiger Stimmbandlähmung und Heiserkeit, die beidseitige Schädigung zu beidseitiger Stimmbandlähmung mit völligem Stimmverlust und Atemstörungen, da die Stimmbänder nicht weit genug geöffnet werden können.

Der N. laryngealis superior versorgt die gesamte Schleimhaut oberhalb des Kehlkopfs einschließlich der Epiglottis sensibel, außerdem vorne die Schleimhaut unterhalb der Stimmbänder und schließlich motorisch den M. cricothyroideus.

Funktionen des Kehlkopfs

- Leitung der Atemgase,
- Verschluss der Trachea beim Schlucken durch die aryepiglottischen Falten und die falschen und richtigen Stimmbänder,
- Stimm- und Sprachbildung,
- Beteiligung am Hustenstoß und an der Bauchpresse,
- Reflexaktivität, z. B. Husten.

6.1.5 Larynx von Kindern

Der Larynx von Kindern unterscheidet sich in Aussehen, Struktur und Lokalisation von dem des Erwachsenen. Er steht insgesamt höher im Hals als beim Erwachsenen, die Lichtung des Kehlkopfs ist trichterförmig, die engste Stelle befindet sich, etwa 1 cm unterhalb der Stimmbänder, im subglottischen Raum, also im Bereich des Ringknorpels. Darum sollte Folgendes beachtet werden:

> **Bei Kindern richtet sich die Wahl der Tubusgröße nach der Weite des subglottischen Raums und nicht – wie beim Erwachsenen – nach der Stimmritze.**

Ein Tubus, der ohne jeden Widerstand durch die Stimmritze des Kindes gleitet, kann im Bereich des Ringknorpels steckenbleiben. Darum sollten bei der Intubation von Kindern Tuben verschiedener Größe bereitgehalten werden.

Die **Epiglottis** ist bei Kindern relativ schmaler und länger als beim Erwachsenen. Hierdurch wird der gesamte Kehlkopfeingang enger und kann bei bestimmten Erkrankungen sehr leicht und rasch lebensbedrohlich zuschwellen.

Die Kehlkopfknorpel des Kindes sind weicher und nachgiebiger, die Schleimhäute lockerer und anfälliger gegenüber Trauma und Infektion. So kann bereits das Einführen von Laryngoskopen, Absaugkathetern und Bronchoskop bei grobem Vorgehen leicht zum verschließenden Ödem führen, besonders in der subglottischen Region.

6.1.6 Trachea

Die Trachea erstreckt sich von ihrer Befestigung am Ringknorpel bis zur Bifurkation (▶ Kap. 1). Sieverläuft in der Mittellinie von Hals und Brustkorb bis in Höhe des 5. und 6. Brustwirbels, wo sie sich an der Bifurkation in den linken und rechten Hauptbronchus aufteilt (▣ Abb. 6.3).

Beim Erwachsenen ist die Trachea ca. 12–15 cm lang, bei Kindern 6–8 cm; der Durchmesser beträgt 1,5–2,5 cm bzw. 5–8 mm. An ihrem unteren Ende neigt sich die Trachea nach rechts. Ihre Länge verändert sich mit jedem Atemzug: Während der Inspiration nimmt sie zu, während der Exspiration ab.

Die Wände der Trachea werden durch 16–20 C-förmige Knorpel gebildet, die untereinander durch Bindegewebe verbunden und hinten offen sind. Über die hintere Öffnung verläuft eine verschließende Membran, die Pars membranacea.

Unmittelbar hinter der Trachea verläuft der Ösophagus, in den der Tubus bei der Intubation leicht versehentlich vorgeschoben werden kann. Die Schilddrüse liegt zum größten Teil vor der Trachea, umgibt sie jedoch auch teilweise in Höhe des 2.–4. Trachealknorpels.

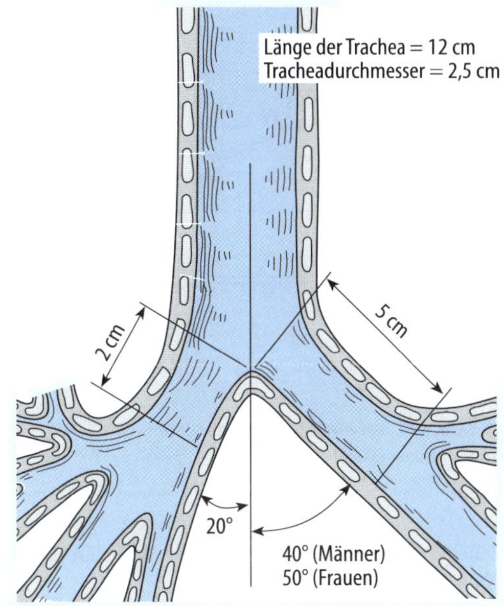

▣ **Abb. 6.3** Bifurkation der Trachea

6.2 Ausrüstung und Zubehör

Das Intubationszubehör gehört zur Grundausstattung jeder Intensivstation. Ganz gleich, ob die Intubation geplant oder notfallmäßig erfolgt:

> **Das essenzielle Intubationszubehör sollte stets vollständig an einem bekannten Ort bereit liegen, damit keine kostbare Zeit verlorengeht.**

Unmittelbar vor der Intubation sollte der intubierende Arzt rasch das Zubehör auf Vollständigkeit und Funktionsfähigkeit überprüfen, um unliebsame Überraschungen zu vermeiden. Dies gilt in besonderem Maße für die Leuchtkraft der Laryngoskope und die Dichtigkeit der Tubusmanschetten. Für die Notfallbeatmung müssen außerdem ein Atembeutel mit Maske und eine O_2-Quelle bereitgestellt werden. Außerdem sollte vor jeder geplanten Intubation möglichst ein venöser Zugang gelegt und das Basismonitoring – EKG-Monitor, automatisches Blutdruckmessgerät und Pulsoxymeter – angeschlossen sein.

6.2.1 Laryngoskope

Laryngoskope sind Instrumente, mit denen der Kehl kopf sichtbar eingestellt werden kann. Sie bestehen aus den beiden folgenden Hauptteilen:
- Spatel mit Lichtquelle,
- Griff mit Batterien.

Der Griff dient zum Halten des Laryngoskops mit der **linken** Hand und als Behälter für die Batterien. Die meisten Griffe bilden in Funktionsstellung einen rechten Winkel mit dem Spatel.

Mit dem die Lichtquelle tragenden Spatel werden die Weichteile des Mundbodens komprimiert, die Zunge vollständig zur linken Seite geschoben und der Unterkiefer heruntergedrückt. Hierdurch wird die Mundhöhle insgesamt vergrößert und der direkte Einblick auf den Kehlkopf und die Stimmritze ermöglicht, so dass der Tubus gezielt vorgeschoben werden kann.

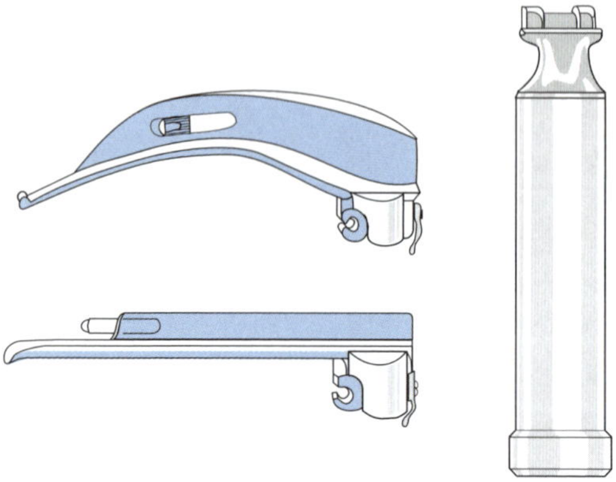

Abb. 6.4 Laryngoskop mit gebogenem (Macintosh-) und geradem (Miller-)Spatel

Nach der Form des Spatels können 2 gebräuchliche Arten von Laryngoskopen unterschieden werden (Abb. 6.4):
- Macintosh-Spatel: gebogen,
- Miller-Spatel: gerade.

Für die kleineren Kinderspatel sind entsprechende Griffe mit kleinerem Durchmesser erhältlich, jedoch passen diese Spatel auf die normalen Erwachsenengriffe.

Laryngoskope mit gebogenem Spatel

Laryngoskope mit gebogenem Spatel werden **vor** die Epiglottis, d. h. in die Vallecula zwischen Epiglottis und Zungengrund eingeführt (Abb. 6.5). Mit gebogenen Spateln kann die Zunge besser zur linken Seite verschoben werden, auch passen sie sich besser der Rachenform an. Beim Zug in Griffrichtung des Laryngoskops richtet sich die Epiglottis auf und gibt den Blick auf die Stimmritze frei. Zahnbeschädigungen sind mit dem gebogenen Laryngoskop weniger leicht möglich als mit dem geraden.

Macintosh-Spatel Dieser häufig verwendete Spatel ist leicht gebogen und besitzt außerdem eine Schiene an der linken Seite, mit der die Zunge aus dem Intubationsgebiet in die linke Mundhöhle geschoben werden kann.

Macintosh-Spatel gibt es auch für Linkshänder, jedoch nur in der Erwachsenengröße. Hierbei befindet sich die Schienung an der rechten Spatelseite. Entsprechend muss die Zunge in die rechte Mundhöhle gedrängt und der Tubus mit der linken Hand von der linken Seite her in die Trachea vorgeschoben werden. Spatel für die rechtshändige Laryngoskopie bzw. linkshändige Intubation können mit Vorteil bei Zahnschäden auf der rechten Seite oder Verletzungen des Kiefers oder des Gesichts eingesetzt werden. Außerdem kann der Tubus hierbei direkt in der linken Mundhöhle platziert werden.

Größen des Macintosh-Spatels
Nr. 1: Neugeborene und Kleinkinder; Spatellänge 9 cm
Nr. 2: Kinder; Spatellänge 10,8 cm
Nr. 3: Erwachsene, mittlere Größe; Spatellänge 13 cm
Nr. 4: Erwachsene, Überlänge; 15,5 cm

Neben dem Macintosh-Spatel gibt es noch Modifikationen des gebogenen Spatels.

Gerader Spatel

Im Unterschied zum gebogenen Spatel wird mit diesen Spateln die Epiglottis »aufgeladen« (Abb. 6.5b), d. h. der Spatel wird auf die laryngeale Fläche der Epiglottis geführt und übt bei Zug in Griffrichtung Druck auf die Epiglottis auf. Hierdurch wird die Sicht auf die Stimmritze wesentlich verbessert.

Der gerade Spatel wird besonders häufig bei Neugeborenen und Kleinkindern eingesetzt, weil die Epiglottis meist relativ lang und verformbar ist und mit dem gebogenen Spatel häufig nicht intubationsgerecht aufgerichtet werden kann.

Miller-Spatel Dieser vermutlich am häufigsten eingesetzte gerade Spatel ist an der Spitze leicht gebogen.

Größen des Miller-Spatels
Nr. 0: Frühgeborene; Spatellänge 7,5 cm
Nr. 1: Kleinkinder; Spatellänge 10,2 cm
Nr. 2: Kinder; Spatellänge 15,5 cm
Nr. 3: Erwachsene, mittlere Größe; Spatellänge 19,5 cm
Nr. 4: Erwachsene, Überlänge; 20,5 cm

Jackson-Wisconson-Spatel Im Gegensatz zum Miller-Spatel ist bei diesem Spatel auch die Spitze gerade. Die Schienung für die Zunge verbreitert sich zum distalen Ende hin. Die Intubation mit diesem Spatel ist schwierig, wenn der Mund nicht richtig geöffnet werden kann.

Größen des Jackson-Wisconson-Spatels
Nr. 1 und 1½: Kleinkinder; Spatellänge 10,2 bzw. 11,5 cm
Nr. 2: Kinder; Spatellänge 13,5 cm
Nr. 3: Erwachsene, mittlere Größe; Spatellänge 16,2 cm
Nr. 4: Erwachsene, Überlänge; 19,9 cm

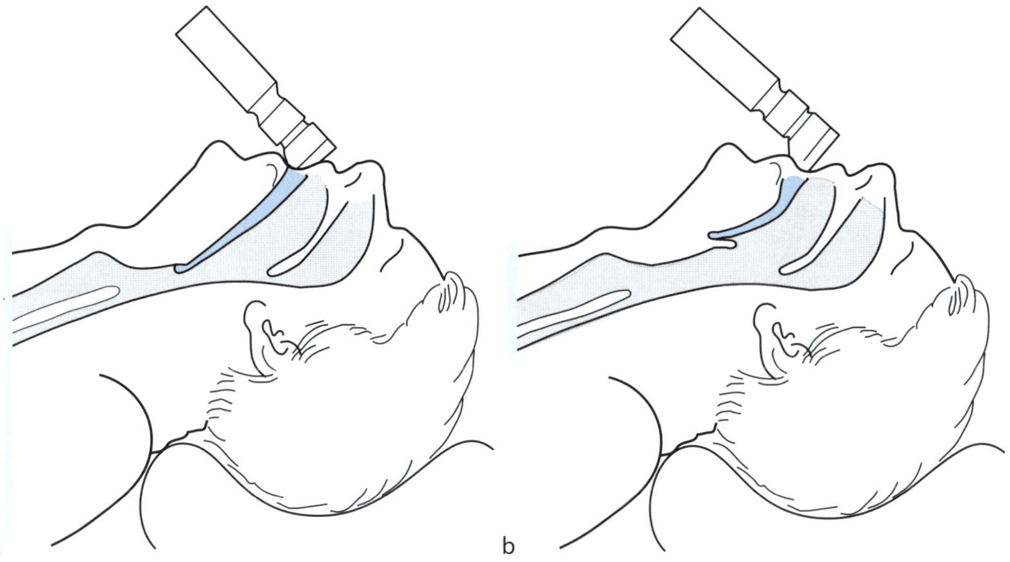

Abb. 6.5 Laryngoskopie mit verschiedenen Spateln. **a** Der gebogene Macintosh-Spatel wird vor die Epiglottis geführt; durch Zug in Griffrichtung des Laryngoskops wird der Kehldeckel angehoben und gibt die Sicht auf die Stimmritze frei. **b** Der gerade Spatel lädt die Epiglottis dagegen auf, sodass sie nicht mehr sichtbar ist

Auch bei den geraden Spateln gibt es zahlreiche Modifikationen, z. B. Foregger-, Guedel-, Snow-, Bennett-, Flagg-Spatel.

Wahl des Spatels

Die Wahl des Spatels folgt meist persönlichen Vorlieben und Erfahrungen; Anfänger bevorzugen häufig den geraden Spatel.

Vorteile des gebogenen Spatels:

- geringere Verletzungsgefahr für die Zähne,
- mehr Platz in der Mundhöhle für den Tubus,
- keine Quetschung der Epiglottis.

Vorteile des geraden Spatels:

- bessere Einstellung der Stimmritze,
- bessere Kontrolle des Tubus beim Vorschieben,
- oraler Tubus oft ohne Führungsstab einzuführen.

6.2.2 Endotrachealtuben

Endotrachealtuben werden in verschiedenen Größen, aus unterschiedlichen Materialien und mit besonderen Blockmanschetten hergestellt. Für die Langzeitintubation sind gewebeverträgliche und auch bei Körpertemperatur flexible Tuben mit glatter, sekretabweisender Oberfläche erforderlich. Einmalmaterial sollte bevorzugt werden.

Allgemeiner Aufbau Der Querschnitt eines Tubus ist rund, um die Gefahr des Abknickens zu vermindern. Das proximale Ende trägt den **Adapter** für den Anschluss an das Beatmungsgerät oder den Atembeutel; das distale Ende ist angeschrägt. Hier befindet sich, mit Ausnahme der Tuben für kleine Kinder, die **Blockmanschette** zum Abdichten. Die Manschette wird über eine in die Wand eingearbeitete Zuleitung mit Kontrollballon vom proximalen Ende her mit Luft gefüllt (▣ Abb. 6.6).

Tubusmaterial

Polyvinylchlorid (PVC) Für die Langzeitintubation werden derzeit am häufigsten Tuben aus Polyvinylchlorid (PVC) verwendet. Das Material enthält Stabilisatoren, Weichmacher und Farbstoffe. Die Tuben sind weich und gewebeverträglich; beim Erwärmen auf Körpertemperatur passen sie sich flexibel den natürlichen Biegungen des oberen Respirationstrakts an; die Abknickgefahr ist relativ gering. Die glatte Oberfläche wirkt sekretabweisend und ermöglicht, dass Absaugkatheter meist ohne Schwierigkeiten eingeführt werden können, besonders nach Anfeuchtung mit NaCl-Lösung.

Anwendung von Hitze deformiert die PVC-Tuben; Gassterilisation mit Äthylenoxid muss unbedingt vermieden werden, da hierbei toxische Produkte entstehen können.

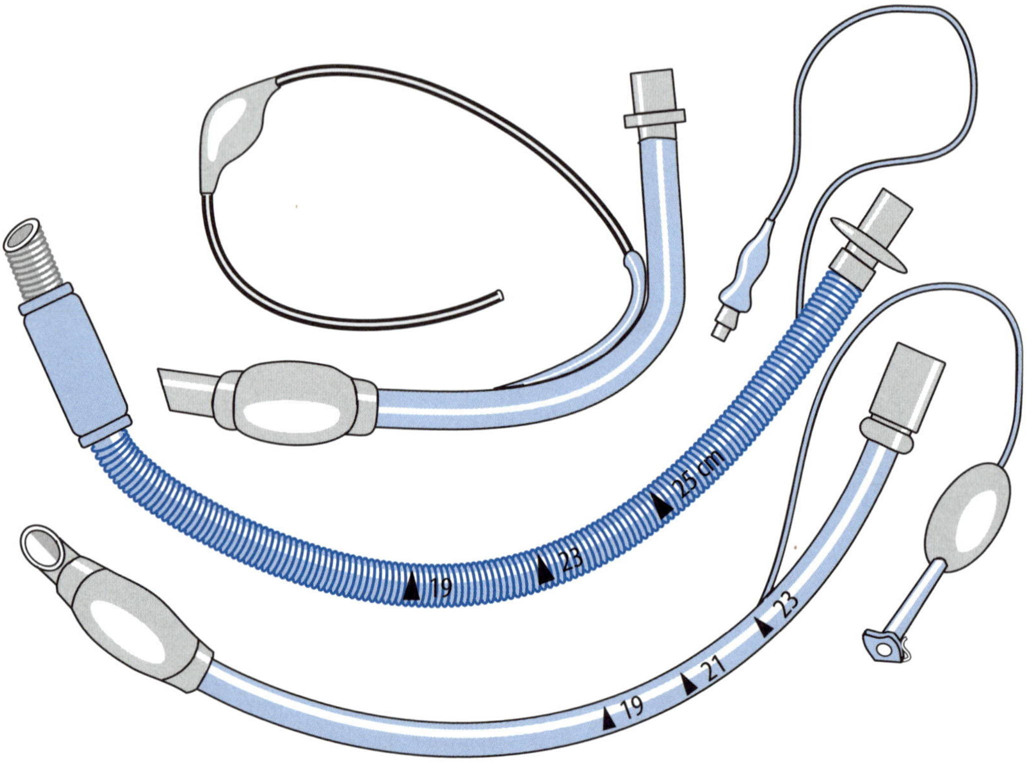

Abb. 6.6 Endotrachealtuben. *Von oben nach unten:* Oxford-Tubus für die orale Intubation, Spiraltubus nach Woodbridge, ebenfalls bevorzugt für die orotracheale Intubation, Endotrachealtubus nach Magill für die orale und nasale Intubation

Getestetes Material Da zahlreiche Tuben toxische Reaktionen im Gewebe hervorrufen können, sollten am Patienten nur getestete Tuben eingesetzt werden. Sie tragen die Aufschrift IT (Implantattest) oder Z-79 (Committee of the American National Standard Institute), d. h. sie sind getestet und als frei von toxischen Reaktionen befunden worden.

Blockmanschetten

Wie bereits dargelegt, befindet sich am distalen Ende des Tubus die Blockmanschette, mit der ein luftdichter Abschluss zwischen Tubus und Trachea hergestellt wird. Auf diese Weise kann während der Beatmung keine Atemluft entweichen; außerdem wird die pulmonale Aspiration von Magensaft, Schleim, Blut und Fremdkörpern verhindert. Das Blocksystem besteht aus:

- Manschette (Cuff),
- Zuleitung,
- Kontrollballon.

Über die Zuleitung wird die Manschette mit Luft gefüllt, bis ein dichter Abschluss erreicht worden ist. Am Kontrollballon des freien Endes der Zuleitung kann der Füllungszustand der Blockmanschette orientierend überprüft werden. Die Manschette wird grundsätzlich nur so stark geblockt, bis keine Nebenluft mehr entweicht.

! Zu hohe Cuffdrücke schädigen die Trachealschleimhaut und müssen daher vermieden werden!

Tipp

Beim Blocken des Tubus Ohr an den Mund des Patienten halten und bei der Beatmung auf Nebengeräusche wie Zischen oder Gurgeln horchen. Blockvorgang beenden, wenn keine Geräusche mehr wahrnehmbar sind.

Niederdruckmanschetten Für die Langzeitintubation werden ausschließlich Tuben mit Niederdruckmanschetten verwendet. Diese Cuffs werden mit hohen Volumina gefüllt; der entstehende Innendruck ist gering (sog. »high volume low pressure cuff«). Im

Gegensatz zu den steifen Hochdruckmanschetten entfalten sich die Niederdruckcuffs symmetrisch und passen sich der Form der Trachea besser an. Hierdurch ist der insgesamt auf die Trachealwand einwirkende Druck wesentlich niedriger, und die Gefahr einer ischämischen Druckschädigung wird vermindert, jedoch nicht vollständig beseitigt.

Beim intubierten Patienten sollte der Cuffdruck mit einem **Manometer** überwacht werden; bei ausreichend hohem Manschettenvolumen entspricht dieser Druck dem Anlagedruck an die Trachea. Zu beachten ist, dass der Cuffdruck im Verlauf der Langzeitbeatmung durch die Erwärmung der Atemgase zunehmen kann und dann entsprechend reduziert werden muss.

Bei Langzeitbeatmung sollten die Cuffdrücke im Bereich von 15–25 mbar gehalten und außerdem kontinuierlich mit einem Manometer überwacht werden.

Beim »**controlled pressure cuff**« steht die Manschette über ein Druckausgleichventil mit einem außen befindlichen Reservoirballon in Verbindung. Hierdurch wird der Manschettendruck automatisch im gewählten Bereich gehalten.

Tubusgrößen

Die Tubusgröße wird in der Regel als innerer Durchmesser (ID) in mm angegeben, gelegentlich noch in French (Fr.) oder Charrière (Charr), die beide den äußeren Durchmesser kennzeichnen. Hierbei entspricht 1 Charr oder 1 Fr. 1/3 mm, d. h. die Charrière-Zahl des Tubus geteilt durch 3 ergibt den Außendurchmesser in Millimetern.

Bedeutung des inneren Durchmessers Der innere Durchmesser bestimmt den **Widerstand** bei Spontanatmung, aber auch bei Beatmung. Der äußere Durchmesser hängt von der Dicke der Tubuswand ab; er ist ebenfalls von praktischer Bedeutung, weil er die Passage des Tubus durch die oberen Luftwege bestimmt. Folgendes sollte beachtet werden:

Um den Atemwegwiderstand so niedrig wie möglich zu halten, sollte jeweils der größtmögliche Tubus ausgewählt werden, der sich leicht über die oberen Atemwege in die Trachea vorschieben lässt. Bei oraler Intubation richtet sich die Tubusgröße beim Erwachsenen nach der Weite der Stimmritze, bei Kindern nach der Größe des Ringknorpels. Bei nasaler Intubation hingegen entscheidet v. a. die Enge der Nasenwege über die Tubusgröße.

Zu große Tuben schädigen Larynx und Trachea, zu kleine Tuben erhöhen den Atemwegwiderstand.

Tubusgröße

- Die Wahl der Tubusgröße richtet sich in erster Linie nach dem Alter, weiterhin nach dem Geschlecht.
- Gebräuchliche Größen (in mm ID) für die orale Intubation:
  - Männer 8,
  - Frauen 7,5
  - 6–10 Jahre 5,5–6
  - 4–6 Jahre 5,–5,5
  - 2–4 Jahre 4,5–5,5
  - 7–18 Monate 3,5–4
  - <6 Monate 3–3,5
  - Frühgeborene 2,5

Länge des Tubus Der Tubus muss so lang sein, dass der Cuff in Tracheamitte liegt und das proximale Ende weit genug aus Mund oder Nase herausragt, um den Anschluss an das Beatmungsgerät oder einen Verdampfer zu ermöglichen.

Gebräuchliche Tuben sind 10–35 cm lang, wobei die Länge vom inneren Durchmesser abhängt. Nasale Tuben sind immer länger als orale.

Da bei der Intubation schwer abschätzbar ist, wie weit der Tubus unterhalb der Stimmritze in die Trachea vorgeschoben worden ist, besteht bei den meisten Tuben die Gefahr der einseitigen Intubation, d.h. der Intubation eines Hauptbronchus. Zur besseren Orientierung befinden sich daher auf dem Tubus cm-Markierungen, die den jeweiligen Abstand vom distalen Ende angeben.

In ▫ Tab. 6.1 sind gebräuchliche Tubusgrößen für Erwachsene und Kinder sowie die Entfernung von der Lippe/Zahnreihe bis zur Tracheamitte angegeben.

Tipp

Der Cuff des Tubus sollte in der Tracheamitte liegen. Beim Erwachsenen beträgt die Entfernung von der Lippe/Zahnreihe bis zur Tracheamitte durchschnittlich 22 cm.

Tubuswiderstand Beim intubierten Patienten gehört der Tubus funktionell zu den Atemwegen; er setzt der Atmung und Beatmung den größten Widerstand entgegen. Dieser Widerstand wird v. a. vom inneren Durchmesser des Tubus bestimmt; die Länge des Tubus spielt demgegenüber eine geringe Rolle (▫ Abb. 6.7). Adapter und Konnektoren erhöhen je nach Konstruktion und Durchmesser den Wi-

Tab. 6.1 Tubusgröße und Abstand Lippe-Tracheamitte

Tubusgröße (ID in mm)	Abstand Lippe-Tracheamitte (cm)*
2,5	10
3	11
3,5	11
4	12
3,5–4,5	
4–5	13
4,5–5,5	
5–6	14
5,5–6,5	
6–6,5	15–16
6,5	16–17
6,5–7	17–18
7,5	18–20
8	20–24
7–8	21–23
8–9	21–25

* +3 cm bei nasalen Tuben.

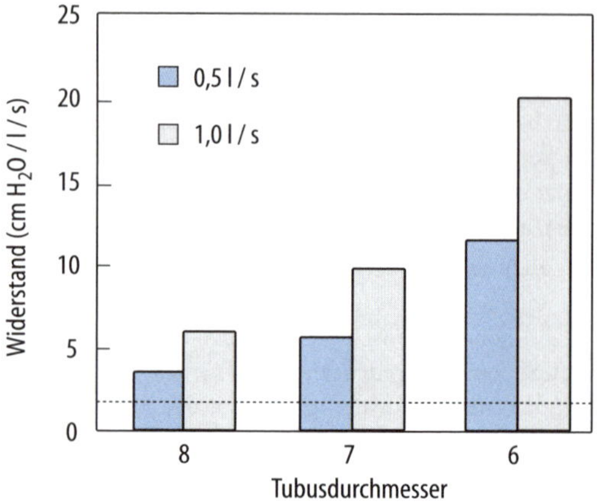

Abb. 6.7 Tubuswiderstand in Abhängigkeit vom Durchmesser bei einem Gasfluss von 0,5 und 1 l/s. Der normale Atemwegwiderstand von <2 cm H_2O/l/s wird durch die *gestrichelte Linie* gekennzeichnet

derstand, wobei Kunststoffmaterial die günstigsten Eigenschaften aufweist. Der Durchmesser eines Standardadapters beträgt 14 mm.

Um den Widerstand v. a. bei Spontanatmung so niedrig wie möglich zu halten, sollten folgende Grundsätze beachtet werden:

- Größtmöglichen Tubus verwenden, der ohne Widerstand in die Trachea vorgeschoben werden kann.
- Abknicken des Tubus erhöht den Widerstand erheblich und muss daher vermieden werden.
- Gerade oder nur wenig gebogene Adapter und Konnektoren aus Kunststoff verwenden, Zubehör aus Metall möglichst vermeiden.

Tubustotraum Der Tubus einschließlich Adapter und Konnektoren gehört funktionell zum Totraum der Atemwege. Durch die endotracheale Intubation wird der Totraum insgesamt verkleinert, kann jedoch bei Kindern durch lange Tuben sowie große Adapter, Konnektoren und Atemfilter erhöht werden.

Tubusarten

Die verwendeten Tuben unterscheiden sich v. a. in ihrer Konstruktion, teilweise auch im verwendeten Material. Für die Langzeitintubation wird am häufigsten der Magill-Tubus eingesetzt. Daneben gibt es noch Tuben für spezielle Indikationen, z. B. Spiraltuben und Endobronchialtuben

Magill-Tubus Der Tubus (Abb. 6.6) besteht meist aus dünnwandigem PVC, ist leicht gekrümmt und mit oder ohne Blockmanschette erhältlich. Er kann aufgrund seiner Länge nasal und oral eingeführt werden. Die Spitze des oralen Tubus weist eine 45°-Anschrägung auf, die zur Seite zeigt, während die nasalen Tuben auch flötenschnabelartig geformt sein können.

Woodbridge-Tubus Der Tubus besteht aus Latex oder Silikon, in das eine Metallspirale eingebettet ist (Abb. 6.6); hierdurch wird ein Abknicken oder die Kompression des Tubus sicher vermieden. Der Tubus wird daher v. a. für Eingriffe im Bereich des Kopfes und bei ungewöhnlichen Lagerungen, bei denen die Gefahr des Abknickens besteht, eingesetzt. Wegen der großen Flexibilität des Tubus muss für die Intubation immer ein Führungsstab verwendet werden. Gelegentlich lösen sich die Schichten des Latextubus voneinander und bewirken eine Obstruktion; auch kann häufiges Autoklavieren zur Erweichung der Spiralen führen, sodass die Spiralen im Bereich des Cuffs durch den Manschettendruck kollabieren und das Lumen des Tubus verlegen. Tubushernien sind bei wiederholtem Gebrauch der Woodbridge-Tuben ebenfalls möglich.

Gefahren bei häufiger Wiederverwendung von Spiraltuben aus Latex: Tubushernie und Obstruktion durch kollabierende Latexschichten!

Tipp

Spiraltuben sollten wegen ihrer harten Wand nur ausnahmsweise für die nasale Intubation verwendet werden.

Doppellumentuben Mit diesen Tuben ist die gezielte Intubation des rechten oder linken Hauptbronchus und die seitengetrennte Beatmung der Lungen möglich. Die Tuben weisen eine proximale Blockmanschette für die Trachea und eine distale Manschette für den Hauptbronchus auf. Am häufigsten werden **Robertshaw-Tuben** verwendet; die Lumina des Tubus sind S-förmig und liegen seitlich nebeneinander. Die Tuben sind für die rechtsseitige und die linksseitige Intubation erhältlich. Der distale Cuff des rechtsseitigen Tubus weist eine schlitzförmige Öffnung für die Beatmung des rechten Oberlappens auf. Für die selektive Beatmung der linken Lunge werden linksseitige Tuben verwendet, für die Isolierung der linken Lunge rechts- oder linksseitige. Beim rechtsseitigen Tubus besteht die Gefahr, dass der rechte Oberlappen nicht belüftet wird, daher wird häufig der linksseitige Tubus für die Isolierung der linken oder der rechten Lunge verwendet.

Tipp

Die Platzierung von Doppellumentuben sollte möglichst unter Kontrolle mit einem Fiberbronchoskop erfolgen, um Fehllagen zu vermeiden.

Führungsstäbe

Um die orale Intubation zu erleichtern, werden häufig Führungsstäbe eingesetzt. Sie schienen den Tubus und können den jeweiligen Intubationsbedingungen entsprechend gebogen werden. Die Stäbe bestehen gewöhnlich aus gummi- oder kunststoffbeschichtetem Metall; das distale Ende hingegen ist weich, um Verletzungen des Kehlkopfs und der Luftröhre zu vermeiden. Für Tuben mit kleinem Durchmesser werden auch unbeschichtete Metallstäbe verwendet. Die Spitze dieser Stäbe darf aber wegen der großen Verletzungsgefahr nicht aus dem distalen Tubusende herausragen. Die Metallstäbe können mit einer Schraubvorrichtung am proximalen Ende in ihrer Position im Tubus fixiert werden.

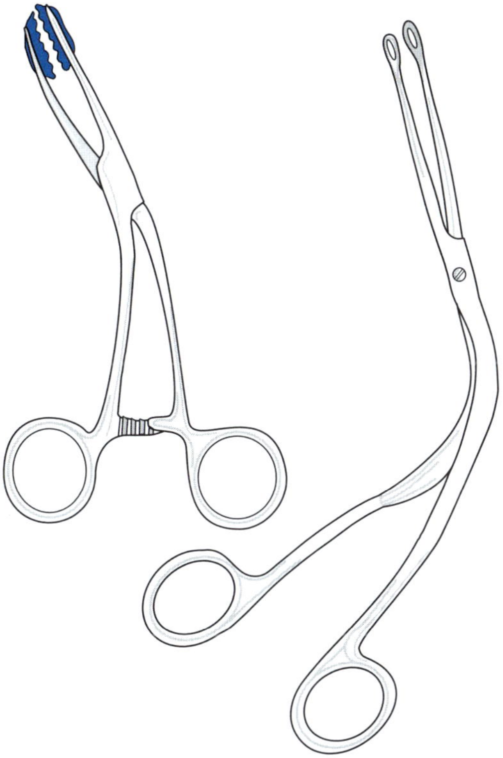

Abb. 6.8 Intubationszangen; *links* Zungenzange, *rechts* Magill-Zange

Intubationszangen

Die nasale Intubation gelingt häufig nur mit Hilfe einer Intubationszange (Abb. 6.8). Mit diesem Instrument wird der Tubus aus dem Hypopharynx unter laryngoskopischer Sicht in den Kehlkopf positioniert und dann manuell oder unter weiterem Einsatz der Zange in die Trachea vorgeschoben. Die gebräuchlichste Intubationszange ist die Magill-Zange. Für die Intubation muss die Zange wegen ihrer Form in die **rechte** Hand genommen werden, um die Sicht nicht zu versperren.

Absauggerät

Zu jeder Intubationsausrüstung gehört auch ein Absauggerät mit passenden Kathetern, um Schleim, Blut, Erbrochenes oder Fremdkörper abzusaugen.

Vor jeder Intubation muss ein funktionierendes Absauggerät mit Kathetern bereitgestellt werden!

6.3 Praxis der endotrachealen Intubation

Vor jeder Intubation – ganz gleich, ob elektiv, dringlich oder notfallmäßig – müssen nicht nur das funktionierende Intubationszubehör und der Notfallwagen »schwieriger Atemweg« bereitgestellt, sondern auch der Intubationsweg und das Intubationsverfahren festgelegt werden:

- Ist das Intubationszubehör vollständig bereitgestellt?
- Sind Intubationsschwierigkeiten zu erwarten?
- Soll oral oder nasal intubiert werden?
- Soll die Intubation am wachen oder am anästhesierten Patienten erfolgen?
- Soll die Intubation »blind« oder unter Laryngoskopie durchgeführt werden?

Ausrüstung und Zubehör für die endotracheale Intubation

- O_2-Quelle
- Gesichtsmaske
- Atembeutel
- Absauggerät, großlumiger Absaugkatheter mit steifer Spitze und endobronchialer Absaugkatheter
- Oro- und nasopharyngeale Tuben
- Laryngoskopgriffe und -spatel, gebogen oder gerade, mehrere Größen
- Endotrachealtuben, mehrere Größen
- Führungsstäbe, elastischer Bougie
- Magill-Zange
- Spritze zum Blocken der Tubusmanschette
- Intubationskissen
- Notfallwagen »Schwierige Intubation«
- Pflaster zum Befestigen des Tubus
- Lokalanästhetikum-Spray
- Vasokonstriktor zur Schleimhautabschwellung
- Gleitmittel zum Einschmieren des Tubus
- Venenkanüle
- Succinylcholin
- Nichtdepolarisierendes Muskelrelaxans
- Sedativa, Opioide, i. v.-Anästhetika
- Medikamente zur Wiederbelebung
- Stethoskop
- EKG-Monitor
- Automatisches Blutdruckmessgerät
- Pulsoxymeter
- Kapnometer

6.3.1 Einschätzung der oberen Atemwege

Vor jeder Intubation müssen zunächst die anatomischen Verhältnisse von Kopf, Hals und oberen Atemwegen eingeschätzt werden, auch wenn nur wenig Zeit zur Verfügung steht. Vom Ergebnis dieser Einschätzung hängt v. a. die Wahl des Intubationswegs, des Zubehörs und möglicherweise zu treffender Vorsichtsmaßnahmen ab. Entsprechend muss bei der Untersuchung das Augenmerk auf Faktoren gerichtet werden, die einen bestimmten Intubationsweg ausschließen oder zu wesentlichen Intubationsschwierigkeiten führen können. Ist die Erhebung der Anamnese noch möglich, so sollte gezielt nach Störungen oder Erkrankungen gefragt werden, die zu Veränderungen der Atemwege führen und daher für die Intubation von Bedeutung sein können.

Vorgeschichte

Aus der Vorgeschichte ergeben sich nicht selten wichtige Hinweise auf zu erwartende Intubationsschwierigkeiten, oft allerdings nur, wenn gezielt und sorgfältig danach gesucht wird. Hierzu gehören:

- frühere Operationen an Nase, Mund, Kehlkopf und Trachea,
- Narbenbildung, Fibrosierung im Bereich der Atemwege,
- Störungen der Stimmbandfunktion,
- »Schwierigkeiten« mit der Nasenatmung,
- Instabilität der Halswirbelsäule,
- Tumoren oder Abszesse im Bereich der Atemwege,
- akute Verletzungen.

Tipp

Liegen Erkrankungen vor, die vermutlich zu schwerwiegenden Intubationsschwierigkeiten führen werden, sollte die Intubation nur in Tracheotomiebereitschaft erfolgen.

Klinische Untersuchung

Durch eine sorgfältige klinische Untersuchung kann sich selbst der Erfahrene unliebsame Überraschungen ersparen und vor der Intubation auf zu erwartende Intubationsschwierigkeiten einstellen. Hierbei sollte v. a. auf Folgendes geachtet werden:

- Bestehen Anomalien des Gesichts?
- Liegen angeborene Missbildungen im Bereich von Kopf oder Hals vor?
- Sind die Nasenwege frei? (Nase inspizieren, Patienten schnüffeln lassen.)

- **Ist das Kiefergelenk frei beweglich?** Lässt sich der Mund mindestens 4 cm weit öffnen?
- Wie groß ist die Zunge? Lässt sich die Zunge herausstrecken?
- Können Zungengrund, Uvula und weicher Gaumen eingesehen werden?
- Wie ist der Zustand der Zähne? Sind Zähne lose? Trägt der Patient eine Prothese?
- **Ist der Hals frei beweglich?** (Beugung, Streckung und Rotation überprüfen.)
- Wie verläuft die Trachea? (Inspektion, evtl. Tracheazielaufnahme.)
- Ist die Sprache normal?

Beweglichkeit des Atlantookzipitalgelenks Die Beweglichkeit des Atlantookzipitalgelenks darf nur geprüft werden, wenn keine Verletzung der Halswirbelsäule vorliegt. Bei Patienten mit instabilen Verletzungen der Halswirbelsäule in Höhe von C1 und C2 können durch Beugung oder Streckung des Kopfes schwere neurologische Schäden hervorgerufen werden.

Die Prüfung der Beweglichkeit sollte am sitzenden Patienten erfolgen, der Kopf sollte erhoben sein und anschließend im Atlantookzipitalgelenk gestreckt werden.

Wann muss mit Intubationsschwierigkeiten gerechnet werden?

Intubationsschwierigkeiten gehören zu den häufigsten Ursachen für schwerwiegende respiratorische Komplikationen bis hin zu Hypoxie und Herzstillstand oder gar Tod. Diese Komplikationen sind fast immer vermeidbar, wenn der Arzt gezielt nach zu erwartenden Intubationserschwernissen sucht und sich außerdem beim Auftreten von Intubationsschwierigkeiten richtig verhält.

Beim Intensivpatienten können allerdings die bekannten Indikatoren eines »anatomisch schwierigen Atemwegs« (s. unten) oft nicht ermittelt oder angewandt werden. Daher ist es ratsam, beim Intensivpatienten grundsätzlich von einer risikoreichen oder erschwerten Intubation auszugehen, für deren Bewältigung vorsichtshalber 2 Ärzte eingesetzt werden sollten. Wesentliche Gründe für Intubationsrisiken und -erschwernisse sind:

- oft eingeschränkte Sauerstoffreserve, daher nur wenig Zeit für den Intubationsvorgang,
- Keine optimale Lagerung des Kopfes im Patientenbett,
- Schwellungen im Kehlkopfbereich durch vorangegangene Intubation,
- Erschwerte Maskenbeatmung; Aspirationsgefahr.

Mallampati-Klassifikation Für die Einschätzung der Atemwege nach Mallampati muss der Patient aufrecht sitzen; der Kopf befindet sich in Neutralposition; der Mund wird soweit wie möglich geöffnet, die Zunge maximal herausgestreckt. Je nach Inspektionsbefund wird der Atemweg in folgender Weise klassifiziert (■ Abb. 6.9a, b):

- Mallampati I: weicher Gaumen, Schlund, Uvula sowie vorderes und hinteres Tonsillenbett sichtbar;
- Mallampati II: weicher Gaumen, Schlund und Uvula sichtbar;
- Mallampati III: weicher Gaumen, Schlund und Basis der Uvula sichtbar;
- Mallampati IV: nur weicher Gaumen sichtbar.

Befunde, bei denen mit Intubationsschwierigkeiten gerechnet werden muss

- Kurzer, dicker Hals bei vollständigem Gebiss
- Vorstehende Schneidezähne mit überstehendem Oberkiefer
- Eingeschränkte Beweglichkeit im Kiefergelenk
- Langer, hoher Gaumen mit langer, enger Mundhöhle
- Großer Abstand zwischen Kinnspitze und Zahnreihe
- Abstand Schildknorpel–Kinnspitze weniger als 3 Querfinger
- Große Zunge
- Eingeschränkte Beweglichkeit im Atlantookzipitalgelenk
- Angeborene Missbildungen im Intubationsbereich
- Verletzungen oder Tumoren im Bereich des Halses oder der Atemwege
- Zustand nach Neck dissection oder Hemimandibulektomie

Bei Mallampati I ist zumeist der gesamte Eingangsbereich des Larynx laryngoskopisch einstellbar, und falsch negative Befunde sind sehr selten. Bei Mallampati II und III finden sich hingegen sämtliche Arten laryngoskopischer Ansichten, so dass der Test für diese Gruppen selten zuverlässig ist. Bei Mallampati IV lässt sich der Larynxeingang nur begrenzt oder gar nicht einstellen, und die Stimmbänder sind praktisch nie sichtbar.

Folgendes sollte beachtet werden:

! Beim Intensivpatienten ist die Mallampati-Klassifikation allein meist nicht geeignet, um Intubationsschwierigkeiten mit der erforderlichen Sicherheit vorauszusagen.

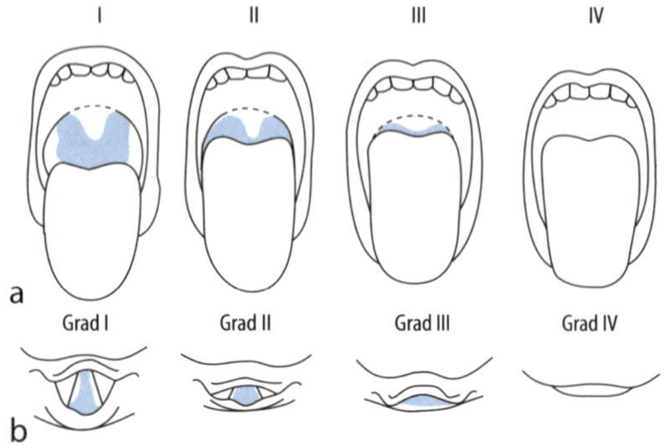

Abb. 6.9 Einschätzung einer schwierigen Intubation. **a** Mallampati-Klassifikation der Atemwege: *I* weicher Gaumen, Fauces, Uvula sowie vorderes und hinteres Tonsillarbett sind sichtbar; *II* weicher Gaumen, Fauces und Uvula sind sichtbar; *III* weicher Gaumen und Basis der Uvula sind sichtbar; *IV* nur der weiche Gaumen ist sichtbar. Bei *III* und *IV* muss mit Intubationsschwierigkeiten gerechnet werden. **b** Laryngoskopisches Bild des Larynxeingangs (Einteilung nach Cormack). Grad *I–IV* zeigen eine zunehmend kleiner werdende Anzahl der sichtbaren Strukturen. *I:* Glottis, Stimmbänder und umgebende Strukturen sind sichtbar; *IV:* nur die Epiglottis ist sichtbar

Beweglichkeit im Atlantookzipitalgelenk Durch Beugung und Streckung des Kopfes kann die Beweglichkeit der Halswirbelsäule überprüft werden, jedoch nur dann, wenn Verletzungen der Halswirbelsäule sicher ausgeschlossen sind. Der normale Streck-Beuge-Bereich beträgt 160–90°; bei einer Beweglichkeit von weniger als 90° können Intubationsschwierigkeiten auftreten.

Praktisches Vorgehen bei Polytraumatisierten

- Bei jedem Polytraumatisierten, der intubiert werden muss, sollte zunächst davon ausgegangen werden, dass auch eine Verletzung der Halswirbelsäule vorliegt.
- Besteht kein schweres Mittelgesichtstrauma und keine nasale Liquorrhö, so kann nasal intubiert werden.
- Bei schwerer Hypoxämie oder Apnoe sollte hingegen bevorzugt oral intubiert werden. Hierbei sollte der Kopf durch einen Helfer in Neutralposition fixiert werden; alternativ kann zur Immobilisierung auch eine Halskrawatte eingesetzt werden.

Abstand zwischen Schildknorpel und Mandibula Beträgt der Abstand zwischen Schildknorpel und Kinnspitze weniger als 3 Querfinger, so liegt der Larynx vorn, d. h. vor der direkten Sichtachse während der Intubation: Zunge und Epiglottis versperren die Einsicht auf die Stimmbänder.

Schwangere Bei Schwangeren treten Intubationsschwierigkeiten signifikant häufiger auf als bei nicht schwangeren Frauen; außerdem ist das Aspirationsrisiko erhöht. Begünstigende Faktoren für Intubationsschwierigkeiten sind:

- hohe Mallampati-Klassifizierung,
- kurzer Hals,
- fliehendes Kinn,
- vorstehende Schneidezähne,
- große Brüste.

Gesichtsödeme und eine geschwollene Zunge haben hingegen für die Intubation keine wesentliche Bedeutung.

Weiterhin muss beachtet werden, dass bei Schwangeren die FRC erniedrigt ist; hierdurch fällt der pO_2 während des Atemstillstands für die Intubation wesentlich rascher ab, und es steht entsprechend weniger Zeit zur Verfügung. Ähnliches gilt auch für Patienten mit extremer Adipositas.

6.3.2 Pharmaka für die endotracheale Intubation

Grundsätzlich kann die Intubation am wachen oder am anästhesierten Patienten erfolgen. Welches Vorgehen zu bevorzugen ist, hängt von zahlreichen Begleitumständen ab; daher sollte stets individuell entschieden werden. Ganz gleich zu welchem Vorgehen sich der Arzt auch entschließt: Ohne eine medikamentöse Unterstützung ist die endotracheale Intubation meist nicht durchführbar und dem Patienten auch nicht zuzumuten. Die verwendeten Medikamente sollen v. a. die Intubation erleichtern und dem Patienten ein höchst unangenehmes Erlebnis ersparen. Folgende Substanzen werden eingesetzt:

- Lokalanästhetika,
- Sedativhypnotika, Opioide,
- intravenöse Anästhetika,
- Muskelrelaxanzien.

Lokalanästhetika

Die Intubation des wachen Patienten kann durch eine Lokalanästhesie von Nase, Mund, Rachenhinterwand,

Larynx, Stimmbändern und Trachea erleichtert werden. Folgende Verfahren werden angewandt:

- Oberflächenanästhesie,
- Blockade des N. laryngealis superior,
- transtracheale Injektion des Lokalanästhetikums.

Oberflächenanästhesie Die Schleimhautanästhesie von Mund, Nase, Rachenhinterwand und Stimmbändern erfolgt zumeist mit 4%-igem Lidocain-Spray. Für die Nase werden außerdem Vasokonstriktoren eingesetzt, um das Einführen eines größeren Tubus zu ermöglichen und die Blutungsgefahr zu vermindern. Sollen die Stimmbänder eingesprüht werden, so ist eine Laryngoskopie erforderlich, ebenso wenn das Lokalanästhetikum durch die Stimmritze in die Trachea gesprüht werden soll.

Blockade des N. laryngeus superior Hierfür werden (nur vom Geübten) 2–3 ml Lidocain 1% unmittelbar unter das Horn des Zungenbeins injiziert. Es entsteht eine Anästhesie v. a. der Schleimhaut des Vestibulum und Ventriculus laryngis sowie der Stimmbänder.

Transtracheale Anästhesie Hierbei werden 2–3 ml Lidocain 1–4% durch das Lig. cricothyroideum in das Lumen des unteren Kehlkopfs und der Trachea injiziert, und zwar am Ende der Exspiration, damit sich das Lokalanästhetikum mit Beginn der nächsten Inspiration und dem nachfolgenden Hustenstoß in der Trachea ausbreiten kann. Hierdurch wird eine Anästhesie des Larynx unterhalb der Stimmbänder und der Trachea hervorgerufen.

Aspirationsgefahr durch Lokalanästhesie Eine Anästhesie des Larynx und der Stimmbänder beeinträchtigt den Hustenreflex und erhöht dadurch beim wachen, nicht nüchternen Patienten die Aspirationsgefahr. Andererseits ist die Abschwächung kardiovaskulärer Reaktionen auf den Intubationsreiz ein erwünschter Effekt, so dass die Vor- und Nachteile der Lokalanästhesie individuell abgewogen werden müssen.

Sedativhypnotika, Opioide, intravenöse Anästhetika

Sedativa werden häufig eingesetzt, wenn die Intubation am wachen Patienten unter Lokalanästhesie erfolgen soll. Die scheinbar einfache Handhabung der Sedativa sollte aber nicht zum leichtfertigen Umgang verleiten, da bedrohliche Nebenwirkungen, insbesondere eine **Verlegung der Atemwege** und eine **Atemdepression**, auftreten können. Der Anwender muss daher die Technik der Beatmung mit einem Atembeutel sicher beherrschen. Intravenöse Anästhetika sollten möglichst nur vom Anästhesisten eingesetzt werden.

Midazolam Dieses mittellang wirkende Benzodiazepin wird häufig zur Sedierung für die endotracheale Intubation eingesetzt. Die kardiovaskulären Nebenwirkungen sind meist gering, jedoch tritt gelegentlich ein Blutdruckabfall auf, v. a. bei der Kombination mit einem Opioid. Zu beachten sind weiterhin die respiratorischen Nebenwirkungen der Substanz: Obstruktion der Atemwege, Atemdepression bis hin zur vorübergehenden Apnoe.

ⓘ Midazolam 2–5 mg initial, weitere Boli nach Wirkung.

Opioide Obwohl primär Analgetika, werden Opioide wie Remifentanil, Alfentanil und Fentanyl auch zur Sedierung für die endotracheale Intubation eingesetzt. Die wichtigste Nebenwirkung ist die Atemdepression; bei höherer Dosierung muss mit einer länger anhaltenden Beeinträchtigung des Bewusstseins gerechnet werden, bei hypovolämischen Patienten auch mit einem Blutdruckabfall.

Barbiturate Kurz wirkende Barbiturate wie Thiopental können ebenfalls für die Intubation eingesetzt werden. Die Substanzen erzeugen für mehrere Minuten eine Anästhesie; die Wirkung wird durch Umverteilung rasch beendet, sofern nicht wiederholt nachinjiziert wird. Barbiturate bewirken eine ausgeprägte Atemdepression mit vorübergehender Apnoe. Bei Hypovolämie muss mit einem massiven Blutdruckabfall gerechnet werden.

ⓘ Thiopental 2–4 mg/kg KG. Bei kardiovaskulären Risikopatienten muss die Dosis reduziert, bei Alkoholabusus oder chronischer Tranquilizereinnahme hingegen meist erhöht werden.

Propofol Dieses kurz wirkende Anästhetikum kann als Bolus oder Kurzinfusion verabreicht werden. Wichtigste Nebenwirkungen: Atemdepression mit vorübergehender Apnoe, Blutdruckabfall durch Vasodilatation und Beeinträchtigung der Myokardkontraktilität. Daher Vorsicht bei Patienten mit Hypovolämie!

ⓘ Propofol anfangs 1–2 mg/kg KG, weitere Injektionen nach Wirkung.

Etomidat Dieses intravenöse Anästhetikum weist die geringsten kardiovaskulären Nebenwirkungen aller i.v.-Anästhetika auf und ist daher besonders für den kardiovaskulären Risikopatienten geeignet. Nach der Injektion tritt vorübergehend eine mäßige Atemdepression, bei einigen Patienten auch eine vorübergehende Apnoe auf.

Etomidat 0,2 (0,3) mg/kg KG; ca. 0,1 mg Fentanyl vorinjizieren, um Myoklonien zu vermeiden.

Ketamin Die Substanz bewirkt eine sog. dissoziative Anästhesie. Der Bewusstseinsverlust tritt kurz nach der Injektion ein und hält etwa 10–15 min an. Ketamin setzt Katecholamine frei und stimuliert hierdurch sowie aufgrund einer zentralen Wirkung das Herz-Kreislauf-System. Wegen der Adrenalinfreisetzung ist die Substanz für die Intubation von Patienten mit hyperreaktiven Atemwegen besonders geeignet. Bei koronarer Herzkrankheit ist Vorsicht geboten, da Ketamin einen Blutdruckanstieg und eine Tachykardie auslösen kann. In der Aufwachphase können unangenehme Träume auftreten.

Ketamin ca. 2 mg/kg KG; S-Ketamin: 0,5–1 mg/kg KG.

Muskelrelaxanzien

Muskelrelaxanzien bewirken eine komplette Lähmung der Muskulatur bei erhaltenem Bewusstsein. Sie dürfen daher nur angewandt werden, wenn der Arzt die verschiedenen Intubationstechniken sicher beherrscht und bei Misslingen der Intubation den Patienten bis zum Abklingen der Wirkung mit Atembeutel und Atemmaske beatmen kann.

Außerdem muss der relaxierte Patient sediert oder anästhesiert werden.

Muskelrelaxanzien sollten für die Intubation des Intensivpatienten nur mit großer Zurückhaltung eingesetzt werden.

Sind Muskelrelaxanzien erforderlich, so sollte die Intubation am besten durch einen Anästhesisten erfolgen.

Succinylcholin Dieses depolarisierende Muskelrelaxans wird wegen seines raschen Wirkungseintritts und der kurzen Wirkdauer nach wie vor sehr häufig für die endotracheale Intubation eingesetzt.

Succinylcholin 0,5–1–2 mg/kg KG.

Succinylcholin setzt Kalium aus der Zelle frei und kann hierdurch einen Herzstillstand auslösen. Gefährdet sind v. a. Patienten mit Verbrennungskrankheit, längerer Immobilisierung und bestimmten Muskelerkrankungen.

Zu den wichtigsten **Kontraindikationen** für Succinylcholin gehören:
- Hyperkaliämie,
- längere Bettlägerigkeit, lange Immobilisation
- Polytrauma,
- Verbrennungskrankheit,
- Myotonien und Muskeldystrophien,
- Pseudocholinesterasemangel, atypische Cholinesterase
- maligne Hyperthermie in der Vorgeschichte.

Nichtdepolarisierende Muskelrelaxanzien, z. B. Rocuronium, 0,6–1 mg/kg KG, sollten wegen ihres verzögerten Wirkungseintritts und der wesentlich längeren Wirkdauer möglichst nur vom Anästhesisten oder entsprechend Erfahrenen eingesetzt werden. Die Substanz kann mit Sugammadex innerhalb kürzester Zeit antagonisiert werden.

6.3.3 Intubation im Wachzustand oder in Allgemeinnarkose?

Beide Verfahren weisen bestimmte Vor- und Nachteile auf.

Intubation in Allgemeinanästhesie

Die Intubation in Allgemeinanästhesie ist für den Patienten angenehmer als die wache Intubation. Außerdem werden unerwünschte oder auch bedrohliche kardiovaskuläre Reaktionen auf den Intubationsreiz wie Blutdruckanstieg, Tachykardie und Herzrhythmusstörungen besser unterdrückt.

Zu den wichtigsten Risiken der Intubation des anästhesierten Patienten gehört die pulmonale Aspiration, bei Einsatz von Muskelrelaxanzien auch das Ersticken, wenn die Intubation misslingt und nicht mit Atembeutel/Maske beatmet werden kann.

Die endotracheale Intubation in Allgemeinanästhesie und Muskelrelaxierung sollte nur vom Anästhesisten durchgeführt werden.

Tipps

Vor der Intubation sollte der Patient für 3–5 min mit hohem O_2-Fluss über eine dicht sitzende Gesichtsmaske präoxygeniert werden, um ausreichend Zeit für die Intubation zur Verfügung zu haben.

Bei schwer kranken Intensivpatienten sollte die Dosis der Sedativa oder i.v.-Anästhetika für die endotracheale Intubation reduziert werden.

Intubation des wachen Patienten

Einige Intensivmediziner intubieren routinemäßig ohne Narkose, um die Kontrolle über die Atemwege des Patienten zu erhalten. Besonders bei Patienten mit eingeschränktem Bewusstseinszustand ist die Intubation meist ohne weitere Sedierung oder Anästhesie möglich. Bei Patienten mit »vollem Magen« sollte die Intubation im Wachzustand bevorzugt werden. Die wichtigsten Vorteile der Intubation im Wachzustand sind:

- erhaltene Spontanatmung,
- keine oder wesentlich geringere Aspirationsgefahr,
- Larynx wegen fehlender Muskelrelaxierung besser einsehbar.

Allerdings ist die Intubation des wachen Patienten häufig zeitaufwendiger und für den Patienten unangenehmer als die Intubation in Narkose. Daher ist eine entsprechende psychologische Führung des Patienten erforderlich, meist ergänzt durch medikamentöse Unterstützung wie Lokalanästhesie der Atemwege (► s. oben), sekretionshemmende Medikamente und, wenn erforderlich, auch Sedierung.

Die Intubation in Lokalanästhesie der supraglottischen Region ist sicherer als die Intubation mit Sedierung, aber ohne Lokalanästhesie.

Lokalanästhesie auch der subglottischen Region erhöht die Aspirationsgefahr. Werden Sedativa eingesetzt, so muss individuell nach Wirkung dosiert werden; zu tiefe Sedierung sollte wegen der erhöhten Aspirationsgefahr vermieden werden.

6.3.4 Orale Intubation

Die orale Intubation ist das Standardverfahren beim Intensivpatienten, v. a. in Notsituationen und wenn abzusehen ist, dass sich die Intubationsdauer auf einige Tage beschränken wird.

Vorteile

- Größtmögliche, kurze Tuben verwendbar,
- einfach und schnell durchführbar,
- keine Druckschäden und Blutungen der Nasengänge,
- Vermeidung von Entzündungen der Nebenhöhlen.

Die orale Intubation kann am wachen oder anästhesierten Patienten erfolgen, weiterhin unter laryngoskopischer Sicht oder blind, bei besonderen Intubationsschwierigkeiten auch mit dem Fiberglasbronchoskop.

Lagerung des Kopfes

Richtige Lagerung des Kopfes erleichtert die orale Intubation ganz wesentlich: Der Kopf sollte auf einem 8–10 cm hohen Kissen in Schnüffelposition gelagert werden (Abb. 6.10a–c). Hierzu wird der Halsgebeugt und im Atlantookzipitalgelenk gestreckt. Die Beugung des Halses bringt die Trachea in nahezu eine Ebene mit dem Rachen, während durch die Streckung im Atlantookzipitalgelenk der Winkel zwischen Trachea/Rachen und Mundhöhle verkleinert wird. Hieraus ergibt sich eine fast gerade Linie zwischen Mundhöhle, Kehlkopf und Trachea. Es gilt daher:

In Schnüffelposition ist der Luftweg am meisten gestreckt und maximal geöffnet.

Vorgehen bei der Intubation

Vor der Intubation muss das gesamte Instrumentarium und Zubehör für die Intubation bereitgestellt und auf Funktionsfähigkeit überprüft werden. Besonderes Augenmerk gilt der Funktion der Tubusmanschette (Ballon undicht?) und des Laryngoskops (ausreichende Helligkeit?).

- Tubusmanschette blocken und auf Dichtigkeit überprüfen, der Kontrollballon muss sich hierbei ebenfalls füllen und das Volumen behalten. Bei undurchsichtigen Tuben Durchgängigkeit mit einem Führungsstab kontrollieren.
- Lichtquelle des Laryngoskops überprüfen; keine schwach brennenden oder flackernden Laryngoskope verwenden.
- Einmalhandschuhe anziehen, Mundhöhle des Patienten auf lose Zähne und Zahnprothesen inspizieren; bewegliche Prothesen entfernen, Mund maximal öffnen lassen.
- Kopf intubationsgerecht, d. h. ca. 8–10 cm erhöht, auf einem Kissen oder zusammengefalteten Laken lagern.
- Bei wacher Intubation: Lokalanästhesie, evtl. ergänzt durch Sedierung.
- Für 3–5 min Sauerstoff mit hohem Flow über eine **dicht** sitzende Maske zuführen (präoxygenieren).
- Bei Intubation in Narkose: i. v.-Anästhetikum zuführen, evtl. auch ein Muskelrelaxans.
- Patient Mund öffnen lassen oder beim anästhesierten Patienten Mund mit gekreuztem Daumen und Zeigefinger der rechten Hand öffnen (Abb. 6.11), dabei nicht die Zähne berühren. Wachen Patient beruhigen und ermutigen.
- Dann das Laryngoskop in die linke Hand nehmen und tief in den Mund einführen, dabei die Zunge von der rechten Seite vollständig mit dem Spatel des Laryngoskops zur **linken** Seite herü-

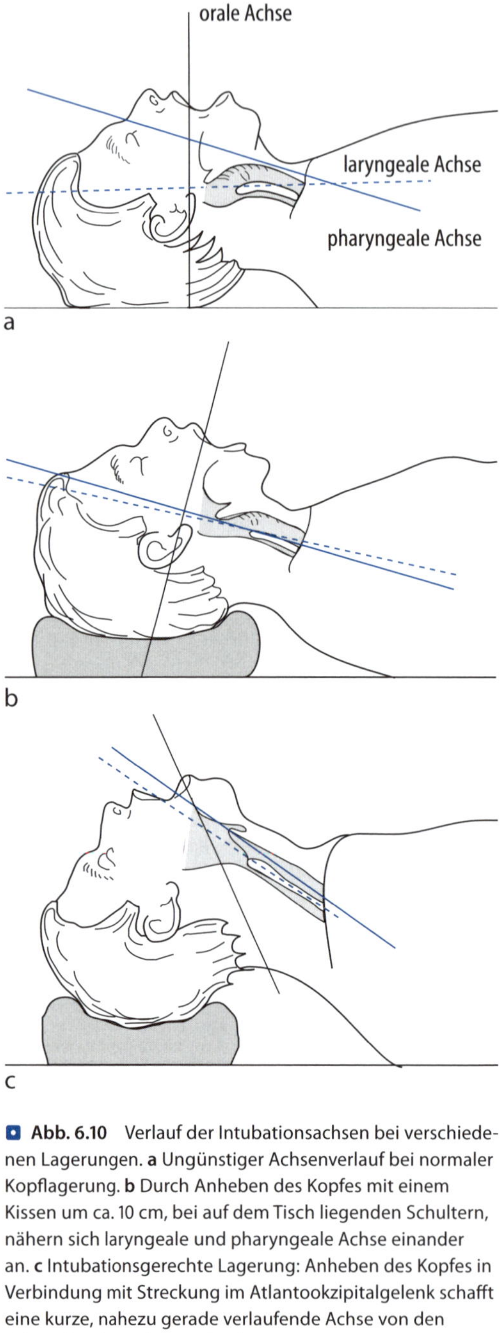

Abb. 6.10 Verlauf der Intubationsachsen bei verschiedenen Lagerungen. **a** Ungünstiger Achsenverlauf bei normaler Kopflagerung. **b** Durch Anheben des Kopfes mit einem Kissen um ca. 10 cm, bei auf dem Tisch liegenden Schultern, nähern sich laryngeale und pharyngeale Achse einander an. **c** Intubationsgerechte Lagerung: Anheben des Kopfes in Verbindung mit Streckung im Atlantookzipitalgelenk schafft eine kurze, nahezu gerade verlaufende Achse von den Schneidezähnen bis zur Epiglottis

berdrücken. Hierbei auf keinen Fall die Unterlippe des Patienten zwischen Zähnen und Laryngoskop einklemmen.

- Nun das Laryngoskop langsam und atraumatisch mit der linken Hand weiter in den Rachen vorschieben; hierbei kann beim anästhesierten Patienten der Zeigefinger der rechten Hand den Oberkiefer vom Gaumen her nach oben drücken, der rechte Mittelfinger das Kinn nach unten.
- Bei **Verwendung eines gebogenen Spatels** wird der Spatel vor die Epiglottis, d. h. zwischen Zungengrund und Epiglottis platziert; hierbei darf die Epiglottis nicht auf den Spatel geladen werden. Ist die Epiglottis nicht zu sehen, wurde der Spatel zu tief eingeführt und hat die Epiglottis aufgeladen, oder aber er wurde nicht weit genug vorgeschoben. Bei korrekter Lage der Spatelspitze vor der Epiglottis wird nun das Laryngoskop kräftig in Griffrichtung gezogen. Hierdurch richtet sich die Epiglottis ganz auf, so dass der Einblick auf die Stimmritze freigegeben wird.
- Bei **Verwendung eines geraden Spatels** wird zunächst wie oben beschrieben vorgegangen, dann aber die Epiglottis auf die Vorderseite des Spatels geladen, d. h. der Spatel wird hierbei nicht vor die Epiglottis platziert.

Grundsätzlich dürfen beide Laryngoskoptypen nur in Griffrichtung gezogen werden, um die Stimmritze einzustellen. Hierbei darf der Spateldruck immer nur auf den Mundboden ausgeübt werden.

! Hebeln des Laryngoskops kann zum Herausbrechen der oberen Schneidezähne führen und muss daher unbedingt vermieden werden.

- Den Tubus in die rechte Hand nehmen und mit der Spitze von rechts in den Mund einführen, ohne den Spatel als Führungsrinne zu verwenden, weil hierdurch die Sicht versperrt wird. Dann den Tubus unter Sicht vorsichtig durch die Stimmritze in die Trachea vorschieben, bis der Cuff im oberen Anteil der Trachea oder die Tubusspitze in Tracheamitte liegt. Der Tubus befindet sich mit Sicherheit in der Trachea, wenn die Aryknorpel hinter dem Tubus zu sehen sind. Liegt der Cuff im Kehlkopf, so ist in der Regel keine Abdichtung möglich; wird er hingegen zu tief eingeführt, so gelangt er meist in den rechten Tubus (»einseitige Intubation«). Die Tubusspitze sollte sich 2–4 cm oberhalb der Carina befinden, der Cuff in Tracheamitte. Eine zu hohe Tubuslage muss ebenso vermieden werden wie die zu tiefe. Eine Cufflage im subglottischen Bereich begünstigt die Entwicklung laryngealer Druckschäden!
- Nach mutmaßlich korrekter Platzierung Laryngoskop und, wenn benutzt, Führungsstab entfernen und die Manschette vorsichtig blockieren, bis keine Nebenluft mehr entweicht.

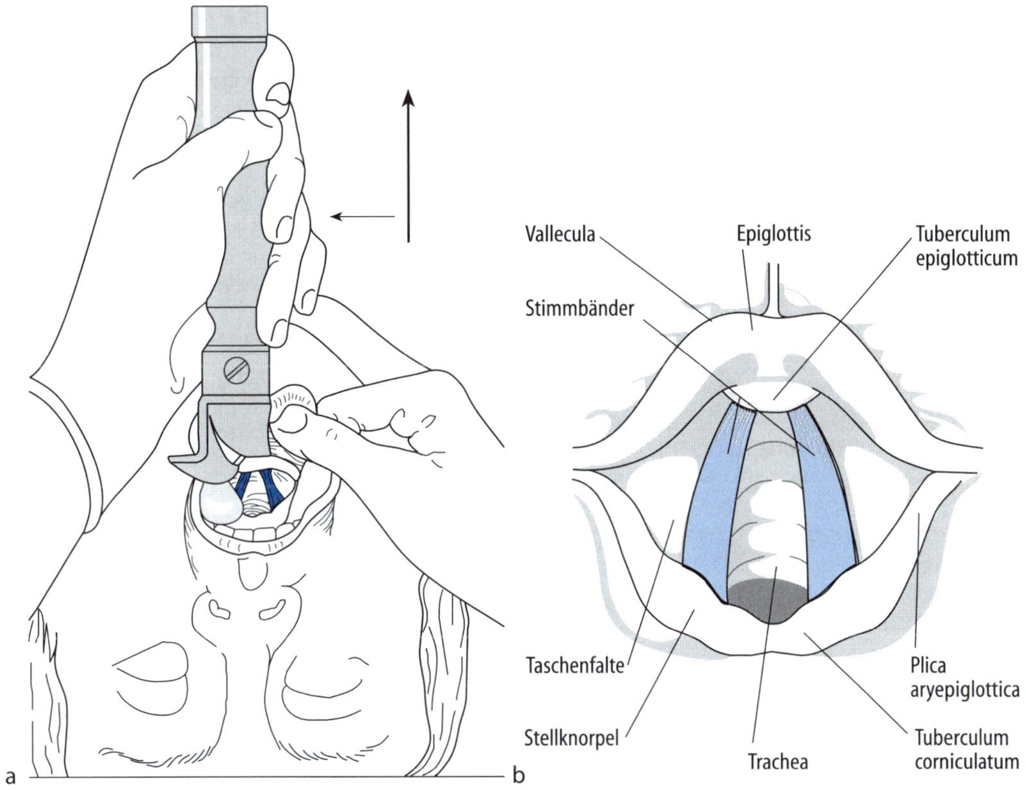

Abb. 6.11 Endotracheale Intubation. **a** Öffnen des Mundes mit der rechten Hand und Einführen des Laryngoskops mit der linken Hand unter Verschiebung der Zunge nach links. Der gebogene Spatel wird vor die Epiglottis geführt, die Epiglottis anschließend durch Zug des Laryngoskops in Griffrichtung angehoben, sodass der Blick auf die Stimmbänder freigegeben wird. **b** Laryngoskopische Ansicht des Kehlkopfs

- **Anschließend richtige Tubuslage kontrollieren!** Beide Lungen in der vorderen Axillarlinie auskultieren, außerdem die Magengegend. Bei richtiger Tubuslage sind beide Lungen gleichmäßig belüftet, und der Thorax hebt sich seitengleich. Einseitiges Heben weist auf einseitige Intubation hin, fehlende Thoraxbewegung und gurgelnde Geräusche bei der Beatmung mit Aufblähen der Magengegend auf die versehentliche Intubation des Ösophagus. Für die Kontrolle der Tubuslage sollte außerdem ein Kapnometer eingesetzt werden: Ausatmung von Kohlendioxid beweist die Lage in den Atemwegen. Außerdem sollte die Tubuslage bei jeder Röntgenaufnahme des Thorax kontrolliert werden.

Die Fehllage des Tubus im Ösophagus muss sofort erkannt und beseitigt werden: Tubus herausziehen und den Patienten mit Maske/Beutel beatmen. Grundsatz: »When in doubt pull it out«! Dann erneuter Intubationsversuch. Nach erfolgreicher Intubation die in den Magen gelangte Luft über eine Magensonde absaugen.

- Nach Abschluss des Intubationsvorgangs Tubus sicher fixieren und an ein Beatmungsgerät oder einen Anfeuchter anschließen.

Misslingt die orale Intubation, so ist umsichtiges, zielgerichtetes Handeln erforderlich, denn Hektik und Kopflosigkeit verschärfen diese besonders beim respiratorisch insuffizienten Intensivpatienten kritische Situation.

Vorgehen bei schwieriger Intubation

- Lagerung des Kopfes optimieren: verbesserte Jackson-Position.
- Kehlkopf durch eine Hilfsperson nach hinten-oben-rechts drücken (sog. BURP = »backward,

upward, rightward pressure«) und hierdurch die Sicht verbessern.
- Ist nur die Epiglottis sichtbar: Einen an der Spitze gebogenen, elastischen Bougie unter der Epiglottis in die Trachea vorschieben, dann den Tubus über den Bougie fädeln und daran entlang in die Trachea vorschieben, dann den Bougie herausziehen.
- Wenn Intubationsversuch misslingt: Sofort über fest aufgesetzte Gesichtsmaske (wenn erforderlich mit beiden Händen festhalten!) mit 100%igem Sauerstoff beatmen, **bevor die Sauerstoffsättigung bedrohlich abfällt!**
- Neuer Intubationsversuch nach ausreichender O_2-Aufsättigung des Blutes. Misslingt auch dieser Versuch: alternativen Atemwege einführen, bevor der Patient erstickt: z. B. Larynxmaske, Larynxtubus, Kombitubus, fiberoptische Intubation, Notfallkoniotomie mit kommerziellem Set.

Orale blinde Intubation

Hierbei wird der Tubus ohne Laryngoskop unter Führung mit den Fingern durch den Kehlkopf in die Luftröhre vorgeschoben. Die Technik ist dem sehr Erfahrenen vorbehalten und kann bei Intubationsschwierigkeiten, v. a. bei Gesichtstrauma, eingesetzt werden. Der Patient sollte spontan atmen, damit die Atemgeräusche am proximalen Tubusende gehört werden können.

Orale fiberoptische Intubation

Die orale fiberoptische Intubation ist schwieriger als die nasotracheale (► Abschn. 6.3.5); das Verfahren wird daher nur angewandt, wenn die nasale Intubation vermieden werden muss oder nicht möglich ist. Die Spontanatmung des Patienten sollte für die fiberoptische Intubation erhalten bleiben; ist dies nicht möglich, so kann eine endoskopische Maske verwendet werden, die einen Zugang enthält, über den das Fiberbronchoskop eingeführt wird. Alternativ kann das Bronchoskop über einen oralen Tubus vorgeschoben werden; hierdurch wird die Passage in Richtung auf den Kehlkopf erleichtert.

Das Vorgehen entspricht insgesamt weitgehend der nasotrachealen fiberoptischen Intubation.

6.3.5 Nasotracheale Intubation

Bei nicht vorsehbarer Intubationsdauer oder einer wahrscheinlichen Intubationsdauer von mehr als 5–7 Tagen bevorzugen einige Intensivmediziner die nasotracheale Intubation. Als **Vorteile** gegenüber der oralen Langzeitintubation gelten:
- sicherere Fixierbarkeit,
- bessere Pflegbarkeit der Mundhöhle,
- angenehmer für den wachen Patienten.

Andererseits kann die nasale Intubation mit typischen **Komplikationen** einhergehen:
- massives Nasenbluten,
- Verletzungen von Konchen, Rachenwand und Rachenmandel,
- Verlegung der Tuba auditiva,
- Sinusitis maxillaris bei Langzeitintubation,
- Einschleusen von Mikroorganismen aus dem Nasen-Rachen-Raum in das Bronchialsystem,
- Drucknekrosen im Nasenbereich.

Kontraindikationen für die nasale Intubation
- Offene Schädelbasisfraktur mit Liquorfistel
- Mittelgesichtsfrakturen
- Entzündungen der Nasennebenhöhlen
- Anomalien oder wesentliche Erkrankungen der Nasengänge, z. B. Polypen
- Manifeste Gerinnungsstörungen
- Systemische Antikoagulation

Die nasotracheale Intubation kann unter direkter Laryngoskopie oder »blind«, d. h. ohne Laryngoskop, erfolgen, weiterhin fiberbronchoskopisch.

Die Lagerung des Kopfes entspricht der für die orale Intubation. Der Tubus wird über das größere oder besser durchgängige Nasenloch eingeführt. Der Durchmesser des Tubus muss geringer sein als der des oralen.

Tubusgrößen für die nasale Intubation
- Männer: 7 oder 7,5 mm ID
- Frauen: 6 oder 6,5 mm ID

Die Nasenschleimhaut kann vor der Intubation mit einem Vasokonstriktor behandelt werden, um eine Abschwellung zu erreichen; hierdurch wird im günstigen Fall die Öffnung für den Tubus erweitert und die Blutungs- bzw. Traumatisierungsgefahr vermindert.

Nasale Intubation unter Sicht

Die nasale Intubation mit Hilfe des Laryngoskops ist einfacher als die blinde Intubation und sollte daher vom Anfänger bevorzugt werden (◘ Abb. 6.12a–d).

- Wachen Patienten durch die Nase atmen lassen, hierbei jeweils 1 Nasenloch verschließen; das besser durchgängige Nasenloch bevorzugen. Schleimhautanästhesie des gewählten Naseneingangs, wenn erforderlich auch Instillation eines Vasokonstriktors und Auftragen eines Gleitmittels, z. B. Lidocain-Gel, um das Vorschieben zu erleichtern; weiterhin – beim wachen Patienten – Lokalanästhesie der oberen Atemwege, evtl. auch Sedierung, z. B. mit Midazolam; Dosierung nach Wirkung.
- Tubus bevorzugt in das **rechte** Nasenloch einführen, weil die distale Öffnung des Tubus nach links zeigt und daher die Konchen beim Vorschieben weniger leicht verletzt werden. Bei Verwendung des linken Nasenlochs sollte die Schrägung des Tubus beim Einführen auf das Nasenseptum zeigen. Tubus in den **unteren** Nasengang einführen und vorsichtig, steil nach unten weisend, ohne Gewalt in den Nasopharynx vorschieben. Anschließend Tubus in den Oropharynx vorschieben; tritt hierbei ein Widerstand auf: Tubus leicht zurückziehen und Kopf mehr überstrecken.
- Sobald sich der Tubus im Hypopharynx befindet, kann das Laryngoskop in zuvor beschriebener Weise eingeführt und die Stimmritze eingestellt werden. Ist der Tubus nicht im Hypopharynx zu sehen oder wölbt sich die Schleimhaut im Pharynxbereich vor, so hat der Tubus die Schleimhaut perforiert und befindet sich unter der Schleimhaut. Meist tritt hierbei eine stärkere Blutung auf, die abgesaugt werden muss. In diesem Fall sollte der Tubus entfernt und über das andere Nasenloch eingeführt werden.
- Ist die Stimmritze gut sichtbar, wird der Tubus unter leichter Drehbewegung durch die-Stimmritze in die Trachea vorgeschoben, bis sich der Cuff im oberen Tracheaanteil befindet. Hakt der Tubus im Kehlkopf, so kann eine Magill-Zange verwendet werden. Die Zange wird in die rechte Hand genommen und ergreift den Tubus oberhalb der Manschette, um eine Beschädigung mit anschließender Undichtigkeit zu vermeiden (der Cuff kann allerdings allein durch das Vorschieben im Nasopharynx beschädigt werden, sodass ein neuer Tubus eingeführt werden muss).
- Sorgfältige Kontrolle der Tubuslage (► s. oben).

Nasale blinde Intubation

Die (wenig empfehlenswerte) nasale blinde Intubation erfolgt am besten bei erhaltener Spontanatmung, weil so der Tubus unter Kontrolle der Atemgeräusche vorgeschoben werden kann.

- Tubus in der zuvor beschriebenen Weise in den Hypopharynx vorschieben.
- Dann das Ohr an das Ende des Tubus halten und auf die Atemgeräusche des Patienten hören. Tubus langsam weiter vorschieben.
- Sobald die Atemgeräusche maximal laut sind: Tubus während der Inspiration (Patienten tief einatmen lassen) durch die Stimmritze in die Trachea vorschieben. Hierbei husten die meisten Patienten; danach sind die Atemgeräusche klar, und am Tubusende ist eine kräftige Luftströmung zu verspüren. Sprechen ist nicht mehr möglich; phoniert der Patient, so liegt der Tubus nicht in der Trachea, sondern im Ösophagus.

Anschließend sorgfältige Kontrolle der Tubuslage (► s. oben).

Schwierigkeiten bei der Intubation Bei der blinden nasalen Intubation können folgende typische Schwierigkeiten auftreten:

- **Der Tubus gelangt vor die Epiglottis**, d. h. zwischen Zungenbasis und Vorderfläche des Kehldeckels. Der Hals wölbt sich im Bereich des Schildknorpels sichtbar nach außen vor. Durch Beugen des Kopfes kann versucht werden, den Tubus mehr nach hinten zu dirigieren.
- **Der Tubus stößt an die vordere Kommissur der Stimmritze.** Diese Komplikation ist ebenfalls an einer äußeren Vorwölbung des Halses im Bereich des Schildknorpels erkennbar. Wiederum kann durch Beugung des Kopfes versucht werden, den Tubus nach hinten zu lenken.
- **Der Tubus gleitet in den Ösophagus.** Diese gefährliche Fehllage ist zumeist an folgenden Zeichen erkennbar: leichtes Vorschieben des gesamten Tubus, Verschwinden der Atemgeräusche am Tubusende, erhaltene Phonation beim wachen Patienten. In dieser Situation muss der Tubus zunächst zurückgezogen und dann, bei stärkerer Streckung des Kopfes, erneut vorgeschoben werden.
- **Der Tubus gelangt seitlich in den Sinus piriformis.** Diese Fehllage ist erkennbar an einer seitlichen Vorwölbung des Halses und erheblichem Widerstand gegen das Vorschieben des Tubus. Außerdem verschwinden die Atemgeräusche am

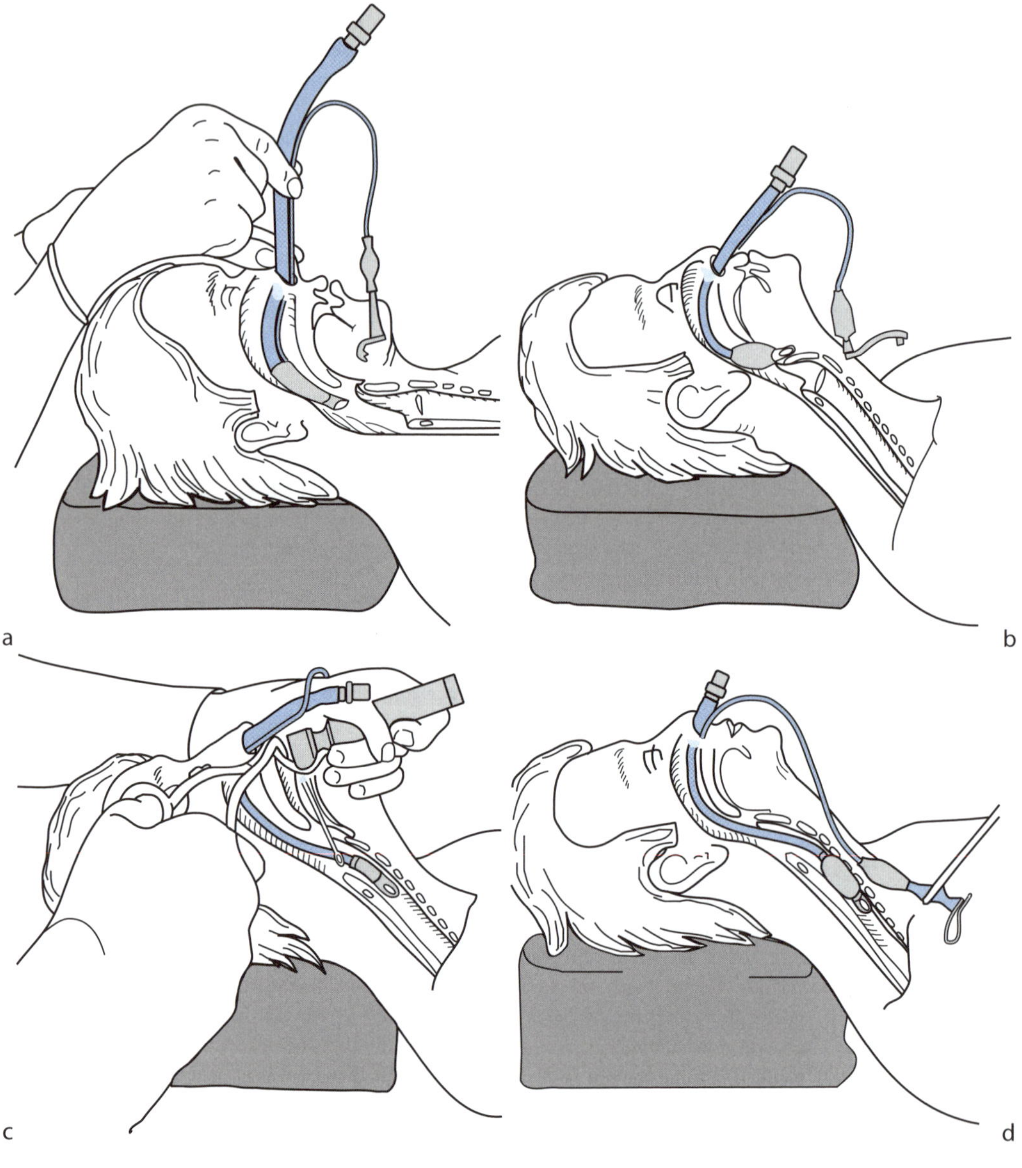

Abb. 6.12 Nasotracheale Intubation. **a** Einführen des Tubus durch den unteren Nasengang und Vorschieben in den Oropharynx. **b** Der Tubus gelangt vor die Epiglottis und lässt sich nicht weiter vorschieben. **c** Vorschieben des nasalen Tubus mit einer Magill-Zange; hierbei darf der *Cuff* nicht mit der Zange gefasst werden. **d** Richtige Lage des Tubus in der Trachea

proximalen Tubusende. Korrekturversuch: Tubus 2–3 cm zurückziehen, um 45–90° drehen, dann erneut vorschieben. Alternativ kann auch der Kopf seitwärts geneigt und dann der Tubus vorgeschoben werden.

Nasale fiberoptische Intubation

Das Fiberglasbronchoskop ermöglicht die gefahrlose Intubation auch von Patienten mit extrem schwierigen Intubationsverhältnissen, so dass auf riskante konventionelle Intubationsmanöver verzichtet werden kann. Für Notfallsituationen ist die fiberoptische Intubation allerdings weniger geeignet, besonders, wenn die Sicht durch Blut oder Erbrochenes in den oberen Atemwegen behindert wird.

Indikationen

Die fiberoptische Intubation ist grundsätzlich indiziert, wenn eine konventionelle orale oder nasale Intubation nicht möglich ist oder bereits die Vorgeschichte

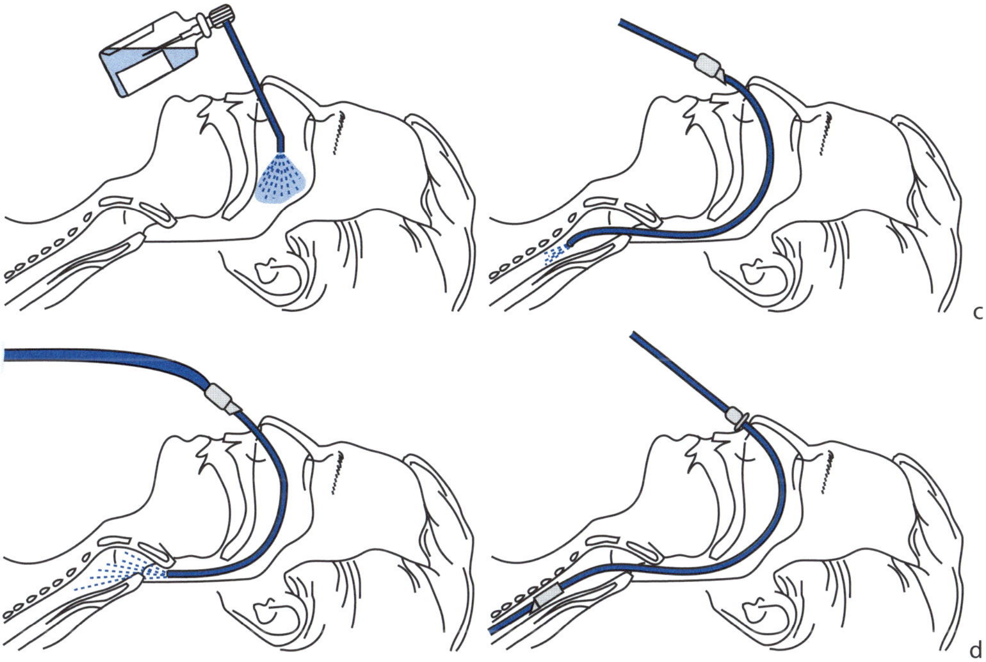

■ **Abb. 6.13** Technik der nasalen fiberoptischen Intubation. **a** Schleimhautanästhesie der Nasenwege. **b** Einführen des Fiberbronchoskops mit aufgezogenem Tubus mit Schleimhautanästhesie des Hypopharynx und der Stimmbandregion. **c** Vorschieben des Bronchoskops in die obere Trachea. **d** Vorschieben des nasalen Tubus über das Bronchoskop in die Trachea; anschließend fiberoptische Lagekontrolle. (Mod. nach Landauer, aus Larsen 2010, mit freundlicher Genehmigung)

oder der präoperative Untersuchungsbefund darauf hinweisen, dass mit erheblichen Intubationsschwierigkeiten zu rechnen ist.

Primäre Indikationen für die fiberoptische Intubation

- **Primäre Indikationen**
  - Missbildungen und Erkrankungen im Kopf- und Halsbereich
  - Tumoren oder traumatische Schädigungen im Gesichts- und Halsbereich oder der oberen Luftwege
  - Einschränkung der Beweglichkeit des Kiefergelenks
  - Eingeschränkte Beweglichkeit der Halswirbelsäule
  - Anamnestisch bekannte Intubationsschwierigkeiten
- **Relative Indikationen**
  - Erfolglose Intubationsversuche
  - Umintubation des Risikopatienten
  - Endobronchiale Platzierung des Tubus
  - Schädelbasisfraktur

! Erfolglose Intubationsversuche sollten rechtzeitig abgebrochen und durch die fiberoptische Intubationstechnik ersetzt werden, um sichtbehindernde Blutungen und eine weitere Gefährdung des Patienten zu vermeiden.

Praktisches Vorgehen

Die fiberoptische Intubation lässt sich am besten bei erhaltener Spontanatmung durchführen. Der nasale Zugang (■ Abb. 6.13a–d) sollte gegenüber dem oralen bevorzugt werden, da die nasale fiberoptische Intubation einfacher durchzuführen ist. Der orale Weg wird gewählt, wenn die Nasenwege nicht durchgängig sind oder die nasale Intubation aus anderen Gründen nicht indiziert ist.

6.3.6 Tubuspflege

Die sorgfältige Pflege und Überwachung des Endotrachealtubus ist für den Intensivpatienten von lebenswichtiger Bedeutung. Zu den wesentlichen Maßnahmen gehören:

- sichere Fixierung des Tubus,

- Pflege von Mund, Nase und Rachen,
- Sicherung der Tubusdurchgängigkeit,
- Kontrolle der Tubuslage und des Cuffdrucks,
- Anfeuchtung und Erwärmung der Atemluft (▶ Abschn. 9.1).

Fixierung des Tubus

Jeder Tubus muss sorgfältig fixiert werden, um ein unbeabsichtigtes Herausgleiten aus der Trachea zu verhindern.

Eine sichere Fixierung verhindert zudem die Verlagerung des Tubus in einen Hauptbronchus sowie übermäßige Bewegungen, die zur Schädigung der Schleimhaut im Bereich der Atemwege führen.

Meist wird der Tubus, nach Entfettung der Haut, mit Pflaster auf den Wangen oder der Nase des Patienten fixiert. Beim oral intubierten Patienten wird zusätzlich ein Beißschutz eingeführt, um den Verschluss des Tubus durch Zubeißen zu verhindern. Bei korrekter Lage sollte der Tubus an der Eintrittsstelle in die Nase oder den Mund markiert werden, damit Lageveränderungen besser erkannt werden können.

Pflege von Mund, Nase und Rachen

Mund und Nasen-Rachen-Raum müssen häufig abgesaugt werden; trockene Schleimhäute sollten wiederholt angefeuchtet werden. Bei nasaler Intubation bedürfen die Nasenflügel besonderer Aufmerksamkeit, da im Bereich der Naseneingänge leicht **Druckulzera** entstehen können. Prophylaktisch kann der Naseneingang gegen den Tubus abgepolstert werden; verkrustetes Sekret sollte umgehend entfernt werden.

Absaugen des subglottischen Raums Beim endotracheal intubierten Patienten sammelt sich oberhalb des Cuffs Sekret, das zahlreiche Bakterien enthält. Diese Bakterien können durch sog. Mikroaspirationen, am Cuff vorbei, in das Bronchialsystem gelangen und Entzündungen hervorrufen. Daher sollten die angesammelten Sekrete regelmäßig entfernt werden. Verschiedene Methoden sind möglich:
- Einfaches Absaugen des Rachenraums.
- Spülung des Nasen-Rachen-Raums über einen dünnen, durch die Nase in den oberen Rachenraum eingeführten Katheter mit einer Lösung (z. B. Aqua dest. oder Kamillentee) und anschließendes Absaugen über einen dickeren Katheter. Hierdurch wird auch der subglottische Raum gereinigt.
- Einsatz spezieller Spültuben.

Nach jeder Spülung muss der Patient auch endotracheal abgesaugt werden, um möglicherweise in das Bronchialsystem gelangte Spüllösung zu entfernen.

Sicherung der Tubusdurchgängigkeit

Die Aufrechterhaltung der Tubusdurchgängigkeit hat oberste Priorität bei der Tubuspflege, um ein Ersticken des Patienten zu verhindern.

Häufigste Ursache für eine Verlegung des Tubus ist eingedicktes Sekret. Abknicken des Tubus oder eine Ballonhernie können ebenfalls zur akuten Verlegung führen. Bei Anstieg des Beatmungsdrucks sollte immer an die Möglichkeit einer Tubusobstruktion gedacht werden.

! Bei akuter Verlegung des Tubus muss sofort umintubiert werden.

Kontrolle der Tubuslage und des Cuffdrucks

Nach jedem Lagerungsmanöver muss die Tubuslage anhand der angebrachten Längenmarkierung überprüft werden, im Zweifelsfall durch Auskultation.

Der Cuffdruck sollte mit speziellen Manometern, sog. Cuffwächtern, kontrolliert und eingestellt werden, um Druckschäden der Trachea zu vermeiden. Die Manschette sollte nur so stark geblockt werden, wie für einen dichten Abschluss erforderlich (meist 15–25 mbar); die hierfür nötige Luftmenge sollte im Überwachungsbogen vermerkt werden. Sind ständig größere Luftmengen zum Abdichten des Tubus erforderlich, so liegt möglicherweise bereits eine Schädigung der Trachealschleimhaut vor.

Endotracheales Absaugen

Das endotracheale Absaugen ist zumeist unangenehm, bei schwerer respiratorischer Insuffizienz auch gefährlich. Daher sollte nur abgesaugt werden, wenn auskultatorisch Sekret nachweisbar ist. Das Absaugen muss aseptisch und atraumatisch durchgeführt werden.

Zu unterscheiden ist zwischen offener und geschlossener Absaugung. Die offene Absaugung ist das Standardverfahren. Sie erfolgt jeweils mit sterilen Einmalkathetern unter Diskonnektion des Patienten vom Beatmungsgerät.

Bei der geschlossenen Absaugung befindet sich der Katheter in einer durchsichtigen Hülle, geschützt vor Kontamination von außen. Eine Unterbrechung der Beatmung ist beim Absaugen nicht erforderlich. Das System kann 24 h lang verwendet werden.

Absaugkatheter Das Absaugen des Bronchialsystems erfolgt in der Regel mit Einmalkathetern. Hierbei kann zwischen »atraumatischen« und konventionellen Absaugkathetern unterschieden werden.

Atraumatische Katheter besitzen an ihrem distalen (»bronchialen«) Ende eine zentrale Öffnung, die von einem ringförmigen Wulst gebildet wird. Unmittelbar oberhalb des Wulstes befinden sich mehrere kleine Öffnungen. Diese Öffnungen bewirken beim Einschalten des Absauggerätes bzw. Anwendung des Sogs die Ausbildung eines Luftkissens um die Katheterspitze. Hierdurch soll das Ansaugen der Schleimhaut verhindert und die Gefahr der Schleimhautschädigung verringert werden (eine nicht gesicherte Behauptung).

Konventionelle Absaugkatheter weisen ebenfalls eine zentrale Öffnung auf, jedoch fehlt der Wulst, auch sind seitlich nur 1–2 größere Öffnungen angebracht.

Tipps für das offene Absaugen

- Bei schwerer respiratorischer Insuffizienz muss einige Minuten vor dem Absaugen mit 100%igem Sauerstoff präoxygeniert werden, um einen bedrohlichen Abfall des p_aO_2 und der S_aO_2 zu vermeiden.
- Der Absaugkatheter sollte weich sein und nicht dicker als des inneren Tubusdurchmessers. Meist reicht ein 14- oder 16-Fr.-Katheter aus; mit großen Kathetern wird ein zu starker Sog erzeugt und die Entstehung von Atelektasen begünstigt. Nach dem Absaugen sollten die Lungen mit dem Atembeutel gebläht werden, um durch das Absaugen entstandene Atelektasen zu beseitigen.
- Aseptische Technik ist der beste Infektionsschutz. Darum wird jeder Absaugkatheter nur 1-mal verwendet. Niemals darf ein Katheter, mit dem bereits Mund oder Nase abgesaugt worden sind, in das Tracheobronchialsystem eingeführt werden.
- Der Absaugvorgang sollte in der Regel 10 s nicht überschreiten. Besondere Vorsicht ist bei Patienten geboten, die Sauerstoff in hoher Konzentration erhalten und/oder die einen PEEP oder CPAP benötigen. Zu langes Absaugen kann eine Bradykardie oder einen Herzstillstand auslösen. Darum beim Absaugen Pulsoxymeter und EKG-Monitor einsetzen und den Patienten beobachten.
- Drehmanöver des Kopfes sollten während des Absaugens nicht durchgeführt werden, da es hierdurch, entgegen verbreiteter Ansicht, nicht möglich ist, mit dem Absaugkatheter gezielt in den linken oder rechten Hauptbronchus zu gelangen.

Geschlossene Absaugung Das geschlossene System besteht aus einem Ansatzstück mit einer Öffnung für den Tubus oder die Trachealkanüle und einer Öffnung für die Beatmungsschläuche, einem Saugventil mit Anschlussstück für das Absauggerät und einer Schutzhülle, in der sich der sterile Absaugkatheter befindet. Spülungen können über die Ansatzstücke oder das Saugventil erfolgen.

Wichtigste **Vorteile** des geschlossenen Systems sind:

- Die Beatmung wird während des Absaugens fortgeführt, PEEP bleibt weitgehend erhalten, dadurch größere Sicherheit bei Patienten mit schweren Oxygenierungsstörungen.
- Absaugen bei extremen Patientenlagerungen möglich.
- Patient ist vor Kreuzinfektionen geschützt.
- Das Personal ist vor Infektionskrankheiten des Patienten geschützt.

Praktisches Vorgehen

- Vorbereitung wie bei offener Absaugung. Auf die Präoxygenierung kann verzichtet werden.
- Absaugkatheter an das geschlossene System anschließen, dabei die Verbindung zum Tubus mit einer Hand festhalten.
- Dann Absaugkatheter mit der anderen Hand ohne Sog vorschieben, bis ein leichter Widerstand auftritt.
- Sog durch Drücken des Saugventils auslösen und den Katheter vorsichtig in die Ausgangslage zurückziehen. Wenn Bronchiallavage gewünscht: einige ml Kochsalzlösung (0,9%ig) in den Spüleinsatz spritzen, dabei keinen Sog anwenden.
- Spritze mit 5–10 ml steriler 0,9%iger NaCl-Lösung am Spülzugang aufsetzen, Saugventil drücken und Kochsalzlösung langsam einspritzen, um den Katheter durchzuspülen.
- Danach Spülzugang verschließen, Katheter diskonnektieren und Sog ausschalten.

Bronchoskopisches Absaugen Die gezielte Absaugung des Bronchialsystems über ein fiberoptisches oder auch starres Bronchoskop ist v. a. indiziert bei Atelektasen, weiterhin bei der Aspiration von Fremdkörpern oder festem Mageninhalt sowie für die Entnahme von Untersuchungsmaterial aus bestimmten Lungenabschnitten.

Tubuswechsel

Ein routinemäßiger Wechsel des Tubus nach Ablauf einer bestimmten Intubationsdauer ist nicht erforderlich. Die wichtigsten Gründe für eine Umintubation sind:

- defekte Tubusmanschette,
- Obstruktion des Tubus.

Da solche Komplikationen akut auftreten können, müssen beim Intensivpatienten stets Intubationszubehör und Beatmungsbeutel in Griffnähe bereitgestellt sein.

Vor der Umintubation sollte geklärt werden, ob mit Intubationsschwierigkeiten zu rechnen ist. Wenn ja, sollte die Umintubation nur durch den erfahrenen Intensivmediziner erfolgen.

Direkte Laryngoskopie Die Umintubation kann unter direkter Laryngoskopie erfolgen. Hierbei wird zunächst das Laryngoskop eingeführt und die Stimmritze eingestellt, dann der alte Tubus herausgezogen und der neue vorgeschoben.

Intubation über einen Führungsdraht Alternativ kann ein langer Führungsdraht über den alten Tubus in die Trachea eingeführt, der alte Tubus entfernt und der neue Tubus über den Draht in die Trachea vorgeschoben werden. Hierbei kann allerdings der Führungsdraht versehentlich zusammen mit dem alten Tubus herausgezogen werden.

Fiberbronchoskopische Umintubation Nur in Ausnahmefällen sollte der Tubuswechsel fiberbronchoskopisch erfolgen, da diese Technik eher schwierig durchzuführen ist. Zunächst wird der neue Tubus bis zum proximalen Ende des Bronchoskops geschoben, dann das Bronchoskop über den alten Tubus in die Trachea eingeführt und der alte Tubus zurückgezogen und zerschnitten, dann der neue Tubus in die Trachea vorgeschoben. Alternativ kann das Bronchoskop mit dem übergestülpten neuen Tubus, an der Blockmanschette des alten Tubus vorbei, in die Trachea eingeführt, dann der alte Tubus herausgezogen und der neue Tubus vorgeschoben werden.

6.4 Komplikationen der endotrachealen Intubation

Nahezu jede translaryngeale Intubation geht mit Komplikationen einher, wobei jedoch Häufigkeit und Schweregrad sehr stark variieren. Während geringe Komplikationen wie Halsschmerzen oder Glottisödem bei fast allen Patienten auftreten, die länger als 48 h intubiert waren, beträgt die Häufigkeit von schwerwiegenden Komplikationen insgesamt etwa 6%.

6.4.1 Prädisponierende Faktoren

Bestimmte Faktoren beeinflussen das Auftreten von Komplikationen. Hierzu gehören v. a.:
- Alter,
- Geschlecht,
- Dringlichkeit der Intubation,
- Manschettendruck,
- Dauer der Intubation,
- Infektionen der Atemwege,
- Stimmband- und Tubusbewegungen,
- körperlicher Zustand.

Alter Bei Säuglingen und Kleinkindern treten häufiger Komplikationen auf, bedingt durch die kleineren Atemwege. Vor allem zu große Tuben oder Tuben mit Blockmanschetten führen häufig zur Anschwellung der Schleimhaut mit Obstruktion der Luftwege. Während beim Erwachsenen ein nur 2 mm starkes Ödem im Bereich der Glottis oder des Ringknorpels klinisch ohne Folgen bleibt, kann hierdurch beim Säugling oder Kleinkind der Luftweg lebensbedrohlich eingeengt werden.
- Prävention: Richtige Tubusgröße und besonders schonende Intubation.

Geschlecht Bei Frauen treten häufiger Komplikationen auf als bei Männern, vermutlich bedingt durch den kleineren Larynx, die engeren Luftwege und die dünnere Schleimhaut. Besonders häufig betroffen sind Frauen mit Diabetes oder Verbrennungen.
- Prävention: Für Frauen kleinere Tuben verwenden.

Manschettendruck Der Manschettendruck ist für mehr Schäden verantwortlich als der Tubus selbst! Hohe Manschettendrücke beeinträchtigen die Durchblutung der Schleimhäute und den Knorpel und führen zu Ulzerationen, Tracheomalazie und Trachealstenose.
- Prävention: Niederdruckmanschetten verwenden; Cuffdruck nur so hoch, wie für Dichtigkeit des Tubus erforderlich (15–25 mbar); Cuffdruck kontinuierlich messen.

Periodisches Entblocken des Tubus während der Langzeitintubation beeinflusst nicht die Häufigkeit von Druckschäden der Atemwege.

Intubationsdauer Mit zunehmender Dauer der endotrachealen Intubation nimmt die Häufigkeit von Komplikationen zu. Bei Langzeitintubation von mehr als 1 Woche muss mit einer Komplikationsrate von mehr als 50% gerechnet werden.

- Prävention: Intubation nur so lange wie dringend erforderlich.

Infektionen der Atemwege Besteht zum Zeitpunkt der Intubation bereits eine Infektion der Atemwege oder entwickelt sich der Infekt nach der Intubation, so ist mit einer höheren Komplikationsrate zu rechnen.

Stimmband- und Tubusbewegungen Starke Kopfbewegungen oder über die Atemschläuche fortgeleitete Impulse des Beatmungsgeräts können zu größeren Hin- und Herbewegungen des Tubus führen. Diese Bewegungen schädigen die Schleimhäute von Kehlkopf und Trachea, v. a. bei geblockter Manschette. Sprechversuche des intubierten Patienten führen zu Stimmbandbewegungen, die ebenfalls das Auftreten von Komplikationen fördern. Ungünstig wirken sich auch zu frühe Sprechversuche unmittelbar nach der Extubation aus.

- Prävention: Tubusbewegungen vermeiden; Sprechversuche des intubierten oder erst kurzzeitig extubierten Patienten untersagen.

Körperlicher Zustand Alle anatomischen oder funktionellen Bedingungen, durch die eine Laryngoskopie und/oder Intubation erschwert wird, steigern die Komplikationshäufigkeit. Chronische Erkrankungen wie Diabetes mellitus und koronare Herzkrankheit oder eine immunsuppressive Therapie können ebenfalls die Komplikationsrate erhöhen.

6.4.2 Klassifizierung der Komplikationen

Die Komplikationen durch die endotracheale Intubation sind so vielfältig, dass eine umfassende-Klassifizierung nicht möglich ist. Am einfachsten ist daher die Einteilung nach dem zeitlichen Auftreten:

Einteilung von Intubationskomplikationen nach dem **Zeitpunkt ihres Auftretens:**

- während der Intubation,
- bei liegendem Tubus,
- während der Extubation,
- kurz nach der Extubation,
- Spätkomplikationen.

Möglich ist auch eine Einteilung nach dem anatomischen **Ort der Läsion**.

6.4.3 Komplikationen während der Intubation

Die wichtigsten Komplikationen während der Intubation sind:

- traumatische mechanische Schädigungen,
- Intubation des Ösophagus,
- Intubation eines Hauptbronchus,
- kardiovaskuläre Reaktionen durch Laryngoskopie und Einführen des Tubus.

Traumatische mechanische Schädigungen

Sie entstehen meist durch grobes Vorgehen und mangelnde Vorsicht bei der Intubation oder durch wesentlich erschwerte Intubationsbedingungen, besonders in Notfallsituationen.

Traumatische mechanische Schäden während der Intubation

- Beschädigung der Zähne
- Nasenbluten, Verletzung der Konchen
- Verletzungen der Hornhaut
- Perforation der Rachenschleimhaut oder des Ösophagus
- Verletzungen des Larynx
- Verletzungen der Trachea oder der Bronchen
- Pulmonale Aspiration

Beschädigung oder Herausbrechen der Zähne Diese Komplikationen treten v. a. dann auf, wenn mit dem Laryngoskop gehebelt statt in Griffrichtung gezogen wird. Zahnschäden werden durch eingeschränkte Mundöffnung sowie vorstehende obere Schneidezähne begünstigt; lockere Zähne sind hierbei besonders gefährdet.

! Herausgebrochene Zähne müssen wegen der großen Aspirationsgefahr sofort mit einer Magill-Zange entfernt werden.

Einklemmen der Ober- oder Unterlippe zwischen Laryngoskopspatel und Zähnen kann zu blutenden Verletzungen führen, ist aber eine vermeidbare Komplikation.

Verletzungen der Hornhaut Sie entstehen durch die Hände oder Instrumente des Anästhesisten und beruhen immer auf Unachtsamkeit, sind somit vermeidbar.

Verletzungen des Rachens oder Ösophagus Sie sind zwar selten, können jedoch zu bedrohlichen Komplikationen führen. Blutungen, Zerreißungen, Quetschungen, submuköse Blutungen und Ödeme entstehen durch das Laryngoskop, den Tubus oder den aus dem Tubus herausragenden Führungsstab.

Die **Perforation des Hypopharynx oder Ösophagus** ist eine sehr schwerwiegende Komplikation, die zu Mediastinal- und Subkutanemphysem, Pneumothorax, Mediastinitis oder Abszessbildung mit Verlegung der Atemwege führen kann. Begünstigender Faktor: Notfallintubation durch unerfahrene Ärzte.

Die **Perforation des Sinus piriformis** ist v. a. eine Komplikation der gewaltsamen blind-nasalen Intubation. Sie kann zu schwerem Barotrauma mit beidseitigem Pneumothorax und Mediastinalabszess oder pharyngealem Hämatom und subkutanem Emphysem führen.

Verletzungen des Kehlkopfs Zu den wichtigsten intubationsbedingten Verletzungen des Kehlkopfs gehören:

- Stimmbandkontusion,
- Stimmbandabriss,
- Stimmbandhämatom,
- Aryknorpelluxation.

Die Häufigkeit von Kehlkopfverletzungen bei Kurzzeitintubation wird mit ca. 6% angegeben; dabei überwiegen Hämatome und Zerreißungen. Die Häufigkeit von traumatischen Stimmbandhämatomen beträgt ca. 4,6–5,2%; das linke Stimmband ist häufiger betroffen als das rechte. Das Hämatom verschwindet ca. 1 Monat nach dem Trauma spontan.

Die **Aryknorpelluxation** ist eine seltene Komplikation (Häufigkeit 0,6–3%); sie entsteht vermutlich durch zu tiefes Einführen des Spatels hinter den Schildknorpel mit anschließendem Zug. Die Komplikation manifestiert sich nach der Extubation als Stimmschwäche bis hin zum Flüstern. Die Behandlung erfolgt operativ.

Verletzungen von Trachea und Bronchen Perforation, Lazeration und Ruptur der Trachea sind sehr seltene Komplikationen. Ursache ist meist eine gewaltsame Intubation mit Zerreißung der Pars membranacea durch den Führungsstab oder zu starkes Blocken des Cuffs. Begünstigend wirken vorbestehende Anomalien der Trachea.

Die Intubation eines Hauptbronchus (meist des rechten) kann zur Überblähung der Lunge mit Pneumothorax und zur Atelektase der anderen Lunge führen.

Verletzungen des Halsrückenmarks Lagerung des Kopfes in Schnüffelposition oder Überstrecken der Halswirbelsäule bei Verletzungen in diesem Bereich, insbesondere bei Densfraktur, kann zur Schädigung des Rückenmarks mit akuter Querschnittslähmung führen und muss daher unbedingt vermieden werden.

Pulmonale Aspiration Die Gefahr der pulmonalen Aspiration von Magensaft oder erbrochenen Nahrungsresten besteht v. a. bei nicht nüchternen Patienten, weiterhin bei Dünndarmileus usw. Begünstigend wirkt die Überblähung des Magens während der Maskenbeatmung.

Intubation des Ösophagus

> **!** **Die Intubation des Ösophagus (◘ Abb. 6.14e) ist eine lebensbedrohliche Komplikation, die sofort erkannt und beseitigt werden muss! Zu spätes Erkennen und Behandeln führt zu schwerer Hypoxie mit irreversibler Hirnschädigung oder zum Tod des Patienten.**

In einer Untersuchung waren mehr als 15% der Herzstillstände während der Intubation durch eine versehentliche und nicht rechtzeitig erkannte Intubation des Ösophagus (◘ Abb. 6.14) bedingt.

Klinische Zeichen:

- Aufblähen der Magengegend bei Beatmung,
- oft gurgelndes Geräusch bei Beatmung und Undichtigkeit des Cuffs,
- zunehmende Zyanose,
- fehlende Ausatmung von CO_2,
- Herzstillstand, wenn zu spät erkannt oder zu spät gehandelt.

Sobald die Diagnose feststeht oder auch bei begründetem Verdacht, darf nicht mehr weiter beatmet werden, um eine Überblähung oder Ruptur des Magens zu vermeiden. Der Tubus muss sofort herausgezogen und, wenn erforderlich nach überbrückender Beatmung, erneut eingeführt werden. Besteht Aspirationsgefahr, so kann der im Ösophagus liegende Tubus geblockt und zunächst belassen werden, bis ein neuer Tubus in die Trachea eingeführt und geblockt worden ist. Nach der Intubation sollte der Magen über eine Magensonde entlastet werden.

Intubation eines Hauptbronchus

Diese potenziell schwerwiegende und vermeidbare Komplikation (◘ Abb. 6.14a) betrifft beim Erwachsenen nahezu immer den rechten Hauptbronchus. Wichtigste Folge ist die Atelektase der linken Lunge.

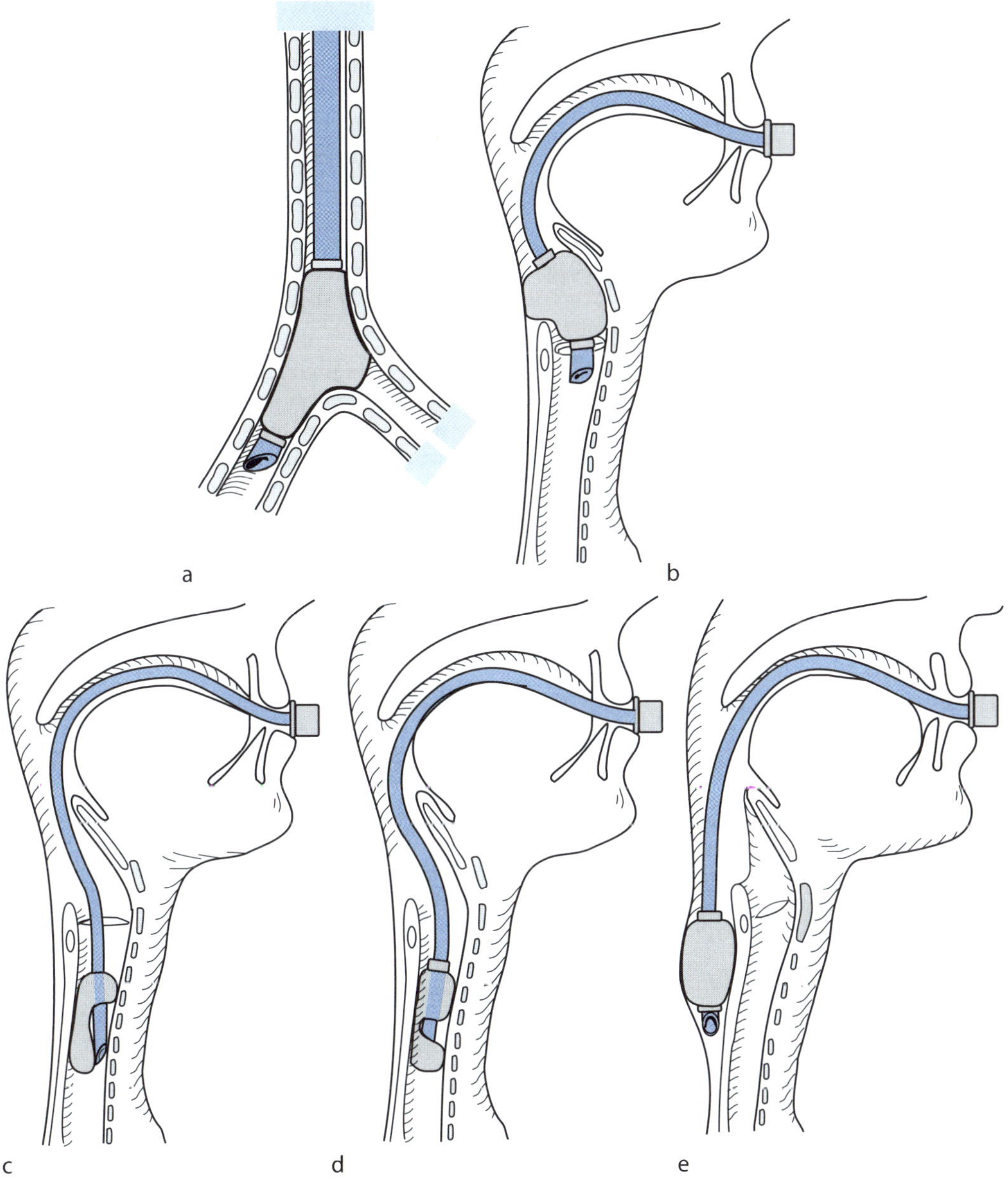

Abb. 6.14 Komplikationen der endotrachealen Intubation. **a** Zu weit vorgeschobener Tubus: einseitige Intubation des rechten Hauptbronchus. Hierdurch wird die linke Lunge nicht belüftet. **b** Falsche Lage der Blockmanschette: sie befindet sich oberhalb der Stimmbänder. Hierdurch kommt es zu einer ungenügenden Abdichtung und außerdem wird evtl. der Kehlkopf beschädigt. **c** Die Tubusspitze wird durch die stark geblockte Manschette an die Wand der Trachea gedrückt, sodass evtl. die Exspirationsluft nicht entweichen kann. **d** Ballonhernie: Die Blockmanschette hat sich über die distale Tubusöffnung gelegt, sodass die Exspirationsluft nicht mehr entweichen kann. Hierbei steigt der Beatmungsdruck exzessiv an. **e** Fehllage des Tubus im Ösophagus: Beide Lungen werden nicht belüftet; die Magengegend wölbt sich bei Beatmung vor

Klinische Zeichen:
- asymmetrische Thoraxbewegungen,
- abgeschwächtes oder fehlendes Atemgeräusch auf der gegenüberliegenden Seite.

Kardiovaskuläre Reaktionen

Ist die Narkose für die Laryngoskopie und Intubation zu flach oder wird der Patient im Wachzustand bei unzureichender Lokalanästhesie der oberen Atemwege intubiert, so können verschiedene Reflexreaktionen ausgelöst werden.

Sympathoadrenerge Reaktionen Blutdruckanstieg, Tachykardie, Herzrhythmusstörungen.

Vagale Reflexreaktionen Atemstillstand, Laryngospasmus, Blutdruckabfall, Bradykardie.

Rückenmarkreflexe Erbrechen, Husten, Bewegungen von Rumpf und Extremitäten.

Tachykardie und Blutdruckanstieg treten relativ häufig bei nasaler und oraler Intubation auf, ebenso Herzrhythmusstörungen. Bei kardiovaskulären Risikopatienten können diese Reaktionen zu schwer wiegenden Komplikationen, z. B. Myokardischämie, Aneurysmaruptur usw., führen und müssen daher vermieden werden.

6.4.4 Komplikationen bei liegendem Tubus

Auch bei liegendem Tubus kann eine Vielzahl unterschiedlicher Komplikationen auftreten. Die wichtigsten sind:

- Obstruktion des Tubus,
- Tubusdislokation,
- Tubusdiskonnektion vom Beatmungsgerät,
- Schwierigkeiten, einen Absaugkatheter vorzuschieben,
- Störungen der Cufffunktion,
- mechanische traumatische Schädigung der Atemwege,
- pulmonale Aspiration,
- Infektionen.

Obstruktion des Tubus

Die partielle oder vollständige Verlegung des Tubuslumens kann durch folgende Faktoren bedingt sein:

- Abknicken des nasalen Tubus,
- eingedickte Sekrete, Blut, Fremdkörper, Lokalanästhetikum-Gel im Tubuslumen,
- Cuffhernie, zu starkes Blocken des Cuffs,
- Anliegen der distalen Tubusöffnung an der Hinterwand der Trachea,
- Verlegung des oralen Tubus durch Zubeißen.

! Eine Verlegung des Tubuslumens ist lebensbedrohlich und muss sofort erkannt und behandelt werden.

Cuffhernie Bei dieser akut bedrohlichen Komplikation gleitet die luftgefüllte Tubusmanschette nach distal und verlegt die Öffnung des Tubus (▣ Abb. 6.14d). Hierdurch kann die eingeatmete Luft nicht mehr ausgeatmet werden.

Klinische Zeichen der Cuffhernie:

- kontinuierlicher, exzessiver Anstieg des Beatmungsdrucks,
- Blutdruckabfall durch Hemmung des venösen Rückstroms,
- hypoxischer Herzstillstand.

! Beim geringsten Verdacht auf eine Cuffhernie muss der Tubus entblockt werden. Lässt sich der Patient sofort wieder beatmen, so lag eine Cuffhernie vor. Dann muss der Tubus umgehend entfernt und durch einen neuen ersetzt werden.

Ein ähnliches Bild entsteht jedoch auch, wenn der Cuff asymmetrisch aufgeblasen ist und die distale Tubusöffnung gegen die Hinterwand der Trachea gedrückt wird.

Tipp

Bei Verdacht auf eine Obstruktion des Tubuslumens aus anderen Gründen kann zunächst – sofern keine akute Erstickungsgefahr – besteht, die Durchgängigkeit des Tubus mit einem Absaugkatheter überprüft werden.

Traumatische mechanische Schädigungen

Je länger die endotracheale Intubation dauert, desto wahrscheinlicher ist die Entwicklung mechanischer Schäden der Atemwege im Bereich des Tubus.

Nase Die Nekrose der Nasenflügel ist eine typische Komplikation der nasalen Intubation. Sie entsteht durch den ständigen Druck auf die Nase, v. a., wenn der Tubus nach oben abgeleitet wird. Die Häufigkeit wird mit ca. 4% angegeben. Eine nekrotische Ulzeration und Perforation des Nasenseptums ist hingegen seltener.

Lippen Eine Ulzeration der Lippen ist meist durch Druck eines oralen Tubus oder oralen Atemwegs bedingt. Die Häufigkeit soll 7% betragen.

Larynx Ulzerationen der Larynxschleimhaut, Granulombildung, Entzündung, Ödem und submukose

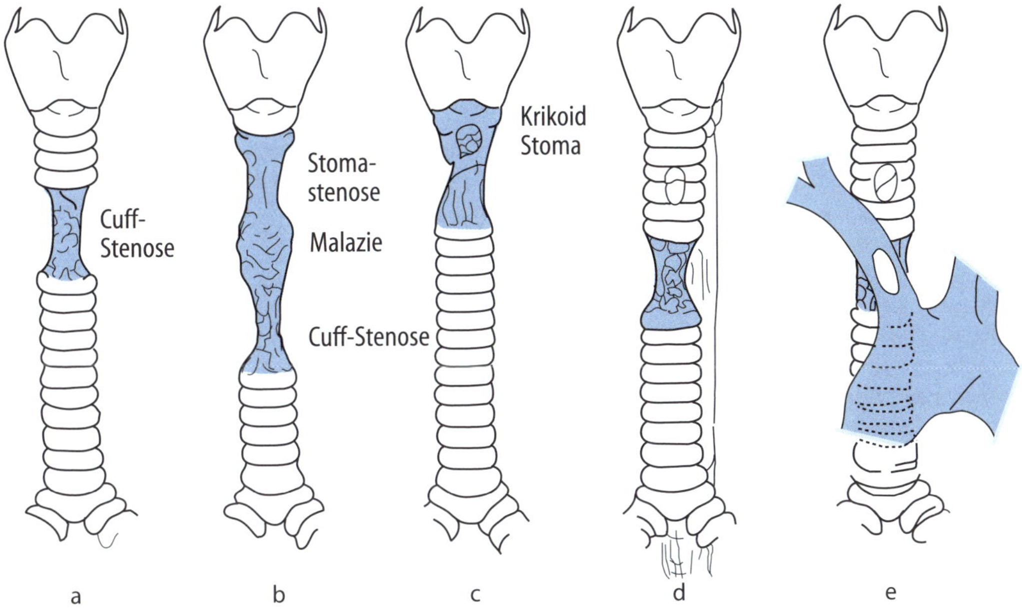

Abb. 6.15 Postintubationsschäden. **a** Stenose durch Blockmanschette des Endotrachealtubus; **b** Schäden durch Trachealkanülen; **c** Schädigung im subglottischen Larynxbereich durch hohe Tracheotomie (subglottische Stenose und/oder Schädigung der oberen Trachea); **d** Tracheoösophageale Fistel, bevorzugt durch posteriore Cufferosion; **e** Tracheoanonymafistel – kann entstehen, wenn ein Hochdruckcuff direkt hinter der A. anonyma (Truncus brachiocephalicus) auf die Trachea drückt (selten); häufiger entsteht die Erosion durch eine tiefe Tracheotomie

Blutungen sind typische Komplikationen der translaryngealen Intubation. Sie treten in unterschiedlicher Ausprägung bei ein Drittel bis der Hälfte aller Patienten auf.

Schwer wiegende Larynxschäden sind bei ca. 7% aller langzeitintubierten Patienten nachweisbar; sie heilen jedoch meist schnell, so dass nur sehr selten schwere Schäden bestehen bleiben.

Trachea Mechanische Schäden der Trachea (Abb. 6.15a–e) entstehen v. a. im Bereich des Cuffs, weiterhin an der Tubusspitze sowie durch Absaugkatheter. Häufigste Komplikationen sind Ödeme und Ulzerationen der Schleimhaut, während Granulombildung, submuköse Blutungen, Tracheadilatation und -ruptur, Nekrosen, Fisteln, Tracheamalazie usw. nur selten auftreten.

Infektionen

Sinusitis Die Entzündung der Nasennebenhöhlen, meist der Kieferhöhle, ist eine typische, potenziell gefährliche Komplikation v. a. der **nasotrachealen Intubation**. Die Häufigkeit variiert je nach Untersucher zwischen 27 und 52% gegenüber ca. 4–6% bei oral intubierten Patienten. Häufigste Erreger sind gramnegative Bakterien. Bei den meisten Patienten mit Sinusitis besteht Fieber, während eitriges Sekret nur bei ca. nachweisbar ist. Die Diagnose kann durch CT-Untersuchung gesichert werden.

Die Sinusitis kann zu Bakteriämie und Sepsis führen. Daher muss diese Komplikation rechtzeitig erkannt und behandelt werden.

Therapie: orale Umintubation, abschwellende Nasentropfen, Aspiration des Sekrets, spezifische Antibiotika, wenn erforderlich Spülung und Eröffnung des Sinus.

Otitis media Bei ca. 7% der länger als 7 Tage *nasotracheal* intubierten Patienten tritt eine Otitis media auf. Daher empfiehlt sich die regelmäßige otoskopische Kontrolle dieser Patientengruppe.

Tracheitis Die Tracheitis ist eine häufige Komplikation der Intubation. Sie entwickelt sich bevorzugt in der Schleimhaut des Cuffbereichs.

Bakterielle Besiedlung der Atemwege Bei den meisten Patienten geht die endotracheale Intubation mit einer bakteriellen Besiedlung des Respirationstrakts –

v. a. mit gramnegativen Organismen – einher. Häufig stammen die Keime aus dem Oropharynx oder Magen. Bei ca. 50% der Patienten entwickelt sich eine nosokomiale Infektion des Respirationstrakts.

Pneumonie Die Pneumonie ist eine typische und schwer wiegende Komplikation endotracheal intubierter und maschinell beatmeter Patienten. Wie häufig die Pneumonie des Intensivpatienten allerdings ausschließlich durch die endotracheale Intubation bedingt ist, bleibt unklar, da hierfür keine diagnostischen Kriterien vorliegen.

Pulmonale Aspiration

Auch bei endotracheal intubierten Patienten ist die pulmonale Aspiration ein allgegenwärtiges Risiko. Aspiriert werden v. a. orale und pharyngeale Sekrete, selten Mageninhalt oder Sondennahrung. Die Häufigkeit einer klinisch bedeutsamen Aspiration soll 15–20% betragen; die subklinische Aspiration von Sekreten aus dem oberen Respirationstrakt soll noch häufiger auftreten. Für die Aspiration scheint der Cuffdruck eine wesentliche Rolle zu spielen.

6.4.5 Komplikationen bei der Extubation

Die wichtigsten Komplikationen während oder kurz nach der Extubation sind:
- Laryngospasmus (selten),
- Aspiration,
- Aphonie,
- Heiserkeit,
- Stridor,
- Stimmbandlähmung,
- Sodbrennen, Schluckstörungen und Schmerzen beim Schlucken,
- Husten,
- gesteigerte Sekretproduktion.

Stimmlosigkeit Wichtigste Ursachen der Aphonie unmittelbar nach der Extubation sind die Subluxation der Aryknorpel, Ulzerationen in diesem Bereich, Ankylose der krikoarytänoidalen Verbindung, Verkürzung der Stimmbänder durch Fibrose der Processus vocales und hinteren Kommissuren und Stimmbandlähmung durch Schädigung des N. recurrens.

Heiserkeit Bei mehr als 50% aller Patienten besteht unmittelbar nach der Extubation eine Heiserkeit, die nur wenige Tage, manchmal auch 7–10 Tage anhält. Ursache ist meist ein Ödem oder eine Entzündung des Larynx.

> **Heiserkeit, die länger als 10–14 Tage nach der Extubation anhält, ist meist durch eine schwerwiegende Schädigung des Kehlkopfs bedingt und bedarf der Abklärung.**

Wichtigste Ursachen der persistierenden Heiserkeit sind Granulombildung, Stimmbandlähmung und Funktionsstörungen des Krikoarytänoidgelenks.

Stridor Ein leichter Stridor – meist inspiratorisch – soll bei ca. 5% aller Patienten nach der Extubation auftreten, anderen Autoren zufolge jedoch nur bei 0,1–0,6%. Meist liegt ein Ödem der Stimmbänder oder der subglottischen Region zugrunde. Nicht selten ist bei diesen Patienten eine Reintubation erforderlich.

Stimmbandlähmung Nur selten besteht nach der Extubation eine ein- oder beidseitige Stimmbandlähmung. Einseitige Lähmung führt zu Heiserkeit, beidseitige zu starkem Stridor. Bei beidseitiger Paralyse kann u. U. die sofortige Tracheotomie erforderlich sein. Ursache der Stimmbandlähmung sind vermutlich Dislokationen der Aryknorpel, Arthritis des Krikoarytänoidgelenks, möglicherweise auch eine Druckschädigung des N. recurrens, wenn sich der geblockte Cuff unmittelbar unterhalb der Stimmbänder befand. Bei den meisten Patienten verschwindet die Stimmbandlähmung innerhalb von 4 Wochen spontan.

6.4.6 Spätkomplikationen

Spätkomplikationen treten Wochen oder Monate, selten auch Jahre nach der translaryngealen Intubation auf. Sie beruhen zumeist auf Granulom- und Narbenbildung. Schwerwiegendste Komplikationen sind die Larynx- und die Trachealstenose. Eine eindeutige Beziehung zwischen Dauer der Intubation und Häufigkeit der Spätkomplikationen besteht nicht.

Larynxstenose

Die Larynxstenose ist eine gefürchtete, aber sehr seltene Komplikation der Langzeitintubation. Unterschieden werden supraglottische, glottische und subglottische Stenosen. Am häufigsten sind glottische und subglottische Stenosen, während supraglottische Stenosen nur sehr selten vorkommen. Eine Beziehung zwischen Intubationsdauer und Häufigkeit scheint nicht zu bestehen.

Treten Wochen oder Monate nach der Extubation Heiserkeit, Stridor und Dyspnoe auf, sollte immer an eine Larynxstenose gedacht werden. Die Diagnose wird durch Laryngoskopie gesichert.

Granulombildung Die Bildung von Granulationsgewebe gehört ebenfalls zu den Spätkomplikationen der translaryngealen Intubation. Die Granulome sind gewöhnlich nur wenige Millimeter groß und führen nur selten zur Obstruktion der Atemwege. Betroffen sind v. a. die Stimmbänder und die hinteren Kommissuren. Die Granulome bilden sich meist spontan zurück, erfordern aber gelegentlich die operative Abtragung.

Trachealstenose

Die Trachealstenose ist eine außerordentlich seltene Komplikation der translaryngealen Intubation, besonders wenn Niederdruckmanschetten verwendet werden und der Cuffdruck nicht zu hoch (d. h. <20–25 mm Hg) gewählt wird. Stenosen treten v. a. im Bereich des Cuffs und der Tubusspitze auf. Als Ursache gilt die druckbedingte ischämische Schädigung der Schleimhaut und der darunter liegenden Gewebe mit nachfolgender Nekrotisierung und Narbenbildung. Geringgradige Stenosen ohne klinische Zeichen erfordern keine Behandlung; hochgradige Stenosen müssen dagegen operativ korrigiert werden.

Literatur

Haber C (2007) Benumof's airway management. Elsevier, Amsterdam

Blot F, Similowski T, Trouillet J-L et al. (2008) Early tracheotomy versus prolonged endotracheal intubation in unselected severely ill ICU patients. Intens Care Med 34 (10):1779–1787

Byhahn C, Krier C, Dörges V (2009) Atemwegsmanagement. Thieme, Stuttgart New York

DGAI (2004) Leitlinie Airway Management. Anästh Intensivmed 45: 302–306 [www.bda.de] oder [www.dgai.de]

Dörges V, Paschen H-R (2004) Management des schwierigen Atemwegs. Springer, Berlin Heidelberg New York

Finucane BT, Santora AH (2003) Principles of airway management, 3rd edn. Springer, Berlin Heidelberg New York

Griesdale DEG, Bosma TL, Kurth T et al. (2008) Complications of endotracheal intubation in the critically ill. Intens Care Med 34 (10): 1835–1842

Larsen R (2010) Anästhesie, 9. Aufl. Elsevier, Amsterdam

Lavery GG, McCloskey BV (2008) The difficult airway in adult critical care. Crit Care Med 36 (7): 2163–2173

Tracheotomie

Perkutane Tracheotomie Perkutanes Einführen einer Kunststoffkanüle zwischen Ringknorpel und 1. Trachealring oder tiefer zwischen den Trachealringen in die Luftröhre.

Minitracheotomie Perkutane Einführung einer speziellen Kanüle mit geringem Durchmesser (4 mm) über die Membrana cricothyroidea in die Trachea zum Absaugen von Sekreten.

Krikothyreotomie Operative Platzierung einer Trachealkanüle durch die Membrana cricothyroidea.

Tracheostoma Die durch Tracheotomie geschaffene Öffnung der Luftröhre nach außen.

Tracheostomie Chirurgische Technik, bei der die Haut mit der Vorderwand der Trachea vernäht wird, um einen permanenten Luftweg zu schaffen, z. B. bei Patienten mit Tumoren. (◘ Abb. 7.1 verdeutlicht die Begriffe anhand der Larynxanatomie.)

Im Gegensatz zur endotrachealen Intubation ist die Tracheotomie ein chirurgischer Eingriff, der entsprechende operative Kenntnisse und Fertigkeiten erfordert und daher von den meisten Intensivmedizinern nicht selbständig durchgeführt werden kann. War die Tracheotomie früher ein komplikationsträchtiges Verfahren, so sind heutzutage die Risiken aufgrund verbesserter Kanülenmaterialien und Operationstechniken sowie größerer Erfahrung im Umgang mit dem tracheotomierten Patienten denen der endotrachealen Intubation vergleichbar. Aus diesen Gründen und wegen bestimmter Vorteile wird die Tracheotomie wieder häufiger beim Intensivpatienten eingesetzt.

Als **Vorteile der Tracheotomie** gegenüber der oralen oder nasalen translaryngealen Intubation gelten:

- größere und kürzere Kanülen,
- einfacherer und rascherer Kanülenwechsel (nach Stabilisierung des Stomas),
- bessere Platzierbarkeit der Kanüle in der Trachea (keine einseitige Intubation),
- bessere Fixierbarkeit der Kanüle,
- bessere Mund- und Nasenpflege,
- einfacheres und effektiveres Absaugen,
- Herabsetzung der Atemarbeit,
- Verminderung des Totraums,
- größerer Patientenkomfort.

7.1 Indikationen

Die Rolle der Tracheotomie in der Intensivbehandlung wird nicht einheitlich beurteilt. Meist wird für die Langzeitbeatmung zunächst translaryngeal intubiert, später unter elektiven Bedingungen tracheotomiert (sekundäre Tracheotomie), nur selten ist eine primäre Tracheotomie erforderlich, so z. B. bei schweren Verletzungen des Kehlkopfs, ausgedehnten Verletzungen des Gesichts oder Verätzungen im Mund- und Rachenbereich und wenn die translaryngeale Intubation nicht möglich ist. Die gefährliche **Notfalltracheotomie** sollte nur im äußersten Ausnahmefall durchgeführt werden, zumal mehr als 90% aller Patienten im Notfall orotranslaryngeal intubiert werden können.

Allgemeine Indikationen für die Standardtracheotomie

- Langzeitbeatmung,
- Offenhalten der Atemwege bei funktioneller oder mechanischer Obstruktion des oberen Respirationstrakts,
- Absaugen von Bronchialsekreten,
- Aspirationsprophylaxe bei Funktionsstörungen der Glottis.

7.1.1 Nottracheotomie

Die Risiken der Nottracheotomie sind um das 2- bis 5-Fache höher als die der elektiven Tracheotomie. Daher sollte in Notsituationen immer erst translaryngeal intubiert werden. Nur in seltenen Fällen, und wenn die Krikothyreotomie nicht möglich ist, muss eine Nottracheotomie durchgeführt werden. Die wichtigsten Indikationen sind:

- Unmöglichkeit der translaryngealen Intubation,
- schwere Verletzungen des Kehlkopfs.

! Wegen ihrer Risiken sollte die Nottracheotomie nur vom erfahrenen Operateur vorgenommen werden.

7.1.2 Wo soll tracheotomiert werden?

Nicht nur die Nottracheotomie, sondern auch die elektive Tracheotomie kann gefahrlos im Bett der Intensivstation durchgeführt werden, wenn die erforderlichen Voraussetzungen gegeben sind: Instrumentarium, Assistenzpersonen, Operationslampe, erfahrener Operateur.

Durch die **bettseitige Tracheotomie** werden riskante Lagerungsmanöver und Transporte vermieden; außerdem kann die Intensivüberwachung und -therapie ohne gefährliche Unterbrechung fortgesetzt werden.

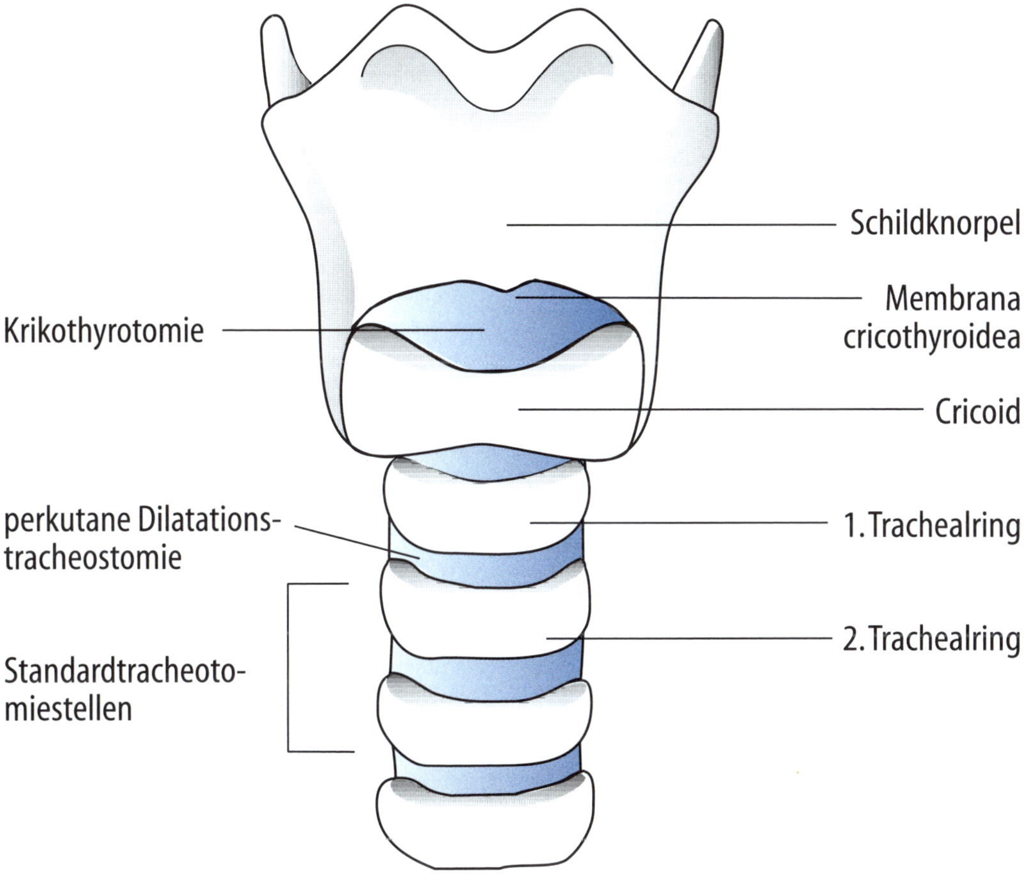

Abb. 7.1 Anatomie des Larynx und Zugangswege zur Trachea

7.1.3 Sekundäre Tracheotomie oder translaryngeale Langzeitintubation?

Tracheotomie und translaryngeale Intubation weisen jeweils spezifische, aber auch gemeinsame Risiken auf, die sorgfältig gegeneinander abgewogen werden müssen, wenn der translaryngeal intubierte Patient sekundär tracheotomiert werden soll.

Risiken

- **Spezifische Risiken der Tracheotomie**
  - Blutungen
  - paratracheale Fehllage der Kanüle
  - Pneumothorax, Pneumomediastinum
  - Wundinfektion
  - tracheoösophageale Fistel
  - tracheokutane Fistel
  - Stenosen im Stomabereich
  - Narbenkeloide
- **Spezifische Risiken der translaryngealen Intubation**
  - Sinusitis maxillaris
  - supraglottische Ödeme und Ulzerationen
  - Laryngitis
  - Stimmbandgranulome, Synechien
  - Stimmbandlähmungen
  - Ringknorpelstenose
  - subglottische Granulome
  - subglottische Stenose
- **Gemeinsame Risiken von Tracheotomie und translaryngealer Intubation**
  - Trachealstenose
  - Trachealdilatation
  - Granulome

Laryngeale Schäden Zwar ermöglichen Tuben mit Niederdruckmanschetten die translaryngeale Intubation und maschinelle Beatmung über einen Zeitraum von Wochen bis hin zu mehreren Monaten, jedoch können, v. a. nach mehrtägiger Intubationsdauer, schwerwiegende Schädigungen im Bereich des Kehlkopfs auftreten.

Klinisch relevante Larynxschäden sollen bei 10–19% aller translaryngeal intubierten Patienten auftreten. Eine eindeutige Beziehung zur Dauer der Intubation ist aber nicht erwiesen. Auch lassen sich laryngeale Langzeitschäden nicht aus akuten laryngealen Veränderungen während der Intubationsphase voraussagen.

Daher ist eine regelmäßige laryngeale Kontrolle während der Langzeitintubation nicht erforderlich. Spätschäden nach Langzeitintubation, wie z. B. die **Larynxstenose, Stimmbandgranulome oder Stimmbandlähmungen** sollen von der Intubationsdauer abhängig sein, jedoch fand sich in den meisten Untersuchungen kein eindeutiger Zusammenhang. Laryngeale und subglottische Stenosen nach Langzeitintubation sind insgesamt selten.

Perioperative Komplikationen der Tracheotomie Larynxschäden treten bei der Tracheotomie zwar nicht auf, dafür aber spezifische perioperative Komplikationen wie Blutungen, Stomainfektion usw. (▶ Abschn. 7.2.3). Allerdings ist das Risiko der Standardtracheotomie vertretbar gering, vorausgesetzt, der Eingriff erfolgt durch den erfahrenen Operateur.

Tracheale Schäden Trachealstenosen im Bereich des Stomas sind eine häufige Komplikation der Tracheotomie, selten erreicht jedoch die Stenose einen Grad, der zu respiratorischen Symptomen führt. Die Häufigkeit symptomatischer, stomabedingter Trachealstenosen ist vermutlich nicht größer als die der intubationsbedingten Larynxstenose. **Cuffbedingte** Stenosen treten nach Langzeitintubation und Tracheotomie seit der Verwendung von hochvolumigen Niederdruckmanschetten nur noch selten auf.

Bei der Entscheidung über die Tracheotomie sollte berücksichtigt werden, dass Trachealstenosen besser operativ korrigiert werden können als intubationsbedingte Larynxstenosen.

Versehentliche Extubation Die versehentliche Extubation ist eine typische und keineswegs seltene Komplikation beim beatmeten Patienten (8–20%). Sie ist potenziell lebensbedrohlich und kann zu schwerwiegenden, meist hypoxämischen Komplikationen führen. Demgegenüber ist die versehentliche Dekanülierung des tracheotomierten Patienten aufgrund der besseren Fixierbarkeit der Kanüle wesentlich seltener und kann meist rasch durch Neueinführung der Kanüle behoben werden.

! In den ersten Tagen nach der Tracheotomie, vor Ausbildung eines stabilen Tracheostomas, kann die versehentliche Dekanülierung lebensbedrohlich sein. In dieser Situation sollte zunächst notfallmäßig translaryngeal intubiert und danach die Kanüle unter kontrollierten Bedingungen wieder eingesetzt werden.

Tipp

Schwierige Reintubationsbedingungen bei Patienten mit erheblicher respiratorischer Insuffizienz oder bedrohlicher Gefährdung der oberen Atemwege können ein Kriterium für die Entscheidung zur Tracheotomie sein.

Patientenkomfort Nach Einschätzung der meisten Intensivmediziner und Pflegepersonen soll das Wohlbefinden des Patienten bei der Tracheotomie größer sein als bei der oralen oder nasalen Intubation; jedoch liegen hierzu keine schlüssigen Vergleichsuntersuchungen vor. Unstrittig ermöglicht die Tracheotomie aber eine größere Mobilität des Patienten, einschließlich kurzdauernder Spaziergänge außerhalb der Station, sowie eine bessere Kommunikation mit Personal und Angehörigen.

Einfluss auf nosokomiale Infektionen Jeder künstliche Atemweg begünstigt die Besiedlung des unteren Respirationstrakts mit nosokomialen Erregern und erhöht das Risiko nosokomialer Pneumonien. Die vorliegenden Untersuchungsergebnisse weisen darauf hin, dass dieses Risiko nicht wesentlich vom Intubationsweg abhängt, und daher die Tracheotomie nicht häufiger mit einer nosokomialen Pneumonie einhergeht als die Langzeitintubation.

Erwiesen ist aber, dass die nasotracheale Intubation das Risiko einer eitrigen Sinusitis maxillaris und frontalis erhöht. Bei bis zu 40% aller nasotracheal intubierten Patienten lässt sich nach 3 Tagen im CT eine Trübung nachweisen, und die Mehrzahl dieser Patienten entwickelt innerhalb von 8 Tagen die Zeichen einer manifesten Sinusitis.

› Durch die Tracheotomie kann das Risiko einer Sinusitis des beatmeten Patienten wesentlich vermindert werden

Einfluss auf den Krankheitsverlauf In keiner Untersuchung ist bisher ein wesentlicher Einfluss des Intubationswegs auf die Mortalitätsrate beatmeter Patienten nachgewiesen worden. Auch scheint der Zeitpunkt der sekundären Tracheotomie für das Überleben des Patienten ohne Bedeutung zu sein.

7.1.4 Wahl des Zeitpunkts der Tracheotomie

Wie bereits dargelegt, sind primäre Tracheotomien und Nottracheotomien nur sehr selten indiziert. Die sekundäre Tracheotomie ist daher in der Regel das Verfahren der Wahl. Allerdings besteht derzeit keine Einigkeit über den »richtigen« Zeitpunkt, an dem die sekundäre Tracheotomie die translaryngeale orale oder nasale Intubation ablösen soll. Aufgrund verschiedener Untersuchungen gilt aber Folgendes:

Es gibt keinen idealen Zeitpunkt für die Tracheotomie des Intensivpatienten!

Da entsprechende, gut begründete Richtlinien für den Zeitpunkt der Tracheotomie fehlen, muss hierüber für jeden Patienten individuell, unter Abwägung von Nutzen und Risiko, entschieden werden. Auf keinen Fall sollte einfach nur deshalb tracheotomiert werden, weil der Patient bereits eine bestimmte Anzahl von Tagen translaryngeal intubiert ist. In Anlehnung an die »Consensus Conference on Artificial Airways in Patients Receiving Mechanical Ventilation« und anderer Autoren können folgende **Empfehlungen für die sekundäre Tracheotomie** angegeben werden:

- Ist der künstliche Atemweg voraussichtlich weniger als 7–10 Tage erforderlich, sollte die translaryngeale Intubation bevorzugt werden.
- Nach Ablauf von ca. 7 Tagen sollte eingeschätzt werden, ob der Patient innerhalb der nächsten 7–10 Tage extubiert werden kann. Ist dies voraussichtlich der Fall, sollte der translaryngeale Tubus weiterhin belassen werden. Ist dies aber wahrscheinlich nicht der Fall, sollte jetzt tracheotomiert werden.
- Ist der künstliche Atemweg aller Wahrscheinlichkeit nach länger als 21 Tage erforderlich, sollte der Patient tracheotomiert werden, und zwar so früh wie möglich.
- Kann die Zeitdauer für den künstlichen Atemweg nicht eingeschätzt werden und besteht keine dringliche Indikation für eine frühe Tracheotomie, sollte die Indikation für die Tracheotomie täglich neu überprüft werden.

Diese Empfehlungen gelten aber nur für Einrichtungen, die über erfahrene Operateure und günstige Ergebnisse mit der Tracheotomie verfügen.

7.2 Standardtracheotomie

Bei der Standardtracheotomie wird die Luftröhre im oberen Drittel durch Inzision eröffnet und kanüliert.

Die elektive Tracheotomie erfolgt, je nach Zustand des Patienten und den besonderen Umständen, in Allgemein- oder Lokalanästhesie. Die Allgemeinnarkose mit oro- oder nasotrachealer Intubation ermöglicht die Beatmung des Patienten, sichert freie Atemwege und schützt vor Aspiration von Blut und Gewebe.

Tipp

Die elektive Tracheotomie sollte möglichst in Allgemeinanästhesie mit endotrachealer Intubation und kontrollierter Beatmung durchgeführt werden.

7.2.1 Trachealkanülen

Für die Tracheotomie stehen Kanülen aus unterschiedlichen Materialien und in verschiedenen Größen zur Verfügung. Neben Material, Größe, Länge und Form ist auch die Art der Blockmanschette für Komplikationen und tracheale Schäden von Bedeutung. Durch entsprechende Form und Länge der Kurvatur und eine sichere Fixierung der Kanüle können Druckschäden an der Hinterwand der Trachea vermindert werden. Zu lange Kanülen können auf die Carina drücken oder in einen Hauptbronchus gelangen. Daher gilt:

- Trachealkanülen sollten weich, aber elastisch und angemessen lang sein außerdem in der Trachea einen geraden Verlauf aufweisen.
- Der Cuff sollte eine ausreichend große abdichtende Oberfläche bei niedrigen Cuffdrücken besitzen, also ein hochvolumiger Niederdruckcuff sein, vergleichbar den Cuffs von Endotrachealtuben.

Größen und Längen Der äußere Durchmesser der Trachealkanülen reicht von 3,5 bis 14 mm, der innere von 2,5 bis 10,5 mm, die Länge von ca. 4,5 cm bis ca. 10 cm.

Materialien Die Kanülen bestehen aus Kunststoff oder Metall. Kunststoffkanülen haben sich mehr und mehr durchgesetzt; ihre Cuffs sind denen der

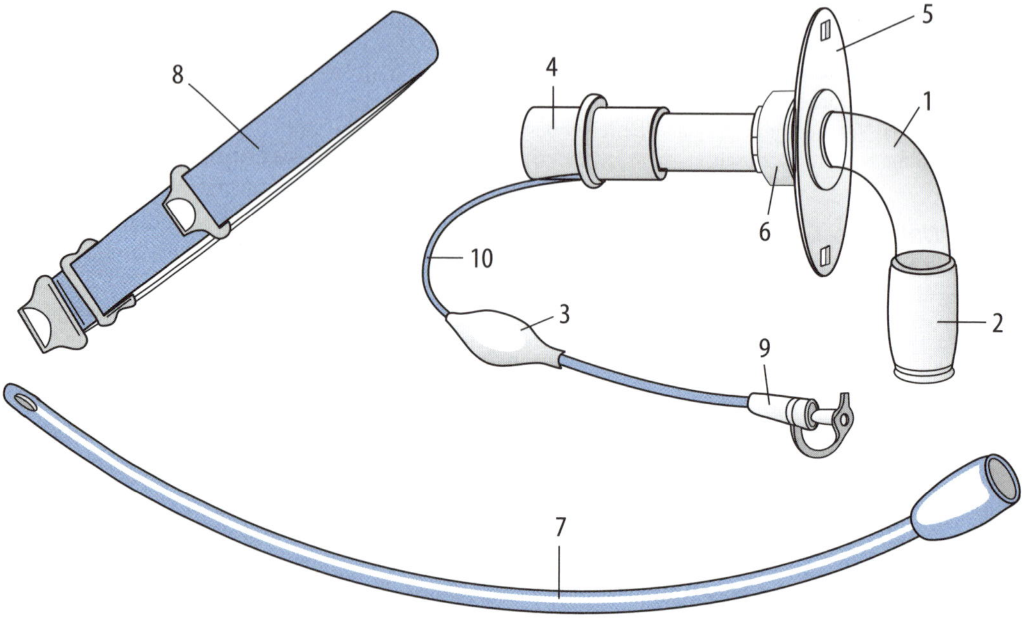

Abb. 7.2 Tracheostomaset mit Trachealkanüle »Trachoflex« (Fa. Rüsch). In die Kanülenwand ist eine Spirale aus Stahl eingearbeitet. *1* Kanüle, *2* Manschette, *3* Pilotballon, *4* Konnektor, *5* Halteplatte mit Kunststoffzylinder, *6* Gewindering, *7* Führungsinstrumente, *8* Kanülenband, *9* Ansatz, *10* Luftzuführungsschlauch

Niederdruckmanschetten von Endotrachealtuben annähernd vergleichbar. 2 Typen werden derzeit am häufigsten eingesetzt: anatomisch geformte PVC-Kanülen und flexible Trachealkanülen. Die **anatomisch geformte Kanüle** weist einen Winkel zwischen Tracheostoma und Trachea von 90–110° auf und wird mit einem Obturator eingeführt; die Befestigung erfolgt mit einer variabel einstellbaren Platte und um den Hals geführten Bändern.

Die **flexible Trachealkanüle** [z. B. Tracheoflex (Abb. 7.2)] besteht aus Silikon oder PVC, in das dünne, hochelastische Stahlspiralen eingelassen sind. Hierdurch ergibt sich ein variabler Winkel zwischen Stoma und Trachea. Die Kanüle wird ebenfalls mit einer variabel einstellbaren Platte und Bändern fixiert.

Sprechkanüle Blockbare Sprechkanülen sind an der oberen Hinterwand gefenstert, sodass während der Exspiration die Luft nach oben in den Kehlkopf entweichen und hierdurch der Patient sprechen kann (Abb. 7.3). Ist keine Blockung erforderlich, so kann auch eine Silberkanüle mit Einwegventil eingesetzt werden: Bei Inspiration öffnet sich die Klappe, bei Exspiration schließt sie sich, und die Luft wird nach oben geleitet. Alternativ werden auch flexible Resinilkanülen eingesetzt.

Montgomery-Röhrchen, Resinilkanüle Diese weichen Kunststoffkanülen können als Platzhalter eingesetzt werden, wenn aus Sicherheitsgründen nur noch ein Offenhalten des Tracheostomas erforderlich ist. Die Montgomery-Röhrchen sind T-förmig gestaltet, die Resinilkanülen hummerschwanzartig.

7.2.2 Operatives Vorgehen

Die Tracheotomie des Intensivpatienten sollte nur vom erfahrenen Operateur durchgeführt werden.

- Kopf und Hals werden überstreckt, und zwischen die Schulterblätter wird ein zusammengerolltes Handtuch oder Laken gelegt.
- Die Hautinzision erfolgt in der Regel horizontal (kosmetisch günstiger), 1–2 cm unterhalb des Ringknorpels im Dreieck zwischen medialem Sternokleidomastoideus und Ringknorpel, manchmal auch vertikal (sicherer Zugang). Subkutis und Platysma werden mit dem Elektrokauter eröffnet.
- Die Mm. sternohyoideus und sternothyroideus werden durch Längsinzision gespalten, der Schilddrüsenisthmus durch Nahtligatur separiert, um eine Obstruktion des Tracheostomas bei versehentlicher Dekanülierung zu verhindern.

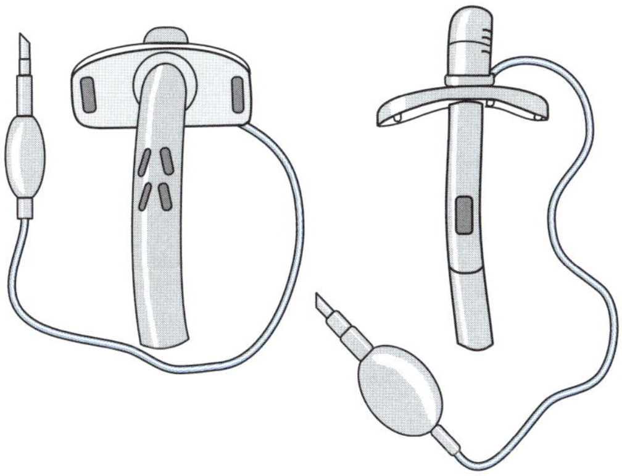

Abb. 7.3 Gefensterte Trachealkanülen; *links* multiple Fensterung, *rechts* 1 Fenster

- Die Trachea wird zwischen dem 2. und 3. oder dem 3. und 4. Trachealring horizontal inzidiert und anschließend durch Knorpelresektion an der Vorderwand gefenstert; die Öffnung sollte nicht größer als 5 mm sein. Die Fensterung erfolgt durch Kreuzschnitt, Längsschnitt oder Ausstanzen einer längsovalen Öffnung. Bei Säuglingen und Kleinkindern wird kein Knorpel entfernt, um nicht die Entwicklung einer Trachealstenose zu begünstigen.
- Anschließend wird die Trachealöffnung dilatiert, der Endotrachealtubus bis oberhalb der Öffnungsstelle zurückgezogen und dann die Trachealkanüle eingesetzt.
- Bei der »Standardtracheotomie« wird die äußere Wunde auf jeder Seite durch 1–2 Adaptationsnähte der Haut verkleinert, sodass sich um die Kanüle ein Weichteilschlauch ausbilden kann. Hierdurch wird das Wundsekret drainiert und die Gefahr eines subkutanen Emphysems vermindert. Nachteile: Bildung von Granulationsgewebe mit der Gefahr von Blutungen und Infektionen.
- Beim **plastischen, epithelialisierten Tracheostoma** (Abb. 7.4) wird der eröffnete Faszienraum durch Lappenplastiken zum Mediastinum hin verschlossen und die Haut spannungsfrei an der Trachea angenäht. Der **vertikale** Hautschnitt wird zusätzlich Y-förmig inzidiert, sodass 2 Hautlappen entstehen. Diese beiden Lappen werden türflügelartig in das Stoma eingeschlagen. Das Stoma muss nach Entfernen der Trachealkanüle plastisch verschlossen werden. **Vorteile** des Verfahrens: geringere Infektions- und Blutungsgefahr. **Anwendung:** Bestehenbleiben des Tracheostomas über einen langen Zeitraum; ungünstige anatomische Verhältnisse wie kurzer dicker Hals oder Struma.

7.2.3 Komplikationen der Standardtracheotomie

Die früher gefürchteten lebensbedrohlichen Komplikationen der Tracheotomie sind nach allgemeiner Ansicht auf ein vertretbares Maß reduziert worden und entsprechen in Schwere und Häufigkeit etwa denen der translaryngealen Langzeitintubation, sodass es heutzutage keine stichhaltigen Gründe gibt, beim Intensivpatienten keine Tracheotomie durchzuführen.

Komplikationen der Standardtracheotomie sind:
- Herzstillstand,
- Obstruktion der Kanüle,
- Dislokation der Kanüle,
- Fehlplatzierung der Kanüle,
- versehentliche Dekanülierung,
- Blutungen,
- Aspiration,
- Pneumothorax und Pneumomediastinum,
- subkutanes Emphysem (»Hautemphysem«),
- Wundinfektion,
- schwierige Dekanülierung,
- tracheoösophageale Fistel,
- Trachealstenose.

Herz- und Atemstillstand

Diese seltene, aber gefürchtete Komplikation tritt während der chirurgischen Tracheotomie auf. Die wichtigsten Ursachen sind:
- vagale Reaktion bei Patienten mit kardialen Erkrankungen,
- Fehlplatzierung der Kanüle,
- Spannungspneumothorax,
- Lungenödem nach schlagartiger Beseitigung einer Obstruktion der oberen Atemwege.

Dislokation und Fehlplatzierung der Kanüle

Dislokation und Fehlplatzierung der Trachealkanüle sind potenziell lebensbedrohliche Komplikationen, die sofort erkannt und beseitigt werden müssen!

Die Fehlplatzierung der Kanüle kann während der Tracheotomie oder beim Wechsel der Kanüle eintreten, Dislokationen im weiteren Verlauf nach zunächst korrekter Positionierung. Lag die Trachealkanüle bereits 1–2 Wochen, so ist das Einsetzen einer neuen

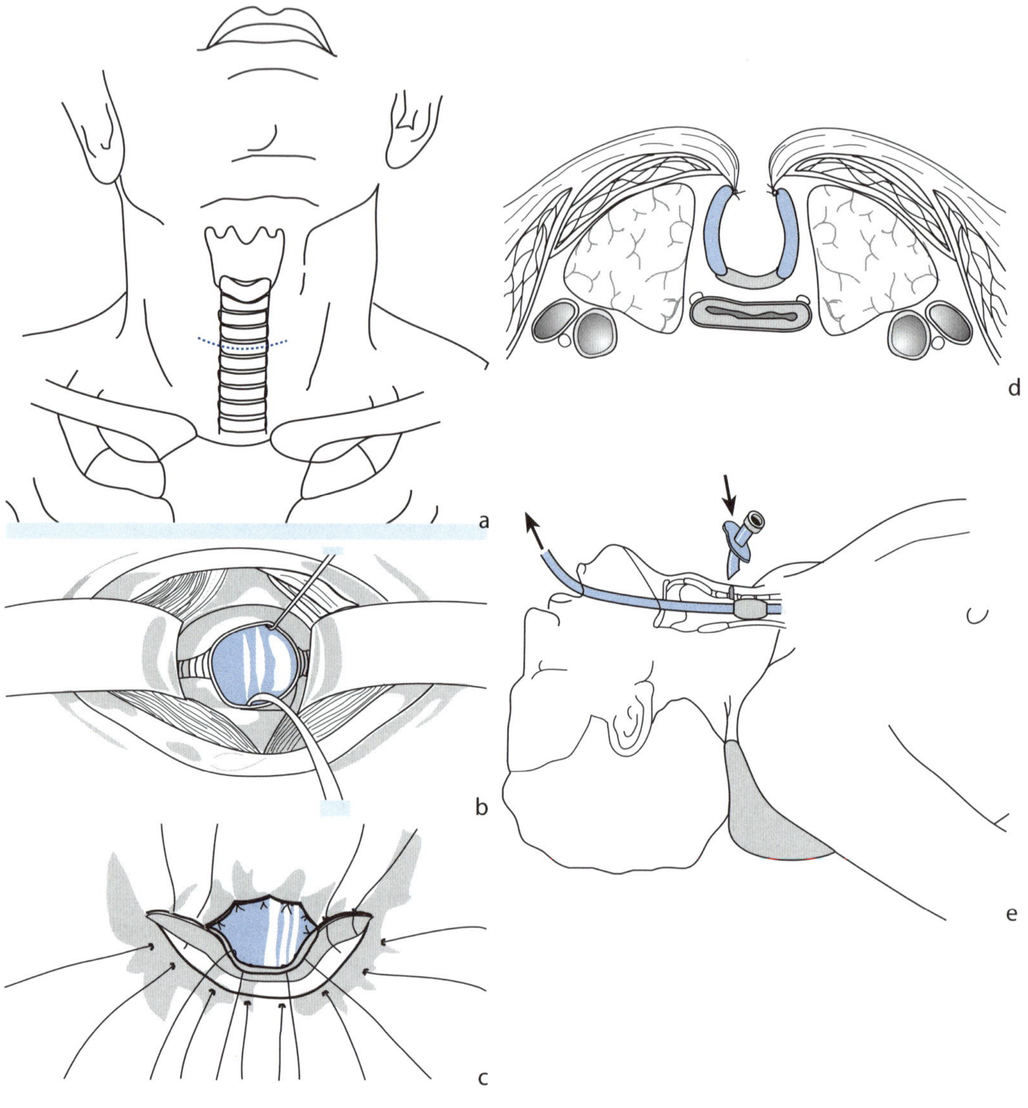

Abb. 7.4 a–e. Tracheotomie. Seitlich des Stomas wird die Haut mit Knopfnähten verschlossen und im Stomabereich in die Trachealöffnung eingenäht

Kanüle meist einfach, während das Auswechseln der Kanüle bei einer frischen Tracheotomie mit erheblichen Schwierigkeiten verbunden sein kann und gelegentlich sogar unmöglich ist.

> **Tipp**
>
> Kann die Kanüle nicht sofort gewechselt werden, oder lässt sich der Patient direkt nach dem Kanülenwechsel nicht beatmen (weil die Kanüle nicht in der Trachea liegt), sollte umgehend eine orotracheale Intubation durchgeführt werden. Danach kann die neue Kanüle unter kontrollierten Bedingungen eingeführt werden.

Versehentliche Dekanülierung

Diese keineswegs seltene Komplikation ist bei einem nicht plastisch angelegten Tracheostoma v. a. in den ersten 3 Tagen nach der Tracheotomie potenziell lebensbedrohlich, da sich noch kein Stomaschlauch entwickelt hat, über den rasch eine neue Kanüle eingeführt werden kann. Auch wird gelegentlich das Tracheotomiefenster durch Gewebe verlegt und damit die Rekanülierung zusätzlich erschwert.

! Blindes Einführen einer neuen Kanüle kann zur Fehlplatzierung im paratrachealen Gewebe führen!

Im Zweifelsfall ist es daher sicherer, den Patienten zunächst orotracheal zu intubieren und dann die neue Kanüle unter kontrollierten Bedingungen einzusetzen.

Obstruktion der Kanüle

Die Verlegung der Trachealkanüle beruht zumeist auf eingedicktem Sekret oder geronnenem Blut, wird aber gelegentlich auch durch Anliegen der Tubusspitze an der Vorder- oder Hinterwand der Trachea hervorgerufen.

- Zum Nachweis einer Obstruktion Absaugkatheter einführen, außerdem die Manschette entblocken, um eine Cuffhernie auszuschließen.
- Ist die Obstruktion weiterhin vorhanden und droht der Patient zu ersticken, so muss die Kanüle sofort entfernt und durch eine neue ersetzt werden. Wenn erforderlich, Patient vorübergehend mit Maske/Atembeutel beatmen, dabei das Tracheostoma mit einer Kompresse fest abdecken.
- Kann die neue Kanüle nicht platziert werden: Patient endotracheal intubieren!

Tipp

In Patientennähe immer Ersatzkanülen und ein Spekulum sowie das Zubehör für die endotracheale Intubation bereitstellen!

Blutungen

Blutungen können während der Tracheotomie, unmittelbar postoperativ, aber auch verzögert auftreten. Intraoperative Blutungen erschweren das operative Vorgehen und begünstigen die Fehlplatzierung der Kanüle.

Frühe postoperative Blutungen Geringgradige Blutungen treten postoperativ relativ häufig auf (bis zu 40%); begünstigende Faktoren sind postoperatives Husten und Pressen sowie Störungen der Blutgerinnung, die zur Wiedereröffnung von Gefäßen führen. Hochlagerung des Kopfes und Kompressionsverband der Wunde bewirkt meist eine Blutstillung. Anhaltende Sickerblutungen in den ersten Tagen nach Tracheotomie beruhen meist auf Störungen der Blutgerinnung.

Massive Blutungen in der Frühphase treten bei ca. 5% aller Tracheotomien auf. Blutungsquellen sind der Isthmus der Schilddrüse, anteriore Jugularvenen, die V. jugularis transversalis und – bei Tracheotomie unterhalb des 4. Trachealrings – der Truncus brachiocephalicus. Durch vertikale Inzision in der Mittellinie und sorgfältige Blutstillung mit Ligaturen kann die Häufigkeit massiver Blutungen reduziert werden. Bei anhaltender Blutung ist eine operative Revision erforderlich.

Verzögerte Blutungen Verzögert auftretende Blutungen stammen häufig aus Granulationsgewebe, jedoch muss bei allen später als 48 h nach der Tracheotomie auftretenden Blutungen an eine **Arrosion des Truncus brachiocephalicus** gedacht werden.

! Die Arrosionsblutung aus dem Truncus brachiocephalicus ist eine akut lebensbedrohliche Komplikation. Die Letalität beträgt mehr als 50%!

Der Truncus brachiocephalicus befindet sich normalerweise 9–12 Trachealringe unterhalb des Ringknorpels und damit im Bereich der Kanülenspitze oder sogar der Blockmanschette. Die Blutung entsteht durch eine Arrosion der Tracheavorderwand und des Truncus durch die Tubusspitze oder den exzessiv geblockten Cuff. Sepsis, Infektion, Kortikoide und andere Faktoren, die zur Erweichung des Gewebes führen, begünstigen diese schwerwiegende Komplikation, in seltenen Fällen auch ein abnorm hoher Verlauf des Truncus brachiocephalicus.

Die Komplikation entwickelt sich meist innerhalb der ersten 4 Wochen nach der Tracheotomie, beim Kanülenträger auch noch Monate später. Die meisten Truncus-brachiocephalicus-Blutungen treten 2–3 Wochen nach der Tracheotomie auf. Die Häufigkeit wird mit 1% aller Tracheotomien angegeben; jedoch beruhen ca. 50% aller verzögerten massiven Blutungen auf einer Arrosion des Truncus brachiocephalicus.

Die Blutung beginnt meist nicht massiv, kann jedoch bei einigen Patienten innerhalb kurzer Zeit zum Verbluten führen. Bei geringstem Verdacht muss die **Diagnose** durch fiberoptische Bronchoskopie gesichert und anschließend der Truncus über eine Sternotomie ligiert und reseziert werden.

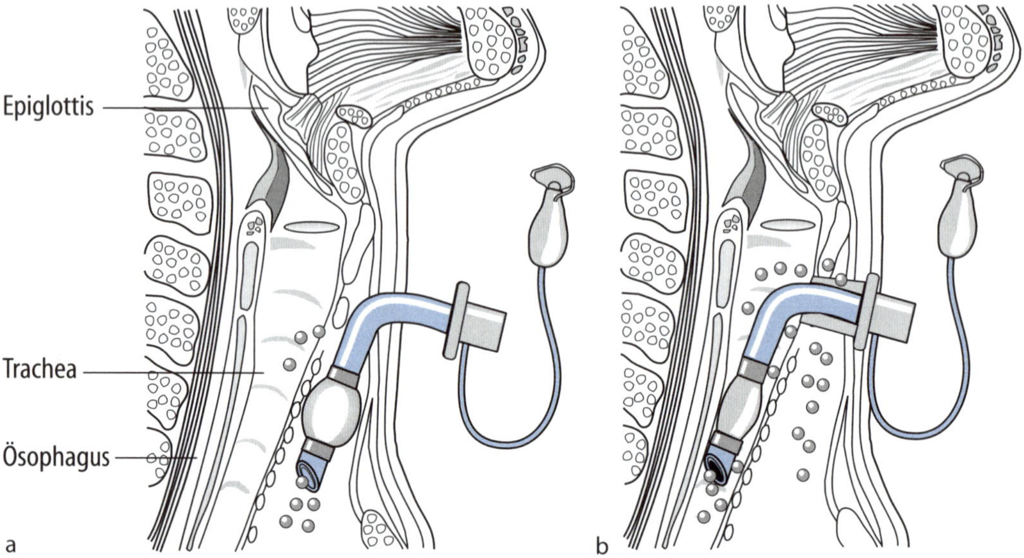

Abb. 7.5 a, b Entstehung eines »Hautemphysems« bei Tracheotomie. **a** Kanüle liegt subkutan; **b** Kanüle zu klein für Tracheostoma: Luft entweicht an den Seiten der Kanüle

> **Tipp**
>
> Bei akuter massiver Blutung kann vorübergehend versucht werden, die Blutung durch Platzierung des geblockten Cuffs der Kanüle oder eines neu eingeführten translaryngealen Tubus zu stillen oder den Truncus mit dem in das Stoma eingeführten Finger gegen das Sternum zu komprimieren.

Andere, seltene Blutungsquellen: A. carotis communis, superiore und inferiore Schilddrüsenarterien, Aortenbogen, Vv. brachiocephalicae.

Pneumothorax und Pneumomediastinum

Die Häufigkeit des Pneumothorax kann bis zu 5% betragen. Wichtigste Ursachen sind:

- paratracheale Fehllage der Kanüle,
- Verletzung der Pleura bei der Tracheotomie (besonders von Kindern),
- Eindringen von Luft in das Mediastinum durch die Inzision,
- Ruptur einer Emphysemblase.

Subkutanes Emphysem (»Hautemphysem«)

Ein Hautemphysem tritt bei 5–10% aller tracheotomierten und beatmeten Patienten auf. Wichtigste Ursache ist eine zu ausgedehnte Inzision und/oder eine zu fest verschlossene Wunde (Abb. 7.5). Weiterhin kann bei nicht ausreichend geblockter Kanülenmanschette unter Überdruckbeatmung die Luft aus den Atemwegen in das Halsgewebe eindringen. Mögliche Komplikationen:

- Pneumomediastinum,
- Pneumoperikard,
- Spannungspneumothorax.

Wundinfektion

Zwar wird das Tracheostoma rasch mit nosokomialen Bakterien besiedelt, jedoch treten relativ selten Stomainfektionen auf. Die prophylaktische Zufuhr von Antibiotika sollte unterbleiben, da hierdurch nosokomiale Pneumonien begünstigt werden. Nekrotisierende Tracheostomainfektionen mit paratrachealen Abszessen können auf den Knorpel und die benachbarten Blutgefäße und das Mediastinum übergreifen. **Behandlung:** Drainierung, Wunddébridement und Ersatz der Trachealkanüle durch einen translaryngealen Tubus.

Die Besiedlung des unteren Respirationstrakts mit gramnegativen Bakterien ist bei der Tracheotomie häufiger als bei der translaryngealen Intubation. Sie kann v. a. bei schwerkranken Patienten zu nekrotisierender Tracheobronchitis mit Austritt von eitrigem Sekret aus dem Tracheostoma führen.

Tracheoösophageale Fistel

Sie entsteht durch eine Verletzung der Hinterwand der Trachea und des Ösophagus. Die frühe Fistelbildung beruht gewöhnlich auf falscher chirurgischer Technik bei der Tracheotomie. Diese Fisteln sollten umgehend, möglichst noch während der Tracheotomie, operativ verschlossen werden. Später auftretende Fisteln entstehen meist durch Trachealnekrosen, hervorgerufen durch stärkere Kanülenbewegungen oder zu hohen Manschettendruck.

Klinische Zeichen sind:

- Cuffleckage,
- Aufblähung der Magengegend,
- rezidivierende Aspirationspneumonien,
- Reflux von Magensaft über das Tracheostoma.

Die Diagnose kann durch Endoskopie und Kontrastmitteldarstellung gesichert werden. Die **Behandlung** erfolgt operativ.

Tracheokutane Fistel

Das Tracheostoma verschließt sich gewöhnlich innerhalb kurzer Zeit nach der Dekanülierung spontan. Gelegentlich entwickelt sich aber eine tracheokutane Fistel durch Epithelialisierung des Stomaschlauchs, bevorzugt nach langdauernder Kanülierung. Dann muss der Fistelgang exzidiert und die Wunde in Lokalanästhesie operativ verschlossen werden.

Subglottisches Ödem und Stenose

Wurde die Trachealkanüle durch den 1. Trachealring eingeführt, kann sich ein subglottisches Ödem und nachfolgend eine subglottische Stenose entwickeln. Begünstigende Faktoren sind Schäden der Schleimhaut durch vorangegangene endotracheale Intubation und Infektionen in Stomanähe.

Das subglottische Ödem kann zu erheblichen Dekanülierungsschwierigkeiten führen.

Trachealstenose

Die Trachealstenose ist eine Spätkomplikation der Tracheotomie. Sie entsteht entweder im Bereich des Tracheostomas oder dort, wo sich der Cuff befunden hat. Am häufigsten entwickelt sich die Stenose innerhalb von 3,5 cm des Stomabereichs auf einer Länge von 0,5–4 cm. Cuffbedingte Stenosen sind hingegen seltener geworden, seitdem Niederdruckmanschetten verwendet werden.

! Zu hoher Cuffdruck und eine zu kleine Trachealkanüle begünstigen die Entwicklung von Stenosen.

Insgesamt ist die Trachealstenose nach Tracheotomie häufiger als nach translaryngealer Intubation, da bei der Intubation naturgemäß keine stomabedingten Stenosen auftreten können. Außerdem geht die sekundäre Tracheotomie häufiger mit Trachealschäden einher als die primäre, da die Schleimhaut der Trachea oft bereits durch die vorangegangene Intubation vorgeschädigt ist.

Die klinischen Zeichen der Trachealstenose entwickeln sich, wie bei der Stenose durch endotracheale Intubation, Wochen bis mehrere Monate nach der Dekanülierung (Einzelheiten ► Kap. 6).

7.3 Perkutane Dilatationstracheotomie

Bei diesem Verfahren (◘ Abb. 7.6) wird die Trachea zunächst zwischen den Trachealringen (2–4) mit einer Kanüle punktiert, dann ein flexibler Seldinger-Draht durch die Kanüle in die Trachea vorgeschoben und anschließend die Trachealöffnung mit Dilatatoren erweitert, schließlich die Trachealkanüle eingeführt. Das Vorgehen erfolgt jeweils unter **fiberoptischer Kontrolle** durch einen zweiten Arzt. Dilatator und Draht können auch *ultraschallgesteuert* (in Echtzeit) eingeführt werden. Der Eingriff erfolgt entweder in Kurznarkose oder unter Lokalanästhesie. Im Gegensatz zur konventionellen Tracheotomie, die überwiegend durch Chirurgen oder HNO-Ärzte erfolgt, wird die perkutane Technik überwiegend von Intensivmedizinern ausgeführt.

Die perkutane Dilatationstracheotomie ist einfacher und oft auch rascher (ca. 15–30 min) durchzuführen als die Tracheotomie, außerdem weniger aufwendig und billiger. Spezifische **Gefahren** sind Fehlpunktionen und Trachealverletzungen, die aber durch fiberoptische Kontrollen während des Eingriffs meist vermieden werden konnen, außerdem intraoperative Blutungen, besonders aus der A. thyreoidea.

Die übrigen Komplikationen entsprechen im Wesentlichen denen der konventionellen Tracheotomie.

Im Vergleich mit der konventionellen Tracheotomie werden folgende **Vorteile** der perkutanen Dilatationstracheotomie hervorgehoben:

- einfache, vom Intensivmediziner selbst anwendbare Technik,
- sehr hohe Erfolgsrate bei unkomplizierter Anatomie (ca. 94%),
- im Intensivbett durchführbar, daher kein Transport in den OP erforderlich,
- geringerer personeller und technischer Aufwand,
- dichterer Sitz der Trachealkanüle im Tracheostoma,
- geringere Gefahr von Dekanülierung, Blutung und Infektion,
- besseres kosmetisches Ergebnis wegen der kleineren Hautinzision.

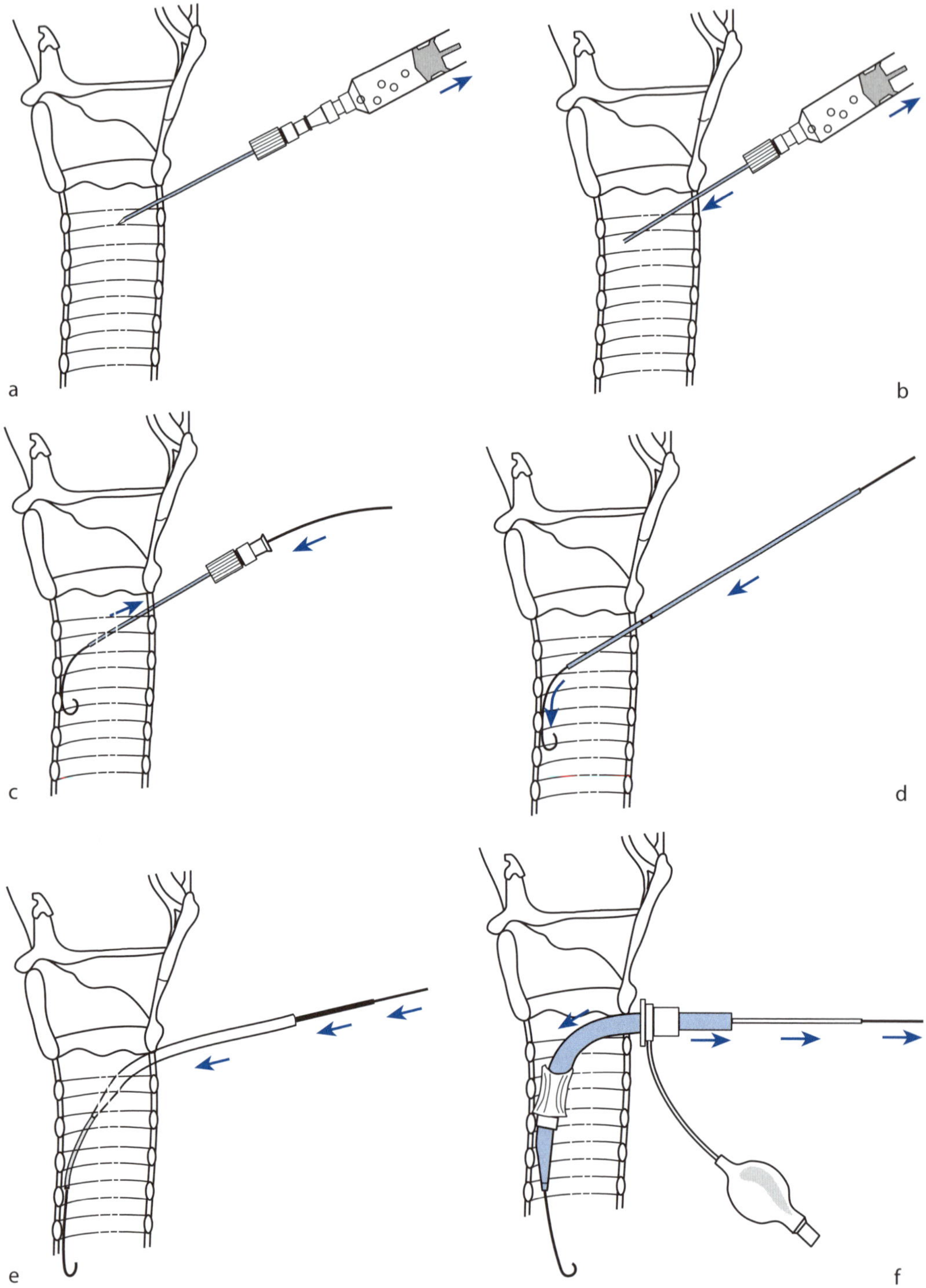

Abb. 7.6 a–f Perkutane Dilatationstracheotomie. **a** Punktion des Lig. anulare nach Hautinzision; **b** Aspiration von Luft in die mit Flüssigkeit gefüllte Spritze; **c** Vorschieben eines Seldinger-Drahtes und fiberbronchoskopische Kontrolle, **d** und **e** Einführen unterschiedlich großer Dilatatoren; **f** nach Abschluss der Dilatation Einführen der Trachealkanüle

Zu den wichtigsten **Kontraindikationen** der perkutanen Dilatationstracheotomie gehören:

- notfallmäßiger Zugang zu den Atemwegen erforderlich,
- bekannte oder zu erwarten schwierige Intubation,
- Krikoid und Tracheaverlauf nicht zu identifizieren,
- Notwendigkeit einer dauerhaften Tracheotomie,
- ausgeprägte Struma,
- schwerste Gerinnungsstörungen,
- HWS-Frakturen mit Instabilität,
- Tracheomalazie,
- Tumoren und Stenosen der oberen Luftwege,
- Kindes- und Jugendalter (<16 Jahre),
- sehr lange Rehabilitation des Patienten zu erwarten,

Treten intraoperativ Komplikationen auf, sollte das Verfahren nicht fortgesetzt werden.

Folgende **Techniken** sind derzeit gebräuchlich:

- Ciagla-Verfahren,
- Griggs-Verfahren,
- Fantoni-Verfahren.

Unterschiede zwischen diesen Verfahren bestehen v. a. in der Identifikation der Trachea. Bewertung s. ► Abschn. 7.3.4.

7.3.1 Ciagla-Verfahren

Die Punktion der Trachea erfolgt zwischen dem 2. bis 4. Trachealknorpel. Zunächst wird durch die Punktionskanüle ein Führungsdraht in die Trachea vorgeschoben, dann über den Draht ein dünner Kunststoffkatheter, damit der Draht nicht abknickt, anschließend hierüber Dilatatoren zunehmender Größe bis 36 Charr. Bei entsprechender Aufweitung der Trachealöffnung wird zum Schluss die Trachealkanüle eingeführt.

Ciagla-Blue-Rhino-Technik Bei dieser Modifikation des Ciagla-Verfahrens wird die Trachea in der oben beschriebenen Weise mit der Seldinger-Technik punktiert und dann in **einem** Schritt mit einem gebogenen und speziell beschichteten Dilatator erweitert. Anschließend wird ein Führungsstab eingeführt und darüber die Trachealkanüle in die Luftröhre vorgeschoben.

7.3.2 Technik nach Griggs

Zunächst wird die Trachea mit einer Kanüle punktiert, dann durch die Kanüle ein Draht vorgeschoben und anschließend die Punktionsstelle soweit dilatiert, dass eine sog. Dilatationspinzette (Howard-Kelly-Zange) eingeführt werden kann. Danach wird die Punktionsstelle mit der Pinzette aufgeweitet und schließlich eine Trachealkanüle über den Draht eingeführt.

PerkuTwist-Methode Bei dieser Technik wird ein spezieller Dilatator über den Führungsdraht vorsichtig durch das Gewebe »geschraubt«, bis die Trachealwand durchtrennt ist. Danach wird der Dilatator zurückgedreht und über den Draht die Trachealkanüle eingeführt.

7.3.3 Perkutane translaryngeale Dilatationstracheotomie nach Fantoni

Zunächst wird der entblockte Tubus (vorher Mund-Rachen-Raum sorgfältig absaugen) unter fiberoptischer Kontrolle zurückgezogen, bis der Cuff im Glottisbereich liegt. Nach erneuter Blockung des Cuffs mit wenigen ml Luft wird die Trachea mit der gebogenen Kanüle des Tracheostomiesets zwischen dem 2. und 3. oder 3. und 4. Trachealring punktiert, dann ein Draht durch die Kanüle, am Tubus vorbei, nach oben in den Oropharynx geschoben. Liegt der Draht im Oropharynx, wird er mit der Magill-Zange gefasst, aus dem Mund herausgeführt und mit der Trachealkanüle verbunden. Nun erfolgt die Umtubation des Patienten mit einem dünnen Tubus aus dem Set (ID 5 mm).

Danach wird die Trachealkanüle durch Zug an dem aus dem Hals ragenden Ende des Drahtes durch den Pharynx und dann den Kehlkopf (translaryngeal) und schließlich durch die Trachealwand und die Halsweichteile nach außen gezogen. Meist muss hierzu die Haut im Halsbereich 0,5–1 cm mit dem Skalpell inzidiert werden. Nun wird das geschliffene Kanülenende abgeschnitten, der dünne Endotrachealtubus entfernt, die Trachealkanüle um 180° gedreht und dann an die Beatmungsschläuche angeschlossen.

Wichtigster Vorteil des Verfahrens ist die geringere Verletzungsgefahr für die Trachea, da die Kanüle, im Gegensatz zu den anderen Methoden, nach außen gezogen wird. Nachteilig ist der größere technische Aufwand. Bei bekannten Intubationsschwierigkeiten ist das Verfahren nicht indiziert.

7

Zubehör

Das verwendete Zubehör richtet sich v. a. nach der gewählten Methode der Dilatationstracheotomie. Hierfür werden praktisch nur kommerzielle Sets eingesetzt.

Zubehör für die perkutane Dilatationstracheotomie:

- Punktionstracheotomieset,
- Konventionelles Tracheotomieset und Intubationsbesteck in Bereitschaft!
- Passende Trachealkanülen (3 Größen),
- Fiberbronchoskop mit Zubehör,
- i.v.-Anästhetikum + Opioid,
- Skalpell, Schere, Klemme (steril),
- Handschuhe und Kittel (steril), Mundschutz, Haube,
- Unterlage (aufsaugend, wasserdicht),
- Lokalanästhetikum,
- Hautdesinfektionsmittel,
- Sterile Abdecktücher,
- Lagerungshilfsmittel für Kopf und Schulter,
- Verbandmaterial.

Praktisches Vorgehen

Die Dilatationstracheotomie kann auf der Station im Patientenbett durchgeführt werden. Der Eingriff erfolgt meist in Narkose; Lokalanästhesie ist jedoch ebenfalls möglich.

- Erforderliche Personen: 2 Ärzte, 1–2 Pflegende.
- Operateur: steriler Kittel, sterile Handschuhe; Mundschutz, Kopfhaube.
- Einleitung einer intravenösen Anästhesie (z. B. Propofol + Remifentanil).
- Lagerung des Patienten mit überstrecktem Kopf, Fixierung des Kopfes mit Lagerungsmitteln, z. B. Kopfring.
- Unterlage unter Kopf, Hals und Schultern legen.
- Mund-Rachen-Raum gründlich absaugen.
- Wenn keine i.v.-Narkose: Lokalanästhesie des Punktionsbereichs.
- Hautdesinfektion von Kinn, Hals und oberem Brustkorb.
- Assistenzarzt: führt das Bronchoskop durch den Endotrachealtubus ein und kontrolliert von endotracheal die Punktion und Dilatation des Operateurs, um Verletzungen zu verhindern. Bei liegendem Bronchoskop zunächst Tubus entblocken und in den Glottisbereich zurückziehen; dann erneut mit wenigen ml blocken; Beatmung fortsetzen.
- Punktionsstelle lokalisieren, dann die Trachea mit der Kanüle und aufgesetzter Kochsalzspritze punktieren. Das Eindringen von Luftblasen in die Spritze zeigt die Lage der Kanüle in der Trachea an.
- Danach Seldinger-Draht unter bronchoskopischer Kontrolle durch den Assistenzarzt in die Trachea einführen und vorschieben.
- Weiteres Vorgehen je nach gewählter Methode (► s. oben).
- Nach Einführen der Trachealkanüle: bronchoskopische Lagekontrolle, dann Blocken des Cuffs, Verband anlegen, Cuffdruck kontrollieren.
- Röntgenkontrolle durchführen.
- Dokumentation der Maßnahme in der Patientenkurve.

7.3.4 Klinische Bewertung der Dilatationsverfahren

Nach einer systematischen Übersichtsarbeit von Cabrini et al. (2012) kann derzeit nicht zuverlässig festgestellt werden, welches der unterschiedlichen Verfahren das Beste ist. Die Einschrittdilatation scheint beim derzeitigen Kenntnisstand am sichersten zu sein und die höchste Erfolgsrate aufzuweisen. Die retrograde Technik ist dagegen mit schwerwiegenderen Komplikationen verbunden und muss öfter in eine chirurgische Tracheotomie umgewandelt werden als die Einschrittdilatation.

7.4 Krikothyrotomie

Bei dieser chirurgischen Technik wird die Trachealkanüle über das operativ eröffnete Lig. cricothyroideum eingeführt (■ Abb. 7.7a–d). Die Indikationen für die elektive Krikothyrotomie sind derzeit nicht eindeutig definiert. Am ehesten wird das Verfahren angewandt, wenn eine Standardtracheotomie aufgrund anatomischer Besonderheiten im Bereich des Halses oder der Atemwege nicht durchgeführt werden kann.

Folgende **Kontraindikationen** sind zu beachten:

- vorbestehende Erkrankungen des Larynx wie Tumor oder Infektionen,
- Kinder,
- Patienten, die länger als 6 Tage translaryngeal intubiert waren,
- relativ: Patienten, die beruflich auf ihre Stimme angewiesen sind, z. B. Sänger.

Notfallkrikothyrotomie (Koniotomie). Auch hierfür stehen fertige Einmalsets zur Verfügung. Allerdings sollte dieses höchst selten erforderliche Verfahren so rasch wie möglich durch eine Standardtracheotomie

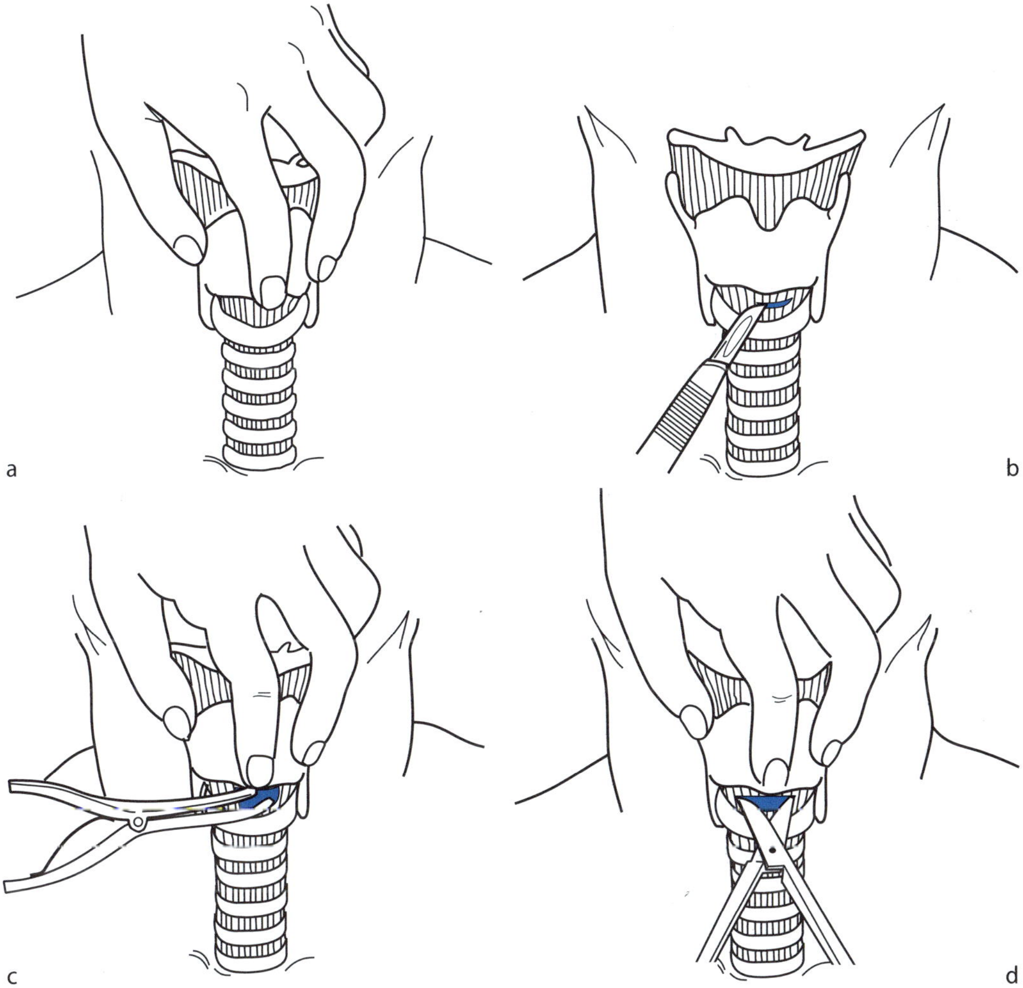

Abb. 7.7 a–d Krikothyreotomie. **a** Palpation der Membrana cricothyroidea, **b** Inzision der Membran, **c** Spreizung der Membran, **d** stumpfe Präparation

ersetzt werden, da unter Notfallbedingungen ein technisch einwandfreies Vorgehen nicht gewährleistet ist und sich später möglicherweise eine subglottische Stenose entwickeln kann.

7.5 Minitracheotomie

Bei dieser perkutanen Technik (nicht identisch mit der perkutanen Tracheotomie) wird ein spezieller 4-mm-Tubus mit außen befindlichem Flansch und Befestigungsbändern durch das Lig. cricothyroideum in die Trachea eingeführt. Das Verfahren wird nur zum Absaugen von Bronchialsekreten angewandt, also bei Patienten, die zwar ausreichend spontan atmen, aber ihre Bronchialsekrete nicht abhusten können. Bei nur gelegentlich erforderlichem Absaugen ist die Minitracheotomie hingegen nicht indiziert, ebenso wenig, wenn die Sekrete durch eine entsprechende Physiotherapie abgehustet werden können.

7.5.1 Technik

Die Inzision der Membran kann mit dem Skalpell oder nach der Seldinger-Technik erfolgen; hierfür stehen jeweils entsprechende Einmalsets zur Verfügung.

- Lagerung wie bei der Standardtracheotomie.
- Palpation des Lig. cricothyroideum und Lokalanästhesie der Punktionsstelle.

- Einführen des Skalpells durch die Mittellinie der Membran in die Trachea; es entsteht eine stabförmige Inzision von ca. 1 cm Durchmesser.
- Dann Vorschieben des Introducers durch die Inzision in die Trachea.
- Danach Einführen der Trachealkanüle über den Introducer und anschließendes Herausziehen des Introducers.
- Sofortiges Absaugen von Blut und Sekret durch die Kanüle.

7.6 Betreuung des tracheotomierten Patienten

7.6.1 Kanülenwechsel

Die Kanüle sollte innerhalb der ersten 3 Tage nach der Tracheotomie nicht gewechselt werden, da sich noch kein stabiler Tracheostomakanal gebildet hat und die Gefahr besteht, dass nach Entfernen der Kanüle die neue Kanüle nicht eingesetzt werden kann. Wie bei der endotrachealen Intubation sollte die Trachealkanüle nicht schematisch zu festgesetzten Zeitpunkten gewechselt werden, sondern nur bei entsprechender Indikation.

Bei voraussichtlich schwierigem Kanülenwechsel sollte ein Fiberbronchoskop oder ein ausreichend langer Führungsdraht bereitgestellt werden.

Zubehör für Trachealkanülenwechsel
- Trachealkanüle
- Blockerspritze
- Nasenspekulum bzw. Tracheaspreizer
- Operationslampe oder Stirnlampe
- Pinzette und Schere
- Mullkompressen als Unterlage für die Kanüle
- Befestigungsbänder für die Kanüle
- Intubationsbesteck und Zubehör

Vorgehen

Der Kanülenwechsel muss unter aseptischen Bedingungen erfolgen; die neue Kanüle muss steril sein.

- Zubehör einschließlich Notfallbesteck für die translaryngeale Intubation bereitstellen.
- Zunächst Mund-Rachen-Raum, Tracheobronchialsystem und Magen absaugen.
- Patienten einige Minuten präoxygenieren, dann Kopf tief lagern.
- Absaugkatheter in die Trachea einführen, Trachealkanüle entblocken und Kanüle unter Sog herausziehen, um das oberhalb des Cuffs angesammelte Sekret abzusaugen.
- Wenn erforderlich, Spreizer einsetzen und die neue Trachealkanüle behutsam einführen; Manschette langsam blocken, korrekte Lage durch Auskultation überprüfen und das Beatmungsgerät wieder anschließen.
- Gelingt im seltenen Fall das Einführen der Kanüle nicht auf Anhieb: Zunächst endotracheal intubieren, hierbei Tubusmanschette oberhalb des Tracheostomas platzieren und Kanüle unter kontrollierten Bedingungen einführen.

7.6.2 Überwachung des Cuffdrucks

Wie bei der translaryngealen Intubation sollte der Cuffdruck kontinuierlich mit einem Manometer überwacht und entsprechend korrigiert werden. Die Cuffdrücke sollten 25 mm Hg nicht überschreiten und idealerweise weniger als 15 mm Hg betragen.

7.6.3 Dekanülierung

Für die Dekanülierung beim Intensivpatienten gelten die gleichen Grundsätze wie für das Entfernen des Endotrachealtubus; auch das Vorgehen ist vergleichbar.

Die endgültige Entfernung der Trachealkanüle kann je nach Patient abrupt oder schrittweise mit temporärem Verschließen der Kanülenöffnung oder vorübergehendem Einsetzen einer Sprechkanüle erfolgen. Ein schrittweises Entwöhnen empfiehlt sich v. a. bei Patienten, die auf die Dekanülierung mit Erstickungsängsten und Hyperventilation reagieren.

Nach der Dekanülierung werden die beiden Wundränder mit einem Verband aneinander gezogen; epithelialisiertes Stoma muss hingegen operativ in Lokalanästhesie verschlossen werden.

Literatur

Acklin YP, Furrer M (2010) Akute Truncus-brachiocephaslicus-Blutung nach Entfernung einer perkutanen Dilatationstracheotomie. Unfallchirurg 113 (9): 761–763

Cabrini L et al. (2012). Percutaneous tracheostomy, a systematic review. Acta Anaesthesiol Scand 56 (3): 270–281

Chacko J et al (2012) Real-time ultrasound-guided percutaneous dilatational tracheostomy. Intensive Care Med 38: 920–921

Clech C, Alberti C, Vincent F et al. (2007) Tracheostomy does not improve the outcome of patients requiring prolonged mechanical ventilation: a propensity analysis. Crit Care Med 35:132–138

Combes A, Luyt CE, Nieszkowska A et al. (2007) Is tracheostomy associated with better outcomes for patients requiring long-term mechanical ventilation? Crit Care Med 35 (3): 802–807

Cosgrove JF, Carrie S (2012) Indications for and management of tracheostomies. Surgery 30 (5): 238–243

Delaney A, Bagshaw SM, Nalos M (2006) Percutaneous dilatational tracheostomy versus surgical tracheostomy in critically ill patients: a systematic review and meta-analysis. Crit Care 10 (2): R55

Knipping S et al. (2009) Akute Beatmungsinsuffizienz bei perkutaner Dilatationstracheotomie. Laryngo-Rhino-Otologie 88 (6): 405–406

Koch T et al. (2012) Early tracheostomy decreases ventilation time but has no impact on mortality of intensive care patients: a randomized study. Langebeck's Arch Surg [Epub ahead of print 2012 Feb 10]: 1–8

McCague A, Aljanabi H, Wong DT (2012) Safety analysis of perdutaneous dilational tracheostomies with bronchoscopy in the obese patient. Laryngoscope 122 (5):1031–1034

Mir FA et al. (2012) The use of ultrasound imaging prior to percutaneous tracheostomy. J Intensive Care Soc 12 (1): 48–49

Nseir S, di Pompeo C, Jozefowicz E et al. (2007) Relationship between tracheotomy and ventilator-associated pneumonia: a case control study. Eur Respir J 30 (2): 314–320

Scales DC, Kahn JM (2008) Tracheostomy timing, enrollment and power in ICU clinical trials. Intens Care Med 34 (10): 1743–1745

Scales DC, Thiruchelvam D, Kiss A, Redelmeier DA (2008) The effect of tracheostomy timing during critical illness on long-term survival. Crit Care Med 36 (9): 2547–2557

Silva BNG, Regis A, Saconato H, et al. (2012) Early versus late tracheostomy for critically ill patients. Cochrane Database Syst Rev. Band 3, CD007271

Silvester W, Goldsmith D, Uchino S et al. (2006) Percutaneous versus surgical tracheostomy: A randomized controlled study with long-term follow-up. Crit Care Med 34: 2145–2152

Yuca K et al. (2008) Fibre-optic bronchoscopy-assisted percutaneous dilatational tracheostomy by guidewire dilating forceps in intensive care unit patients. J Otolaryngol 37 (1): 76–80

Fiberoptische Bronchoskopie

Die fiberoptische Bronchoskopie gehört zu den Standardverfahren der Intensivmedizin. Beim Intensivpatienten dient die flexible Bronchoskopie nicht nur diagnostischen, sondern v. a. therapeutischen Zwecken, insbesondere der therapeutischen Bronchiallavage. Im Gegensatz zur starren Bronchoskopie können mit den dünnen flexiblen Bronchoskopen auch Segmentbronchien der 4.–5. Ordnung eingesehen werden (◘ Abb. 8.1). Die Technik ist einfach, die Komplikationsrate und Belastung des Patienten in der Regel gering und daher auch bei den meisten kritisch kranken Intensivpatienten jederzeit durchführbar, zumal die Beatmung während der Bronchoskopie fortgeführt werden kann. Beim nicht intubierten Patienten wird das flexible Bronchoskop, unter Lokalanästhesie, direkt über den Nasopharynx in das Bronchialsystem vorgeschoben, beim intubierten Patienten hingegen durch den Endotrachealtubus.

Der wesentliche Nachteil der flexiblen Bronchoskopie ist der kleine Arbeitskanal, der keine größeren en doskopischen Manipulationen ermöglicht. Beim intubierten Intensivpatienten kann oft nur ein besonders dünnes Bronchoskop eingesetzt werden.

8.1 Indikationen für die fiberoptische Bronchoskopie

Auch beim Intensivpatienten kann zwischen diagnostischen und therapeutischen Indikationen für die flexible Bronchoskopie unterschieden werden. Allerdings sind die Grenzen fließend, sodass nicht immer strikt zwischen diagnostischer und therapeutischer Bronchoskopie getrennt werden kann.

8.1.1 Diagnostische Indikationen

Beim Intensivpatienten erfolgt die diagnostische fiberoptische Bronchoskopie zusammen mit einer bronchoalveolären Lavage, in seltenen Fällen kombiniert mit einer transbronchialen Biopsie. Diagnostiziert werden v. a. infektiöse und nichtinfektiöse entzündliche Lungenprozesse, gelegentlich auch Neoplasmen und das Ansprechen auf therapeutische Maßnahmen.

Diagnostische fiberoptische Bronchoskopie: Indikationen beim Intensivpatienten

- Nosokomiale Pneumonien
- Akute Pneumonie bei »normalen« oder immunsupprimierten Patienten
- Diagnose einer Bronchusruptur beim Thoraxtrauma
- Identifizierung einer bronchialen Blutungsquelle
- Nichtinfektiöse, diffuse interstitielle Lungenerkrankungen
- Endobronchiale und parenchymale Neoplasien

Pneumoniediagnostik Pneumonien gehören zu den häufigsten nosokomialen Infektionen. Durch eine geschützte bronchoalveoläre Lavage oder Bürstenbiopsie, bei der eine Kontamination des oberen Respirationstrakts vermieden wird, kann der Erreger identifiziert und eine entsprechende antibiotische Behandlung eingeleitet werden. Gleichzeitig kann gezielt eitriges Sekret abgesaugt werden.

Anstieg des Beatmungsdrucks Partielle Verlegungen des Tubus oder der Bronchen, die zum Anstieg des Beatmungsdrucks führen, können mit der flexiblen Bronchoskopie diagnostiziert und – wenn durch Schleim bedingt – rasch beseitigt werden. Bei kompletter Verlegung des Tubus ist jedoch die umgehende Extubation und Reintubation mit einem neuen Tubus das Vorgehen der Wahl.

8.1.2 Therapeutische Indikationen

Die wichtigste Indikation für die fiberoptische Bronchoskopie beim Intensivpatienten ist die therapeutische Bronchiallavage. Mit dem Bronchoskop können gezielt alle Segmente und Subsegmente des Bronchialsystems aufgesucht und abgesaugt werden. Außerdem lassen sich über den Instrumentierkanal Medikamente direkt am Wirkort in den Bronchien platzieren.

Therapeutische fiberoptische Bronchoskopie: Indikationen beim Intensivpatienten

- Sekretretention mit ausgeprägten Atelektasen und Lappenkollaps
- Pulmonale Aspiration
- Endobronchiale Blutungen
- Pflege des Endotrachealtubus oder der Trachealkanüle
- Lokale Zufuhr von Medikamenten
- Reinigung endobronchialer Anastomosen und Resektionsstümpfe
- Kontrolle bronchopleuraler Fisteln

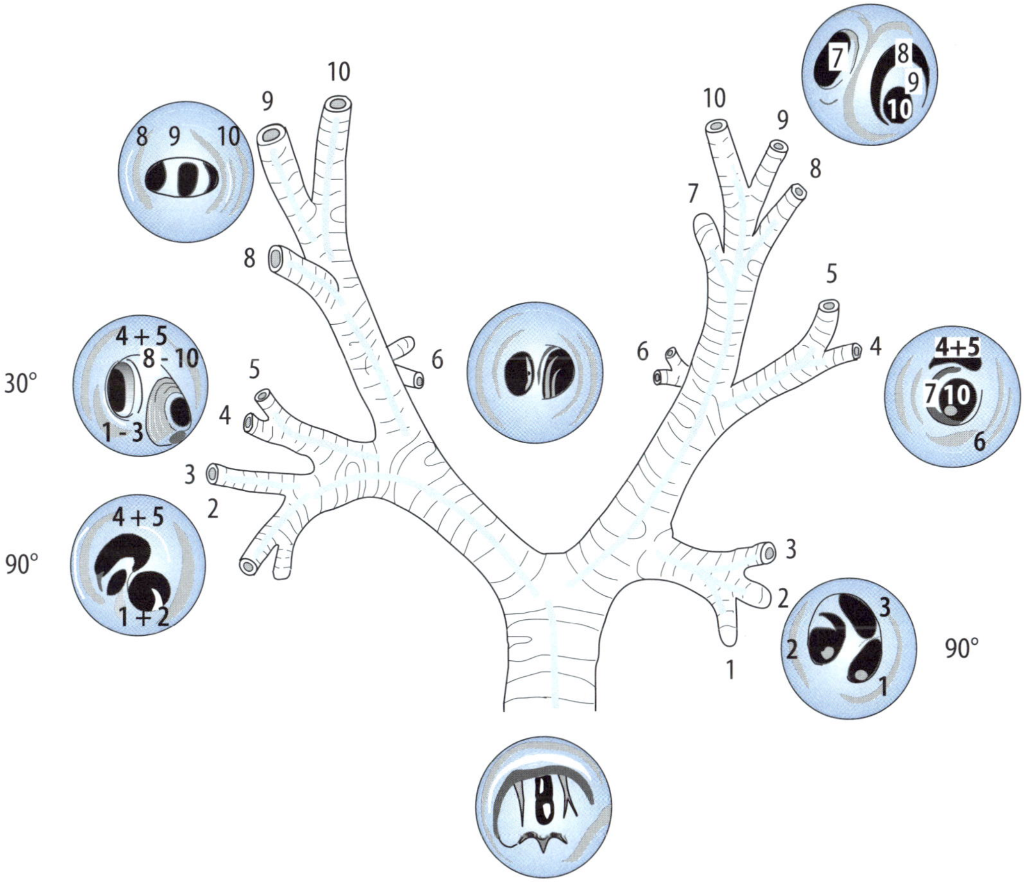

Abb. 8.1 Verzweigung des Bronchialbaums unter bronchoskopischer Sicht

- Dyskrinie bei akut exazerbierten chronischen Atemweginfektionen
- Alveolarproteinose
- Schwierige endotracheale Intubation
- Lagekontrolle, v. a. von Doppellumentuben

Sekretretention und Atelektasen

Vermehrte Sekretproduktion und Sekretretention Dies ist eine typische Komplikation nach großen Operationen, v. a. nach Oberbauch- und Thoraxeingriffen. Zu den wichtigsten Ursachen der gesteigerten Sekretproduktion gehören die maschinelle Beatmung und der Reiz des Endotrachealtubus. Gleichzeitig ist die mukoziliäre Clearancefunktion und auch der Hustenmechanismus durch Analgetika und Sedativa beeinträchtigt, besonders bei Patienten mit chronischen Atemwegerkrankungen. Eine Sekretretention findet sich v. a. in den dorsalen und kaudalen Segmenten, aus denen mit der üblichen blinden Technik (▶ Kap. 9) meist nicht ausreichend abgesaugt werden kann. Durch die Sekretretention können Dystelektasen und Pneumonien entstehen.

Atelektasen Abgesehen von großen Operationen treten Atelektasen, d. h. kollabierte Lungenabschnitte, v. a. bei kritisch kranken Intensivpatienten auf, begünstigt durch die maschinelle Beatmung und längeres Liegen in der gleichen Körperposition. Atelektasen können den pulmonalen Gasaustausch beeinträchtigen und Ausgangsort einer Pneumonie sein. Im Extremfall können zähe Sekrete zum kompletten Kollaps eines Lungenlappens führen. Nicht immer können Atelektasen durch forcierte konventionelle Maßnahmen wie Überdruckbeatmung, endotracheales Absaugen und Lagerungsmaßnahmen beseitigt werden, sodass eine therapeutische fiberoptische Bronchoskopie mit Bronchiallavage indiziert ist. Sind allerdings Luftbronchogramme zu erkennen, ist eine Bronchusobstruktion durch Schleim sehr wahrscheinlich nicht die auslösende Ursache der Atelektasen und die Bronchoskopie damit von geringem Nutzen.

Aspiration von Mageninhalt

Die pulmonale Aspiration von Mageninhalt ist keine Indikation für eine *routinemäßige* Bronchoskopie mit Bronchiallavage, da der saure Magensaft innerhalb weniger Sekunden die Bronchialschleimhaut schädigt und sich außerdem rasch in der Peripherie ausbreitet. Ist jedoch röntgenologisch nach Aspiration eine Obstruktion distaler Atemwege nachweisbar, kann durch fiberoptische Bronchoskopie das Aspirat entfernt werden. Auch bei Aspiration im Zusammenhang mit einer Medikamenten- oder Alkoholintoxikation kann die Bronchoskopie indiziert sein, um evtl. noch zentral vorhandene Aspiratreste abzusaugen und weitere Fremdkörper festzustellen, die ebenfalls entfernt werden müssen. Spülungen müssen hierbei vermieden werden, damit der Fremdkörper nicht noch weiter in die Lungenperipherie gelangt und dort zu Atelektasen und einer poststenotischen Pneumonie führt.

8

Endobronchiale Blutungen

Die fiberoptische Bronchoskopie ist v. a. bei schwächeren Blutungen, z. B. aus Schleimhautläsionen, indiziert; bei massiven Blutungen sollte hingegen die starre Bronchoskopie bevorzugt werden, da hiermit eine größere Blutmenge effektiver abgesaugt und außerdem eine endobronchiale Tamponade durchgeführt werden kann.

Bei kleineren Blutungen können über das Fiberglasbronchoskop lokal Hämostyptika platziert werden; bei peripheren Blutungen kann das betroffene Segment durch das Bronchoskop okkludiert werden. Ist eine lokale Blutung mit anderen Methoden nicht zu stillen, so kann die nicht betroffene Seite selektiv intubiert und beatmet werden. Anschließend sollte der Patient auf die blutende Seite gelagert werden, damit die Blutung sich im günstigen Fall selbst tamponiert. Beim Versagen aller Maßnahmen muss ein thoraxchirurgischer Eingriff erwogen werden.

Bei **Lungenkontusionen** ist die fiberoptische Bronchoskopie primär nicht indiziert, sondern nur, wenn Blutungen auftreten oder der Verdacht auf eine **Bronchusruptur** besteht.

Tubus- und Kanülenpflege

Das distale Tubus- oder Trachealkanülenende bewirkt eine mechanische Irritation der Bronchuswand bzw. Trachea. Hierdurch kommt es im betroffenen Bereich zur Membranbildung und Nekrotisierung sowie zur Sekretretention. In schweren Fällen können mit Hilfe des flexiblen Bronchoskops die Membranen und das Sekret abgesaugt und adhärente Verkrustungen mit einer Zange extrahiert werden.

Chronische Atemwegerkrankungen

Werden die zentralen Atemwege bei schwerer Bronchitis, Status asthmaticus, Bronchiektasen oder Mukoviszidose durch Schleim verlegt, sollte eine fiberoptische Bronchoskopie mit therapeutischer Bronchiallavage durchgeführt werden. Für die Maßnahme sollte der Patient endotracheal intubiert werden, da hierdurch eine größere Sicherheit gewährleistet ist. Auf jeden Fall sollte nur in Notfallbereitschaft und mit der Möglichkeit einer anschließenden maschinellen Beatmung bronchoskopiert werden, zumal bei längerer Dauer des Eingriffs die respiratorische Insuffizienz durch einen reflektorischen Bronchospasmus zunächst verstärkt werden kann.

8.2 Kontraindikationen für die fiberoptische Bronchoskopie

Es gibt nur wenige Kontraindikationen für die flexible Bronchoskopie. Vorsicht ist geboten bei Patienten mit **Asthma**, da durch die Bronchoskopie häufig ein Bronchospasmus ausgelöst wird. Auch bei Patienten mit instabiler **Angina pectoris oder frischem Myokardinfarkt** sollte eine Bronchoskopie nur bei zwingender Indikation durchgeführt werden, da leicht eine Hypoxie auftreten und zu bedrohlichen Herzrhythmusstörungen führen kann. Eine Tachykardie muss ebenfalls vermieden werden, da hierdurch der myokardiale O_2-Bedarf ansteigt.

Bei Patienten mit **Blutungsrisiko** sollte keine transbronchiale Biopsie durchgeführt werden. Als Voraussetzung für eine Biopsie gelten Thrombozytenzahlen von >50.000/µl sowie eine normale partielle Thromboplastinzeit und ein normaler Quick-Wert. Bei Patienten mit pulmonaler Hypertonie muss mit einer stärkeren Blutung nach Biopsie gerechnet werden, bei Beatmung mit hohem PEEP mit einem Pneumothorax.

Kontraindikationen für die fiberoptische Bronchoskopie

- **Routinebronchoskopie:**
  - Asthma bronchiale: Gefahr des Bronchospasmus

- instabile Angina pectoris und frischer Myokardinfarkt: Herzrhythmusstörungen, Myokardischämie durch Tachykardie und/oder Blutdruckanstieg
- Nicht zu beseitigende Hypoxämie
- **Transbronchiale Biopsie:**
  - hämorrhagische Diathese, Thrombozytopenie
  - Urämie, Therapie mit Thrombozytenaggregationshemmern
  - pulmonale Hypertonie
  - Beatmung mit hohem PEEP

8.3 Komplikationen der Bronchoskopie

Nur selten geht die flexible Bronchoskopie mit schwerwiegenden Komplikationen einher. Sie beruhen entweder auf der Methode selbst oder auf der Begleitmedikation. So können Sedativa und Opioide beim nicht intubierten Patienten zur Atemdepression und respiratorischen Insuffizienz führen, die Bronchoskopie selbst zu vagalen Reaktionen, Laryngospasmus, Bronchospasmus und Hypoxämie, in seltenen Fällen zur Übertragung von Erregern und Infektionen. Die höchste Komplikationsrate weist die transbronchiale Biopsie auf. Die häufigste Komplikation ist der Pneumothorax (bis zu 5%), gefolgt von endobronchialen Blutungen (bis zu 3%).

Komplikationen der Bronchoskopie

- **Routinebronchoskopie:**
  - vasovagale Reaktion
  - Laryngospasmus
  - Bronchospasmus
  - Hypoxämie, Hyperkapnie
  - Herzrhythmusstörungen
  - Infektion
- **Bronchoalveoläre Lavage:**
  - Zunahme des Infiltrats
  - vorübergehende Hypoxämie
  - Fieber
- **Transbronchiale Biopsie:**
  - Pneumothorax
  - Blutungen
  - Pneumonie

8.4 Praktisches Vorgehen

Bei invasiv beatmeten oder über den Tubus spontan atmenden Patienten wird das Bronchoskop über den Endotrachealtubus eingeführt, bei nicht intubierten Patienten, unter Lokalanästhesie, bevorzugt transnasal, in Ausnahmefällen auch transoral, wobei ein Beißschutz erforderlich ist. Außerdem muss der Patient nüchtern sein. Bei nicht intubierten, aber gefährdeten oder unkooperativen Patienten sollte die Bronchoskopie in Allgemeinnarkose mit endotrachealer Intubation erfolgen. Eine fiberoptische Intubation hypoxämischer Patienten unter noninvasiver Beatmung ist jedoch ebenfalls beschrieben worden.

Im Gegensatz zur Allgemeinnarkose mit Muskelrelaxierung kann bei der Bronchoskopie unter Lokalanästhesie und erhaltener Spontanatmung die Dynamik des Tracheobronchialsystems wesentlich besser beurteilt werden.

Weiterhin sollte beachtet werden:

Bei einem Haut- oder Mediastinalemphysem oder anderen Hinweisen auf eine Verletzung des Tracheobronchialsystems (Unfall) sollte die Bronchoskopie möglichst unter Lokalanästhesie erfolgen, nicht unter Muskelrelaxierung und Beatmung: Gefahr des Spannungspneumothorax!

Vor der Bronchoskopie wird ein Röntgenbild angefertigt, um die Verschattung möglichst genau lokalisieren zu können. Bei kritisch Kranken darf eine flexible Bronchoskopie nur durch den geübten Intensivmediziner durchgeführt werden. Im Zweifelsfall sollte ein Pulmologe hinzugezogen werden.

Prämedikation Aufgeregte Patienten können für die Bronchoskopie sediert werden, z. B. mit **Midazolam,** bei Bedarf ergänzt durch ein **Opioid**, z. B. 0,05–0,15 mg Fentanyl. Wegen der potenziellen Atemdepression ist allerdings Vorsicht geboten, besonders bei Patienten mit eingeschränkter Lungenfunktion oder älteren Menschen. Vasovagale Reaktionen können durch Vorgabe von Atropin meist verhindert werden, evtl. auch eine reflektorische Bronchokonstriktion. Zu beachten ist, dass Atropin die mukoziliäre Clearance erheblich beeinträchtigt. Bei bekannter Irritabilität des Bronchialsystems kann vor Beginn der Bronchoskopie eine β_2-adrenerge Substanz zugeführt werden, z. B. 1–2 Hübe **Salbutamol**, wenn erforderlich zusätzlich auch Steroide. Eine vollständige Unterdrückung des Hustenreflexes ist jedoch nicht erforderlich, zumal ein intakter Hustenmechanismus die Sekretelimination ermöglicht.

Lokalanästhesie Beim nicht intubierten Patienten ist eine Lokalanästhesie erforderlich. Lidocain 4% gilt als Mittel der Wahl für die Oberflächenanästhesie der Schleimhäute. Zunächst werden die Nase und der posteriore Oropharynx eingesprüht. Bei ausreichender Anästhesie kann das Bronchoskop eingeführt und hierüber die Stimmritze und danach das Bronchialsystem mit Lidocain eingesprüht werden. Die Lokalanästhesie muss behutsam erfolgen, besonders bei Patienten mit irritablem Bronchialsystem. Bei Asthmatikern muss in einem hohen Prozentsatz mit einem Bronchospasmus gerechnet werden, sodass vorher antiobstruktive Medikamente zugeführt werden sollten, wenn erforderlich auch Kortikoide.

Endotrachealtubus Die Größe des Endotrachealtubus muss so gewählt werden, dass während der Bronchoskopie eine ausreichende Beatmung möglich ist. Bei beatmeten Patienten kann in der Regel der bereits liegende Tubus verwendet werden, gelegentlich ist aber die Umintubation mit einem größeren Tubus erforderlich. Wird ein Bronchoskop mit einem Durchmesser von 6 mm in einen Tubus mit einem inneren Durchmesser von 7,5 mm eingeführt, so verbleibt nur noch ein Querschnitt, der einem Tubus von ca. 4 mm Durchmesser entspricht und zu hohe Beatmungsdrücke erfordert, um eine ausreichende Ventilation zu gewährleisten. Außerdem entsteht durch die Behinderung der Exspiration ein teilweise erheblicher intrinsischer PEEP. Ein hoher extrinsischer PEEP (>10 mbar) sollte vor Bronchoskopiebeginn schrittweise reduziert werden. Durch anhaltendes Absaugen kann die FRC erniedrigt und hierdurch der pulmonale Gasaustausch beeinträchtigt werden.

Größe des Bronchoskops Für die flexible Bronchoskopie stehen Instrumente mit verschiedenem Durchmesser und entsprechenden Instrumentierkanälen zur Verfügung. Bei einigen ist eine Abwinklung bis maximal 180° möglich. Je größer der Durchmesser des Bronchoskops, desto besser sind therapeutische Maßnahmen wie Absaugen und transbronchiale Biopsie durchführbar. Bei nasal intubierten Patienten kann häufig ein Bronchoskop der üblichen Größe nicht eingeführt werden, sodass dünnere Bronchoskope verwendet werden müssen. Kinderbronchoskope (Durchmesser 3 mm) können zwar weit in die Peripherie vorgeschoben werden, sind aber für das Absaugen von Sekret weniger effektiv; auch kann keine Biopsiezange eingeführt werden. In Ausnahmefällen muss eine starre Bronchoskopie durchgeführt werden, so z. B. bei massiven Blutungen.

Überwachung des Patienten Während der Bronchoskopie müssen Beatmungsdruck, pulmonaler Gasaustausch und Herz-Kreislauf-Funktion besonders sorgfältig überwacht werden. Da häufig vorübergehende Hypoxämien auftreten, erhalten nicht intubierte Patienten Sauerstoff über eine Maske, intubierte Patienten werden mit 100%igem Sauerstoff beatmet.

Überwachung während der Bronchoskopie
- EKG-Monitor
- Nichtinvasive Blutdruckmessung, bei kritisch Kranken arterielle Kanüle
- Pulsoxymeter
- Kapnometer
- Bei Beatmung: Beatmungsdrücke

Hypoxämien während der Bronchoskopie müssen sofort beseitigt werden, ebenso exzessive Anstiege der Beatmungsdrücke: Sie behindern den venösen Rückstrom und können zum Pneumothorax oder Pneumomediastinum führen. Ausgedehnte Bronchoskopien und bronchoalveoläre Spülungen begünstigen hypoxämische Phasen, daher sollte möglichst zügig bronchoskopiert werden. Routinemäßige Bronchoskopien dürfen beim Intensivpatienten wegen der hiermit verbundenen Gefahren nicht durchgeführt werden. Vielmehr gilt Folgendes:

! Flexible Bronchoskopie beim Intensivpatienten nur bei entsprechender Indikation, niemals routinemäßig durchführen!

Literatur

Antonelli M et al. (2003) Fibreoptic bronchoscopy during noninvasive positive pressure ventilation delivered by helmet. Intensive Care Med 29 (1):126–129

Clouzeau B et al. (2011) Fibreoptic bronchoscopy under noninvasive ventilation and propofol target-controlled infusion in hypoxemic patients. Intensive Care Med 37 (12): 1969–1975

Dobbertin I, Dierkesmann R, Kohlhäufl M (2008) Lehrbuch und Atlas der Bronchoskopie; mit DVD. Huber, Bern

Koumbourlis AC (2010) Flexible fibre-optic bronchoscopy in the intensive-care unit. Prog Respir Res 38:54–63

Ovassapian A (1996) Fibreoptic endoscopy and the difficult airway. Lippincott-Raven, Philadelphia

Atemgaskonditionierung, endotracheale Absaugung, physikalische Therapie

Die Lungenpflege gehört zu den wichtigsten pflegerischen Maßnahmen beim Intensivpatienten, v. a. während der maschinellen Atemunterstützung. Keine andere pflegerische Maßnahme hat so viel Einfluss auf die Funktion eines Vitalorgans wie die Lungenpflege. Die Notwendigkeit einer intensiven Lungenpflege ergibt sich aus den Besonderheiten der endotrachealen Intubation und der maschinellen Beatmung: Der Tubus schaltet den oberen Respirationstrakt funktionell aus; daher werden die Atemgase nicht mehr ausreichend erwärmt, angefeuchtet und gefiltert. Der Hustenmechanismus ist durch den Tubus sowie die zugeführten Analgetika und Sedativa meist erheblich beeinträchtigt oder bei Verwendung von Muskelrelaxanzien vollständig ausgeschaltet. Die Sekretproduktion ist durch die maschinelle Beatmung und den Reiz des Endotrachealtubus gesteigert, die mukoziliäre Clearance vermindert.

Insgesamt kann somit durch die Beatmungstherapie der pulmonale Gasaustausch paradoxerweise verschlechtert werden, wenn die unerwünschten Auswirkungen nicht durch bestimmte pflegerische Maßnahmen, die Lungenpflege, verhindert oder beseitigt werden.

Zu den **wichtigsten Maßnahmen** der Lungenpflege gehören:
- Anfeuchtung und Erwärmung der Atemluft,
- Absaugen des Bronchialsekrets,
- physikalische Therapie.

9.1 Anfeuchtung und Erwärmung der Atemgase

Die Atemgase werden auf ihrem Weg in die Lunge normalerweise im oberen Respirationstrakt erwärmt und mit Wasserdampf gesättigt.

Der Wassergehalt der Atemgase hängt von der Temperatur und vom Druck ab: Je höher die Temperatur, desto mehr Feuchtigkeit kann aufgenommen werden; je höher der Druck, desto geringer ist der Wassergehalt. Etwa in Höhe der Carina hat das Atemgasgemisch Körpertemperatur erreicht und ist vollständig, d. h. zu 100%, mit Wasser »angefeuchtet«. Diese für die jeweilige Temperatur maximal mögliche Aufnahme an Wasser wird als isotherme Sättigungsgrenze bezeichnet.

Absolute Feuchtigkeit (absoluter Wassergehalt) Dies ist die aktuelle Menge an Wasserdampf in der Luft bei einer bestimmten Temperatur. Die Einheit der absoluten Feuchtigkeit ist mg H_2O/l bzw. g H_2O/m^3 Luft oder Gas.

Relative Feuchtigkeit Sie wird in Prozent angegeben und beschreibt, wie viel der maximal möglichen Wassermenge aktuell – bei einer bestimmten Temperatur – in der Luft vorhanden ist. Hierbei wird die maximal mögliche Menge mit 100% bezeichnet. Bei Körpertemperatur ist die Inspirationsluft zu 100% angefeuchtet, wenn sie 44 g H_2O/m^3 Atemluft enthält. Die Wasseraufnahme der Atemluft kann durch Erhöhung der Temperatur gesteigert werden.

Merkmale
Der Wassergehalt im Atemgemisch, die Feuchtigkeit, beträgt bei 37°C 44 mg/l, der Partialdruck des Wassers (pH_2O) 47 mm Hg.

Ein normaler Wassergehalt des Atemgasgemisches ist für die Motilität der Zilien, die Integrität der Mukosa und die ausreichende Verflüssigung der Bronchialsekrete erforderlich.

9.1.1 Auswirkungen der Intubation auf die Anfeuchtung der Atemgase

Jeder Endotrachealtubus, ganz gleich ob nasal oder oral eingeführt, und jede Trachealkanüle schaltet den oberen Respirationstrakt funktionell aus. Hierdurch werden die Anfeuchtung und Erwärmung der Atemgase und die Selbstreinigungsmechanismen des Respirationstrakts beeinträchtigt, zumal die über die zentrale Gasversorgung oder Gasflaschen zugeführten Atemgase trocken und relativ kalt sind. So kann auch ohne Intubation, allein durch Zufuhr eines hohen Frischgasflows über eine Nasensonde oder Atemmaske, der Wassergehalt der Atemluft erheblich vermindert werden. Während die Zufuhr trockener und kalter Atemgase für einen kurzen Zeitraum, wie beim Transport des Patienten und bei einer nicht zu lange dauernden Narkose, gewöhnlich ohne Folgen bleibt, muss bei längerer Dauer mit folgenden **Komplikationen** gerechnet werden:
- Störungen der Zilienmotilität,
- Sekreteindickung und -retention bis hin zur Tubusobstruktion,
- Schleimhautschäden,
- Tracheobronchitis und Pneumonie,
- Auskühlung des Patienten.

Daher gilt Folgendes:

> **Bei allen endotracheal intubierten oder tracheotomierten Patienten muss die Atemluft ausreichend angefeuchtet und erwärmt werden.**

Die Anfeuchtung und Erwärmung der Atemgase wird auch als **Atemgaskonditionierung** bezeichnet. Sie erfolgt durch angewärmte Verdampfer oder »künstliche Nasen«.

9.1.2 Methoden der Atemgaskonditionierung

Das Inspirationsgas kann aktiv oder passiv angefeuchtet und erwärmt werden. Bei den aktiven Methoden – Verdampfer und Vernebler – wird dem Inspirationsgas Wärme und Feuchtigkeit zugeführt, bei den passiven Verfahren wird die vom Körper produzierte Wärme und Feuchtigkeit durch einen Filter bei der Exspiration zurückgehalten und während der Inspiration an das Atemgasgemisch abgegeben (»künstliche Nase«).

Bei der künstlichen Anfeuchtung der Atemgase sollte ein Wassergehalt von 25–35 mg H_2O/l angestrebt werden.

Bei zu hohem Wassergehalt des Atemgasgemisches besteht die Gefahr der exzessiven Anfeuchtung und Überwässerung des Patienten mit Abnahme der FRC und der Compliance der Lunge.

Verdampfer und Vernebler

Bei beatmeten Patienten werden gewöhnlich beheizte Verdampfer eingesetzt, um die Atemluft anzufeuchten. Trotz unterschiedlicher Funktionsprinzipien der einzelnen Verdampfer ist ihre Effizienz vergleichbar; im günstigen Fall kann hiermit jeweils eine relative Feuchtigkeit des Atemgases von 100% erreicht werden. Einige Geräte sind servokontrolliert, d. h. in Tubusnähe befindet sich ein Thermistor, an dem die gewünschte Gastemperatur eingestellt und vom Verdampfer konstant gehalten wird. Allerdings reagiert der Thermistor relativ träge und gibt daher nur eine mittlere Temperatur an, während die aktuelle Temperatur des Atemgases durch den zyklischen Gasfluss schwankt.

Um die am Thermistor eingestellte Temperatur zu erreichen, muss die Temperatur im Reservoir des Verdampfers höher sein. Auf dem Weg vom Reservoir zum Patienten kühlt sich das Atemgas naturgemäß ab; hierbei entsteht Kondenswasser, das sich in den Atemschläuchen niederschlägt.

Warmbefeuchter Bei den Durchlaufverdunstern strömt das Inspirationsgas durch Wasser, das auf etwa 37°C erwärmt ist. Die Befeuchter funktionieren nach dem sog. Kaskadenprinzip, bei dem sich das Wasser in einem dünnen Film kaskadenartig durch ein Netz oder Gitter ausbreitet. Die Wassertemperatur kann durch ein Wärmeelement so aufgeheizt werden, dass eine relative Feuchtigkeit von 100% erreicht wird. Die Methode ist sehr effektiv, allerdings besteht die Gefahr einer Überwärmung des Atemgases. Außerdem kann, bei erhaltener Spontanatmung, die Atemarbeit erhöht werden, da der Patient wegen des erhöhten Atemwiderstands mehr Kraft aufbringen muss, um das Beatmungsgerät zu triggern.

Verdampfer Die Inspirationsluft strömt über die Oberfläche des erwärmten Wassers und nimmt dabei Feuchtigkeit und Wärme auf (»Pass-over-Verdampfer« oder Oberflächenverdunster). Von Vorteil ist die fehlende Erhöhung des Atemwegwiderstands. Daher sollten bei erhaltener Spontanatmung bevorzugt Pass-over-Verdampfer eingesetzt werden.

Vernebler Im Gegensatz zur Anfeuchtung, bei der Wasser in molekularer Form vorliegt, erzeugen Vernebler einen Wassernebel, der aus einer Suspension von Wassertröpfchen unterschiedlicher Größe, d. h. Aerosolen, besteht. Gebräuchlich sind Düsenvernebler und Ultraschallvernebler. Die einzelnen Verneblertypen produzieren je nach Konstruktionsprinzip bestimmte Teilchengrößen. Ultraschallvernebler erzeugen einen Nebel mit einer Teilchengröße von 0,5–3 µm, der über ein Gebläse oder einen Gasstrom abtransportiert wird. Ultraschallvernebler können nahezu jeden Grad der Anfeuchtung erzeugen, allerdings ist die vernebelte Wassermenge erheblich größer als diejenige konventioneller Vernebler. Die Wasserteilchen sind teilweise so klein, dass sie in den Alveolen direkt ins Blut aufgenommen werden: Gefahr der Überwässerung. Da die angefeuchtete Atemluft aus einem Teilchengemisch von 1–10 µm Größe bestehen sollte, weisen die durch Ultraschall erzeugten Nebel eine zu einheitliche Dichte auf. Außerdem können Ultraschallnebel den Atemwegwiderstand erhöhen und möglicherweise auch die Lunge schädigen. Darum gilt Folgendes:

> **Ultraschallvernebler sollten nicht für die Anfeuchtung des Atemgasgemisches intubierter Patienten angewandt werden.**

Die wichtigste Indikation für den Einsatz von Verneblern ist die Zufuhr von Medikamenten als Aerosol.

Kaltbefeuchter (Sprudler) Hierbei strömt das Atemgas durch kaltes Wasser zum Patienten. Wegen der fehlenden Anwärmung ist aber nur eine geringe Wasseraufnahme möglich. Daher werden Kaltbefeuchter nur zur Anfeuchtung von Sauerstoff bei Insufflation über eine Nasensonde verwendet, nicht hingegen bei der Langzeitbeatmung.

Künstliche Nasen

Künstliche Nasen feuchten die Atemluft passiv an: Sie werden auf den Tubus aufgesetzt und halten einen großen Teil der ausgeatmeten Feuchtigkeit zurück. Mit der nächsten Inspiration wird die Feuchtigkeit wieder an das Atemgasgemisch abgeben. Der Anfeuchtungseffekt ist insgesamt befriedigend, eine vollständige Aufsättigung kann jedoch mit den künstlichen Nasen nicht erreicht werden.

Verschiedene Typen künstlicher Nasen sind in Gebrauch:

- »heat and moisture exchanger« (HME),
- »heat and moisture exchanging filters« (HMEF),
- »hygroscopic condenser humidifier« (HCH),
- »hygroscopic condenser humidifier filters« (HCHF).

9

Der HME enthält mehrere Aluminiumschichten, an denen wegen des raschen Temperaturaustausches das Wasser während der Exspiration kondensiert; dieses System weist die geringste Effizienz auf. Die übrigen Systeme enthalten hydrophobe oder hygroskopische Einsätze mit oder ohne Filter, die einen ausreichenden Austausch von Wärme und Feuchtigkeit bewirken. Auf diese Weise werden dem Inspirationsgas 22–28 mg Wasser/l, bei den Nasen höchster Effizienz bis zu 30 mg/l zugeführt. Je höher der Inspirationsflow und das Atemminutenvolumen sind, desto geringer ist der anfeuchtende Effekt.

Der Filter erhöht den Atemwiderstand Um diesen Widerstand zu überwinden, muss ein Druckgradient von 1–4 cm H_2O aufgebracht werden. Nach 24-stündiger Benutzungsdauer kann der erforderliche Gradient noch zunehmen. Klinisch spielt der Widerstand der künstlichen Nase bei den meisten Patienten keine wesentliche Rolle, sehr wohl jedoch bei Patienten mit vermindertem Atemantrieb oder drohender Erschöpfung der Atemmuskulatur. Daher sollte beachtet werden:

> **Bei Patienten mit vermindertem Atemantrieb oder drohender Ermüdung der Atemmuskulatur sollten künstliche Nasen nicht eingesetzt werden, ebenso wenig bei Patienten mit eingedickten oder blutigen Sekreten, da hierdurch die Filter verstopft werden.**

Kontraindikationen Weiterhin sind künstliche Nasen kontraindiziert bei:

- Hypothermie <32°C,
- hohen Atemzugvolumina (1 l) bzw. Minutenvolumina >10 l/min wegen der Erschöpfung der Anfeuchtungskapazität,
- niedrigen Atemzugvolumina (<150 ml) wegen des zusätzlichen Totraums,
- Exspirationsvolumen <70% des zugeführten Volumens, z. B. bei einer bronchopleuralen Fistel oder ungeblocktem Tubus, da der Anfeuchtungseffekt beeinträchtigt ist,
- während der Aerosoltherapie mit Pharmaka.

Gefahren und Komplikationen durch Anfeuchtungssysteme

Die einzelnen Anfeuchtungssysteme können mit spezifischen Gefahren und Komplikationen verbunden sein:

- Hyperthermie: überhitzte Verdampfer
- Hypothermie: künstliche Nase, beheizte Verdampfer
- Elektrischer Schock: beheizte Verdampfer
- Thermische Schädigung der Atemwege: beheizte Verdampfer
- Verbrennungen beim Patienten durch Schläuche mit integrierten Heizspiralen
- Zu geringe Anfeuchtung mit Eindickung von Sekreten: künstliche Nasen, beheizte Verdampfer
- Hypoventilation und/oder ungenügende Exspiration: Verstopfung künstlicher Nasen durch eingedicktes Sekret
- Vermehrte Atemarbeit durch eingedicktes Sekret bei ungenügender Anfeuchtung: künstliche Nasen, beheizte Verdampfer
- Hypoventilation: erhöhter Totraum durch künstliche Nasen
- Erhöhter Widerstand im Atemsystem: Kondenswasser in den Schläuchen durch beheizte Verdampfer
- Eindringen von Wasser in die Trachea bei überfüllten heizbaren Verdampfern
- Versprühen von bakteriell kontaminiertem Kondensat bei Diskonnektion von Beatmungsgeräten mit hohem Flow: beheizte Verdampfer
- Verbrennungen beim Personal durch heißes Metall der Verdampfer
- Funktionsstörungen der Untergrenzen des Druckalarms bei Diskonnektion: künstliche Nase mit hohem Widerstand

Klinische Bewertung Künstliche Nasen sind v. a. für die Kurzzeitbeatmung (2–4 Tage) geeignet, sofern keine Kontraindikationen bestehen, weiterhin für den Transport und während der Narkose. Der Langzeiteinsatz ist prinzipiell möglich, wird jedoch nicht einheitlich beurteilt. Folgendes sollte beachtet werden:

Werden künstliche Nasen über einen längeren Zeitraum eingesetzt, so muss sorgfältig auf Zeichen einer ungenügenden Anfeuchtung der Atemgase geachtet werden.

Praxis: Anfeuchtung der Atemluft

- Bei allen intubierten Patienten muss die Atemluft angefeuchtet werden. Hierfür werden die Verdampfer der Beatmungsgeräte, künstliche Nasen oder spezielle Vernebler für die Spontanatmung eingesetzt.
- Aktive und passive Anfeuchtungssysteme sind im Wesentlichen gleichwertig, dürfen jedoch nicht zusammen angewandt werden. Bei der Auswahl künstlicher Nasen muss die Größe des Patienten und sein Atemzugvolumen berücksichtigt werden.
- Künstliche Nasen eignen sich besser für die Kurzzeitanwendung (ca. 4 Tage), beheizte Verdampfer für die Langzeitanwendung (>4 Tage) oder wenn künstliche Nasen kontraindiziert sind.
- Beheizte Verdampfer sollten das Inspirationsgas auf 31–35°C erwärmen, der Wassergehalt sollte mindestens 30 mg/l betragen.
- Auf keinen Fall sollte die Temperatur des Atemgases am Tubus 37°C überschreiten. Daher empfiehlt sich die Messung der Temperatur der Inspirationsgase in der Nähe der Atemwegöffnung. Die obere Grenze des Temperaturalarms sollte auf 37°C eingestellt werden, die untere auf höchstens 30°C.
- Die Verdampfer dürfen nicht überheizt werden; ein niedriger Gasfluss begünstigt die Überhitzung. Wegen der Verbrennungsgefahr dürfen geheizte Verdampfer niemals trocken laufen! Zu geringe Erhitzung des Verdampfers führt aber zur ungenügenden Erwärmung und Anfeuchtung der Atemluft.
- Die Füllung der Verdampfer erfolgt mit Aqua dest., nicht mit NaCl-Lösung. Eine zu geringe Füllung der Verdampfer führt zu ungenügender Anfeuchtung!
- Flüssigkeitsbehälter und Schläuche der Verdampfer begünstigen das Bakterienwachstum, und kontaminierte Verdampfer wirken als Bakterienschleuder. Darum Wasserbehälter täglich entleeren und sterilisieren, Behälter erst unmittelbar vor Gebrauch füllen, Rest verwerfen. Kondenswasser niemals in den Wasserbehälter zurücklaufen lassen. Schläuche alle 24 h wechseln.
- Dicken die Sekrete bei Verwendung einer künstlichen Nase zunehmend ein, sollte die Nase gegen einen beheizten Verdampfer ausgetauscht werden.
- Künstliche Nasen müssen während der Aerosoltherapie mit Verneblern entfernt werden.

Infektionskontrolle Wiederverwendbare beheizte Verdampfer müssen vor ihrem Einsatz bei anderen Patienten desinfiziert werden. Die Füllung erfolgt mit sterilem Aqua dest. unter sorgfältiger Beachtung der Asepsis; das Restwasser wird verworfen. Kondenswasser in den Atemschläuchen wird als potenziell bakteriell kontaminiert angesehen und abgelassen. Auf keinen Fall darf das Kondensat in den Vorratsbehälter zurückgeleitet werden!

9.2 Endotracheale Absaugung

Intubation und Beatmung beeinträchtigen den Hustenmechanismus, sodass der Patient seine pulmonalen Sekrete nicht ausreichend abhusten kann. Nicht entferntes Sekret kann die Atemwege partiell oder vollständig verlegen, den Atemwiderstand und die Atemarbeit erhöhen und den pulmonalen Gasaustausch verschlechtern. Daher gilt Folgendes:

Beim intubierten Patienten müssen die pulmonalen Sekrete abgesaugt werden, um schwerwiegende Komplikationen durch Sekretretention zu verhindern.

Das Absaugen der Sekrete erfolgt meist ungerichtet durch den Tubus, nur bei besonderen Indikationen gezielt bronchoskopisch. Bei nicht intubierten Patienten ist das Einführen eines Absaugkatheters in die Trachea oder das Bronchialsystem schwieriger. Alternativ kann bei anhaltender massiver Sekretretention über eine Minitracheotomie abgesaugt werden.

9.2.1 Wann wird abgesaugt?

Abgesaugt wird nur, wenn sich pulmonale Sekrete angesammelt haben, nicht schematisch oder routinemäßig. Die **Zeichen der Sekretansammlung** sind:

- grobe Rasselgeräusche bei der Auskultation,
- geräuschvolles Atmen oder Beatmung,
- Anstieg des inspiratorischen Spitzendrucks bei volumenkontrollierter Beatmung,

- Abfall des Atemhubvolumens bei druckkontrollierter Beatmung,
- sichtbare Sekrete, z. B. im Tubus,
- Verschlechterung der arteriellen Blutgaswerte,
- radiologische Hinweise: Zeichen pulmonaler Sekrete.

Weiterhin ist die endotracheale Absaugung indiziert
- bei pulmonaler Aspiration, z. B. von Magensaft, Sekreten oder Blut,
- um die Durchgängigkeit eines Tubus oder einer Trachealkanüle aufrechtzuerhalten oder zu überprüfen,
- zur Sputumgewinnung,
- zur Stimulation des Hustenmechanismus, z. B. bei bewusstseinsgetrübten oder sedierten Patienten bei der Hirntoddiagnostik,
- bei Atelektasen aufgrund einer Sekretretention.

Kontraindikationen Absolute Kontraindikationen gegen das endotracheale Absaugen bestehen nicht; relative Kontraindikationen könnten sich ergeben, wenn der Zustand des Patienten sich durch den Absaugvorgang massiv verschlechtert. Jedoch gilt Folgendes:

> **Unterlassenes Absaugen pulmonaler Sekrete ist zumeist gefährlicher als der sorgfältig an den Zustand des Patienten angepasste Absaugvorgang.**

9.2.2 Methoden der Absaugung

Die endotracheale Absaugung des Intensivpatienten erfolgt mit flexiblen Kunststoffkathetern. Hierbei sind 2 Verfahren möglich:
- offene Absaugung,
- geschlossene Absaugung.

Bronchoskopische Absaugung ► Kap. 8.

Offene Absaugung Dieses Routineverfahren erfolgt mit Einmalkathetern, die sofort nach der Anwendung verworfen werden. Beim Absaugvorgang muss der Patient vom Beatmungsgerät diskonnektiert werden.

Geschlossene Absaugung Hierbei ist der Katheter in einer durchsichtigen Hülle vor externer Kontamination geschützt und kann 24 h lang verwendet werden. Der wichtigste Vorteil gegenüber der offenen Absaugung ist: Eine Diskonnektion des Patienten vom Beatmungsgerät ist beim Absaugen nicht erforderlich. Hierdurch wird v. a. bei Patienten mit schweren Störungen der Lungenfunktion ein bedrohlicher Abfall des p_aO_2 während des Absaugvorgangs vermieden. Auch durch die geschlossene Absaugung ist eine bessere Hygiene gewährleistet. Von Nachteil sind allerdings die hohen Kosten des Systems.

Mit beiden Verfahren kann nur Sekret in den größeren Atemwegen direkt abgesaugt werden, nicht hingegen in den peripheren.

Wirkungsvolles Absaugen kann zu folgenden günstigen Veränderungen führen:
- freiere Atemgeräusche,
- Abnahme des endinspiratorischen Spitzendrucks,
- Abfall des Atemwegwiderstands oder Zunahme der dynamischen Compliance,
- Anstieg des Atemzugvolumens bei druckbegrenzter Beatmung.

9.2.3 Gefahren und Komplikationen

Durch den **Sog** und die Manipulationen mit dem Katheter kann die Schleimhaut beschädigt werden, außerdem können Atelektasen auftreten. Besonders gefährlich ist aber die **Diskonnektion** vom Beatmungsgerät bei Patienten mit schweren Störungen der Lungenfunktion: Die FRC fällt ab, und die Oxygenierung des Lungenkapillarblutes verschlechtert sich. Bei Beatmung mit einem PEEP ist zu beachten, dass der endexspiratorische Druck beim Abhängen vom Beatmungsgerät schlagartig auf Null abfällt. Die hierdurch hervorgerufene Steigerung des venösen Rückstroms kann bei Patienten mit Herzinsuffizienz eine akute Dekompensation auslösen. Ein Aushusten infizierten Sekrets über den Tubus während der Diskonnektion kann zur Verbreitung von Infektionen auf der Intensivstation führen.

Gefahren und Komplikationen des Absaugens
- Verletzungen der Schleimhaut des Respirationstrakts
- Abfall des p_aO_2 bis zur Hypoxie
- Herzstillstand
- Atemstillstand
- Atelektasen
- Bronchokonstriktion bis hin zum Bronchospasmus
- Lungenblutungen
- Anstieg des intrakraniellen Drucks
- Infizierung des Patienten oder des Absaugenden
- Blutdruckanstieg oder Blutdruckabfall

Tipp

Wegen der spezifischen Gefahren sollte nicht routinemäßig abgesaugt werden, sondern nur, wenn sich eine entsprechende Menge Sekret angesammelt hat!

9.2.4 Praxis des endotrachealen Absaugens

Effektives Absaugen erfordert entsprechendes Zubehör und geschultes Personal, das die Notwendigkeit des Absaugens selbstständig durch Auskultation und aufgrund der beschriebenen Zeichen beurteilen kann.

Zubehör für die Absaugung

- Obligatorisches Zubehör:
  - Vakuumquelle mit Regulierungsmöglichkeit für die Sogstärke
  - Sammelgefäß mit Verbindungsschläuchen
  - saubere Einmalhandschuhe
  - sterile Absaugkatheter mit entsprechendem Durchmesser, evtl. mit gebogener Spitze für die selektive Absaugung von Hauptstammbronchien
  - Behälter mit sterilem Wasser
  - sterile NaCl-Lösung 0,9% für die Instillation + Spritze
  - O_2-Quelle + Beatmungsbeutel
  - Stethoskop
- Wahlweises Zubehör:
  - EKG-Monitor
  - Pulsoxymeter
  - geschlossenes Absaugsystem
  - Sputumsammler
  - Doppellumenkatheter für die kontinuierliche O_2-Insufflation

Praktisches Vorgehen

- Vor dem Absaugen sollte der Patient ca. 2 min mit 100%igem Sauerstoff präoxygeniert und, wenn erforderlich, auch hyperventiliert werden.
- Der Absaugkatheter sollte weich sein, der Durchmesser nicht mehr als des Tubusdurchmessers betragen; meist reichen 14- oder 16-Charr-Katheter aus.
- Der Sog sollte so niedrig wie für eine effektive Absaugung erforderlich eingestellt werden, um Verletzungen zu vermeiden; eine sichere Obergrenze ist allerdings nicht bekannt.
- Der Absaugvorgang sollte 10–15 s nicht überschreiten, v. a. bei Patienten, die hohe inspiratorische O_2-Konzentrationen und/oder einen PEEP bzw. CPAP benötigen. Ein zu langer Absaugvorgang kann zu Bradykardie oder Herzstillstand führen. Darum sollten während des Absaugens ein EKG-Monitor und ein Pulsoxymeter eingesetzt und der Patient sorgfältig klinisch beobachtet werden.
- Wenn erforderlich, können unmittelbar vor dem Einführen des Katheters 1–2 ml NaCl-Lösung in den Tubus instilliert werden.
- Der Absaugkatheter wird tief in das Bronchialsystem vorgeschoben, bei herkömmlichen Kathetern ohne Sog, bei »Aero-flow-Kathetern« mit Sog. Anschließend die Absaugpfanne oder das Y-Stück mit dem Daumen verschließen und den Katheter unter Drehbewegungen langsam herausziehen; hierbei nicht vor- und zurückstochern.
- Nach dem Absaugen für mindestens 1 min 100%igen Sauerstoff zuführen und, wenn erforderlich, die Lunge mit erhöhtem Atemwegdruck von 40–50 mbar mehrmals blähen, um entstandene Atelektasen wieder zu eröffnen. Lunge auskultieren, O_2-Sättigung und Hämodynamik kontrollieren, Sputum inspizieren.
- Kopfdrehmanöver sollten während des Absaugens nicht durchgeführt werden, da es hiermit nicht, wie häufig angenommen, möglich ist, gezielt in den linken oder rechten Hauptbronchus zu gelangen.

9.3 Nasotracheale Absaugung

Bei der nasotrachealen Absaugung von nicht intubierten Patienten wird ein Katheter über die Nase und den Hypopharynx in die Trachea vorgeschoben, um Sekret oder aspiriertes Material abzusaugen. Das Verfahren wird v. a. angewandt, wenn der Patient nicht ausreichend abhusten kann, eine endotracheale Intubation aber vermieden werden soll. Allerdings gelingt es bei der blinden nasotrachealen Technik nicht immer, den Katheter über die Glottis in die Trachea vorzuschieben. Dies gilt besonders für unkooperative oder abwehrende Patienten.

Indikationen Die nasotracheale Absaugung ist indiziert, wenn der nicht intubierte Patient trotz größter Hustenanstrengung hörbares Sekret in den großen Atemwegen nicht abhusten kann. Mit einer solchen Sputumretention muss v. a. bei stark geschwächten

Patienten gerechnet werden, so z. B. bei COPD oder nach der Entwöhnung und Extubation von der Langzeitbeatmung. Nicht indiziert ist das nasotracheale Einführen eines Katheters, um Husten zu provozieren.

Kontraindikationen Zu den wichtigsten Kontraindikationen der nasotrachealen Absaugung gehören:

- Epiglottitis und Krupp (absolut),
- Laryngospasmus,
- irritable Atemwege,
- Infektionen des oberen Respirationstrakts,
- akute Kopf-, Gesichts- und Halsverletzungen,
- Nasenbluten,
- Gerinnungsstörungen.

9.3.1 Gefahren und Komplikationen

Das blinde nasotracheale Absaugen ist ein risikoreicher Vorgang, dessen Erfolg schwer vorhersehbar ist. Die Gefahren und Komplikationen entsprechen bis auf einige spezifische Besonderheiten denen der endotrachealen Absaugung über einen Tubus.

Blinde nasotracheale Absaugung: Gefahren und Komplikationen

- Verletzungen der Nase, Nasenbluten
- Perforation des Pharynx
- Tracheitis
- Schleimhautblutungen
- Hypoxie bzw. Hypoxämie
- Herzrhythmusstörungen
- Bradykardie, Herzstillstand
- Blutdruckanstieg, Blutdruckabfall
- Atemstillstand
- Bronchokonstriktion, Bronchospasmus
- Nichtkontrollierbare Hustenanfälle
- Atelektasen
- Anstieg des intrakraniellen Drucks, Hirnblutung, Auslösung eines Hirnödems
- Erbrechen

9.3.2 Praxis des nasotrachealen Absaugens

Zubehör Wie beim endotrachealen Absaugen (▶ Abschn. 9.2.4); EKG-Monitor, Pulsoxymeter, Atembeutel mit Maske, O_2-Quelle, Notfallinstrumentarium und -medikamente.

Überwachung Siehe endotracheales Absaugen (▶ Abschn. 9.2).

Die blinde nasotracheale Absaugung sollte nur durchgeführt werden, wenn das Sekret nicht mit anderen Methoden entfernt werden kann.

Praktisches Vorgehen

- Nasengang mit Lokalanästhetikumspray anästhesieren.
- Patient einige Minuten präoxygenieren.
- Angefeuchteten Katheter behutsam in den unteren Nasengang einführen und vorsichtig in Richtung Pharynx vorschieben.
- Dabei distales Katheterende an das Ohr halten: In Höhe des Epipharynx sind Atemgeräusche zu hören und zu fühlen.
- Verschwinden die Atemgeräusche beim weiteren Vorschieben, so ist der Katheter in den Ösophagus geglitten und muss zurückgezogen werden.
- Sind wieder Atemgeräusche zu hören oder als Luftzug am Ohr spürbar: Patient tief einatmen lassen und Katheter zügig durch die Glottis in die Trachea vorschieben.
- Beginnt der Patient zu husten oder werden die Atemgeräusche maximal laut, so liegt der Katheter in der Trachea und kann weiter vorgeschoben werden.
- Danach den Sauger anschließen und die Trachea absaugen, dann den Katheter mit langsamen Drehbewegungen zurückziehen. Der Absaugvorgang sollte nicht länger als 15 s dauern.
- Sofort nach dem Absaugen kurzzeitig 100%igen Sauerstoff zuführen.
- Katheter nur einmal verwenden, anschließend unter Beachtung der Hygieneregeln entsorgen.

Laryngoskopisches Absaugen Misslingt die blinde nasotracheale Absaugung, kann bei zwingender Indikation die Glottis mit dem Laryngoskop eingestellt und der Katheter unter direkter Sicht in die Trachea vorgeschoben werden. Zuvor sollte eine Oberflächenanästhesie des Larynx durchgeführt werden, um dem Patienten den sehr unangenehmen Vorgang zu erleichtern.

9.4 Physikalische Therapie

Die physikalische Atemtherapie dient der Prophylaxe und Behandlung pulmonaler Störungen durch Mobilisation von Sekret und einer besseren intrapulmonalen Verteilung der Atemluft. Zu den wichtigsten Maßnahmen gehören:

- Perkussion und Vibrationsmassage des Thorax,
- Husten,

- Lagerungsdrainagen,
- Atemübungen,
- künstliche Totraumvergrößerung,
- inzentive Spirometrie.

Einige dieser Maßnahmen werden begleitend zur Beatmungstherapie durchgeführt, andere sind nur beim extubierten Patienten möglich.

9.4.1 Vibrationsmassage und Abklopfen des Thorax

Diese Verfahren dienen der Mobilisation von festsitzendem Sekret in den Bronchen. Schütteln und Rütteln verbessern die Fließeigenschaften des Bronchialschleims; der haftende Schleim löst sich und kann, unterstützt durch Lagerungsmaßnahmen, aus der Peripherie in die großen Atemwege fließen oder transportiert werden. Vibration und Perkussion werden beim nicht intubierten und beim intubierten Patienten eingesetzt, meist in Verbindung mit Lagerungsmaßnahmen.

Abklopfen des Thorax

Diese Technik erfüllt ihre Funktion am besten, wenn der Patient zuvor in eine entsprechende Lagerungsposition gebracht worden ist, damit die gelockerten Sekrete in Richtung Trachea abfließen können. Wird hingegen am sitzenden Patienten abgeklopft und anschließend die Oberkörperhochlagerung beibehalten, so ist bei gestörtem Sekrettransport keine ausreichende Drainage der Sekrete zu erwarten.

Technik

Die Thoraxwand wird mit einem weichen Stoffhandtuch bedeckt; der Therapeut wölbt seine Hände schüsselförmig, wobei sämtliche Finger, auch der Daumen, geschlossen werden. Das Abklopfen erfolgt aus dem Handgelenk; Schultern und Ellbogen sind hierbei entspannt. Die Bewegungen müssen langsam und mit Gefühl erfolgen und mehrere Minuten über der betroffenen Partie durchgeführt werden. Nierenlager und Wirbelsäule dürfen wegen der Verletzungsgefahr nicht abgeklopft werden.

Kontraindikationen Kontraindikationen für das Abklopfen sind:
- Schmerzen, z. B. bei Rippenserienfraktur, nach Thorakotomie,
- Bronchospasmus,
- Frühphase nach Sternotomie,
- akute Infektionen der Lunge: Gefahr der Ausbreitung auf gesunde Anteile,
- instabile Herz-Kreislauf-Funktion,
- Blutungen.

Vibration

Hierbei handelt es sich um die Anwendung feiner, schüttelnder Bewegungen über der betroffenen Lungenpartie. Die Bewegungen können entweder mit der Hand oder mit einem Vibrationsgerät (z. B. Vibrax) erfolgen.

Vibrationen werden nur während der Exspiration angewandt; die Bewegungen werden durch die Thoraxwand auf das darunterliegende Lungengewebe übertragen und erhöhen in den kleinen Bronchen die Geschwindigkeit der ausgeatmeten Luft. Hierdurch sollen Sekrete gelockert und in die größeren Bronchen befördert werden.

Intrapulmonale Vibration

Durch eine modifizierte Jetventilation, etwa 20 min vor dem Absaugen eingesetzt, lässt sich ebenfalls eine sehr effektive Verflüssigung des Bronchialsekrets erreichen. Hierbei werden die Gasstöße über einen Winkeladapter direkt in den Tubus geleitet; ein spezieller Katheter ist nicht erforderlich. Das Verfahren ist aber nicht nur bei beatmeten Patienten anwendbar, sondern über eine Maske auch bei spontan atmenden, nichtintubierten Patienten.

Eine Befeuchtung des Atemgases ist während der kurzzeitigen Anwendung nicht erforderlich. Die hochfrequente Jetbeatmung ist mit Erfolg bei der Beseitigung und zur Prophylaxe von Atelektasen eingesetzt worden. Intrapulmonale Blutungen gelten als Kontraindikation, nicht hingegen Rippenserienfrakturen oder Schädel-Hirn-Traumen.

9.4.2 Husten

Bei intubierten, kontrolliert beatmeten Patienten ist der Hustenmechanismus meist unwirksam oder ausgeschaltet, besonders wenn Sedativa in hohen Dosen oder Muskelrelaxanzien eingesetzt werden. Bei spontan atmenden, aber intubierten Patienten wird durch den Tubus der beim Husten tätige Stimmritzenmechanismus (initialer Verschluss, dann schlagartiges Öffnen) ausgeschaltet, sodass häufig ebenfalls kein effektives Abhusten möglich ist. Allerdings können auch intubierte oder tracheotomierte Patienten ihr Sekret erstaunlich weit aushusten. Bei diesen Patienten kontrahieren sich die Bronchien während der Exspiration sehr stark und übernehmen so die Funktion des Stimmritzenmechanismus.

Bei Patienten, deren Hustenmechanismus ausgeschaltet ist, kann durch bestimmte Beatmungstechniken mit dem Atembeutel ein künstlicher Hustenstoß erzeugt werden.

Husten mit dem Beatmungsbeutel

Zunächst wird der intubierte Patient auf die Seite gelegt, danach werden die Lungen tief mit dem Atembeutel belüftet. Nach jeder Lungenblähung wird der Atembeutel schlagartig losgelassen; sobald der Beatmungsbeutel freigegeben wird, klopft eine zweite Person die Thoraxwand ab. Das Abklopfen muss rhythmisch über allen Thoraxgebieten erfolgen. Bei richtiger Durchführung entsteht ein künstlicher Husten, durch den die Sekrete in die Bronchen, im günstigen Fall sogar bis in den Tubus befördert werden. Von hier müssen sie abgesaugt werden.

Der Vorteil diese Methode besteht v. a. darin, dass der Absaugkatheter weniger häufig tief in das Bronchialsystem eingeführt werden muss und hierdurch die Verletzungsgefahr vermindert wird.

Husten beim wachen, nicht intubierten Patienten

Patienten, die wach und nicht intubiert sind, können ebenfalls mit bestimmten Techniken zum Husten veranlasst werden. Dies gilt besonders für Patienten nach schmerzhaften Bauch- oder Thoraxeingriffen, die manchmal nicht in der Lage sind, ihre Sekrete ohne äußere Hilfe ausreichend abzuhusten. Diese Patienten werden aufgefordert, 1-mal tief durch die Nase ein- und 3-mal schnauferartig durch den Mund auszuatmen. Danach muss der Patient wieder ganz tief einatmen und anschließend mit offenem Mund so stark wie möglich husten. Bei diesem Vorgang müssen die abdominalen oder thorakalen Operationswunden durch die Hände einer Hilfsperson oder des Patienten selbst oder durch aufgelegte Kissen stabilisiert werden, um die Schmerzen beim Husten zu lindern. Die Effizienz des Hustenstoßes kann gesteigert werden, wenn der Patient vorher in eine entspannte Lage gebracht wird:

- Kopf leicht beugen,
- Schultern nach innen drehen,
- Unterarme durch Kissen unterstützen.

Bei sehr starken Schmerzen sollte vor Beginn der Hustenmaßnahmen ein Analgetikum verabreicht werden.

9.4.3 Lagerungsdrainagen

Lagerungsdrainagen sind bestimmte Körperpositionen, in die der Patient gebracht wird, um seine Bronchialsekrete zu drainieren. Wegen des komplexen anatomischen Aufbaus des Bronchialsystems reicht die einfache Kopftieflage für eine effektive Bronchialdrainage nicht aus. Vielmehr müssen die Lagerungspositionen danach ausgewählt werden, welche Partien der verschiedenen Lungenlappen von der Sekretretention betroffen sind.

Die Drainagen müssen für jeden Patienten individuell ausgewählt werden. Da Lagerungsdrainagen beim Intensivpatienten keine harmlosen Ruhepositionen sind, bedürfen sie der ärztlichen Anweisung und Kontrolle.

Grundsätze für Lagerungsdrainagen

- Keine Lagerungsdrainagen vor oder kurz nach den Mahlzeiten bzw. der Zufuhr von Sondennahrung.
- Häufigkeit: meist 3- bis 4-mal pro Tag; 20–30 min für jede Position.
- Patient bequem lagern: Kissen zur Unterstützung, damit die Lage beibehalten wird. Knie- und Hüftgelenke beugen: Hierdurch wird die Bauchmuskulatur entspannt und damit die Belastung der Bauchmuskeln beim Husten vermindert.
- Auch bei Kindern können Lagerungsdrainagen durchgeführt werden, allerdings wird die Kopftieflage häufig nicht so gut vertragen.
- Bei zähem Sekret und Bronchospasmus sollte vor der Lagerungsdrainage eine Inhalationstherapie durchgeführt werden.
- Bei Störungen der Hämodynamik dürfen Lagerungsdrainagen nicht angewandt werden.

Verflüssigtes Sekret kann durch entsprechende Lagerungen des Patienten in die großen Atemwege drainiert und von dort abgesaugt oder abgehustet werden. Verwendet werden unter anderem Kopftieflagerung, Halbseiten- und Seitenlagerung sowie Bauchlagerung des Patienten.

9.4.4 Mobilisierung

Jeder Intensivpatient sollte so früh und so weitgehend wie möglich mobilisiert werden. Sitzen im Sessel oder Laufen mit und ohne Unterstützung bewirkt eine bessere Nutzung der akzessorischen Atemmuskulatur, eine Vertiefung der Atmung und eine gleichmäßigere Verteilung des Atemzugvolumens und erleichtert außerdem die Exspiration.

Erwünschte Nebeneffekte sind eine Thromboseprophylaxe und ein meist ein günstiger Einfluss auf die Motivation und das Befinden des Patienten.

9.4.5 Inzentive Spirometrie (IS)

Die inzentive, d. h. »anreizende« Spirometrie (IS) gehört zu den Lungenexpansionstechniken. Sie imitiert die periodische Seufzer- oder Tiefatmung und dient der Atelektasen- und Pneumonieprophylaxe bei extubierten Patienten, die keine periodische Seufzer- oder Tiefatmung durchführen können oder wollen, z. B. nach Oberbauch- oder Thoraxeingriffen, bei Erkrankungen der Thoraxwand oder respiratorischen Störungen durch neuromuskuläre Erkrankungen. Die Wirksamkeit des Verfahrens ist allerdings strittig.

Technik

Bei der IS atmet der Patient durch ein Gerät mit niedrigem Totraum langsam aus der Atemruhelage ein, bis er seine totale Lungenkapazität erreicht hat. Im Gerät befinden sich eine oder mehrere Kugeln oder Kolben, die sich proportional zum Inspirationsflow anheben und so den Inspirationsvorgang sichtbar machen. Der Patient wird aufgefordert, die Kugeln während der Inspiration möglichst lange auf einem bestimmten Niveau zu halten, damit eine tiefe und gleichmäßige Inspiration erfolgt. Durch die tiefen Atemzüge – bis zu 4 l – und die verlängerte Inspirationszeit – >3 s – soll das Atemzugvolumen gleichmäßiger verteilt und die Oxygenierung verbessert werden. Allerdings hält die mit der IS erreichte Zunahme der FRC nur etwa 60 min an, daher müssen die Atemübungen öfter wiederholt werden.

Psychologisch günstig ist der **spielerische Aspekt** der Methode: Hierdurch werden viele Patienten motiviert, die Atemtherapie selbstständig und regelmäßig durchzuführen, zumal sie ihre eigenen Fortschritte umgehend optisch wahrnehmen können. Zu intensive und häufige Anwendung kann allerdings zur Erschöpfung des Patienten führen.

Indikationen und Kontraindikationen

Indikationen Die IS dient v. a. der Atelektasenprophylaxe, ist also besonders dann indiziert, wenn mit dem Auftreten von Atelektasen gerechnet werden muss, z. B.

- nach Oberbauch- oder Thoraxeingriffen,
- bei Funktionsstörungen des Zwerchfells,
- bei restriktiven Lungenfunktionsstörungen im Zusammenhang mit einer Querschnittlähmung.

Außerdem kann das Verfahren, in Kombination mit Lagerungsmaßnahmen und Abklopf- oder Vibrationstechniken, zur Behandlung bereits aufgetretener Atelektasen eingesetzt werden.

Kontraindikationen Bei unwilligen, unkooperativen oder unverständigen Patienten kann die IS nicht angewandt werden; ebenso wenig bei Patienten mit erniedrigter Vitalkapazität (<10 ml/kg KG). Außerdem müssen folgende Kontraindikationen beachtet werden:

- chronisch-obstruktive Lungenerkrankungen,
- Ermüdung der Atemmuskulatur,
- bronchiale Hypersekretion,
- ungenügende Kooperation des Patienten.

Praktisches Vorgehen

- Den Patienten ausreichend instruieren, Volumenziele festlegen.
- Bei den ersten Sitzungen Anwendung durch den Patienten überwachen, wenn nötig korrigieren, ansonsten durch Lob motivieren.
- Häufigkeit der Anwendungen: Tagsüber jede Stunde mindestens 5–10 Atemzüge.
- Patienten zur selbstständigen Durchführung ermutigen. Die Anwesenheit von Arzt oder Pflegepersonal bei jeder Anwendung ist nicht erforderlich, jedoch eine gelegentliche Überprüfung der Patientenaktivität und der Therapieziele.

9.4.6 PEP-Systeme

PEP- (»positive expiratory pressure«-) Systeme sollen dem Kollaps eines instabilen Bronchialsystems (z. B. bei COPD) und somit der Sekretretention entgegenwirken. Der sich in der Exspirationsphase aufbauende Druck »schient« die Atemwege und gibt so den Weg für das zu transportierende Sekret frei. Die Systeme können nur eingesetzt werden, wenn der Patient ausreichend spontan atmet. Je nach Funktionsprinzip werden oszillierende und nichtoszillierende Systeme unterschieden.

Oszillierende Systeme Hierbei werden neben dem PEP noch Oszillationen (= endogene Vibration) angewandt, um das Sekret zu verflüssigen. Gebräuchliche Systeme sind VRP1-Flutter, RC Cornet, Acapella). Anwendung mehrmals täglich 10–20 min.

Nichtoszillierende Systeme Der Patient atmet gegen einen erhöhten Widerstand aus; Oszillationen werden nicht angewandt. Gebräuchliche Systeme: BA Tube, Par-PEP, EzPAP).

9.4.7 Intermittierende Überdruckbeatmung (IPPB)

Bei der intermittierenden Überdruckbeatmung (»intermittent positive pressure breathing«, IPPB) werden dem Patienten von einem druckgesteuerten Beatmungsgerät über ein Mundstück oder eine Maske intermittierend Atemhübe zugeführt. Die Triggerung des Geräts erfolgt durch den Patienten mit Sog; die IPPB ist also eine patientengetriggerte, flowbegrenzte, druckgesteuerte Beatmung.

Bei der IPPB soll durch Erhöhung des Atemwegdrucks während der Inspiration das Atemzugvolumen erhöht und hierdurch Atelektasen eröffnet werden. Die Höhe des Atemzugvolumens wird durch die individuelle Einstellung des maximalen Inspirationsdrucks bestimmt. In der Regel wird die IPPB mit einer Aerosoltherapie zur Broncho- oder Sekretolyse kombiniert.

Grundeinstellung der IPPB
- Beatmungsdruck 10–20 mbar
- Inspirationsflow 30-40 l/min
- Trigger 1–1,5 mbar
- F_IO_2: je nach Höhe des arteriellen pO_2
- Ausatemwiderstand: 30 50% des Maximalwerts

9.4.8 Nichtinvasive Beatmung (NIV)

Zwischen der eigentlichen physikalischen Therapie und der nichtinvasiven Beatmung (NIV) gibt es keine scharfe Trennung. So können, z. B. neben der IPPB, auch ein intermittierender Masken-CPAP oder eine intermittierende PSV als physiotherapeutische Maßnahmen im erweiterten Sinne gelten.

9.5 Lagerungstherapie

Üblicherweise wird der beatmete Patient auf den Rücken gelagert, unterbrochen von intermittierenden Rechts-/Linksseitenlagerungen zur Dekubitusprophylaxe. Diese normalen Lagerungen sollen jedoch nicht flach erfolgen, sondern, sofern keine medizinischen Gründe wie Schock dagegen sprechen, in Oberkörperhochlagerung:

> **Eine Oberkörperhochlagerung von 30–45° ist eine der am besten belegten Maßnahmen zur Pneumonieprophylaxe beim beatmeten Intensivpatienten.**

Dadurch wird offenbar die Regurgitation und nachfolgende Aspiration von bakteriell besiedeltem Mageninhalt vermindert. Obwohl diese Maßnahme einleuchtend, wenig aufwendig und gut belegt ist und nichts kostet, zeigt die Erfahrung, dass gegenwärtig immer noch viele beatmete Intensivpatienten unnötig flach gelagert werden.

Besondere Lagerungen des Patienten können jedoch auch eingesetzt werden, um die Oxygenierung zu verbessern:

Lungenerkrankungen sind gewöhnlich nicht homogen über die gesamte Lunge verteilt. Beim nicht kardial bedingten Lungenödem, z. B. bei ALI und ARDS, treten Konsolidierungen in Rückenlage des Patienten v. a. in den dorsobasalen Lungenkompartimenten auf. Diese schlecht belüfteten Bezirke können funktionell als »kranke« Lunge angesehen werden, die oben gelegenen, gut belüfteten Kompartimente hingegen als »gesunde« Lunge. Klinisch hat sich gezeigt, dass durch Drehen des Patienten aus der Rückenlage in die Bauchlage, also durch die Lagerung der »kranken« Lunge nach oben und der »gesunden« Lunge nach unten, die Oxygenierung des Blutes und teilweise auch die Elimination von Kohlendioxid verbessert werden können. Dies gilt besonders für die Frühphase des ARDS.

Wirkmechanismus Warum durch die Bauchlagerung die Oxygenierung verbessert wird, ist derzeit nicht vollständig geklärt. Wahrscheinlich werden durch die Bauchlagerung regionale Störungen des Belüftungs-Durchblutungs-Verhältnisses beseitigt und hierdurch die Shuntdurchblutung vermindert (▶ Abschn. 5.2).

Einseitige Lungenerkrankungen Ebenso wird bei einseitigen Lungenerkrankungen die Oxygenierung in der Regel verbessert, wenn der **Patient auf die gesunde Seite** gedreht wird. Darum gilt nach wie vor die Forderung Fishmans aus den 1970er Jahren:

> **»Down with the good lung!«**

9.6 Rotationsbett

Eine Alternative zur intermittierenden Bauchlagerung ist die Pflege in einem sog. Rotationsbett. Dieses Bett kann in der »weichen« Ausführung mit Luftkissenlagerung um bis zu 38°, in der »harten« Ausführung um 65° nach links und rechts um die Längsachse rotieren. Der Patient muss mit Gurten befestigt werden, damit er in der Schräglage nicht aus dem Bett fallen kann. Der Rotationswinkel und die Verweildauer in Schräglage kann für die Rechts- und auch für die Linkslagerung festgelegt werden.

Durch frühzeitigen Einsatz des Rotationsbetts kann die Entwicklung dorsaler Kompressionsatelektasen weitgehend verhindert werden. Bei der Eröffnung bereits entstandener Atelektasen ist das Rotationsbett der Bauchlagerung allerdings unterlegen.

Aufgrund der hohen Kosten, des letztlich unbewiesenen Einflusses auf das Überleben und der erheblichen Komfortstörung des Patienten, der meist tiefer als sonst nötig sediert werden muss, wird die Lagerung im Rotationsbett heute auf den meisten Intensivstationen gar nicht oder nur in ausgewählten Fällen durchgeführt.

9.7 Thoraxdrainage

Die Indikation zum Legen einer Thoraxdrainage (Einzelheiten ▶ Kap. 20) im Rahmen der Intensivtherapie des Beatmungspatienten stellen im Wesentlichen folgende Erkrankungen dar:

- ausgedehnter Pneumothorax,
- Spannungspneumothorax,
- großer Pleuraerguss,
- Hämatothorax,
- Pleuraemphysem.

9.7.1 Spannungspneumothorax

Die wichtigste Indikation für die notfallmäßige Drainierung des Thorax ist der Spannungspneumothorax, der seine Ursachen, unabhängig von der Beatmung (Trauma, Komplikation beim Legen eines ZVK), auch in der Beatmung selbst (Barotrauma) haben kann. Besonders beim beatmeten Patienten kann sich jeder Pneumothorax durch die Beatmung mit Überdruck zu einem lebensbedrohlichen Spannungspneumothorax entwickeln.

> **Bei der Beatmung eines Patienten mit hohen Atemwegdrücken (hohe Spitzendrücke, hoher extrinsischer oder intrinsischer PEEP) muss jederzeit mit der Entwicklung eines Spannungspneumothorax gerechnet werden.**

- **Nichtradiologische Zeichen** eines Spannungspneumothorax:
  - fehlendes Atemgeräusch auf der erkrankten Seite,
  - hypersonorer Klopfschall auf der erkrankten Seite,
  - Anstieg des Atemwegdrucks bei volumenkontrollierter Beatmung bzw. Abfall des Hub- und Minutenvolumens bei druckkontrollierter Beatmung,
  - Blutdruckabfall,
  - Anstieg des ZVD,
  - Tachykardie, später auch Bradykardie,
  - Abfall des HZV;
- Radiologische Zeichen:
  - Transparenzerhöhung auf der erkrankten Seite,
  - zur Lunge hin konkave Linie zwischen Lungenzeichnung und fehlender Lungenzeichnung,
  - Mediastinalverlagerung zur gesunden Seite.

> **Ein Spannungspneumothorax muss unverzüglich entlastet werden, da er rasch zu schweren Oxygenierungsstörungen und zum Abfall des Herzzeitvolumens bis hin zum Herzstillstand führen kann.**

Bei entsprechender Klinik muss der Spannungspneumothorax auch ohne radiologische Diagnosesicherung drainiert werden. Daher muss jeder Intensivmediziner das Legen einer Thoraxdrainage beherrschen (▶ Kap. 11).

Literatur

Bloomfiled R, Noble DW, Webster NR (2009) Prone position for acute respiratory failure in adults. Cochrane Database Syst Rev (4) No CD008095

Boyer A, et al. (2010) Small dead space heat and moisture exchangers do not impede gas exchange during noninvasive ventilation: a comparison with a heated humidifier. Intensive Care Med 36 (8): 1348–1354

Diaz JV et al. (2010) Therapeutic strategies for severe acute lung injury. Critical Care Med 38 (8): 1644–1650

Fessler HE, Talmor DS (2010) Should prone positioning be routinely used for lung protection during mechanical ventilation? Respir Care 55: 88–99

Genc A (2012) Early mobilization of the critically ill patients: towards standardization. Crit Care Med 40 (4): 1346–1347

Gregson RK et al. (2012) The unique contribution of manual chest compression-vibration to airflow during physiotherapy in sedated, fully ventilated children. Pediatr Crit Care Med 12 (2): e97–e102

Hanekom S et al. (2011) The development of a clinical management algorithm for early physical activity and mobilization of critically ill patients: synthesis of evidence and expert opinion and its translation intro practice. Clin Rehabil 25 (9): 771–787

Jongerden IP et al. (2011) Effect of open and closed endotracheal suctioning on cross-transmission with Gram-negative bacteria: a prospective crossover study. Crit Care Med 39 (6): 1313–1321

Jongerden IP et al. (2012) Changes in heart rate, mean arterial pressure, and oxygen saturation after open and closed endotracheal suctioning: a prospective observational study. J Crit Care [Epub ahead of print 2012 Apr 18]

Kasotakis G et al. (2012) The surgical intensive care unit optimal mobility score predicts mortality and length of stay. Crit Care Med 40 (4): 1122–1128

Kress JP (2009) Clinical trials of early mobilization of critically ill patients. Crit Care Med 37 (Suppl 10): S442–S447

Moran I et al. (2011) Comparison of the effects of two humidifier systems on endotracheal tube resistance. Intensive Care Med 37 (11): 1773–1779

Needham DM et al. (2010) Early physical medicine and rehabilitation for patients with acute respiratrory failure: a quality improvement project. Arch Phys Med Rehabil 91 (4): 536–542

Niël-Weise BS, Gastmeier P, Kola A et al. (2011) An evidence-based recommendation on bed head elevation for mechanically ventilated patients. Crit Care 15: R111

Pohlman MC et al. (2010) Feasibility of physical and occupational therapy beginning from initiation of mechanical ventilation. Crit Care Med 38 (11): 2089–2094

Schweickert WD, Kress JP (2012) Implementing early mobilization interventions in mechanically ventilated patients in the ICU. Chest 140 (6): 1612–1617

Subirana M, Sola I, Benito S (2007) Closed tracheal suction systems versus open tracheal sction systems for mechanically ventilated patients. Cochrane Database Syst Rev (online) (4) No CD004581

Analgesie, Sedierung und Muskelrelaxierung

Beim beatmeten Patienten ist, zumindest in der Anfangsphase sowie abhängig vom Krankheitsbild, eine Analgosedierung erforderlich, während Muskelrelaxanzien nur selten eingesetzt werden müssen.

10.1 Ziele der Analgosedierung

Zu den **wichtigsten Zielen** der Analgosedierung des Intensivpatienten gehören:

- Beseitigung von Schmerzen (mehr als 70% der Intensivpatienten leiden unter starken bis stärksten Schmerzen),
- Dämpfung von Angst,
- emotionale Beruhigung und Abschirmung,
- Erleichterung der maschinellen Beatmung und anderer diagnostischer oder therapeutischer Maßnahmen.

> **Die Analgosedierung sollte mit möglichst wenigen Substanzen und nur so lange wie zwingend erforderlich durchgeführt werden, um unerwünschte Nebenwirkungen auf ein Mindestmaß zu reduzieren.**

Zu den **wesentlichen Nebenwirkungen** der Analgosedierung gehören:

- Beeinträchtigung der Herz-Kreislauf- und Atemfunktion, insbesondere Hypotension,
- Gastroparese,
- Zunahme der Pneumoniehäufigkeit,
- Verwirrtheit, Entzugserscheinungen und Schlafstörungen nach Absetzen der Substanzen,
- Verlängerung der Beatmungsdauer und des Krankenhausaufenthalts bei Übersedierung.

Inwieweit einzelne Substanzen die Funktion des Immunsystems klinisch bedeutsam beeinträchtigen, ist derzeit nicht hinreichend geklärt.

10.2 Phasen der Analgosedierung

Für klinische Belange kann die Analgosedierung stark vereinfacht in 2 Phasen unterteilt werden:

- Akutphase,
- Entwöhnungs- oder Wiederherstellungsphase.

Akutphase

Die Akutphase umfasst die Zeit unmittelbar nach dem Trauma, der Operation oder dem Beginn der Erkrankung. In dieser Zeit hat die Stabilisierung der Vitalfunktionen Vorrang. Hierbei ist in der Regel eine maximale Analgesie und Sedierung erforderlich, während auf eine aktive Mitarbeit des Patienten meist verzichtet werden kann. Die Akutphase mit massiver Analgosedierung kann kurz sein, aber auch viele Tage umfassen (sog. Langzeitsedierung).

Entwöhnungsphase

Sobald sich der Zustand des Patienten weitgehend stabilisiert hat, kann mit der Entwöhnung von der Analgosedierung begonnen werden.

> **Wichtigstes Ziel der Entwöhnung ist die Rückkehr der Kooperationsfähigkeit des Patienten und seine aktive Mitarbeit im Behandlungsprozess.**

So kann durch frühzeitigen Einsatz der eigenen Atemaktivität unter der maschinellen Beatmung der Verlauf oft günstig beeinflusst werden.

Voraussetzung für eine aktive Mitarbeit ist aber ein wacher und kooperativer Patient, der sich auch ohne Analgosedierung möglichst schmerz- und angstfrei an den erforderlichen Maßnahmen beteiligen kann.

In dieser Phase muss also mit dem Entzug der für die Analgosedierung eingesetzten Pharmaka begonnen werden. Allerdings treten hierbei, oft wiederum ausgelöst durch den Entzug der Medikamente, bei vielen Patienten auffällige Verhaltensstörungen auf, die als postoperatives delirantes Syndrom oder Durchgangssyndrom bezeichnet werden: Der Patient ist desorientiert und unkooperativ, nicht selten auch erregt, und erschwert durch seinen Zustand die Intensivbehandlung.

Weitere Ursachen des **deliranten Syndroms** sind:

- Alkoholentzug,
- Entzug von bereits vor der Intensivbehandlung regelmäßig eingenommenen Psychopharmaka,
- Funktionsstörungen des Gehirns (Enzephalopathie) durch metabolische oder toxische Einflüsse auf das Gehirn, zerebralen O_2-Mangel oder Fieber,
- zentral anticholinerges Syndrom, besonders, wenn eine Vielzahl zentral wirksamer Substanzen verabreicht wurde.

Durchgangssyndrome treten bei älteren und polymorbiden Patienten häufiger auf als bei jüngeren.

10.3 Sedierungsgrad

Der Sedierungsgrad kann klinisch nach dem sog. Ramsey-Score oder aber nach der RASS-Sedierungsskala eingeschätzt werden (Tab. 10.1 und 17.2).

10.3.1 Ramsey-Score

Angestrebt werden Werte von 2–4 (Tab. 10.1). Ein Scorewert von 1 spricht für eine zu geringe Sedierung, Scorewerte von >4 sind meist Zeichen einer unerwünscht tiefen Sedierung. Von Nachteil ist, dass der Score nur bei nicht relaxierten Patienten eingesetzt werden kann.

Ist eine Muskelrelaxierung erforderlich, so muss vorher der Grad 4 des Scores erreicht worden sein. Dieser Sedierungsgrad muss unter der Relaxierung unbedingt beibehalten werden.

Tab. 10.1 Ramsey-Score zur klinischen Einschätzung des Sedierungsgrades

Score	Sedierungsgrad
1	Patient ist ängstlich, agitiert, unruhig
2	Patient ist wach, kooperativ, orientiert, ruhig und akzeptiert die Beatmung bzw. ventilatorische Unterstützung
3	Patient schläft. Promptes Erwachen auf leichtes Berühren der Stirn oder laute Ansprache
4	Patient schläft. Träge Reaktion auf leichtes Berühren der Stirn oder laute Ansprache
5	Patient schläft. Kein Erwachen auf leichtes Berühren der Stirn oder laute Ansprache, aber Reaktion auf schmerzhafte Reize
6	Patient schläft. Keine Reaktion auf Schmerzreize

10.3.2 RASS-Sedierungsskala

Bei der RASS-Skala (Richmond Agitation Sedation Scale) besteht eine eindeutige Beziehung zwischen Sedierungstiefe und Dosierung der Sedativa. Angestrebt wird in der Regel ein Sedierungsgrad zwischen 0 und −3 (Tab. 10.2).

10.4 Einschätzung der Analgesie

Bei wachen, kooperativen Patienten (Ramsey-Score <2) kann die Qualität der Analgesie in Ruhe und auch bei Aktivitäten mit Hilfe von Analogskalen (numerisch, visuell, verbal) eingeschätzt werden. Beste Ergebnisse liefert die 11-stufige numerische Ratingskala (NRS): 0 = keine Schmerzen, 10 = stärkste vorstellbare Schmerzen. Danach lassen sich folgende Schweregrade von Schmerzen unterscheiden:

- NRS 1–4 leichte Schmerzen.
- NRS 5–6 mittelstarke Schmerzen.
- NRS 7–10 starke Schmerzen.
- Werte von >4 gehen mit deutlichen **schmerzbedingten Funktionseinschränkungen** einher.

Ab NRS-Werten von 4 sollte eine Schmerztherapie begonnen werden. Hierbei sind die individuellen Wünsche des Patienten zu berücksichtigen!

10.5 Messung des Relaxierunges

Klinische Kriterien für die Beurteilung des Relaxierungsgrads sind die Stärke des Händedrucks, das Augenöffnen und die Dauer des Kopfhebens. Die Anwendung dieser Kriterien setzt aber einen wachen und kooperativen Patienten voraus und ermöglicht zudem keine Aussage über den Relaxierungsgrad eines tief sedierten Patienten. Besser lässt sich der Relaxierungsgrad mit einem **Relaxometer** beurteilen. Mit diesem batteriebetriebenen Gerät wird ein Nerv (meist der N. ulnaris) an 2 Stellen in seinem Verlauf perkutan mit Gleichstrom gereizt und die muskuläre Antwort (Kontraktion des M. adductor pollicis) beobachtet. Aus dem Kontraktionsverhalten des Muskels lässt sich der Relaxierungsgrad beurteilen bzw. direkt am Gerät ablesen.

10.6 Praktische Grundsätze für die Sedierung und Analgesie

Eine ausreichende Analgosedierung des beatmeten Intensivpatienten kann häufig nur durch eine Kombination mehrerer Substanzen erreicht werden. Hierfür werden Sedativhypnotika mit starken Analgetika, den Opioiden, kombiniert. Substanzen mit kurzer Wirkdauer und guter Steuerbarkeit, die möglichst mit keiner oder einer nur geringen Beeinträchtigung der Herz-Kreislauf-Funktion und des Magen-Darm-Trakts (Paralyse!) einhergehen, sollten bevorzugt werden

Nach der **S3-Leitlinie** der DGAI/DIVI (abrufbar unter www.awmf.org) sollten bei der Analgosedierung folgende **Grundsätze** beachtet werden:

Tab. 10.2 RASS-Sedierungsskala

Punkte	Ausdruck	Beschreibung
+4	Streitlustig	Offene Streitlust, gewalttätig, Gefahr für das Personal
+3	Sehr agitiert	Zieht oder entfernt Schläuche oder Katheter; ist aggressiv
+2	Agitiert	Häufige, ungezielte Bewegungen; atmet gegen den Respirator
+1	Unruhig	Ängstlich, bewegt sich; ist aber nicht aggressiv oder lebhaft
0	Aufmerksam und ruhig	
–1	Schläfrig	Nicht ganz aufmerksam, erwacht aber anhaltend (>10 s) durch Ansprechen
–2	Leichte Sedierung	Erwacht kurz nach Ansprache, nimmt dabei Augenkontakt auf
–3	Mäßige Sedierung	Bewegt sich oder öffnet die Augen auf Ansprache, nimmt jedoch keinen Augenkontakt auf
–4	Tiefe Sedierung	Reagiert nicht auf Ansprache, bewegt sich aber oder öffnet die Augen auf körperliche Stimuli
–5	Nicht erweckbar	Reagiert nicht auf Ansprache oder körperliche Stimuli

- Durchführung einer Analgesie und Sedierung statt Fortführung einer Narkose, wobei als Optimum ein Ziel-Ramsay-Wert von 2(–3) angestrebt werden sollte.
- Eine sehr tiefe Sedierung sollte nur wenigen speziellen Indikationen vorbehalten bleiben (nicht ausreichende Ventilation unter maschineller Beatmung, Hirndrucksymptomatik mit drohender Einklemmung, Senkung des Sauerstoffverbrauchs bei drohender Hypoxie, kinetische Lagerung oder Bauchlage).
- Bei der Wahl der Sedativa sollten die zu erwartende Sedierungsdauer und die kontextsensitive Halbwertszeit der Substanzen berücksichtigt werden.
- Muss voraussichtliche weniger als 7 Tage sediert werden, sollte hierfür Propofol bevorzugt werden.
- Muss voraussichtlich länger als 7 Tage sediert werden, kann Midazolam eingesetzt werden.
- Die Notwendigkeit der Sedierung sollte täglich mehrfach überprüft werden, ebenso der Sedierungsgrad und die hierfür individuelle erforderliche Medikamentendosis.
- Intubierte oder tracheotomierte Patienten können mit Inhalationsanästhetika sediert werden, wenn kurze Aufwachzeiten, eine rasche Erholung kognitiver Funktionen oder eine rasche Mobilisierung angestrebt werden (Empfehlung: mindestens 8-stündlich bzw. einmal pro Schicht sowie nach jeder Therapieänderung).
- Bei kontinuierlicher Gabe getrennte Verabreichung von sedierenden Medikamenten und Analgetika; Vermeidung fixer Medikamentenkombinationen, um die Einzelkomponenten bedarfsgerecht steuern zu können.
- Kein abruptes Absetzen der Medikamente nach Langzeitsedierung, dafür ausschleichende Therapie, um eine Entzugsproblematik zu vermeiden; Anwendung eines Weaningprotokolls.

10.7 Substanzen für die Sedierung

Die Sedierung des Intensivpatienten erfolgt primär mit Sedativhypnotika, die bei Bedarf durch Neuroleptika oder andere zentral wirksame Substanzen ergänzt werden. Wie stark ein Patient sediert werden sollte, muss immer individuell, nicht nach einem starren Schema, ermittelt werden. Für die Sedierung werden derzeit folgende Substanzen eingesetzt:

- Benzodiazepine,
- Propofol,
- Ketamin,
- α_2-Agonisten: Clonidin, Dexmedetomidin.

Meist werden die Substanzen mit einem Opioid, bei Bedarf auch mit Ketamin kombiniert und über einen Perfusor zugeführt. Barbiturate, Neuroleptika, Clomethiazol oder Inhalationsanästhetika wie Isofluran werden nur regional begrenzt oder in Ausnahmefällen eingesetzt.

Etomidat sollte nicht für die Langzeitsedierung verwendet werden, sondern allenfalls als Hypnotikum für die endotracheale Intubation und nur bei Patienten mit schwerwiegender Beeinträchtigung der Herz-Kreislauf-Funktion.

10.7.1 Benzodiazepine

Die Benzodiazepine werden sehr häufig für die Sedierung des beatmeten Patienten eingesetzt, oft auch in Kombination mit einem Opioid, um die Qualität der Sedierung zu verbessern. Zu den **erwünschten Wirkungen** aller Benzodiazepine gehören:

- Sedierung und Schlaf,
- Anxiolyse und Amnesie,
- antikonvulsive Wirkung.

Mögliche Nebenwirkungen:

- Zentrale Muskelrelaxierung; kann bei kontrollierter Beatmung (CMV) auch erwünscht sein;
- Atemdepression, besonders in Kombination mit Opioiden;
- Blutdruckabfall, besonders bei Herzkranken und in Kombination mit Opioiden;
- Toleranzentwicklung;
- Entzugssyndrom nach länger dauernder Zufuhr;
- paradoxe Reaktion: Agitiertheit statt Sedierung.

Weiterhin sollte der **Ceilingeffekt** beachtet werden: Die Substanzen binden sich an spezifische Benzodiazepinrezeptoren, sodass bei entsprechender Sättigung der Rezeptoren auch durch eine weitere Dosissteigerung keine verstärkte Sedierung mehr erreicht werden kann.

Antagonisierung von Benzodiazepinen Die Wirkung der Benzodiazepine kann durch den Benzodiazepinantagonisten **Flumazenil** (Anexate) aufgehoben werden:

- Dosierung ca. 0,3–0,8 mg, Halbwertszeit ca. 1 h.
- Indikationen: Benzodiazepinintoxikation, diagnostisch bei Koma unklarer Genese.

Flumazenil sollte nicht routinemäßig zur Aufhebung der Wirkung von Benzodiazepinen eingesetzt werden.

Midazolam

Midazolam ist das in der Intensivmedizin am häufigsten eingesetzte Benzodiazepin. Ältere Benzodiazepine wie Diazepam oder Flunitrazepam werden wegen ihrer langen Halbwertszeit und der erheblichen Kumulationsgefahr kaum noch verwendet. Midazolam (z. B. Dormicum) ist ein wasserlösliches, kurz wirkendes Benzodiazepin mit einer Halbwertszeit von 1–4 h. Die Substanz wird in der Leber hydroxyliert; einer der Metaboliten, α-Hydroxymidazolam, weist sedierende Eigenschaften auf. Zwischen den Blutkonzentrationen und dem Sedierungsgrad besteht keine enge Beziehung. Unter kontinuierlicher Zufuhr nimmt die kontextsensitive Halbwertszeit zu und die Steuerbarkeit ab. Dieser Kumulationseffekt ist bei intermittierender Bolusgabe weniger ausgeprägt.

> **S3-Leitlinie der DGAI/DIVI:**
> **Midazolam sollte nur bei Intensivpatienten eingesetzt werden, die voraussichtlich mehr als 7 Tage lang sediert werden müssen.**

> Dosierung von Midazolam
>
> - Bevorzugt als Boli von 2 bis maximal 5 mg, maximal 1 Bolus pro Stunde.
> - Nur ausnahmsweise kontinuierlich über Perfusor: 0,05–0,1 mg/kg KG/h

10.7.2 Propofol

Propofol, 2,6-Diisopropylphenol, ist ein wasserunlösliches Hypnotikum oder i.v.-Anästhetikum ohne analgetische Wirkkomponente. Das Handelspräparat liegt in einer wässrigen Sojabohnenemulsion vor, enthält also Fett und ist damit Kalorienträger. Die zentralen Wirkungen von Propofol sollen durch Verstärkung der GABA-Wirkungen zustande kommen. Wegen der hohen Lipidlöslichkeit setzt die Wirkung der Substanz rasch ein; das Erwachen erfolgt ebenfalls rasch, bedingt durch Umverteilung aus dem Gehirn in andere Kompartimente. Die Eliminationshalbwertszeit beträgt etwa 34–55 min. Propofol wird hauptsächlich in der Leber metabolisiert, die Metaboliten sind inaktiv.

Propofol ist heute eine der am häufigsten verwendeten Substanzen für die Sedierung des Intensivpatienten. Wegen der kurzen Wirkdauer muss die Substanz für die Sedierung infundiert werden. Der wichtigste Nachteil von Propofol ist die Beeinträchtigung der Herz-Kreislauf-Funktion, besonders bei schwerkranken Intensivpatienten. Günstig sind hingegen die zerebralen Effekte: Abnahme des zerebralen O_2-Verbrauchs und der Hirndurchblutung wie auch des intrakraniellen Drucks. Zu beachten ist

> Dosierungsempfehlung für Propofol
>
> Kontinuierliche Infusion: 1 bis maximal 4 mg/kg KG/h. Zufuhr möglichst nicht länger als 7 Tage.

Ist neben der Sedierung auch eine Analgesie erforderlich, kann Propofol mit einem Opioid kombiniert werden.

Wegen der Infektionsgefahr darf Propofol immer erst direkt vor Beginn der Infusion in die Perfusorspritze aufgezogen werden. Die Gebrauchsdauer der Spritze darf 12 h nicht überschreiten.

Nebenwirkungen

- Blutdruckabfall durch Vasodilatation und negative Inotropie;
- Anstieg der LCT-Fette im Plasma bei länger dauernder Zufuhr mit Belastung des RES; daher Vorsicht bei Patienten mit Multiorgandysfunktionssyndrom (MODS) oder Multiorganversagen (MOV);
- möglicherweise neurologische Störungen bei Kindern;
- Histaminfreisetzung aus Mastzellen.

Propofol ist auf vielen Intensivstationen aufgrund seiner guten Steuerbarkeit und fehlenden muskelrelaxierenden Wirkung das Mittel der Wahl zur Sedierung von Patienten, die mit augmentierten Spontanatmungsmodi beatmet werden.

Propofolinfusionssyndrom Eine Dosisbegrenzung auf maximal 4 mg/kg KG/h ist erforderlich, um die Gefahr eines sog. Propofolinfusionssyndroms zu reduzieren. Es ist gekennzeichnet durch Herzrhythmusstörungen, Herzversagen, Rhabdomyolyse, schwere metabolische Azidose und akutes Nierenversagen. Als Ursache wird eine propofolinduzierte Störung der mitochondrialen Atmungskette postuliert. Die Komplikation ist sehr selten, kann aber tödlich verlaufen. Zur frühzeitigen Erkennung werden regelmäßige Laborkontrollen (insbesondere Serumlaktat und pH-Wert) empfohlen.

10.7.3 Ketamin

Das Phencyclidinderivat Ketamin bewirkt eine »dissoziative Anästhesie«, einen kataleptischen Zustand mit Analgesie und Amnesie. Die Substanz wird nicht routinemäßig zur Sedierung eingesetzt, sondern meist nur dann, wenn andere Verfahren nicht mehr wirksam sind oder kurze, schmerzhafte Maßnahmen oder Eingriffe durchgeführt werden müssen, für die eine Sedierung und Analgesie erforderlich ist. **Unerwünschte Wirkungen** sind v. a. bizarre Träume und Erregungszustände in der Aufwachphase, wobei diese Effekte durch gleichzeitige Zufuhr eines Benzodiazepins zumeist verhindert oder minimiert werden können.

Ketamin stimuliert über zerebrale Mechanismen das Herz-Kreislauf-System und kann zu Tachykardie und Hypertonie führen; direkt am Myokard wirkt die Substanz hingegen negativinotrop – ein Effekt, der sich v. a. bei kritisch Kranken manifestieren kann. Außerdem steigert Ketamin den zerebralen O_2-Verbrauch und die Hirndurchblutung, beim spontan atmenden Patienten auch den intrakraniellen Druck. Die atemdepressorische Wirkung ist eher gering.

Ketamin wird in der Leber metabolisiert; Hauptmetabolit ist Norketamin; die terminale Halbwertszeit beträgt 2,5–3 h. Das S-Enantiomer von Ketamin, **Esketamin**, ist doppelt so stark wirksam wie Ketamin.

Die Substanz wird wegen der unerwünschten zentralen Wirkungen nur gelegentlich zur Analgosedierung beatmeter Patienten eingesetzt, meist in Kombination mit Midazolam. Eine spezielle Indikation ist der **Status asthmaticus**, der durch andere Medikamente nicht beherrscht werden kann: Mitunter ist hierbei durch Ketamin noch ein bronchodilatatorischer Effekt zu erreichen.

Dosierungsempfehlung für Esketamin

- Kontinuierliche Infusion von 0,5–1 mg/kg KG/h.
- Analgesie bei extubierten Patienten: 0,125–0,25 mg/kg KG/h.

10.7.4 α_2-Rezeptorantagonisten

Clonidin

Von den α_2-Rezeptorantagonisten wird v. a. das Antihypertensivum Clonidin in der Intensivmedizin eingesetzt. Clonidin senkt aufgrund seiner zentral die α_2-Rezeptoren stimulierenden Wirkung den arteriellen Blutdruck, wirkt aber außerdem sedierend und anxiolytisch. Daher wird die Substanz v. a. bei der Behandlung des Alkohol- und Opioidentzugsyndroms eingesetzt. Außerdem soll Clonidin bei intravenöser und periduraler Zufuhr in Kombination mit einem Opioid analgetische Eigenschaften aufweisen, vermutlich auf der Ebene des Rückenmarks.

Indikationen für den Einsatz von Clonidin beim Intensivpatienten sind:

- Prävention und Behandlung des Alkoholdelirs in Kombination mit DHBP,

- als Supplement von Benzodiazepinen, wenn deren sedierende Wirkung nicht ausreicht,
- Reduzierung der Opioiddosen bei kombinierter Zufuhr,
- Verlängerung der Wirkdauer bzw. Verbesserung der Analgesiequalität in Kombination mit Opioiden oder Lokalanästhetika.

> Dosierungsempfehlung für Clonidin
> Bei kontinuierlicher Infusion: 0,5–2 µg/kg KG/h.

Nebenwirkungen:
- Blutdruckabfall,
- Bradykardie,
- stärkere Sedierung.

Dexmedetomidin

Dieser α_2-Antagonisten wirkt zwar grundsätzlich wie Clonidin, weist jedoch gegenüber dieser Substanz beim Intensivpatienten folgende Vorteile auf: Beatmete, nicht stimulierte Patienten schlafen, sind jedoch leicht erweckbar und dann kooperativ. Die Atmung wird selbst durch hohe Dosen von Dexmedetomidin nicht beeinflusst. Verglichen mit Midazolam soll die Beatmungsdauer kürzer und die Delirhäufigkeit geringer sein. Allerdings ist die Substanz sehr teuer.

> Dosierungsempfehlung für Dexmedetomidin
> Initial 0,7 µg/kg KG/h, dann 0,2 bis maximal 1,4 µg/kg KG/h.

10.8 Analgetika

Intensivpatienten können unter erheblichen Schmerzen leiden, besonders nach schweren Verletzungen oder großen Eingriffen (v. a. nach Oberbauch- oder intrathorakalen Eingriffen).

> **Schmerzen werden grundsätzlich mit Analgetika behandelt, nicht mit Sedativa oder gar Muskelrelaxanzien!**

Für die Schmerzbehandlung beim beatmeten Patienten eignen sich am besten starke Analgetika vom Morphintyp, die Opioide. Fiebersenkende Analgetika wie Ibuprofen, Diclofenac, Metamizol und Paracetamol sind dagegen als alleinige Substanzen für die Schmerztherapie beim Intensivpatienten in der Regel ungeeignet.

Folgende **Grundsätze der Schmerzbehandlung** sollten beachtet werden:

- Anhaltende Schmerzzustände werden am besten durch kontinuierliche intravenöse Zufuhr eines Opioids behandelt, da die kontinuierliche Zufuhr konstante Wirkkonzentrationen gewährleistet, während intermittierende Injektionen aufgrund der schwankenden Plasmakonzentrationen immer wieder zu Phasen stärkerer Schmerzen führen können.
- Bei kurz dauernden Schmerzen, z. B. durch pflegerische, diagnostische oder therapeutische Maßnahmen einschließlich Physiotherapie, können die Opioide vorher als Bolus zugeführt werden, auch ergänzend zur laufenden Opioidinfusion.
- Opioide sollten nicht als einzige Substanzen zugeführt, sondern mit Sedativa kombiniert werden.

10.8.1 Opioide

Die Opioide sind nach wie vor die am häufigsten zur Sedierung und Analgesie beim beatmeten Intensivpatienten eingesetzten Substanzen. Die wichtigsten Wirkungen sind:
- Analgesie,
- Atemdepression,
- Dämpfung des Hustenreflexes,
- Sedierung, Schläfrigkeit,
- Euphorie,
- Veränderung geistiger Funktionen,
- orthostatischer Blutdruckabfall,
- Obstipation,
- Übelkeit und Erbrechen,
- Antidiurese,
- Juckreiz.

Durch die atemdepressorische und den Hustenreflex dämpfende Wirkung wird die Toleranz für den Tubus erhöht und die kontrollierte Beatmung erleichtert; allerdings kann durch die atemdepressorische Wirkung die Wiederaufnahme einer ausreichenden Spontanatmung verzögert werden. Weitere Nebenwirkungen sind:
- Toleranzentwicklung mit Nachlassen der analgetischen Wirksamkeit,
- Entwicklung einer Abhängigkeit nach länger dauernder Zufuhr.

Wirkmechanismus Die Wirkung der Opioide beruht auf der Interaktion mit spezifischen Bindungsstellen, den Opioidrezeptoren, von denen derzeit folgende Typen unterschieden werden: μ, κ, σ und δ. Zahlreiche Nebenwirkungen der Opioide beruhen ebenfalls auf der Interaktion mit Rezeptoren. Die therapeutischen

Wirkungen der Opioide können durch spezifische Antagonisten aufgehoben werden.

Beim Intensivpatienten werden Opioide vom Agonistentyp eingesetzt. Die Auswahl der Substanz erfolgt meist nach der persönlichen Bevorzugung und Erfahrung des Intensivmediziners.

Opioide sollten möglichst mit einem Sedativum, z. B. Midazolam oder Propofol, kombiniert werden, um die Gefahr der Toleranzentwicklung und Abhängigkeit zu vermindern.

Morphin

Morphin ist die Bezugssubstanz der Opioide; die analgetische Wirkstärke wird mit 1 eingestuft. Die analgetische Potenz ist erheblich geringer als die der sog. hochpotenten Opioide wie Fentanyl, Alfentanil, Remifentanil und Sufentanil. Außerdem setzt Morphin Histamin frei und ist schlechter steuerbar als die hochpotenten Opioide. Beim Abbau von Morphin entsteht als aktives Stoffwechselprodukt das Morphin-6-glukuronid. Daher muss bei Niereninsuffizienz mit Kumulation und Überdosierung gerechnet werden!

Dosierungsempfehlung für Morphin
Morphin in Kombination mit einem Sedativum: 2–4 mg/kg KG/h bzw. 50–100 mg/Tag.

Fentanyl

Fentanyl ist ca. 100- bis 150mal stärker analgetisch wirksam als Morphin. Die maximale Wirkung tritt bei i.v.-Injektion nach ca. 5 min ein; die Halbwertszeit beträgt ca. 1,5–5,5 h. Beim Intensivpatienten wird die Substanz häufig mit Propofol oder Benzodiazepinen kombiniert. Die Dosierung muss individuell angepasst werden. Folgendes ist zu beachten:

S3-Leitlinie der DGAI/DIVI:
Wegen der starken Kumulation sollte Fentanyl nur bei Intensivpatienten eingesetzt werden, die voraussichtlich länger als 72 h analgosediert werden müssen

Dosierung von Fentanyl
- kontinuierliche Infusion von 1–3 µg/kg KG/h bzw. 1–8 mg/Tag.

Alfentanil

Alfentanil wirkt rascher und kürzer als Fentanyl, ist jedoch ca. 4mal schwächer analgetisch wirksam. Die Halbwertszeit beträgt ca. 1,5 h; der Abbau erfolgt in der Leber. Alfentanil eignet sich v. a. für die kurze und mittellange Analgosedierung, besonders in Kombination mit einem Benzodiazepin oder mit Propofol. Längere Infusionsdauer führt allerdings zur Kumulation

Dosierung von Alfentanil
- Kontinuierliche Infusion: 5–25 µg/kg KG/h bzw. ca. 18–85 mg/Tag.
- Ergänzende Bolusinjektionen: ca. 0,5–1 mg/Tag.

Sufentanil

Sufentanil ist das am stärksten analgetisch wirksame Opioid: Die Substanz ist 1000-mal stärker als Morphin und 7- bis 10-mal stärker als Fentanyl. Die Steuerbarkeit ist besser als die von Fentanyl, auch ist die sedierende Wirkung stärker ausgeprägt; daher wird Sufentanil heute auf vielen Intensivstationen bevorzugt.

S3-Leitlinie DGAI/DIVI:
Sufentanil kann für die kurz dauernde (>2 h), aber auch für die länger dauernde (>72 h) Analgosedierung eingesetzt werden.

Dosierung von Sufentanil
Kontinuierliche Infusion: 0,2–1 µg/kg Kg/h.

Remifentanil

Wegen seiner sehr kurzen Halbwertszeit ohne nennenswerte Kumulation gewinnt Remifentanil zunehmend an Bedeutung auch im intensivmedizinischen Analgesiekonzept. Remifentanil wird durch unspezifische Esterasen – nieren- und leberunabhängig – abgebaut und ist daher besonders für Patienten mit Leber- und Nierenfunktionsstörungen geeignet. In der neurologischen/neurochirurgischen Intensivmedizin gelingt mit Remifentanil eine jederzeit rasch erzielbare neurologische Beurteilbarkeit der Patienten. Allerdings ist die kontinuierliche Zufuhr von Remifentanil vergleichsweise teuer.

S3-Leitlinie der DGAI/DIVI:
Remifentanil kann für die kurz dauernde (<72 h) Analgesie und bei postoperativen Patienten, die von der Beatmung entwöhnt werden sollen, eingesetzt werden, weiterhin bei multimorbiden Patienten mit Leber- und/oder Nierenfunktionsstörungen.

Dosierung von Remifentanil
Kontinuierliche Infusion: 0,1–0,15 µg/kg KG/min bzw. nach Bedarf.

Die Opioide können auch peridural über einen Katheter zugeführt und dabei mit einem Lokalanästhetikum kombiniert werden.

Piritramid

Dieses μ-Opioid wirkt nicht nur analgetisch (Wirkstärke wie Morphin), sondern auch sedierend. Die Wirkdauer beträgt 4–6 h. Nach der S3-Leitlinie können Piritramidboli für die kurzzeitige Analgesie bei beatmeten Patienten eingesetzt werden.

> Dosierung von Piritramid
> Boli von 3–7,5 mg bzw. nach Wirkung. Möglichst nicht infundieren!

10.8.2 Nichtsteroidale Analgetika (NSAID)

Diese Substanzen weisen im Vergleich zu den Opioiden eine wesentlich geringere analgetische Wirkung auf.

Sie sind als alleinige Substanzen für Schmerztherapie des Intensivpatienten daher in der Regel ungeeignet, können jedoch – bei Beachtung der Kontraindikationen – im Rahmen des Konzeptes der »multimodalen Analgesie« mit Opioiden kombiniert werden. Gerade in der Phase der Entwöhnung lassen sich so Opioide einsparen; die Spontanatmung wird weniger beeinträchtigt.

Die wichtigsten **unerwünschten Wirkungen** sind:

- Bei nichtsteroidalen antiinflammatorischen Analgetika (NSAID) wie ASS und Diclofenac: Bronchospasmus und Auslösung eines Asthmaanfalls, Blutungszeitverlängerung, Magenblutungen und Nierenfunktionsstörungen (v. a. bei Hypovolämie).
- Bei Paracetamol: Leberfunktionsstörungen (nur bei Überdosierung).
- Bei Metamizol: Agranulozytose, Schocksymptomatik bei zu schneller Injektion (daher nur als Kurzinfusion!).

> Dosierung Erwachsene
> - ASS: 4-mal 500–1000 mg/Tag (i.v. oder p.o.),
> - Paracetamol 4-mal 1000 mg/Tag (i.v. oder p.o.),
> - Metamizol: 4-mal 1000 mg/Tag (i.v. oder p.o.),
> - Diclofenac: 1- bis 2-mal 100 mg/Tag (p.o. oder Supp.).

10.9 Synopsis der S3-Leitlinie zum Einsatz von Analgetika und Sedativa

Die 2010 erschienene deutsche **S3-Leitlinie** zu Analgesie, Sedierung und Delirmanagement in der Intensivmedizin enthält folgende Empfehlungen:

Analgesie

- Eine kürzer dauernde Analgesie ≤72 h kann mit einer Bolusapplikation von **Piritramid** und/oder als kontinuierliche Applikation gut steuerbarer Opioide wie z. B. **Remifentanil**, Sufentanil durchgeführt werden.
- Bei kritisch kranken, mehr als 72 h therapiebedürftigen Patienten kann **Sufentanil** oder **Fentanyl** eingesetzt werden.
- In Abhängigkeit von der Schmerzsituation und den potenziellen Nebenwirkungen der Medikamente können alternativ oder adjuvant Nichtopioidanalgetika sowie **Clonidin** oder **Ketamin** eingesetzt werden.

Sedierung

- Bei einer zu erwartenden Sedierungsdauer bis zu 7 Tagen sollte bevorzugt **Propofol** eingesetzt werden.
- Für eine Sedierungsdauer von über 7 Tagen kann **Midazolam** verwendet werden. Propofol weist bei der Langzeitsedierung keinen Vorteil bezüglich der Dauer der Entwöhnung vom Respirator gegenüber Midazolam auf.
- Bei Patienten ≥16 Jahren sollen zur Sedierung bei einer Intensivbehandlung eine **Propofoldosis** von 4 mg/kg KG/h und eine Anwendungsdauer von 7 Tagen nicht überschritten werden. Der Säure-Basen-Haushalt und die Rhabdomyolyseparameter sollten engmaschig überwacht werden.
- **Etomidat** soll nicht zur Langzeitsedierung verwendet werden, sondern nur noch als Einleitungshypnotikum zur Intubation und nur bei Patienten mit schwerer kardiovaskulärer Insuffizienz.
- Der adjuvante Einsatz von **Clonidin** kann in allen Sedierungsphasen erfolgen; er reduziert die Dosis der anderen sedierenden und analgetisch wirksamen Medikamente.
- Ein **Ketamin**-Razemat-/Midazolam-basiertes und ein Opioid-/Midazolam-basiertes Sedierungsverfahren kann bei maschinell beatmeten Schädel-Hirn-traumatisierten Patienten mit intrakranieller Hypertension gleichermaßen sicher (ICP, CPP) eingesetzt werden.

10.10 Muskelrelaxierung

Muskelrelaxanzien sollten beim beatmeten Intensivpatienten nur sehr zurückhaltend zugeführt werden, denn ihr Einsatz steht im Widerspruch zu dem Konzept der modernen Beatmungstherapie, nach dem die Spontanatmung des Patienten so früh wie möglich in die respiratorische Behandlung integriert werden sollte. Außerdem kann die Langzeitrelaxierung zu schwerwiegenden Komplikationen führen.

S3-Leitlinie der DGAI/DIVI:

- **Muskelrelaxanzien sollen nur bei speziellen Indikationen auf der Intensivstation angewandt werden. Wenn sie eingesetzt werden, soll eine adäquate Analgesie und Sedierung sichergestellt sein.**
- **Sedierungstiefe und neuromuskuläre Blockade sollen engmaschig kontrolliert werden.**

10.10.1 Indikationen

Muskelrelaxanzien werden in allen Altersgruppen eingesetzt, leider häufig unkritisch oder sogar routinemäßig, nicht selten auch aus Bequemlichkeit. Als wichtigste Indikationen gelten derzeit:

- endotracheale Intubation,
- Erleichterung der maschinellen Beatmung bei schwersten Störungen der Ventilation und Oxygenierung,
- Beatmung von Patienten mit erhöhtem intrakraniellem Druck,
- extreme Unruhezustände trotz hochdosierter Sedierung,
- essenzielle Maßnahme beim schweren Tetanus,
- Immobilisierung bei bestimmten Maßnahmen, z. B. extrakorporale Membranoxygenierung (ECMO), Linksherzbypass.

Muskelrelaxanzien dürfen niemals ohne ausreichende tiefe Sedierung zugeführt werden, da diese Substanzen keinerlei sedierende Eigenschaften besitzen.

Intensität der Blockade Um die erforderliche Dosis der Muskelrelaxanzien besser kalkulieren zu können, wird der Einsatz eines Nervenstimulators empfohlen, mit dem die neuromuskuläre Funktion regelmäßig überwacht werden kann.

Eine vollständige bzw. 100%ige neuromuskuläre Blockade ist für die Beatmung des Intensivpatienten meist nicht erforderlich.

10.10.2 Auswahl der Substanzen

Für die länger dauernde Relaxierung des beatmeten Intensivpatienten werden ausschließlich nichtdepolarisierende Substanzen eingesetzt, z. B. Atracurium, cis-Atracurium, Vecuronium, Rocuronium, Mivacurium und Pancuronium. Die Substanzen werden kontinuierlich infundiert (Atracurium, cis-Atracurium, Mivacurium) oder als Boli injiziert.

Bei einer Niereninsuffizienz ist die Wirkung von Vecuronium, Rocuronium und Pancuronium verlängert. Pancuronium wirkt sympathikomimetisch und kann hierdurch zu Tachykardie und Blutdruckanstieg führen. Atracurium setzt Histamin frei, sodass der Blutdruck abfallen kann. Von Vorteil ist die Ausscheidung von Atracurium und cis-Atracurium, die, unabhängig von der Nieren- und Leberfunktion, durch Hofmann-Elimination erfolgt. Mivacurium wird im Plasma durch **Cholinesterase** inaktiviert.

Atracurium und cis-Atracurium sind aufgrund ihrer pharmakokinetischen Eigenschaften möglicherweise derzeit die Muskelrelaxanzien der Wahl für die Langzeitrelaxierung.

Succinylcholin

Für die **endotracheale Intubation** ist Succinylcholin nach wie vor das am besten und schnellsten wirksame Mittel. Allerdings müssen folgende **Kontraindikationen** beachtet werden:

- Polytrauma,
- Verbrennungskrankheit,
- längere Immobilisierung,
- Hyperkaliämie,
- Querschnittlähmung,
- Mangel an Pseudocholinesterase,
- Guillain-Barré-Syndrom,
- periphere Neuropathien,
- Verdacht auf maligne Hyperthermie,
- Myotonie.

Bei diesen Patienten wird empfohlen, entweder (fiberoptisch) ohne Muskelrelaxans zu intubieren oder ein mittellang wirkendes, nichtdepolarisierendes Relaxans wie Rocuronium in höherer Dosierung einzusetzen. Bei diesem Vorgehen sollte ein Anästhesist hinzugezogen werden!

10.10.3 Nachteile und Komplikationen der Muskelrelaxierung

Wichtigste Nachteile

- Mögliche unerkannte Wachheit des Patienten unter Vollrelaxierung
- Erschwerung der neurologischen Einschätzung
- Erhöhte Erstickungsgefahr bei unbemerkter Diskonnektion vom Beatmungsgerät
- Möglicherweise erhöhtes Thromboembolierisiko
- Gefahr der stärkeren Atrophie der Muskulatur, insbesondere der Atemmuskeln
- Gefahr der anhaltenden Muskellähmung über die Phase der Relaxanziengabe hinaus

Wachheit unter der Relaxierung Bei jeder Muskelrelaxierung des beatmeten Intensivpatienten besteht die Gefahr der Wachheit und des bewussten Erlebens der Lähmung (»gelähmt in Furcht und Schrecken!«). Darum sei nochmals an den Grundsatz erinnert: Keine Relaxierung ohne ausreichende Sedierung! Und: Ein regungsloser Patient ist nicht gleichbedeutend mit einem gut sedierten Patienten.

Verlängerte Muskelrelaxierung Es liegen einige Berichte über eine langanhaltende Lähmung der Muskulatur nach Absetzen der nichtdepolarisierenden Muskelrelaxanzien bei Intensivpatienten vor, die nicht durch Veränderungen der Pharmakokinetik dieser Substanzen erklärt werden können. Die Ursache der anhaltenden Lähmung ist derzeit nicht bekannt, jedoch scheint die gleichzeitige Zufuhr von **Kortikosteroiden** ein wichtiger Risikofaktor zu sein. Das Phänomen der anhaltenden Muskelrelaxierung muss von der sog. »Neuropathie des Intensivpatienten« unterschieden werden, die Ausdruck einer Beteiligung von Nerven und Muskulatur am Krankheitsgeschehen einer schweren Sepsis oder eines Multiorganversagens ist: der sog. »critical illnes polyneuropathy« (CIP). Beide funktionellen Störungen erschweren die Entwöhnung vom Beatmungsgerät erheblich.

Literatur

Bolton CF (1993) Neuromuscular abnormalities in critically ill patients. Intensive Care Med 19: 309–310

Devlin JW (2008) The pharmacology of oversedation in mechanically ventilated adults. Curr Opin Crit Care 14: 403–407

Fuchs-Buder T (2008) Neuromuskuläres Monitoring in Klinik und Forschung. Springer

Izurieta R, Rabatin JT (2002) Sedation during mechanical ventilation: a systematic review. Crit Care Med 30: 2644–2648

Jacobi J, Fraser GL, Coursin DB and the Task Force of the American College of Critical Care Medicine (ACCM) of the Society of Critical Care Medicine (SCCM) (2002) Clinical practice guidelines for the sustained use of sedatives and analgesics in the critically ill adult. Crit Care Med 30: 119–141

Kehlet H, Dahl JB (1993) The value of »multimodal« or »balanced analgesia« in postoperative pain treatment. Anaesth Analg 77: 1048–1056

Martin J, Spies C (2007) Analgosedierung des Intensivpatienten. In: Kuhlen R, Rossaint R (Hrsg) Evidenzbasierte Medizin in Anästhesie und Intensivmedizin, 2. Aufl. Springer, Berlin Heidelberg New York

Martin J et al. (2010) S3-Leitlinie der DGAI und der DIVI zu Analgesie, Sedierung und Delirmanagement in der Intensivmedizin [http://www.awmf.org/uploads/tx_szleitlinien/001-012m.pdf]

McGrane S, Pandharipande PP (2012) Sedation in the intensive care unit. Minerva Anestesiol 78: 369–380

Papazian L, Forel JM, Gacouin A et al. (2010) Neuromuscular blockers in early acute respiratory distress syndrome. N Engl J Med 363: 1107–1116

Society of Critical Care Medicine, American Society of Health-System Pharmacists (2002) Sedative, analgesia, and neuromuscular blockade of the critically ill adult: Revised clinical practice guidelines for 2002. Crit Care Med 30: 117–118

Thoraxdrainagen

Thoraxdrainagen werden in den Pleuraspalt eingeführt, um Luft oder Flüssigkeit abzuleiten und die Lunge vollständig zu entfalten. Nach Vorschieben in den Pleuraspalt wird der Katheter mit einem Drainagesystem verbunden, das die austretende Flüssigkeit sammelt oder die entweichende Luft absaugt. Hierbei ist zwischen einer vorderen und einer hinteren Drainage zu unterscheiden. Für die Ableitung von Luft wird die vordere Drainage durchgeführt, für die Drainage von Blut oder anderen Flüssigkeiten die hintere, ebenso für die Kombination von Luft und Flüssigkeit. Der Grund hierfür ist, dass bei der vorderen Drainage Flüssigkeitsansammlungen nicht oder nur unzureichend abgeleitet werden.

Zwei Methoden der Thoraxdrainage können angewandt werden: die geschlossene und die offene Drainage über eine Minithorakotomie. Allerdings sollte Folgendes beachtet werden:

> **Beim beatmeten Intensivpatienten sollte die Thoraxdrainage über eine Minithorakotomie eingeführt werden, da hierdurch eine Verletzung intrathorakaler oder intraabdominaler Organe vermieden wird.**

Das Legen einer Thoraxdrainage gehört zu den grundlegenden Maßnahmen der Notfallmedizin. Daher sollte der Intensivmediziner die Technik der geschlossenen und offenen Thoraxdrainage sicher beherrschen.

11

11.1 Indikationen und Kontraindikationen

Indikationen

Die wichtigsten Indikationen für eine Thoraxdrainage sind:

- Pneumothorax, Spannungspneumothorax,
- Hämatothorax,
- Rippenserienfrakturen bei beatmeten Patienten,
- nach Thoraxeingriffen,
- massiver Pleuraerguss bei respiratorisch insuffizienten oder beatmeten Patienten.

Beim Intensivpatienten sind vor allem Pneumothorax, Hämatothorax und Hämatopneumothorax von Bedeutung. Die wichtigste Ursache dieser Komplikationen ist das Thoraxtrauma.

Pneumothorax Jeder wesentliche Pneumothorax muss drainiert werden. Bei **beatmeten** Patienten muss auch ein geringergradiger Pneumothorax drainiert werden, da sich durch den Überdruck rasch ein akut lebensbedrohlicher Spannungspneumothorax entwickeln kann. Ein Pneumothorax, der kurz nach einem Trauma festgestellt wird, muss ebenfalls drainiert werden.

Bei der Drainierung sollte Folgendes beachtet werden:

- alleiniger Pneumothorax: primär vordere Drainage;
- Rippenserienfrakturen mit Pneumothorax: primär hintere Drainage, da mit einem Hämatothorax gerechnet werden muss.

Hämatothorax Jeder wesentliche Hämatothorax muss ebenfalls drainiert werden. Bei Rippenserienfrakturen muss mit der Entwicklung eines Hämatothorax gerechnet werden, daher sollte die Indikation zur Thoraxdrainage großzügig gestellt werden.

- Alleiniger Hämatothorax: primär hintere Drainage;
- Hämatopneumothorax: zunächst hintere Drainage, da hierüber Blut **und** Luft drainiert wird, während die vordere Drainage im Wesentlichen nur Luft fördert.

Rippenserienfrakturen Bei Patienten mit Rippenserienfrakturen, die operiert oder beatmet werden müssen, sollte vorher prophylaktisch eine hintere Thoraxdrainage gelegt werden, da sich unter der Überdruckbeatmung ein Pneumothorax oder sogar ein Spannungspneumothorax entwickeln kann. Außerdem muss bei Rippenserienfrakturen mit einem Hämatothorax gerechnet werden.

> **Beim schweren Thoraxtrauma sollte die Indikation für eine Thoraxdrainage nicht nur großzügig, sondern auch frühzeitig gestellt werden, um bedrohliche Komplikationen zu vermeiden.**

Haut- und Mediastinalemphysem Ein Haut- oder Mediastinalemphysem ohne Pneumothorax ist keine Indikation für eine Thoraxdrainage; vielmehr sollte zunächst die Ursache geklärt werden. Kleine Risse in der Schleimhaut von Trachea oder Bronchen oder eine Alveolarruptur mit Eindringen von Luft in das Interstitium bedürfen ebenfalls keiner Thoraxdrainage. Ist das Emphysem hingegen durch eine Ruptur von Trachea, Bronchen, Lungenparenchym oder Ösophagus bedingt, sollte beim beatmeten Patienten umgehend eine Thoraxdrainage eingeführt werden, da in der Regel auch ein Pneumothorax besteht.

Prophylaktische Thoraxdrainage bei hohen Beatmungsdrücken? Bei einem inspiratorischen Spitzendruck (>60 mbar) besteht die Gefahr eines

Spannungspneumothorax. Daher empfehlen einige Intensivmediziner das prophylaktische Anlegen von Drainagen in beiden Thoraxhälften bei solchen Patienten. Dieses Vorgehen gilt heutzutage als überholt, zumal das Legen der Drainagen zu schwerwiegenden Komplikationen führen kann. Außerdem sollten hohe Atemwegdrücke wegen der Gefahr des Volumentraumas vermieden werden (▶ Kap. 20.

Kontraindikationen

Es gibt nur wenige Kontraindikationen für Thoraxdrainagen. Bei Patienten mit Störungen der Blutgerinnung, seien es Koagulopathien oder Thrombozytenfunktionsstörungen, ist Vorsicht beim Anlegen der Drainage geboten. Bei Patienten mit tuberkulösem Pleuraerguss sollte keine Thoraxdrainage gelegt werden, da die Gefahr einer pyogenen Mischinfektion besteht. Bei Verdacht oder gesichertem Mesotheliom sollte ebenfalls keine Thoraxdrainage gelegt werden, da der Tumor häufig durch die Thoraxwand wächst. Hier empfiehlt sich eine begrenzte Thorakotomie und Pleurektomie.

11.2 Geschlossene Thoraxdrainage

Das geschlossene Einführen einer Thoraxdrainage lässt sich schnell und ohne großen Aufwand durchführen. Sie ist daher das Verfahren der Wahl in lebensbedrohlichen Situationen. Einfach ist das Verfahren aber nur für den Geübten; in den Händen des Unerfahrenen können gerade in der Hektik der Notfallsituation, aber nicht nur dann, schwer wiegende Komplikationen auftreten. Die Drainage wird je nach Zweck vorn oder hinten eingelegt.

11.2.1 Zubehör

Die geschlossene Drainage erfolgt mit einem sterilen Einmaltrokarkatheter, der mit einem sterilen Einmaldrainagesystem oder – heutzutage seltener – einer Thoraxsaugpumpe verbunden wird. Der Katheter selbst besteht aus silikonisiertem Kunststoff mit mehreren Drainageöffnungen am distalen Ende. Im Katheter befindet sich ein spießförmiger Metalltrokar, der als Einführhilfe für den Katheter dient und außerdem das Eindringen von Luft in den Pleuraspalt beim Legen der Drainage weitgehend verhindert. Wichtig ist die richtige Wahl der Kathetergröße, damit die Flüssigkeit oder Luft im Pleuraspalt ausreichend drainiert wird und der Katheter nicht abknickt oder verstopft.

Zubehör für die Thoraxdrainage

- Steril verpacktes Einmalset für die Bülau-Drainage
- Steril verpackte Zwischenstücke und Verbindungsschlauch
- Sterile Abdecktücher
- 1 Lochtuch
- Sterile Handschuhe
- Desinfektionsmittel für die Haut
- Seide, Nr. 0, für die Fixation der Drainage
- Nach Bedarf: 2,0-Prolene für die Hautnaht
- Lokalanästhetikum in 10-ml-Spritzen für die Infiltrationsanästhesie

11.2.2 Welche Kathetergröße?

Die »richtige« Größe des Thoraxkatheters ist teilweise umstritten, daher können nur Empfehlungen gegeben werden:

- Drainage von Blut, Flüssigkeit, Emphysem: mindestens 28 Charr,
- Drainage eines reinen Pneumothorax: 20–24 Charr, bei frischem Pneumothorax auch 28 Charr.
- 32-Charr-Katheter oder größer sind für den Patienten unangenehm und sollten vermieden werden.
- 8- oder 12-Charr-Katheter sind für die Drainage eines einfachen Pneumothorax beim Intensivpatienten nicht sinnvoll, da sie leicht abknicken und rasch durch Fibrinablagerungen verstopft werden.

Wie die Größe des Katheters, hängt auch die Wahl der Punktionsstelle vor allem vom therapeutischen Zweck ab.

11.2.3 Welche Punktionsstelle?

Grundsätzlich können Thoraxdrainagen vorn oder seitlich eingeführt werden. Der seitliche Zugang wird meist bevorzugt. Zur Entleerung von Flüssigkeit wird der Katheter nach hinten oben, zur Ableitung von Luft nach vorn oben vorgeschoben. Folgendes sollte beachtet werden:

! Wegen der Verletzungsgefahr von Zwerchfell und intraabdominellen Organen dürfen geschlossene Thoraxdrainagen beim Intensiv-

patienten nicht unterhalb der Mammillarlinie eingeführt werden. Auch darf beim anterioren Zugang niemals medial der Medioklavikularlinie punktiert werden, weil hierbei die A. thoracica interna verletzt werden kann.

- Lateraler Zugang: 4.–6. Interkostalraum in der mittleren Axillarlinie.
- Anteriorer Zugang: 2. oder 3. Interkostalraum in der Medioklavikularlinie.

Beim anterioren Zugang ist die Drainage von Flüssigkeit meist unzureichend, auch sind die kosmetischen Ergebnisse vor allem bei Frauen unbefriedigend.

11.2.4 Technik der hinteren Drainage

Bei der hinteren Drainage wird der Katheter in der mittleren Axillarlinie – jedoch nicht unterhalb der Mammillarlinie – in den Thorax eingeführt und nach hinten oben zur Pleurakuppe vorgeschoben. Die Drainage erfolgt am liegenden Patienten (◘ Abb. 11.1).

- Punktionsstelle festlegen; die Hautinzisionsstelle sollte sich im Bereich der vorderen Axillarlinie befinden, damit der Katheter selbst in der mittleren Axillarlinie eingeführt und im Thorax dann nach dorsal vorgeschoben werden kann.
- Dann Lokalanästhesie der Hautinzisionsstelle, des vorgesehenen 4–5 cm langen subkutanen Kanals sowie der Eintrittstelle am oberen Rippenrand. Um die Eintrittstelle in den Thorax zu anästhesieren, muss zusätzlich ca. 5 cm oberhalb der Hautinzision, am Oberrand der dort befindlichen Rippe, eingestochen und das Lokalanästhetikum injiziert werden. Insgesamt sind etwa 20 ml Lokalanästhetikum erforderlich.
- Nach Bedarf zusätzliche Öffnungen versetzt in den Katheter schneiden. Diese Öffnungen dürfen jedoch nicht größer als die Originalöffnungen sein, um die Stabilität des Schlauchs zu gewährleisten. Das am weitesten von der Spitze entfernte Loch unbedingt auf dem röntgendichten Markierungsstreifen schneiden, damit später die Position dieser Öffnung auf dem Röntgenbild zu erkennen ist.
- Nun die Haut ausreichend inzidieren, damit der Katheter leicht eingeführt werden kann; kein Aufspreizen des subkutanen Kanals mit der Schere, damit keine zusätzlichen Hohlräume entstehen.
- Trokarkatheter, wie in ◘ Abb. 11.1c gezeigt, **senkrecht** zum Thorax durch die Haut in das subkutane Gewebe einführen.
- Dann Trokarkatheter senken und tangential im vorgesehenen subkutanen Kanal vorschieben
- Das weitere Vorschieben erfolgt mit dem in ◘ Abb. 11.1e gezeigten Handgriff. Hierbei soll die linke Hand ein unkontrolliertes Vorschieben des Katheters mit der rechten Hand verhindern, wenn der Widerstand mit Eintritt in den Thorax schlagartig nachlässt.
- Nun Trokarkatheter wieder senkrecht zur Thoraxwand stellen, dann mit der Metallspitze die Rippen abtasten und an deren Oberrand mit einem kräftigen kurzen Stoß den Thoraxraum perforieren; danach Trokarspitze etwas in den Thoraxraum vorschieben.
- Anschließend Richtung erneut ändern: Trokar in Richtung der geplanten Lage des Katheters halten, dann den Knopf am Ende des Trokars mit der rechten Hand festhalten und den Katheter mit der linken Hand in den Thorax vorschieben; hierbei muss sich die Spitze des Trokars weiter im Thorax befinden, um die Führung des Katheters im Thorax zu gewährleisten.
- Ist der Katheter weit genug vorgeschoben worden, wird der Trokar entfernt. Bei korrekter Lage muss nun Blut oder andere Flüssigkeit aus dem Katheter treten oder der Katheter innen mit Wasserdampf beschlagen.
- Zum Schluss Katheter an der Haut festnähen und an ein Drainagesystem anschließen.
- Sofort danach röntgenologische Lage- und Erfolgskontrolle der Thoraxdrainage!

Drainage der basalen Abschnitte Um bei einem Hämatothorax die tiefsten Thoraxabschnitte besser zu drainieren, kann die hintere Thoraxdrainage auch nach basal in den Sinus phrenicocostalis vorgeschoben werden. Die Punktionsstelle ist die gleiche wie bei der hinteren oberen Drainage, allerdings erfolgt die Hautinzision in der vorderen Axillarlinie, ca. 5 cm **oberhalb** der Eintrittstelle des Katheters in den Thorax. Außerdem muss der Schlauch nach oben abgeleitet werden, damit er nicht abknickt. Da die vordersten Öffnungen der basalen Katheter Gewebe ansaugen und hierdurch rasch verschlossen werden, müssen immer zusätzliche Öffnungen eingeschnitten werden.

11.2.5 Technik der vorderen Drainage

Punktionsstelle bei der anterioren Drainage ist der 2. Interkostalraum in der Medioklavikularlinie; von hier wird der Katheter nach vorn oben gegen die Pleurakuppe vorgeschoben. Dieser Zugang wird vor allem

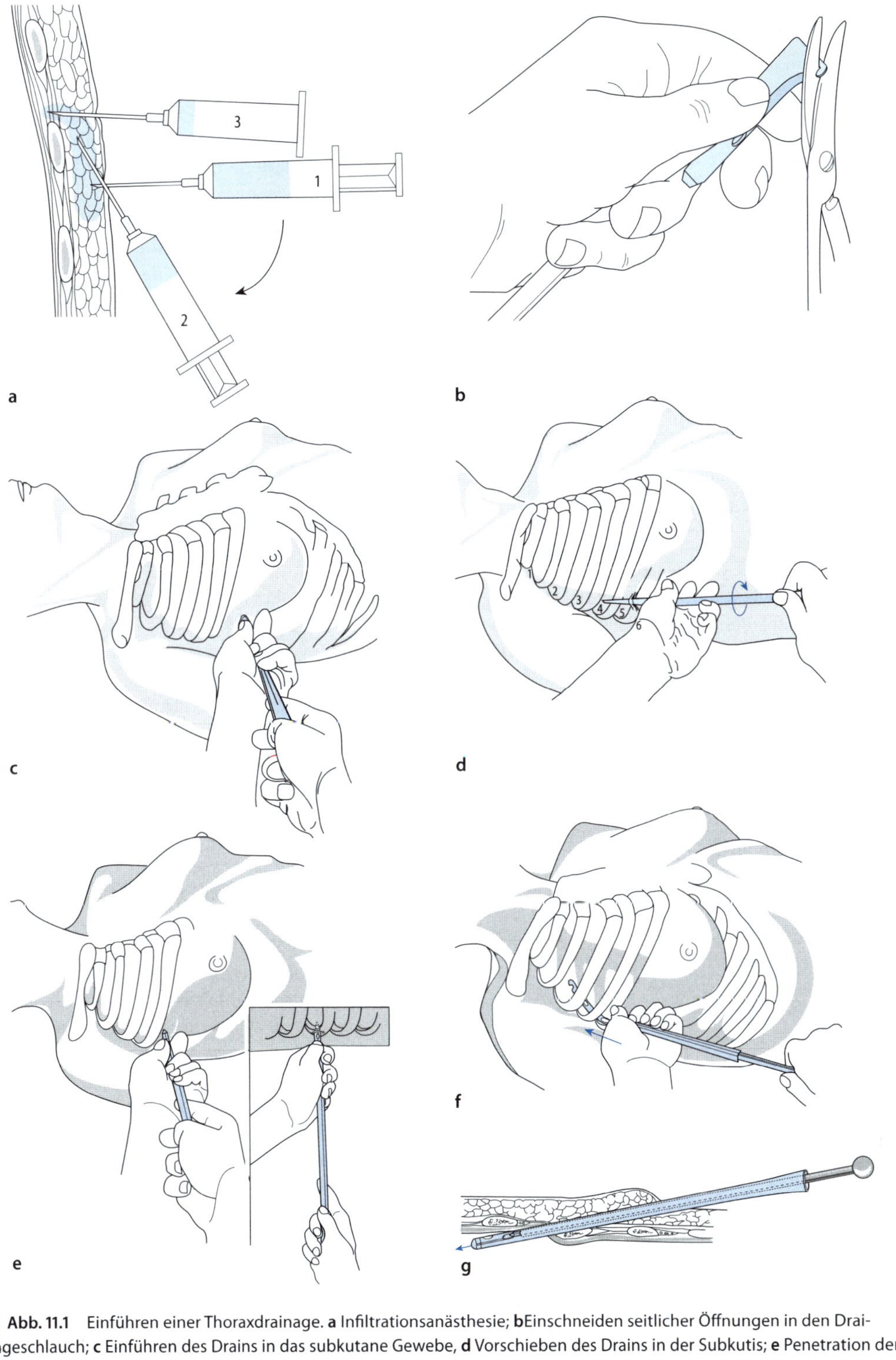

Abb. 11.1 Einführen einer Thoraxdrainage. **a** Infiltrationsanästhesie; **b**Einschneiden seitlicher Öffnungen in den Drainageschlauch; **c** Einführen des Drains in das subkutane Gewebe, **d** Vorschieben des Drains in der Subkutis; **e** Penetration der Pleura unter Anwendung des gezeigten Handgriffs, durch den ein zu tiefes Eindringen des Drains verhindert werden soll; **f** Vorschieben der Drainage über den Führungsspieß in den Pleuraraum; **g** Verlauf der Drainage im subkutanen Kanal

in lebensbedrohlichen Situationen gewählt oder wenn kosmetische Gesichtspunkte keine Rolle spielen. Bei Mädchen und jüngeren Frauen sollte wegen der Narbenbildung der Zugang über die vordere Axillarlinie oberhalb der Mammillarlinie erfolgen.

- Lokalanästhesie wie zuvor beschrieben; Hautinzision ebenfalls.
- Die Eintrittstelle des Katheters am Oberrand der 3. Rippe muss außerhalb der Medioklavikularlinie, mindestens jedoch 2½ Querfinger seitlich vom Sternumrand liegen, um eine Verletzung der A. thoracica interna zu vermeiden.
- Weiteres Vorgehen wie oben beschrieben. Sicherungsgriff nicht vergessen! Bei Perforation der Thoraxwand Trokar strikt senkrecht zur Thoraxwand halten, damit der Katheter nicht unter den M. pectoralis statt in den Pleuraraum gelangt.

11.2.6 Komplikationen

In den Händen des Geübten ist die Komplikationsrate gering, vor allem wenn die beschriebenen Regeln und die empfohlenen Punktionsstellen oberhalb der Mammillarlinie und außerhalb der Medioklavikularlinie strikt eingehalten werden. Grundsätzlich können teils schwerwiegende Komplikationen auftreten (▶ Übersicht)

11

Komplikationen durch Thoraxdrainagen

- Verletzungen des Zwerchfells und der Bauchorgane bei zu tiefer Eintrittstelle (meist Anfängerfehler!)
- Verletzungen der Lunge
- Blutungen durch Verletzung von Interkostalarterien oder der A. thoracica interna
- Fehllage der Drainage
- Herzrhythmusstörungen durch Kontakt der Drainage mit dem Herzen
- Arrosion großer Gefäße (extrem selten)
- Infektionen

Verletzungen des Zwerchfells oder der Bauchorgane Sie treten vor allem beim seitlichen Zugang auf, wenn die Kathetereintrittstelle nicht sorgfältig identifiziert und der Katheter unterhalb der Medioklavikularlinie eingeführt wurde. Akut lebensbedrohlich ist vor allem die Fehlplatzierung der Thoraxdrainage in die **Leber:** Sie kann innerhalb kurzer Zeit zum hämorrhagischen Schock führen. Andere Organe wie Milz, Niere, Darm, aber auch das Herz sind ebenfalls schon verletzt worden.

Zerreißung von Blutgefäßen Frische Blutungen aus der Drainage beruhen zumeist auf der Zerreißung einer Interkostalarterie beim Einführen des Trokarkatheters, besonders bei posteriorem Zugang in der Axilla oder beim Abweichen vom Oberrand der Rippe. Die Verletzungsgefahr ist bei alten Menschen größer, weil die Interkostalgefäße ihre ursprüngliche Position am Unterrand der Rippe verlassen haben können und im Interkostalraum wandern.

Eine Verletzung der A. thoracica interna beruht auf der falschen Wahl der Punktionsstelle (▶ s. oben).

Verletzungen der Lunge Oberflächliche Verletzungen der Lunge sind ungefährlich. Liegt die Drainage jedoch intrapulmonal, so können größere Gefäße arrodiert werden. Bei Verdacht auf eine intrapulmonale Lage wird ein seitliches Röntgenbild des Thorax angefertigt. Bestätigt sich die Fehllage, so muss der Katheter entfernt und durch einen anderen ersetzt werden, damit die verletzte Lunge heilen kann.

Infektionen In seltenen Fällen kann die Thoraxdrainage zur Infektion und zum Pleuraemphysem führen. Beim akuten Thoraxtrauma soll die Häufigkeit dieser Komplikation weniger als 3% betragen.

Wie können Komplikationen vermieden werden?

Die meisten Komplikationen durch Thoraxdrainagen sind vermeidbar, wenn folgende Grundsätze beachtet werden:

- Bei lateralem Zugang immer oberhalb der Mammillarlinie bleiben oder den Katheter unter Ultraschallkontrolle einführen.
- Bei anteriorem Zugang keine Punktion medial der Medioklavikularlinie!
- Einführen des Trokarkatheters immer am Oberrand der Rippe, denn die Interkostalgefäße verlaufen bekanntlich am Unterrand.
- Den Pleuraraum möglichst stumpf penetrieren (▶ Abschn. 11.2.4).
- Einführen der Drainage nur nach sicherer Identifikation des Pleuraraums (Palpation der Lunge mit dem Finger).
- Im Zweifel Korrektur der Drainage, v. a. beim Spannungspneumothorax, da eine Fehllage akut lebensbedrohlich ist.

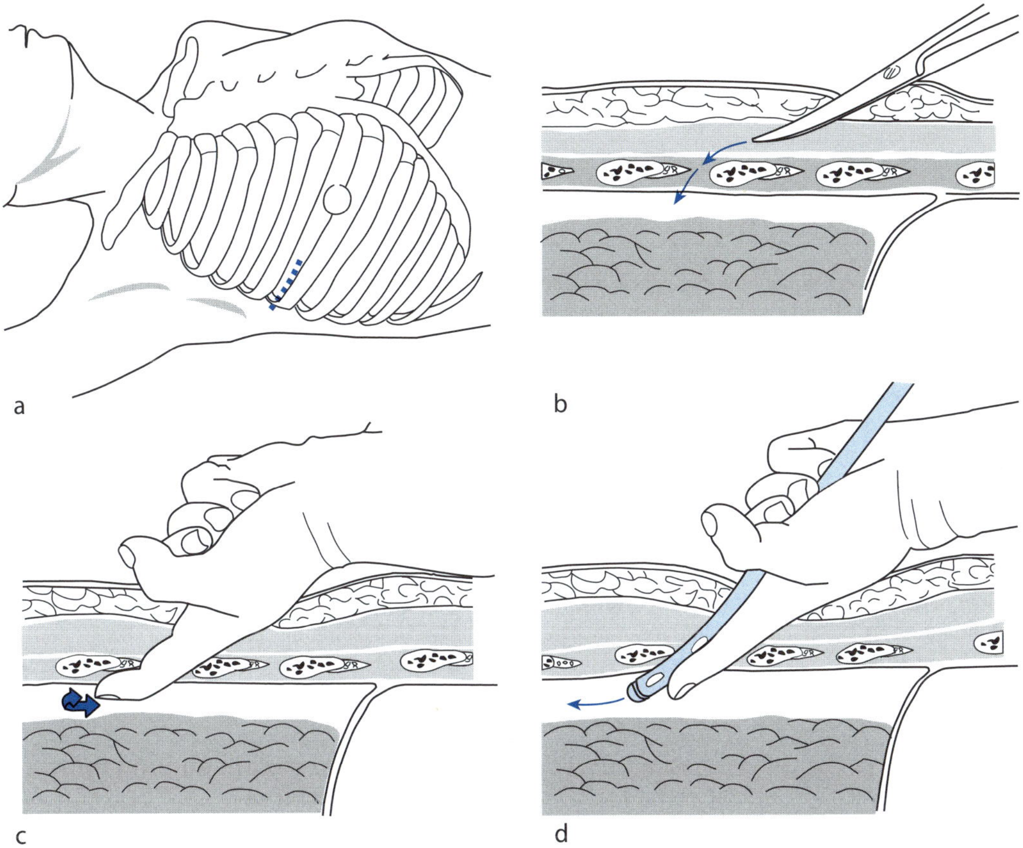

Abb. 11.2 Thoraxdrainage über Minithorakotomie. **a** Inzision der Haut über der 6. Rippe; **b** subkutane Präparation mit der Schere, Inzision der Interkostalmuskeln am oberen Rand der 6. Rippe; **c** Perforation der Pleura und Exploration der Pleurahöhle mit dem Finger; **d** Einführen der Drainage; der Finger dient als Leitschiene und dirigiert den Drain in die erforderliche Richtung

11.3 Thoraxdrainage über Minithorakotomie

Die offene Thoraxdrainage über eine Minithorakotomie gilt für viele Intensivmediziner beim beatmeten Patienten als Verfahren der Wahl, weil hierdurch schwerwiegende Verletzungen verschiedener Organe sicher vermieden werden können. Außerdem können leichter großlumige Drainagen eingeführt werden.

11.3.1 Technik der Minithorakotomie

- Lokalanästhesie wie bei »geschlossener Drainage« beschrieben, allerdings breitflächiger.
- Hautinzision, 3–4 cm lang, im 5. ICR oder über der 6. Rippe in der mittleren Axillarlinie.
- Dann Präparation der Subkutis und Längsspaltung des M. serratus anterior mit der stumpfen Schere oder Klemme, hierbei, wenn erforderlich, M. latissimus zur Seite halten (Abb. 11.2).
- Nun den M. serratus mit dem Haken fassen, dann die Interkostalmuskulatur am Oberrand der Rippe inzidieren und die Pleura parietalis in Längsrichtung durchtrennen. Zeigefinger einführen und den Pleuraraum palpieren; geringe Verwachsungen stumpf lösen; bei stärkeren Verwachsungen vorsichtshalber einige Zentimeter höher eine neue Eintrittsstelle suchen, um Verletzungen der Lunge zu vermeiden.
- Anschließend den eingeführten Finger als Leitschiene benutzen, Katheter in den Pleuraspalt einführen und in die gewünschte Position vorschieben.

- Die Hautinzision mit Subkutan- und Hautnaht verschließen und den Katheter mit Seide fixieren. Ein Verschluss der gespaltenen Serratusmuskulatur und der Inzision in der Interkostalmuskulatur ist nicht erforderlich.

11.4 Absaugsysteme

Um eine bessere Ableitung von Flüssigkeit und Luft aus dem Pleuraspalt und eine raschere Entfaltung der Lunge zu erreichen, wird die Thoraxdrainage an ein Dauerabsaugsystem angeschlossen. Folgende Systeme sind gebräuchlich:

- Einflaschendrainage mit Wasserschloss,
- Zweiflaschenabsaugung mit Wasserschloss,
- Dreiflaschensaugsystem,
- Kompaktsysteme nach dem Dreikammerprinzip.

Kompakte, geschlossene Einwegdrainagesysteme sollten beim Intensivpatienten bevorzugt werden, da Fehlfunktionen seltener auftreten und meist auch besser erkannt werden.

Praktisches Vorgehen

- Der Sog wird bei der Thoraxdrainage normalerweise auf 20–25 cm H_2O eingestellt.
- Nach einer Pneumektomie sollte der Sog 5 cm H_2O nicht überschreiten, um eine Verlagerung des Mediastinums zu vermeiden.
- Gelegentlich sind beim Pneumothorax Sogleistungen von 45–100 cm H_2O erforderlich, um die kollabierte Lunge wieder zu entfalten.
- Über die richtige Höhe des Sogs gerade bei noch fistelndem Pneumothorax gibt es allerdings diametral entgegengesetzte Ansichten: Während einige Intensivmediziner einen besonders hohen Sog fordern, um das Anlegen der Lunge an die Thoraxwand zu erreichen, befürworten andere einen besonders niedrigen Sog, um den Verschluss der Fistel zu beschleunigen. Auch gibt es thoraxchirurgische Kliniken, die praktisch immer ohne Sog auskommen.

Reicht die Drainagekapazität nicht aus, muss eine zweite Drainage eingeführt werden.

11.4.1 Einflaschendrainage mit Wasserschloss

Hierbei wird nicht gesaugt, sondern mit Hilfe der Schwerkraft drainiert. Die Thoraxdrainage wird mit einer Wasserschlossröhre in der Drainageflasche verbunden, die über eine kurze Röhre entlüftet wird. Die Spitze der langen Glasröhre wird etwa 2 cm unter die Wasseroberfläche getaucht. Steigt nun der Druck im Pleuraraum auf mehr als 2 cm H_2O an, fließt die Flüssigkeit oder Luft aus dem Pleuraraum in die Flasche. Luft entweicht über die kleine Röhre nach außen. Je tiefer die lange Glasröhre in das Wasser eintaucht, desto größer muss der interpleurale Druck sein, um Luft oder Flüssigkeit herauszubefördern. Gelangt die Glasröhre hingegen über die Wasseroberfläche, so kann Luft von außen in den Pleuraraum gesaugt werden.

Die normale Funktion der Drainage ist an Folgendem erkennbar:

- Mit der Inspiration steigt die Wassersäule in der Glasröhre.
- Mit der Exspiration fällt die Wassersäule.
- Blubbern weist auf ein Leck in der Lunge oder im Bronchus hin.

11.4.2 Zweiflaschenabsaugung mit Wasserschloss

Reicht die einfache Schwerkraftdrainage mit Wasserschloss nicht aus, wird die Zweiflaschenabsaugung mit Wasserschloss und Absaugquelle eingesetzt. Die zweite Flasche dient als Saugkontrolle. Ein kurzer Schlauch in der Saugflasche ist mit der Wasserschlossflasche verbunden, ein anderer Schlauch mit der zentralen Vakuumanlage. Ein Röhrchen wird etwa 10–20 cm tief unter die Wasseroberfläche getaucht, wobei die Eintauchtiefe dem Sog in cm H_2O entspricht.

11.4.3 Dreiflaschensaugsystem

Dieses System besteht aus Drainageflasche, Absaugkontrollflasche und Wasserschlossflasche. Mit Hilfe der Drainageflasche kann die abgesaugte Flüssigkeit gemessen werden.

Kompaktes Ableitsystem Hierbei handelt es sich um ein steriles, geschlossenes Einmalabsaugsystem nach dem Dreikammerprinzip mit Sekretsammelgefäß, Wasserschloss und Sogbegrenzer (Abb. 11.3). Der Sog im Pleuraraum kann direkt am Manometer des

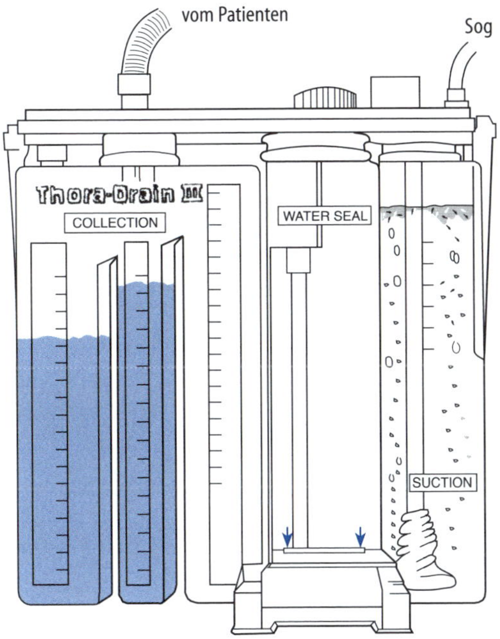

Abb. 11.3 Kompaktes Thoraxdrainagesystem (Thora-Drain III)

Wasserschlosses abgelesen werden. Das Kompaktsystem kann am Bett aufgehängt oder auf den Boden gestellt werden.

Die **Vorteile** sind:

- Ein Transport des Patienten ist möglich, ohne dass ein Pneumothorax entsteht, da der Sog bis zu 2 h Dauer erhalten bleibt, sofern kein Loch besteht.
- Schutz vor einem Pneumothorax durch Sicherheitsventile,
- Manometer für die Soganzeige im Pleuraspalt,
- geringere Kontaminationsgefahr, da kein Wechsel von Sammelgefäßen erfolgt.

Von **Nachteil** sind die relativ geringe Saugleistung (bis maximal 30 cm H_2O) und der hohe Preis.

11.5 Kontrolle und Überwachung der Thoraxdrainagen

Funktionsstörungen einer Thoraxdrainage können akut lebensbedrohlich sein. Darum müssen Thoraxdrainagen bei beatmeten Patienten lückenlos durch geschultes Personal überwacht werden.

- Thoraxdrainagen und Verbindungsschläuche regelmäßig auf Durchgängigkeit und richtiges Funktionieren überprüfen. Die Wassersäule im Wasserschloss muss sich atemabhängig bewegen. Die häufigste Ursache für eine ungenügende Drainage ist die Verstopfung durch Fibrin oder Blut sowie die Abknickung des Drains oder der Verbindungsschläuche. War die Lunge mehrere Tage lang kollabiert, muss eine zu rasche Expansion vermieden werden, da sonst ein **Reexpansionslungenödem** auftreten kann.
- Saugleistung häufig kontrollieren: Ein leichtes Blubbern muss hörbar sein.
- Abgesaugte Flüssigkeitsmenge messen; Aussehen und Konsistenz überprüfen.
- Längere Liegedauer kann mit einer Infektion einhergehen; darum bei Bedarf bakteriologische Kontrolle durch Punktion des Latexschlauchs und Aspiration durchführen.

11.6 Entfernen der Thoraxdrainage

Wegen der potenziellen Komplikationen sollten Thoraxdrainagen nur solange wie unbedingt notwendig liegen gelassen werden.

Tipp

Drainagen, die keine Flüssigkeit oder Luft mehr fördern, sollten für wenige Stunden abgeklemmt und nach Röntgenkontrolle des Thorax entfernt werden, vorausgesetzt, die Lunge ist vollständig entfaltet und keine Leckage mehr nachweisbar.

Eine geringe Sekretproduktion von 100–200 ml/Tag kann allein durch eine Reizung der Pleura durch den Drainageschlauch bedingt sein und ist kein Grund, das Ziehen der Thoraxdrainage zu verschieben.

Wird über einen Zeitraum von 12 h keine Luft mehr drainiert, kann die Drainage ebenfalls entfernt werden. Vorher muss jedoch die Dichtigkeit überprüft werden; hierzu kann beim kompakten System die Wassersäule des Wasserschlosses verwendet werden, ansonsten das Hebersystem. Größere Luftmengen können durch Knicken des Drainageschlauches festgestellt werden: Hierbei entweichen größere Luftmengen als Luftbläschen durch die Flüssigkeit im Drainageschlauch.

Praktisches Vorgehen

- Verbände vollständig entfernen.
- Hautnähte durchschneiden und das Wundgebiet mit Desinfektionsmittel einsprühen.

- Die intraoperativ gelegte Tabakbeutelnaht festhalten, Sog kurzfristig erhöhen.
- Um das Eindringen von Luft in den Pleuraspalt beim Entfernen der Drainage zu vermeiden, Pflasterquadrat mit sterilem Tupfer oder Kompresse in der Mitte auf die Drainageeintrittstelle legen.
- Dann die Drainage unter Sog rasch entfernen, gleichzeitig den Verband fest auf die Eintrittsstelle drücken oder die Tabakbeutelnaht fest zuziehen.
- Waren 2 Drainagen gemeinsam über ein Y-Stück an die Absaugung angeschlossen, so müssen sie vor dem Ziehen abgeklemmt werden, damit keine Luft über den Y-Schenkel in die 2. Drainage in den Pleuraspalt gelangen kann.
- Nach Entfernen der Thoraxdrainage Röntgenkontrolle durchführen. Ist ein geringer Pneumothorax vorhanden, wird der spontan atmende Patient sorgfältig beobachtet und die Röntgenaufnahme nach ca. 1 h wiederholt. Ist der Befund unverändert, sollte nach 8 h erneut geröntgt werden, danach einmal pro Tag.
- Entwickelt sich hingegen nach Entfernen der Thoraxdrainage ein deutlicher Pneumothorax, besteht sehr wahrscheinlich eine Leckage. Dann muss erneut drainiert werden.

Literatur

Christensen MC et al. (2012) Increased chest tube drainage is independently associated with adverse outcome after cardiac surgery. J Cardioth Vasc Anesth 26 (1): 46–51

DuBose J et al. (2012) Management of post-traumatic retained hemothorax: a prospective, observational, multicenter AAST study. J Trauma Acute Care Surg 72 (1): 11–22

Eisenberg, RL, Khabbaz KR (2011). Are chest radiographs routinely indicated after chest tube removal following cardiac surgery? American Journal of Roentgenology 197 (1): 122–124

Havelock T, Teoh R, Laws D, Gleeson F; BTS Pleural Disease Guideline Group (2010) Pleural procedures and thoracic ultrasound: British Thoracic Society Pleural Disease Guideline 2010. Thorax 65 Suppl 2: ii61–76

Kupfer Y et al. (2011) Chest tube drainage of transudative pleural effusions hastens liberation from mechanical ventilation. Chest 139 (3): 519–523

Maybauer MO et al. (2012) Incidence and outcome of tube thoracostomy positioning in trauma patients. Preshosp Emerg Care 16 (2): 237–241

Menger R et al. (2012) Complications following thoracic trauma managed with tube thoracostomy. Injury 43 (1): 46–50

Mongardon N, Tremey B, Mary J (2010) Thoracocentesis and chest tube management in critical care medicine: a multicenter survey of current practice. Chest 138 (6): 1524–1525

Yarmus L, Feller-Kopman D (2012) Pneumothorax in the critically ill patient. Chest 141 (4): 1098–1105

11

Praxis der Beatmung

Beatmungsformen: Übersicht

12.1 Grundlagen der Beatmungstherapie

Jeder Atemzyklus besteht aus Inspiration und Exspiration. Der entscheidende Unterschied zwischen der natürlichen Spontanatmung und der maschinellen Beatmung besteht darin, wie die Inspiration, also das Einströmen von Luft oder Atemgas in die Lunge, erreicht wird (◘ Abb. 12.1).

Spontanatmung Bei der normalen Atmung wird während der Inspiration durch Erhöhung eines Unterdrucks im Thorax Frischluft in die Lungenalveolen gesaugt. Der Unterdruck wird bei intakter Thoraxwand durch Kontraktion der inspiratorischen Atemmuskulatur erzeugt. Die Exspiration erfolgt meist passiv durch die Retraktionskräfte von Lunge und Thorax, evtl. aber auch unterstützt durch Einsatz der exspiratorischen Atemmuskulatur.

Unterdruckbeatmung Bei Ausfall der Atemmuskulatur kann die Inspiration auf ähnliche Weise wie bei der natürlichen Spontanatmung durch Erzeugen eines Unterdrucks an der äußeren Thoraxwand mit konsekutiver Ausdehnung des Thorax und Aufbau eines intrathorakalen Unterducks erzeugt werden. Die Exspiration erfolgt passiv. Dieses Prinzip der sog. Eisernen Lunge wird jedoch aufgrund vielfältiger Probleme bei der Durchführung in der modernen Intensivmedizin nur noch sehr selten genutzt.

12

Überdruckbeatmung Demgegenüber ist die maschinelle Beatmung auf der Intensivstation heute praktisch ausschließlich eine Überdruckbeatmung: Die Frischluft gelangt durch Druckerhöhung am oberen Ende der Atemwege (Mund, Nase bzw. Tubus, Trachealkanüle oder Beatmungsmaske) in die Lunge. Diese Druckerhöhung wird von dem Beatmungsgerät (Respirator, engl.: »mechanical ventilator«) aufgebracht. Die Exspiration erfolgt in der Regel wie bei der Spontanatmung passiv durch die Retraktionskräfte von Lunge und Thorax.

12.1.1 Transpulmonaler Druck und Atemwegdruck

Transpulmonaler Druck Ob der Patient nun spontan atmet oder maschinell beatmet wird: Die Luftströmung in die Lunge erfolgt stets entlang eines transpulmonalen Druckgradienten ($p_{transpulmonal}$), der sich aus der Differenz zwischen Atemwegdruck ($p_{Atemweg}$) und intrathorakalem Druck bzw. Druck im Pleuraraum ($p_{intrathorakal}$) ergibt:

$$ptranspulmonal = pAtemweg - pintrathorakal$$

Eine Erhöhung des transpulmonalen Drucks führt zur Inspiration. Dies kann erreicht werden durch Senkung des intrathorakalen Drucks (Spontanatmung und Unterdruckbeatmung) oder Erhöhung des Drucks in den Atemwegen (maschinelle Beatmung bzw. Überdruckbeatmung) oder durch eine Kombination aus beidem (partielle oder augmentierende Beatmung bzw. augmentierte Spontanatmung).

Tidalvolumen Durch die transpulmonale Druckdifferenz wird abhängig von der Dehnbarkeit des respiratorischen Systems (Lunge und Thorax) und dem Widerstand der Atemwege ein bestimmter Gasfluss oder Flow (F) und ein bestimmtes Tidalvolumen (V) erzielt, das bei maschineller Beatmung Hubvolumen und bei Spontanatmung Zugvolumen genannt wird.

Drücke am Ende der Inspiration Bezogen auf den Atmosphärendruck, der gleich Null gesetzt wird, sind am Ende einer Inspiration

- bei **Spontanatmung** Atemwegdruck und extrathorakaler Druck Null, der intrathorakale Druck ist negativ;
- bei der **Überdruckbeatmung** Atemwegdruck und intrathorakaler Druck positiv, der extrathorakale Druck ist Null;
- bei der heute sehr selten durchgeführten **Unterdruckbeatmung** mittels Eiserner Lunge o. Ä. der Atemwegdruck Null, der intrathorakale und extrathorakale Druck sind negativ.

12.1.2 Resistance und Elastance

> **Wichtig für das Verständnis der Beatmung ist die Kenntnis der Beziehungen zwischen Druck (p), Flow (F) und Volumen (V) in Abhängigkeit von der Resistance (R) und Elastance (E) des respiratorischen Systems.**

Resistance Dieser Begriff bezeichnet den Atemwegwiderstand, d. h. wie viel Druck aufgewendet werden muss, um in den Atemwegen einen bestimmten Fluss zu erzeugen.

$$R = p/F(\text{genauer: } R = \Delta p/\Delta F)$$

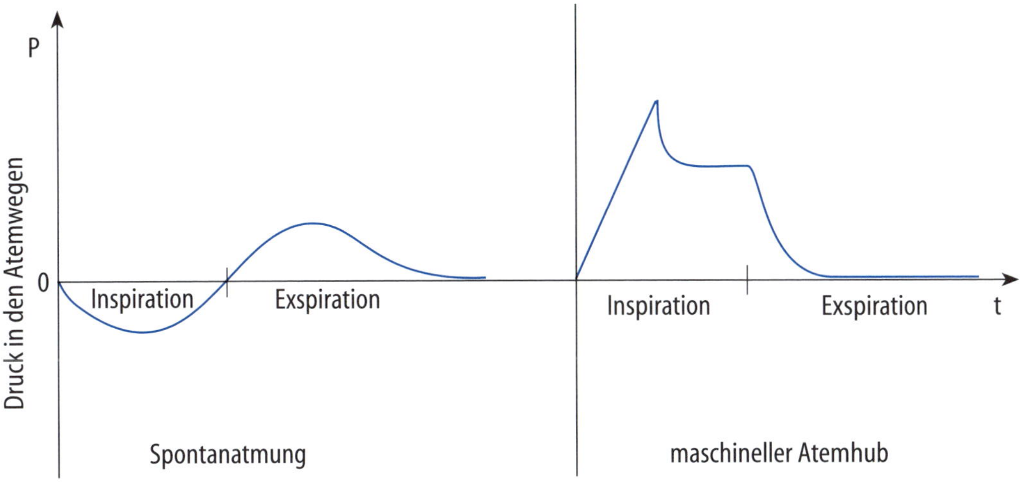

Abb. 12.1 Druckverlauf in den Atemwegen bei Spontanatmung und bei maschineller Beatmung

Gründe für eine hohe Resistance sind enge Atemwege, etwa bei Tubus- und Atemwegstenosen, oder Bronchospasmus.

Elastance Sie ist ein Maß für die »Steifheit« des respiratorischen Systems, d. h. wie viel Druck aufgewendet werden muss, um eine bestimmte Volumenänderung zu erzielen.

$$E = p/V(\text{genauer: } E = \Delta p/\Delta V)$$

Eine erhöhte Elastance findet sich typischerweise bei Lungenödem und ARDS, aber auch bei erhöhtem extrapulmonalem (intraabdominellem) Druck.

Compliance Alternativ zu Elastance wird der korrespondierende Begriff Compliance verwendet: Er kennzeichnet die Dehnbarkeit des respiratorischen Systems, d. h. wie viel Volumenänderung pro Einheit Druckänderung in der Lunge erzeugt wird. Elastance und Compliance verhalten sich zueinander reziprok: Je höher die Compliance, desto niedriger die Elastance.

$$C = 1/E = V/p \text{ (oder genauer: } \Delta V/\Delta p)$$

Impedanz Der kombinierte Effekt von E und R wird auch als Impedanz bezeichnet: Je höher die Elastance und je höher die Resistance, desto höher ist die Impedanz des respiratorischen Systems.

Resistiver und elastischer Druck Der für einen Atemhub erforderliche Gesamtdruck (p_{gesamt}) setzt sich zusammen aus folgenden beiden Drücken:

- dem sog. **resistiven Druck**, der zur Überwindung der resistiven Widerstände (Atemwege, Tubus) erforderlich ist (P_{resist}): $P_{resist} = F \cdot R$; und
- dem **elastischen Druck**, der zur Überwindung der elastischen Atemwegwiderstände (Lunge, Thorax) benötigt wird (elastischer Druck, p_{elast}): $p_{elast} = V \cdot E$

Während der Inspiration muss somit ein Gesamtdruck aufgewendet werden, der der Summe des elastischen und des resistiven Drucks entspricht:

$$p_{gesamt} = p_{resist} + p_{elast}$$

Einen Anhalt für die Höhe des resistiven und elastischen Drucks gibt der Druckverlauf bei volumenkontrollierter Beatmung: Je höher (bei gleichem Volumen und Flow) die Differenz zwischen Spitzendruck und Plateaudruck, desto höher die Resistance; und je höher die Differenz zwischen Plateaudruck und endexspiratorischem Druck, desto höher die Elastance (Abb. 12.2).

Der Druck (p_{gesamt}) wird entweder allein durch das Beatmungsgerät aufgebracht (reine kontrollierte Beatmung) oder allein durch die Atemmuskulatur des Patienten (reine Spontanatmung) oder aber durch beide gemeinsam (partielle Beatmungsformen bzw. augmentierte Atmung).

12.1.3 Bewegungsgleichung und Atemarbeit

Bewegungsgleichung Durch Einsetzen der entsprechenden Terme in die oben genannte Gleichung für

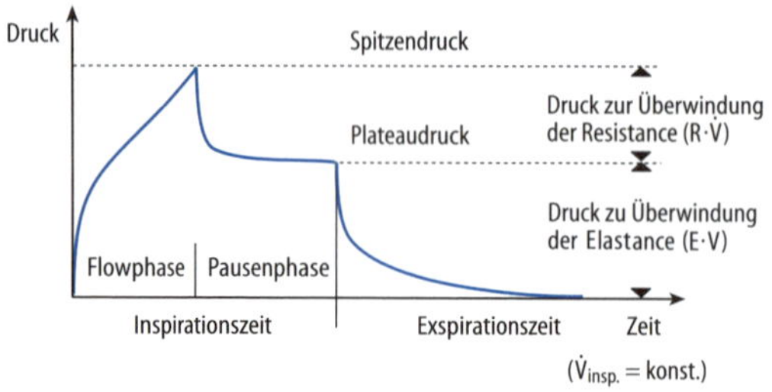

Abb. 12.2 Terminologie der Phasen des Beatmungszyklus

p_{gesamt} ergibt sich die fundamentale Bewegungsgleichung (engl.: »equation of motion«), die die für jeden Atemhub geltenden Beziehungen zwischen Gesamtdruck (p), Flow (F), Volumen (V), Elastance (E) und Resistance (R) mathematisch zusammenfasst:

$$p_{\text{gesamt}} = F \cdot R + V \cdot E$$

Je höher die Elastance und je höher die Resistance, desto höher ist der transpulmonale Druck, der für die Erzeugung eines bestimmten Gasflusses und die Bewegung eines bestimmten Hubvolumens aufgebracht werden muss.

Atemarbeit Für die Atemarbeit (W; häufig auch WOB = »work of breathing«), die vom Respirator und/oder von der Muskulatur des Patienten geleistet werden muss, gilt folgende Beziehung:

$$W = p \cdot V$$

Also: Je höher der transpulmonale Druck, der für die Bewegung eines bestimmten Hubvolumens aufgewendet werden muss, desto höher ist die Atemarbeit, die bei gegebenem Hubvolumen vom Respirator und/oder von der Muskulatur des Patienten geleistet werden muss.

Aufgrund der oben dargelegten Beziehung zwischen Resistance, Elastance und transpulmonalem Druck gilt weiterhin:

> **Je höher die Resistance und je höher die Elastance des respiratorischen Systems, desto höher ist die Atemarbeit, die für die Bewegung eines bestimmten Hubvolumens aufgewendet werden muss.**

Insbesondere die Atemarbeit des Patienten ist von intensivmedizinischem Interesse, denn erhöhte Atemarbeit bedeutet erhöhten Sauerstoffverbrauch und erhöhte Erschöpfungsgefahr. Ein wesentliches Ziel der Beatmungstherapie ist es dementsprechend, bei augmentierenden Beatmungsformen den Anteil der Atemunterstützung durch den Respirator so zu wählen, dass keine Erschöpfung des Patienten eintritt.

12.2 Inspiration und Exspiration

Die verschiedenen Beatmungsformen unterscheiden sich v. a. darin, wie die Inspiration ausgelöst, durchgeführt und beendet wird. Hingegen erfolgt die Exspiration meist passiv; das Beatmungsgerät beeinflusst lediglich das Druckniveau, auf das der Atemwegdruck am Ende der Exspiration abfällt und von dem aus die folgende Inspiration beginnt.

12.2.1 Auslösung der Inspiration

Inspirationsbeginn (»Triggerung« der Inspiration) Die Inspiration kann durch das Beatmungsgerät oder durch den Patienten ausgelöst werden:

- **Maschinentriggerung:** Nach Ablauf einer bestimmten Zeit wird die Exspiration beendet, und die Inspiration beginnt (Zeittriggerung). Der Patient hat keinen Einfluss auf den Inspirationsbeginn.
- **Patiententriggerung:** Das Gerät registriert Inspirationsbewegungen des Patienten, durch die dann die Inspiration ausgelöst wird. Eine Patiententriggerung ist also nur bei erhaltener Spontanatemaktivität möglich. Entscheidend für die Funktionstüchtigkeit eines Triggers sind seine Empfindlichkeit (»sensitivity«) und die Latenzzeit, die vergeht, bis ein ausreichend hoher Flow erzeugt wird.

Patiententriggerung Die Patiententriggerung kann dadurch erfolgen, dass der Respirator Änderungen des Drucks, des Volumens oder des Flows registriert:
- **Druck- oder Sogtriggerung:** Ein Abfall des Drucks in den Atemwegen bewirkt die Triggerung. Die dafür notwendige Höhe des Druckabfalls kann meist durch den Anwender variiert werden.
- **Volumentriggerung:** Geringe Volumenverschiebungen werden erkannt und bewirken eine maschinelle Inspiration.
- **Flowtriggerung:** Das Gerät erkennt die Inspirationsbewegungen des Patienten durch eine Änderung eines vorgewählten geräteseitigen Flows. Die Flowtriggerung gilt heute als die am besten geeignete Art der Triggerung.

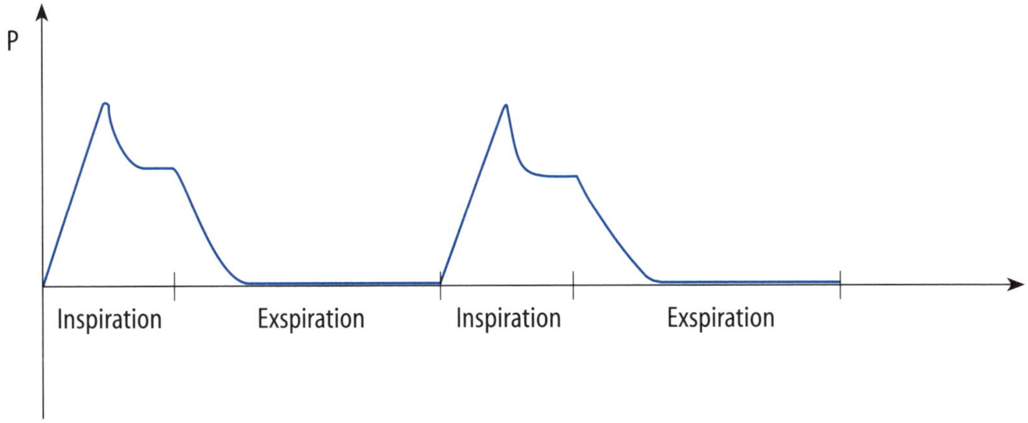

Abb. 12.3 Druckverlauf bei volumenkontrollierter Beatmung. Nach Erreichen der voreingestellten Inspirationszeit schaltet das Gerät auf Exspiration um

Triggervariablen Somit gibt es 4 mögliche »Triggervariaben«, die zur Auslösung eines Atemhubs dienen können: Zeit, Druck, Volumen, Flow.

12.2.2 Durchführung der Inspiration: VCV und PCV

Kontrollvariable Es gibt im Wesentlichen 2 mögliche Variablen, die der Respirator während der Inspiration kontrolliert: Volumen oder Druck (nie beides zugleich!). Ein maschineller Atemhub wird somit entweder volumenkontrolliert oder druckkontrolliert verabreicht.

Volumenkotrollierter Atemhub Das Beatmungsgerät erzeugt solange einen voreingestellten Flow, bis ein vorgewähltes Atemhubvolumen erreicht ist (Abb. 12.3). Daraus resultiert abhängig von Resistance und Compliance ein bestimmter Atemwegdruck: **»volume controlled ventilation« (VCV).** An den meisten neueren Beatmungsgeräten können verschiedene Flowmuster (Abb. 12.4) vorgewählt werden, andere arbeiten stets nur mit einem bestimmten Muster (meist dem Rechteckflow).

- **Rechteckflow oder Konstantflow:** Dieses Flowmuster, bei dem die Strömungsgeschwindigkeit während der gesamten Flowphase der Inspiration konstant bleibt, ist das am häufigsten verwendete Muster bei volumenkontrollierter Beatmung.
- **Dezelerierender Flow:** Der im zeitlichen Verlauf abnehmende Flow führt zu einem relativ niedrigen Spitzendruck und einem relativ hohen Atemwegmitteldruck. Dies bewirkt eine günstige Verteilung des Atemhubvolumens besonders zwischen Lungenarealen mit unterschiedlichen Zeitkonstanten. Ein volumenkontrollierter Atemhub mit dezelerierendem Flow imitiert gewissermaßen einen druckkontrollierten Atemhub; denn bei druckkontrollierter Beatmung resultiert automatisch immer ein dezelerierender Flow.
- **Akzelerierender Flow:** Der Flow nimmt im Laufe der Flowphase immer stärker zu. Dies führt zwar zu einem relativ niedrigen Atemwegmitteldruck, aber andererseits zu hohen Spitzendrücken und ungleichmäßiger Ventilation. Die Wahl eines solchen Flows ist unüblich.
- **Sinusflow:** Der Strömungsverlauf nimmt sinusförmig zu und ab – wie bei normaler Spontanatmung. Ein Sinusflow wird beispielsweise erzeugt, wenn (wie bei einigen älteren Beatmungsgeräten) ein Kolbenkompressor exzentrisch an einer rotierenden Scheibe angebracht wird.

Druckkontrollierter Atemhub Das Beatmungsgerät erzeugt einen Überdruck bis zu einer voreingestellten Höhe (p_{max}; Abb. 12.5). Dadurch wird der transpulmonale Druck erhöht, und das Atemgas strömt entlang des Druckgradienten in die Lunge. Dabei werden abhängig von Resistance und Compliance ein bestimmter Flow und ein bestimmtes Hubvolumen erzielt: **»pressure controlled ventilation« (PCV).** Der bei PCV erzeugte Flow ist immer dezelerierend.

Flow- und No-Flow-Phase Die Inspiration kann in eine Phase mit und eine Phase ohne Flow unterteilt werden (Abb. 12.2).

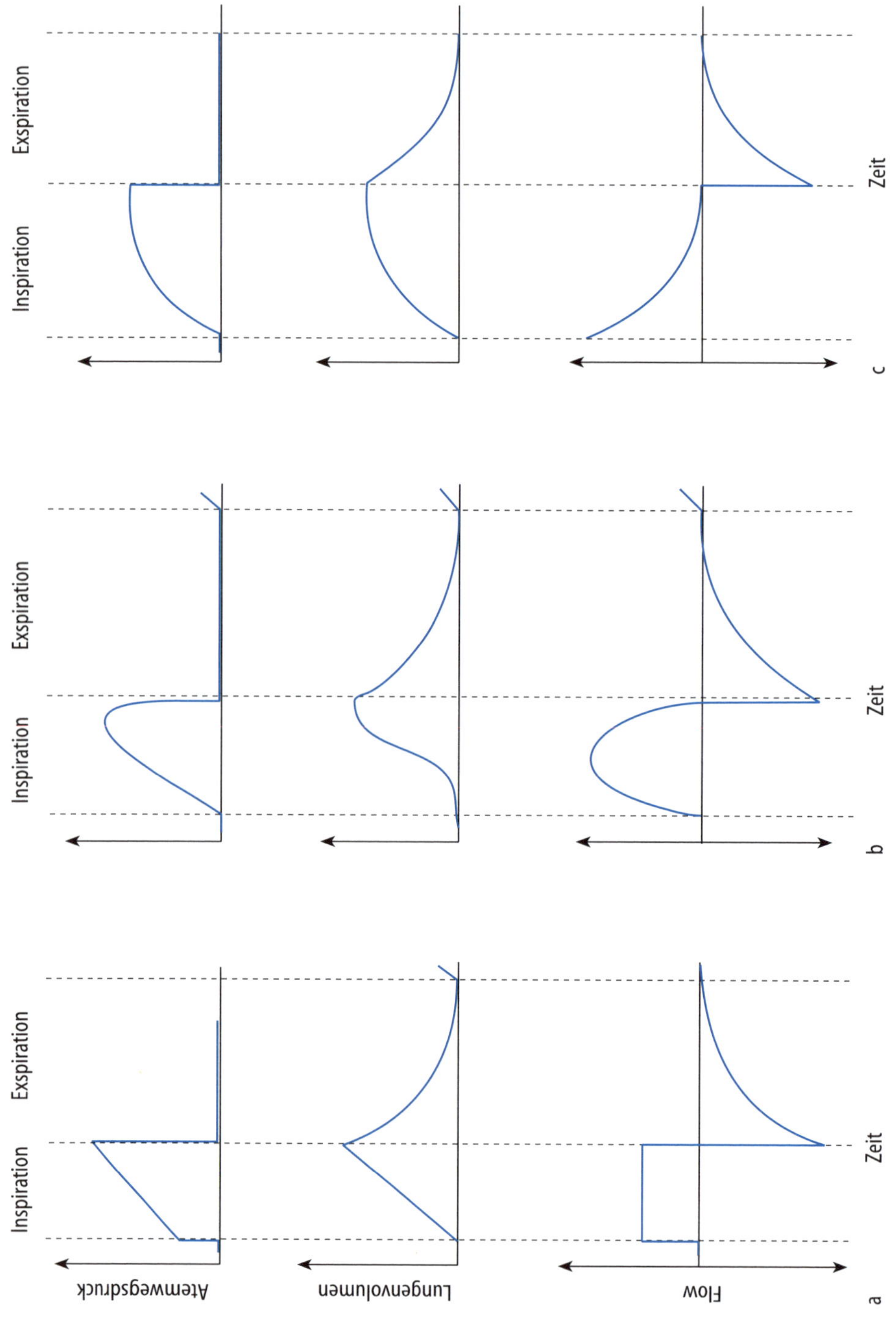

Abb. 12.4 Schematische Darstellung von Druck, Volumen und Flow während maschineller Beatmung; **a** konstanter Flow, **b** sinusförmiger Flow, **c** dezelerierender Flow

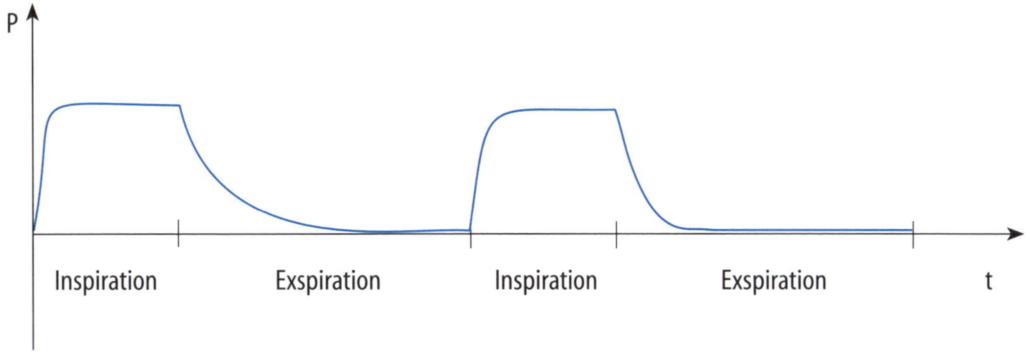

Abb. 12.5 Druckverlauf bei druckkontrollierter Beatmung. Bei Erreichen des vorgewählten Drucks wird dieser bis zum Ende der Inspiration konstant gehalten. Nach Ablauf der eingestellten Inspirationszeit schaltet das Gerät von In- auf Exspiration um

- **Flowphase:** Während der Flowphase strömt das Volumen mit der vom Gerät erzeugten Geschwindigkeit entsprechend dem transpulmonalen Druckgradienten in die Lunge ein.
- **No-flow-Phase (Plateauphase):** An das Ende der Flowphase schließt sich meist eine Phase an, in der kein Atemgas mehr in die Lunge einströmt, ohne dass die Exspiration schon beginnt (»Die Exspirationsventile sind noch geschlossen.«) In dieser sog. No-flow-Phase, die noch zur Inspiration gehört, entsteht eine inspiratorische Pause, in der es zum Druckausgleich zwischen Beatmungsgerät und den Atemwegen sowie zur Umverteilung des Atemhubvolumens in der Lunge kommt. Bezirke mit hoher Zeitkonstante füllen sich durch Umverteilung aus Bezirken mit niedriger Zeitkonstante, und es bildet sich ein inspiratorischer Plateaudruck, der sog. »endinspiratory pressure« (EIP), aus.

Im Gegensatz zur Flowphase ist die Phase der inspiratorischen Pause nicht obligat, d. h. es gibt Beatmungsmuster mit und ohne inspiratorische Pause.

12.2.3 Beendigung der Inspiration

Zyklusvariable Ähnlich wie für den Beginn einer Inspiration gilt auch für deren Beendigung: Eine Inspiration kann durch das Beatmungsgerät beendet werden (Maschinensteuerung), oder aber durch den Patienten (Patientensteuerung). Das Kriterium für die Beendigung der Inspiration wird auch Zyklusvariable genannt. Die Zyklusvariablen) sind entweder Zeit, Flow oder (heute unüblich) Druck oder Volumen (Abb. 12.6).

Maschinensteuerung Wird die Inspiration maschinengesteuert beendet, so handelt es sich heutzutage praktisch immer um eine **Zeitsteuerung**: Die Inspiration endet nach Ablauf einer bestimmten, durch den Patienten nicht beeinflussbaren Zeit. Früher gab es auch Respiratoren, die nach Verabreichung eines vorgewählten Volumens oder bei Erreichen eines voreingestellten Druckniveaus unmittelbar auf »Exspiration« umgeschaltet haben: sog. Volumensteuerung bzw. Drucksteuerung; dies ist heute jedoch nicht mehr üblich.

Patientensteuerung Hierbei wird die Beendigung der Inspiration (und somit der Beginn der Exspiration) durch den Patienten bestimmt und erfolgt **flowgesteuert**: Die Inspiration dauert also so lange, bis ein bestimmter Prozentsatz oder Wert des Spitzenflows unterschritten wird; dies kann der Patient durch aktives Mitatmen beeinflussen.

12.2.4 Exspiration

Im Gegensatz zur Inspiration erfolgt die Exspiration bei fast allen Atemmodi passiv: Der exspiratorische Flow wird generiert durch den Druck, der durch die Aufdehnung des respiratorischen Systems während der Inspiration in den elastischen Komponenten der Lunge gespeichert ist; dieser elastische Druck ist umso höher, je größer das inspiratorische Volumen und je höher die Elastance ist. Die Flowrichtung während der Exspirationsphase ist der inspiratorischen Flowrichtung entgegengesetzt. Daher wird der Exspirationsflow in Flow-Zeit-Diagrammen negativ, d. h. unterhalb der Nulllinie, abgebildet (Abb. 12.4). Grundsätzlich kann auch die Exspiration in eine Phase mit Flow (exspiratorische Flowphase) und eine Phase ohne Flow (exspiratorische Pause) unterteilt werden.

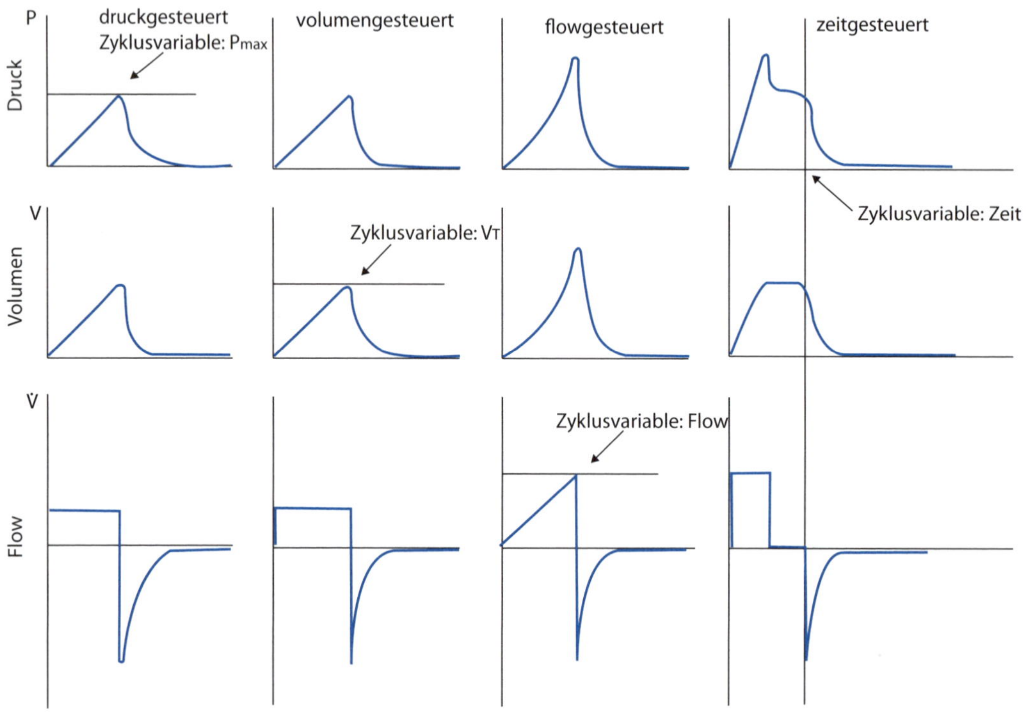

Abb. 12.6 Steuerungsprinzipien der maschinellen Beatmung (Zyklusvariable

Exspiratorische Flowphase Während der Flowphase ist der transpulmonale Druck negativ. Der Flow erfolgt so lange, bis der transpulmonale Druck wieder Null ist. Ohne weitere Beeinflussung hat sich dann ein Gleichgewicht zwischen Alveolardruck und Atmosphärendruck eingestellt.

Exspiratorische Pause (»no-flow-phase«, »baseline«) Auf die Flowphase folgt eine Phase ohne Flow, die so lange anhält, bis die nächste Inspiration ausgelöst wird. Die exspiratorische No-flow-Phase wird auch als Grundlinie (»baseline«) bezeichnet, da sie Referenzlinie für den nächsten Atemzug ist. Es bildet sich ein exspiratorisches Druckplateau, der »endexpiratory pressure« (EEP), aus.

Beeinflussung der Flowphase Eine Beeinflussung der exspiratorischen Flowphase durch Sog (»resistive unloading«; dadurch Verkürzung der exspiratorischen Flowphase) oder Erzeugung einer künstlichen Stenose (»expiratory retard«; dadurch Verlängerung der exspiratorischen Flowphase) ist bei neueren Beatmungsgeräten normalerweise nicht möglich. **Ausnahme:** Im Rahmen des modernen Modus der automatischen Tubuskompensation (ATC) kann eine Reduktion der (exspiratorischen) Atemarbeit durch kontrolliertes, kurzzeitiges Absenken des exspiratorischen Drucks erzielt werden. Allerdings wird in der technischen Realisierung des ATC auf die Verwendung einer Unterdruckquelle derzeit verzichtet, sodass für die exspiratorsiche Entlastung maximal der Druckgradient zwischen endexspiratorischem Druck (PEEP) und Umgebungsdruck zur Verfügung steht ($\Delta p = p_{endexspiratorisch} - p_{Atmosphäre}$).

Beeinflussung der No-flow-Phase An allen modernen Beatmungsgeräten kann das Niveau, auf das der Beatmungsdruck exspiratorisch abfällt, variiert werden. Dadurch wird das elastische Gleichgewicht auf ein gegenüber dem Atmosphärendruck verschiedenes Niveau angehoben oder abgesenkt. Der Atmosphärendruck (Nulldruck) gilt hierbei als Referenz.

- **ZEEP:** Ohne Beeinflussung erreicht der Druck in den Atemwegen am Ende der Exspiration bzw. am Ende der exspiratorischen Flowphase Atmosphärendruckniveau: Endexspiratorischer Druck (EEP) = 0 mbar = »zero endexpiratory pressure« = ZEEP.
- **PEEP:** In den meisten intensivmedizinischen Beatmungssituationen wird heute ein positiver endexspiratorischer Druck gewählt: »positive endexpiratory pressure« = PEEP. Dieser Druck

wirkt v. a. der Ausbildung von Atelektasen entgegen und verbessert die Oxygenierung.

- **NEEP:** Hingegen wird ein unterhalb des Atmosphärendrucks liegendes endexspiratorisches Druckniveau (»negative endexpiratory pressure«, NEEP) in der modernen Beatmungstherapie nicht mehr angewandt, da es das Auftreten von Atelektasen begünstigt.

Endexspiratorischer Druck

- EEP = 0 mbar: »zero endexpiratory pressure« (ZEEP),
- EEP >0 mbar: »positive endexpiratory pressure« (PEEP),
- EEP <0 mbar: »negative endexpiratory pressure« (NEEP).

12.3 Einteilung der Beatmungsformen nach Atemtypen und Durchführung der Inspiration

Die Terminologie für die Klassifizierung von Beatmungsformen ist uneinheitlich, verwirrend und mehrdeutig und wird durch immer neue firmenspezifische Bezeichnungen unerheblicher Varianten bekannter Beatmungsformen immer noch unübersichtlicher und verwirrender. Dabei kann eine rationale und klare Basiseinteilung der Beatmungsformen nach Chatburn (2007) im Wesentlichen allein durch Beantwortung der folgenden beiden Fragen vorgenommen werden:

- Wodurch wird die Inspiration begonnen und beendet?
- Wie wird die Inspiration durchgeführt, also welche Variable (Druck oder Volumen) kontrolliert der Respirator während der Inspiration?

So lassen sich zwei Atemtypen definieren (mandatorischer Atemtyp und spontaner Atemtyp) und zwei Durchführungsmöglichkeiten des Atemhubs (druck- oder volumenkontrolliert), die zu unterschiedlichen Beatmungsformen kombiniert werden können.

12.3.1 Die beiden Atemtypen

Mandatorischer Atemtyp

Sofern der Patient keine Eigenatmungsaktivität zeigt, erfolgen Beginn und Beendigung zeitgesteuert durch die Maschine, d. h. nach Ablauf einer bestimmten Zeit beginnt der Respirator die Inspiration und beendet sie nach Ablauf einer weiteren vorgegebene Zeitspanne. Hat der Patient aber noch eine wenn auch vielleicht nur geringe Eigenatmung, registriert der Respirator (sofern er entsprechend eingestellt ist) kleine Veränderungen im Atemsystem als Ausdruck einer Inspirationsbemühung des Patienten. Das Gerät veranlasst dann die Durchführung eines Beatmungshubs: Die Inspiration wird durch den Patienten getriggert. Die Inspirationsbeendigung erfolgt jedoch auch dann wieder zeitgesteuert: Ist der Atemhub erst einmal ausgelöst, wird er dem Patienten praktisch aufgezwungen, und dieser hat keine Möglichkeit, Durchführung und Beendigung des Hubs zu beeinflussen.

Mandatorischer Atemtyp
Ein Atemtyp, bei dem die Inspiration vom Respirator ausgelöst und/oder durch den Respirator beendet wird, heißt mandatorischer Atemtyp (engl. »mandatory«: befehlend).

Spontaner Atemtyp

Hier wird die Inspiration vom Patienten getriggert **und** beendet. Während der Inspiration erfolgt entweder eine Unterstützung der Inspiration durch den Respirator (sog. augmentierende Beatmung wie PSV), oder aber der Patient atmet ohne maschinelle Unterstützung völlig selbstständig spontan (wie bei CPAP).

Spontaner Atemtyp
Ein Atemtyp, bei dem der Patient Beginn und Ende der Inspiration bestimmt, heißt spontaner Atemtyp.

12.3.2 Die Grundformen der Beatmung

Zusammenfassend kann also einerseits unterschieden werden zwischen 2 Atemtypen (mandatorisch und spontan; ◘ Tab. 12.1) und andererseits zwischen 2 Kontrollvariablen, mit denen die Atemhübe durchgeführt werden (Volumen und Druck). Aus den 2 Atemtypen lassen sich 3 verschiedene Beatmungsformen kombinieren, die durch die unterschiedlichen Kontrollvariablen weiter spezifiziert werden können und die dann die prinzipiellen Bausteine praktisch aller verfügbaren Atemmodi darstellen (◘ Tab. 12.2):

Tab. 12.1 Vereinfachte Klassifikation der Atemtypen. (Nach Chatburn 2007)

Atemtyp	Beginn der Inspiration	Beendigung der Inspiration
Mandatorisch	Maschine oder Patient	Maschine
Spontan	Patient	Patient

Tab. 12.2 Grundformen der Beatmung. (Nach Chatburn 2007)

Atemmodus	Atemtypen	Durchführung der Inspiration
CMV	Mandatorisch	volumenkontrolliert (VCV) oder druckkontrolliert (PCV)
IMV	Mandatorisch und Spontan	volumenkontrolliert (VCV) oder druckkontrolliert (PCV)
CSV	Spontan	druckkontrolliert

- die rein mandatorischen Beatmungsformen (»continuous mandatory ventilation«, CMV),
- die intermittierend-mandatorischen Formen (»intermittent mandatory ventilation«, IMV),
- die reinen Spontanatmungsformen (»continuous spontaneous ventilation«, CSV).

CMV Hier gibt es nur mandatorische Atemtypen. Diese können entweder volumenkontrolliert (»volume controlled CMV«, VC-CMV) oder druckkontrolliert sein (»pressure controlled CMV«; PC-CMV).

IMV Diese Beatmungsform besteht aus einer Abfolge mandatorischer und spontaner Atemtypen: Der Patient kann zwischen 2 mandatorischen Atemhüben beliebig viele spontane Atemzüge machen. Die mandatorische Komponente kann wiederum entweder druck- oder volumenkontrolliert sein: »pressure controlled IMV« (PC-IMV) oder »volume controlled IMV« (VC-IMV).

CSV Rein spontane Atemtypen werden entweder vom Patienten völlig selbstständig durchgeführt oder vom Respirator inspiratorisch druckunterstützt (»pressure support«).

Praktisch alle weiteren und neueren Beatmungsformen setzen sich aus diesen Grundformen der Beatmung zusammen. Ihre Abfolge wird dabei durch mehr oder weniger komplexe **Bedingungsvariablen** (wann welcher Atemtyp oder welche Atemform zum Einsatz kommt) und zusätzliche **Regelkreise** gesteuert. Je nach Wahl der Einstellparameter können zudem weitere Varianten einer bestimmten Beatmungsform erzeugt werden, die gelegentlich dann als eigene, »neue« Beatmungsform bezeichnet werden (Beispiel: IRV als eigene Beatmungsform durch Verlängerung der Inspirationszeit bei CMV).

12.3.3 Terminologische Erläuterungen zu VCV und PCV

Gelegentlich werden einige Begriffe im Zusammenhang mit druckkontrollierter und volumenkontrollierter Beatmung missverständlich oder falsch verwendet, daher seien an dieser Stelle die wichtigsten Termini noch einmal synoptisch erläutert.

Druckkontrollierte Beatmung (»pressure controlled ventilation«) Die Kontrollvariable ist der Druck (Abb. 12.5). Das Beatmungsgerät erzeugt einen Überdruck bis zu einer voreingestellten Höhe (p_{max}). Dadurch wird der transpulmonale Druck erhöht, und das Atemgas strömt entlang des Druckgradienten in die Lunge.

Druckbegrenzte Beatmung (»pressure limited ventilation«) Dieser Begriff kann zwei Bedeutungen haben: Er wird oft synonym mit dem Begriff »druckkontrollierte Beatmung« verwendet. Er bezeichnet aber auch volumenkontrolliert begonnene Atemhübe, die bei Erreichen einer oberen Druckbegrenzung druckkontrolliert weitergeführt werden: Die inspiratorische Druckspitze wird dadurch gewissermaßen »gekappt«.

Druckgesteuerte Beatmung (»pressure cycled ventilation«) Fälschlicherweise wird dieser Begriff oft ebenfalls gleichbedeutend mit dem Begriff »druckkontrollierte Beatmung« verwendet. Tatsächlich handelt es sich jedoch um eine alte, heute nicht mehr übliche Beatmungsform, bei der der Druck als Zyklusvariable fungiert: Die Inspiration wird bei Erreichen eines voreingestellten Druckniveaus sofort beendet, und der Respirator schaltet dann sofort auf »Exspiration« um. Eine druckgesteuerte Beatmung kann somit prinzipiell nie druckkontrolliert sein.

Druckunterstützende Beatmung bzw. druckunterstützte Atmung (»pressure supported ventilation«) Dies ist die Spontanatmungsform der druckkontrollierten Beatmung.

Druckorientierte Beatmung (»pressure targeted ventilation« oder »pressure preset ventilation«) Diese Bezeichnung ist nicht genau definiert. Gemeint ist meist eine druckkontrollierte Beatmung.

Volumenkontrollierte Beatmung (»volume controlled ventilation«) Die Kontrollvariable ist das Volumen (◻ Abb. 12.3). Das Beatmungsgerät erzeugt solange einen voreingestellten Flow, bis ein vorgewähltes Atemhubvolumen erreicht ist.

Volumengesteuerte Beatmung (»volume cycled ventilation«) Hier ist die Zyklusvariable das Volumen: Bei Erreichen des eingestellten Volumens schaltet das Beatmungsgerät – ohne inspiratorische Pause! – auf Exspiration um. Diese Art der Beatmung wird heute praktisch nicht mehr verwendet. Beatmungsformen mit inspiratorischer Pause sind per definitionem nie volumen-, sondern immer zeitgesteuert.

Volumenkonstante Beatmung (»constant volume ventilation«) Hierbei wird vom Beatmungsgerät mit jedem Beatmungszyklus ein konstantes Hubvolumen abgegeben, unabhängig davon, ob volumenkontrolliert oder volumengesteuert beatmet wird. Hieraus darf aber nicht geschlossen werden, dass dieses Volumen den Patienten auch immer erreicht, vielmehr kann durch Leckagen ein Teil, bei Diskonnektion sogar das gesamte Volumen »verloren gehen«.

Druckregulierte volumenkonstante Beatmung Hierbei handelt sich um eine moderne, computergesteuerte Variante der druckkontrollierten Beatmung, bei der aber am Gerät ein Hubvolumen eingestellt wird: Das druckkontrolliert verabreichte VT wird vom Respirator gemessen und über einen Regelkreis mit dem eingestellten VT verglichen – das Gerät wählt dann automatisch für den nächsten (weiterhin druckkontrollierten) Atemzug p_{max} so aus, dass das gewünschte VT verbreicht wird (was sonst der Therapeut machen müsste). Der p_{max} ist immer etwa so hoch wie der Plateaudruck bei gleichem volumenkontrolliert verabreichtem VT.

12.4 Einteilung der Beatmungsformen nach der Eigenleistung des Patienten

Schon bei den Grundformen der Beatmung werden folgende drei Unterteilungen gemacht:

- **CMV** bezeichnet einen Atemmodus, bei dem praktisch die gesamte Atemarbeit und der Atemrhythmus vom Respirator übernommen werden.
- **IMV** bezeichnet einen kombinierten Modus, bei dem Atemrhythmus und Atemarbeit teilweise vom Respirator und teilweise vom Patienten geleistet werden.
- **CSV** bezeichnet einen Modus, bei dem der Atemrhythmus vom Patienten bestimmt wird. Die Atemarbeit wird entweder ebenfalls vom Patienten allein geleistet, oder dieser wird dabei vom Respirator unterstützt.

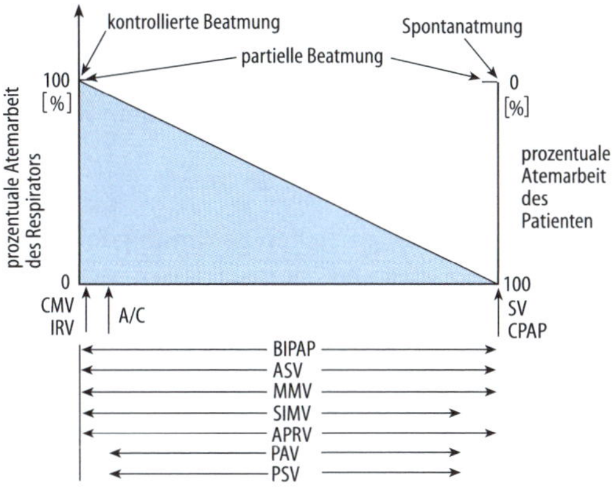

◻ **Abb. 12.7** Prozentualer Anteil des Beatmungsgeräts und des Patienten an der Atemarbeit bei verschiedenen Beatmungsmodi

CMV (ohne Patiententriggerung) stellt somit das eine Extrem der Beatmung dar (»Die Maschine macht alles, der Patient macht nichts«), und die CSV ohne maschinelle Unterstützung das andere Extrem (»Der Patient macht alles, die Maschine macht nichts«) (◻ Abb. 12.7). Praktisch alle modernen Beatmungsformen bewegen sich aber zwischen diesen Extremen und werden daher als »partielle« Beatmungsformen bezeichnet. Bei diesen Beatmungsformen unterstützt das Beatmungsgerät die Spontanatmung des Patienten oder lässt sie zumindest zu.

12.4.1 Partielle Beatmung

Die partiellen Beatmungsverfahren werden auch als **augmentative Beatmungsformen**, als **augmentierende Beatmung** oder als **augmentierte Spontanatmung** bezeichnet. Manchmal werden synonym auch die Begriffe **assistierende Beatmung** oder **assistierte (Spontan)atmung** verwendet. Allerdings besteht dann die Verwechselungsgefahr mit einem getriggerten CMV-Modus der (aus historischen Gründen) als »assist/control mode« (A/C) bezeichnet wird

Zu den partiellen Beatmungsformen gehören alle Modi, die nicht ausschließlich aus mandatorischen oder spontanen, nichtunterstützten Atemtypen bestehen, sondern beide Formen vereinen.

■ **Einteilung der partiellen Beatmungsformen**

Die partiellen Beatmungsformen lassen sich nach dem Mechanismus der Ventilationsunterstützung und der Beatmungsgerät-Patienten-Interaktion in hubvolumenorientierte und minutenvolumenorientierte Modi unterteilen.

- **Hubvolumenorientierte Beatmungsformen:** Hierbei wird jeder Atemzug des Patienten unterstützt. Beispiele: PSV, PAV und ATC.
- **Minutenvolumenorientierte Beatmungsformen:** Hierbei wird der nicht unterstützten Spontanatmung ein bestimmtes Minutenvolumen durch mandatorische Beatmung hinzugefügt. Beispiele: IMV und SIMV sowie MMV (bei MMV erfolgt die mandatorische Zusatzbeatmung nur bei Unterschreiten eines Mindestminutenvolumens).

Beide Prinzipien können miteinander kombiniert werden, z. B. SIMV + PSV. Wie stark die Atemarbeit unterstützt werden muss, kann individuell erheblich variieren, d. h. die bloße Angabe eines Beatmungsmodus (»Patient macht PSV!«) sagt nichts darüber aus, wie hoch die Eigenleistung des Patienten ist. Sie kann in vielen Modi zwischen 0% (reine, nicht unterstützte Spontanatmung) und 100% (de facto also eine mandatorische Beatmung) betragen (Abb. 12.7). Eine partielle Beatmung im eigentlichen Sinne liegt nur dann vor, wenn ein wesentlicher Anteil der Atemarbeit oder der Atemregulation vom Patienten selbst erbracht wird.

Partielle Beatmungsformen wurden ursprünglich entwickelt, um den Patienten »sanfter« vom Beatmungsgerät zu entwöhnen. Heute werden sie jedoch oft – selbst bei schwerem Atemversagen – von Beginn an eingesetzt.

■ **Vorteile der partiellen Beatmung**

Die partiellen Beatmungsformen weisen gegenüber der kontrollierten Beatmung zahlreiche Vorteile auf:

- Geringerer intrathorakaler Druck.
- Geringere Beeinträchtigung der Hämodynamik und der Organfunktionen (Niere, Leber).
- Bessere Anpassung zwischen Patient und Beatmungsgerät.
- Geringerer Bedarf an Sedativa.
- Keine oder geringere Atrophie der Atemmuskulatur als nach Langzeitbeatmung.
- Keine Diskoordination der Atmung, wie häufig nach Langzeitbeatmung.
- Bessere pulmonale Zirkulation und Lymphdrainage.
- Geringeres Risiko bei versehentlicher Diskonnektion vom Beatmungsgerät.

■ **Nachteile der partiellen Beatmungsformen**

Trotz aller Vorteile müssen bei den partiellen Beatmungsformen folgende potenzielle Nachteile oder Gefahren beachtet werden:

- Zu geringe Triggerempfindlichkeit, zu große Latenzphase bis zur ausreichenden Flowgenerierung oder schlecht eingestellte Modi können die Atemarbeit und den O_2-Verbrauch der Atemmuskulatur erhöhen und hierdurch zur Ermüdung der Atemmuskulatur (»respiratory fatigue«) führen.
- Bei Herzinsuffizienz kann ein hoher Spontanatmungsanteil den intrathorakalen Druck zu stark erniedrigen und hierdurch die Funktion des linken Ventrikels verschlechtern.
- Bei ungenügender Überwachung wird eine Verschlechterung der Atemfunktion, insbesondere des Atemantriebs, mit Hypoventilation oder gar Apnoe, möglicherweise nicht rechtzeitig bemerkt.
- Andererseits können eine zu starke maschinelle Unterstützung oder ein gesteigerter Atemantrieb, z. B. durch Angst oder zerebrale Störungen, zu Hyperventilation und respiratorischer Alkalose führen.

Durch sorgfältig angepasste Einstellung des Beatmungsgeräts, kontinuierliche Überwachung des Patienten und Beachtung der methodischen Grenzen können die potenziellen Gefahren der partiellen Beatmungsmodi vermieden werden.

12.5 Einteilung der Beatmungsformen nach ihrer Verbreitung

Bei der Beatmung werden, wie so oft in der Medizin, bestimmte Verfahren häufig angewandt, andere eher selten. Die Häufigkeit der Anwendung unterliegt regionalen und individuellen Vorlieben und Moden; dies umso mehr, als »evidenzbasierte« klare Hinweise auf die Überlegenheit der einen oder anderen Beatmungsform weitgehend fehlen.

In einer 2009 publizierten internationalen Umfrage (SAPS 3; Metnitz et al. 2009) zur Beatmung intubierter Patienten ergab sich die in ◘ Tab. 12.3 genannte Häufigkeit der gewählten Atemmodi.

Pragmatisch sinnvoll, wenn auch teilweise willkürlich erscheint daher eine Einteilung der Beatmungsverfahren nach ihrer Verbreitung und ihrem Ausmaß an »atemphysiologischer Besonderheit« in folgende 3 Gruppen (▶ Übersichten):

▪ Standardverfahren der Beatmung

Hierunter werden häufig angewandte, bewährte und weit verbreitete Beatmungsverfahren subsumiert. Beispiele: CMV (IPPV, A/C), IMV (inkl. SIMV und MMV), PSV, CPAP.

◘ Tab. 12.3 Häufigkeit der gewählten Atemmodi bei intubierten Patienten. (Nach Metnitz et al. 2009)

Atemmodus	Häufigkeit
VC-CMV (inkl. A/C)	46,4%
PC-CMV	19,7%
SIMV + PSV	16,3%
PSV	6,4%
SIMV	6,3%
CPAP	1,6%
Andere	3,3%

Standardverfahren der respiratorischen Unterstützung (deutsche und englische Bezeichnungen)

- Kontinuierliche mandatorische Beatmung, »continuous mandatory ventilation« (CMV)
- Assistierte/kontrollierte Beatmung, »assist/control ventilation« (A/C) (= Variante der CMV)
- Intermittierende mandatorische Beatmung, »intermittent mandatory ventilation« (IMV)
- Synchronisierte intermittierende mandatorische Beatmung, »synchronized intermittent mandatory ventilation« (SIMV) (= Variante der IMV)
- Beatmung mit mandatorischem Minutenvolumen, »mandatory minute ventilation« (MMV)
- Druckunterstützende Beatmung, »pressure support ventilation« (PSV)
- Atmung auf kontinuierlichem positivem Druckniveau, »continuous positive airway pressure« (CPAP)

▪ Alternative und neuere Beatmungsverfahren

Hierunter werden Verfahren zusammengefasst, die nicht so weit verbreitet sind wie die Standardverfahren – teilweise, weil sie sich ungewöhnlicher Atemmuster bedienen (wie IRV und APRV), und teilweise, weil sie nur in den Geräten einiger oder sogar nur eines einzigen Herstellers implementiert sind. Beispiele: BIPAP, PAV, ASV, ATC, NAVA. Auch spezielle Techniken der Beatmung wie ILV, PHC und NIV können als alternative Beatmungsverfahren bezeichnet werden.

Alternative und neuere Beatmungsverfahren der respiratorischen Unterstützung (deutsche und englische Bezeichnungen)

- Beatmung mit umgekehrtem Zeitverhältnis, »inverse ratio ventilation« (IRV)
- Beatmung durch intermittierende Atemwegdruckfreigabe, »airway pressure release ventilation« (APRV)
- Zweiphasige positive Druckbeatmung, »biphasic positive airway pressure« (BIPAP)
- Servokontrollierte Beatmungsverfahren, »servo controlled modes«:
  - Proportionale assistierte Beatmung, »proportional assist ventilation« (PAV)
  - Adaptive Lungenbeatmung, »adaptive lung ventilation« (ALV)
  - Automatische Tubuskompensation, »automatic tube compensation« (ATC)
- Spezielle Techniken:
  - Seitengetrennte Beatmung, »independent lung ventilation« (ILV)
  - Permissive Hyperkapnie, »permissive hypercapnia« (PHC)
  - Noninvasive Beatmung, »noninvasive ventilation« (NIV)

▪ Unkonventionelle Verfahren

Hierunter werden Beatmungsverfahren verstanden, die sich erheblich von der »normalen« Beatmung unterscheiden. Sie werden üblicherweise nicht zur »Routinebeatmung« eingesetzt, sondern nur – wenn überhaupt – unter ganz bestimmten Bedingungen. Beispiele: HFV, CFT, ELA.

BIPAP wird hier zwar unter den »Alternativen und neueren Beatmungsverfahren« aufgeführt; es lässt sich aber letztlich nicht klar in die eine oder andere Gruppe einordnen, da hiermit unterschiedliche druckkontrollierte konventionelle und alternative Verfahren verwirklicht werden können. Die **nichtinvasive Beatmung (NIV)** ist ebenfalls nicht eindeutig zuzuordnen, da sie zwar international eher selten angewendet wird (der Anteil der NIV an allen initialen Beatmungsverfahren betrug bei SAPS 3 nur gut 4%), aber in der modernen Beatmungsmedizin bei einigen durchaus häufigen Beatmungsindikationen zunehmend zum Standardverfahren geworden ist (oder zumindest sein sollte).

Unkonventionelle Verfahren der respiratorischen Unterstützung (deutsche und englische Bezeichnungen)

- Hochfrequenzbeatmung, »high frequency ventilation« (HFV)
  - Hochfrequenzbeatmung mit positivem Druck, »high frequency positive pressure ventilation« (HFPPV)
  - Hochfrequenzjetbeatmung, »high frequency jet ventilation« (HFJV)
  - Hochfrequenzoszillationsbeatmung, »high frequency oscillation« (HFO)
  - Hochfrequenzoszillationsbeatmung über die Körperoberfläche, »high frequency body surface oscillation« (HFBSO)
- Techniken mit konstantem Flow, »constant flow techniques« (CFT):
  - Apnoische Oxygenierung, »apnoic oxygenation« (AO)
  - Tracheale O_2-Insufflation, »tracheal insufflation of oxygen« (TRIO)
  - Beatmung mit konstantem Flow, »constant flow ventilation« (CFV)
- Künstliche Lungenunterstützung, »artificial lung assist« (ALA):
  - Extrakorporale Lungenunterstützung, »extracorporal lung assist« (ELA)
  - Extrakorporale Membranoxygenierung, »extracorporal membrane oxygenation« (ECMO)
  - Extrakorporale CO_2-Entfernung, »extracorporal carbon dioxide removal« ($ECCO_2R$)
  - Intravaskuläre Oxygenierung, »intravascular oxygenation« (IVOX)

Literatur

Branson RD, Johannigman JA (2004) What is the evidence base for the newer ventilation modes? Respir Care 49: 742–760

Chatburn RL (2007) Classification of ventilator modes: update and proposal for implementation. Respir Care 52: 301–323

Kopp R, Kuhlen R, Max M, Rossaint R (2003) Evidenzbasierte Medizin des akuten Lungenversagens. Anaesthesist 52: 195–203

Metnitz PG, Metnitz B, Moreno RP et al.; SAPS 3 Investigators (2009) Epidemiology of mechanical ventilation: analysis of the SAPS 3 database. Intens Care Med 35: 816–825

MacIntyre NR, Epstein SK, Carson S et al. (2005) Management of patients requiring prolonged mechanical ventilation. Consensus statement. Chest 128 (6): 3937–3954

Tobin MJ (2012) Principles and practice of mechanical ventilation, 3rd edn. McGraw-Hill, New York

Einstellgrößen am Beatmungsgerät

13.1 O_2-Konzentration

Die O_2-Konzentration im Inspirationsgasgemisch (F_IO_2) lässt sich bei allen modernen Beatmungsgeräten zwischen 21% und 100% einstellen. Alllerdings muss unterschieden werden zwischen der O_2-Konzentration, die das Gerät abgibt (F_dO_2), und der Konzentration oder Fraktion, die der Patient tatsächlich einatmet (F_IO_2). Nur wenn das Atemsystem dicht ist und der Patient keine Nebenluft einatmet, stimmen beide Fraktionen überein. Dies ist bei Beatmung über einen Endotrachealtubus meist der Fall, bei Maskenbeatmung jedoch nicht immer. Besonders groß ist die Differenz zwischen F_IO_2 und F_dO_2 bei Spontanatmung mit O_2-Anreicherung über eine Maske oder eine Nasensonde und bei der Beatmung mit einem Ambubeutel. In beiden Fällen ist F_IO_2 immer erheblich kleiner als F_dO_2.

13.1.1 Welche O_2-Konzentration soll eingestellt werden?

Wegen der potenziell toxischen Wirkungen von Sauerstoff sollte längerfristig jeweils die geringstmögliche inspiratorische Konzentration eingestellt werden, damit sich der gewünschte O_2-Partialdruck im **arteriellen** Blut ergibt. Für die meisten klinischen Belange gilt:

Die inspiratorische O_2-Konzentration sollte nur so hoch eingestellt werden, dass sich ein p_aO_2 von etwa 60 mm Hg und eine S_aO_2 von >90% ergibt.

Wesentlich höhere Sauerstoffpartialdrücke bzw. höhere inspiratorische Sauerstoffkonzentrationen, die zu einem p_aO_2 von über 90 mm Hg führen, sind nur selten von Nutzen. Bei COPD-Patienten oder Lungenfibrose, z. B. durch Paraquat- und Diquatvergiftung, sind evtl. niedrigere p_aO_2-Werte wünschenswert. Nach derzeitiger Auffassung gelten inspiratorische O_2-Konzentrationen von <60% bei Langzeitanwendung im Wesentlichen als unschädlich. Selbst höhere Konzentrationen sind wahrscheinlich weniger schädlich als hohe Atemwegdrücke und eine Überdehnung der Lunge. Folgendes sollte beachtet werden:

Tipp

Bei allen akut lebensbedrohlichen kardiovaskulären oder respiratorischen Störungen sollte zunächst eine inspiratorische O_2-Konzentration von 100% eingestellt werden, bis sich die Situation wieder stabilisiert hat.

13.2 Atemhubvolumen, Atemminutenvolumen und Atemfrequenz

Die 3 Größen Atemhubvolumen (V_T), Atemminutenvolumen (AMV) und Atem- (bzw. Beatmungs-) frequenz pro Minute (f) hängen bei volumenkontrollierter Beatmung (VC-CMV) eng zusammen:

$$\text{AMV} = V_T \cdot f.$$

Von diesen 3 Größen müssen – bei volumenkontrollierter Beatmung – 2 eingestellt werden, die 3. ergibt sich.

- Die **Atemfrequenz (f)** kann an jedem kommerziellen Beatmungsgerät eingestellt werden.
- Das **Atemhubvolumen (V_T)** kann an den meisten Beatmungsgeräten für volumenkontrollierte Beatmungsmodi direkt eingestellt werden. Dann errechnet sich das Atemminutenvolumen wie oben erwähnt aus $V_T \cdot f$.
- Das **Atemminutenvolumen (AMV)** wird an einigen Beatmungsgeräten direkt eingestellt. Dann ergibt sich das Hubvolumen aus AMV/f.

Der strenge Zusammenhang zwischen Atemhubvolumen, Atemminutenvolumen und Atemfrequenz gilt nur im volumenkontrollierten Modus VC-CMV (VCV ohne Eigenatmung des Patienten)!

Sobald beispielsweise im A/C-Modus Atemhübe patientengetriggert verabreicht werden oder im SIMV-Modus Eigenatmung des Patienten hinzukommt, ist das tatsächliche Atemminutenvolumen größer als das eingestellte.

Die Aussage, dass immer 2 der 3 Größen einzustellen sind, gilt nur für »traditionelle«, volumenkontrollierte Atemmodi. Bei neuen, »intelligenten« Atemmodi kann dies anders sein. So wird etwa bei »adaptive support ventilation« (ASV) nur das angestrebte Atemminutenvolumen eingestellt; hier errechnet das Beatmungsgerät unter Einbeziehung weiterer Messgrößen das für jeden Atemhub »optimale« Atemhubvolumen und die Beatmungsfrequenz (▶ Abschn. 15.4).

13.2.1 Atemhubvolumen

Das Atemhubvolumen muss für alle volumenkontrollierten Beatmungsmodi (z. B. VC-CMV, VC-SIMV) eingestellt werden (s. oben: ▶ Abschn. 13.2). Bei den druckkontrollierten Beatmungsformen kann kein Atemhubvolumen eingestellt werden; V_T ergibt sich

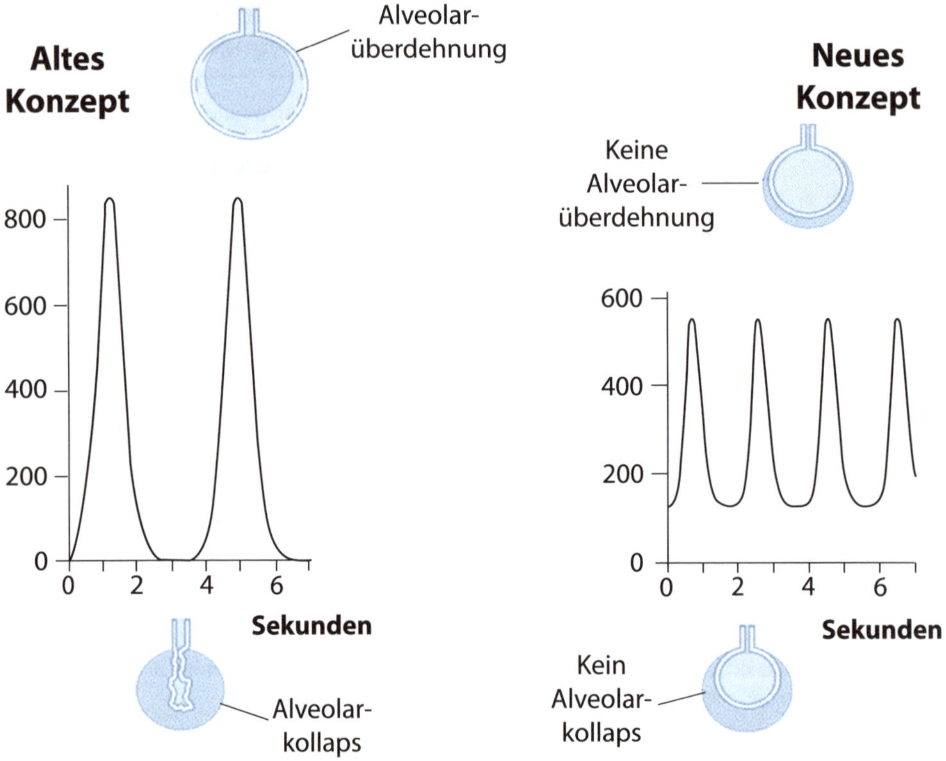

Abb. 13.1 Altes und neues Konzept der Beatmung: Hubvolumina und PEEP. Nach dem alten Konzept (*links*) werden hohe Hubvolumina verabreicht, die endinspiratorisch zu einer Lungenüberdehnung führen können und exspiratorisch zu intermittierendem Alveolarkollaps. Nach dem neuen Konzept (*rechts*) werden niedrigere Hubvolumina ohne die Gefahr einer Lungenüberdehnung verabreicht. Ein PEEP sorgt dafür, dass die Alveolen auch am Ende der Exspiration offen bleiben. (Mod. nach Tobin 2012)

vielmehr aus der Höhe des Beatmungsdrucks und der Impedanz des respiratorischen Systems.

Das durchschnittliche Atemzugvolumen aller Säugetiere, also auch das des Menschen, beträgt etwa 6,3 ml/kg ideales KG, also ca. 400–450 ml beim Erwachsenen. Früher wurden allerdings Patienten im Rahmen der »Routinebeatmung« und auch bei schwerer Lungenerkrankung häufig mit hohen Atemzugvolumina (bis 15 ml/kg KG) beatmet, um die FRC zu erhöhen und Atelektasen zu verhindern. In den letzten Jahren zeigte sich jedoch, dass hohe Hubvolumina, insbesondere dann, wenn sie auch mit hohen Atemwegdrücken einhergehen, Lungenschäden hervorrufen können. In einer großen Untersuchung an ARDS-Patienten konnte durch eine Beatmung mit 6 ml/kg ideales (»vorhergesagtes«) KG verglichen mit einer Beatmung mit 12 ml/kg KG die Letalität signifikant gesenkt werden.

Heute wird generell keine Indikation mehr für eine hochvolumige Beatmung (>10 ml/kg KG) gesehen (Abb. 13.1). Allerdings ist strittig, ob immer, also auch wenn keine schwere Lungenerkrankung vorliegt, mit einem Hubvolumen von 6 ml/kg KG beatmet werden sollte. Hierzu gibt es 2 Ansichten:

- Einige Beatmungsexperten halten ein Hubvolumenvon **6 ml/kg KG immer** für ausreichend und indiziert. Um eine Normoventilation zu erzielen (also einen p_aCO_2 von etwa 40 mm Hg), muss dementsprechend oft die Atemfrequenz erhöht werden (etwa 12–18/min). Zur Atelektasenprophylaxe sollte dieses niedrige Hubvolumen mit einem PEEP von mindestens 5 mbar kombiniert werden.
- Andere Autoren halten auch höhere Hubvolumina nicht für schädlich, solange ein oberes **inspiratorisches Druckniveau von etwa 30 mbar**

nicht überschritten werde. Atemhubvolumina von >6 ml/kg KG seien häufig angenehmer für den Patienten und erlaubten zudem eine geringere Sedierung. Der Intensivmediziner Kacmarek empfiehlt dementsprechend ein Vorgehen, das sich an der Compliance der Lunge orientiert (Tab. 13.1).

Trotz ihrer Unterschiede ist beiden Konzepten gemeinsam, dass sehr hohe Atemhubvolumina und hohe Atemwegdrücke vermieden werden sollen. Dieses Vorgehen wird gestützt durch eine Untersuchung an über 3000 beatmeten Patienten (die zunächst kein ALI/ARDS hatten), in der sowohl ein Hubvolumen von >700 ml als auch ein Atemwegspitzendruck von >30 mbar mit der Entwicklung eines ALI assoziiert waren.

Mit hohen Atemzugvolumina und hohen Atemwegdrücken nimmt die Gefahr der Baro- und Volutraumatisierung der Lunge zu, besonders wenn dabei Atemwegdrücke von >30 mbar überschritten werden.

Bei stark eingeschränkter Dehnbarkeit der Lunge und hohen Beatmungsdrücken (>30 mbar) sollte das Atemhubvolumen sogar auf <6 ml/kg KG reduziert werden, jedoch sollte ein Minimalvolumen von 4 ml/kg KG nicht unterschritten werden.

Die oben angegebenen Werte gelten für die konventionelle Beatmung. Bei der **Hochfrequenzbeatmung** wird mit erheblich niedrigeren Hubvolumina (1–5 ml/kg KG) beatmet; ▶ Kap. 16).

Tipp

Klinisch werden heute meist Atemhubvolumina von 6–8 ml/kg KG eingestellt.

Dabei wird neuerdings überwiegend empfohlen, die Einstellung nicht auf das **aktuelle**, sondern auf das **ideale** oder das **vorhergesagte** Körpergewicht zu beziehen. Dies führt im Mittel zu etwa 20% niedrigeren Hubvolumina.

Ideales Körpergewicht

Das ideale Körpergewicht erhält man näherungsweise durch die Formel (▶ Abschn. 15.4.1):

- Männer: Ideales KG [kg] = Körpergröße [cm] – 100 – 5%
- Frauen: Ideales KG [kg] = Körpergröße [cm] – 100 – 10%

Tab. 13.1 Empfohlene Einstellungen des Hubvolumens in Abhängigkeit von den damit erzielten Atemwegdrücken. (Nach Steinberg u. Kacmarek 2007)

Plateaudruck (mbar)	Hubvolumen (ml/kg KG[a])
<25	≤10
25–30	6–8
>30	≤6

[a] Gemeint ist ideales Körpergewicht, genauer gesagt in der Originalpublikation das »vorhergesagte« Körpergewicht (PBW).

Vorhergesagtes Körpergewicht

In den amerikanischen NIH-Studien wird die Einstellung pro kg vorhergesagtes Körpergewicht (»predicted body weight«, PBW) empfohlen. Dieses Vorgehen führt bei großen Patienten zu noch etwas niedrigeren Hubvolumeneinstellungen als solche bezogen auf ideales Körpergewicht. Die Formeln zur Errechnung des PBW sind jedoch relativ kompliziert und daher für den klinischen Routinealltag kaum geeignet:

- Männer: PBW [kg] = 50 + 0,91 (Körpergröße [cm] – 152,4)
- Frauen: PBW [kg] = 45,5 + 0,91 (Körpergröße [cm] – 152,4)

Merkmale

Bei den druckkontrollierten Atemmodi hängt die Höhe des Atemhubvolumens im Wesentlichen ab vom vorgewählten Atemwegdruck (genauer gesagt: von der Differenz aus oberem Atemwegdruck und PEEP) und der Atemwegimpedanz.

13.2.2 Atemminutenvolumen

Das Atemminutenvolumen (AMV) ergibt sich aus der eingestellten Atemfrequenz und dem Hubvolumen. Dies gilt jedoch nur für die reine volumenkontrollierte Beatmung (VC-CMV). Bei allen anderen Beatmungsformen hängt das tatsächliche AMV von der Eigenatmung des Patienten (partielle Beatmungsmodi) und/oder der jeweiligen Compliance und Resistance (druckkontrollierte Modi) ab.

Grundsätzlich muss das AMV so eingestellt werden, dass sich der gewünschte p_aCO_2 ergibt.

Das AMV beträgt beim Erwachsenen normalerweise ca. 80 ml/kg KG/min bzw. 6 l/min.

Je nach Stoffwechselzustand kann das zur Normoventilation (p_aCO_2 von 40 mm Hg) erforderliche AMV beim Erwachsenen zwischen etwa 4 und 30 l/min variieren. Bei gesteigertem Stoffwechsel, z. B. durch Sepsis, Fieber usw., ist ein höheres AMV erforderlich, ebenso bei erhöhter Totraumventilation (ARDS, COPD). Dagegen kann bei erniedrigtem Stoffwechsel, z. B. durch Narkose, Hypothermie, Hypothyreose usw., das AMV reduziert werden. Bei permissiver Hyperkapnie wird das AMV so niedrig eingestellt, dass eine Hypoventilation eintritt: Erhöhte arterielle Kohlendioxidpartialdrücke werden akzeptiert.

13.2.3 Atemfrequenz

Die Atemfrequenz bzw. Beatmungsfrequenz (f) sollte so eingestellt werden, dass sich der angestrebte p_aCO_2 ergibt (▶ Abschn. 13.2.2: »Atemminutenvolumen«). Hierfür sind je nach gewähltem V_T, Stoffwechselzustand des Patienten, Alter und Ausmaß der Totraumventilation sehr unterschiedliche Einstellungen erforderlich.

Die Beatmungsfrequenz beträgt üblicherweise 4–20/min, im Mittel 8–15/min.

Niedrige oder hohe Beatmungsfrequenzen?

Bei stark sedierten oder narkotisierten Patienten kann mit niedrigen Frequenzen meist eine Normoventilation erreicht werden, ebenso bei Unterkühlten. Hingegen sind bei vermehrter CO_2-Produktion bzw. gesteigertem Stoffwechsel hohe Beatmungsfrequenzen erforderlich. Ist die Lunge sehr steif (niedrige Compliance), so kann versucht werden, bei niedrigen Atemzugvolumina mit hohen Atemfrequenzen die CO_2-Elimination zu verbessern. Hierbei sollten Frequenzen von 25–30/min nicht überschritten werden, weil darüber hinaus keine klinisch wesentlichen Effekte zu erreichen sind. Weiterhin ist zu beachten, dass bei hohen Atemfrequenzen und kurzen Exspirationszeiten evtl. keine vollständige Ausatmung mehr möglich ist und ein »air trapping« auftritt. Besteht jedoch eine obstruktive Störung der Lungenfunktion, wie bei schwerem Asthma oder COPD, ist die Atemfrequenz eher niedrig zu wählen, um eine vollständige Ausatmung zu ermöglichen.

Bei fast allen modernen Beatmungsgeräten lassen sich 2 Arten von Atemfrequenzen einstellen:

- f_{CMV} (oder f_{IPPV}): reguliert die Atemfrequenz bei kontrollierter Beatmung;
- f_{IMV} (oder f_{SIMV}): reguliert die Frequenz der mandatorischen oder assistierten Atemhube bei IMV, SIMV oder MMV.

Aus der Formel $60/f_{IMV}$ ergibt sich die Dauer des IMV-Zyklus. Der »f_{CMV}-Knopf« ist bei Wahl dieser Modi aber nicht »außer Betrieb«: Die Einstellung der Inspirationszeit und das Muster des Atemhubes bezieht sich auf die f_{CMV}-Einstellung; über die Formel $60/f_{CMV}$ wird bei vielen Beatmungsgeräten der Zeitrahmen reguliert, in dem Inspirationsbewegungen des Patienten mit einem maschinellen Hub beantwortet werden (SIMV-Periode). Die f_{CMV} muss daher stets mindestens so groß sein wie die f_{IMV}, denn sonst bestimmt die f_{CMV} und nicht die f_{IMV} die Anzahl der mandatorischen Atemhübe.

Die Atemfrequenzen für die Hochfrequenzbeatmung liegen erheblich höher (60–3.000/min; ▶ Kap. 16).

13.3 Positiver endexspiratorischer Druck (PEEP)

An allen modernen Beatmungsgeräten lässt sich das exspiratorische Druckniveau über den Einstellparameter »PEEP« regulieren (◘ Abb. 13.2).

PEEP, ZEEP und NEEP

Ein positives endexspiratorisches Druckniveau (PEEP) wird durch ein sog. PEEP-Ventil während der Exspirationsphase aufrechterhalten. An den meisten Beatmungsgeräten kann ein endexspiratorischer Druck zwischen 0 und etwa 35 mbar eingestellt werden. Ohne PEEP entspricht der endexspiratorische Druck dem Atmosphärendruck bzw. Null (ZEEP). Früher konnte bei einigen Geräten ein negativer endexspiratorischer Druck (NEEP) eingestellt werden. Wegen der hierdurch ausgelösten Atelektasen werden Beatmungsverfahren mit NEEP nicht mehr durchgeführt.

13.3.1 Extrinsischer und intrinsischer PEEP

Für praktische Zwecke muss zwischen extrinsischem und intrinsischem PEEP unterschieden werden: Der am Beatmungsgerät eingestellte PEEP wird als »externer« oder »extrinsischer« PEEP ($PEEP_e$) bezeichnet, im Gegensatz zum intrinsischen PEEP ($PEEP_i$), der sich bei obstruktiven Atemwegerkrankungen und/oder bestimmten Atemmodi mit kurzen Exspirationszeiten und unvollständiger Ausatmung aufbauen kann (◘ Abb. 13.3).

Die Auswirkungen des $PEEP_e$ und $PEEP_i$ auf die meisten der weiter unten erläuterten Parameter (z. B.

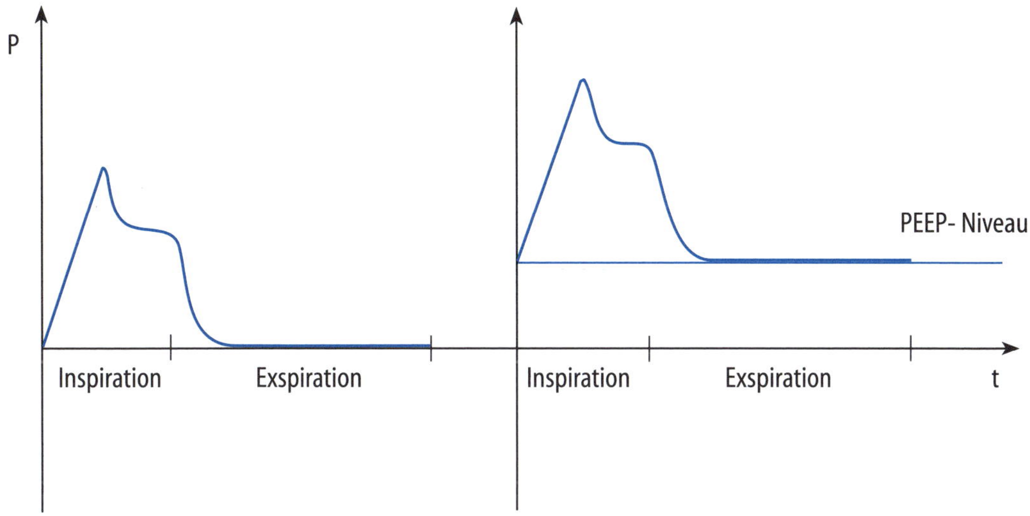

Abb. 13.2 Beatmung ohne (*links*) und mit PEEP (*rechts*)

Gasaustausch) sind im Prinzip ähnlich. Wird ein externer PEEP angewandt und besteht gleichzeitig ein interner PEEP, so ist für die meisten Wirkungen der Gesamt-PEEP ($PEEP_{total}$) entscheidend. Zu beachten ist die Wechselwirkung bei unterschiedlichen Erkrankungen:

- Restriktive Lungenerkrankung: $PEEP_i$ und $PEEP_e$ verhalten sich weitgehend additiv: $PEEP_{total} = PEEP_i + PEEP_e$.
- Obstruktive Lungenerkrankung: $PEEP_i$ und $PEEP_e$ verhalten sich nicht additiv. Der $PEEP_e$ führt erst dann zu einer Erhöhung des totalen PEEP, wenn er höher ist als der $PEEP_i$ (»Wasserfalleffekt«): $PEEP_{total} < PEEP_i + PEEP_e$.

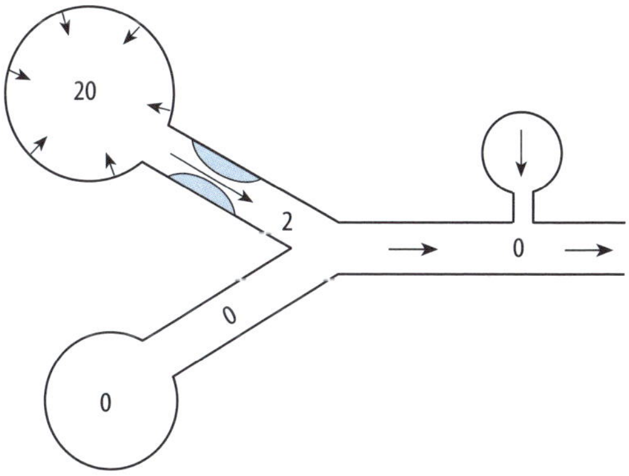

Abb. 13.3 Intrinsischer PEEP. Bei obstruktiven Atemwegerkrankungen und bestimmten Atemmodi mit kurzen Exspirationszeiten und unvollständiger Exspiration kann sich ein intrinsischer PEEP aufbauen

13.3.2 Wirkungen auf das intrapulmonale Gasvolumen und den intrathorakalen Druck

Der PEEP bewirkt, dass sich bei der Exspiration das Lungenvolumen nicht bis zum Ausgleich mit dem Atmosphärendruck entleert. Es bleibt ein Volumen in der Lunge zurück, dessen Größe mit der Höhe des PEEP korreliert. Inwieweit sich der intrapulmonale Druck bzw. der PEEP auf den intrathorakalen (interpleuralen) Raum und damit auf das Herz und die großen Gefäße überträgt, hängt von der Elastance von Lunge (E_{lung}) und Thoraxwand ab (E_{cw}; cw steht für engl. »chestwall«). Die Elastance des gesamten respiratorischen Systems (Lunge plus Thorax), also die sog. totale Elastance (E_{total}), ist die Summe aus der Elastance von Lunge und Thoraxwand:

$$E_{total} = E_{lung} + E_{cw}$$

Der intrapleurale Druckanstieg (ΔP_{pl}) ist in Abhängigkeit vom Atemwegdruckanstieg (Δp_{aw}) wie folgt zu berechnen:

$$\Delta p_{pl} = \Delta p_{aw} \cdot E_{cw} / E_{total}$$

Unter normalen Umständen sind dabei E_{lung} und E_{cw} etwa gleich hoch:

$$E_{cw}/E_{lung} = 1 \text{ bzw. } E_{cw}/E_{total} = 0,5$$

Daher überträgt sich normalerweise der intrapulmonale Druck zu etwa 50% auf den intrapleuralen Druck und die großen Gefäße. Diese Beziehungen gelten für den PEEP, aber auch für jeden anderen intrapulmonalen Druck wie z. B. den mittleren und oberen Atemwegdruck.

Unter pathologischen Bedingungen sind folgende Umstände möglich:

- Die Lunge wird »steifer« (hohe E_{lung}, niedrige Compliance), und die Thoraxwand bleibt relativ »weich« (niedrige E_{cw}, hohe Compliance); dies ist etwa der Fall beim kardiogenen und nichtkardiogenen Lungenödem primär pulmonaler Ursache (ALI, ARDS) sowie beim Atemnotsyndrom des Neugeborenen (RDS). Dann folgt: E_{cw}/E_{total} <0,5. Der intrapulmonale Druck überträgt sich in diesem Fall zu weniger als 50% auf den intrathorakalen Druck. Ähnlich wirkt sich die Anwendung von Muskelrelaxanzien aus: Bei gleichbleibender E_{lung} sinkt die E_{cw}, der Quotient wird <0,5.
- Die Thoraxwand wird »steifer« (hohe E_{cw}), und die Lunge bleibt relativ gesund (niedrige E_{cw}, hohe Compliance); diese Veränderung tritt z. B. bei erhöhtem intraabdominellem Druck (der die Thoraxwanddehnbarkeit wesentlich mitbeeinflusst) auf. Aber auch beim ARDS (insbesondere primär extrapulmonaler Ursache) kann eine relativ stärker erhöhte E_{cw} vorliegen. Dann folgt: E_{cw}/E_{total} >0,5. Der intrapulmonale Druck überträgt sich in diesem Fall zu mehr als 50% auf den intrapleuralen Druck und die großen Gefäße (entsprechend ausgeprägt ist die Behinderung des venösen Rückstroms unter PEEP). Zu einem erheblichen Anstieg des Quotienten kommt es vorübergehend bei Husten und Pressen des Patienten.
- Thoraxwand und Lunge werden beide in ähnlichem Ausmaß »steifer« (E_{cw} und E_{lung} steigen beide proportional an). Eine solche Veränderung wird oft beim Intensivpatienten beobachtet, z. B. beim ARDS. Dann bleibt der Quotient etwa bei 0,5, und der intrapulmonale Druck überträgt sich weiterhin mit etwa 50% auf den intrapleuralen Druck (allerdings resultiert aus der gleichen intrapulmonalen Volumenänderung dann ein erheblich höherer Druckanstieg).

Um die E_{total} unter klinischen Bedingungen in E_{cw} und E_{lung} zu differenzieren, müssen neben der totalen Compliance bzw. Elastance und dem Atemwegdruck auch der Pleuradruck gemessen werden. Als Ersatzparameter gilt dabei meist der Ösophagusdruck, der über einen Ösophagusmanometer gemessen werden kann. Alternativ kann der Druck in der Harnblase ersatzweise für den intraabdominellen Druck Hinweise auf eine Veränderung der E_{cw} geben.

Der E_{cw} kann in Kenntnis des p_{pl} folgendermaßen berechnet werden:

$$E_{cw} = E_{total}\ \Delta p_{pl}/\Delta p_{aw}$$

PEEP und ZVD

Im klinischen Alltag stellt sich in diesem Zusammenhang häufig die Frage, wie sich der PEEP auf den (unter Beatmung endexspiratorisch gemessenen) ZVD auswirkt. Oft wird angenommen, man könne den PEEP einfach vom ZVD abziehen, um den »wirklichen« ZVD zu erhalten; dies ist jedoch falsch; vielmehr gilt entsprechend dem oben Gesagten:

- Bei normaler Elastance (oder proportional erhöhter Elastance) von Lunge und Thorax muss vom gemessenen ZVD etwa die Hälfte des PEEP subtrahiert werden, um annäherungsweise den »wirklichen« ZVD zu erhalten.
- Bei erhöhter Elastance (erniedrigter Compliance) der Lunge muss deutlich weniger als die Hälfte des PEEP subtrahiert werden (der »wirkliche« Wert liegt also u. U. nur knapp unterhalb des gemessenen ZVD).
- Bei erhöhter Elastance (erniedrigter Compliance) der Thoraxwand muss dagegen mehr als die Hälfte des PEEP subtrahiert werden (der »wirkliche« Wert liegt also deutlich niedriger als der gemessene ZVD).

Die gleichen Überlegungen gelten auch für den über einen Pulmonaliskatheter gemessenen PCWP oder den nach herzchirurgischen Eingriffen direkt gemessenen linksatrialen Druck (LAP).

13.3.3 Auswirkungen des PEEP auf die Lungenfunktion

Die Hauptwirkung des PEEP ist die Erhöhung der FRC. Hierdurch wird die Oxygenierung des Blutes gewöhnlich verbessert. Daneben weist der PEEP noch andere erwünschte, aber auch unerwünschte Wirkungen auf.

Oxygenierung Durch Zunahme der FRC, Verminderung des Rechts-links-Shunts und Verbesserung des

Belüftungs-Durchblutungs-Verhältnisses wird in der Regel der O_2-Austausch in der Lunge und damit die Oxygenierung des Blutes verbessert. Hierdurch kann die inspiratorische O_2-Konzentration meist reduziert werden – ebenfalls ein erwünschter Effekt.

Atelektasen Der PEEP kann die Bildung von Atelektasen erschweren, im günstigen Fall sogar verhindern; bereits entstandene Atelektasen werden evtl. wieder eröffnet. Dieses Recruitment verschlossener Alveolen erfolgt allerdings in erster Linie bei höheren Atemwegdrücken, d. h. am Ende des Inspirationshubs bzw. beim Atemwegspitzendruck. Durch den PEEP werden die auf diese Weise rekrutierten Alveolen offen gehalten. PEEP kann somit verhindern, dass einige Alveolarbezirke zyklisch kollabieren und wiedereröffnet werden. Wahrscheinlich kann ein gut eingestellter PEEP auf diese Weise lungenprotektiv wirken.

Pneumonierisiko Durch bessere Belüftung der Alveolen kann möglicherweise das Pneumonierisiko reduziert werden.

Compliance Ein mäßiger PEEP verbessert die Dehnbarkeit der Lunge. Ein zu hoher PEEP führt dann aber wieder zur Abnahme der Lungencompliance.

Surfactant Ein mäßiger PEEP übt eine protektive Wirkung auf das Surfactantsystem aus. So wird durch den PEEP die Auswaschung von Surfactant in das Bronchialsystem aus kollabierenden Alveolen vermindert.

Lungenödem Der PEEP vermindert das **alveoläre** Lungenödem, jedoch nicht in jedem Fall auch das interstitielle Lungenödem. Häufig nimmt das extravaskuläre Lungenwasser (EVLW) sogar zu, d. h. es findet eine Umverteilung der Flüssigkeit aus den Alveolen in das Interstitium statt. Im Interstitium entwickelt sich eine Umverteilung vom perialveolären in den peribronchiolären Raum (■ Abb. 13.4).

Lymphdrainage Der erhöhte intrathorakale Druck beeinträchtigt die Lymphdrainage in der Lunge. Hierdurch nimmt das extravasale Lungenwasser eher zu.

Erhöhung des alveolären Totraums Der PEEP kann durch Überdehnung gut belüfteter und durchbluteter Alveolen die Kapillaren komprimieren und deren Durchblutung unterbrechen. Hierdurch wird der alveoläre Totraum erhöht und die Elimination von Kohlendioxid beeinträchtigt.

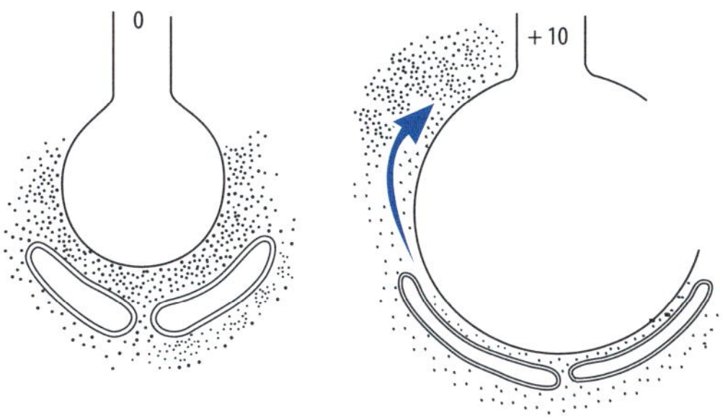

■ **Abb. 13.4** Umverteilung der interstitiellen Flüssigkeit durch PEEP (*rechts*)

Traumatisierung der Lunge Ein zu hoher PEEP kann die Lunge regional oder insgesamt überdehnen. Hierdurch können ein Baro- bzw. Volumentrauma der Lunge und eine Zunahme des interstitiellen Ödems auftreten.

13.3.4 Wirkungen auf das Herz-Kreislauf-System

Die kardiovaskulären Wirkungen des PEEP entstehen ausschließlich durch den erhöhten intrathorakalen Druck. Demgegenüber scheint eine humoral bedingte Dämpfung der Myokardfunktion keine Rolle zu spielen.

Vorlast des Herzens Durch die Erhöhung des intrathorakalen Drucks wird der venöse Rückstrom gehemmt und die Vorlast des rechten Herzens, indirekt auch des linken Herzens, gesenkt. Beim gesunden Herz kann hierdurch allerdings das Herzzeitvolumen und damit das O_2-Angebot an die Organe trotz besserer Oxygenierung abfallen. Andererseits kann bei schwerer Herzinsuffizienz durch Senkung der Vorlast die Herzfunktion verbessert werden, bei Hypervolämie sogar das Herzzeitvolumen ansteigen.

Nachlast des Herzens Der erhöhte intrathorakale Druck senkt die Nachlast des linken Ventrikels und kann sich daher bei Linksherzinsuffizienz günstig auswirken. Demgegenüber wird die Nachlast des rechten Ventrikels wegen der durch den PEEP bedingten Kompression der Lungenkapillaren erhöht, da hierdurch der pulmonale Gefäßwiderstand ansteigt. Entsprechend nimmt die Schlagarbeit des rechten Ventrikels zu. Daneben kann die Druckbelastung des rechten Ventrikels zu einer Verschiebung des Ventrikelseptums in Richtung linke Kammer führen, sodass die Compliance des linken Ventrikels abnimmt.

Herzfehler mit Shunt Bei Herzfehlern mit Shunt, z. B. Vorhofseptum- oder Ventrikelseptumdefekt, und bei bestimmten Gefäßanomalien (M. Rendu-Osler) kann der PEEP einen Rechts-links-Shunt auslösen oder einen vorbestehenden Rechts-links-Shunt verstärken, sodass sich die Oxygenierung verschlechtert.

Die kardiovaskulären Wirkungen des PEEP können zumeist durch ausreichende Flüssigkeitstherapie und Zufuhr positiv-inotroper Substanzen und Vasodilatatoren kompensiert werden (▶ Kap. 20).

13.3.5 Hirn, Leber und Niere

Durch den erhöhten intrathorakalen Druck wird der Einstrom des Blutes in die obere Hohlvene gehemmt, sodass der **intrakranielle Druck** ansteigen kann.

Gehemmt wird weiterhin der Abfluss des Blutes aus der unteren Hohlvene. Hierdurch können die Drücke in Lebervene, Pfortader- und Splanchnikusgebiet und Nierenvene ansteigen, und die Durchblutung der betroffenen Organe abnehmen.

Weiterhin beeinträchtigt der PEEP die **Nierenfunktion:** renaler Blutfluss, glomeruläre Filtrationsrate und Natriumausscheidung können abnehmen, bedingt durch eine Druckerhöhung in der Nierenvene, Abfall des Herzzeitvolumens und humorale Mechanismen.

13.3.6 Indikationen für den PEEP

13

Der PEEP wird in der Intensivmedizin sehr häufig eingesetzt, insbesondere bei der Beatmung von Patienten mit gestörter Oxygenierung.

PEEP beim intubierten Patienten Zahlreiche Intensivmediziner empfehlen die Anwendung eines niedrigen PEEP bei **jeder** maschinellen Beatmung über einen Endotrachealtubus, um die durch die Intubation erniedrigte FRC zu normalisieren. Meist genügt hierfür ein PEEP von etwa 5–8 mbar. Dieser niedrige PEEP wird auch als »physiologischer PEEP« bezeichnet, da die ungünstigen Auswirkungen auf Lunge und andere Organe meist vernachlässigt werden können.

Oxygenierungsstörungen und restriktive Erkrankungen Sind bei einer Oxygenierungsstörung die Compliance und die FRC erniedrigt, so kann durch Anwendung des PEEP die O_2-Aufnahme in der Lunge meist verbessert werden. Daher ist der PEEP bei folgenden Störungen bzw. Erkrankungen indiziert:

- nicht kardial bedingtes Lungenödem,
- kardial bedingtes Lungenödem,
- ARDS,
- Atemnotsyndrom des Neugeborenen,
- Pneumonie,
- Lungenkontusion,
- postoperativ bei Oberbauch- und Thoraxeingriffen.

Ventilationsstörungen und obstruktive Erkrankungen Umstritten ist die Anwendung des PEEP bei obstruktiven Erkrankungen wie Asthma und COPD. Denn einerseits besteht bei diesen Erkrankungen bereits ein intrinsischer PEEP; andererseits können durch Einstellen eines extrinsischen PEEP unterhalb des $PEEP_i$ ohne zusätzliche Erhöhung der FRC die kleinen Atemwege offengehalten, die Exspiration erleichtert und die Atemarbeit vermindert werden. Diese Überlegungen gelten insbesondere für die COPD. Beim Patienten mit schwerem Asthma bzw. Status asthmaticus wird üblicherweise kein oder nur ein geringer PEEP empfohlen.

13.3.7 Zeitpunkt der PEEP-Anwendung

Es ist unstrittig, dass der PEEP beim akuten Lungenversagen frühzeitig angewandt werden muss, denn in späten Krankheitsphasen ist der positive Effekt gering. Ob allerdings, wie häufig angenommen, durch »prophylaktische Anwendung« eines PEEP bereits vor dem Auftreten von Oxygenierungsstörungen die Entwicklung eines ARDS verhindert werden kann, ist nicht bewiesen.

13.3.8 Wie hoch soll der PEEP gewählt werden?

Für die Wahl des »besten« PEEP-Niveaus gibt es mehrere Ansätze. Die beiden wichtigsten Orientierungsmaßstäbe hierfür sind Oxygenierung und Lungenmechanik.

- **PEEP-Einstellung abhängig von der Oxygenierung:** Dies ist das am weitesten verbreitete Verfahren in der klinischen Praxis: Der PEEP wird umso höher eingestellt, je schlechter die Oxygenierung ist. Ziel ist dabei meist eine S_aO_2 um 90% bzw. ein p_aO_2 um 60 mm Hg. Varianten dieses Vorgehens sind das Least-PEEP-Konzept und das NIH ARDS Network PEEP Protocol (◘ Tab. 13.1).
- **PEEP-Einstellung abhängig von der Lungenmechanik:** Die Orientierung an der Oxygenie-

rung wird von einigen Beatmungsmedizinern als unzureichend angesehen; sie fordern eine Orientierung an der Druck-Volumen-Kurve (▶ Kap. 22, ▶ Abb. 22.1), die die statische Compliance der Lunge beschreibt. Moderne Beatmungsgeräte ermöglichen mittlerweile die Erstellung solcher Druck-Volumen-Kurven auch in der klinischen Routine. Der PEEP sollte dann knapp oberhalb des sog. unteren »inflection point« eingestellt werden, um ein repetitives exspiratorisches Kollabieren größerer Alveolarbezirke zu verhindern.

Es ist jedoch bis heute unklar, ob die (aufwendigere) complianceorientierte PEEP-Einstellung der (einfacheren) oxygenierungsorientierten Einstellung tatsächlich überlegen ist.

Konzepte mit niedrigem PEEP PEEP bewirkt zwar eine Erhöhung der FRC durch Offenhalten atelektasegefährdeter Lungenareale und Wiederherstellen ausgeglichenerer Ventilations-Perfusions-Verhältnisse, kann aber gleichzeitig zu einer Überdehnung und damit Schädigung gesunder Lungenabschnitte führen – je höher, desto mehr. Außerdem erhöht sich mit steigendem PEEP der intrathorakale Druck, und die Einschränkung des venösen Rückstroms und schließlich die Abnahme des Herzeitvolumens nehmen zu. Daher sollte nach Ansicht einiger Intensivmediziner der PEEP niedrig (ca. 5–8 mm Hg) gewählt werden, solange mit einer F_IO_2<0,6 eine ausreichende S_aO_2 (≥90%) erreicht werden kann. Erst bei höherer F_IO_2 sollte er vorsichtig weiter gesteigert werden, bis möglichst wieder eine F_IO_2<0,6 erreicht ist (**Least-PEEP-Konzept**).

Konzepte mit hohem PEEP Demgegenüber sind andere Beatmungsmediziner von den Vorteilen eines von vornherein höheren PEEP bei schweren restriktiven Lungenerkrankungen, insbesondere ARDS, überzeugt. Die Lunge dürfe nicht am Ende jedes Atemzugs kollabieren und dann mit dem nächsten Atemzug erneut eröffnet werden, wie es bei niedrigem PEEP der Fall sei. Erst durch dieses ständige »recruitment – derecruitment« komme es zur Lungenschädigung und pulmonalen Entzündungsreaktion. Dies müsse durch Wahl des PEEP oberhalb des unteren »inflection point« verhindert werden. Dieses Vorgehen läuft bei ARDS in vielen Fällen auf einen PEEP um 12–15 mbar hinaus.

Bewertung der Konzepte In mittlerweile mehreren prospektive Studien wurde eine »Niedrig-PEEP-Beatmung« mit einer »Hoch-PEEP-Beatmung« verglichen. Es gab dabei keine signifikanten Unterschiede in der Überlebensrate der ARDS-Patienten. Es gibt auch keine Belege dafür, dass sich durch eine prophylaktische »Hoch-PEEP-Beatmung« die Entwicklung eines Lungenversagens verhindern ließe. Offen ist auch, ob ein intrinsischer PEEP durch eine IRV einem extrinsischen Respirator-PEEP, zumindest bei einigen restriktiven Lungenerkrankungen, überlegen ist.

Insofern können heute sowohl Konzepte mit niedrigem PEEP als auch solche mit hohem PEEP angewendet werden. Einige Intensivmediziner halten das NIH ARDS Network PEEP Protocol (▣ Tab. 13.2), das in großen ARDS-Studien verwendet wurde, für die gegenwärtig beste und vor allen Dingen am besten evidenzbasierte Art und Weise der PEEP-Einstellung bei akutem Lungenversagen. Andere kritisieren dieses Konzept als zu starr, willkürlich und pathophysiologisch unplausibel.

Die Überlegenheit des einen oder anderen PEEP-Konzepts ist derzeit nicht gesichert. Auch besteht keine Einigkeit über die Höhe des optimalen PEEP-Niveaus und wie dieses Niveau ermittelt werden kann.

Nach den Ergebnissen internationaler Übersichten zur praktischen Durchführung der Beatmung liegt der durchschnittlich eingestellte PEEP unter Berücksichtigung aller möglichen Beatmungsindikationen gegenwärtig bei 5 mbar. Bei Patienten mit ARDS wurde im Mittel ein PEEP von etwa 8–9 mbar eingestellt.

Nach gegenwärtiger Ansicht lässt sich allgemein sagen:

▣ **Tab. 13.2** PEEP-Einstellungsprotokoll (NIH ARDS Network PEEP/ F_IO_2-Protokoll). [Mod. nach The National Heart, Lung, and Blood Institute ARDS Clinical Trials Network (2004) und Acute Respiratory Distress Syndrome Network (2000)]

F_IO_2	PEEP (mbar)
0,3	5
0,4	5–8
0,5	8–10
0,6	10
0,7	10–14
0,8	14
0,9	14–18
1,0	18–24

Die PEEP-Werte sollten normalerweise zwischen 5 und 15 mbar, bei schweren Oxygenierungsstörungen auch bis 20 mbar oder höher gewählt werden.

13.4 Maximaler Inspirationsdruck (p_{max})

Druckkontrollierte Beatmung

Bei allen druckkontrollierten Beatmungsmodi muss ein p_{max} (maximaler Inspirationsdruck, oberes inspiratorisches Druckniveau) eingestellt werden; die Höhe von p_{max} bestimmt hierbei, abhängig von der Compliance des Atemsystems und der Höhe des eingestellten PEEP, die Höhe des verabreichten Atemhubvolumens. Die Differenz zwischen p_{max} und PEEP wird bei druckkontrollierten Modi auch »driving pressure« (p_{drive}) genannt; der »driving pressure« ist also umso höher, je höher der p_{max} und je niedriger der PEEP sind:

$$p_{drive} = p_{max} - PEEP$$

Dieser »driving pressure« bestimmt letztlich die Höhe des inspiratorischen Hubvolumens (bei gegebener Compliance). Bei druckkontrollierten Modi wird solange ein hoher initialer Flow geliefert (um 120 l/min), bis p_{max} erreicht ist. Dies dauert meist nur Bruchteile einer Sekunde. Danach nimmt der Flow so weit ab (dezeleriert), wie für das Aufrechterhalten von p_{max} bis zum Ende der Inspirationszeit erforderlich ist. Bei ausreichend langer Inspirationszeit geht der Flow vor Ende der Inspirationszeit praktisch auf Null zurück; ab diesem Zeitpunkt, d. h. wenn der Flow sistiert, bildet sich bis zum Ende der Inspirationszeit auch bei druckkontrollierter Beatmung ein Plateaudruck (auf derselben Höhe wie p_{max}) aus (beim Plateaudruck findet kein Gasfluss mehr in Richtung Lunge statt).

Volumenkontrollierte Beatmung

Bei volumenkontrollierten Modi ergibt sich der Atemwegspitzendruck letztlich aus der Höhe des eingestellten Hubvolumens, des Inspirationsflows, des PEEP und der Compliance der Lunge. Dabei gilt: Je höher das eingestellte Hubvolumen, je höher der Inspirationsflow, je niedriger der PEEP (von dessen Niveau aus der Atemhub verabreicht wird); und je niedriger die Compliance der Lunge, desto höher ist der resultierende p_{max}.

Allerdings kann auch bei volumenkontrollierter Beatmung am Beatmungsgerät ein »p_{max}« als obere Druckbegrenzung eingestellt werden. Dies ist sinnvoll, um gefährlich hohe obere Atemwegdrücke und damit eine Barotraumatisierung der Lunge auch bei unerwarteten Complianceänderungen des Atemsystems zu verhindern.

Die Bezeichnung der Einstellknöpfe ist nicht einheitlich, auch besitzen sie je nach Beatmungsmodus und Konstruktionsprinzip des Beatmungsgeräts unterschiedliche Funktionen. Bei volumenkontrollierten Beatmungsmodi kann das Erreichen des maximalen Inspirationsdrucks zweierlei bedeuten:

- p_{max} wirkt als Zyklusvariable, d. h. das Beatmungsgerät schaltet sofort auf Exspiration um;
- p_{max} wirkt als Begrenzungsvariable, d. h. das Beatmungsgerät hält den Druck solange auf dem eingestellten Begrenzungsniveau, bis entweder das eingestellte Volumen verabreicht worden oder aber die Inspirationszeit beendet ist. Das Beatmungsgerät arbeitet ab Erreichen des pmax druckkontrolliert.

13.4.1 Richtlinien für die Höhe des p_{max}

Die Höhe des p_{max} richtet sich nach der Größe des gewünschten Atemhubvolumens. Um Druckschädigungen und eine Überdehnung der Lunge zu vermeiden, sollte aber die Druckbegrenzung nur so hoch wie nötig und so niedrig wie möglich gewählt werden. Dabei gilt:

Tipp

Ein p_{max} bzw. ein Plateaudruck von 30 mbar sollte möglichst nicht überschritten werden.

Experimentelle Untersuchungen, theoretische Überlegungen und Auswertungen klinischer Studien deuten darauf hin, dass bei Überschreiten eines p_{max} von 30 mbar die beatmungsinduzierte Lungenschädigung deutlich zunimmt. Statt an eines festen Grenzwertes kann sich der Intensivmediziner aber auch am individuellen Druck-Volumen-Diagramm des Patienten orientieren (▶ Kap. 22, ▶ 22.1). Der p_{max} sollte dann unterhalb des »upper inflection point« gewählt werden, außer bei extremen Störungen der Compliance und Resistance, bei denen ohne weitere Druckerhöhung keine Mindestventilation aufrechterhalten werden kann.

Recruitmentmanöver

Bei akuten restriktiven Lungenfunktionsstörungen wie dem ARDS kann es sinnvoll sein, für einige Minuten höhere inspiratorische Spitzenwerte von ca. 50–60 mbar einzustellen, um die teilweise »atelektatischen Lungenbezirke möglichst weitgehend zu öffnen. Der Erfolg einer solchen kurzfristigen Aufdehnung »atelektatischer Bezirke der Lunge muss durch eine Blutgasanalyse kontrolliert werden (Anstieg des p_aO_2).

Wenn überhaupt, dürfen solche Drücke aber nur kurzfristig angewandt werden. Danach sollte der obere Atemwegdruck bald wieder auf maximal 30 mbar begrenzt werden. Dabei ist es sinnvoll, einen ausreichend hohen PEEP (z. B. 10–20 mbar) anzuwenden, um ein erneutes Kollabieren der Alveolen zu verhindern. Ein definitiver klinischer Nutzen dieses Vorgehens konnte bisher jedoch noch nicht gezeigt werden; aufgrund der möglichen Gefahren auch kurzfristiger hoher Atemwegdrücke gilt dieses Vorgehen daher derzeit als umstritten.

13.5 Inspiratorische Druckunterstützung

Synonyme

- »inspiratory pressure support« (IPS),
- »assisted spontaneous breathing« (ASB).

An jedem modernen Beatmungsgerät lässt sich die Höhe der inspiratorischen Druckunterstützung (IPS) für die druckunterstützte Beatmung (»pressure support ventilation«, PSV) einstellen. PSV kann dabei als alleiniger Atemmodus oder aber in Kombination mit anderen Modi wie SIMV und MMV gewählt werden.

Die IPS wird entweder als gesonderter Parameter eingestellt, oder sie ist mit dem eingestellten oberen inspiratorischen Druckniveau für die druckkontrollierte Beatmung (p_{max}) identisch. Die IPS sollte so hoch eingestellt werden, dass dem Patienten die Atemarbeit im gewünschten Ausmaß abgenommen wird. Zur optimalen Einstellung des Druckniveaus gibt es unterschiedliche Empfehlungen:

- Das Druckniveau bei der PSV wird so gewählt, dass der Einsatz der Atemhilfsmuskulatur, erkennbar an der Kontraktion des M. sternocleidomastoideus, gerade nicht notwendig ist.
- Das Druckniveau wird so eingestellt, dass die Atemfrequenz des Patienten unter 30 Atemzügen pro Minute liegt.
- Das Druckniveau wird so gewählt, dass beim wachen Patienten eine etwaige Atemnot verschwindet.

Für die **maximale Höhe der IPS** gilt ähnliches wie für den p_{max} (► Abschn. 13.4).

An neueren Geräten kann zusätzlich zur Höhe der IPS die Flowdynamik (»pressurization rate«, »Rampe«) variiert werden. Sie legt fest, mit welcher Flowgeschwindigkeit die Unterstützung des Atemzugs erfolgt, bis der eingestellte Maximaldruck erreicht worden ist. Je höher der unterstützende Inspirationsflow, desto größer ist auch die Atemunterstützung. Ist der initiale Flow jedoch zu hoch, so wird die Inspiration zu früh beendet, ohne dass eine ausreichende Unterstützung erfolgt wäre. Eine Erniedrigung des Flows führt gelegentlich zu einer Verlängerung der Inspirationszeit und zu einer Erhöhung des I : E-Verhältnisses.

Zu Beginn sollte eine IPS von 10–20 mbar über dem PEEP-Niveau eingestellt werden. Eine IPS von etwa 5–10 mbar über dem PEEP ist nach gängiger Ansicht erforderlich, um die zusätzliche Atemarbeit durch Schläuche, Tubus und anzusteuernde Ventile auszugleichen. Daher sollte eine IPS von mindestens 5 mbar über dem PEEP eingestellt bleiben, solange ein Patient am Beatmungsgerät partiell oder vollständig spontan atmet. Alternativ und wahrscheinlich für diesen Zweck effektiver kann an vielen neuen Geräten jedoch eine »automatische Tubuskompensation« (ATC) mit variabler, flussangepasster Druckunterstützung gewählt werden (► Abschn. 15.6):

Zu beachten ist, dass bei einigen Beatmungsgeräten die IPS relativ zum Atmosphärendruck eingestellt wird (absolute Druckunterstützung), bei anderen relativ zum PEEP-Niveau (effektive Druckunterstützung). Um die Druckunterstützung bei verschiedenen Beatmungsgeräten vergleichen zu können, muss daher der jeweils eingestellte PEEP addiert bzw. vom PSV-Druck abgezogen werden.

Entscheidend für die Unterstützung der Atemarbeit und des Hubvolumens ist die effektive Druckunterstützung, für die mögliche Lungenschädigung durch Barotraumatisierung hingegen vermutlich die absolute Höhe der Druckunterstützung über dem Atmosphärendruck.

13.6 Atemzeitverhältnis, Inspirationszeit und Exspirationszeit

Atemzeitverhältnis Das Atemzeitverhältnis (I : E) bestimmt das Verhältnis von Inspirationszeit (t_I) zu Exspirationszeit (t_E). Es kann je nach Typ des Beatmungsgeräts bei den einzelnen Atemmodi in unterschiedlicher Weise eingestellt werden:

Direkte Wahl des I : E-Verhältnisses Durch direktes Einstellen des I : E-Verhältnisses und Wahl einer bestimmten Beatmungsfrequenz (f) können folgende Parameter bei Bedarf berechnet werden:

Absolute Dauer des Atemzyklus (in Sekunden):

$$t_{RC} = 60/f = t_I + t_E$$

Absolute Dauer der Inspirationszeit (in Sekunden):

$$t_I = [(I : E)/(1 + I : E)] \cdot 60/f$$

Absolute Dauer der Exspirationszeit (in Sekunden):

$$t_E = 60/f - t_I$$

Prozentuale Dauer der Inspirationszeit:

$$t_I(\%) = [(I : E)/(1 + I : E)] \cdot 100$$

- **Beispiel**

$$f = 10/\text{min};\ I : E = 1 : 2 \text{ oder } 0,5;$$
$$t_{RC} = 60/10 = 6\,\text{s}$$

$$t_I = [0,5/(1 + 0,5)] \cdot 60/10 = (0,5/1,5) \cdot 6 = (1/3) \cdot 6 = 2\,\text{s}$$

$$t_E = 60/10 - 2 = 4\,\text{s}$$

Einstellung in Prozent des Atemzyklus Die Inspirationszeit, die sich aus der Dauer der Flowphase und der Pausendauer zusammensetzt, wird als Prozent des Atemzyklus eingestellt. Das I : E-Verhältnis wird folgendermaßen berechnet:

$$I : E = t_I/(100 - t_I)$$

Direkte Wahl einer bestimmten absoluten Inspirations- und Exspirationszeit Bei einigen Versionen des BIPAP-Modus wird die Zeit für das obere Druckniveau (= Inspirationszeit) und das untere Druckniveau (= Exspirationszeit) direkt in Sekunden vorgewählt:

$$I : E = t_I : t_E$$

13.6.1 Kann das I : E-Verhältnis bei allen Beatmungsmodi eingestellt werden?

Nein, das I : E-Verhältnis kann grundsätzlich nur bei mandatorischer Beatmung eingestellt werden, also bei VC-CMV und PC-CMV. Bei Atemmodi wie IMV, SIMV und MMV wird zusammen mit der CMV-Frequenz die Dauer der Inspirationszeit der mandatorischen oder assistierten Atemzüge festgelegt. Für PSV und CPAP ist keine Einstellung des Atemzeitverhältnisses möglich. Die Verabreichung der Atemhübe entsprechend dem eingestellten I : E-Verhältnis ist daher nur im reinen CMV-Modus gewährleistet. Eine Triggerung bei assistierter Beatmung verkürzt stets die Exspirationszeit und vergrößert so das I : E-Verhältnis.

Normalerweise ist die Exspirationsphase etwas länger als die Inspirationsphase: Das physiologische I : E-Verhältnis beträgt 1 : 1,5 bis 1 : 2.

13.6.2 »Inspiratory hold«

Bei vielen Beatmungsgeräten kann die Inspirationsphase manuell durch Drücken einer »inspiratory hold«-Taste vorübergehend verlängert werden, um die Lunge zu blähen. Dabei kann am Beatmungsgerät der endinspiratorische Druck bzw. Plateaudruck abgelesen und für die Berechnung der statischen Compliance herangezogen werden. Ein »inspiratory hold« ist außerdem nach Absaugvorgängen, zur Extubation oder beim Röntgen des Thorax in Inspirationsstellung sinnvoll. Die Inspiration wird in einem gewissen zeitlichen Rahmen so lange aufrechterhalten, wie der Knopf gedrückt wird, allerdings aus Sicherheitsgründen nach einer bestimmten Zeit (meist 15 s) in jedem Fall beendet.

13.6.3 Verringerung des I : E-Verhältnisses

Eine relative Verlängerung der Exspirationszeit und Verkürzung der Inspirationszeit hat folgende Auswirkungen:

- Bei druckkontrollierter, druckbegrenzter Beatmung nimmt das Atemhubvolumen meist ab.
- Bei volumenkontrollierter Beatmung nimmt je nach Einstellung und Konstruktionsprinzip des Beatmungsgeräts bei gleichbleibendem Flow zunächst die Dauer der Plateauphase ab, oder das Inspirationsvolumen kann nur durch Steigerung

des Flows und Erhöhung des Spitzendrucks aufrechterhalten werden.
- Der Atemwegmitteldruck wird erniedrigt.
- Die Entleerung der Lunge wird bei obstruktiven Störungen verbessert, eine dynamische Lungenüberdehnung verringert.
- Die Kreislaufbelastung bei obstruktiven Ventilationsstörungen wird durch Reduktion eines intrinsischen PEEP vermindert.
- Höhere Spitzendrücke, wie sie bei volumenkontrollierter Beatmung mit kürzerer Inspirationszeit oft entstehen, schädigen möglicherweise die Lunge.
- Die Oxygenierung kann sich verschlechtern.

Eine Verlängerung der Exspirationszeit bzw. eine Verringerung des Atemzeitverhältnisses ist v. a. bei obstruktiven Ventilationsstörungen wie Asthma bronchiale oder COPD indiziert.

13.6.4 Erhöhung des I : E-Verhältnisses

Ist die Inspirationszeit länger als die Exspirationszeit, so liegt eine Umkehr des Atemzeitverhältnisses vor. Eine solche Erhöhung des I : E-Verhältnisses auf Werte von >1 : 1 wird als »inverse ratio ventilation« (IRV) bezeichnet. Eine Beatmung mit IRV wirkt sich auf folgende Weise aus:
- Die Atemgase verteilen sich gleichmäßiger im terminalen Atemsystem.
- Die Dauer der inspiratorischen Dehnung der Alveolen nimmt zu.
- Der intrathorakale Mitteldruck nimmt je nach Flowprofil meistens zu.
- Die Verkürzung der Exspirationszeit kann zu einer unvollständigen Ausatmung führen; dadurch kann sich ein intrinsischer PEEP aufbauen.
- Dies führt oft zu einer Verbesserung der Oxygenierung.
- Die Spitzendrücke können bei unverändertem Hubvolumen gesenkt werden.
- Blutdruck und Herzzeitvolumen können aufgrund des erhöhten intrathorakalen Mitteldrucks abfallen.
- Bei fehlender Druckbegrenzung droht eine gefährliche Überdehnung der Lunge.

»Air trapping« und intrinsischer PEEP

Die Verkürzung der Inspirationszeit bei IRV kann dazu führen, dass die nächste Inspiration bereits begonnen wird, obwohl die Ausatmung noch nicht vollständig beendet worden ist, d. h. es bleibt ein erhöhtes Exspirationsvolumen in der Lunge zurück. Hierdurch kommt es zum »air trapping« und zur Ausbildung eines intrinsischen PEEP (Auto-PEEP, »volume encumbered endexpiratory pressure«, VEEP). So wird die FRC vergrößert; daneben können alle erwünschten und unerwünschten Wirkungen eines PEEP auftreten.

Die Ausbildung eines $PEEP_i$ in einer Alveolarregion hängt von ihrer Entleerungsgeschwindigkeit ab: Je stärker die regionale Obstruktion und je größer die Resistance, desto höher der $PEEP_i$. Da es praktisch keine Lungenerkrankung gibt, die völlig homogen über die gesamte Lunge verteilt ist, bildet sich auch der $PEEP_i$ nicht gleichmäßig in allen Alveolarbezirken aus. In einigen Alveolarregionen, den sog. »schnellen Kompartimenten« mit kurzer Zeitkonstante wird ein niedrigerer, in anderen, den »langsamen Kompartimenten« mit langer Zeitkonstante ein höherer $PEEP_i$ vorhanden sein. Es bildet sich also ein »individueller oder alveolärer PEEP« aus. Die Höhe dieses alveolären PEEP kann am Beatmungsgerät nicht ohne Weiteres abgelesen werden, daher wird dieser PEEP auch als »okkulter PEEP« bezeichnet. Er muss mit besonderen Verfahren (»endexpiratory hold«) gemessen werden (▶ Kap. 19).

Störungen der Compliance

Oft kann bei Patienten mit steifer Lunge durch eine Umkehrung des I : E-Verhältnisses das Ventilations-Perfusions-Verhältnis verbessert werden. Obwohl durch Ausbildung eines Auto-PEEP bei druckbegrenzter IRV das Atemminutenvolumen oft abfällt, bleibt der p_aCO_2 wegen der Verbesserung von $\dot{V}/\dot{Q}$ meist unverändert.

Klinisch gilt Folgendes:

Mögliche Indikationen für ein I : E-Verhältnis von >1 : 1 sind schwere Oxygenierungsstörungen wie ALI, ARDS und IRDS; dagegen ist die IRV bei überwiegend obstruktiven Lungenerkrankungen kontraindiziert.

Allerdings konnte die Überlegenheit einer kontrollierten Beatmung mit Umkehrung des I : E-Verhältnisses gegenüber einer kontrollierten Beatmung mit »normalem« I : E-Verhältnis bislang auch für Patienten mit ARDS nicht nachgewiesen werden.

Zusammengefasst werden meist folgende I : E-Zeiten eingestellt oder angestrebt:
- »Routinebeatmung« bei weitgehend lungengesunden Patienten: I : E = 1 : 2 bis 1 : 1.

- Beatmung bei restriktiven Lungenerkrankungen wie ALI, ARDS: I : E=1 : 2 bis 1 : 1; ggf. auch »inverse ratio«: 1 : 1 bis 3 : 1.
- Beatmung bei Patienten mit obstruktiven Lungenerkrankungen wie Asthma, COPD: I : E=1 : 2 bis 1 : 4.

13.6.5 Absolute Exspirationszeit

Für die oben beschriebenen Auswirkungen von Veränderungen des Atemzeitverhältnisses auf den Gasaustausch und die Herz-Kreislauf-Funktion sind aber nicht nur die relativen, sondern auch die absoluten Zeiten von In- und Exspiration von Bedeutung: So ist zwar eine Beatmung mit 500 ml Atemhubvolumen, einer f von 6/min und einem I : E-Verhältnis von 2 : 1 per definitionem eine IRV, praktisch wird sich damit jedoch kaum ein $PEEP_i$ aufbauen lassen. Die für den Aufbau eines Auto-PEEP zwingend erforderliche Begrenzung der Exspirationszeit hängt vom Hubvolumen, der Resistance und den elastischen Retraktionskräften von Lunge und Thorax ab. Sie liegt jedoch meist <2 s.

Andererseits kann sich unter hohen Atemfrequenzen von über 20/min auch bei »normalem« I : E-Verhältnis durch die starke absolute Verkürzung der Exspirationszeit ein intrinsischer PEEP ausbilden (bei einer Atemfrequenz von 25/min und einem I : E-Verhältnis von 1: 2 bleiben der Lunge nur 1,6 s, um »auszuatmen«, vergleichbar einer Atemfrequenz von 10 und einem I : E-Verhältnis von 3 : 1). Bei schwerer obstruktiver Lungenerkrankung wie etwa im Status asthmaticus kommt es sogar bei »normaler« Atemfrequenz und normalem I : E nicht zu einer ausreichenden Lungenentleerung, sodass sich ein u. U. lebensbedrohliches »airtrapping« ausbilden kann. Dann muss entweder die Atemfrequenz weiter erniedrigt oder das I : E-Verhältnis verkleinert werden oder beides.

13.7 Inspiratorische Pause

Während der inspiratorischen Pause erfolgt kein Flow, und es bildet sich ein Druckplateau aus, dessen Höhe als endinspiratorischer Druck (EIP) oder Plateaudruck bezeichnet wird. Die inspiratorische Pause wird auch als No-flow-Phase oder Plateauphase bezeichnet.

▪ Volumenkontrollierte Beatmung

Bei einigen Beatmungsgeräten kann die Dauer der Pause in Prozent des Atemzyklus direkt eingestellt werden. Ansonsten ergibt sie sich bei volumenkontrollierten, zeitgesteuerten Modi aus Flow, Hubvolumen, Inspirationszeit bzw. I : E-Verhältnis und Frequenz.

Bei unverändertem Hubvolumen gilt: Je höher der Flow, desto länger die Plateauzeit.

Während der Plateauzeit kommt es zur gleichmäßigeren Verteilung des Hubvolumens innerhalb der Lunge: Die »schnellen Kompartimente« atmen gewissermaßen in die »langsameren Kompartimente« aus. Dabei kommt es zum Phänomen der »Pendelluft«, da Atemluftanteile u. U. mehrfach zwischen benachbarten Alveolen hin- und herpendeln. Allerdings kann auch ohne inspiratorische Pause eine gleichmäßigere Verteilung des Atemhubvolumens erreicht werden, wenn die Inspirationszeit konstant gehalten und der Flow soweit reduziert wird, dass das eingestellte Hubvolumen gerade noch verabreicht wird. Dann bewirkt allein der niedrige, weniger turbulente Inspirationsflow bereits in der Flowphase eine gleichmäßigere Ventilation.

▪ Druckkontrollierte Beatmung

Bei PCV wird zwar steuerungsbedingt ein Druckplateau erreicht, allerdings durch einen dezelerierenden Flow; es liegt also zunächst keine No-flow-Phase vor. Erst wenn kein Gas mehr vom Beatmungsgerät zum Patienten strömt, liegt auch hier eine inspiratorische Pause vor. Das zusätzliche Einstellen einer inspiratorischen Pause ist bei druckkontrollierter Beatmung nicht sinnvoll.

13.8 Inspirationsflow bzw. Gasgeschwindigkeit

▪ Volumenkontrollierte Beatmung

Die inspiratorische Flowrate bzw. der Spitzenflow bei einem Nichtrechteckflow bestimmt die Geschwindigkeit, mit der ein bestimmtes Hubvolumen verabreicht wird: Flow (l/min) = V/t. Die Dehnung der Lunge erfolgt umso rascher, je höher der Flow ist (▣ Abb. 13.5).

Die Geschwindigkeit kann an vielen Geräten für einen flow-/volumenkontrollierten Atemhub direkt als Begrenzungsvariable eingestellt werden. Bei anderen Geräten ergibt sie sich aus dem eingestellten Hubvolumen, der Frequenz und der Inspirationsdauer.

Normalerweise wird bei der volumenkontrollierten Beatmung ein Flow zwischen 30 und 60 l/min eingestellt.

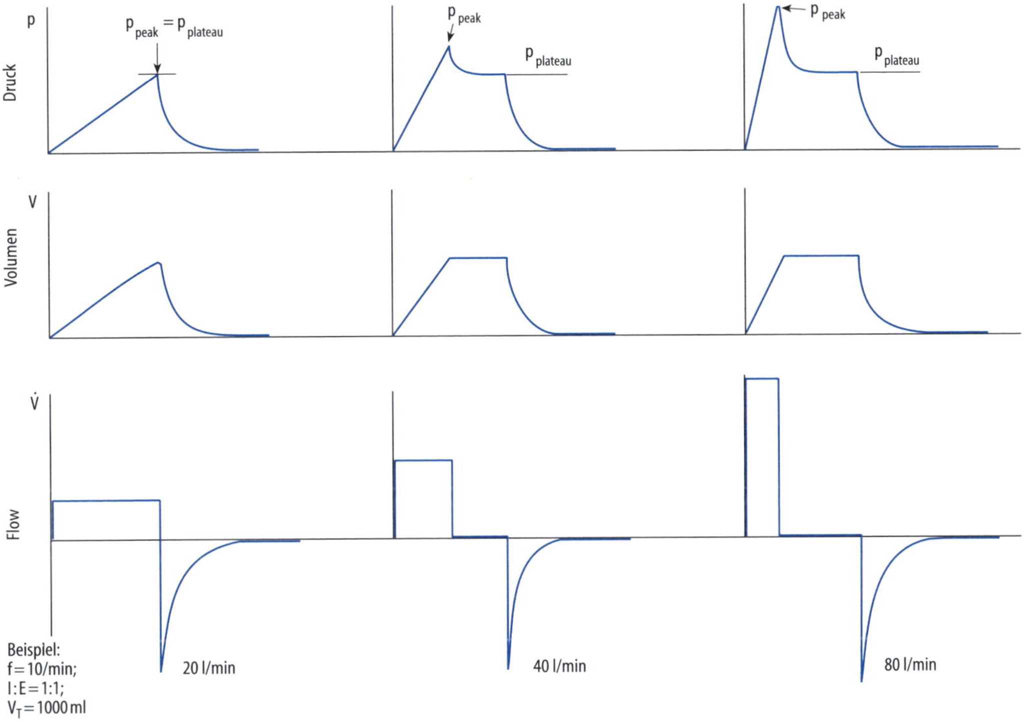

Abb. 13.5 Auswirkungen von Variationen der Flowgeschwindigkeit auf den Beatmungsdruck und das Atemhubvolumen. Je höher der Inspirationsflow, desto rascher die Belüftung der Lungen mit relativ hohen Atemwegspitzendrücken und relativ langer Plateauphase. Ein niedriger Flow vermindert den Spitzendruck und den mittleren Atemwegdruck, besonders bei erhöhtem Atemwegiderstand

Hoher Inspirationsflow

Ein hoher Inspirationsflow führt zu einer schnellen Belüftung der Lunge mit relativ hohen Atemwegspitzendrücken und einer relativ langen Plateauphase, ohne dass sich der Plateaudruck ändert.

Niedriger Inspirationsflow

Ein niedriger Inspirationsflow bewirkt eine weniger turbulente Verteilung des verabreichten Hubvolumens und vermindert den Spitzendruck und den mittleren Atemwegdruck, besonders bei erhöhtem Atemwegwiderstand. Er wird jedoch vom Patienten oft nicht gut toleriert und kann das Gefühl der Atemnot auslösen. Außerdem kann die Atemarbeit aufgrund vergeblicher zusätzlicher Einatembemühungen gesteigert werden. Daher ist oft eine stärkere Sedierung erforderlich, um diese unerwünschten Wirkungen auszuschalten.

Sollen bei VCV hohe Spitzendrücke vermieden werden, so kann der Flow bis auf etwa 10 l/min reduziert werden. Ein Mindestflow darf aber nicht unterschritten werden, um das eingestellte Atemhubvolumen innerhalb der vorgegebenen Inspirationszeit zuführen zu können. Denn sonst wird die Inspiration bereits vor Verabreichung des Atemhubvolumens abgebrochen. Der Mindestflow muss umso höher sein, je größer das Hubvolumen und je kleiner das I : E-Verhältnis sind:

$$\text{Flow}_{\text{Minimum}}(\text{l/min}) = \text{AMV (l/min)} / [(\text{I : E}) / (1 + \text{I : E})]$$

oder

$$\text{Flow}_{\text{Minimum}}(\text{l/min}) = V_T\,(\text{l})/T_i\,(\text{min})$$

Alternativ kann das Hubvolumen verringert, die Inspirationszeit verlängert oder druckbegrenzt beatmet werden.

Druckkontrollierte Beatmung

Hier liefert das Gerät initial automatisch einen hohen Flow von ca. 120 l/min. Durch die Druckbegrenzung (p_{max}) wird eine kontinuierliche Verlangsamung des initial hohen Flows und eine gute Verteilung des Hubvolumens erreicht. Auch bei Spontanatmung in

Demand-flow-Systemen wird initial ein solch hoher Flow automatisch angeboten.

13.9 Inspirationsflow (Profil)

▪ Volumenkontrollierte Beatmung

Bei volumenkontrollierten Modi kann an einigen Beatmungsgeräten zwischen verschiedenen Flowprofilen, nämlich Rechteckflow, Sinusflow sowie akzelerierendem oder dezelerierendem Flow, gewählt werden.

Aufgrund der ungleichmäßigen Verteilung des Atemgases und der hohen Druckspitzen ist die Verwendung eines akzelerierenden (ansteigenden) Flows grundsätzlich nicht sinnvoll. Abgesehen davon ist nicht erwiesen, ob ein bestimmtes Flowprofil für den Gasaustausch oder die Unterstützung der Atemarbeit überlegen ist, selbst wenn der dezelerierende Flow sich günstiger auf die initiale alveoläre Verteilung des Hubvolumens auswirken mag. Daher bietet die Wahlmöglichkeit zwischen verschiedenen Flowmustern wahrscheinlich keine klinisch wesentlichen Vorteile.

▪ Druckkontrollierte Beatmung

Ein druckkontrollierter Beatmungshub geht automatisch mit einem dezelerierenden Flow einher.

13.10 Triggerart und Triggerempfindlichkeit

Damit der Patient am Beatmungsgerät selbstständig atmen oder eine Inspiration auslösen kann, muss ihm das Gerät genügend Frischgas zur Verfügung stellen. Hierfür stehen 2 Verfahren zur Verfügung:

- Continuous-flow-Systeme,
- Demand-flow-Systeme.

▪ Continuous-flow-Systeme für Spontanatmung

Das Gerät erzeugt kontinuierlich, d. h. während der In- und Exspiration, einen ausreichend hohen Flow. Eine Triggerung ist nicht erforderlich, daher gibt es auch kein Triggerventil. Erforderlich sind jedoch ein kontinuierlicher Frischgasflow von 25–40 l/min sowie ein Reservoir von 20–25 l (z. B. sog. »Mailänder-CPAP-System«).

Diese Geräte können zur CPAP-Atmung eingesetzt werden. Von Vorteil ist der Wegfall der Atemarbeit zum Öffnen der Triggerventile. Nachteilig sind der hohe Frischgasverbrauch und Schwierigkeiten bei der Messung des Atemminutenvolumens.

Bei modernen Beatmungsgeräten muss der Patient zunächst eine Triggerung durchführen, bevor ihm das Gerät einen assistierten oder augmentierenden Atemhub oder genügend Frischgasflow für einen spontanen Atemzug zur Verfügung stellt. Somit sind sämtliche spontanen, augmentierenden und assistierten Spontanatmungs- bzw. Beatmungsverfahren auf das Vorhandensein einer Triggerfunktion im Beatmungsgerät angewiesen. Die jeweilige Atemanstrengung muss einen vorgegebenen Schwellenwert erreichen, wobei praktisch v. a. folgende Triggerformen unterschieden werden (der auch noch mögliche Volumentrigger ist unüblich):

- Drucktrigger,
- Flowtrigger.

▪ Drucktrigger

Diese Trigger reagieren auf Druckschwankungen im Atemsystem. Der Patient muss also zunächst einen gewissen Sog aufbringen (verbunden mit isovolumetrischer Atemarbeit), damit das System reagiert. Bis vor kurzem wurden die meisten Beatmungsgeräte vorwiegend mit Drucktriggern ausgestattet. Dabei mussten bei älteren Geräten bis zu 8 mbar isometrisch vom Patienten aufgebracht werden, bis das Gerät mit einer Verzögerung von bis zu 0,7 s Frischgas lieferte. Diese Anstrengung führte oft zur Erschöpfung des Patienten. Neuere Geräte weisen eine erheblich verbesserte Triggerempfindlichkeit auf (0,5–2 mbar). Dennoch muss auch hiermit eine gewisse Atemarbeit allein für die Triggerung aufgebracht werden, die im Einzelfall zu hoch sein kann (»Triggerarbeit«).

▪ Flowtrigger

Die meisten neueren Beatmungsgeräte verfügen, zumindest optional, auch über eine Flowtriggerung, wobei die Geräte den vom Patienten angeforderten Inspirationsflow messen und oberhalb einer Flowschwelle Frischgas zur Verfügung stellen bzw. einen Atemhub auslösen. Flowtrigger können grundsätzlich sensibler reagieren als Drucktrigger.

Es sind 2 Varianten zu unterscheiden, nämlich die Flowtriggerung mit und ohne Basisfluss.

Basisflowverfahren (Flow-by-Prinzip) Hierbei strömt auch am Ende der Exspiration ein geringer konstanter Flow von etwa 5–20 l/min (»Basisflow«). Inspirationsbemühungen des Patienten ändern diesen Flow, wodurch ein vom Basisflow unterschiedlicher »Exspirationsfluss« entsteht. Diese Änderungen werden vom Gerät erkannt und, bei Überschreiten der Flowschwelle, mit erhöhtem Gasfluss bzw. einem Atemhub beantwortet. Dabei ist die Sensitivität des

Flow-by-Triggers folgendermaßen gekennzeichnet: Flowsensitivität = Basisflow – Exspirationsflow. Vorteilhaft am Flow-by-Trigger-Verfahren ist, dass dem Patienten (neben der gegenüber den meisten Drucktriggern verbesserten Sensitivität) von Beginn an ein gewisser Flow zur Verfügung steht. Somit umfasst das System einige Charakteristika der ventillosen Continuous-flow-CPAP-Systeme.

Flowtriggerung ohne Basisflow Eine verbesserte Ventiltechnologie kann ohne Erhöhung der Triggerarbeit des Patienten auf den Basisflow verzichten. Hierbei wird ein vom Patienten angeforderter Flow nach Überschreiten einer voreingestellten Flowschwelle (1–4 l/min) erkannt und ein Atemub erzeugt bzw. Frischgas zur Verfügung gestellt.

13.10.1 Einstellung der Triggerempfindlichkeit

Bei einigen Beatmungsgeräten ist die Triggerempfindlichkeit fest auf einen möglichst günstigen Wert eingestellt und kann vom Anwender nicht verändert werden, während bei anderen Geräten die Empfindlichkeit je nach Bedarf eingestellt werden kann.

Flowgesteuerte Trigger funktionieren effizienter als druckgesteuerte Trigger, ohne dass sich hieraus gesicherte klinische Vorteile ableiten ließen. Die auch bei neueren Geräten immer noch zum Öffnen der Ventile erforderliche Atemarbeit kann möglicherweise zum Teil durch eine leichte inspiratorische Druckunterstützung von 5–10 mbar kompensiert werden.

Wird der Trigger zu empfindlich eingestellt, kommt es zur sog. »Selbsttriggerung« des Beatmungsgeräts: Das Gerät interpretiert geringe Druckschwankungen im System fälschlich als Inspirationsbemühungen des Patienten. Zu unempfindliche Triggereinstellung führt hingegen zu unnötiger Atemarbeit des Patienten mit der Gefahr der Ermüdung der Atemmuskulatur oder zum »Kampf mit dem Beatmungsgerät«.

Daher gilt Folgendes:

Tipp

Der Trigger des Beatmungsgeräts sollte so empfindlich wie möglich eingestellt werden, ohne dass es zur Selbsttriggerung des Beatmungsgeräts kommt. Eine zu geringe Empfindlichkeit muss vermieden werden, auch sollte der Trigger nicht ausgeschaltet werden. Bei Drucksteuerung beträgt die Triggerempfindlichkeit –0,5 bis –2 mbar, bei der Flowsteuerung 1–4 l/min. Wenn immer möglich, sollte ein Flowtrigger verwendet werden.

■ Triggerlatenz

Neben der Triggerempfindlichkeit ist die Zeitverzögerung (»time delay«) bis zur Erzeugung des Inspirationsflows wichtig. Sie beträgt bei modernen Beatmungsgeräten etwa 100 ms oder weniger. Besonders kurz ist die Latenz im Flow-by-System. Für die Patienten-Beatmungsgerät-Interaktion und die Verminderung der Atemarbeit sollte die Verzögerung so kurz wie möglich sein.

13.11 Seufzer

Bei vielen Beatmungsgeräten kann in Anlehnung an die gelegentlichen tiefen Atemzüge der normalen Atmung ein Seufzermodus eingestellt werden. Ziel ist die intermittierende Dehnung der Lunge, um Atelektasen zu verhindern oder wiederzueröffnen. Allerdings erhöhen Seufzer die Gefahr des pulmonalen Baro- bzw. Volumentraumas.

2 Arten maschineller Seufzer sind zu unterscheiden:

Inspiratorischer Seufzer Hierbei werden in regelmäßigen Abständen, meist einmal alle 100 Atemzyklen, erhöhte, in der Regel doppelte Atemhubvolumina verabreicht oder ein oder mehrere Atemzüge bis zu einem deutlich erhöhten p_{max}, etwa von 50 mbar.

Exspiratorischer Seufzer (»PEEP-Seufzer«) Hierbei wird in regelmäßigen empfohlen werden als früher und andererseits dem intermittierenden »Recruitment« kollabierter, aber rekrutierbarer Lungenareale ein günstiger Effekt zugeschrieben wird (▶ Abschn. 15.9 »Lung-recruitment-Manöver«). Derzeit gilt jedoch:

> **Es gibt keine Belege dafür, dass die Beatmung mit Seufzern (wie auch immer durchgeführt) klinisch relevante Vorteile gegenüber einer Beatmung ohne Seufzer aufweist.**

13.12 Alarme

Wegen ihrer vitalen Bedeutung ist eine lückenlose Überwachung der Beatmung erforderlich. Bei allen modernen Beatmungsgeräten können für die wichtigsten Beatmungsparameter obere und untere Alarmgrenzen eingestellt werden, während ältere Geräte und Continuous-flow-CPAP-Systeme oft nicht mit einem integrierten Alarmsystem ausgestattet sind.

■ Druckalarm

Die **obere Alarmgrenze** sollte stets etwa 10 mbar oberhalb des als tolerabel angesehenen Atemwegspitzendrucks eingestellt werden, also meist bei 40–50 mbar. Dies ist für die Patientensicherheit, besonders bei der volumenkontrollierten Beatmung, erforderlich. Ein Erreichen der oberen Druckalarmgrenze kann auf folgendes hindeuten:

- Anstieg des Atemwegwiderstandes,
- Abnahme der Compliance,
- Husten des Patienten,
- Verlegung des Tubus,
- Abknickungen im Tubus-Schlauch-System.

Der Alarm kann auch ausgelöst werden nach vorhergehender Erhöhung des Hubvolumens, Erhöhung des PEEP oder Erhöhung des Inspirationsflows, da durch diese Maßnahmen der Spitzendruck ansteigt.

Oft kann ein Druck eingestellt werden, der bei jedem Atemzug überschritten werden muss: die **untere Alarmgrenze**. Bei unbemerkter Diskonnektion oder größeren Undichtigkeiten im System wird dieser Druck nicht mehr erreicht und der Alarm ausgelöst: »Diskonnektionsalarm«.

Volumenalarm

Meist kann ein oberes und unteres exspiratorisches AMV eingestellt werden, bei dessen Über- oder Unterschreiten ein Alarm ausgelöst wird. Diese Alarme sind besonders wichtig bei druckkontrollierten Beatmungsformen und Modi mit überwiegendem Spontanatmungsanteil. Der untere Alarm sollte etwa 10–20% unter dem gewünschten Mindestminutenvolumen eingestellt werden. Die obere Volumenalarmgrenze muss nicht so eng eingestellt werden, da eine Mehrventilation des Patienten, im Gegensatz zur Minderventilation, in der Regel keine akut bedrohlichen Auswirkungen hat.

13

Ein Unterschreiten des unteren Minutenvolumens kann folgende Ursachen haben:

- Diskonnektion,
- Hypoventilation oder Apnoe im Spontanatmungsmodus,
- akuter Anstieg des Atemwegwiderstands im druckkontrollierten Modus,
- akute Abnahme der Compliance im druckkontrollierten Modus,
- Verlegung des Tubus.

Apnoealarm

Moderne Beatmungsgeräte lösen immer Alarm aus, wenn innerhalb einer bestimmten Zeit – meist 15 s – keine Ventilation erfolgt bzw. vom Gerät nicht erkannt wird. An modernen Beatmungsgeräten kann eine sog. Apnoeventilation vorgewählt werden, die nach einer Apnoe von 15–60 s Dauer automatisch eine kontrollierte Beatmung auslöst.

Hechelüberwachung

Bei vielen Geräten lässt sich ein Alarm für eine obere Atemfrequenz einstellen. Hierdurch wird vermieden, dass sehr hohe Atemfrequenzen mit sehr kleinen Hubvolumina fälschlich als ausreichende Minutenventilation gewertet wird.

O_2-Alarm

Die O_2-Konzentration im Inspirationsgas muss stets überwacht werden. Einige Beatmungsgeräte erlauben die Einstellung von Mindest- und Maximalwerten für die F_IO_2, bei deren Unter- bzw. Überschreiten Alarm ausgelöst wird. Andere Beatmungsgeräte geben dann Alarm, wenn die gemessene O_2-Konzentration um einen bestimmten Betrag von der eingestellten Konzentration abweicht.

Literatur

Bonetto C, Terragni P, Ranieri VM (2005) Does high tidal volume generate ALI/ARDS in healthy lungs? Intens Care Med 31: 893–895

Brower RG, Lanken PN, MacIntyre N et al. and The National Heart, Lung, and Blood Institute ARDS Clinical Trials Network (2004) Higher versus lower positive end-expiratory pressures in patients with the acute respiratory distress syndrome. N Engl J Med 351: 327–3

Gajic O, Frutos-Vivar F, Esteban A, Hubmayr RD, Anzueto A (2005) Ventilator settings as a risk factor for acute respiratory distress syndrome in mechanically ventilated patients. Intens Care Med 31: 922–926

Gattinoni L, Carlesso E, Langer T (2012) Towards ultraprotective mechanical ventilation. Current Opinion in Intensive Care 25 (2): 141–147

Hamed HMF, Ibrahim HG, Khater YH, Aziz ES (2006) Ventilation and ventilators in the ICU: What every intensivist must know. Curr Anesth Crit Care 17: 77–83

Kallet RH, Branson RD (2007) Respiratory controversies in the critical care setting. Do the NIH ARDS Clinical Trials Network PEEP/FIO2 tables provide the best evidence-based guide to balancing PEEP and FIO2 settings in adults? Respir Care 52: 461–475

Kopp R, Kuhlen R (2007) Therapie des respiratorischen Versagens. In: Kuhlen R, Rossaint R (Hrsg) Evidenzbasierte Medizin in Anästhesie und Intensivmedizin, 2. Aufl. Springer, Berlin Heidelberg New York

McLuckie A (ed) (2009) Respiratory disease and its management. Springer, Berlin Heidelberg New York London

Schultz MJ, Haitsma JJ, Slutsky AS, Gajic O (2007) What tidal volumes should be used in patients without acute lung injury. Anesthesiology 106 (6): 1226–1231

Steinberg KP, Kacmarek RM (2007) Respiratory controversies in the critical care setting. Should tidal volume be 6 mL/kg predicted body weight in virtually all patients with acute respiratory failure? Respir Care 52: 556–564
The Acute Respiratory Distress Syndrome Network (2000) Ventilation with lower tidal volumes as compared with traditional tidal volumes for acute lung injury and the acute respiratory distress syndrome. N Engl J Med 342: 1301–1308
The National Heart, Lung, and Blood Institute ARDS Clinical Trials Network (2004) Higher versus lower positive end-expiratory pressures in patients with the acute respiratory distress syndrome. N Engl J Med 351: 327–336
Tobin MJ (2012) Principles and practice of mechanical ventilation, 3rd edn.McGraw-Hill, New York
Villar J (2005) The use of positive end-expiratory pressure in the management of the acute respiratory distress syndrome. Minerva Anestesiol 71: 265–272
Villar J (2006) Low vs high positive end-expiratory pressure in the ventilatory management of acute lung injury. Minerva Anestesiol 72: 357–362

Trainingsprogramm

ESiCM Multidisciplinary distance learning programme for intensive care training. Mechanical ventilation. Skills and techniques. Update 2011. [http://pact.esicm.org/media/Mechanical%20vent%201Feb2011%20final.pdf]

Standardformen der Beatmung

14.1 Kontrollierte mandatorische Beatmung (»continuous mandatory ventilation«, CMV)

■ **Andere Bezeichnungen**

CMV + ZEEP »intermittent positive pressure ventilation« (IPPV).

CMV + PEEP »continuous positive pressure ventilation« (CPPV).

CMV + NEEP »positive negative pressure ventilation« (PNPV).

CMV mit Triggermöglichkeit Assist/Control ventilation (A/C).

Die kontinuierliche mandatorische Beatmung stellt gewissermaßen die Grundform der modernen (Überdruck-)beatmung dar. Hierbei übernimmt das Beatmungsgerät die gesamte Atmung des Patienten und »kontrolliert« diese vollständig oder zumindest weitgehend. Daher wird diese Beatmungsform häufig auch etwas unscharf einfach nur als »kontrollierte Beatmung« bezeichnet.

Merkmale
Bei CMV wird der Atemhub durch das Beatmungsgerät oder den Patienten ausgelöst und durch das Beatmungsgerät wieder beendet.

Sowohl der Beginn als auch das Ende der Inspiration sind meist zeitgesteuert. Lediglich den Beginn der Inspiration kann der Patient bei den meisten Geräten durch Triggerung beeinflussen (A/C); die Verbreichung des Hubvolumens wird ihm jedoch »aufgezwungen« (◘ Abb. 14.1). Oft ist eine tiefe Sedierung, gelegentlich sogar eine Muskelrelaxierung erforderlich, um den Patienten an das Beatmungsgerät anzupassen. Ein »Kampf des Patienten mit dem Beatmungsgerät« muss auf jeden Fall vermieden werden, weil hierdurch die (ineffektive) Atemarbeit und der O_2-Verbrauch zunehmen. Langzeitbeatmung mit CMV kann zur Atrophie der Atemmuskulatur führen.

Es werden zwei wesentliche Varianten der CMV unterschieden:

- die volumenkontrollierte CMV: »volume controlled continuous mandatory ventilation« (VC-CMV),
- die druckkontrollierte CMV: »pressure controlled continuous mandatory ventilation« (PC-CMV).

Seit einigen Jahren gibt es auch eine »Mischung aus beidem«, die sog. »dual-control modes« (▶ Abschn. 14.1.4).

Bei jeder dieser CMV-Varianten können verschiedene Atemzeitverhältnisse eingestellt werden. Wird ein Verhältnis größer 1 : 1 gewählt, spricht man von einer Beatmung mit umgekehrtem Atemzeitverhältnis (engl.: »inverse ratio ventilation«), die auch als eigene Beatmungsform angesehen wird; dementsprechend können im CMV-Modus auch folgende Beatmungsvarianten durchgeführt werden:

- volumenkontrollierte Beatmung mit umgekehrtem Atemzeitverhältnis: »volume controlled inverse ratio ventilation« (VC-IRV),
- druckkontrollierte Beatmung mit umgekehrtem Atemzeitverhältnis: »pressure controlled inverse ratio ventilation« (PC-IRV).

IRV und ihre Varianten werden in ▶ Abschn. 15.1 genauer dargestellt.

14.1.1 Volumenkontrollierte CMV

Anstelle der etwas umständlichen, aber eindeutigen Bezeichnung »volume controlled continuous mandatory ventilation« (VC-CMV) wird in der Literatur und im klinischen Alltag meist einfach nur von »volume controlled ventilation« (VCV) gesprochen, obwohl mit dieser Bezeichnung auch die anderen volumenkontrollierten Atemmodi gemeint sein können (wie z. B. VC-SIMV, ▶ Abschn. 14.2).

Die volumenkontrollierte Beatmung ist nach wie vor eine sehr oft verwendete Beatmungsform. In der Notfallversorgung (Rettungsdienst) und im Operationssaal stellt sie die bei weitem am häufigsten eingesetzte Beatmungsform dar, und auch auf der Intensivstation wird sie weltweit am meisten verwendet, auch wenn es offenbar gerade in Europa viele Intensivstationen gibt, die ganz überwiegend druckkontrolliert und augmentiertend beatmen.

Bei volumenkontrollierter Beatmung müssen folgende Parameter am Gerät direkt oder indirekt eingestellt werden (▶ Kap. 13):

- Atemfrequenz,
- Atemhubvolumen,
- unteres Druckniveau (PEEP),
- Atemzeitverhältnis,
- Flowgeschwindigkeit und Flowprofil,
- Triggerempfindlichkeit (Inspirationstrigger).

Bei einigen einfacheren Geräten kann nicht jeder dieser Parameter eingestellt werden; sie sind dann viel-

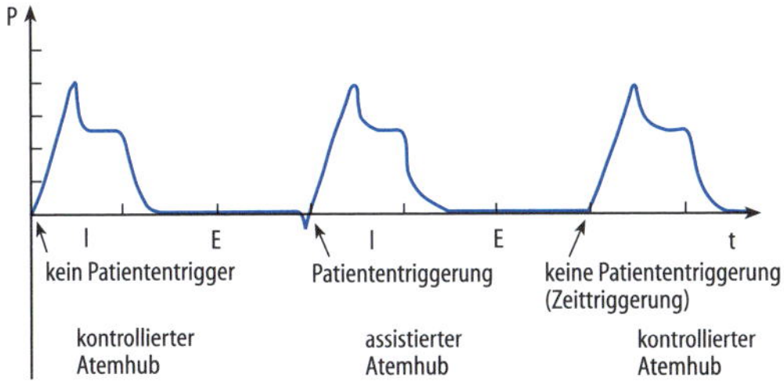

Abb. 14.1 CMV ohne und mit Patiententriggerung

mehr herstellerseitig voreingestellt. Bei älteren Geräten und einigen Notfallrespiratoren kann gar kein Inspirationstrigger eingestellt werden.

Vorteile gegenüber PC-CMV

Die VC-CMV ermöglicht die genaue Kontrolle des Hub- und Minutenvolumens – unabhängig von Änderungen der Compliance der Lunge oder des Thorax, weiterhin des p_aCO_2 und indirekt auch des pH-Werts im Blut. Außerdem liegen jahrzehntelange Erfahrungen mit dieser Beatmungsform vor, auch sind die meisten Intensivmediziner mit dem Verfahren hinreichend vertraut.

Nachteile gegenüber PC-CMV

Bei erhöhter Atemwegimpedanz besteht die Gefahr des pulmonalen Baro- bzw. Volumentraumas, denn mit Abnahme der Compliance und Zunahme der Resistance steigt der Beatmungsdruck an. Bei hohem Atemwegwiderstand können hohe Atemwegspitzendrücke entstehen. Bei Leckagen im Beatmungssystem wird die Ventilation um den Betrag des entweichenden Volumens vermindert.

14.1.2 Druckkontrollierte CMV

Auch hier gilt, dass die Terminologie »pressure controlled continuous mandatory ventilation« (PC-CMV) in der Literatur und im klinischen Alltag als zu umständlich empfunden und statt dessen meist einfach von »pressure controlled ventilation« (PCV) gesprochen wird, obwohl mit dieser Bezeichnung auch andere druckkontrollierte Atemmodi gemeint sein können (wie z. B. PC-SIMV oder BIPAP).

Die druckkontrollierte Beatmung und ihre Varianten werden seit Ende der 1980er-Jahre gerade bei schweren restriktiven und obstruktiven Lungenerkrankungen zunehmend verwendet und haben besonders in Europa auf vielen Intensivstationen die VCV weitgehend verdrängt.

Bei der **druckkontrollierten CMV** müssen folgende Parameter am Gerät direkt oder indirekt eingestellt werden (▶ Kap. 13):

- oberes Druckniveau (p_{max}),
- unteres Druckniveau (PEEP),
- Atemfrequenz,
- Atemzeitverhältnis,
- Triggerempfindlichkeit (Inspirationstrigger).

Bei älteren Geräten kann kein Inspirationstrigger eingestellt werden. Der Atemgasfluss kann nicht variiert werden, denn es ergibt sich immer ein dezelerierender Flow. Lediglich die initiale Flowgeschwindigkeit kann an einigen Geräten aktiv beeinflusst werden. Das verabreichte Hubvolumen ergibt sich, bei gegebener Compliance, aus der Differenz zwischen oberem Atemwegdruck und endexspiratorischem Atemwegdruck, dem sog. »driving pressure«.

Vorteile gegenüber VC-CMV

Bei dieser PCV werden Druckanstiege über das vorgewählte Niveau (p_{max}) hinaus vermieden. Entsprechend können durch Einstellung niedriger Drücke (≤30 mbar) eine Druckschädigung und Überdehnung der Lunge verhindert werden. Besteht eine Undichtigkeit im System (Leck in den Schläuchen, Atemwegen oder der Lunge), so werden Druckniveau und Ventilation innerhalb gewisser Grenzen dennoch aufrechterhalten. Außerdem können das kontinuierliche Druckniveau und der dezelerierende Flow günstiger für die Eröffnung der Alveolen sein als der Druckverlauf bei volumenkontrollierter Beatmung mit konstantem Flow.

Nachteile gegenüber VC-CMV

Das vom Beatmungsgerät gelieferte Hubvolumen hängt wesentlich von der thorakopulmonalen Compliance und Resistance des Patienten ab. Daher führen Impedanzschwankungen zu Veränderungen des Hubvolumens: Nimmt die Compliance zu, so steigt auch das Atemhubvolumen an, und es besteht die Gefahr der Hyperventilation und respiratorischen Alkalose, evtl. auch der Lungenüberdehnung. Umgekehrt nimmt bei einer Abnahme der Compliance das Atemhubvolumen ab, und es kann eine Hypoventilation mit Hyperkapnie und respiratorischer Azidose auftreten.

Druck- oder volumenkontrollierte Beatmung bei schwerer Lungenschädigung?

Da sich eine druckkontrollierte Beatmung durch eine gleichmäßigere intrapulmonale Gasverteilung bei fehlenden Spitzendrücken auszeichnet, wird sie seit einigen Jahren von vielen Intensivmedizinern gerade bei schweren Lungenerkrankungen bevorzugt (◘ Abb. 14.2). Allerdings ist es unwahrscheinlich, dass die am oberen Ende der Atemwege gemessenen Spitzendrücke bei VCV, die v. a. durch die Atemwegresistance hervorgerufen werden, tatsächlich auch nennenswert bis nach unten in die Alveolarregion hinein übertragen werden, wie es ◘ Abb. 14.2b suggeriert.

Vielmehr ist der Druck »unten in der Lunge« im wesentlichen immer proportional zum verabreichten Volumen, unabhängig davon, ob dieses druck- oder volumenkontrolliert verabreicht wird.

Entscheidend ist also, dass unter der Beatmung eine anhaltende Lungenüberdehnung durch zu hohe Hubvolumina vermieden wird. Ob diese Reduktion primär durch Druckbegrenzung (z. B. auf etwa 30 mbar bei PCV) oder primär durch Reduktion des Hubvolumens (z. B. auf etwa 6 ml/kg KG bei VCV) erzielt wird, ist offenbar weniger bedeutsam. In beiden Fällen muss jedoch damit gerechnet werden, dass trotz begleitender kompensatorischer Erhöhung der Atemfrequenz der arterielle pCO_2 ansteigt (permissive Hyperkapnie)

In einer prospektiv randomisierten Untersuchung konnte jedenfalls kein unabhängiger Einfluss des Beatmungsverfahrens (PCV oder VCV) auf die Letalität festgestellt werden, wenn die Beatmung so eingestellt wurde, dass der Plateaudruck in der Gruppe der volumenkontrollierten Patienten dem p_{max} in der Gruppe der druckkontrolliert beatmeten Patienten entsprach.

Die hier erläuterten möglichen Vorteile der PCV gegenüber der VCV gelten prinzipiell auch für die PCV mit normalem I: E-Verhältnis (PC-CMV) und die PCV-Varianten PV-IRV (Inspiration länger als Exspiration) und BIPAP (BIPAP-PCV oder BIPAP-IRV) sowie für andere druckkontrollierte Beatmungsmodi wie PSV und PPS.

14

14.1.3 Klinische Bewertung der CMV

Trotz aller technischen Neuerungen gehört die CMV nach wie vor zu den Standardverfahren der Respiratortherapie in der Intensivmedizin, denn bislang konnte in keiner Untersuchung nachgewiesen werden, dass die neueren partiellen Atemmodi mit einer besseren Prognose für den Intensivpatienten verbunden sind als die (volumenkontrollierte) CMV. Insbesondere bei folgenden Indikationen ist eine CMV indiziert:

Indikationen für die kontrollierte Beatmung
- Schwerste respiratorische Störungen
- Notwendigkeit der Muskelrelaxierung, z. B. bei Tetanus
- Vollständiger Ausfall der Atemmuskulatur einschließlich Triggerung
- Schwere Störungen der Atemregulation
- Therapeutische Hyperventilation, z. B. bei erhöhtem Hirndruck
- Beatmung bei Hirntod

Allerdings kann auch in diesen Fällen die Beatmung gleichwertig und »quasi-mandatorisch« in partiellen Beamtungsformen wie IMV, MMV oder ASV durchgeführt werden.

14.1.4 Dual-control modes«: PRVC und VAPS

Diese Beatmungsmodi sind eigentlich keine »Standardformen« der Beatmung, sondern neue, z. T. nur mit modernster Technik realisierbare Beatmungsformen, die aber aus der VCV und PCV hervorgegangen sind. Es handelt sich um »Mischformen« aus druckkontrollierter und volumenkontrollierter Beatmung, die gewissermaßen »das Beste aus beiden Methoden« in sich vereinigen sollen: die bessere Gasverteilung aus der PCV und die Sicherstellung der CO_2-Elimination aus der VCV.

Dual-control-modes wie PRVC und VAPS sollen die Vorteile der druckbegrenzten Beatmung mit den Vorteilen der volumenkonstanten Beatmung kombinieren.

Diese Modi weisen daher zusätzlich zur Druckkontrolle einen weiteren Regelkreis auf, der ein gewünschtes Hubvolumen pro Atemhub sicherstellt. Dabei wird zwischen 2 Varianten der »dual-control modes« unterschieden, die sich beide jeweils in einigen kommerziell verfügbaren Beatmungsgeräten finden:
- Der obere Atemwegdruck wird entsprechend dem gewünschten Atemhubvolumen zwischen einzelnen zugeführten Atemhüben reguliert: »inter-breath control« oder »breath-to-breath control«.
- Während eines Atemhubs wechselt ggf. die Kontrollvariable von druckkontrolliert auf flow-/volumenkontrolliert (»intra-breath control«).

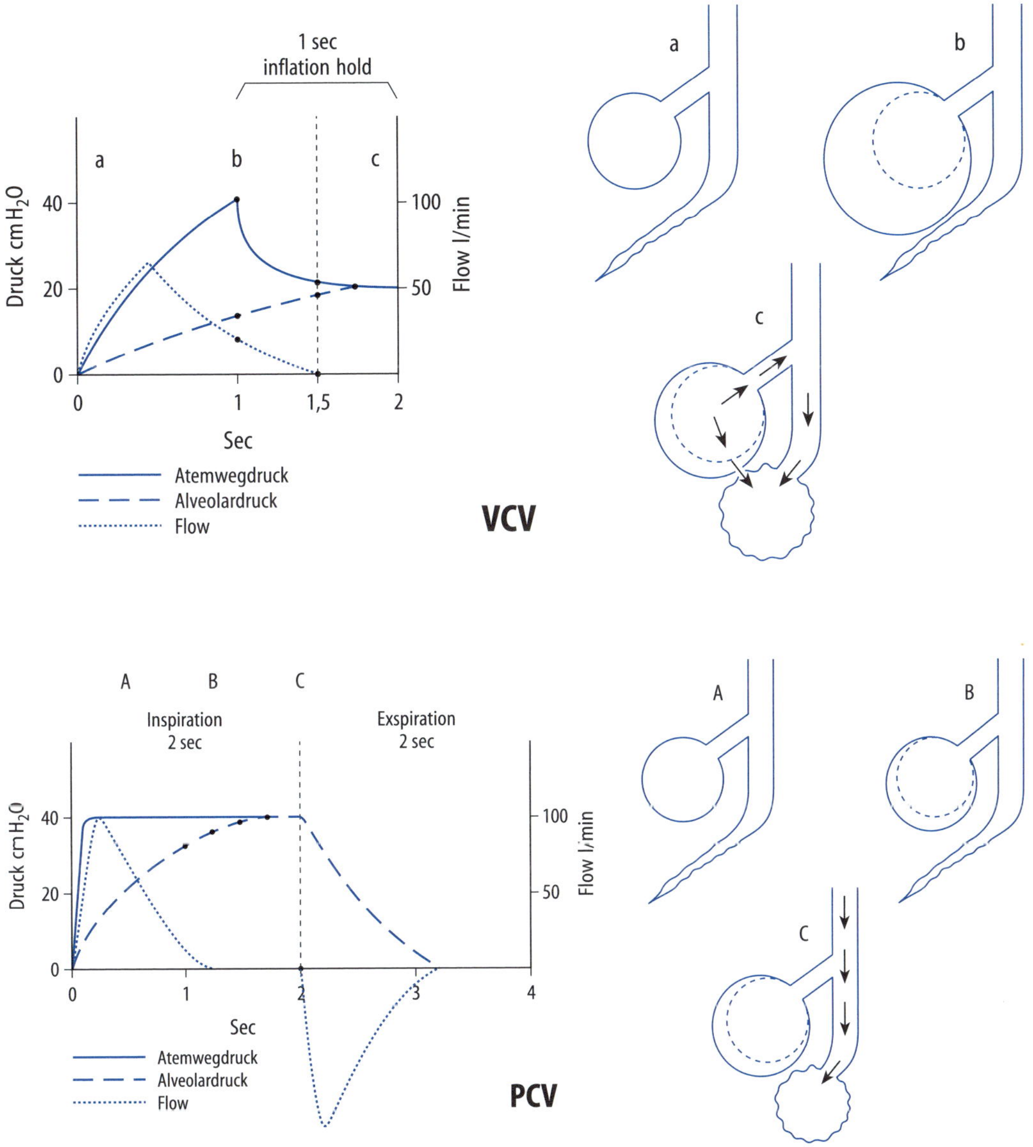

Abb. 14.2 Druck- und Volumenverlauf (jeweils links) sowie korrespondierende Füllung des Alveolarbereichs und inspiratorische Atemgasverteilung am »Zwei-Alveolen-Modell« (jeweils rechts) bei volumenkontrollierter Beatmung (*VCV, oben*) im Vergleich zu druckkontrollierter Beatmung (PCV, *unten*). **a** (oben) bzw. **A** (unten). Vor Beginn der Inspiration. *Rechts* sind paradigmatisch eine »gesunde«, offene und eine benachbarte »kranke«, kollabierte Alveole dargestellt. **b** (*oben*) bzw. **B** (*unten*). Während der Inspiration. Bei VCV entstehen relativ hohe Spitzendrücke. Sofern sich diese, wie hier angenommen, bis in die Alveolarregion hinein fortsetzen, wird die bereits offene Alveole überdehnt, während die kollabierte kaum Volumenänderungen aufweist; dadurch kann es zwischen beiden Alveolen zu erheblichen Scherkräften kommen. Bei PCV findet ebenfalls bevorzugt eine Belüftung der gesunden Alveole statt, aber es kommt nicht oder deutlich weniger zu Überdehnung und Ausbildung von Scherkräften. **c** (*oben*) bzw. **C** (*unten*). Am Ende der Inspiration. Bei VCV kommt es während der Plateauphase (»inflation hold«) zur Umverteilung der Inspirationsluft aus der gesunden in die kollabierte Alveole (durch Pendelluft und sog. kollaterale Ventilation). Beachte, dass die Luft, mit der die kranke Alveole belüftet wird, bereits in der gesunden Alveole am Gasaustausch teilgenommen hat und somit gewissermaßen »verbraucht« ist (niedrigerer O_2-Gehalt und höherer CO_2-Gehalt als im Frischgas). Bei PCV verteilt sich die Inspirationsluft gleichmäßig; die kollabierte Alveole füllt sich ohne Pendelluft mit frischem Atemgas, ohne dass die benachbarte Alveole vorher überdehnt wird

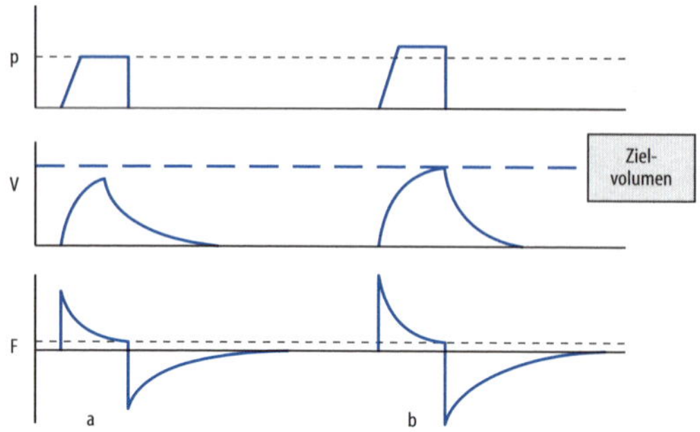

Abb. 14.3 Druckregulierte, volumenkontrollierte Beatmung (PRVC). Dargestellt sind für zwei Atemhübe (a und b) jeweils der Druck- (p), Volumen- (V) und Flow- (F) Verlauf. Während des Atemhubes a wird das vorgewählte Zielvolumen nicht erreicht. Das Beatmungsgerät erhöht daraufhin für den nächsten Atemhub (b) das obere Atemwegdruckniveau. Alle Atemhübe werden druckkontrolliert zugeführt

»Dual-control modes« mit »inter-breath control« – druckregulierte volumenkonstante Beatmung (PRVC)

Terminologie Dieser Modus ist unter sich deutlich unterscheidenden Bezeichnungen, aber jeweils nur gering modifizierten Details in vielen neueren Beatmungsgeräten implementiert. Die gebräuchlichste Bezeichnung ist »druckregulierte volumenkontrollierte Beatmung« (»pressure regulated volume controlled ventilation«, PRVC). Andere Bezeichnungen sind »adaptive pressure ventilation« (APV), »Autoflow«, »volume guarantee« oder »variable pressure control«.

Funktionsweise PRVC ist eine »moderne« CMV-Variante, bei der der Beginn des Atemhubs auch synchronisiert, also patientengetriggert erfolgen kann. PRVC ist ein druckkontrollierter Modus; er garantiert aber zusätzlich durch einen weiteren Regelkreis die Zufuhr eines voreingestellten Hubvolumens. Dieses vom Therapeuten gewünschte Zielhubvolumen wird am Beatmungsgerät eingestellt, ebenso das I : E-Verhältnis, die Atemfrequenz und der PEEP. Das Beatmungsgerät führt dann dieses Hubvolumen durch automatische Regulierung mit dem geringstmöglichen Atemwegdruck zu. Das Gerät verabreicht zunächst einige Testatemhübe und bestimmt dadurch das Volumen-Druck-Verhältnis (V/P); hieraus wird der für das gewünschte Volumen erforderliche obere Atemwegdruck errechnet. Die adaptive Steuerung vergleicht dann Atemhub für Atemhub das gemessene V_T mit dem Ziel-V_T und reguliert beim nächsten Atemhub ggf. nach oben oder unten (Abb. 14.3).

Gefahren von PRVC Bei der Wahl eines relativ hohen Zielhubvolumens und schlechter Compliance können gefährlich hohe Atemwegdrücke entstehen.

Somit ist eine entscheidende Gefahr der volumenkontrollierten Beatmung auch bei der PRVC gegeben. Bei automatischer Absenkung des oberen Druckniveaus fällt andererseits der Atemwegmitteldruck als wichtigste Determinante der Oxygenierung unter Beatmung ab, und es kann sich eine Hypoxie entwickeln.

Vorteile von PRVC Der Modus vereinigt die Vorteile fehlender Atemwegspitzendrücke und einer homogeneren alveolären Gasverteilung mit der Sicherstellung eines gewünschten Hubvolumens. Ob diese Vorteile jedoch zu einem klinisch bedeutsamen Nutzen der PRVC gegenüber PCV bzw. VCV führen, ist nicht belegt und nach dem derzeitigen Kenntnisstand auch unwahrscheinlich.

Bewertung von PRVC Es handelt sich um einen alternativen Beatmungsmodus für praktisch alle oben erwähnten CMV-Indikationen. Erste vergleichende Untersuchungen von PRVC mit PCV und VCV konnten jedoch keinen wesentlichen Vorteil von PRVC aufzeigen. Weiterhin ist Folgendes zu beachten:

> **Bei der druckregulierten, volumenkontrollierten Beatmung muss unbedingt ein angepasster Alarmgrenzwert für den oberen Atemwegdruck eingestellt werden, um eine Barotraumatisierung der Lunge zu vermeiden.**

»Dual-control modes« mit »intra-breath control« – volumengarantierte Druckunterstützung (VAPS)

Terminologie Dieser Modus ist weniger verbreitet und schwerer zu verwirklichen (es bedarf der Regulation im Millisekundenbereich durch das Beatmungsgerät) und einzustellen als PRVC. Auch hierfür gibt es je nach Hersteller unterschiedliche Bezeichnungen: »volume assured pressure support« (VAPS) und »pressure augmentation« (PA). Eine Besonderheit besteht darin, dass diese Modi, wie die Bezeichnungen schon andeuten, als Varianten der CMV wie auch als Varianten der druckunterstützten Spontanatmung angewandt werden können (▶ Abschn. 14.5).

Funktionsweise und Einstellung Während eines Atemhubs wechselt ggf. die Kontrollvariable von druckkontrolliert auf flowkontrolliert. Der Anwender muss hierzu – neben Atemfrequenz, PEEP und F_IO_2 – folgende Parameter am Beatmungsgerät einstellen:

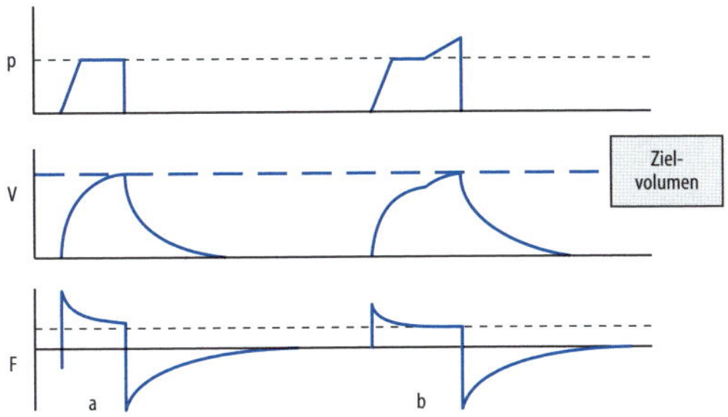

Abb. 14.4 »Volume assured pressure support« (VAPS). Dargestellt sind für 2 Atemhübe (a und b) jeweils der Druck- (p), Volumen- (V) und Flow- (F) Verlauf. Während des Atemhubs a wird das vorgewählte Zielvolumen erreicht. Der Beatmungshub erfolgt druckkontrolliert. Während des nächsten Atemhubs (b) errechnet das Beatmungsgerät, dass das Zielvolumen nicht erreicht wird. Der Hub wird flowkontrolliert fortgesetzt, bis das Zielvolumen erreicht ist

- ein inspiratorisches Druckniveau,
- eine inspiratorische Flowgrenze und
- das gewünschte Hubvolumen.

Der Atemhub beginnt stets als druckkontrollierter Hub. Während des Atemhubs bestimmt das Beatmungsgerät das bereits druckkontrolliert verabreichte Hubvolumen, vergleicht dieses Volumen mit dem gewünschten voreingestellten Volumen und errechnet, ob das Zielvolumen bei Fortführung des Atemhubs im druckkontrollierten Modus erreicht wird (Abb. 14.4).

- Wird das Zielvolumen aufgrund der Berechnung voraussichtlich erreicht, so wird der druckkontrolliert begonnene Atemhub auch druckkontrolliert zu Ende geführt. Das Ergebnis ist gewissermaßen ein normaler druckkontrollierter Atemhub.
- Wird das Zielvolumen aufgrund der Berechnung nicht erreicht, so wird der druckkontrolliert begonnene Atemhub nun, bei Erreichen der voreingestellten inspiratorischen Flowgrenze, flowkontrolliert zu Ende geführt, bis das Zielhubvolumen erreicht worden ist. In diesem Fall steigt der Beatmungsspitzendruck über den eingestellten oberen inspiratorischen Atemwegdruck an, und die Inspirationszeit verlängert sich.

Bewertung von VAPS Verglichen mit VCV reduziert VAPS den Atemwegpitzendruck durch den hohen Flow zu Beginn der Inspiration. Im Vergleich zu PCV stellt VAPS ein Mindesthubvolumen sicher und kann so vor unbeabsichtigter Hypoventilation schützen. Wie erwähnt, ist VAPS auch als Alternative bzw. Variante der druckunterstützten Spontanatmung einzusetzen. Die Erfahrungen mit diesem Modus sind bislang begrenzt.

Bewertung der Dual-Control Modi In einem evidenzbasierten Bewertungsversuch neuerer Beatmungsformen kommt der Intensivmediziner Branson 2004 zu folgendem Ergebnis: »Dual-Control-Beatmungsformen sind aus verschiedenen Gründen ziemlich populär, aber ähnliche Effekte können auch mit den herkömmlichen Beatmungsformen PCV oder VCV mit dezelerierendem Flow erzielt werden.«

14.2 Intermittierende mandatorische Beatmung (»intermittent mandatory ventilation«, IMV)

Bei den intermittierenden mandatorischen Beatmungsverfahren werden maschinelle Beatmungshübe mit der erhaltenen Spontanatmung des Patienten kombiniert, wobei der jeweilige Anteil je nach Zustand des Patienten variiert werden kann.

Merkmale
IMV = Kombination von mandatorischer Beatmung mit Spontanatmung.

Die Frequenz der vom Beatmungsgerät obligatorisch zugeführten Atemhübe wird fest vorgegeben. Die Auslösung des mandatorischen Atemhubs erfolgt bei der »klassischen« IMV ausschließlich zeitgesteuert (kann also nicht vom Patienten beeinflusst werden), in allen neueren Geräten ist jedoch auch eine Patiententriggerung des mandatorischen Atemhubs möglich: »synchronized intermittent mandatory ventilation (SIMV)«. Die Atemhübe können volumenkontrolliert (VC-IMV, VC-SIMV) oder druckkontrolliert (PC-IMV, PC-SIMV) verabreicht werden. Zwischen den maschinellen Beatmungshüben kann der Patient spontan atmen, meist auf einem am Gerät eingestellten PEEP-Niveau.

»Klassische« IMV Die obligatorischen Atemhübe des Beatmungsgeräts werden zeitgesteuert unabhängig von den spontanen Atembewegungen des Patienten zugeführt. Beatmung durch die Maschine und Spontanatmung des Patienten erfolgen also nicht synchronisiert, sondern unabhängig voneinander, u.U. sogar gegenläufig. Eine solche IMV-Beatmung ist heute unüblich; stattdessen wird folgende IMV-Variante gewählt:

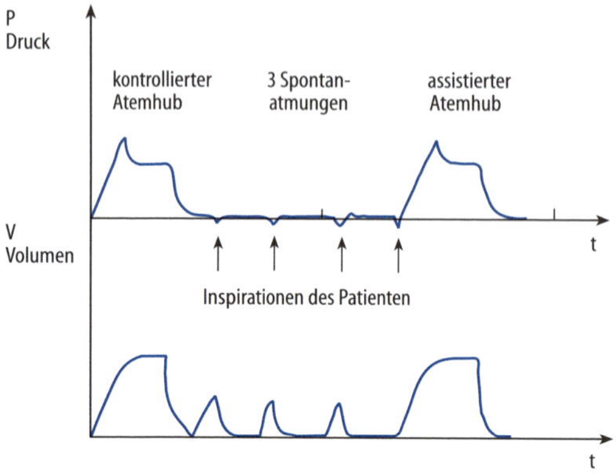

■ **Abb. 14.5** Synchronisierte IMV (»synchronized intermittent mandatory ventilation«, SIMV). Einem kontrollierten Atemhub folgen 3 spontane Atemzüge des Patienten, danach ein patientengetriggerter assistierter Atemhub des Beatmungsgeräts

»Synchronized intermittent mandatory ventilation« (SIMV) (■ Abb. 14.5) Im Gegensatz zur »klassischen« IMV kann bei SIMV der mandatorische Atemhub innerhalb eines gewissen Zeitfensters durch die Eigenatmung des Patienten ausgelöst werden. Bleibt der spontane Atemzug des Patienten aus, so wird der Atemhub zeitgesteuert verabreicht. Zwischen den mandatorischen Atemhüben kann der Patient frei spontan atmen. Werden alle oder einige mandatorische Atemzüge durch Inspirationsbewegungen des Patienten getriggert, so ist die tatsächliche Frequenz der maschinellen Atemhübe immer etwas höher als die eingestellte IMV- bzw. SIMV-Frequenz, da eine Inspiration innerhalb des eingestellten Zeitintervalls die Dauer zwischen 2 Inspirationen verkürzt. Bei den neueren Geräten kann zusätzlich eine Druckunterstützung der spontanen Atemzüge eingestellt werden (SIMV + IPS).

Worin unterscheiden sich die synchronisierten Formen von IMV und CMV (A/C)? Im IMV-Modus wird nicht jeder vom Gerät erkannte Spontanatemzug des Patienten mit einem vollständigen Beatmungshub beantwortet, sondern nur die im vorgewählten Zeitraum ausgelösten Triggerungen.

Worin unterscheiden sich IMV und MMV? Im IMV-Modus werden die Atemhübe mit der eingestellten SIMV-Frequenz auch dann zugeführt, wenn der Patient allein durch seine Spontanatmung ein ausreichendes Minutenvolumen aufrechterhält.

14.2.1 Vor- und Nachteile

■ Vorteile der IMV im Vergleich zu CMV und A/C

Der Patient kann seinen Atemrhythmus bei gut eingestellter SIMV besser selbst bestimmen (er hat mehr »Freiheiten«); dennoch wird eine vorwählbare Mindestventilation gewährleistet.

Durch Erhöhung oder Reduktion der IMV-Atemfrequenz (f_{IMV}) kann je nach Spontanatmungsfähigeit des Patienten ein weites Spektrum von praktisch vollständiger Beatmung bis hin zu fast vollständiger Spontanatmung abgedeckt werden. In einigen Studien konnten weiterhin folgende Vorteile im Vergleich zu CMV und A/C gefunden werden: niedrigerer Atemwegmitteldruck, geringerer O_2-Verbrauch, verbesserte intrapulmonale Gasverteilung, Prävention der atemmuskulären Atrophie und Diskoordination.

■ Nachteile der IMV im Vergleich zu CMV und A/C

Ist die IMV-Frequenz zu hoch eingestellt, so besteht, wie bei der A/C, die Gefahr der Hyperventilation mit respiratorischer Alkalose. Andererseits können niedrig eingestellte IMV- Frequenzen bei nicht beachteter Abnahme der Spontanatmungsaktivität des Patienten zur Hypoventilation und respiratorischen Azidose führen. Schlecht ansprechende oder zu wenig empfindlich eingestellte Triggerventile können die Atemarbeit des Patienten erhöhen. Weiterhin kann die nicht unterstützte Spontanatmung zwischen den maschinellen Atemhüben den Patienten überanstrengen und zur Erschöpfung führen. Wegen dieser Nachteile bezeichnen scharfzüngige Kritiker den IMV-Modus auch als »intermittent respiratory failure«.

14.2.2 Klinische Bewertung von IMV

IMV ist seit Jahren ein weltweit beliebter Beatmungsmodus für Intensivpatienten. Im Jahr 2000 war IMV in Nord- und Südamerika sowie Südeuropa (nach CMV bzw. A/C und PSV) die am dritthäufigsten eingesetzte Beatmungsform: Insgesamt 31% der untersuchten Patienten wurden mit IMV beatmet, davon 6% mit »reinem« IMV und 25% mit IMV plus Druckunterstützung. Derzeit wird vermutlich am häufigsten die volumenkontrollierte IMV eingesetzt.

Die meisten der oben erwähnten potenziellen Nachteile lassen sich mit den heutigen Beatmungsgeräten durch Wahl einer geeigneten Triggerempfindlichkeit bei IMV, evtl. verbunden mit zusätzlicher Druckunterstützung der spontanen Atemzüge (Kombination von IMV mit IPS bzw. PSV) und/oder Anwahl der automatischen Tubuskompensation (ATC) vermeiden. Neuerdings wird auch die druckkontrollierte IMV häufiger eingesetzt, v. a. als BIPAP-Variante (BIPAP-SIMV; ▶ Abschn. 15.3).

Obwohl IMV ursprünglich eher als Entwöhnungsverfahren angesehen wurde, verwenden viele Intensivmediziner IMV heute von Beginn der Beatmung an als Verfahren für praktisch alle Beatmungsindikationen, v. a. bei leichteren und mittelschweren Gasaustauschstörungen, da durch Erhöhung oder Reduktion der IMV-Atemfrequenz je nach Spontanatmungsfähigkeit des Patienten praktisch das gesamte Spektrum von vollständiger Beatmung bis hin zu fast vollständiger Spontanatmung abgedeckt werden kann.

Es konnte jedoch bislang weder für die IMV-Beatmung »von Anfang an« noch für die Verwendung von IMV als Weaningmethode eine klinisch bedeutsame Überlegenheit im Vergleich zu anderen Beatmungsmodi nachgewiesen werden. Tatsächlich schnitt IMV in einer Metaanalyse im Vergleich zur sog. »T-Stück-Entwöhnung« und »pressure support ventilation« (PSV) hinsichtlich der Entwöhnungsdauer am schlechtesten ab.

Wird IMV jedoch zur Entwöhnung eingesetzt, so gilt Folgendes:

Tipp

IMV-Frequenzen <4/min bei normalen arteriellen Blutgaswerten bei einer F_1O_2 von <0,4, geringem PEEP (<8 mbar) und geringer Druckunterstützung (<8 mbar über den PEEP) weisen auf eine ausreichende Atemfunktion des Patienten hin. Ein Extubationsversuch ist meist gerechtfertigt.

14.3 Mandatorische Minutenbeatmung (MMV)

Synonyme

- »mandatory minute ventilation« (MMV),
- »minimal minute volume« (MMV),
- »augmented minute volume« (AMV),
- »extended mandatory minute volume« (EMMV).

Bei MMV handelt es sich um die älteste in kommerziell erhältlichen Beatmungsgeräten integrierte Form eines komplexeren »servokontrollierten Beatmungsmodus«. Solche Beatmungsverfahren beruhen auf mikroprozessorgesteuerten Feed-back-Systemen, die eine oder mehrere Variablen innerhalb gewisser Grenzen konstant halten können. Andere servokontrollierte Beatmungsverfahren sind die mit der MMV verwandte ASV (▶ Abschn. 15.4) sowie PSV (▶ Kap. 11.6) und ATC (▶ Abschn. 15.6).

> **MMV zeichnet sich dadurch aus, dass der Patient einerseits vollständig spontan atmen kann, andererseits ein vorwählbares Mindestminutenvolumen erhält.**

14.3.1 Funktionsweise der MMV

Bei der MMV wird das Mindestminutenvolumen durch ein mikroprozessorgesteuertes Feedbacksystem innerhalb enger Grenzen aufrechterhalten. Die maschinelle Unterstützung richtet sich also – im Gegensatz zu anderen partiellen Beatmungsverfahren – nach dem **Minutenvolumen**. Das Verfahren kann jedoch mit einer Druckunterstützung jedes einzelnen Atemzugs, also mit PSV, kombiniert werden. Die Einstellung des mandatorischen Mindestminutenvolumens ($V?_{min}$) errechnet sich aus der IMV- oder SIMV-Frequenz (f_{IMV}) und dem Hubvolumen (V_T):

$$\dot{V}_{min} = f_{IMV} \cdot V_T$$

Sinkt das Atemminutenvolumen unter den eingestellten Wert, werden vom Beatmungsgerät mandatorische oder assistierte Atemhübe mit dem vorgewählten Hubvolumen verabreicht. Die Frequenz der erforderlichen maschinellen Atemhübe (f_m) wird vom Beatmungsgerät, unter Berücksichtigung des mandatorischen und spontanen Atemminutenvolumens, ständig berechnet:

$$f_m = (V_{min} - V_{spontan})/V_T$$

Bei einer Variante des MMV wird die Druckunterstützung erhöht, wenn das Minutenvolumen unter den gewählten Wert abfällt.

Praktisches Vorgehen

Meist wird mit der IMV-Frequenz und dem Atemhub (V_T) des Beatmungsgeräts ein Mindestminutenvolumen eingestellt, das zur Normo- oder leichten Hypoventilation (p_aCO_2 40–50 mm Hg führt, z. B. 6- bis 8-mal/min 500 ml. Hierdurch wird eine ausreichende Ventilation gesichert und außerdem die p_aCO_2-Steuerung der Atmung aufrechterhalten.

14.3.2 Unterschiede zu IMV

Im Gegensatz zu IMV wird bei der MMV ein mandatorischer Atemhub nur dann verabreicht, wenn das Minutenvolumen des Patienten unter den vorgewählten Wert gefallen ist.

Ist die Eigenatmung des Patienten unzureichend oder sogar ausgefallen, erfolgt im MMV-Modus, wie bei IMV, eine mandatorische Beatmung mit der eingestellten IMV-Frequenz und dem vorgewählten Hubvolumen.

Entspricht jedoch die Eigenatmung dem gewählten Mindestminutenvolumen oder wird gar hyperventiliert, so ergibt sich praktisch eine reine Spontanatmung, bei Verwendung eines PEEP eine CPAP-Atmung, bei Spontanatmung mit Druckunterstützung eine PSV.

14.3.3 Vor- und Nachteile der MMV

- **Vorteile**

Die MMV gewährt dem Patienten noch mehr Spielraum als IMV, denn bei ausreichender Spontanatmung werden keine »Zwangsbeatmungshübe« verabreicht. Zusätzlich können hierdurch die kardiozirkulatorischen Nebenwirkungen vermindert werden.

Bei ausreichender Eigenatmung entspricht die Atmung im Modus MMV + PEEP praktisch einer CPAP-Atmung und die Atmung im Modus MMV + PSV einer druckunterstützten Spontanatmung, also einer PSV. Wird die spontane Atemfunktion oder der Atemantrieb des Patienten wesentlich beeinträchtigt, so erhält der Patient im MMV-Modus das eingestellte minimale Minutenvolumen. Damit ist die MMV für die Modi CPAP und PSV eine Alternative zur sog. Apnoeventilation (▶ Kap. 16).

Tipp

Die MMV eignet sich als Sicherheitsmodus für CPAP oder PSV.

- **Nachteile**

Bei sehr schneller, flacher Atmung mit hohem Totraumanteil misst das Beatmungsgerät ein vermeintlich ausreichendes exspiratorisches Atemminutenvolumen. Neuere Geräte verfügen jedoch über eine sog. **Hechelüberwachung**, durch die dieser Effekt ausgeschaltet wird.

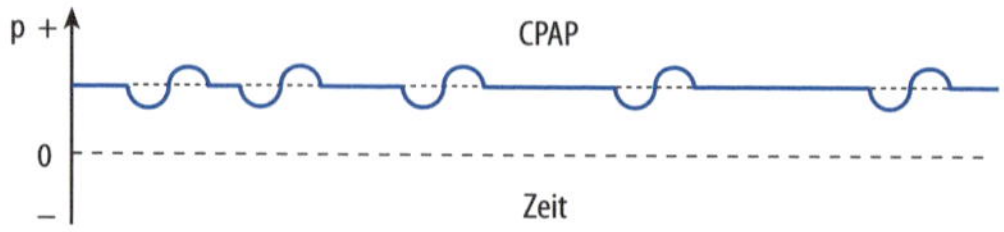

Abb. 14.6 CPAP: Spontanatmung unter kontinuierlichem positivem Atemwegdruck

Zu beachten ist weiterhin, dass sich bei flacher Atmung die fehlende intermittierende Lungendehnung, wie sie unter der SIMV erfolgt, ungünstig auswirken kann. Dem kann jedoch durch Kombination mit einer geeigneten Druckunterstützung entgegengewirkt werden.

14.3.4 Klinische Bewertung der MMV

Obwohl MMV mittlerweile seit vielen Jahren in vielen verschiedenen Beatmungsgeräten zur Verfügung steht, ist die Verbreitung des Verfahrens offenbar nicht sehr groß, jedenfalls erheblich geringer als die von SIMV. Dabei kann im MMV-Modus praktisch das gesamte Spektrum von einer vollständigen kontrollierten Beatmung bis hin zur vollständigen Spontanatmung verwirklicht werden, insbesondere wenn MMV mit anderen Verfahren wie IPS bzw. PSV oder neuerdings ATC kombiniert wird.

14.4 Atmung bei kontinuierlich erhöhtem Atemwegdruck (CPAP)

CPAP (»continuous positive airway pressure«) bedeutet Spontanatmung (SV) unter kontinuierlichem positivem Atemwegdruck, also Spontanatmung auf einem PEEP-Niveau (CPAP = SV + PEEP; Abb. 14.6). Die Einstellungen und Auswirkungen des PEEP sind in ▶ Abschn. 13.4 ausführlich dargestellt.

14.4.1 Technisches Vorgehen

Der CPAP kann technisch folgendermaßen verwirklicht werden:

Continuous-flow-CPAP

Dieses System benötigt kein Beatmungsgerät. Es besteht aus einer Frischgasquelle mit hinreichend hohem Fluss (ca. 2- bis 3-mal so hoch wie das Atemminutenvolumen, also mindestens 25 l/min), einem elastischen Reservoirbehältnis, einem T- oder Y-Stück sowie einem exspiratorischen PEEP-Ventil (z. B. Federventil oder Wasserschloss). Von Vorteil sind die

Einfachheit des Systems und die fehlenden Triggerventile. Allerdings bestehen folgende Nachteile:

- erschwerte Überwachung des Patienten,
- keine Messung von Atemwegdruck, Atemzugvolumen und Atemminutenvolumen,
- keine Möglichkeit, bei Hypoventilation oder Apnoe auf stärker unterstützende oder kontrollierte Atemmodi umzustellen.

Demand-flow-CPAP

Alle modernen Beatmungsgeräte bieten die Möglichkeit der Spontanatmung auf vorwählbarem PEEP-Niveau. Dabei muss jedoch der Inspirationsflow erst durch Aktivierung eines Triggerventils angefordert werden. Hierdurch kann aber die Atemarbeit zunehmen (▶ Kap. 15); diese Zunahme kann jedoch bei guter Triggereinstellung, insbesondere bei Verwendung eines Flowtriggers, minimiert werden.

Die Atmung kann beim Demand-flow-CPAP gut überwacht werden, auch kann bei Hypoventilation oder Apnoe einfach auf andere Beatmungsformen übergegangen werden, oder die eingestellte Apnoeventilation oder die MMV wird aktiviert. Der Demand-flow-CPAP kann gut mit einer Druckunterstützung kombiniert werden; hieraus ergibt sich eine Druckunterstützung der Spontanatmung mit einem PEEP, also PSV mit PEEP.

EPAP

Bei allen CPAP-Formen sinkt der Atemwegdruck weder in der Inspiration noch während der Exspiration wesentlich unter das PEEP-Niveau. Dies unterscheidet den CPAP vom sog. »exspiratorischen positiven Atemwegdruck« (EPAP), der früher durch Ausatmung in eine mit Wasser gefüllte Flasche erzielt wurde: Der Patient atmet in ein Schlauchsystem aus, das unter der Wasseroberfläche einmündet.

Ein Frischgassystem mit elastischem Reservoir fehlt hierbei. Die Höhendifferenz (in cm) zwischen Schlauchöffnung und Wasseroberfläche ergibt den EPAP in mbar, d. h. je größer die Eindringtiefe der Schlauchöffnung, desto höher der exspiratorische Druck. Dieses System ist zwar sehr einfach zu konstruieren, führt aber am Ende der Exspiration zum Druckausgleich zwischen Atmosphäre und Lunge. Im Vergleich zur CPAP-Atmung nimmt hierdurch das exspiratorische Lungenvolumen bzw. die FRC ab. Außerdem ist die Atemarbeit für den Patienten höher als beim CPAP. EPAP wird daher kaum noch verwendet, um die Oxygenierung des Lungenkapillarblutes zu verbessern.

Masken-CPAP

Neben der herkömmlichen Anwendung über einen Endotrachealtubus oder eine Trachealkanüle lässt sich CPAP auch über eine dicht sitzende Gesichts- oder Nasenmaske durchführen. Dieses Verfahren wird als Masken-CPAP bezeichnet (▶ Kap. 17).

14.4.2 Vor- und Nachteile des CPAP

Vorteile

Bei akuten **restriktiven** Lungenerkrankungen erhöht der CPAP die FRC und verbessert die Oxygenierung. Wird hierbei die Ventilation in einen günstigeren Bereich der Druck-Volumen-Kurve angehoben, so nimmt gleichzeitig die Atemarbeit ab.

Bei Patienten mit **obstruktiven** Lungenerkrankungen und Ausbildung eines »air trapping« bzw. einer dynamischen Lungenüberdehnung kann der CPAP auf einem Druckniveau wenig unterhalb des Auto-PEEP den Druckgradienten zwischen Mund und Alveolen vermindern, sodass die Atemarbeit ebenfalls abnehmen kann.

Nachteile

Zu hohe PEEP-Level können zu Lungenüberdehnung, Volumentrauma und Zunahme der Atemarbeit führen. Unempfindliche oder schlecht eingestellte Triggerventile sowie ein kleiner Endotrachealtubus steigern die Atemarbeit und den O_2-Verbrauch, evtl. bis hin zur muskulären Erschöpfung.

Außerdem sollte Folgendes beachtet werden:

> **!** **Der CPAP ist ein reiner Spontanatmungsmodus und schützt nicht vor Hypoventilation oder Apnoe!**

Allerdings können einige Nachteile von reiner CPAP-Atmung vermieden werden, wenn eine Kombination mit anderen unterstützenden Verfahren wie automatische Tubuskompensation (ATC) oder inspiratorische Druckunterstützung (IPS) erfolgt. Die Kombination einer reinen Spontanatmung wie CPAP mit IPS wird jedoch als eigenständiger Atemmodus angesehen, nämlich als »pressure support ventilation«, PSV; ▶ Abschn. 14.5). Eine weitere Möglichkeit zur Vermeidung einer ventilatorischen Erschöpfung bei Spontanatmung auf einem erhöhten Atemwegdruckniveau besteht in der Anwendung von APRV anstelle einer reinen CPAP-Atmung (▶ Kap. 15.2).

14.4.3 Einsatz des CPAP

Steht bei restriktiven Lungenerkrankungen die **Störung derOxygenierung** im Vordergrund, so reicht der CPAP oft aus, um den O_2-Austausch zu verbessern. Dies gilt in ähnlicher Weise für Patienten mit COPD, allerdings nur bei vorsichtiger Wahl des PEEP-Niveaus! Oft wird den Demandsystemen eine Druckunterstützung zugeschaltet, um die Atemarbeit weiter zu vermindern.

Außerdem wird der CPAP bei der **Entwöhnung** vom Beatmungsgerät für einige Stunden oder Tage vor der Extubation angewandt, um zu überprüfen, ob die Spontanatmung des Patienten ausreichen wird.

Bei **intubierten oder kanülierten Patienten** kann der CPAP ebenfalls angewandt werden, selbst wenn keine Lungenfunktionsstörung vorliegt. Denn durch einen niedrigen PEEP von 5–8 mbar kann die wegen des Tubus oder der Trachealkanüle erniedrigte FRC oft im physiologischen Bereich gehalten werden. Möglicherweise ergibt sich hieraus eine prophylaktische Wirkung gegenüber Atelektasen und Pneumonien. Daher sollte das Verfahren der Atmung mit »feuchter Nase« oder über ein T-Stück vorgezogen werden, so z. B. bei Bewusstlosen ohne ausreichende Schutzreflexe oder bei Patienten mit Schwellungen im Nasen-Rachen-Raum nach Traumen oder operativen Eingriffen.

14.5 Druckunterstützte Atmung (PSV)

Synonyme

- »pressure support ventilation« (PSV),
- »inspiratory pressure support« (IPS),
- »pressure support« (PS),
- »assisted spontaneous breathing« (ASB),
- »inspiratory flow assistance« (IFA),
- »inspiratory help system« (IHS),
- »inspiratory assist« (IA),
- Druckunterstützung,
- inspiratorischer Hilfsdruck.

PSV ist ein druckkontrollierter Spontanatemmodus. Erfolgt eine Triggerung durch den Patienten, erhält dieser eine Unterstützung seiner Einatmung bis zum Erreichen eines einstellbaren Druckniveaus (Abb. 14.7).

Für einen druckunterstützen Atemzug unter PSV sind v. a. 4 Aspekte von Bedeutung:

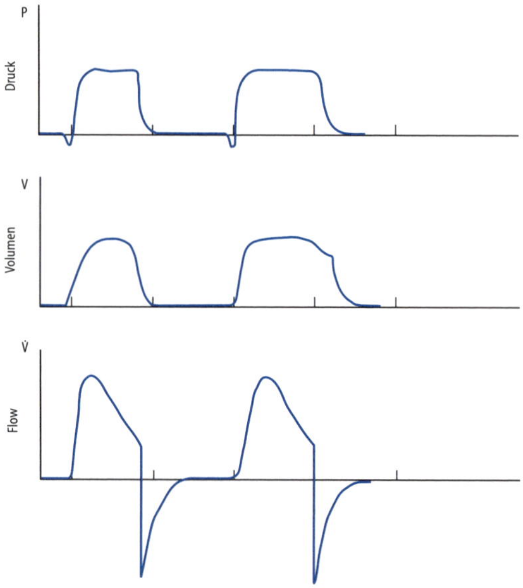

Abb. 14.7 PSV (»pressure support ventilation«): Jeder Atemhub des Beatmungsgeräts wird durch den Patienten ausgelöst (getriggert) und so lange bis zu einem vorgewählten Druckniveau vom Beatmungsgerät unterstützt, bis die Inspiration durch den Patienten wieder beendet wird

- **Wie wird derAtemhub begonnen?**Immer durch Patiententriggerung. Erfolgt keine Patiententriggerung, wird auch kein Atemhub verabreicht. Störungen des Atemantriebs können also zur Hypoventilation bis hin zur Apnoe führen, wenn keine weiteren Sicherungsmaßnahmen ergriffen worden sind (»back-up modus«, »Apnoeventilation«). Wichtig für das Gelingen der PSV-Beatmung ist eine ausreichend empfindliche Einstellung der Triggerschwelle (Druck oder Flow; ► Abschn. 13.12).
- **Wie hoch ist dermaximale inspiratorischeDruck eingestellt?**Je nach Höhe des eingestellten Drucks (p_{max}) wird nur ein Teil oder praktisch die gesamte Atemarbeit des Patienten übernommen. Eine völlige Entlastung gilt als erreicht, wenn durch PSV ein Hubvolumen von 8–10 ml/kg KG erzielt wird. Entscheidend für die Entlastung der Atemmuskulatur ist die Höhe der Druckunterstützung über dem PEEP-Niveau bzw. der sog. »driving pressure«, also p_{max}PEEP. Weitere Informationen zur Einstellung des angestrebten Druckniveaus in ► Abschn. 13.6.
- **Wie schnell wird das vorgewählte Druckniveau erreicht?**Grundsätzlich sollte die Druckanstiegsgeschwindikeit (»pressurisation rate«) so hoch wie möglich sein, da die Atemarbeit umso mehr

reduziert wird, je steiler die Druckanstiegskurve ist. Eine Verlängerung der Druckanstiegszeit führt oft zu Luftnot. Andererseits kann ein zu rascher Druckanstieg zu einer verkürzten Inspiration und Tachypnoe führen. Die Patienten sind daher insbesondere bei der Ersteinstellung von PSV genau zu beobachten.

- **Wie wird die Inspiration beendet?**Eine Beendigung der Inspiration erfolgt dann, wenn ein vorgegebener Prozentsatz des Spitzenflusses (meist 25%) oder ein bestimmter Mindestfluss (2–6 l/min) unterschritten wird (Steuerungsvariable). An älteren Geräten sind diese Zyklusvariablen fest eingestellt. An neueren Geräten können sie durch den Anwender modifiziert werden. Wenn eine Veränderung des Spitzenflussprozentsatzes möglich ist, so gilt: Je höher die Prozentzahl gewählt wird (z. B. 30% statt 25%), desto stärker wird die Inspirationszeit verkürzt.

Einzelheiten zur Einstellung der Druckunterstützung in ▶ Abschn. 13.6.

Streng genommen sind PSV und IPS keine Synonyme: PSV bezeichnet einen Atemmodus, über die Einstellung der IPS wird das Ausmaß der ventilatorischen Unterstützung bestimmt. PSV stellt einerseits einen eigenständigen Atemmodus dar und kann andererseits in Kombination mit anderen Atemmodi wie SIMV oder MMV angewendet werden.

14.5.1 Was unterscheidet die PSV von der druckkontrollierten synchronisierten CMV (A/C)?

Zwischen PSV und druckkontrollierter A/C bestehen folgende wesentliche Unterschiede:

- Die Inspiration bei PSV wird immer durch den Patienten getriggert; die Inspiration bei A/C ist entweder zeitgesteuert oder patientengetriggert.
- Die Inspiration bei PSV ist wird durch den Patienten beendet, bei A/C zeitgesteuert durch den Respirator; d. h. die Inspirationsdauer kann bei der PSV vom Patienten selbst bestimmt werden, bei der A/C hingegen nicht. Bleibt bei PSV eine Triggerung durch den Patienten aus, so wird auch kein Hubvolumen verabreicht.

Daher ist im Gegensatz zur Anwendung von A/C Folgendes zu beachten:

> **Die PSV setzt einen weitgehend intakten Atemantrieb des Patienten voraus.**

14.5.2 Vor- und Nachteile der PSV

Vorteile

Bei den allermeisten Intensivpatienten ist die Atemregulation primär nicht oder nur wenig gestört, sodass eine vollständig kontrollierte Beatmung oft nicht erforderlich ist.

Entsprechend weist die PSV im **Vergleich zur CMV oder A/C** folgende Vorteile auf: Der Patient kann Atemrhythmus, Atemzyklus und Inspirationsdauer weitgehend selbst bestimmen, sein Spielraum ist also größer. Hierdurch wird oft eine bessere Synchronisation mit dem Beatmungsgerät erreicht, sodass oft auf eine tiefe, gelegentlich sogar auf jegliche Sedierung verzichtet werden kann. Der mittlere Atemwegdruck ist häufig niedriger und die Kreislaufbelastung entsprechend geringer. Die Oxygenierung kann sich beim Übergang von der CMV oder A/C auf die PSV verbessern.

Im **Vergleich zur CPAP und zur reinen SIMV oder MMV** vermindert die Druckunterstützung der spontanen Atemzüge die Atemarbeit und den O_2-Verbrauch der Atemmuskulatur. Hierdurch wird einer Erschöpfung der Atemmuskulatur (»respiratory fatigue«) vorgebeugt.

Eine **Tachypnoe mit niedrigen Hubvolumina,** also eine schnelle flache Atmung, kann durch entsprechende PSV-Einstellung oft vermieden oder wieder beseitigt werden. Weiterhin kann durch die PSV die zusätzliche Atemarbeit durch Tubus, Schläuche, »Gänsegurgel« und Triggerventile teilweise kompensiert werden. Die hierfür erforderliche Unterstützung liegt im Mittel etwa 5–10 mbar über dem PEEP-Niveau.

In der **Entwöhnungsphase** ermöglicht die PSV eine stufenlose Verminderung der ventilatorischen Unterstützung von maximal bis minimal oder keiner Unterstützung. Unter Umständen verläuft hierdurch die Entwöhnungsphase, besonders bei schwierigen Patienten, einfacher und sicherer.

Nachteile

Wegen der fehlenden maschinellen Kontrolle des Atemhub- und Minutenvolumens kann eine **Hypoventilation bis hin zur Apnoe** auftreten. Die Apnoegefahr kann bei einigen Beatmungsgeräten durch Einstellen einer sog. »Apnoeventilation« als Sicherheitsfunktion (»Back up-Modus«) vermieden werden. Alternativ kann die PSV mit MMV kombiniert werden.

Die **Synchronisation mit der Maschine** kann bei Patienten mit sehr starkem Atemantrieb auch im PSV-Modus so schlecht sein, dass es zur ausgeprägten

Hyperventilation oder zum »Kampf mit dem Beatmungsgerät« kommt.

Bei **hohen inspiratorischen Atemwegwiderständen** kann der hohe Inspirationsflow zusammen mit der Zyklusvariablen die Inspiration zu rasch beenden, sodass die verabreichten Hubvolumina zu klein sind. Möglicherweise kann durch eine Veränderung der initialen Flowgeschwindigkeit, wie an einigen neuen Beatmungsgeräten möglich, die Brauchbarkeit dieses Modus auch bei Patienten mit hoher Resistance verbessert werden.

Nachteilig ist zudem, dass selbst bei wechselndem Ventilationsbedarf des Patienten die maschinelle Unterstützung jedes Atemzugs gleich bleibt. Gelegentlich wird die Druckunterstützung unter PSV beim partiell ateminsuffizienten Patienten mit einem »zusätzlichen Atemmuskel« charakterisiert oder verglichen. Allerdings entspräche dies einem Muskel, der (unabhängig von der eigentlich erforderlichen Kraft) sich mit immer gleicher Kraft kontrahiert, wenn die Kontraktion einmal ausgelöst wird. Dies führt zur Überkompensation in Situationen, in denen weniger Unterstützung ausreichend wäre, d. h. der Patient lässt sich de facto weitgehend »beatmen«, obwohl er bereits weitgehend selbst atmen könnte; dadurch kann unter PSV die Entwöhnungszeit gegenüber »T-Stückversuchen« verlängert werden.

Vor allem bei gesteigertem Ventilationsbedarf ist die konstante Druckunterstützung u. U. unzureichend (Unterkompensation) und zudem schlecht geeignet, um die zusätzliche tubusbedingte Arbeit zu kompensieren. Diese Probleme haben zur Entwicklung der neuen Modi »proportional assist ventilation« (PAV) und der automatischen Tubuskompensation(ATC) geführt. Heute kann bei den meisten moderneren Beatmungsgeräten PSV mit ATC kombiniert werden.

14.5.3 Klinische Bewertung der PSV

PSV ist in den letzten Jahren zu einem beliebten und häufig angewendeten Modus zur Beatmung des Intensivpatienten geworden. In einer 2000 publizierten Übersichtsarbeit war PSV allein oder in Kombination mit SIMV die am zweithäufigsten eingesetzte Beatmungsform beim Intensivpatienten: Insgesamt. 40% der Patienten wurden mit PSV beatmet, davon 15% mit PSV allein, und 25% in Kombination mit SIMV.

Eindeutige Beweise für die Überlegenheit der PSV gegenüber anderen Formen der partiellen Beatmung liegen jedoch nicht vor. Dies gilt für die längerfristige Beatmung ebenso wie für die Entwöhnung vom Beatmungsgerät. Wegen der beschriebenen Vorteile wird die PSV aber sehr häufig für die Langzeitbeatmung und Entwöhnung von Patienten mit unterschiedlichen Formen der respiratorischen Insuffizienz eingesetzt. Selbst Patienten mit schweren Oxygenierungsstörungen können mit der PSV, kombiniert mit ausreichend hohem PEEP, erfolgreich behandelt werden, sofern ein ausreichender Atemantrieb erhalten ist. Besonders günstig scheint das Verfahren auch für Patienten mit COPD zu sein, vorausgesetzt, es wird ein (niedriger) extrinsischer PEEP, wenig unterhalb des intrinsischen PEEP, gewählt.

14.5.4 Volumenunterstützte Beatmung (»volume support«)

Hier handelt es sich um eine Variante der PSV. Die Bezeichnung eines anderen Herstellers hierfür lautet: »variable pressure support«.

Funktionsweise »Volume support« ist ein sog. »inter-breath dual-control mode« (▶ Abschn. 14.1.4); er verhält sich dabei zur »druckregulierten volumenkontrollierten Beatmung« (PRVC) etwa so wie die »druckunterstützende Beatmung« zur »druckkontrollierten Beatmung«:

- Bei PSV wird nur eine Variable, nämlich der vom Therapeuten vorgewählte Druck, vom Beatmungsgerät überwacht und während der Inspiration konstant gehalten.
- Bei »volume support« wird ebenfalls der Druck vom Beatmungsgerät überwacht und während der Inspiration konstant gehalten (auch »volume support« gehört also, anders als es die Bezeichnung vielleicht zunächst vermuten lässt, in die Gruppe der druckkontrollierten Beatmungsverfahren). Allerdings wird die Höhe des Drucks nicht vom Therapeuten eingestellt, sondern vom Beatmungsgerät so ausgewählt, dass er zur Verabreichung des (vom Therapeuten vorwählbaren) Hubvolumens ausreicht.

Auch bei »volume support« triggert und beendet der Patient jeden Atemzug selbst. Das Gerät garantiert jedoch eine Druckunterstützung bis zu einem vom Intensivmediziner erwünschten und vorgewählten Hubvolumen. Dabei werden die erwartete Atemfrequenz sowie das Atemminutenvolumen vorgewählt; hieraus ergibt sich das Hubvolumen. In initialen Testatemzügen errechnet der Ventilator den niedrigsten Unterstützungsdruck für die Zufuhr des gewünschten Hubvolumens.

Das Gerät passt den Unterstützungsdruck dem inspiratorischen Erfolg des Patienten an: Atmet der Patient mehr als das voreingestellte Hubvolumen ein, wird der Unterstützungsdruck reduziert; ist das inspiratorische Volumen niedriger, wird die Druckunterstützung erhöht.

Klinische Bewertung Wesentliche klinische Vorteile dieser Beatmungsform gegenüber der PSV, IMV oder CMV (A/C) konnten bislang nicht gezeigt werden.

AutoMode Dieser Modus kombiniert »volume support« und PRVC in einem einzigen Modus. Die Bedingungsvariable ist die Eigenatmung des Patienten:

- Weist der Patient Eigenatmung auf, unterstützt das Beatmungsgerät ihn durch »volume support«;
- Weist der Patient keine Eigenatmung auf, verabreicht das Beatmungsgerät einen druckregulierten, volumenkontrollierten Hub.

Volume assured pressure support (VAPS) Auch mit diesem Modus – mit dem auch eine kontrollierte Beatmung durchgeführt werden kann – wird unter Spontanatmung ein Mindesthubvolumen garantiert. Hierbei handelt es sich um einen sog. »intra-breath dual-control mode« (▶ Abschn. 14.1.4).

Literatur

Conti G, Costa R (2010) Technological development in mechanical ventilation. Curr Opinion Crit Care 16 (1): 26–33

Cortes GA, Marini JJ (2012). Update: adjuncts to mechanical ventilation. Curr Opinion Crit Care 25 (2): 156–163

Donn SM, Sinha SK (2012) Manual of neonatal respiratory care, 3rd edn. Springer, Berlin Heidelberg New York

Esteban A, Alia I, Gordo F et al. (2000a) Prospective randomized trial comparing pressure-controlled ventilation and volume-controlled ventilation in ARDS. Chest 117: 1690–1696

Esteban A, Anzueto A, Alia I et al. (2000b) How is mechanical ventilation employed in the intensive care unit? An international utilization review. Am J Respir Crit Care Med 161: 1450–1458

Guthrie SO, Lynn C, Lafleur BJ, Donn SM, Walsh WF (2005) A crossover analysis of mandatory minute ventilation compared to synchronized intermittent mandatory ventilation in neonates. J Perinatol 25 (10): 643–646

Marinie JI (2012). Unproven clinical evidence in mechanical ventilation. Curr Opinion Crit Care 18 (1): 1–7

Quan SF (2006) Mandatory minute ventilation. In: Tobin MJ (ed) Principles and practice of mechanical ventilation. McGraw-Hill, New York St. Louis San Francisco

Quintel M, Lücke TJ (2000) Synchronous intermittent mandatory ventilation (SIMV) und Pressure support ventilation (PSV). In: Kuhlen R, Guttmann J, Rossaint R (Hrsg) Neue Formen der assistierten Spontanatmung. Urban u. Fischer, München Jena, S 23–38

Rossi A, Ranieri VM (2012) Positive end-expiratory pressure. In: Tobin MJ (ed) Principles and practice of mechanical ventilation. McGraw-Hill, New York St. Louis »San Francisco

Alternative Beatmungsformen: IRV, APRV, BIPAP; ASV, PAV, ATC, ILV

Alternative Verfahren werden gewöhnlich dann eingesetzt, wenn mit den konventionellen oder Standardverfahren das Ziel der Beatmungstherapie nicht erreicht werden kann. Die Grenzen zwischen konventionellen und alternativen Verfahren sind allerdings fließend.

Alternative Beatmungsformen

- »inverse ratio ventilation« (IRV)
- »airway pressure release ventilation« (APRV)
- »biphasic positive airway pressure« (BIPAP)
- »adaptive support ventilation« (ASV)
- »proportional assist ventilation« (PAV)
- »independent lung ventilation« (ILV)
- permissive Hyperkapnie (PHC)
- »noninvasive ventilation« (NIV)
- »noninvasive negative pressure ventilation« (NINPV)

15.1 Beatmung mit umgekehrtem Atemzeitverhältnis (»inverse ratio ventilation«; IRV)

Im Gegensatz zur konventionellen Beatmung und normalen Spontanatmung ist bei der »inverse ratio ventilation« (IRV), einer Variante der kontrollierten Beatmung, die Inspirationszeit länger als die Exspirationszeit, das Verhältnis von I : E somit >1. Die IRV kann eingesetzt werden bei schweren Störungen des pulmonalen Gasaustausches.

15.1.1 Einfluss der IRV auf den pulmonalen Gasaustausch

Die IRV verbessert v. a. die Oxygenierung des Blutes, evtl. auch die Elimination von Kohlendioxid. Diese günstigen Effekte beruhen auf folgenden Mechanismen:

- Verlängerung der Inspirationszeit,
- Ausbildung eines intrinsischen PEEP,
- Erhöhung des mittleren Atemwegdrucks.

Verlängerung der Inspirationszeit Die verlängerte Inspirationszeit bewirkt eine homogenere Verteilung der Inspirationsluft zwischen Kompartimenten mit unterschiedlichen Zeitkonstanten. Alveolen mit exspiratorischer Kollapsneigung werden für einen längeren Zeitraum offen gehalten, auch steht mehr Zeit für den Kontakt zwischen Alveolarluft und Lungenkapillaren in diesen Bezirken zur Verfügung; außerdem werden vermehrt Alveolen in Lungenbezirken mit langer Zeitkonstante rekrutiert.

Ausbildung eines intrinsischen PEEP Die **verkürzte Exspirationszeit** führt regelmäßig zur Ausbildung eines intrinsischen PEEP und damit zur Erhöhung der FRC. Der PEEP entwickelt sich v. a. in langsamen Kompartimenten mit hohem Atemwegwiderstand.

Anstieg des mittleren Atemwegdrucks Die IRV erhöht den mittleren Atemwegdruck, und die Höhe des mittleren Atemwegdrucks ist – zusammen mit dem PEEP – eine wichtige Determinante für die Verbesserung der Oxygenierung, unabhängig vom jeweiligen Atemmodus.

Alle drei Mechanismen führen letztlich zur Rekrutierung kollabierter Alveolen; dieser Effekt, erkennbar an der erwünschten Oxygenierungsverbesserung, setzt allerdings nicht sofort nach Beginn der IRV ein, sondern häufig erst nach einigen Stunden.

Einstellung der IRV

Das I : E-Verhältnis wird je nach Schwere der Oxygenierungsstörung gewählt: Je länger die Inspirationszeit im Verhältnis zur Exspirationszeit, desto ausgeprägter ist die Verbesserung des pulmonalen O_2-Austausches bzw. der Anstieg des arteriellen pO_2. Meist reicht ein I : E-Verhältnis von 3 : 1 aus, jedoch sind bei vielen Beatmungsgeräten Einstellungen bis 4 : 1 oder mehr möglich. (Einzelheiten ► Kap. 13).

Die IRV kann grundsätzlich druckkontrolliert oder volumenkontrolliert durchgeführt werden.

15.1.2 Volumenkontrollierte IRV (VC-IRV)

Für die VC-IRV (■ Abb. 15.1) stehen 2 Verfahren zur Verfügung: die Beatmung mit normaler Flussgeschwindigkeit und die Beatmung mit einem langsamen Inspirationsflow ohne wesentliche inspiratorische Pause. Bei Beatmung mit normaler Flussgeschwindigkeit ist der entstehende Spitzendruck ebenso hoch wie bei normaler CMV; die inspiratorische Pause ist jedoch verlängert. Die Beatmung mit langsamem Flow ermöglicht eine turbulenzarme, gleichmäßige Verteilung des Hubvolumens, wobei die entstehenden mittleren Atemwegdrücke relativ niedrig sind. Werden gleiche Hubvolumina zugeführt, so ist aber der endinspiratorische Druck bei beiden Verfahren identisch.

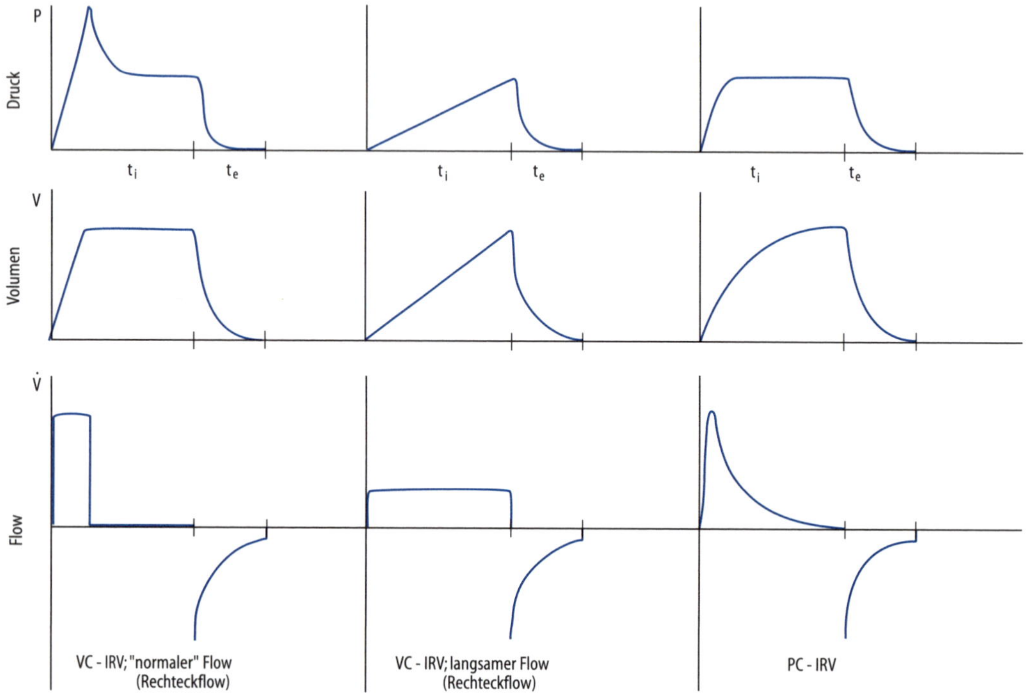

Abb. 15.1 Verschiedene Formen der IRV (»inversed ratio ventilation«). Beispielhaft gewähltes Verhältnis I : E = 2 : 1 (VC-IRV volumenkontrollierte IRV; PC-IRV druckkontrollierte IRV)

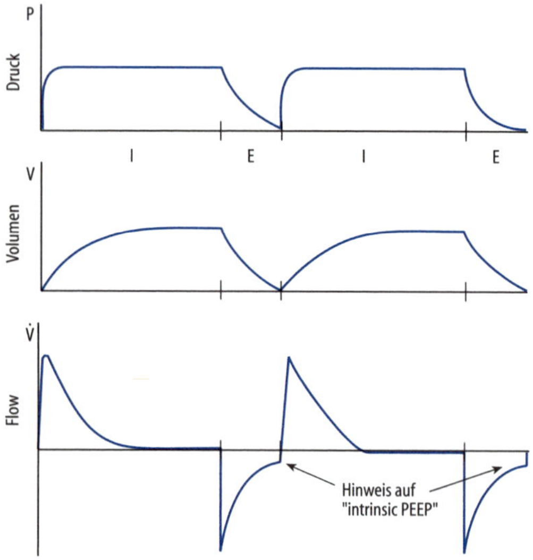

Abb. 15.2 Druckkontrollierte IRV (PC-IRV) mit einem Atemzeitverhältnis von 3 : 1

15.1.3 Druckkontrollierte IRV (PC-IRV)

Die druckkontrollierte IRV (PC-IRV) (Abb. 15.2) geht mit einem gleichmäßig hohen Druckniveau während der gesamten Inspirationsphase einher; der Flow ist dezelerierend. Hierdurch erfolgt möglicherweise eine bessere Rekrutierung kollabierter Alveolen. Hohe Spitzendrücke können mit der PC-IRV vermieden werden, entsprechend ist die Gefahr einer dynamischen Überdehnung der Lunge geringer. Allerdings nimmt das Hubvolumen ab, je ausgeprägter das »air trapping« und je höher der intrinsische PEEP sind.

15.1.4 IRV und PEEP

IRV kann mit oder ohne extrinsischen, am Beatmungsgerät einzustellenden PEEP angewandt werden. Wird kein PEEP eingestellt, so entsteht die Zunahme der FRC nur durch den intrinsischen PEEP. In einer erkrankten Lunge liegen jedoch stets langsame Kompartimente vor, bei denen sich unter der IRV ein intrinsischer oder Auto-PEEP ausbildet, aber auch schnelle Kompartimente, in denen kein intrinsi-

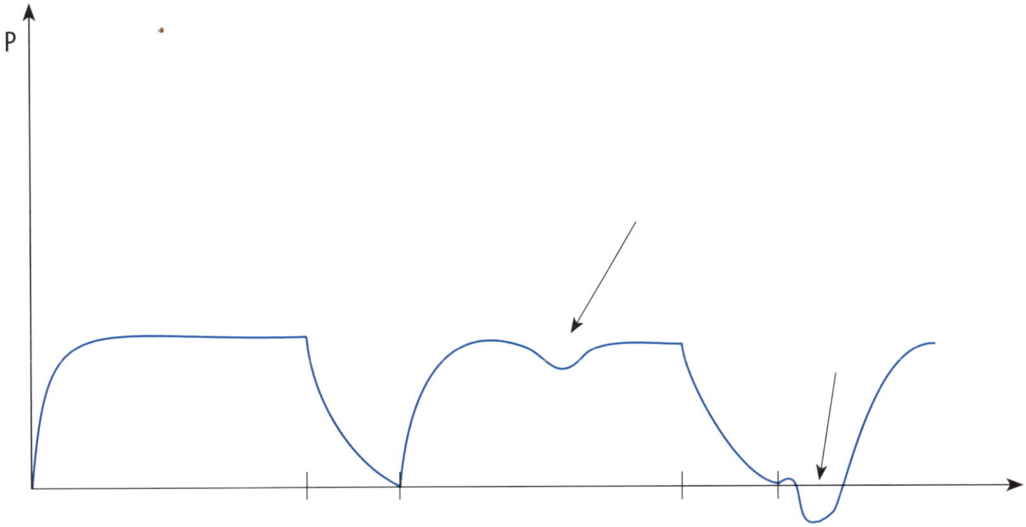

Abb. 15.3 Schwankungen im Druck-Zeit-Diagramm bei PC-IRV durch Inspirationsbemühungen des Patienten

scher PEEP aufgebaut wird. Da meist auch die Gasaustauschfläche der schnellen Kompartimente vergrößert werden soll, kann die IRV mit einem niedrigen extrinsischen PEEP von 5–8 mbar angewandt werden.

15.1.5 Vorteile der IRV

Die IRV soll zu einer gleichmäßigeren Verteilung des Atemhubvolumens führen als die konventionelle Beatmung mit einem PEEP. Theoretisch ist hierdurch eine Verbesserung des Ventilations-Perfusions-Verhältnisses in zuvor schlecht belüfteten Arealen zu erwarten, ohne dass gesunde Lungenbezirke überbläht werden. So wird nicht nur die Oxygenierung verbessert, sondern auch die Totraumvergrößerung und Beeinträchtigung der CO_2-Elimination durch konventionelle Beatmung mit einem PEEP vermieden. Gelegentlich wird die CO_2-Elimination sogar verbessert. Wird, volumen- oder druckkontrolliert, mit langsamem Flow beatmet, so nimmt der Spitzendruck bei unverändertem Hubvolumen ab.

15.1.6 Nachteile der IRV

Ohne ausreichende Druckbegrenzung besteht bei der VC-IRV die Gefahr einer dynamischen Lungenüberdehnung mit Entwicklung hoher Atemwegdrücke, die sich ungünstig auf die Herz-Kreislauf-Funktion und das Lungengewebe auswirken. Diese Effekte können durch eine druckkontrollierte IRV vermieden werden.

Grundsätzlich geht die Verbesserung der Oxygenierung durch die IRV mit einer stärkeren Beeinträchtigung der Herz-Kreislauf-Funktion einher als die konventionelle Beatmung mit einem I : E-Verhältnis <1 und vergleichbaren oberen Atemwegdrücken. Die kardiozirkulatorischen Effekte sind umso ausgeprägter, je höher der mittlere Atemwegdruck ist. Ein hoher intrinsischer PEEP ($PEEP_i$) kann zu einer Überdehnung umschriebener Alveolarbezirke führen, daher sollte der $PEEP_i$ regelmäßig bestimmt werden.

Bei wachen Patienten ruft die IRV, besonders die VC-IRV mit langsamem Flow, Luftnot hervor, sodass in der Regel eine tiefe Sedierung, bei einigen Patienten sogar eine Muskelrelaxierung erforderlich ist, um spontane Atemzüge zu vermeiden (Abb. 15.3).

Folgendes ist zu beachten:

! Die IRV verstärkt bei obstruktiven Lungenerkrankungen das »air trapping«. Daher ist IRV bei Asthma und COPD kontraindiziert.

15.1.7 Klinische Bewertung der IRV

Bei akuten restriktiven Lungenerkrankungen mit schweren Störungen der Oxygenierung kann der Einsatz der IRV erwogen werden. So wird über gute Ergebnisse bei Kindern mit IRDS und bei Erwachsenen mit »acute lung injury« (ALI) oder akutem Lungenversagen berichtet, besonders bei Verwendung der PC-IRV. Zwar überwiegen beim ARDS schnelle Kompartimente mit niedriger Compliance, jedoch entste-

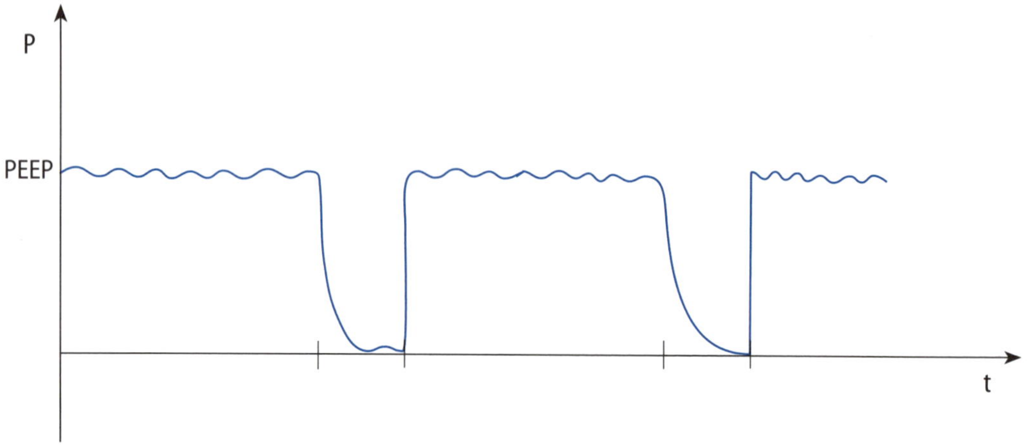

Abb. 15.4 APRV (»airway pressure release ventilation«). Der Patient kann bei einem vorwählbaren Atemwegdruck spontan atmen. Der Atemwegdruck wird in bestimmten Abständen für kurze Zeit freigegeben und fällt auf ein niedrigeres Niveau ab. Hierdurch wird primär die Exspiration des Patienten unterstützt, sekundär auch die nachfolgende Inspiration

hen auch langsame Kompartimente durch regional erhöhte Atem- und Gewebewiderstände, auf die sich die IRV günstig auswirken könnte. Allerdings ist bisher nicht erwiesen, dass die IRV wesentliche Vorteile gegenüber konventionellen Beatmungsverfahren mit normalem I : E-Verhältnis, aber gleichem intrinsischem oder extrinsischem PEEP-Niveau und ähnlichen mittleren Atemwegdrücken aufweist.

Insgesamt handelt es sich bei IRV um eine Beatmungsform, die in den 80-er und 90-er Jahren des letzten Jahrhunderts verbreitet war. Da aber häufig eine tiefe Sedierung erforderlich ist und der Patient zudem nicht spontan atmen kann, wird eine reine IRV heute seltener verwendet. Wenn IRV eingesetzt wird, sollte sie druckkontrolliert erfolgen (PC-IRV), um die Gefahr des »air-trapping« zu minimieren. Anstelle einer reinen PC-IRV wird dann allerdings heute meist gleich APRV (▶ Abschn. 15.2) gewählt, um dem Patienten auch eine Spontanatmung zu ermöglichen.

15

15.2 »Airway pressure release ventilation« (APRV)

APRV bezeichnet einen in den 1980er-Jahren entwickelten augmentierenden Beatmungsmodus. Hierbei erfolgt die Spontanatmung, wie bei CPAP, auf einem vorwählbaren Atemwegdruckniveau. Dieses Druckniveau wird jedoch intermittierend für eine kurze Zeit erniedrigt (»pressure release«); dadurch wird die Ausatmung des Patienten unterstützt (Abb. 15.4).

> **APRV ist ein Spontanatemmodus, der primär die Exspiration des Patienten unterstützt.**

APRV ist durch folgende Parameter charakterisiert:

- Das obere Druckniveau (p_{high}), auf dem der Patient vorwiegend atmet bzw. atmen soll. Dieses kann auch als PEEP-Niveau angesehen werden, auf dem eine »CPAP-Atmung« erfolgt, oder als sog. »oberes PEEP-Niveau«.
- Das untere Druckniveau (p_{low}), auf das der Atemwegdruck durch kurzzeitige Freigabe des oberen Druckniveaus intermittierend abfällt (»release pressure«). Es kann auch als »exspiratorisches Druckniveau« oder (sofern das gewählte Druckniveau höher als der Atmosphärendruck ist) als »unteres PEEP-Niveau« bezeichnet werden.
- Die Öffnungs- oder Freigabezeit, für die der Atemwegdruck erniedrigt wird (t_{low}).
- Die Häufigkeit der Öffnungen pro Minute (APRV-Frequenz) bzw. die Zeitdauer des oberen Druckniveaus (t_{high}).

15.2.1 Realisierungsmöglichkeiten von APRV

Grundsätzlich kann APRV über ein konventionelles Continuous-flow-CPAP-System verwirklicht werden, in das ein zeitgesteuertes Ventil integriert ist, das den Atemwegdruck intermittierend frei gibt; ein solches System wird jedoch im Handel nicht angeboten.

APRV kann in der klinischen Routine gegenwärtig nur mit einem Beatmungsgerät angewandt werden, der über die Beatmungsoption »BIPAP« (oder einen BIPAP-äquivalenten Modus) verfügt (▶ Abschn. 15.3). APRV stellt somit de facto eine spezielle Einstellung von BIPAP dar.

15.2.2 Einfluss von APRV auf Oxygenierung und Ventilation

APRV soll eine ausreichende Oxygenierung und Ventilation sicherstellen. Dabei gilt:

- Das Ausmaß der Oxygenierungsverbesserung hängt v. a. von der Höhe des eingestellten oberen Druckniveaus (p_{high}) ab, auf dem der Patient vorwiegend atmet, in geringerem Maße von der Höhe des unteren Druckniveaus (p_{low}): Je höher p_{high}, desto ausgeprägter ist zumeist die Verbesserung der Oxygenierung.
- Das Ausmaß der ventilatorischen Unterstützung wird bestimmt von der Dauer der Öffnungen (»Realeasezeit«; t_{low}), der Häufigkeit der Öffnungen pro Minute (APRV-Frequenz) und der Druckdifferenz zwischen p_{high} und p_{low} (Δp): Je niedriger und länger p_{low} und je höher die APRV-Frequenz, desto ausgeprägter ist die ventilatorische Unterstützung.

Damit während der Freigabezeit ein Alveolarkollaps vermieden wird, sollte der Druck während t_{low} im Alveolarbereich nicht auf Null abfallen. Dies kann grundsätzlich auf zweierlei Weise erreicht werden:

- t_{low} wird sehr kurz eingestellt (z. B. <1 s), und p_{low} auf Null (Atmosphärendruck); dann bildet sich regelmäßig in der Lunge ein »intrinsischer PEEP« aus.
- p_{low} wird auf einen moderaten »extrinsischen PEEP« von z. B. 5–10 mbar eingestellt und t_{low} auf einen Wert, bei dem sich die Lunge (weitgehend) bis auf dieses Druckniveau entleeren kann.

Eine Kombination beider Maßnahmen ist ebenfalls möglich.

15.2.3 Vergleich von APRV mit CPAP, PC-IRV und BIPAP

Vergleich mit CPAP APRV verbessert bei Patienten, die auf einem erhöhten Atemwegdruck spontan atmen, durch intermittierende Unterstützung der Ausatmung die CO_2-Elimination. Der Unterschied gegenüber CPAP wird immer geringer, je kürzer die »Releasezeiten« gewählt werden und je weniger das untere Druckniveau abgesenkt wird (d. h. je kleiner Δp wird). Wird das untere Druckniveau so weit angehoben, dass es schließlich dem oberen entspricht ($\Delta p=0$), unterscheidet sich APRV nicht mehr von CPAP.

Vergleich mit PC-IRV Bei APRV kann p_{high} auch als inspiratorisches Druckniveau, t_{high} als Inspirationszeit, p_{low} als exspiratorischer Druck (PEEP oder ZEEP) und die APRV-Frequenz als Beatmungsfrequenz angesehen werden (bei dieser Sicht des Modus atmet der Patient somit bei APRV gewissermaßen »auf einem inspiratorischen Druckniveau« spontan). Entfällt die Spontanatmung, entspricht APRV einer druckkontrollierten Beatmung (PCV); und da t_{high} bei APRV immer deutlich länger ist als t_{low}, handelt es sich bei »APRV ohne Spontanatmung« um eine druckkontrollierte »inverse ratio ventilation« (PC-IRV). Oder anders ausgedrückt: APRV entspricht einer PC-IRV, bei der eine Spontanatmung auf dem oberen Druckniveau erfolgt bzw. möglich ist (und prinzipiell auch auf dem unteren Druckniveau, wenn die Öffnungszeit lang genug ist).

Vergleich mit BIPAP Wie schon erwähnt, wird APRV heute praktisch durch eine besondere Einstellung des BIPAP-Modus erreicht, wobei das untere Druckniveau erheblich kürzer gewählt wird als das obere.

Merkmale

Somit kann APRV verglichen mit anderen Atemmodi sehr unterschiedlich, jedoch jeweils korrekt beschrieben werden:

- APRV entspricht CPAP mit intermittierender Absenkung des Atemwegdruckniveaus.
- APRV entspricht PC-IRV mit der Möglichkeit der Spontanatmung auf dem oberen Druckniveau.
- APRV entspricht einer BIPAP-Einstellung von $t_{high}>t_{low}$ (oder mit anderen Bezeichnungen: $t_i>t_e$).

15.2.4 Praktische Anwendung von APRV

Folgende Parameter müssen bei APRV eingestellt werden: p_{high}; p_{low}; t_{low} und die APRV-Frequenz. Anstelle der APRV-Frequenz kann bzw. muss an bestimmten Geräten alternativ die Zeitdauer für p_{high} eingestellt werden (t_{high}); die APRV-Frequenz pro Minute ergibt sich dann aus der Formel: $60/(t_{high}+t_{low})$.

Je ausgeprägter die Oxygenierungsstörung, desto höher wird üblicherweise p_{high} gewählt; je stärker die begleitende Ventilationsstörung, desto niedriger und länger p_{low} und desto höher die APRV-Frequenz.

Je nachdem, ob der Patient bereits spontan atmet oder nicht, empfiehlt Sydow (2000) folgende Einstellung von APRV:

- **Der Patient atmet noch nicht spontan:** In diesem Fall muss zunächst die gesamte Ventilation durch das Beatmungsgerät erfolgen (APRV unterscheidet sich hier also zunächst nicht von PC-IRV). Initial ist hierfür meist ein p_{high} von 25–35 mbar erforderlich, ein p_{low} von 0–10 mbar, eine APRV-Frequenz von 10–15/min und eine Öffnungszeit von 0,5–2 s. Öffnungszeit und p_{low} sind dann so zu regulieren, dass ein Atemhubvolumen von etwa 6–8 ml/kg KG resultiert.
  - Je länger t_{low} eingestellt wird, desto höher sollte dabei p_{low} vorgewählt werden, um einen Alveolarkollaps auf dem unteren Druckniveau zu verhindern
  - Je kürzer t_{low} gewählt wird, desto niedriger kann p_{low} eingestellt werden, da sich mit abnehmender Öffnungsdauer ein umso ausgeprägterer »intrinsischer PEEP« aufbaut.

  Die APRV-Frequenz ist so zu justieren, dass sich ein ausreichendes Minutenvolumen ergibt. Meist ist es sinnvoll, dabei eine leichte Hypoventilation anzustreben, damit nach Rücknahme der Sedierung der Atemantrieb frühzeitig einsetzt und – bei fortgeführter leichterer Sedierung – auch aufrechterhalten wird. Tritt nach Reduzierung der Sedierung die Spontanatmung ein, kann der Anteil der maschinellen Unterstützung durch Reduktion der APRV-Frequenz, der Öffnungszeiten und/oder Anheben von p_{low} entsprechend reduziert werden; Ziel ist dabei meist eine Spontanatemfrequenz von 20–30/min. Bessert sich die Oxygenierung des Patienten, kann p_{high} (und parallel dazu p_{low}) Schritt für Schritt reduziert werden.
- **Der Patient atmet bereits spontan:** In dieser Situation wird t_{high} von Beginn an mindestens so eingestellt, dass eine nennenswerte Spontanatmung auf diesem Niveau erfolgen kann; d. h. die APRV-Frequenz kann von Beginn an niedriger eingestellt werden als bei nicht vorhandener Spontanatmung. Die initial gewählte Höhe von p_{high} richtet sich nach dem Ausmaß der Oxygenierungsstörung: Je ausgeprägter diese ist, desto höher sollte p_{high} gewählt werden, um dann nach Besserung der Oxygenierung langsam reduziert zu werden; meist sind bei ALI und ARDS zunächst p_{high}-Werte um 30 mbar erforderlich.

  Auch hier ist das Ziel meist die Aufrechterhaltung einer Spontanatemfrequenz von 20–30/min, wobei die maschinelle ventilatorische Unterstützung der Spontanatmung durch Regulation von t_{low} und p_{low} dem gewünschten p_aCO_2 angepasst wird (wie oben beschrieben).

Beendigung von APRV

APRV kann bis zum Ende der maschinellen Beatmung eingesetzt werden (»weaning« unter APRV). Als Faustregel kann gelten: Wenn unter einer F_IO_2 von <0,4 und einem p_{high} von 10 mbar bei Normo- oder leichter Hyperkapnie ein arterieller pO_2 >60 mm Hg erreicht wird, kann die Beatmung meist beendet werden.

Kombination mit PSV

Grundsätzlich kann APRV in neueren BIPAP-Versionen oder Varianten wie DuoPAP mit PSV kombiniert werden; dabei wird die Atmung des Patienten von jedem der beiden Druckniveaus bis zum bei PSV eingestellten p_{max} unterstützt; d. h.:

- Bei Atmung auf p_{low} bekommt der Patient vollständig die eingestellte Druckunterstützung.
- Bei Atmung auf p_{high} die um die Druckdifferenz ($p_{highh}-p_{low}$) verringerte Druckunterstützung.

Voraussetzung für eine Druckunterstützung auf dem oberen Level ist dabei allerdings, dass p_{max} (PSV) höher als p_{high} (APRV) eingestellt wird. Ob die Kombination von APRV mit PSV überhaupt sinnvoll ist, ist aber eher fraglich, denn durch die Druckspitze oberhalb von p_{high} nimmt die Gefahr der Baro- und Volutraumatisierung der Lunge zu, eine Komplikation, die durch Anwendung von APRV gerade vermieden werden soll.

15.2.5 Vorteile von APRV

Gegenüber CPAP verbessert APRV die CO_2-Elimination; eine ausgeprägte Hyperkapnie und respiratorische Erschöpfung können vermieden werden.

Verglichen mit der konventionellen Beatmung lassen sich unter gut eingestellter APRV hohe Atemweg(spitzen)drücke und eine intermittierende Überdehnung der Lunge (Barotraumatisierung) ebenso wie eine Atmung auf zu niedrigem Druckniveau mit intermittierendem Alveolarkollaps (Atelektrauma) vermeiden. Das Atemgas wird gleichmäßiger verteilt. Durch die erhaltene Spontanatmung erfolgt gegenüber der kontrollierten Beatmung eine homogenere Ventilation auch in dorsobasalen Lungenabschnitten (Verringerung von Ventilations-Perfusions-Inhomogenitäten) und dadurch oft auch eine Verbesserung der Oxygenierung bei gleichem Atemwegmitteldruck.

Das O_2-Angebot kann durch Zunahme des Herzzeitvolumens verbessert werden. Infolge der besseren Interaktion von spontaner und maschineller Ventilation benötigen die Patienten (v. a. im Vergleich zu IRV) weniger Sedierung und keine Muskelrelaxierung zur Adaptation an das Beatmungsgerät. Hierdurch kann die Entwöhnungsphase vom Beatmungsgerät verkürzt werden. Zudem wird der Zwerchfellatrophie und Desynchronisation der Atmung vorgebeugt.

Wenn von einem konventionellen Atemmodus auf APRV übergegangen wird, erfolgt die Verbesserung der Oxygenierung jedoch zumeist nicht sofort; vielmehr vergehen einige Stunden, bis atelektatische oder schlecht belüftete Lungenareale rekrutiert werden und so die Oxygenierung zunimmt. Möglicherweise kann dieses Zeitintervall durch begleitende oder der APRV vorausgehende »Lungenöffnungsmanöver« verkürzt werden; diese Methode ist jedoch aufgrund der mit ihr verbundenen Gefahr der Barotraumatisierung umstritten.

Mögliche Vorteile der APRV sind in Tab. 15.1 zusammengefasst.

Tab. 15.1 Vorteile der APRV. (Nach Myers u. McIntyre 2007)

	Auswirkung
Lungenprotektion: Minimierung eines beatmungsassoziierten Lungenschadens	alveolares Recruitment Vermeidung einer Lungenüberdehnung verbesserte Lymphdrainage (Ödemreduktion) verbesserte Gasdiffusion
Verbesserte Hämodynamik	verminderter Vasopressorenbedarf verbesserter venöser Rückstrom erhöhtes Herzzeitvolumen verminderte myokardiale Belastung
Vorteile durch Spontanatmung	verbessertes Ventilations-Perfusions-Verhältnis bevorzugte Belüftung abhängiger Lungenpartien
Verminderung der Atemarbeit	Unterstützung der kollateralen Ventilation Abnahme der Totraumventilation durch Reduktion des benötigten Minutenvolumens
Verminderte Notwendigkeit von Sedierung oder Relaxierung	Verkürzung der Beatmungsdauer

15.2.6 Nachteile von APRV

Die ventilatorische Unterstützung ist umso geringer, je kürzer die Öffnungszeiten sind. Bei einer APRV-Einstellung, die den ventilatorischen Unterstützungsbedarf des Patienten unterschätzt, kann sich eine erhebliche Tachypnoe und respiratorische Erschöpfung entwickeln. Dann muss die Öffnungszeit verlängert, die Öffnungsfrequenz erhöht und/oder p_{low} erniedrigt werden; oder es wird ein anderer Atemmodus mit inspiratorischer Unterstützung gewählt.

Bei Patienten mit erheblich erniedrigter extrapulmonaler Compliance (häufigste Ursache bei Intensivpatienten: erhöhter intraabdomineller Druck bis hin zum abdominellen Compartmentsyndrom) ist mit APRV oft keine ausreichende Ventilationsunterstützung zu erreichen. In diesem Fall muss ein anderer Atemmodus wie A/C oder PSV mit ausreichend hoher Druckunterstützung gewählt werden, bis sich die Compliance wieder verbessert hat. Schließlich ist bei Patienten, die schon bei normalem Atemzeitverhältnis einen Auto-PEEP aufweisen, APRV nicht sinnvoll oder sogar schädlich.

> **APRV ist bei Patienten mit Asthma oder COPD nicht indiziert.**

Möglicherweise wird die postulierte lungenprotektive Wirkung der APRV durch Begrenzung des oberen Inspirationsdrucks überschätzt: Wenn der Patient auf dem oberen Druckniveau spontan atmet, wird der transpulmonale Druck durch Reduktion des Pleuradrucks erhöht, und die Alveolen können trotz relativ niedrigem Atemwegdruck überdehnt werden.

15.2.7 Klinische Bewertung von APRV

Mit diesem neuen Atemmodus ist eine erfolgreiche respiratorische Therapie auch von schweren restriktiven Lungenerkrankungen wie ALI und ARDS zumeist

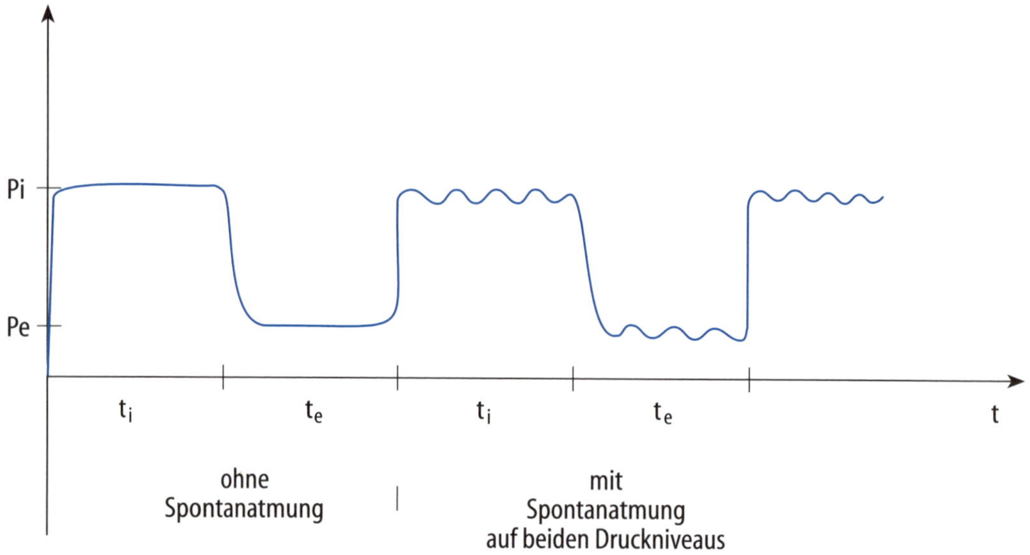

Abb. 15.5 BIPAP (»biphasic positive airway pressure«; 1 : 3 und 1 : 1). Hierbei kann der Patient auf 2 unterschiedlich hohen Atemwegdruckniveaus spontan atmen

möglich. In einigen Untersuchungen konnte unter APRV im Vergleich mit rein kontrollierter Beatmung, neben einer Verbesserung der Oxygenierung, auch eine bessere Hämodynamik (höheres Herzzeitvolumen) und sogar eine Verkürzung der Beatmungsdauer mit früherer Extubation und kürzerer Verweildauer auf der Intensivstation gefunden werden. Daher gibt es eine Reihe überzeugter Anwender der APRV.

Andererseits konnte bis heute eine Senkung der Letalität durch dieses Beatmungsverfahren nicht nachgewiesen werden, und viele Intensivmediziner sind auch von den postulierten Vorteilen der APRV (Tab. 15.1) nicht überzeugt: Zumindest auf der Respiratory Care Journal Konferenz 2006 (Publikation 2007) waren sich alle Experten – nach ausgiebiger Pro-und-kontra-Diskussion – einig, dass APRV **keinen** wesentlichen Fortschritt in der Beatmungstherapie darstellt.

15

15.3 »Biphasic positive airway pressure« (BIPAP)

Terminologie BIPAP wurde in den 1980er-Jahren von H. Benzer und M. Baum entwickelt. Es handelt sich um die geschützte Bezeichnung einer Beatmungsform, die in Beatmungsgeräten der Firma Dräger implementiert ist. Mittlerweile werden jedoch Beatmungsmodi mit gleicher oder ähnlicher Funktionalität auch in Geräten anderer Firmen angeboten, aus Gründen des Markenschutzes aber unter anderen Bezeichnungen wie

- DuoPAP,
- BiLevel,
- BiVent.

Deutliche Unterschiede bestehen hingegen zwischen BIPAP der Fa. Dräger und der Beatmungsform BiPAP der Firma Respitronics. Auf den Unterschied zwischen diesen beiden Formen wird in ► Abschn. 15.2.6 eingegangen.

Grundsätzlich lässt sich BIPAP beschreiben als Demand-flow-CPAP-Atmung auf 2 unterschiedlich hohen Atemwegdruckniveaus (Abb. 15.5). Durch den Druckunterschied zwischen beiden Niveaus wird zusätzlich zur möglicherweise vorhandenen Spontanatmung ein Atemhubvolumen erzeugt.

> **Der BIPAP ist eine Kombination aus Spontanatmung und mandatorischer Beatmung.**

Die Möglichkeit für den Patienten, gleichzeitig spontan zu atmen und maschinell beatmet zu werden, unterscheidet den BIPAP von anderen Mischformen aus spontaner und kontrollierter Ventilation, bei denen beide Atemmodi nur nacheinander erfolgen können, so z. B. bei IMV. Im BIPAP-Modus ist praktisch jedes Maß an Unterstützung der Ventilation möglich – von kontrollierter Beatmung über zahlreiche partielle Beatmungsformen bis hin zur ausschließlichen Spontanatmung.

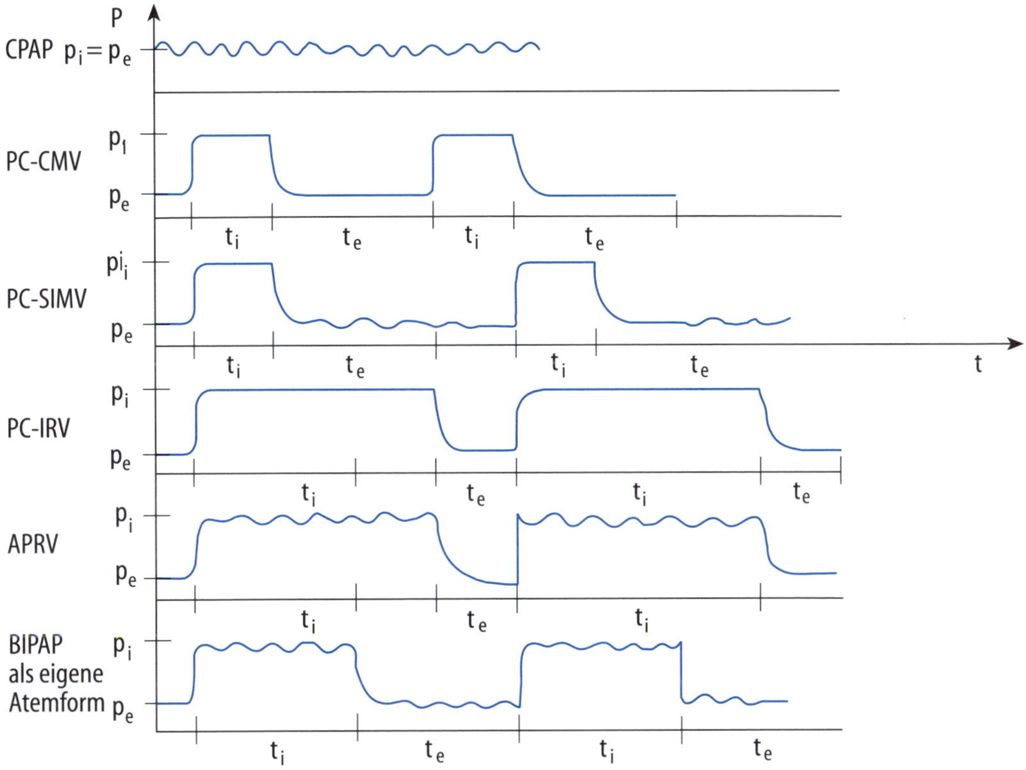

Abb. 15.6 Beatmungsformen im BIPAP Modus

15.3.1 Einstellgrößen beim BIPAP

Um das Atemmuster zu bestimmen, werden in der ursprünglichen BIPAP-Version folgende 4 Variablen am Beatmungsgerät eingestellt:

- oberes (inspiratorisches) Druckniveau (p_i),
- unteres (exspiratorisches) Druckniveau (p_e),
- Zeitdauer des oberen Druckniveaus (t_i),
- Zeitdauer des unteren Druckniveaus (t_e).

Innerhalb eines bestimmten Zeitraums kann der Patient den Wechsel zwischen den beiden Druckniveaus auch selbstständig triggern. Die Atemfrequenz errechnet sich indirekt aus der Formel $60/(t_i + t_e)$, das I : E-Verhältnis aus t_i/t_e.

In neueren Versionen lässt sich BIPAP auch anders einstellen, z. B. über Atemfrequenz, I : E-Verhältnis, PEEP (p_e) und Inspirationsdruck (p_i).

Diese neue Einstelltechnik kommt möglicherweise den Vorlieben vieler Intensivmediziner stärker entgegen, bietet jedoch ansonsten keine Vorteile gegenüber der »klassischen« Einstellung; im Gegenteil: Die beeindruckende Klarheit und Übersichtlichkeit von BIPAP wird eher verwischt.

Flexibilität des BIPAP Der Intensivmediziner hat beim BIPAP die Möglichkeit, durch geeignete Wahl der 4 Parameter eine Vielzahl druckkontrollierter Modi zu verwirklichen (Abb. 15.6). Der Patient wiederum kann in jedem dieser Modi auf jedem Druckniveau prinzipiell spontan atmen. Folgende Beatmungsformen können im BIPAP-Modus nachgeahmt werden:

15.3.2 Kontrollierte Beatmungsmodi

PC-CMV (BIPAP-CMV) Mit dem p_e wird der endexspiratorische Druck (PEEP), mit dem p_i das inspiratorische Druckniveau (p_{max}) eingestellt (Abb. 15.6).

Durch Wahl von t_i und t_e ergibt sich die Atemfrequenz f: (pro Minute) = $60/(t_i + t_e)$, durch das Verhältnis von $t_i : t_e$ das Atemzeitverhältnis.

Beispiel: $t_i = 2$ s, $t_e = 4$ s; daraus folgt: f = 60/(2 + 4) = 10/min; Atemzeitverhältnis = 2/4 = 1 : 2 bzw. 0,5.

PC-IRV (BIPAP-IRV) Mit der Wahl von $t_i > t_e$ oder I : E > 1 wird die BIPAP-CMV zur BIPAP-IRV.

15.3.3 Partielle Beatmungsmodi

PC-IMV (BIPAP-IMV; Abb. 15.6) Bei Patienten mit auf dem Niveau des p_e erhaltener Spontanatmung wird mehrmals pro Minute für wenige Sekunden mit einem p_i eine druckbegrenzte maschinelle Inspiration erzeugt. Die t_e wird hierbei deutlich länger als die t_i eingestellt. Der Patient atmet vorwiegend auf dem unteren Druckniveau spontan. An neueren Geräten kann die BIPAP-IMV (bzw. BIPAP-SIMV) zusätzlich als eigener »BIPAP-Untermodus« angewählt und mit der PSV kombiniert werden.

APRV (BIPAP-APRV; Abb. 15.6) Mehrmals pro Minute wird bei spontan atmenden Patienten der Atemwegdruck vom erhöhten Niveau (p_i) für wenige Sekunden auf einen deutlich niedrigeren Wert (p_e) abgesenkt. Hierbei wird die t_i deutlich länger als die t_e eingestellt. Der Patient atmet vorwiegend auf dem oberen Druckniveau spontan (► Abschn. 15.2).

Entwickelt der Patient eine Spontanatmungsaktivität, so ist die BIPAP-IRV grundsätzlich mit der BIPAP-APRV identisch. Der BIPAP ist der einzige Atemmodus, durch den derzeit die APRV mit einem kommerziell erhältlichen Beatmungsgerät verwirklicht werden kann.

BIPAP als eigene Atemform Hierzu werden bei Patienten mit erhaltener Spontanatmung t_i und t_e etwa gleich lang eingestellt. Der Patient atmet auf beiden Druckniveaus spontan.

15

15.3.4 Spontanatmungsmodus (CPAP)

p_i und p_e werden gleich hoch gewählt; die Einstellung von ti und te ist unerheblich. Der Patient atmet ohne maschinelle Unterstützung ausschließlich auf dem gewählten Druckniveau spontan (Abb. 15.6).

15.3.5 Klinische Bewertung des BIPAP

Mit dem BIPAP liegt ein variabler Atemwegmodus vor, der 2 Tendenzen der modernen Geräte- und Beatmungstechnik in sich vereint:

- druckkontrollierte Beatmung,
- Erhaltung der Spontanatmung des Patienten.

Durch die druckkontrollierte Beatmung soll die Gefahr der Baro- bzw. Volumentraumatisierung der Lunge vermindert werden, durch die Erhaltung der Spontanatmung der Bedarf an Sedativa auch bei sonst eher als unangenehm empfundenen Atemmodi wie etwa der IRV. Ansonsten entsprechen die Vor- und Nachteile spezieller BIPAP-Einstellungen im Wesentlichen denen der hierdurch verwirklichten oder nachgeahmten Beatmungsformen. Da sich praktisch jede Form der druckkontrollierten Beatmung mit dem BIPAP durchführen lässt, ist der BIPAP in einigen Zentren zur überwiegend verwendeten Form der Beatmung von Intensivpatienten geworden.

15.3.6 BIPAP und BiPAP

Um Verwechslungen zu vermeiden, sei darauf hingewiesen, dass ein bestimmter Beatmungsgerätehersteller einen ganz anderen Beatmungsmodus als BiPAP (»bilevel positive airway pressure«) bezeichnet. Dieser Modus unterscheidet sich deutlich vom zuvor beschriebenen BIPAP (»biphasic positive airway pressure«). Der BiPAP ist eine Kombination von CPAP und Druckunterstützung, da bei jedem Atemzyklus des Patienten zwischen unterem und oberem Atemwegdruckniveau flowgesteuert gewechselt wird. Dieses Verfahren ist nicht für Intensivpatienten, sondern für die nichtinvasive Heimbeatmung über eine Nasenmaske entwickelt worden, z. B. für Patienten mit obstruktivem Schlafapnoesyndrom. Die Anwendung auf Intensivstationen ist jedoch grundsätzlich möglich, wegen der mangelnden Alarmvorrichtungen aber nicht üblich.

15.4 »Adaptive support ventilation« (ASV)

Hierbei handelt es sich um eine Weiterentwicklung des MMV-Modus: ASV ist ein komplexer »advanced dual-control inter-breath-mode«, der sowohl mandatorische Atemhübe liefern kann als auch spontane, druckunterstützte Atemzüge erlaubt.

> **ASV garantiert dem Patienten – bei jederzeit möglicher Spontanatmung – eine ausreichende Minutenventilation mit energetisch optimalem Atemmuster unter Berücksichtigung von Lungenschutzparametern.**

ASV wurde mit folgenden Zielvorstellungen entwickelt:

- möglichst einfache Einstellung nur weniger Parameter am Gerät,
- Durchführbarkeit aller Atemmodi von der vollständigen (mandatorischen) Beatmung bis hin zur vollständigen Spontanatmung,
- Anwendbarkeit von Atemmustern, die mit der geringstmöglichen Atemarbeit einhergehen,
- Sicherheit der Beatmung im Hinblick auf beatmungsinduzierte Lungenschäden und Kreislaufauswirkungen (sog. »Lungenschutzstrategie«)

15.4.1 Einstellung von ASV

Für den einwandfreien Betrieb des ASV-Modus müssen am Beatmungsgerät 5 Parameter eingestellt werden:

- anatomischer Totraum,
- gewünschtes Atemminutenvolumen,
- maximaler oberer Atemwegdruck,
- F_IO_2,
- PEEP.

Anatomischer Totraum

Hierfür muss vor Beginn der Beatmung das **ideale** Körpergewicht des Patienten in kg eingegeben werden. Dieses lässt sich aus Tabellen oder Nomogrammen ermitteln, klinisch ausreichend aber für Erwachsene auch anhand folgender einfacher Formeln abschätzen:

- Frauen: ideales Körpergewicht [kg] = Körpergröße [cm] – 100 cm – 10%,
- Männer: ideales Körpergewicht [kg] = Körpergröße [cm] – 100 cm – 5%.
- Das Beatmungsgerät errechnet daraus den anatomischen Totraum des Patienten nach der sog. Radford-Formel:
- Anatomischer Totraum = 2,2, ml/kg KG ideales KG.

> **Für ASV ist das ideale Körpergewicht einzugeben, nicht das aktuelle! Bei adipösen Patienten entwickelt sich sonst evtl. eine erhebliche Hyperventilation.**

Bakterienfilter und sog. HME (»heat and moisture exchangers«) zwischen Tubus und Beatmungsgerät erhöhen der Totraum in Abhängigkeit vom jeweiligen Modell. Als Faustregel wird empfohlen, bei Verwendung eines HME ein um 10% höheres ideales Körpergewicht einzugeben.

Pathologische Totraumerhöhungen aufgrund von gestörten Ventilations-Perfusions-Verhältnissen können nicht anhand der oben genannten Formel berechnet und daher vom Gerät auch nicht erkannt werden. In diesem Fall muss das Atemminutenvolumen durch Erhöhung der prozentualen Zielventilation verändert werden.

Atemminutenvolumen

Eine Normoventilation wird vereinfacht angenommen bei einem Atemminutenvolumen von

- 100 ml/kg ideales KG beim Erwachsenen,
- 200 ml/kg ideales KG beim Kind (bis zu 30 kg KG); hierfür muss zu Beginn der Beatmung die Option »Pädiatrie« gewählt werden.

Je nach den aktuellen Bedürfnissen des Patienten kann vom Anwender ein bestimmter Prozentsatz dieses Atemminutenvolumens gewählt werden. Die gegenwärtige ASV-Version akzeptiert %-Minutenvolumen-Einstellungen zwischen 10 und 350%.

- Meist ist es zunächst sinnvoll, mit der Einstellung 100% Minutenvolumen zu beginnen.
- Ist der vermutete ventilatorische Bedarf des Patienten erniedrigt (z. B. Analgosedierung, Hypothermie), wird ein Prozentsatz unterhalb von 100% eingestellt.
- Ist der vermutete ventilatorische Bedarf des Patienten erhöht (z. B. bei hyperdynamer Sepsis, Fieber), wird ein Prozentsatz oberhalb von 100% eingestellt; nach einer Faustregel erhöht sich das zur Normoventilation erforderliche AMV um 10% pro Grad Celsius.
- Die %-Minutenvolumen-Einstellung muss dann den klinischen Anforderungen und dem gemessenen p_aCO_2 angepasst werden:
- Ist der p_aCO_2 erniedrigt, muss die %-Minutenvolumen-Einstellung erniedrigt werden; es sei denn, die Hyperventilation ist erwünscht.
- Ist der p_aCO_2 erhöht, muss auch die %-Minutenvolumen-Einstellung erhöht werden; es sei denn, es wird eine Hyperkapnie angestrebt (etwa um die Spontanatmung des Patienten anzuregen) oder im Rahmen des Konzeptes der »permissiven Hyperkapnie« in Kauf genommen.

Maximaler oberer Atemwegdruck

Um eine Barotraumatisierung zu vermeiden, muss der obere Atemwegdruck begrenzt werden. Dies geschieht durch Einstellen der Hochdruckalarmgrenze; ASV erzeugt dann maximal einen Druck, der 10 mbar unter dem Hochdruckalarmgrenzwert liegt. Um also sicherzustellen, dass der obere Atemwegdruck nicht über 35 mbar ansteigt, muss der Hochdruckalarm auf 45 mbar eingestellt werden.

F_IO_2

Wie bei allen anderen Beatmungsmodi, muss auch bei ASV am Gerät die F_IO_2 eingestellt und, zusammen mit dem PEEP, nach den gewünschten Zielwerten für p_aO_2 und S_aO_2 reguliert werden. Für die Einstellung der F_IO_2 gelten die in ▶ Abschn. 13.1 erläuterten Regeln.

PEEP

Zu beachten ist, dass ASV aufgrund seiner eingebauten Lungenschutzregeln einen intrinsischen PEEP immer vermeiden will (ein I : E-Verhältnis >1 : 1 wird nicht zugelassen); daher ist der gesamte PEEP über den am Gerät vorwählbaren externen PEEP einzustellen. Zu beachten ist ferner, dass ein höherer PEEP zwangsläufig auch einen höheren oberen Atemwegdruck oder aber eine höhere Atemfrequenz erfordert, wenn die Ventilation unverändert bleiben soll.

15.4.2 Funktionsweise von ASV

Anhand der eingegebenen sowie einiger gemessener Daten errechnet ASV, unter Beachtung von Lungenschutzregeln, das für den Patienten optimale Verhältnis aus Atemhubvolumen und Atemfrequenz, also das optimale Atemmuster, um die gewünschte Minutenventilation zu erreichen.

Optimales Atemmuster

Das Zielatemmuster (Tidalvolumen und Frequenz) wird anhand der Otis-Formel berechnet. Diese Formel beruht auf der Annahme, dass das optimale Atemmuster beim spontan atmenden Patienten zur geringst möglichen Atemarbeit führt und unter kontrollierter Beatmung zum geringst möglichen vom Beatmungsgerät aufgewendeten Inspirationsdruck. Die Formel lautet:

$$f - target = \frac{\sqrt{1 + 2a \cdot RCe} \cdot (MV - VD) - 1}{a \cdot RCe}$$

f-target = Zielatemfrequenz

a = von der Kurvenform abhängiger Faktor, der bei (spontanatmungsüblichem) Sinusflow $2\ \pi^2/60$ beträgt

RCe = exspiratorische Zeitkonstante

MV= Minutenvolumen

VD = Totraum

ASV berechnet aufgrund dieser Formel die optimale Frequenz basierend auf den Benutzereingaben für »ideales Körpergewicht« und »%-Minutenvolumen« (wie oben erläutert). RCe ist ein Maß für die Zeit, die die Lunge für ihre Entleerung benötigt. Sie wird geräteseitig kontinuierlich gemessen; der Wert heißt »RC«, weil die Zeitkonstante durch das Produkt aus Resistance und Compliance bestimmt wird. Dabei gilt: Die Lunge entleert sich

- innerhalb von 1 RCe etwa zu 63%,
- innerhalb von 2 RCe etwa zu 87%,
- innerhalb von 3 RCe etwa zu 95%,
- innerhalb von 4 RCe etwa zu 98%.

Eine niedrige RCe (<0,6 s) findet man bei restriktiven Erkrankungen, eine hohe RCe (>1,2 s) bei Obstruktion der Atemwege. Anhand der RCe schätzt ASV die notwendige Exspirationszeit ab, um Auto-PEEP und »air-trapping« zu vermeiden; es wird mindestens eine Ausatemzeit von 2mal RCe gewährleistet und eine »inverse ratio ventilation« (I : E-Verhältnis >1 : 1) nicht zugelassen.

Nach dem sog. »Minimal-WOB-Konzept« von Otis ergibt sich so für die in die Formel eingehenden Parameter eine Atemfrequenz (f-target), die mit minimaler Atemarbeit einhergeht; und genau diese Atemfrequenz strebt ASV an: Der inspiratorische Druck im Rahmen eines kontrollierten maschinellen Atemhubs oder druckunterstützten Spontanatemzugs wird gerade so justiert, dass die Zielwerte erreicht werden (◘ Abb. 15.7). Die Berechnungen der für die Regelung erforderlichen Werte anhand der Otis-Formel erfolgt etwa 200-mal pro Sekunde.

Regeln für den Lungenschutz

Die Sicherheit von ASV wird durch eine Lungenschutzstrategie gewährleistet. Im Gegensatz zum MMV-Konzept versucht ASV den Patienten so anzuleiten, dass er ein günstiges Atemmuster verwendet und potenziell schädliche Muster wie schnelle Flachatmung, übermäßige Totraumbeatmung oder dynamische Hyperinflation vermeidet.

Alle auf der Kurve in ◘ Abb. 15.7 dargestellten Kombinationen von Vt und f ergeben das gewünschte Atemminutenvolumen; aber nicht alle sind für den Patienten sicher. Nur die durch den Kreis angezeigte Frequenz ist nach der Otis-Formel optimal und wird angestrebt: f-target. Die in ASV erlaubten Kombinationen aus Vt und f werden von 4 Seiten durch implementierte Lungenschutzregeln begrenzt; der Anwender kann jedoch die Grenzen durch eigene Einstellung verändern.

- **Zu hohe Tidalvolumina** würden die Lungen überdehnen; maximal werden von ASV 22 ml/kg ideales KG erlaubt oder aber gerade soviel Hubvolumen, bis die durch den Anwender eingestellte Druckobergrenze erreicht ist; ▶ s. oben: »oberer Atemwegdruck«).

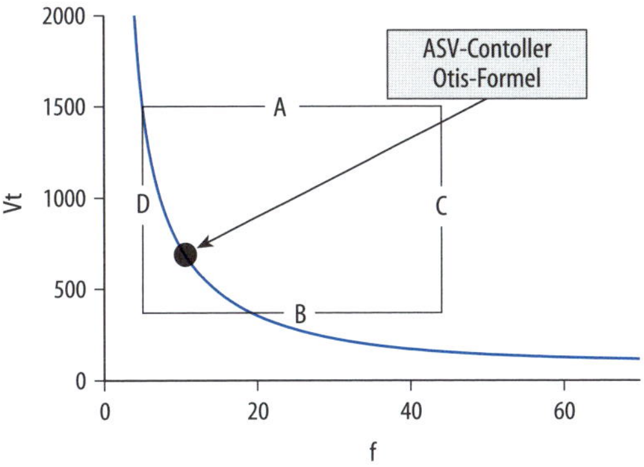

Abb. 15.7 ASV – Beispiel für die Bestimmung der optimalen Atemfrequenz (f) und des optimalen Hubvolumens (Vt) durch den ASV-Controller mit Hilfe der Otis-Formel. Die im Diagramm gezeigte Kurve gibt alle denkbaren Verhältnisse von Hubvolumen und Atemfrequenz an, mit denen das durch den Anwender eingegebene Atemminutenvolumen erreichbar wäre. Das Rechteck innerhalb des Diagramms gibt den Bereich des Atemmusters an, der aufgrund der unter ASV geltenden Lungenschutzregeln erlaubt wird, also die Ober- und Untergrenzen für Atemfrequenz und Hubvolumen: A maximales Hubvolumen; B minimales Hubvolumen; C maximale Atemfrequenz; D minimale Atemfrequenz. Der Kreis auf der Kurve gibt die Zielatemfrequenz an, bei der die Atemarbeit nach Berechnung des ASV-Controllers am geringsten ist. Nähere Erläuterungen zur Otis-Formel s. Text

- **Zu niedrige Hubvolumina** würden keine alveoläre Beatmung mehr gewährleisten. Als untere Grenze sieht ASV ein Hubvolumen vor, das dem doppelten Totraum entspricht; also: minimales Vt = 4,4 ml × kg ideales KG.
- **Zu hohe Frequenzen** können zu »air-trapping« und zu unbeabsichtigtem $PEEP_i$ führen. ASV erlaubt nur Frequenzen, die die Verabreichung des minimalen Vt erlauben (f_{max} = Ziel-AMV/minimales Vt) und zu einer Exspirationszeit von mindestens 2 × RC führen.
- **Zu niedrige Frequenzen** können zu Hypoventilation und Apnoe führen; die minimale Atemfrequenz ist auf 5/min begrenzt.

Die Lungenschutzgrenzwerte werden dynamisch von Atemzug zu Atemzug an die sich u. U. ändernde Atemmechanik angepasst. Die von den Eingaben des Bedieners abgeleiteten Grenzwerte werden jedoch nie verletzt.

Liegen die eingestellten Anforderungen an das Atemminutenvolumen so hoch, dass sie im Rahmen der kalkulierten Lungenschutzkriterien nicht erfüllt werden können, gibt es die Warnmeldung »ASV: Zielwerte unerreichbar«, und ASV beatmet mit einem gerade noch erlaubten Atemmuster, das dem aufgrund der Eingaben gewünschten (aber nicht erlaubten) Atemmuster am nächsten kommt. Der Anwender muss dann die Einstellung des Modus überprüfen, ggf. Alarmwerte neu justieren, ein geringeres Zielminutenvolumen wählen, den Patienten sedieren oder eine bronchospasmolytische Therapie beginnen.

15.4.3 Bewertung von ASV

Mit ASV steht ein neuer Atemmodus zur Verfügung, der für praktisch alle intensivmedizinisch bedeutsamen Atemwegerkrankungen und Beatmungsindikationen eine zuverlässige und sichere Beatmung gewährleisten kann. Einige potenzielle Nachteile des älteren, weniger komplex regulierten minutenvolumenorientierten MMV sind bei ASV ausgeräumt worden; so kann es z. B. nicht mehr zum schnellen, flachen Atmen kommen, das eine ausreichende Atmung vortäuschen kann, obwohl der Patient bereits erschöpft ist.

ASV kann von Beginn an bis zur Entwöhnung verwendet werden. Vergleiche mit der Wahl des Atemmusters durch ASV mit Einstellungen durch Kliniker ergaben einen gleich guten Gasaustausch, aber eine hohere Atemfrequenz bei niedrigeren Hubvolumina und Atemwegdrücken unter ASV. Angesichts der neueren Konzepte »lungenprotektiver Beatmungsstrategien« scheint dies zumindest bei restriktiven Lungenerkrankungen wie »acute lung injury« eher günstig zu sein.

Probleme können entstehen, wenn der »pathologische Totraum« ein erhebliches Ausmaß angenommen hat; dann muss die %-Minutenvolumen-Einstellung u. U. deutlich erhöht werden.

Wird ASV für das Weaning eingesetzt, werden folgende Werte als Orientierung zur »Extubationsbereitschaft« empfohlen:
- Inspirationsdruck <8 mbar,
- vollständige Spontanatmung mit akzeptabler Frequenz (keine maschinelle Beatmung mehr),
- ausreichendes Atemminutenvolumen.

Eine Kombination mit ATC ist grundsätzlich möglich und sinnvoll.

Hinweise auf ein besseres »outcome« unter ASV beim Intensivpatienten gibt es jedoch bislang nicht.

Auch ersetzt ein so komplexer und ausgereifter Atemmodus wie ASV nicht den kundigen, in der Beatmungstherapie versierten Intensivmediziner und das aufmerksame Fachpflegepersonal am Krankenbett. Andererseits ist der Bedarf an Interventionen durch das Behandlungsteam bei einmal gut eingestellter ASV meist gering. So ist z. B. für die postoperative Nachbeatmung oft keine weitere Manipulation am Beatmungsmuster mehr erforderlich. Branson hat 1999 Folgendes prophezeit: »Solche Techniken, die aufgrund von Messdaten der Lungenmechanik automatische Änderungen im Atemmuster durchführen, könnten in Zukunft verbreiteter eingesetzt werden, wenn die Erkrankungsschwere der Patienten zunimmt und die personelle Besetzung der Intensivstationen weiter schrumpft«.

15.5 »Proportional assist ventilation« (PAV)

Dieser Modus ist derzeit kommerziell unter der Bezeichnung »proportional pressure support ventilation« (PPS) erhältlich. Bei PAV handelt es sich um eine Beatmungsform, die entwickelt wurde, um den eigenen Atemantrieb des Patienten bei pathologisch veränderten Widerstands- und Dehnbarkeitsverhältnissen der Lunge »physiologisch« zu unterstützen.

> **PAV ist ein reiner druckunterstützter Spontanatemmodus, bei dem die Eigenatmung des Patienten proportional zu seiner Atemanstrengung unterstützt wird.**

»Reiner druckunterstützter Spontanatmungsmodus« bedeutet in diesem Zusammenhang: Setzt die Spontanatmung aus, so erfolgt im Rahmen von PAV keinerlei maschinelle Ventilation. Um das Überleben des Patienten in dieser Situation zu sichern, muss dann ein »Sicherheits-« oder »Hintergrundmodus« wie CMV einspringen. In dieser Hinsicht verhält sich PAV also wie PSV.

»Proportionale Unterstützung der Eigenatmung« bedeutet: Je stärker die Einatembemühungen des Patienten sind, desto stärker wird er unter PAV maschinell unterstützt. Insofern verhält sich PAV ganz anders als PSV: Bei PSV resultiert aus einer Einatembemühung des Patienten eine immer bis zur gleichen Höhe reichende Druckunterstützung, bei PAV hingegen eine variable, von Atemzug zu Atemzug unterschiedliche und der jeweiligen Einatemaktivität proportionale Druckunterstützung (◘ Abb. 15.8).

Diese Verhältnisse entsprechen eher der »natürlichen Atmung«, da sich auch hier ständig tiefere und weniger tiefe Atemzüge abwechseln. Bei PAV handelt es sich also um einen sog. servokontrollierten, mikroprozessorgesteuerten Atemmodus mit positiver Rückkopplung (◘ Abb. 15.9). Dadurch unterscheidet sich PAV auch von allen anderen partiellen, augmentierenden Beatmungsverfahren wie »volume support«, MMV oder ASV, bei denen die Eigenatmung umso weniger unterstützt wird, je mehr der Patient selbst atmet (negative Rückkopplung).

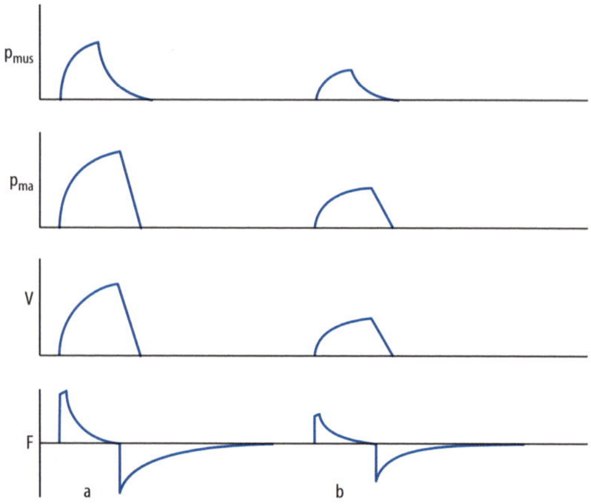

◘ **Abb. 15.8** Proportional assist ventilation« (PAV). Dargestellt sind für 2 Atemhübe (a, b) jeweils der Verlauf des von der Atemmuskulatur (pmus) und des vom Beatmungsgerät aufgebrachten Drucks (pma) sowie des Volumens (V) und des Flows (F). Beim 1. Atemzug (a) wird ein höherer muskulärer Druck erzeugt als beim 2. Atemzug; proportional dazu ist auch die maschinelle Druckunterstützung und das dadurch erzeugte Atemhubvolumen beim 1. Atemzug größer als beim 2. Atemzug

15.5.1 Funktion von PAV

Bei einer Zunahme der Elastance nimmt die Atemarbeit proportional zur Höhe des bewegten Volumens zu, bei einer Zunahme der Resistance proportional zur Flussgeschwindigkeit. Für eine kontinuierlich angepasste Erleichterung der Atemarbeit muss

- die Elastanceerhöhung durch eine Druckunterstützung ausgeglichen werden, die proportional zum bereits in der Lunge befindlichen Volumen zunimmt (»elastic unloading« durch »volume assist«), und
- die Resistanceerhöhung durch eine Druckunterstützung ausgeglichen werden, die proportional zum Flow zunimmt (»resistive unloading« durch »flow assist«).

PAV ist letztlich eine druckunterstütze (patientengetriggerte, druckbegrenzte und flowgesteuerte) Atemform, bei der sich die Druckunterstützung aus

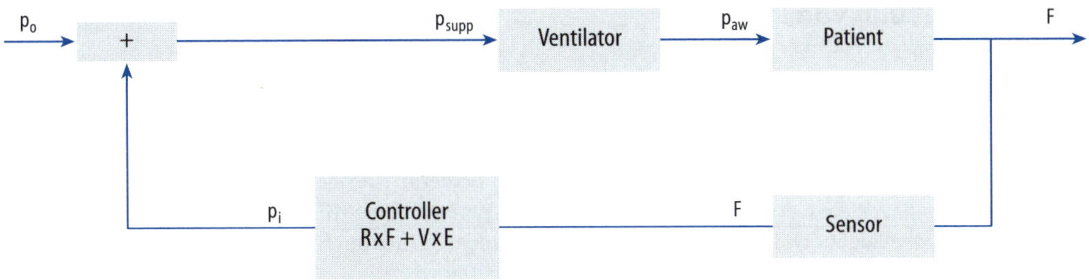

Abb. 15.9 »Proportional assist ventilation« (PAV). Darstellung des prinzipiellen Regelkreises. Der Sensor im Beatmungsgerät misst den Flow (F) und integriert dadurch über die Zeit auch das Volumen. Der Controller errechnet daraus anhand der Resistance- und Compliancewerte den erforderlichen inspiratorischen Druck (pi = R × F + V × E), der dem bereits im System vorhandenen Basisdruck (po) »aufgepfropft« wird. Somit ergibt sich der Gesamtunterstützungsdruck (psupp = po + pi), der von der Maschine (Ventilator) aufgebracht wird und einen entsprechenden Atemwegdruck erzeugt (paw). Dieser Druck wiederum führt zu einem neuen Flow, der wieder über den Regelkreis zu einer Neuadjustierung des Unterstützungsdruckes führt

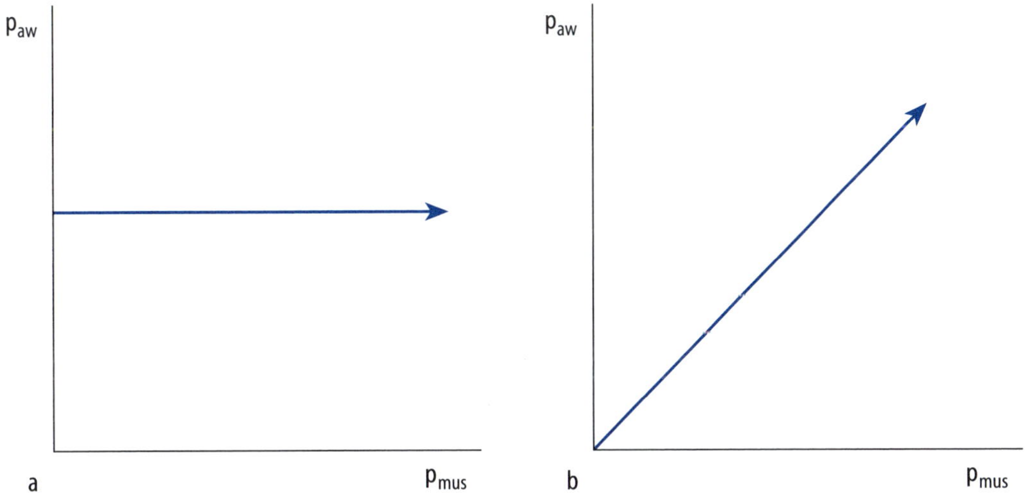

Abb. 15.10 »Proportional assist ventilation« (PAV). Verhältnis zwischen vom Beatmungsgerät hervorgerufenem Atemwegdruck (paw) und dem von der Atemmuskulatur aufgebrachten Druck (pmus) bei PSV (a) und PAV (b). Bei PSV ist der für jeden Atemzug generierte Druck konstant, bei PAV ist das Verhältnis zwischen Druckunterstützung und Inspirationsanstrengung des Patienten konstant

»volume assist« und »flow assist« zusammensetzt. Dabei bleibt das Verhältnis aus Druckunterstützung und Inspirationsanstrengung des Patienten konstant (Abb. 15.10).

Die vom Gerät aufgebrachte Gesamtdruckunterstützung errechnet sich aus

$$p_{AW} = FA \times Flow + VA \times V_T$$

p_{AW} = Atemwegdruck; FA = »flow assist«; VA = »volume assist«; V_T = Hubvolumen.

Das Beatmungsgerät erzeugt also einen positiven Atemwegdruck, der von Beginn der Inspiration an und über die gesamte Inspiration proportional zu dem vom Patienten aufgebrachten Flow und Volumen ist. PAV wirkt somit wie ein »richtiger« zusätzlicher Atemmuskel; denn auch die Atemmuskulatur kontrahiert sich normalerweise umso stärker, je stärker Einatembemühung ist (Abb. 15.8). Dabei ist bei Patienten mit vorwiegend obstruktiven Störungen und erhöhtem Atemwegwiderstand (Asthma, COPD) v. a. die Höhe des »flow assist« entscheidend und bei Patienten mit vorwiegend restriktiven Störungen und erhöhter Elastance (z. B. ARDS) die des »volume assist«.

15.5.2 Einstellung von PAV

Im Gegensatz zur konventionellen druckunterstützten Beatmung (PSV), bei der nur eine Druckunterstützung eingestellt wird, mit der das Gerät jeden Atemzug unterstützt, müssen bei PAV 2 Parameter eingestellt werden, aus denen das Gerät die Druckunterstützung für jeden Atemzug individuell berechnet:

Bei PAV müssen »flow assist« und »volume assist« am Gerät eingestellt werden.

Zusätzlich sind PEEP und die F_IO_2 einzustellen, im Wesentlichen so wie für andere augmentierte Spontanatmungsmodi wie PSV oder ASV. Ziel der Einstellung von FA und VA ist es, die beim Patienten vorhandene Resistanceerhöhung (durch FA) und Elastanceerhöhung (durch VA) gerade zu kompensieren. Hierfür müssen Resistance und Compliance bekannt sein, d. h. gemessen oder zumindest plausibel geschätzt werden. Zwar erlauben moderne Beatmungsgeräte relativ zuverlässig die Messung von Elastance und Resistance beim kontrolliert beatmeten Patienten, die Methoden zur Messung unter Spontanatmung sind jedoch noch nicht ausgereift. Daher kann bei assistierter Spontanatmung versucht werden, diese Parameter unter kurzzeitiger Vertiefung der Sedierung (unter Imitierung des Spontanatemmusters mit kontrollierter Beatmung) zu messen. Wenn E und R abgeschätzt worden sind, muss der Entlastungsgrad unter PAV festgelegt werden, indem die Proportionalitätsfaktoren (VA und FA) in Resistance- bzw. Elastanceeinheiten eingestellt werden. Dabei ist VA die Differenz aus aktueller (erhöhter) Elastance (E_{akt}) minus der normalen Elastance (E_{norm}), und FA ist die Differenz aus aktueller (erhöhter) Resistance minus der normalen Resistance:

$$VA = E_{akt} - E_{norm}$$

$$FA = R_{akt} - R_{norm}$$

In der Literatur wird empfohlen, beim Umschalten auf PAV zunächst maximal 80% der beiden ermittelten Werte einzustellen, um eine Überkompensation zu vermeiden.

Die Einstellung muss dann unter kontinuierlicher Beobachtung des Patienten »feinjustiert« werden, bis ein akzeptables Atemmuster mit ausreichender Ventilation und Oxygenierung vorliegt.

15.5.3 Vorteile von PAV

Die »physiologischere« Art der kontinuierlichen Druckunterstützung verbessert nach Selbsteinschätzungen von Patienten den Komfort bzw. das Wohlbefinden. Der Patient »harmoniert« mit dem Beatmungsgerät bei gut eingestellter PAV besser als bei anderen augmentierten Atmungsformen. Er kann jederzeit selbst festlegen, wie tief er einatmen möchte. Der Sedierungsbedarf nimmt daher unter PAV meist ab. Eine zu tiefe Sedierung muss ohnehin vermieden werden, da hierdurch der Atemantrieb zu stark beeinträchtigt wird.

Von Bedeutung ist weiterhin folgende Eigenschaft von PAV wie auch anderer Modi mit positiver Rückkopplung, z. B. ATC:

Fehltriggerungen im herkömmlichen Sinne treten bei PAV nicht auf!

Die Gründe hierfür sind:
- Bei den herkömmlichen augmentierten Spontanatmungsmodi oder assistierten Beatmungshüben wird mit jeder Triggerung, also auch mit einer Fehltriggerung durch artifizielle Fluss- oder Druckschwankungen im System, eine »komplette« Druckunterstützung bis zum vorgewählten Drucklimit (PSV) bzw. ein vollständiger Atemhub (assistierte Beatmung) verabreicht. Dies kann zur ungewollten Hyperventilation und dynamischen Hyperinflation führen.
- Bei PAV und ATC mit ihren positiven Feedback-Regulationsalgorithmen kann dies nicht auftreten, vielmehr löst eine etwaige artifizielle Fluss- oder Druckschwankung nur eine geringe, klinisch unbedeutende Druckunterstützungsantwort aus.

Dadurch wird eine Desynchronisation zwischen Patient und Beatmungsgerät vermieden; das Zusammenspiel von Atemregulation und Atemmuskulatur bleibt besser erhalten als bei anderen Spontanatmungsformen. Idealerweise sollte dabei nur die aufgrund der veränderten Lungenmechanik erhöhte Atemarbeit vom Beatmungsgerät kompensiert werden, sodass der Patient seine »normale« Atemarbeit weiterhin selbstständig aufbringt. So kann z. B. eine Atrophie der Atemmuskulatur und eine Desynchronisation zwischen Atemzentrum und Atemmuskulatur vermieden werden. Der erhöhte Tubuswiderstand sollte allerdings besser durch ATC statt durch eine Erhöhung des FA kompensiert werden, zumal ATC gut mit PAV kombiniert werden kann.

15.5.4 Nachteile von PAV

Positive Rückkopplungssysteme sind naturgemäß instabil. Wenn der Patient aufhört zu atmen, versagt das

System. Wenn er nur eine eingeschränkte Atemregulation mit geringen Inspirationsbemühungen aufweist, wird er auch nur wenig unterstützt. Im Gegensatz zu PSV gibt es bei PAV keinerlei »Mindestunterstützung«. Daher gilt für PAV noch mehr als für andere augmentierte Spontanatmungsmodi:

> **PAV darf erst dann angewendet werden, wenn der Patient eine im Wesentlichen intakte Atemregulation aufweist.**

Auf der anderen Seite kann eine zu starke, v. a. volumenproportionale Druckunterstützung zum sog. »run-away« führen, d. h. zu einer progressiven Volumenüberladung. Beide Ereignisse (Hypo- und Hyperventilation) müssen durch entsprechende Sicherheitseinstellungen kompensiert bzw. abgefangen werden.

Eingeschränkt wird die Anwendung von PAV zudem durch die Notwendigkeit, die aktuelle Compliance und Resistance des respiratorischen Systems zu kennen, denn nur dann können die Proportionalitätsfaktoren VA und FA richtig eingestellt werden. Werden sie zu gering eingestellt, erfolgt keine ausreichende Unterstützung des Patienten, werden sie zu stark eingestellt, droht das oben erwähnte »run-away«.

Bei größerer Leckage oder bronchopleuraler Fistel ist PAV nicht zuverlässig anwendbar; dies gilt jedoch auch für andere druckunterstützte Spontanatmungsformen wie PSV.

15.5.5 Bewertung von PAV

PAV ist grundsätzlich für die invasive Beatmung über einen Trachealtubus wie auch für die noninvasive Beatmung geeignet. Obwohl dieser Atemmodus jetzt bereits viele Jahre verfügbar ist und zu Beginn seiner Markteinführung von zahlreichen Intensivmedizinern als sehr vielversprechend bewertet wurde, wird PAV immer noch vergleichsweise selten angewendet. Dies hat folgende Gründe:

- relativ geringe Verfügbarkeit (die meisten Geräte der meisten Hersteller verfügen nicht über PAV),
- Notwendigkeit eines Monitorings der Atemmechanik,
- relativ schwierige getrennte Einstellung von VA und FA in Kenntnis von E und R,
- umfassende atemmechanische Kenntnis für eine korrekte Bedienung.

Dabei führt PAV offenbar zu einem höheren Patientenkomfort als PSV. So wird unter PAV ein erhöhter Ventilationsbedarf in erster Linie mit einem Anstieg der Hubvolumina beantwortet, während bei PSV die Steigerung des AMV im Wesentlichen über eine Zunahme der Atemfrequenz erreicht wird.

Allerdings gibt es bislang keine zuverlässigen Hinweise darauf, dass sich die beiden Verfahren im Hinblick auf die Letalität oder auch nur auf eine bessere Oxygenierung unterscheiden.

Besonders günstig scheint die Kombination aus PAV und ATC zu sein. Hier ergibt sich eine bessere Kompensation der Atemarbeit bei einer plötzlichen Zunahme des Ventilationsbedarfs im Vergleich mit PSV oder PAV allein. Allerdings ist bislang nicht geklärt, ob PAV und ATC gegenüber herkömmlichen Verfahren zu einer Verkürzung der Entwöhnungsdauer führen können.

15.6 Automatische Tubuskompensation (ATC)

Der Anfang der 1990er-Jahre von Guttmann entwickelte Atemmodus ATC (»automatic tube compensation«) oder TRC (»tube resistance compensation«) ist mittlerweile in modernen Beatmungsgeräten integriert.

> **ATC ist ein Spontanatmungsmodus, mit dem die durch den Tubus oder die Trachealkanüle erhöhte Atemarbeit kompensiert werden soll.**

15.6.1 Grundlage und Wirkprinzip von ATC

Der Endotrachealtubus und auch die Trachealkanüle erhöhen die Atemwegresistance und stellen unter (augmentierter) Spontanatmung die wichtigste Einzelursache für eine erhöhte Atemarbeit (»work of breathing«, WOB) dar: Der Tubus kann die erforderliche Atemarbeit praktisch verdoppeln. Die Abhängigkeit der Tubusresistance vom Atemgasfluss und dem Tubusdurchmesser ist dabei wegen der sich bei hohem Flow entwickelnden Turbulenzen nichtlinear:

- Je höher der Fluss, desto überproportional größer wird der durch den Tubus hervorgerufene Atemwegwiderstand und desto überproportional größer ist die zusätzliche Atemarbeit (WOB_{add}), die der Patient leisten muss.
- Weiterhin gilt:
- Je kleiner der Tubus, desto überproportional größer ist die Resistance bei gegebener Flussgeschwindigkeit. Der Druckabfall über den Tubus

Tab. 15.2 Flussabhängiger Widerstand bei Tuben und Trachealkanülen verschiedenen Durchmessers. (Nach Guttmann et al. 1993)

Tubus	ID	RT,40 inspiratorisch	RT,40 exspiratorisch	RT,60 inspiratorisch	RT,60 exspiratorisch
ET	7,0	7,44	8,28	11,12	11,69
ET	8,0	4,49	5,53	6,57	7,50
ET	9,0	2,93	3,00	4,29	4,28
TK	8,0	2,96	2,74	4,50	3,70
TK	9,0	1,97	1,63	2,95	2,24
TK	10,0	1,38	1,27	2,05	1,77

ET = Endotrachealtubus, TK = Trachealkanüle, ID = innerer Durchmesser (mm), R_T,40 = Tubuswiderstand bei einem Flow von 40 l/min inspiratorisch und exspiratorisch (mbar×s/l); R_T,60 = Widerstand bei einem Flow von 60 l/min bzw. 1 l/s inspiratorisch und exspiratorisch (mbar×s/l).

ist umgekehrt proportional zur 4. Potenz des Radius und direkt proportional zur Länge.

So ist z. B. bei einem Tubus mit 7,0 mm innerem Durchmesser (ID) bei einem Flow von 40 und 60 l/min der Flusswiderstand 3-mal höher als bei einem Tubus mit 9,0 ID. Endotrachealtuben weisen gegenüber Trachealkanülen gleichen Durchmessers einen etwa um den Faktor 1,5 höheren Widerstand auf, da sie länger sind (Tab. 15.2).

In der Inspiration ist der proximal des Tubus gemessene (und vom Beatmungsgerät angezeigte) Atemwegdruck (p_{AW}) stets höher als der distal des Tubus gemessene Druck in der Trachea (p_{Trach}); in der Exspiration ist es umgekehrt. Die Höhe der Druckdifferenz ($\Delta p_{ETT} = p_{AW} - p_{Trach}$) hängt bei gegebenem Flow von der Höhe der Tubusresistance ab.

ATC liefert dem Patienten ständig eine Druckunterstützung in Höhe dieser Δp_{ETT}. Da sich Δp_{ETT} während In- und Exspiration über die Zeit flowabhängig ständig verändert, wird auch der Atemwegdruck unter ATC ständig nachreguliert.

Zur Kompensation des Tubuswiderstands mit ATC erhöht das Beatmungsgerät den Atemwegdruck (p_{AW}) in der Inspiration und senkt ihn in der Exspiration, sodass der Trachealdruck (p_{Trach}) distal des Tubus vom Tubuswiderstand unabhängig wird:

$$p_{Trach} = p_{AW} - p_{ETT}$$

Die Zielgröße »Trachealdruck« wird dabei allerdings nicht gemessen, sondern von der Software des Beatmungsgeräts anhand eines Algorithmus errechnet.

15.6.2 Vergleich von PAV und ATC

Auch bei PAV erfolgt beim beatmeten Patienten eine variable Druckunterstützung in Abhängigkeit von Resistance- und Elastanceänderungen; dabei werden Resistanceerhöhungen mit sog. »flow assist« (FA) kompensiert, Elastanceerhöhungen mit »volume assist« (VA). Der Endotrachealtubus stellt bekanntlich ebenfalls eine Resistanceerhöhung dar, bewirkt aber keine wesentliche Elastanceänderung des respiratorischen Systems; daher könnte man annehmen, für die Tubuskompensation bedürfe es lediglich der Einstellung eines entsprechenden FA. Tatsächlich stellt die ATC auch eine Sonderform des »flow assist« dar. Folgender wichtige Unterschied ist dabei jedoch zu beachten:

- FA im Rahmen von PAV soll die erkrankungsbedingte Atemwegresistanceerhöhung kompensieren; diese Kompensation erfolgt **linear**.
- FA im Rahmen von ATC soll die Tubusresistance kompensieren; diese Kompensation erfolgt aufgrund der sich flussabhängig ändernden Tubusresistance **nichtlinear**.

Ursache für die Nichtlinearität sind die Turbulenzen im engen Tubus, die mit höherer Strömungsgeschwindigkeit ebenfalls zunehmen. Dadurch nimmt Δp_{ETT} mit steigendem Flow überproportional zu (Abb. 15.11; Guttmann et al. 2002). Obwohl PAV und auch ATC über eine positive Rückkopplungsschleife reguliert werden (je höher der Flow, desto höher die Druckunterstützung), müssen beide Formen der Druckunterstützung unterschiedlich charakterisiert werden:

- PAV (genauer: der FA-Anteil von PAV) bewirkt eine lineare, flowproportionale Druckunterstützung.
- ATC bewirkt eine nichtlineare, flowproportionale Druckunterstützung.

Weiterhin ist zu beachten, dass PAV im Gegensatz zu ATC keine exspiratorische Druckkompensation bietet.

15.6.3 Wirkungen von ATC in der Inspiration verglichen mit PSV

Für die Inspiration gilt:

- Bei PSV wird eine konstante inspiratorische Druckunterstützung verabreicht.
- Bei ATC wird die Überwindung des Tubuswiderstandes dagegen in der Inspiration nicht mit konstantem, sondern mit flussproportional steigendem Druck unterstützt.

ATC kann theoretisch die tubusbedingte Resistanceerhöhung inspiratorisch völlig kompensieren, sodass der Patient keine durch den Tubus hervorgerufene zusätzliche Atemarbeit mehr aufbringen muss: Er ist gleichsam »elektronisch extubiert«. Hierfür ist meist ein annähernd sinusförmiger inspiratorischer Druckverlauf erforderlich, da das Maximum der Flussgeschwindigkeit etwa mit der Mitte der Inspiration zu sammenfällt (◘ Abb. 15.12; Guttmann et al. 2002).

PSV kann demgegenüber der Flow-abhängigen Dynamik des Druckabfalls über einen Endotrachealtubus nicht vollständig gerecht zu werden. Lediglich in einem schmalen Bereich sorgt PSV für eine angemessene Tubuskompensation; bei niedrigem Flow (Beginn und Ende einer Inspiration) führt PSV zur Überkompensation, und bei hohem Flow (Mitte der Inspiration, besonders bei starker Inspiration) zur Unterkompensation; d. h. PSV kann den oft an den Modus gestellten Anspruch, »den Tubuswiderstand zu kompensieren«, nur ungenügend erfüllen.

15.6.4 Wirkungen von ATC in der Exspiration

Für die Exspiration gilt:

- Bei PSV und PAV wird keine exspiratorische Atemhilfe verabreicht.
- Bei ATC wird die exspiratorische Überwindung des Tubuswiderstands durch Absenkung des Atemwegdrucks bis auf maximal 0 (= Atmosphärendruck) unterstützt.

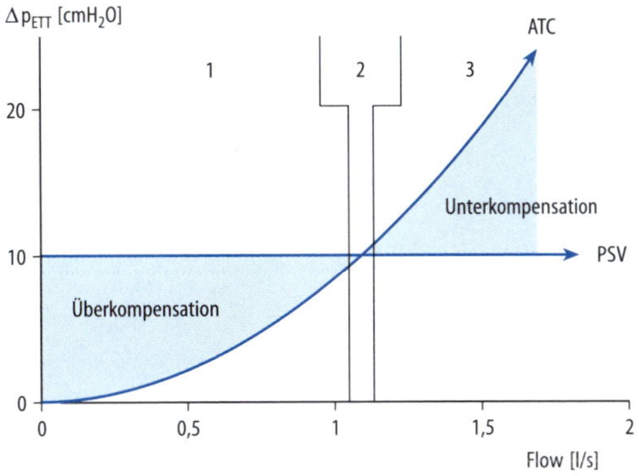

◘ **Abb. 15.11** Automatische Tubuskompensation – inspiratorische Unterstützung durch ATC im Vergleich zu PSV. Beziehung der Druckdifferenz über einen Endotrachealtubus (Δp_{ETT}), hier beispielhaft mit einem inneren Durchmesser von 7,5 mm, in Abhängigkeit vom inspiratorischen Gasfluss. Beachte, dass eine konstante inspiratorische Druckunterstützung (PSV) von 10 cmH_2O den Tubuswiderstand bei niedrigem Flow (*1*) meist überkompensiert, bei hohem Flow (*3*) dagegen unterkompensiert. Lediglich im Bereich von etwas über 1 l/s ist die Kompensation adäquat (*2*). Demgegenüber kann die ATC die Δp_{ETT} im gesamten Verlauf angemessen unterstützen; die Linien für ATC und Δp_{ETT} überlagern sich praktisch vollständig

ATC ist neben APRV der einzige Modus, der auch die Exspiration unterstützt. Dabei wird in den gegen wärtigen Beatmungsgeräten allerdings meist nur eine partielle Kompensation – bis maximal zur Höhe des PEEP – angeboten (◘ Abb. 15.13; Guttmann et al. 2002). Entsprechend kann bei erhöhtem Ventilationsbedarf und aktiver Exspiration eine zusätzliche exspiratorische Atemarbeit auch unter ATC bestehen bleiben. Dabei droht über eine Verlängerung der Exspirationszeit auch die Ausbildung eines unerwünschten Auto-PEEP mit dynamischer Lungenüberblähung. Praktisch gilt:

> **Je höher der eingestellte PEEP, desto ausgeprägter kann bei ATC die exspiratorische Druckunterstützung sein.**

Bei Beatmung ohne PEEP (also ZEEP) ist auch mit ATC gegenwärtig keine exspiratorische Druckunterstützung möglich. Hierfür müsste ein exspiratorischer Sog angewandt werden, der allerdings bei den derzeit verfügbaren Beatmungsgeräten nicht vorgesehen ist, vermutlich aus Sorge, die exspiratorische Erniedrigung des Atemwegdrucks oder der Sog könne zur Atelektasenbildung, zumindest aber zur Abnahme der FRK und damit zu Störungen der Oxygenierung führen.

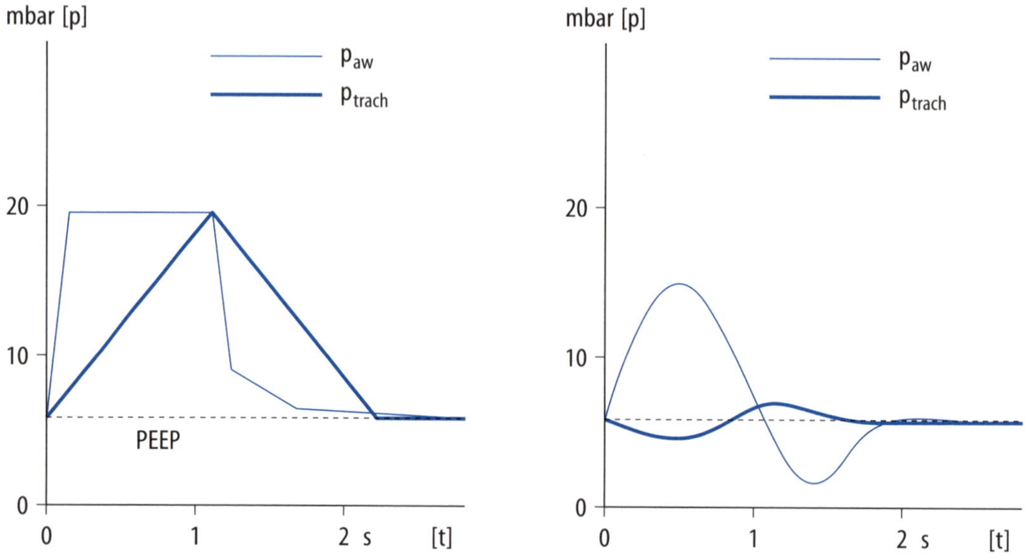

■ **Abb. 15.12** ATC im Vergleich mit PSV – idealisierter Druckverlauf (p) über die Zeit (t) während In- und Exspiration. Die dünne Linie stellt den Atemwegdruck dar (p_{aw}), die dicke Linie den Druckverlauf in der Trachea (p_{trach}). Die Atemunterstützung erfolgt links durch PSV (mit einem konstanten Druck von 15 cm H_2O über PEEP) und rechts durch ATC. Wie gezeigt ist der p_{aw}-Druckverlauf inspiratorisch bei PSV nahezu rechteckig, bei ATC demgegenüber fast sinusförmig. Der tracheale Druck sinkt unter ATC auch während der Exspiration trotz Absenkung des paw nicht unter das eingestellte PEEP-Niveau von 5 cm H_2O

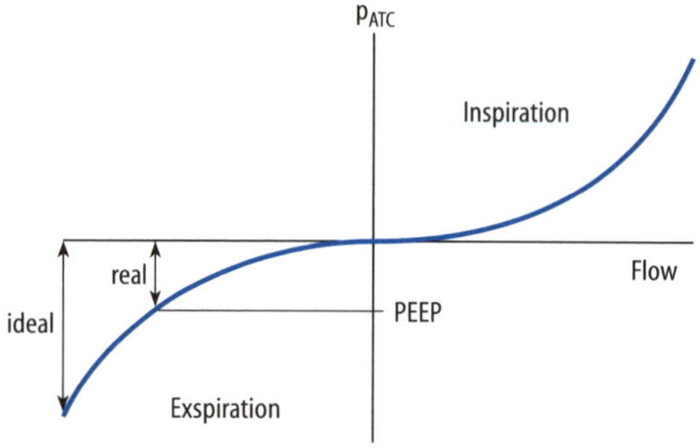

■ **Abb. 15.13** Automatische Tubuskompensation – exspiratorische Unterstützung. Idealerweise müsste die Exspiration mit Druckwerten (p_{ATC}) unterstützt werden, die u. U. am Tubusende deutlich unter dem Atmosphärendruck liegen (ideal). Tatsächlich aber steht gegenwärtig nur die Differenz zwischen PEEP und Atmosphärendruck zur Verfügung, d. h. die Druckentlastung kann nur dadurch erfolgen, dass der Druck kurzfristig unterhalb des PEEP-Niveaus bis minimal 0 gesenkt wird (real). Ein Sog wird bei gegenwärtig erhältlichen Beatmungsgeräten nicht angelegt. Beachte: Wenn nicht mit PEEP beatmet wird, steht keinerlei exspiratorische Druckunterstützung zur Verfügung

Diese Befürchtungen sind jedoch bei ATC unbegründet. Entscheidend für die Aufrechterhaltung der FRC in der Exspiration ist nämlich nicht der proximal des Tubus gemessene Atemwegdruck (p_{AW}), sondern der distal des Tubus erzeugte intrapulmonale bzw. tracheale Druck (p_{Trach}). Nur wenn am Ende der Exspiration der Flow 0 ist, äquilibrieren sich p_{Trach} und p_{AW}. Während der Exspiration ist der intrapulmonale Druck stets – anfangs sogar deutlich – höher als der von der Maschine gemessene p_{AW}. Wie oben erwähnt, führt die Tubuskompensation lediglich dazu, dass die mit dem flowbedingten Druckabfall über den Tubus einhergehende Atemarbeit kompensiert wird. Auch wenn der p_{AW} erniedrigt oder gar negativ wird, sinkt der p_{Trach} nie unter die Höhe des eingestellten PEEP (■ Abb. 15.12).

15.6.5 Einstellung von ATC

Im Gegensatz zur Einstellung von PAV ist diejenige für ATC sehr einfach. Der Anwender muss vor Nutzung des ATC-Modus am Gerät lediglich folgende Einstellungen vornehmen:

- Tubusgröße (Innendurchmesser in mm),
- Tubusart (Endotrachealtubus oder Trachealkanüle),
- gewünschtes Ausmaß der Tubuskompensation.

Aus diesen Angaben, zusammen mit dem gemessenen Atemwegdruck, errechnet die Software des Beatmungsgerätes den Trachealdruck und die erforderliche Druckunterstützung für jede Flussgeschwindigkeit. Der Flow wird geräteseitig automatisch mehrfach pro Sekunde gemessen und die ATC-Druckunterstützung entsprechend kontinuierlich modifiziert.

Bei korrekter Einstellung der ersten beiden Parameter kann dabei zur adäquaten atemmechanischen Entlastung die Tubuskompensation durchaus bei 100% eingestellt werden, da unter diesen Bedingungen keine »Run-away-Phänomene« zu erwarten sind.

Die Aktivierung von ATC kann als Zusatz zu jeder anderen (Be)atmungsform erfolgen; allerdings sollte eine bereits eingestellte Druckunterstützung nach Hinzunahme von ATC etwas reduziert werden, um eine Überkompensation zu vermeiden, denn die Druckunterstützung von ATC addiert sich zu dem durch die andere Beatmungsform aufgebrachten Atemwegdruck.

15.6.6 Probleme im Zusammenhang mit ATC

Bei hohem Atemantrieb kann es aufgrund der überproportionalen Druckunterstützung durch ATC zu einem Anstieg des Atemwegspitzendrucks kommen; daher sollte der obere Atemwegdruck kontinuierlich überwacht und der Atemantrieb des Patienten bei Bedarf durch vorsichtige Sedierung etwas gedämpft werden.

Bei partieller Tubusobstruktion durch Sekret oder Abknickung ist die Effektivität von ATC deutlich eingeschränkt, denn die realen Tubuseigenschaften weichen dann erheblich von den aus den Eingaben des Anwenders errechneten »idealen« Tubuseigenschaften ab, und es kann keine vollständige Kompensation mehr erfolgen.

Allerdings stellt ein verlegter Tubus bei jeder Beatmungsform ein Problem dar. Möglicherweise wird in Zukunft ein automatisches Tubusobstruktionswarnsystem in die Beatmungsgeräte integriert werden.

15.6.7 Bewertung von ATC

ATC stellt weniger einen eigenen Atemmodus dar als vielmehr eine neue Komponente der Beatmungstherapie, die mit praktisch allen anderen Beatmungs- und Spontanatmungsverfahren kombiniert werden kann. Insbesondere die Kombination mit PSV und BIPAP, aber auch mit den neuen Modi PAV und ASV ist sinnvoll und sehr zu empfehlen. Wie erwähnt, kann die einzigartige Wirkung der »elektronischen Extubation« durch ATC weder durch PSV noch durch PAV allein erreicht werden, ganz gleich, wie sorgfältig diese Modi eingestellt werden:

- PSV liefert lediglich eine konstante Druckunterstützung; diese reicht einerseits nicht aus und führt andererseits u. U. zur unerwünschten Lungenüberblähung; der Komfort unter PSV-Atmung im Vergleich zu ATC ist nach ersten Untersuchungen dadurch deutlich geringer.
- PAV kann über »flow assist« nur eine direkt flowproportionale Druckunterstützung liefern; auch das reicht wegen der Turbulenzen im Tubus entweder nicht aus (niedrige FA) oder führt (bei zu hoher FA) zur Überkompensation.

Unter ATC kann der Patient sein natürliches Atemmuster, das durch wechselnd tiefe Atemzüge gekennzeichnet ist, deutlich besser beibehalten als unter anderen augmentierten Spontanatmungsformen. Fehltriggerungen sind aus den gleichen Gründen wie bei PAV ausgeschlossen (▶ Abschn. 15.6.3), und eine Desynchronisation zwischen Patient und Beatmungsgerät wird wirkungsvoll vermieden.

Das Ideal der »elektronischen Extubation« kann allerdings derzeit v. a. wegen der nur begrenzten exspiratorischen Atemhilfe nicht vollständig erreicht werden. Dennoch kann eine erfolgreiche Spontanatmung unter »reiner« ATC (ohne PSV oder PAV) gerade im Entwöhnungsprozess den Erfolg einer tatsächlichen Extubation nach ersten Untersuchungen besser voraussagen als ein Atemversuch mit 5 mbar PSV oder ein Atemversuch über T-Stück. Somit kann ATC die im Alltag des Intensivmediziners oft gestellte Frage beantworten helfen: »Ist der Tubus oder die noch nicht ausreichend ausgeheilte Lungenerkrankung das Problem des Patienten?«. Dadurch können sowohl zu frühzeitige Extubationsversuche als auch zu lange Intubations- und Beatmungszeiten vermieden werden.

Kontraindikationen für die Anwendung von ATC gibt es nicht. Lediglich bei Patienten mit Atemwegobstruktion (COPD) kann möglicherweise die exspiratorische »Stenosewirkung« des Tubus erwünscht sein, die durch die exspiratorische Wirkung von ATC reduziert wird. Hier wird empfohlen, ggf. kompensatorisch den PEEP etwas zu erhöhen; genaue Daten zur Wirkung und optimalen Einstellung von ATC bei COPD stehen jedoch noch aus.

15.7 Seitengetrennte Beatmung (»independent lung ventilation«, ILV)

Es gibt praktisch keine Lungenerkrankung, die völlig homogen über die gesamte Lunge verteilt ist. Dennoch muss in der Regel die gesamte Lunge, d. h.

gesunde und kranke Anteile, zur gleichen Zeit und mit dem gleichen Atemmodus beatmet werden. Aus anatomischen Gründen ist eine Ausnahme hiervon nur möglich, wenn die Hauptschädigung vorwiegend einen Lungenflügel betrifft, während der andere weitgehend gesund ist. In diesen Fällen kann mit einem Doppellumentubus intubiert und seitengetrennt beatmet werden.

Die Intubation mit einem Doppellumentubus wird routinemäßig bei lungenchirurgischen Eingriffen angewandt. Meist wird der Tubus oral eingeführt, neuerdings gibt es jedoch auch doppellumige Trachealkanülen. Die Tubuslage muss grundsätzlich bronchoskopisch kontrolliert werden. Nachfolgend sind mögliche Indikationen für die ILV zusammengestellt.

Mögliche Indikationen für eine seitengetrennte Beatmung des Intensivpatienten

- **Vorwiegend einseitiges Auftreten** folgender Erkrankungen, wenn sie zu schweren Oxygenierungsstörungen führen:
  - Lungenkontusion
  - Aspiration
  - Lungenödem
  - ausgedehnte Atelektasenbildung
  - Pneumonie
  - Abszess
  - Bronchiektasen
  - Hämorrhagie
  - Bronchospasmus
  - Bronchusstumpfinsuffizienz
  - ARDS
- **Vorliegen einer bronchopleuralen Fistel** mit:
  - Luftleck >50% des Hubvolumens
  - hyperkapnischer Azidose
  - schwerer Hypoxämie (mit Notwendigkeit eines hohen PEEP)
  - persistierender Atelektase trotz Sog an der Thoraxdrainage

15

15.7.1 Beatmungsverfahren bei der ILV

Beim gesunden und kranken Lungenflügel können unterschiedliche Beatmungsmodi angewandt werden. Auf diese Weise ist es möglich, jede Lunge entsprechend ihrer Compliance, ihrem Atemwegwiderstand oder Schädigungsmechanismus individuell zu beatmen. Folgende Kombinationen sind möglich und beschrieben:

- 2 unabhängig voneinander tätige Beatmungsgeräte (unsynchronisierte ILV),
- 2 nach dem »Slave-and-master-Prinzip« miteinander gekoppelte Beatmungsgeräte (synchronisierte ILV),
- 1 konventionelles und 1 Hochfrequenzbeatmungsgerät,
- 1 konventionelles Beatmungsgerät und 1 Continuous-flow-CPAP-System,
- 2 Continuous-flow-CPAP-Systeme, die auf unterschiedliche PEEP-Niveaus eingestellt sind,
- 1 Beatmungsgerät, das über einen Konnektor mit beiden Lumina verbunden ist (der Doppellumentubus dient dann lediglich dem selektiven Schutz der Atemwege).

Eine Synchronisierung der Beatmungsgeräte über ein Interface weist im Vergleich zur unsynchronisierten Form der ILV keine wesentlichen Vorteile auf und kompliziert nur unnötig das Verfahren.

15.7.2 Vorteile der ILV

Der wichtigste Vorteil der seitengetrennten Beatmung ist die Möglichkeit, beide Lungenflügel unterschiedlichen Drücken auszusetzen. Praktisch kann in folgender Weise vorgegangen werden:

Beatmung des erkrankten Lungenflügels mit höheren Atemwegdrücken Die Anwendung eines höheren PEEP oder Atemwegmitteldrucks bei restriktiven Erkrankungen eines Lungenflügels (ARDS, Atelektase, Pneumonie oder Lungenkontusion) führt ohne seitengetrennte Beatmung zur Überdehnung der gesunden Lungenanteile des anderen Flügels. Durch den Anstieg des pulmonalen Gefäßwiderstands im Bereich der gesunden, aber überdehnten Alveolarbezirke kann eine Umverteilung des Blutflusses in die schlechter ventilierten Bezirke auftreten. Es entsteht eine paradoxe PEEP-assoziierte Verschlechterung der Oxygenierung und eine Zunahme des alveolären Totraums. Dieser Effekt kann vermieden werden, wenn der Lungenflügel mit der niedrigeren Compliance mit einem höheren PEEP beatmet wird als der gesunde.

Beatmung des erkrankten Lungenflügels mit niedrigeren Atemwegdrücken Bei bronchopleuraler Fistel oder Bronchusstumpfinsuffizienz kann der mittlere Atemwegdruck durch konventionelle Beatmung, Continuous-flow-CPAP oder HFV auf der erkrankten Seite so weit erniedrigt werden, dass entweder der Fistelöffnungsdruck nicht erreicht oder das über die

Fistel verlorengehende Atemvolumen wesentlich vermindert wird. Hierdurch wird die Heilung der Fistel unterstützt, ohne die Ventilation der anderen Lunge zu beeinträchtigen.

Selektiver Schutz der Atemwege Bei einseitigen entzündlichen Prozessen (Pneumonie, Abszess) kann durch die Trennung der Atemwege im Bereich der Hauptbronchien ein Übergreifen der Entzündung auf den anderen Lungenflügel erschwert, im günstigen Fall sogar verhindert werden. Diese selektive Trennung der Atemwege kann auch bei einseitigen Blutungen in der Lunge angewandt werden.

15.7.3 Nachteile der ILV

Die Intubation mit einem Doppellumentubus und die Betreuung und Überwachung des Patienten setzen erhebliche Erfahrung voraus. Eine akzidentelle Dislokation des Tubus kann verheerende Folgen haben. Daher müssen die Patienten immer tief sediert, evtl. sogar relaxiert werden. Bei kleinen Kindern kann dieses Verfahren wegen des Fehlens entsprechender Tuben nicht angewandt werden.

15.7.4 Klinische Bewertung der ILV

Trotz der beschriebenen Vorteile für die Beatmungstherapie einseitiger Lungenerkrankungen lässt sich durch das Verfahren die Prognose dieser Erkrankungen offenbar nicht wesentlich verbessern. Die angegebenen Indikationen sind somit sämtlich als relativ anzusehen. Meist kann mit druckkontrollierter Beatmung, mäßigem PEEP und Lagerungstherapie bei ein- wie auch beidseitigen Erkrankungen ein gleich guter Effekt erreicht werden. Insgesamt wird daher die seitengetrennte Beatmung, außer bei thoraxchirurgischen Eingriffen, bei Intensivpatienten nur sehr selten eingesetzt.

In einer 2003 publizierten, evidenzbasierten Übersichtsarbeit wird die seitengetrennte Beatmung aufgrund mehrerer positiver Fallberichte für die Behandlung des einseitig betonten ARDS und anderer einseitiger Komplikationen zwar in ausgewählten Fällen empfohlen, allerdings erfolgt diese Empfehlung auf dem niedrigstmöglichen Evidence-Level, also nur gestützt auf nichtrandomisierte Studien, Fallberichte, unkontrollierte Studien und Expertenmeinung (Level-E-Evidenz).

15.8 Permissive Hyperkapnie (PHC)

Wichtiges Ziel aller konventionellen Beatmungstechniken sind normale Blutgaswerte. Bei schwersten Formen des akuten Lungenversagens, z. B. ARDS und obstruktiven Lungenerkrankungen, kann allerdings die Normoventilation oft nur mit massiv erhöhten inspiratorischen Atemwegdrücken erreicht werden. Hohe Drücke überdehnen regionale Lungenbezirke und führen zum Baro- bzw. Volumentrauma. Diese Druck- und Volumenbelastungen der Lunge können durch Beatmung mit niedrigen Atemhubvolumina oder einer niedrig eingestellten Druckbegrenzung vermieden werden. Hierdurch entsteht jedoch zwangsläufig eine Hyperkapnie, die auch durch eine Erhöhung der Atemfrequenz nicht vollständig kompensiert werden kann. Der arterielle p_aO_2 hingegen bleibt gewöhnlich im Normbereich, wenn die inspiratorische O_2-Konzentration entsprechend erhöht wird.

> Bei der PHC wird mit niedrigen Atemminutenvolumina beatmet und die hierdurch entstehende Hyperkapnie hingenommen, um die lungenschädigende Wirkung hoher inspiratorischer Atemwegdrücke bzw. hoher Atemzugvolumina zu vermeiden.

Meistens steigen die p_aCO_2-Werte nicht höher als 100 mm Hg an, jedoch sind auch Beatmungstherapien mit Hyperkapnien von mehr als 150 mm Hg erfolgreich eingesetzt worden.

15.8.1 Auswirkungen der Hyperkapnie

Die Hauptwirkung der Hyperkapnie ist die respiratorische Azidose. Weitere Auswirkungen sind in der ► Übersicht zusammengestellt.

Hyperkapnie

- **Ungünstige Auswirkungen und Gefahren:**
  - respiratorische Azidose
  - Anstieg des pulmonalen Gefäßwiderstandes
  - Zunahme der Hirndurchblutung und des Hirndrucks
  - zerebrale Krampfanfälle (bei einem p_aCO_2 >150–200 mm Hg)
  - ventrikuläre und supraventrikuläre Arrhythmien

  - Beeinträchtigung der Myokardkontraktilität
  - Tachypnoe
  - Dyspnoe
  - Hyperkaliämie
  - Verschlechterung der O_2-Aufnahme des Hämoglobins in der Lunge (Rechtsverschiebung der O_2-Bindungskurve)
  - Hypoxie (wenn die F_IO_2 zu niedrig ist)
- **Günstige Auswirkungen:**
  - Zunahme der Splanchnikusdurchblutung
  - Verbesserung der O_2-Abgabe des Hämoglobins im Gewebe (Rechtsverschiebung der O_2-Bindungskurve)

15.8.2 Begleitende Maßnahmen

Zu den begleitenden Maßnahmen bei der PHC gehören die Verminderung der CO_2-Produktion und die Beeinflussung des abfallenden pH-Werts.

Senkung der CO_2-Produktion Durch Senkung der CO_2-Produktion kann der Anstieg des p_aCO_2 bzw. die Hyperkapnie vermindert werden. Hierzu gehören Sedierung, Analgesie, in Ausnahmefällen auch Muskelrelaxierung, Ernährung mit hohem Fett- und niedrigem Kohlenhydratanteil, Senkung der erhöhten Körpertemperatur, z. B. durch ASS oder Ibuprofen und kühlende Maßnahmen.

Anhebung des pH-Werts Der durch die Hyperkapnie abfallende pH-Wert kann durch Zufuhr von Puffersubstanzen angehoben werden. Meist wird hierfür Bikarbonat eingesetzt, jedoch ist dieses Vorgehen umstritten. So wird von einigen Autoren eine Verstärkung der intrazellulären Azidose durch Bikarbonat befürchtet, während andere Autoren eine raschere renale Kompensation der Azidose durch vorsichtige Zufuhr von Bikarbonat annehmen. Ob sich die Bikarbonattherapie günstig auf den Krankheitsverlauf auswirkt, ist bisher nicht gesichert. Grundsätzlich sollte, wenn überhaupt, erst gepuffert werden, wenn der pH-Wert auf <7,2 abgefallen ist. Eine Alkalose durch übermäßige Pufferung sollte unbedingt vermieden werden. Bikarbonat ist ein CO_2-bildender Puffer, durch den die Hyperkapnie verstärkt wird. Ob Puffer wie THAM (Tris) oder Carbicarb, die kein Kohlendioxid bilden, vorteilhafter sind als Bikarbonat, ist ungeklärt.

15.8.3 Indikationen und Kontraindikationen für die PHC

Indikationen

Die PHC kann bei allen schweren Lungenfunktionsstörungen erwogen werden, bei denen eine Normoventilation ohne Anstieg des oberen Atemwegdrucks auf >35 mbar nicht aufrechterhalten werden kann, z. B. beim ARDS oder Status asthmaticus.

Meist wird die PHC in Kombination mit druckkontrollierten Beatmungsverfahren wie PCV, PSV und IRV angewandt. Bei obstruktiven Erkrankungen ist die IRV allerdings kontraindiziert.

Kontraindikationen

- Schädel-Hirn-Trauma,
- hoher intrakranieller Druck,
- koronare Herzerkrankung,
- schwere Herzinsuffizienz,
- zerebrales Krampfleiden.

In kritischen Fällen müssen jedoch diese Kontraindikationen gegen die Gefahren einer erzwungenen Normoventilation abgewogen werden. Der Anstieg des Pulmonalarteriendrucks durch Hyperkapnie bzw. Azidose ist weniger ausgeprägt als durch Hypoxie oder hohen Atemwegdruck, vielmehr wird der Pulmonalarteriendruck durch die PHC insgesamt eher günstig beeinflusst.

15.8.4 Begrenzung des Atemwegdrucks

Der Atemwegsspitzendruck oder der Plateaudruck sollte nach gegenwärtigem Kenntnisstand auf Werte von ca. 30–35 mbar begrenzt werden; die Höhe des PEEP richtet sich nach der Schwere der Oxygenierungsstörung. Einige Zentren verwenden regelmäßig niedrigere p_{max}-Werte und tolerieren dafür höhere pCO_2-Werte. Andere setzen in schweren Fällen die Druckbegrenzung auf 40 mbar herauf. Wieder andere fordern trotz des Risikos der Barotraumatisierung ein Mindesthubvolumen von 4 ml/kg KG – unabhängig von dem sich hieraus ergebenden Spitzendruck.

15.8.5 Klinische Bewertung der PHC

Es hat sich gezeigt, dass auch sehr hohe pCO_2-Werte von den meisten Patienten über viele Tage gut toleriert werden, besonders bei ungestörter Nierenfunktion, da hierbei die respiratorische Azidose rasch metabolisch kompensiert wird – jedoch nicht vollständig, sondern nur partiell.

Ein besonderer Vorteil der PHC ist die einfache Durchführbarkeit, v. a. gegenüber dem alternativen Verfahren der extrakorporalen CO_2-Elimination, die nur in wenigen Zentren durchgeführt werden kann. Allerdings müssen die möglichen schädlichen Wirkungen des Verfahrens sorgfältig gegenüber dem Nutzen eingeschätzt werden. Nicht geklärt ist derzeit die zulässige Obergrenze des p_aCO_2 bzw. der Hyperkapnie und die Frage, ob, ab wann und womit die respiratorische Azidose gepuffert werden soll.

Insgesamt scheint aber die Baro-/Volumentraumatisierung der Lunge unter einer PHC geringer zu sein als unter erzwungener Normoventilation mit hohen Atemwegdrücken. Vermutlich gilt daher:

> **Ein hoher p_aCO_2 ist gewöhnlich weniger schädlich als ein hoher Atemwegdruck, sofern eine protrahierte Hypoxie vermieden wird.**

Lange Zeit war nicht klar, ob die postulierten und plausiblen Vorteile einer »lungenschonenden Beatmung« unter Inkaufnahme von Hyperkapnie tatsächlich zu einer besseren Prognose des schwer lungenkranken Patienten führen. Mittlerweile haben jedoch mehrere prospektive randomisierte klinische Studien gezeigt, dass durch Beatmung mit niedrigen Hubvolumina (ca. 6 ml/kg KG) und permissiver Hyperkapnie gegenüber einer Beatmung mit hohen Hubvolumina (ca. 12 ml/kg KG) die Letalität des ARDS signifikant gesenkt wird.

> **Beim ARDS wird daher die »protektive Beatmung mit möglicher Hyperkapnie« heute als gesicherte Therapie (»Level A-Evidence«) angesehen.**

15.9 Lung-recruitment-Manöver

Eine beatmungsinduzierte Schädigung der Lunge kann durch Überdehnung der Alveolen erfolgen, wenn zu hohe Beatmungsdrücke oder Hubvolumina eingestellt werden (Baro- und Volotrauma), aber vermutlich auch oder sogar in noch stärkerem Maße durch eine Beatmung auf zu niedrigem Lungenvolumenniveau. Hierbei kommt es zur repetitiven Öffnung von Alveolarregionen während der Inspiration (Recruitment) und zum erneuten Kollaps der Regionen in der Exspiration (Derecruitment). Dadurch entstehen erhebliche Scherkräfte zwischen gesunden und kranken Alveolarregionen, die besonders für den beatmungsinduzierten Lungenschaden (das Atelektrauma) mit Induktion einer lokalen und globalen Entzündungsreaktion (Biotrauma) verantwortlich gemacht werden.

Aus diesem Grund werden Beatmungsmaßnahmen empfohlen, mit denen rekrutierbare Lungenareale anhaltend eröffnet werden sollen. Dabei werden **kurzfristig** höhere Atemhubvolumina und/oder höhere inspiratorische Drücke (die zur Eröffnung möglichst vieler rekrutierbarer Lungenareale notwendig sind) in Kauf genommen.

15.9.1 Durchführung der Recruitmentmanöver

Als Recruitmentmanöver werden vorgeschlagen:

- Periodische inspiratorische Druckerhöhungen wie intermittierende Seufzer (z. B. p_{max} 40–60 mbar alle 50–100 Atemzüge); dazwischen Beatmung mit »normalem PEEP« und »normalem« p_{max}.
- Episodische Erhöhungen des PEEP (z. B. auf 30 mbar, ggf. plus 20 mbar »driving pressure«).
- So genannte »Vitalkapazitätsmanöver«, bei denen die Lunge über mehrere Sekunden mit hohem Atemwegdruck gebläht wird. Beispielweise reichen 7 s Druckerhöhung auf 40 mbar aus, um bei lungengesunden Patienten unter Intubationsnarkose den Gasaustausch deutlich zu verbessern.
- Anhaltende Druckerhöhungen (inspiratorisch und exspiratorisch) über einen längeren Zeitraum bis zur messbaren Verbesserung der Oxygenierung und dann Absenken des p_{max} unter Aufrechterhaltung eines relativ hohen PEEP zum dauerhaften Offenhalten der Lunge.
- Bauchlagerung (▶ Abschn. 15.10).

Alle diese Verfahren führen meist zu einer deutlichen Verbesserung der Oxygenierung. Dabei scheinen grundsätzlich intermittierende Verfahren wie das Aufblähen der Lunge allein wenig sinnvoll, wenn anschließend die Lunge wieder kollabieren kann. Daher wird ein solches »Aufblähen« mit einem erhöhten PEEP verbunden, um das exspiratorische Kollabieren der Lunge zu verhindern. Ein verbreitetes Vorgehen orientiert sich an den Empfehlungen von Lachmann, der bereits Anfang der 1990er-Jahre die Forderung aufgestellt hat: »Open up the lung and keep the lung open«. Diese Empfehlungen werden als Open-lung-Konzept bezeichnet (Abb. 15.14).

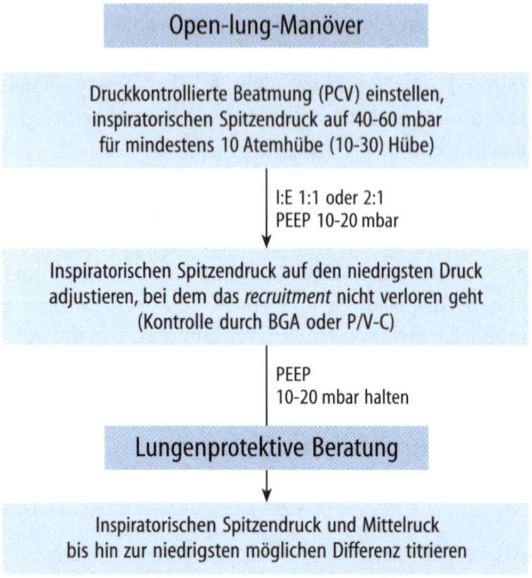

Abb. 15.14 »Open-lung-Manöver« nach Lachmann. Erläuterungen s. Text

Open-lung-Konzept

Im Wesentlichen besteht dieses Beatmungskonzept aus folgenden Forderungen:

- »Öffnen« der Lunge mit druckkontrollierter Beatmung und relativ hohem p_{max};
- »Offenhalten« der Lunge durch relativ hohen PEEP;
- nach erfolgreicher Öffnung Reduktion des p_{max} auf den niedrigst möglichen Wert und Ventilation mit dem niedrigst möglichen »driving pressure«, um adäquate pCO_2-Werte zu erzielen.

Der Erfolg der Lungenöffnungsmanöver kann durch Messung der Blutgase abgeschätzt werden (p_aO_2 steigt an) oder atemmechanisch durch Orientierung an der Druck-Volumen-Kurve (»p-V-curve«).

15.9.2 Bewertung der Recruitmentmanöver

Es wird allgemein angenommen, dass ein längere Zeit bestehender Lungenkollaps die Infektionsgefahr erhöht, den Surfactant inaktiviert, eine inflammatorische Reaktion hervorruft, eine höhere F_IO_2 zur Aufrechterhaltung der Oxygenierung und einen höheren »driving pressure« zur Aufrechterhaltung der Ventilation erfordert.

Auf der anderen Seite ist nicht auszuschließen, dass auch durch nur relativ kurzfristig erhöhte Hubvolumina bzw. Atemwegdrücke eine pulmonale Schädigung durch (zwangsläufiges) Überblähen gesunder Lungenareale und Kreislaufinstabilität induziert wird. Hierbei gilt: Je schwerer die zugrundeliegende Lungenerkrankung, desto höhere Drücke über eine desto längere Zeit müssen aufgebracht werden, um die Lunge zu rekrutieren. Diese Risiken gilt es gegeneinander abzuwägen.

Klare Belege, dass die Anwendung von Recruitmentmanövern – gleich welcher Art – die Prognose eines beatmeten Patienten verbessert, liegen derzeit nicht vor. Das Cochrane-Review 2008 fasst die Datenlage folgendermaßen zusammen: »Es ist unklar, ob Recruitmentmanöver die Letalität oder die Beatmungsdauer bei Patienten mit ALI oder ARDS reduziert.«

Der Intensivmediziner Hubmayr fragt: »Die Maximierung des pO_2 durch aggressive Recruitmentmanöver mag kurzfristig günstig sein, aber wer kann zum gegenwärtigen Zeitpunkt sagen, dass das auch den Lungenschaden verhindert und die alveoläre Heilung fördert?«. Einige (amerikanische) Beatmungsmediziner sind sogar der Ansicht, möglicherweise sei sogar ein bewusstes »In-Ruhe-Lassen« der Atelektasen (»permissive atelectasis«), kombiniert mit einer niedrigvolumigen Beatmung (6 ml/kg ideales KG), die beste Form der Beatmungstherapie.

Wenn Recruitmentmanöver angewendet werden, sollte bedacht werden, dass der rekrutierbare Lungenanteil von der Art des Lungenversagens abhängt:

- Bei primär pulmonalem Lungenversagen (z. B. Pneumonie) ist das Recruitmentpotenzial offenbar gering (5–10%); hier könnte der Schaden von Recruitmentmanövern den Nutzen überwiegen.
- Bei primär extrapulmonalem Lungenversagen (z. B. abdominale Erkrankungen, Peritonitis) ist das Recruitmentpotenzial weitaus größer (bis zu 50%).

Der Intensivmediziner Hubmayr fragt: »Die Maximierung des pO_2 durch aggressive Recruitmentmanöver mag kurzfristig günstig sein, aber wer kann zum gegenwärtigen Zeitpunkt sagen, dass das auch den Lungenschaden verhindert und die alveoläre Heilung fördert?«

Insgesamt werden Recruitmentmanöver von der Mehrzahl der Intensivmediziner heute nicht als Standardverfahren der Beatmungsstrategie angesehen. Wenn das Behandlungsteam über ausreichende Erfahrung verfügt, können sie jedoch insbesondere bei schwerem Oxygenierungsversagen angewandt werden. Allerdings gilt:

Die beste Methode, die optimale Höhe des Recruitmentdrucks, die optimale Dauer des Recruitments und die optimale Häufigkeit der Durchführung der Manöver sind derzeit nicht bekannt.

15.10 Beatmung in Bauchlage

Wird ein Patient, wie allgemein üblich, längere Zeit in Rückenlage beatmet, entwickeln sich, u. a. durch das Gewicht des Herzens und das Eigengewicht der Lunge, dorsobasal sog. Kompressionsatelektasen. Viele Beobachtungsstudien haben gezeigt, dass es durch Bauchlagerung bei der Mehrzahl der ARDS-Patienten zu einer oft dramatischen Verbesserung der Oxygenierung kommt, v. a. aufgrund einer Verbesserung des Ventilations-Perfusions-Verhältnisses und einer Erhöhung des Lungenvolumens.

Die Beatmung in Bauchlage führt offenbar zu einer homogeneren Verteilung des Atemgases als die Beatmung in Rückenlage und dadurch möglicherweise zu einer Reduktion der beatmungsassoziierten regionalen Lungenüberdehnung. Daher wird die »Beatmung in Bauchlage« auf einigen Intensivstationen in der Behandlung von Patienten mit schweren Oxygenierungsstörungen (ALI, ARDS), z. T. jedoch auch bereits prophylaktisch bei nur mäßig ausgeprägten Gasaustauschstörungen angewendet.

Dieses Verfahren ist jedoch auch mit u. U. tödlichen Risiken verbunden: ungeplante Extubation bei den Drehmanövern, Verrutschen des Tubus, Verlust des zentralvenösen Zugangs, Lagerungsschäden insbesondere an Stirn, Nase und v. a. Augen. Um diese Risiken zu minimieren oder am besten ganz zu vermeiden, sollten die in der Übersicht genannten Sicherheitsmaßnahmen ergriffen werden.

Sicherheitsmaßnahmen zur Vermeidung von Komplikation bei der Durchführung der Bauchlagerung des beatmeten Patienten (nach Blanch et al. 1997)

- **Vor** dem Drehen:
  - Genaue Absprache der Beteiligten
  - Vorgehen möglichst nach einem festgelegten Protokoll
  - Gute Fixierung des Tubus und aller Zugänge
  - Erfassen der möglichen »Problembereiche«
- **Während** des Drehens:
  - Anwesenheit einer ausreichenden Zahl von Personen (mindestens 5, darunter mindestens 1 Arzt, der den Drehvorgang überwacht)
  - Besondere Sicherung des Tubus während des Drehens
- **Nach** dem Drehen:
  - Überprüfung der Tubuslage und aller Zugänge
  - Überprüfung des Beatmungsgeräts
  - Absaugen der ggf. durch die Drehung mobilisierten Sekrete während der Bauchlagerung
  - Leichte Anti-Trendelenburg-Lagerung (insgesamt ca. 10° Oberkörper-hoch-Lagerung) zur Minimierung des Gesichtsödems
  - Augenschutz
  - Positionierung von Kopf, Hals, Armen und Beinen in physiologischer Stellung

Während des Drehens muss der Patient tief sediert, ggf. sogar kurzfristig relaxiert und mandatorisch beatmet werden. In Bauchlage dagegen kann die Sedierung dann wieder vorsichtig reduziert werden; auch sollte der Patient, wenn möglich, augmentiert spontan atmen.

Allerdings geht die unter Bauchlagerung messbare Verbesserung der Oxygenierung nach Zurückdrehen auf den Rücken meist größtenteils wieder verloren.

Kontraindikationen

Als Kontraindikationen der Bauchlagerung gelten schwere neurologische/neurotraumatologische Erkrankungen mit erhöhtem intrakraniellem Druck und hochgradige Kreislaufinsuffizienz.

15.10.1 EBM-Bewertung der Beatmung in Bauchlage

Mittlerweile gibt es mehrere prospektive randomisierte Studien und auch mehrere Metaanalysen zur Beatmung in Bauchlage bei ARDS. Diese kommen insgesamt zu folgendem Ergebnis:

- Es zeigt sich eine konsistente Verbesserung der Oxygenierung.
- Die Letalität bei ALI/ARDS wird aber insgesamt nicht gesenkt.
- Jedoch wird die Letalität bei den am schwersten erkrankten Patienten, d. h. solchen mit einem

Oxygenierungsindex [p_aO_2/F_IO_2] <100 mm Hg, um etwa 10% reduziert.

Gegenwärtig gilt folgende Empfehlung:

Eine routinemäßige Bauchlagerung bei ALI und ARDS ist nicht indiziert. Allerdings sollte bei schwerster Oxygenierungsstörung ein Beatmungsversuch in Bauchlage unternommen werden.

Einige Beatmungsmediziner empfehlen, die Beatmung in Bauchlage mit Recruitmentmanövern wie dem Open-lung-Konzept zu kombinieren. Tatsächlich kann die Bauchlagerung per se auch schon als Recruitmentmanöver angesehen werden, da sie dazu führt, dass dorsobasale atelektatische Bereiche wieder belüftet werden.

Ungeklärt sind allerdings bis heute folgende praktisch bedeutsame Fragen:

- Wie lange soll der Patient pro Tag auf den Bauch gedreht werden (die Anwendungen reichen von 2 h bis 20 h)?
- Wie oft und wie lange soll er gedreht werden (d. h. jeden Tag oder jeden zweiten, und wann soll mit den Drehmanövern aufgehört werden)?
- Reicht die pflegerisch weniger aufwendige sog. 135°-Lagerung für die gewünschten Effekte aus?

Literatur

Literatur zu IRV

Burchardi H, Sydow M, Criée CP (1994) New ventilatory strategies in severe respiratory failure. In: Dobb GJ, Bion J, Burchardi H, Dellinger RP (eds) Current topics in intensive care 1. Saunders, London Philadelphia Toronto, pp 81–100

Lachmann B (1992) Open the lung and keep the lung open. Intensive Care Med 18: 319–321

Lain DC, DiBenedetto R, Morris S et al. (1989) Pressure control inverse ratio ventilation as a method to reduce peak inspiratory pressure and provide adequate ventilation and oxygenation. Chest 95: 1081–1088

Marcy TW, Marini JJ (1991) Inverse ratio ventilation in ARDS. Rationale and implementation. Chest 100: 494–504

Marcy TW (1994) Inverse ratio ventilation. In: Tobin MJ (ed) Principles and practice of mechanical ventilation. McGraw-Hill, New York St. Louis San Francisco, pp 319–332

Meyer J (1991) Neue Beatmungsformen. Anästhesiol Intensivmed Notfallmed Schmerzther 26: 337–342

Putensen C, Mutz NJ, Putensen-Himmer G, Zinserling J (1999) Spontaneous breathing during ventilatory support improves ventilation-perfusion distributions in patients with acute respiratory distress syndrome. Am J Respir Crit Care Med 159: 1241–1248

Sassoon CSH (1991) Positive pressure ventilation: Alternate modes. Chest 100: 1421–1429

Shanholtz C, Brower R (1994) Should inverse ratio ventilation be used in adult respiratory distress syndrome? Am J Respir Crit Care Med 149: 1354–1358

Literatur zu APRV

Cheifetz IM, MacIntyre NR (2007) Respiratory controversies in the critical care setting. Conference summary. Respir Care 52: 636–644

Esteban A, Alia I, Gordo F et al. (2000) Prospective randomized trial comparing pressure-controlled ventilation and volume-controlled ventilation in ARDS. Chest 117: 1690–1696

Kopp R, Kuhlen R (2007) Therapie des respiratorischen Versagens. In: Kuhlen R, Rossaint R (Hrsg) Evidenzbasierte Medizin in Anästhesie und Intensivmedizin, 2. Aufl. Springer, Berlin Heidelberg New York

Myers TR, MacIntyre NR (2007) Does airway pressure release ventilation offer important new advantages in mechanical ventilator support? Respir Care 52: 452–458

Putensen C, Zech S, Wrigge H et al. (2001) Long-term effects of spontaneous breathing during ventilatory support in patients with acute lung injury. Am J Respir Crit Care Med 164: 43–49

Sydow M (2000) Biphasic positive airway pressure (BIPAP) und Airway pressure release ventilation (APRV). In: Kuhlen R, Guttmann J, Rossaint R (Hrsg) Neue Formen der assistierten Spontanatmung. Urban & Fischer, München Jena, S 23–38

Literatur zu BIPAP

Gama de Abreu M, Cuevas M, Spieth PM (2010) Regional lung aeration and ventilation during pressures support and biphasic positive airway pressure ventilation in experimental lung injury. Crit Care 14: R34

Moerer O, Herrmann P, Hinz J et al.(2009) High flow biphasic positive airway pressure by helmet – effects on pressurization, tidal volume, carbon dioxide accumulation and noise exposure. Crit Care 13: R85

Literatur zu ASV

Branson RD (1999) New modes of mechanical ventilation. Curr Opinion Crit Care 5: 33–42

Brunner JX (2002) History and principles of closed-loop control applied to mechanical ventilation. Neth J Crit Care 6: 6–9

Literatur zu PAV und ALV

Brunner JX (2002) History and principles of closed-loop control applied to mechanical ventilation. Neth J Crit Care 6: 6–9

Capra C, Somaini O, Konrad P (2002) Proportional pressure support in acute lung injury, Intensivmed 39: 584–594

Guttmann J, Haberthür C, Stocker R (2000) Proportionale Druckunterstützung (PAV) und Automatische Tubuskompensation (ATC). In: Kuhlen R, Guttmann J, Rossaint R (Hrsg) Neue Formen der assistierten Spontanatmung. Urban u. Fischer, München Jena, S 23–38

Navalesi P Costa R (2003) New modes of mechanical ventilation: proportional assist ventilation, neurally adjusted ventilatory assist, and fractal ventilation. Curr Opinion Crit Care 9: 51–58

Sassoon CSH (1991) Positive pressure ventilation: Alternate modes. Chest 100: 1421–1429

Wrigge H, Varelmann D, Zinserling J et al (2003) »Proportional assist ventilation« kombiniert mit »automatic tube compensation«. Ein viel versprechendes Konzept der augmentierten Spontanatmung? Anaesthesist 52: 341–348

Literatur zu ATC

Guttmann J, Haberthür C, Mols G, Lichtwarck-Aschoff M (2002) Automatic tube compensation (ATC). Neth J Crit Care 6: 10–14

Guttmann J, Haberthür C, Stocker R (2000) Proportionale Druckunterstützung (PAV) und Automatische Tubuskompensation (ATC). In: Kuhlen R, Guttmann J, Rossaint R (Hrsg) Neue Formen der assistierten Spontanatmung. Urban u. Fischer, München Jena, S 23–38

Guttmann J et al. (1993) Continuous calculation of intratracheal pressure in tracheally intubated patients. Anesthesiology 79 (3): 503–513

Wrigge H, Varelmann D, Zinserling J et al (2003) »Proportional assist ventilation« kombiniert mit »automatic tube compensation«. Ein viel versprechendes Konzept der augmentierten Spontanatmung? Anaesthesist 52: 341–348

Literatur zu ILV

Anantham D, Jagadesan R, Tiew PEC (2005) Clinical review: Independent lung ventilation in critical care. Critical Care 9: 594–600

Literatur zu Recruitment

Acute Respiratory Distress Syndrome Network (2000) Ventilation with lower tidal volumes as compared with traditional tidal volumes for acute lung injury and the acute respiratory distress syndrome. N Engl J Med 342: 1301–1308

Gattinoni L, Vagginelli F, ChiumelloD (2003) Physiologic rationale for ventilator setting in acute lung injury/acute respiratory distress syndrome patients. Crit Care Med 31 [Suppl]: S300–S304

Hodgson C et al. (2009) Recruitment manoeuvres compared to standard care for treatment of acute lung injury or acute respiratory distress syndrome. The Cochrane Library DOI:10.1002/14651858.CD006667.pub2

Hubmayr RD (2002) Perspective on lung injury and recruitment. A sceptical look at the opening and collapse story. Am J Respir Crit Care Med 165: 1647–1653

Kacmerek RM (2001) Strategies to optimize aveolar recruitment. Curr Opinion Crit Care 7: 15–20

Lachmann B (2000) The concept of open lung. Int J Intensive Care 215–219

Marini JJ (2001) Recruitment maneuvers to achieve an »open lung« – whether and how? Crit Care Med 29: 1647–1648

Meade MO, Guyatt GM, Cook DJ et al. (2002) Physiologic randomized pilot study of a lung recruitment maneuver in acute lung injury. Am J Respir Crit Care Med 165: A683

Papadakos PJ, Lachmann B (2002) The open lung concept of alveolar recruitment can improve outcome in respiratory failure and ARDS. Mount Sinai J Med 69: 73–77

Literatur zu Bauchlagerung

Blanch L et al. (1997) Short-term effects of prone position in critically ill patients with acute respiratory distress syndrome. Intensive Care Med; 23:1033–39

DGAI (2007) S3-Leitlinie Lagerungstherapie zur Prophylaxe oder Therapie pulmonaler Funktionsstörungen. [www.bda.de/13_Lagerungstherapie-Leitlinie.pdf] und Anästh. Intensivmed 2008; 49: S1–S24

Gattinoni L, Tognoni G, Pesenti A et al. (2001) Effect of prone positioning on the survival of patients with acute respiratory failure. N Engl J Med 345: 568–573

Girard TD, Bernard GR (2007) Mechanical ventilation in ARDS: a state-of-the-art review. Chest 131: 921–929

Guerin C, Gaillard S, Lemasson S et al. (2004) Effects of systematic prone positioning in hypoxemic acute respiratory failure: a randomized controlled trial. JAMA 292: 2379–2387

Kopterides P, Siempos II, Armaganidis A (2009) Prone positioning in hypoxemic respiratory failure: meta-analysis of randomized controlled trials. J Crit Care 24: 89–100

Mancebo J, Fernández R, Blanch L et al. (2006) A multicenter trial of prolonged prone ventilation in severe acute respiratory distress syndrome. Am J Respir Crit Care Med 173: 1233–1239

Pierrakos C, Karanikolas M, Scolletta S, Karamouzos V, Velissaris D (2012) Acute respiratory distress syndrome: pathophysiology and therapeutic options. J Clin Med Res 4: 7–16

Sud S, Friedrich JO, Taccone P et al. (2010) Prone ventilation reduces mortality in patients with acute respiratory failure and severe hypoxemia: systematic review and metaanalysis. Intensive Care Med 36: 585–599

Literatur zu Recruitment

Morán I, Zavala E, Fernández R, Blanch L, Mancebo J (2003) Recruitment manoeuvres in acute lung injury/acute respiratory distress syndrome. Eur Respir J (Suppl) 42: 37s–42s

Hodgson C, Keating JL, Holland AE et al. (2009) Recruitment manoeuvres for adults with acute lung injury receiving mechanical ventilation. The Cochrane Library 2001, Issue 1

Hochfrequenzbeatmung, CFT, ECMO, IVOX

Als unkonventionell werden Verfahren der respiratorischen Unterstützung bezeichnet, bei denen von der physiologischen Norm sehr stark abweichende Atemfrequenzen oder Atemhubvolumina angewandt werden, oder bei denen neben der konventionellen Beatmung zusätzlich ein künstliches Organ für den Gasaustausch eingesetzt wird.

Unkonventionelle Verfahren der respiratorischen Unterstützung
- Hochfrequenzbeatmung (»high frequency ventilation«, HFV)
- Beatmungstechniken mit konstantem Flow
- künstliche Lungenunterstützung (ECMO)

Mögliche Indikationen für unkonventionelle Verfahren der Gasaustauschunterstützung

Hochfrequenzbeatmung
- ARDS,
- RDS,
- kardiogener Schock,
- Tracheomalazie,
- bronchopleurale Fistel,
- tracheoösophageale Fistel,
- Notfallbeatmung bei Intubationsschwierigkeiten,
- bronchoskopische Eingriffe,
- laryngoskopische Eingriffe.

Techniken mit konstantem Flow
- Intubationsschwierigkeiten,
- bronchoskopische Eingriffe,
- thoraxchirurgische Eingriffe,
- Hirntoddiagnostik.

Artifizielle Lungenunterstützung
- Allgemeine Indikationen:
  - ARDS.
- Pädiatrische Indikationen:
  - RDS,
  - Mekoniumaspiration,
  - persistierende pulmonale Hypertonie,
  - Sepsis,
  - Pneumonie,
  - kongenitale diaphragmatische Hernie,
  - Kardiomyopathie,
  - Myokarditis.

16.1 Hochfrequenzbeatmung (»high frequency ventilation«, HFV)

Im Gegensatz zur konventionellen Beatmung werden bei der HFV hohe Atemfrequenzen und kleine Atemhubvolumina angewandt. Die verschiedenen Formen der HFV weisen folgende gemeinsame Charakteristika auf:
- Atemfrequenzen von 60–3000/min,
- Atemhubvolumina entsprechend der Totraumgröße oder darunter.

Tab. 16.1 Formen und Charakteristika der HFV

Modus	Frequenz (min-1)	Frequenz (Hz)	VT (ml/kg KG)	Exspiration
HFPPV	60–120	1–2	3–5	passiv
HFJV	60–600	1–10	2–5	passiv
HFO	180–3000	3–50	1–3	aktiv

Die wichtigsten **Ziele** der HFV sind die Oxygenierung des Blutes und die Elimination von Kohlendioxid bei minimaler Schädigung der Lunge und geringstmöglicher Beeinträchtigung der Herz-Kreislauf-Funktion. Daneben wird das Verfahren bei Laryngoskopien und Bronchoskopien eingesetzt, um das Vorgehen zu erleichtern.

Derzeit werden klinisch 3 Verfahren eingesetzt (Tab. 16.1):
- HFV mit positivem Druck (»high frequency positive pressure ventilation«, HFPPV),
- Hochfrequenzjetbeatmung (»high frequency jet ventilation«, HFJV),
- Hochfrequenzoszillationsbeatmung (»high frequency oscillation«, HFO).

16.1.1 Wirkmechanismus der HFV

Die genauen Mechanismen von Gastransport und Gasaustausch bei den verschiedenen Formen der HFV sind nicht vollständig geklärt. Wahrscheinlich ist das Zusammenspiel folgender Faktoren von Bedeutung:
- Direkte alveoläre Ventilation: Aufgrund der Asymmetrie des Bronchialsystems können proximal gelegene Alveolarregionen mit niedrigem Totraum auch mit sehr kleinen Hubvolumina direkt belüftet werden.
- Konvektive Strömung: In den Atemwegen liegt ein asymmetrisches Flussmuster vor. Der inspiratorische (O_2- bzw. frischgasreiche) Flow befindet sich in der Mitte der Atemwege und strömt rascher als der exspiratorische (Kohlendioxid enthaltende) Flow am Rande der Atemwege. Durch diese koaxiale Flowcharakteristik können

periphere Alveolarbereiche auch mit kleinen Hubvolumina belüftet werden.
- Pendelluft: Die Umverteilung von Alveolarluft aus benachbarten Alveolarregionen mit unterschiedlicher Compliance und Resistance bewirkt eine bessere Durchmischung der Gase und verbessert so den pulmonalen Gasaustausch.
- Augmentierte Diffusion (Taylor-Dispersion): Die verbesserte Durchmischung der Atemgase beruht auf dem kombinierten Effekt von axialer Konvektion des mit heterogener Geschwindigkeit strömenden Inspirationsgases und radialer, nichtaxialer Konvektion, wie sie für Turbulenzen charakteristisch ist.
- Kardiogene Oszillation: Die rhythmischen Kontraktionen des Herzens bewirken kleine Druckschwankungen im bronchoalveolären System und verbessern so die Durchmischung der Gase.
- Molekulare Diffusion: In der Alveolarregion erfolgt der Gasaustausch bei jeder Form der Beatmung, sei sie konventionell oder hochfrequent, durch Diffusion der Gasmoleküle.

Die Verbesserung der Oxygenierung durch HFV beruht vermutlich – wie bei der konventionellen Beatmung – auf der Erhöhung des mittleren intrapulmonalen Drucks und der damit einhergehenden Zunahme der FRC und des mittleren intrapulmonalen Volumens.

16.1.2 Hochfrequenzbeatmung mit positivem Druck (HFPPV)

Die Hochfrequenzbeatmung mit Überdruck ist in folgender Weise gekennzeichnet:
- Atemfrequenz 60–120/min,
- Atemhubvolumen 3–5 ml/kg KG,
- I:E-Verhältnis <0,3,
- passive Exspiration.

Im Wesentlichen entspricht die HFPPV einer konventionellen Beatmung mit hohen Atemfrequenzen und niedrigen Atemhubvolumina, jedoch werden hierfür meist spezielle Beatmungsgeräte mit geringer Compliance und zu vernachlässigendem kompressiblem Volumen verwendet. Die HFPPV wird am ehesten für die Beatmung bei laryngoskopischen oder bronchoskopischen Eingriffen eingesetzt, nicht oder nur sehr selten bei Intensivpatienten.

16.1.3 Hochfrequenzjetbeatmung (HFJV)

Bei dieser Form der Hochfrequenzbeatmung werden niedrige Atemzugvolumina mit hoher Geschwindigkeit aus einer Hochdruckquelle [10–50 psi (= »pounds per square inch«)] über eine in der Trachea platzierte Kanüle zugeführt. Die Kanüle weist einen geringen Durchmesser von 14–16 Gg. auf und ist zumeist in einen speziellen Endotrachealtubus inkorporiert, wobei das Gas über eine Öffnung im distalen Ende austritt. Bei schwieriger oder unmöglicher Intubation kann alternativ die Membrana cricothyroidea mit einer Jetkanüle punktiert werden. Direkt in die Trachea platzierte Katheter werden dagegen heutzutage kaum noch verwendet.

Um die Ventilation zu ermöglichen, wird das Gas intermittierend über ein timergesteuertes Ventil zugeführt. Aufgrund des Jetstroms durch die enge Kanülenöffnung entsteht ein Venturi-Effekt, sodass Gas aus der Umgebung mitgerissen wird und der Patient Frischgas aus 2 Quellen erhält: dem Jetventilator und dem die Kanülenspitze umgebenden Gasgemisch, das über ein T-Stück zusätzlich zugeführt werden kann. Das Atemhubvolumen hängt von der Kanülenöffnung, dem treibenden Druck und der Inspirationszeit ab, die inspiratorische O_2-Konzentration von der Konzentration des Sauerstoffs im Jetstrom und im umgebenden Gasgemisch. Die Anfeuchtung des Inspirationsgases erfolgt durch NaCl-Lösung als Aerosol.

Aufgrund der geringen Atemhubvolumina sind die Lungenexkursionen minimal und der Atemwegspitzendruck relativ niedrig.

Hochfrequenzjetbeatmung (HFJV)
- Frequenzen meist 100–150/min, selten höher
- Antriebsdruck 10–40 psi
- resultierende Atemhubvolumina 2–5 ml/kg KG
- I:E-Verhältnis zwischen 1:2 und 1:4
- Exspiration passiv

Empfehlungen für die initiale Einstellung des Jetbeatmungsgeräts für die HFJV (mod. nach Standifort 1989)
- **Initiale Einstellung**
  - Antriebsdruck (DP): 300 kPa
  - Inspirationszeit: 30%
  - Frequenz: 150/min
  - F_IO_2: 1,0
  - PEEP: 0–5 mbar

- Blutgasanalyse alle 15 min
- Wenn hypoxisch:
  1. PEEP-Erhöhung in Schritten von 3–5 mbar
  2. Erhöhung des Antriebsdrucks in kleinen Schritten
  3. Erhöhung der Inspirationszeit in 5%-Schritten bis maximal 40%
- Wenn hyperoxisch:
  1. Reduktion von F_IO_2
  2. Reduktion von PEEP
- Wenn hyperkapnisch:
  1. Erhöhung des Antriebsdrucks in kleinen Schritten
  2. Erhöhung der Inspirationszeit in 5%-Schritten bis maximal 40%
  3. Erhöhung der Frequenz in Schritten von 10/min bis maximal 250/min (kann bei einzelnen Patienten zum gegenteiligen Effekt führen)
  4. zusätzlich konventionelle Beatmung
  5. Wenn hypokapnisch:
  6. Erniedrigung des Antriebsdrucks in kleinen Schritten
  7. Erniedrigung der Inspirationszeit in 5%-Schritten bis minimal 20%
  8. Erniedrigung der Frequenz in Schritten von 10/min bis maximal 100/min (kann bei einzelnen Patienten gegenteiligen Effekt haben)

16.1.4 Hochfrequenzoszillationsbeatmung (HFO)

Bei diesem Verfahren wird das Gasgemisch im Tubus und in den leitenden Atemwegen mit einem Hochfrequenzoszillator (Kolbenpumpe, Lautsprecher oder magnetgesteuerte Geräte) in hochfrequente Schwingungen versetzt. Hierdurch wird die Luft während der Inspiration in die Lungen hineingedrückt und während der Exspiration herausgesaugt. Die Zufuhr von angefeuchtetem und mit Sauerstoff angereichertem Frischgas erfolgt im rechten Winkel in den Tubus, der Ausstrom der Exspirationsluft über einen separaten Auslass am Tubusansatz (▣ Abb. 16.1). Im Gegensatz zu den anderen Formen der Hochfrequenzbeatmung erfolgt bei der HFO die Exspiration aktiv; hierdurch wird eine bessere Elimination von Kohlendioxid erreicht.

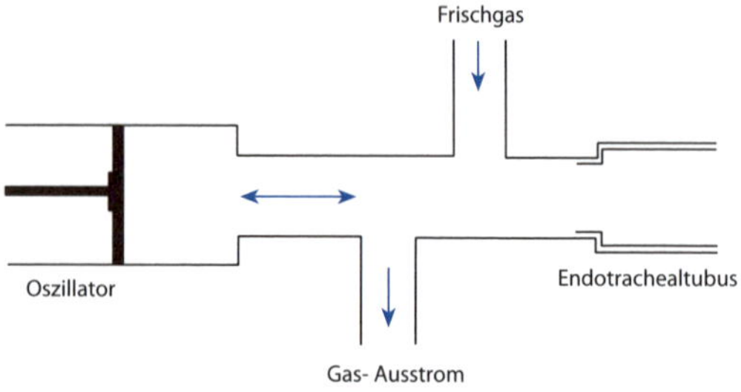

▣ **Abb. 16.1** Schematische Darstellung eines Hochfrequenzoszillators

Bei der HFO werden v. a. folgende Parameter durch den Therapeuten vorgewählt:
- F_IO_2,
- mittlerer Atemwegdruck (p_{aw}),
- Amplitude (bzw. »driving pressure«),
- Oszillationsfrequenz (meist 4–6 Hz bei Erwachsenen, 10–15 Hz bei Neugeborenen).

F_IO_2 und mittlerer Atemwegdruck bestimmen im Wesentlichen die Oxygenierung, Amplitude und Oszillationsfrequenz die Ventilation bzw. CO_2-Elimination.

16.1.5 Vorteile der HFV

Im Vergleich zur konventionellen volumenkontrollierten Beatmung sind die Ventilationsamplitude und die Atemwegspitzendrücke bei der HFV geringer, sodass die Lunge in gewisser Weise »ruhig gestellt« wird. Hierdurch könnte die Lunge weniger traumatisiert und die Herz-Kreislauf-Funktion in geringerem Maße beeinträchtigt werden. Auch könnte sich die »Ruhigstellung« der Lunge günstig auf die Erholung des erkrankten Lungengewebes beim ARDS auswirken.

Weiterhin kann durch die HFV möglicherweise eine gleichmäßigere Verteilung der Atemluft in den unteren Atemwegen und ein günstiger Einfluss auf das gestörte Ventilations-Perfusions-Verhältnis erreicht werden. In den letzten Jahren wurde zunehmend erkannt, dass nicht nur hohe Atemwegdrücke bzw. -volumina zur Lungenschädigung führen können, sondern auch der Zyklus von Kollaps und Wiedereröffnung von Alveolarregionen im Verlauf einer Beatmung mit normalen Hubvolumina. Vor diesem Hintergrund ist die HFV, v. a. die HFO als günstig anzusehen, da die Beatmungsamplitude minimal ist. Insbesondere in Verbindung mit vorausgehenden oder begleitenden »Lung-recruitment-Manövern« zum Öffnen kollabierter Lungenareale ist HFO theoretisch ein ideales Beatmungsverfahren.

16.1.6 Nachteile der HFV

Eine ausreichende Anfeuchtung der Atemluft ist bei einigen Formen der HFV nur schwer zu erreichen. Auch kann die hohe Geschwindigkeit, mit der das Gas in die Trachea einströmt, zu einer direkten physikalischen Schädigung der Schleimhaut mit Nekrotisierungen in den großen Atemwegen führen, v. a., wenn das Gas in der Nähe der Carina eintritt. Weiterhin besteht bei allen Formen der HFV die Gefahr eines zu hohen intrinsischen PEEP durch die starke Verkürzung der Exspirationszeit. Hierdurch kann es zu Störungen der CO_2-Elimination, Barotraumatisierung der Lunge und Beeinträchtigung der Herz-Kreislauf-Funktion kommen, besonders bei Patienten mit Obstruktion der Atemwege und guter Lungencompliance. Andererseits ist aber der intrinsische PEEP Voraussetzung für die verbesserte Oxygenierung unter einer HFV.

Da weiterhin eine angemessene Überwachung bei der HFV wesentlich schwieriger ist als bei konventionellen Beatmungsformen, wird das Verfahren als gefährlicher angesehen. Oft müssen die Patienten zudem tief sediert oder sogar relaxiert werden. Dies wird heute als erheblicher Nachteil für eine längere Beatmung angesehen.

16.1.7 Klinische Bewertung der HFV

Die HFV ist kein neues Verfahren, sondern wird mit all ihren Varianten bereits seit 40 Jahren klinisch eingesetzt und untersucht. Dabei konnte die HFV allerdings die in sie gesetzten Erwartungen klinisch bislang nicht ganz erfüllen. Von den besprochenen Varianten kommt der **HFO** intensivmedizinisch die größte Bedeutung zu, während die Bedeutung der HFJV im intensivmedizinischen Bereich heute eher gering ist: Die vorliegenden Studien bei Neonaten und Erwachsenen lassen keinen klaren Vorteil der HFJV erkennen, weder im Hinblick auf die Barotraumatisierung der Lunge noch auf die kardiovaskuläre Stabilität oder die Mortalität.

HFO bei Früh- und Neugeborenen Hier hat die HFO seit einigen Jahren in vielen Kliniken einen festen Stellenwert, und hier liegen auch eine Reihe prospektiv gewonnener klinischer Untersuchungsergebnisse vor. Die Ergebnisse sind jedoch uneinheitlich. Die meisten Studien konnten weder bei den Frühkomplikationen noch bei der Letalität wesentliche Unterschiede zwischen konventioneller Beatmung und HFO feststellen. In einigen Studien fand sich eine erhöhte Komplikationsrate unter HFO (v. a. intrakranielle Blutungen, die möglicherweise durch einen schlechteren zerebralvenösen Abfluss bei unter HFO erhöhtem ZVD begünstigt werden), in anderen dagegen Hinweise auf eine bessere Prognose unter HFO ohne Zunahme der Nebenwirkungen. Die Uneinheitlichkeit der Studienergebnisse ist vermutlich u. a. bedingt durch:

- Heterogenität der Patientenpopulation,
- unterschiedliche verwendete Beatmungsgeräte,
- unterschiedlicher Erfahrungsgrad der Anwender (deutlichere »Lernkurve« bei Anwendung der HFO),
- unterschiedliche Beatmungsstrategien (mit oder ohne Recruitmentmanöver),
- unterschiedliche Zeitpunkte des Beginns der HFO,
- unterschiedliche Begleittherapie (mit und ohne Surfactant bei RDS).

Insgesamt lassen die Studienergebnisse in der pädiatrischen Intensivmedizin keine eindeutige Empfehlung für die Anwendung der HFO zu. Eine Metaanalyse aus dem Jahr 2011 kommt zu dem Ergebnis, es gebe keinen Beleg dafür, dass HFV bei Kindern die Letalität oder die Beatmungsdauer reduziere (Duyndam et al. 2011). Allerdings ist HFO in Zentren, die hiermit Erfahrung haben, ein sicheres Verfahren, und es gibt pädiatrische Intensivmediziner, die die Anwendung von HFO bereits frühzeitig in der Therapie des RDS für indiziert halten.

HFO bei ARDS HFO scheint für die Beatmung des ARDS-Patienten besonders geeignet zu sein, da sie 2 Beatmungsprinzipien in sich vereint, die heute als besonders wichtig gelten:

- niedrige Hubvolumina,
- Aufrechterhaltung eines adäquaten alveolären Recruitments.

Dennoch lassen die bislang publizierten klinischen Untersuchungen keine klare Überlegenheit der HFO gegenüber einer lungenschonenden konventionellen Beatmung erkennen, insbesondere keine eindeutige Letalitätssenkung durch HFO. Sie zeigen lediglich, dass auch der ARDS-Patient mit HFO effektiv beatmet werden kann, aber nicht, dass er durch HFO besser beatmet wird als mit.

Aus dem Jahr 2010 kommt allerdings zu ermutigenderen Ergebnissen: »HFO könnte die Letalität bei ARDS-Patienten im Vergleich mit konventioneller Beatmung senken. Es ist unwahrscheinlich, dass sie schadet« (Sud et al. 2010).

> **Die Überlegenheit der HFV gegenüber einer sachgemäß durchgeführten konventionellen Beatmung ist bisher nicht eindeutig nachgewiesen worden. Die Vorteile geringerer Atemwegspitzendrücke können möglicherweise in ähnlicher Weise durch konventionelle protektive Beatmung erreicht werden.**

16.2 Atemunterstützung mit konstantem Flow (CFT)

Hierzu gehören die apnoische Oxygenierung und die tracheale O_2-Insufflation sowie die »constant flow ventilation« (CFV). Während die apnoische Oxygenierung und die tracheale O_2-Insufflation sich nicht zur Langzeitbeatmung eignen, sondern nur als überbrückende Maßnahme in speziellen Situationen, um die Oxygenierung aufrechtzuerhalten, kann mit der CFV über einen längeren Zeitraum die Normoventilation gewährleistet werden.

16.2.1 Apnoische Oxygenierung (AO)

Bei diesem Verfahren wird zunächst die Lunge durch Voratmung von 100%igem Sauerstoff denitrogeniert, um den pulmonalen O_2-Speicher in der FRC von ca. 400 ml auf 2 600 ml Sauerstoff zu erhöhen; der p_aO_2 steigt dadurch auf ca. 650 mm Hg an. Danach wird ein Atemstillstand erzeugt und der Endotrachealtubus mit einer O_2-Quelle verbunden. Bei normalem Stoffwechsel werden vom narkotisierten Patienten ca. 200 ml Sauerstoff pro Minute aufgenommen und ca. 20 ml Kohlendioxid pro Minute aus dem Blut in den Alveolarraum abgegeben und das restliche produzierte Kohlendioxid im Körper gespeichert. Somit wird wesentlich mehr Gas aufgenommen als abgegeben. Hierdurch entsteht in den Alveolen ein Unterdruck, durch den ein konvektiver Gasfluss in die Lunge von ca. 180 ml/min aufrechterhalten wird.

> **Wird bei apnoischer Oxygenierung Sauerstoff zugeführt, kann der p_aO_2 für ca. 1 h auf ausreichender Höhe gehalten werden; wird hingegen Raumluft »angesaugt«, so stehen für die Apnoezeit lediglich ca. 10 min zur Verfügung.**

Während der arterielle pO_2 unter der Apnoe abfällt, steigt der arterielle pCO_2 hierunter zwangsläufig an, und zwar in der ersten Minute um ca. 10–13 mm Hg, danach um ca. 3–6 mm Hg/min – je nach Stoffwechselaktivität. Unter klinischen Bedingungen sind Anstiege des p_aCO_2 bis zu ca. 250 mm Hg ohne schwerwiegende Nebenwirkungen beschrieben worden. Es entwickelt sich jedoch eine respiratorische Azidose mit Rechtsverschiebung der O_2-Bindungskurve.

Klinische Anwendung Die AO wird angewandt, um kürzere Apnoen für chirurgische Eingriffe oder diagnostische Maßnahmen, bei denen eine bewegungslose Lunge erwünscht ist, zu überbrücken. Weiterhin kann das Verfahren bei der Apnoe zur Hirntoddiagnostik eingesetzt werden, da die sich entwickelnden hohen p_aCO_2-Werte einen starken Atemreiz darstellen, mit dem eine durch Hyperventilation bedingte Apnoe überwunden werden kann.

16.2.2 Tracheale O_2-Insufflation (TRIO)

Bei der trachealen O_2-Insufflation (»tracheal insufflation of oxygen«, TRIO) wird ein Katheter in der Trachea, etwa 1 cm oberhalb der Carina, platziert und hierüber 2 l O_2/min zugeführt. Beim Tier können auf diese Weise Apnoezeiten bis zu 5 h erreicht werden. Ähnlich wie die Jetbeatmung kann die TRIO bei schwieriger Intubation oder massiver Verlegung der oberen Atemwege durch Punktion der Membrana cricothyroidea angewandt werden. Weiterhin kann mit der TRIO bei noch ausreichend spontan atmenden Patienten mit COPD oder Lungenfibrose eine schwere Hypoxämie behandelt werden.

16.2.3 Beatmung mit konstantem Flow (CFV)

Ähnlich wie bei der TRIO wird auch bei der Beatmung mit konstantem Flow (»constant flow ventilation«, CFV) Sauerstoff distal in die Trachea oder – besser – über 2 Katheter in die Hauptbronchen insuffliert. Die Flowrate ist mit 1 l/kg KG/min sehr hoch; hierdurch kommt es an der Katheterspitze zu einem Jeteffekt. Der Gastransport und der Gasaustausch erfolgen durch Turbulenzen, Oszillationen des Herzens, molekulare Diffusion und kollaterale Ventilation; die Exspirationsluft entweicht über den Endotrachealtubus.

Bei der CFV bleibt die Lunge bewegungslos, aufgrund des hohen Flows jedoch offen. Die CO_2-Elimination ist umso größer, je tiefer der Katheter in die Atemwege vorgeschoben wird.

16.2.4 Bewertung der CFT

AO und TRIO eignen sich nicht für die Langzeitbeatmung, können aber in speziellen Situationen vorübergehend eine ausreichende Oxygenierung aufrechterhalten. Je weiter distal der Sauerstoff insuffliert wird und je höher der Flow ist, desto stärker wird der Totraum vermindert. Um die CO_2-Elimination zu verbessern und den Ventilationsbedarf zu vermindern, sind die Insufflationstechniken auch mit konventioneller Beatmung kombiniert worden. Allerdings ließen sich entscheidende günstige Effekte bei der Therapie des schweren akuten Lungenversagens bisher nicht nachweisen.

16.3 Künstliche Lungenunterstützung: ECMO

Wie in ► Kap. 20 dargelegt, können hohe inspiratorische O_2-Konzentrationen sowie hohe Atemwegdrücke und Atemhubvolumina beim schweren akuten Lungenversagen die Lunge schädigen und die Funktion weiter verschlechtern. Auch kann bei einigen dieser Patienten selbst mit extremen Einstellungen des Beatmungsmusters kein ausreichender p_aO_2 aufrechterhalten werden. Dieser Zustand kann sich rasch, d. h. innerhalb weniger Stunden entwickeln (»catastrophic lung disease«) oder progredient innerhalb mehrerer Tage.

Beim Versagen konventioneller Maßnahmen der Atemtherapie können bei diesen Patienten **extrakorporale Lungenersatzverfahren** eingesetzt und gleichzeitig eine »lungenschonende« Beatmung unter Vermeidung hoher Atemwegspitzendrücke und Atemhubvolumina sowie hoher inspiratorischer O_2-Konzentrationen durchgeführt werden (»Ruhigstellung der Lunge«).

Eine Zeit lang erschienen auch **intrakorporale Lungenersatzverfahren** erfolgversprechend. Dabei werden heparinbeschichtete Membranoxygenatoren durch die V. femoralis oder V. jugularis interna in die V. cava vorgeschoben. Die Oxygenatoren bestehen aus O_2-durchströmten Hohlfasern mit Mikroporen, an deren Grenzfläche der Gasaustausch stattfindet. Allerdings war die Gasaustauschfläche dieser Systeme (»intravascular oxygenator«, IVOX; Hattler-Katheter) begrenzt und entsprechend auch die Oxygenierungskapazität stark eingeschränkt. Diese Systeme werden in der klinischen Routine nicht genutzt.

Die **extrakorporale Lungenunterstützung** wird in verschiedenen Varianten mit unterschiedlichen Bezeichnungen durchgeführt: »extracorporal lung support«; »extracorporal live support«; »extracorporal lung assist«, »artificial lung assist«. Meist wird das Kürzel **ECMO** verwendet (»extracorporal membrane oxygenation«; extrakorporale Membranoxygenierung), auch wenn bei einigen Verfahren weniger die Oxygenierung als vielmehr die CO_2-Elimination im Vordergrund steht.

16.3.1 Prinzip der ECMO

Bei allen ECMO-Varianten wird Blut aus dem Gefäßsystem hinaus durch einen Memranoxygenator (»künstliche Lunge«) geleitet und wieder in das Gefäßsystem zurückgeführt, sodass sich das dann O_2-reiche und CO_2-arme Blut aus dem extrakorporalen Kreislauf wieder mit dem Blut des »normalen« Kreislaufs vermengt.

Dabei kann das Blut entweder aus dem venösen oder dem arteriellen Schenkel entnommen werden, und es kann – dieser Unterschied ist funktionell noch bedeutsamer – entweder in den arteriellen oder in den venösen Schenkel zurückgeführt werden.

Insbesondere sind folgende **Varianten** möglich:
- venoarterielle ECMO.
- venovenöse ECMO.
- arteriovenöse ECMO.

Venoarterielle ECMO

Das venoarterielle Verfahren ist gewissermaßen eine Langzeitanwendung der aus der Kardiochirurgie bekannten Herz-Lungen-Maschine. Hier wird das Blut mittels einer Pumpe aus dem venösen System (meist V. femoralis) heraus und durch den Mebranoxygenator wieder in das arterielle System (meist A. femoralis) zurückgeführt (■ Abb. 16.2). Hierbei erfolgt eine Parallelschaltung von Membranoxygenator und Lunge; die Pumpe kann einen Großteil des Herzzeitvolumens übernehmen und der Membranoxygenator praktisch die gesamte Oxygenierung des Blutes.

Diese Form der ECMO wurde in den 1970-er Jahren angewandt, war jedoch sehr komplikationsträchtig und brachte keine Überlebensverbesserung bei ARDS. Hauptindikation dieses Verfahrens ist heute eher die zirkulatorische Unterstützung bei schwerstem kardiogenem Schock oder als Bridgingverfahren zur Herztransplantation; zur respiratorischen Unterstützung bei ARDS wird es nur noch in Ausnahmefällen eingesetzt.

Venovenöse ECMO

Das venöse Blut wird über dicklumige Katheter via V. femoralis oder V. jugularis aus dem Gefäßsystem

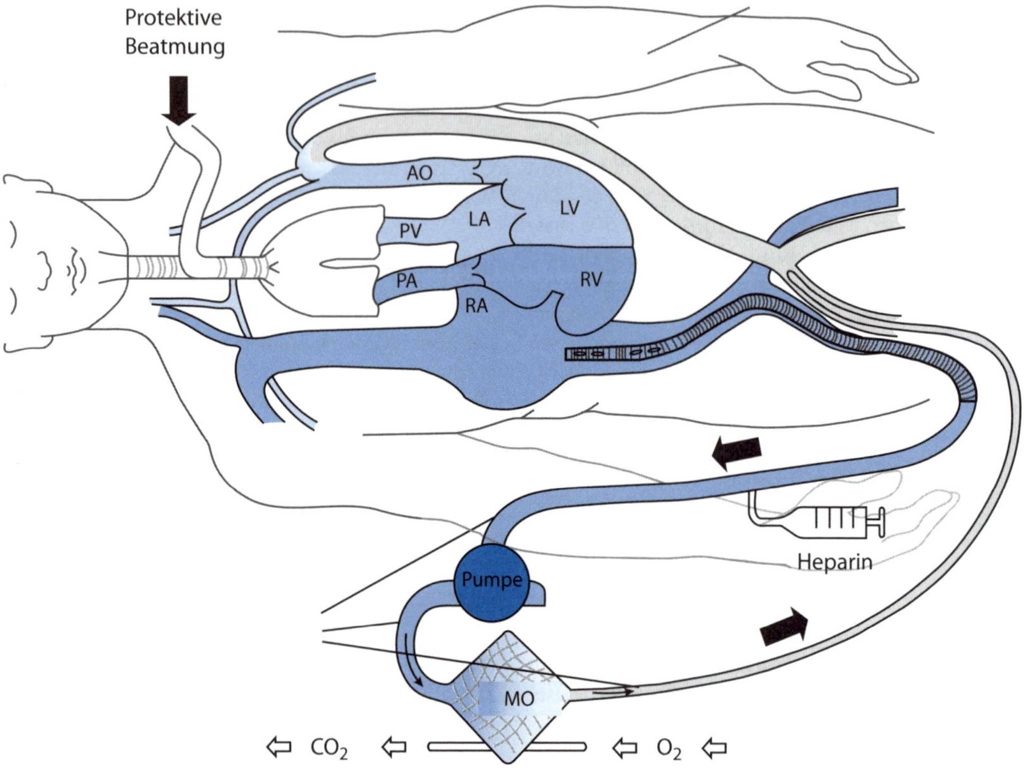

Abb. 16.2 Venoarterielle ECMO. Das heparinisierte Blut wird über einen V.-femoralis-Zugang aus der unteren Hohlvene mittels einer Pumpe durch den Membranoxygenator (MO) geleitet. Der Rückfluss des oxygenierten Blutes erfolgt über einen A.-femoralis-Zugang in die Aorta. Währenddessen wird der Patient lungenprotektiv beatmet. (Aus MacLaren et al. 2012)

gepumpt, durch den Membranoxygenator geleitet und wieder in das venöse Gefäßsystem zurückgeführt (Abb. 16.3). So wird das venöse Blut oxygeniert, und es erfolgt eine sehr effektive CO_2-Entfernung. Daher wurde dieses Verfahren ursprünglich als $ECCO_2$-R (»extracorporal CO_2 removal«, extrakorporale CO_2-Elimination) bezeichnet.

Bei venovenöser ECMO werden Oxygenator und Lunge hintereinandergeschaltet → Reihenschaltung von Membranoxygenator und Lunge.

Die extrakorporale Oxygenierung und insbesondere die CO_2-Elimination erlauben eine deutliche Reduktion der Invasivität der Beatmung, sodass niedrigere Sauerstoffkonzentrationen, sehr niedrige Atemhubvolumina und niedrige Atemfrequenzen ausreichen. So kann sich die Lunge besser erholen und wird nicht weiter durch die Beatmung geschädigt (»ultraprotektive Beatmung«). Die Oxygenierung des venösen Blutes bewirkt außerdem einen Abfall des pulmonalarteriellen Gefäßwiderstandes, sodass die Rechtsherzbelastung zurückgeht.

Die venovenöse ECMO ist heute zur Therapie des schweren ARDS am weitesten verbreitet und wird auch bei schwerer COPD angewendet.

Arteriovenöse ECMO

Eine weitere Variante ist die arteriovenöse Lungenunterstützung ohne Pumpe (»pumpless extracorporal lung assist«) mit einem sog. »low resistance lung assist device«, LAD – oder, wenn man so will: Hier ist das Herz des Patienten die Pumpe. Ein solches LAD ist der ILA-Membranventilator von Novalung (ILA = »interventional lung assist«).

Zur arteriovenösen ECMO werden je ein hinreichend großes venöses und arterielles Gefäß kanüliert (V. femoralis und A. femoralis; Abb. 16.4). Durch das arteriovenöse Druckgefälle wird ein Teil des Herzzeitvolumens (etwa 20–25%) durch den zwischengeschalteten Membranoxygenator gepumpt. Der Einfluss auf die arterielle Oxygenierung ist gering, da lediglich ein

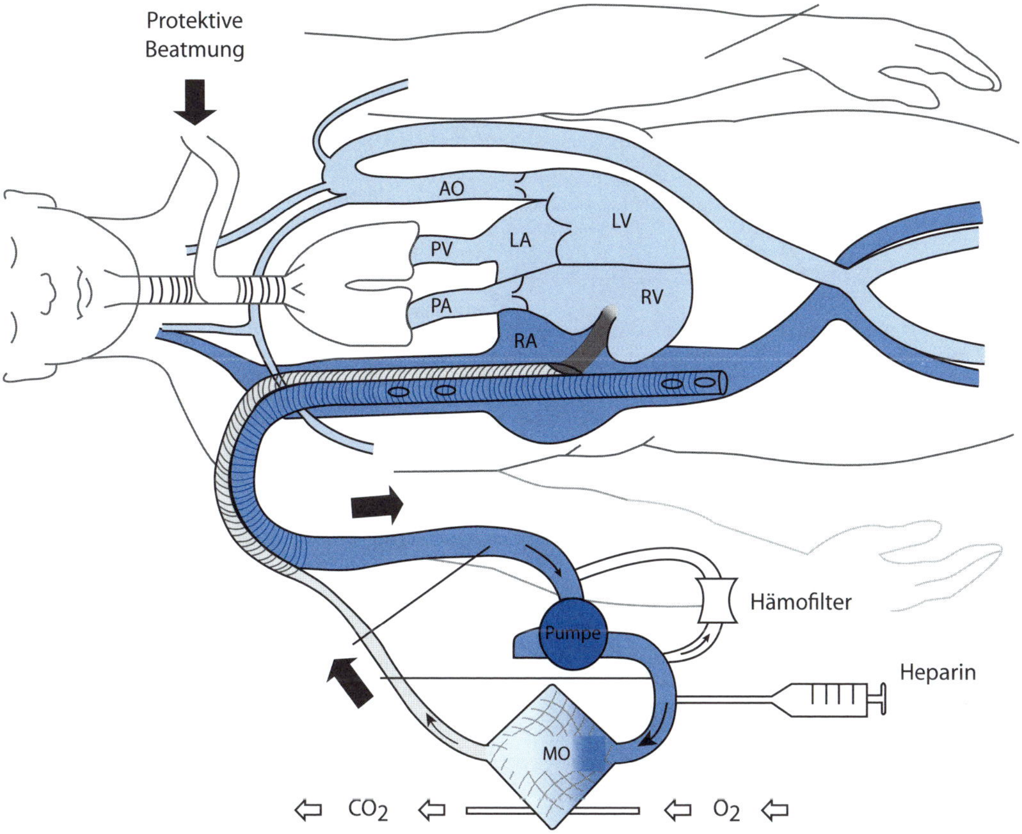

■ **Abb. 16.3** Venovenöse ECMO mittels Doppellumenkatheter. Das heparinisierte Blut wird über einen via V. jugularis interna gelegten Doppellumenkatheter aus der V. cava mittels Pumpe durch den Membranoxygenator (MO) geleitet. Der Rückfluss des oxygenierten Blutes erfolgt über die im rechten Vorhof liegende Öffnung des Doppellumenkatheters. Währenddessen wird der Patient lungenprotektiv beatmet. Vor den MO lässt sich leicht ein Hämofilter zur besseren Flüssigkeitsbilanzierung oder zur Nierenersatztherapie schalten. (Aus MacLaren et al. 2012)

relativ geringer Teil des Herzzeitvolumens oxygeniert dem venösen Blut beigemischt wird. Dabei ist der Einfluss auf die Oxygenierung umso größer, je niedriger die Ausgangs-pS_aO_2 ist. Da aber praktisch das gesamte produzierte CO_2 eliminiert werden kann, lässt sich die Invasivität der Beatmung deutlich reduzieren.

ILA besticht durch sein einfaches Konzept, das an die früher – und auch gelegentlich heute noch – praktizierte arteriovenöse Hämofiltration erinnert. Dieses einfache pumpenlose Konzept wird aber durch eine z. T. recht hohe Rate an arteriellen Gefäßkomplikationen erkauft (bis 10%). Ähnlich wie bei der Hämofiltration gibt es daher die Tendenz, die arteriovenöse ILA durch eine pumpengetriebene venovenöse Anwendung zu ersetzen: »ILA active«; dann aber handelt sich naturgemäß um eine Form der venovenösen ECMO.

16.3.2 Indikationen für eine ECMO

Die Extracorporal Life Support Organization (ELSO) hat 2009 Leitlinien zur Indikation und Durchführung von ECMO publiziert. Danach kann ECMO bei schwersten Verläufen eines Lungenversagens erwogen werden, wenn die Letalitätswahrscheinlichkeit im individuellen Fall mit ≥80% eingeschätzt wird. Dies ist etwa der Fall bei einem Oxygenierungsindex (p_aO_2/F_IO_2) <80 bei einer F_IO_2 >90%. Als weitere Indikationen für bestimmte Formen der ECMO, wie die ILA, werden erschwertes Weaning und exazerbierte COPD genannt (v. a. aufgrund der CO_2-Elimination).

Indikationen bei Neugborenen und Kindern Bei Neugeborenen und Kindern wird die ECMO nach wie vor gelegentlich eingesetzt, obwohl oft auch mit

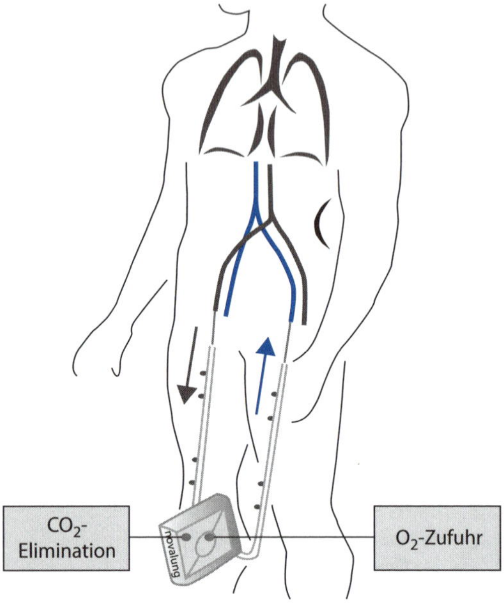

Abb. 16.4 Das »interventional lung system« (ILA; Novalung,) liegt – nach Kanülierung einer V. femoralis und einer A. femoralis – zwischen den Beinen des Patienten. In der Kartusche wird das Blut, getrennt durch eine Spezialmembran, von Sauerstoff mit einem Flow von etwa 10 l/min umspült. Dadurch wird im Blut der p_aO_2 erhöht und – bedeutsamer – der pCO_2 erheblich reduziert

anderen Verfahren wie lungenschonender konventioneller Beatmung oder HFO und Surfactantgabe gute Ergebnisse erreicht werden können. Eine mögliche ECMO-Indikation ist das kombinierten Vorliegen von persistierender fetaler Zirkulation, pulmonaler Hypoplasie und kongenitaler Zwerchfellhernie. Die Überlebenswahrscheinlichkeit eines mit ECMO behandelten Neugeborenen wird heute im Register der ELSO mit 75% angegeben.

16.3.3 Komponenten und Verfahrensaspekte der ECMO

Die wichtigsten Bestandteile der ECMO sind:
- die Gefäßkatheter,
- die Pumpe,
- der Mebranoxygenator.

Von der Beschaffenheit dieser Bestandteile hängt u. a. das Ausmaß der notwendigen Antikoagulation ab. Die heutigen Bestandteile unterscheiden sich erheblich von den noch vor 10–20 Jahren verwendeten Materialien, und es ist heute eine deutlich geringere Antikoagulation erforderlich als früher, weil z. T. heparinisierte Systeme verwendet werden.

Gefäßkatheter Für die venovenöse ECMO wurden ursprünglich 2 dicklumige Kanülen (21–28 Charr) benötigt, sodass 2 große Venen kanüliert werden mussten. Neuerdings gibt es auch einen Doppellumenkatheter, der über die rechte V. jugularis interna mit seiner Spitze bis transatrial in die V. cava inferior vorgeschoben wird; der Rückfluss erfolgt direkt in den rechten Vorhof (Abb. 16.3).

Pumpe Heute werden besonders konstruierte Zentrifugalpumpen verwendet, die mit 2000–5000 Umdrehungen/min arbeiten. Dadurch entsteht ein Sog, der das Blut aus dem Gefäßsystem in Richtung Oxygenator befördert. Diese modernen Zentrifugalpumpen haben erheblich weniger Nebenwirkungen und sind einfacher zu bedienen und zu warten als die alten Rollerpumpen.

Oxygenator Moderne Oxygenatoren sind sowohl effektiver als auch nebenwirkungsärmer als die älteren Silikonmembranoxygenatoren. Sie enthalten dünne beschichtete Hohlfasern, die die Diffusion von Gas, aber nicht von Flüssigkeiten erlauben. Das Gas fließt durch die Fasern und wird vom Blut umspült; dabei findet der Gasaustausch statt, wobei CO_2 erheblich besser diffundieren kann als O_2. Für den Einfluss von Blut- und Gasfluss gibt es folgenden grundsätzlichen Zusammenhang:
- Die CO_2-Elimination hängt hauptsächlich vom Gasfluss ab: Je höher der Gasfluss, desto stärker die CO_2-Elimination.
- Die Oxygenierung hängt hauptsächlich vom Blutfluss ab: Je höher der Blutfluss, desto besser ist die Sauerstoffaufnahme.

Das bedeutet:

> **Auch mit geringem Blutfluss kann eine effektive CO_2-Elimination erreicht werden (etwa mit 10–15 ml/kg KG/min), wohingegen für eine effektive Oxygenierung ein 4- bis 6-mal höherer Blutfluss erforderlich ist (50–60 ml/kg KG/min oder mehr).**

Heparinisierung Während früher stets eine Vollheparinisierung erforderlich war, reicht heute meist eine Heparingabe bis zur Verlängerung der PTT auf das 1,2- bis 1,8-Fache.

16.3.4 Beatmung unter ECMO

Durch jede Form der ECMO kann die Invasivität der Beatmung reduziert werden. Empfohlen werden beispielsweise:

- niedriges Hubvolumen: ≤6 ml/kg KG, z. T. bis hinunter zu 2–3 ml/kg KG,
- p_{max} <25 mbar,
- niedrige Atemfrequenz (4–6/min),
- ausreichend hoher PEEP zum Offenhalten der Lunge (10–20 mbar),
- F_IO_2-Reduktion auf <0,6.

16.3.5 Komplikationen bei ECMO

Unter früheren ECMO-Anwendungen, insbesondere der venoarteriellen ECMO, waren Komplikationen häufig und konnten schwerwiegend sein:

- schwere Blutungskomplikationen aufgrund der Vollheparinisierung und mechanisch induzierten Thrombopenie,
- Traumatisierung des Blutes durch die hohen Flowraten,
- Schäden im Bereich der kanülierten Arterie,
- Abnahme der Lungendurchblutung durch den extrakorporalen venoarteriellen Teilkreislauf.

Heutzutage ist eine geringere Antikoagulation erforderlich. Teilweise werden heparinbeschichtete Membranlungen und Schlauchsysteme verwendet, und der Thrombozytenabfall ist geringer. Daher ist die Gefahr der Blutungskomplikation gesunken.

> **Insgesamt kann die ECMO heute erheblich komplikationsärmer und aufgrund der technischen Verbesserungen und Standardisierungen einfacher durchgeführt werden.**

Allerdings können auch heute noch bedrohliche Komplikationen auftreten, insbesondere:

- Gefäßkomplikationen (je nach Gefäßzugang, besonders bei arterieller Kanülierung),
- Blutungen, inkl. intrakraniellen Blutungen,
- Thrombembolien.
- Infektionen.

16.3.6 Bewertung der extrakorporalen Lungenunterstützung

Frühere ECMO-Studien zeigten eine hohe Letalität der so behandelten Patienten (bis 90%) und keinen Überlebensvorteil gegenüber rein konventioneller Beatmung. Heute stehen zum einen bessere Materialien zur Verfügung, die Anwendung ist sicherer und einfacher geworden, und zum anderen wird ECMO mit einer schonenden Beatmungstechnik kombiniert.

Die Überlebenswahrscheinlichkeit eines mit ECMO behandelten erwachsenen ARDS-Patienten beträgt heute laut ELSO-Register 52%, und die 2010 publizierte sog. CESAR-Studie mit 180 Patienten zeigte einen Überlebensvorteil für ECMO-behandelten Patienten gegenüber konventioneller Beatmung (63% vs. 47%; Peek et al. 2010). Allerdings wird dieses CESAR-Ergebnis aufgrund einiger Probleme im Studiendesign von vielen Beatmungsexperten nicht als klarer Beleg für den Nutzen von ECMO angesehen.

Eine besondere Anwendung erfuhr ECMO in den letzten Jahren im Rahmen der weltweit auftretenden H1N1-Influenzapandämie. Einige der betroffenen Patienten erlitten ein schweres Lungenversagen, und einige dieser Patienten wurden im Rahmen klinischer Studien mit ECMO behandelt. Eine 2010 publizierte systematische Zusammenfassung dieser Studien fand allerdings keinen Überlebensvorteil durch ECMO; aber auch hier empfehlen die Autoren, ECMO bei schwersten Verläufen als »salvage therapy« einzusetzen (Mitchell et al. 2010).

Auch wenn moderne ECMO-Verfahren heute einfacher durchzuführen sind als früher und nicht mehr notwendigerweise großen Zentren vorbehalten sind, sollte ECMO nur in Schwerpunktkliniken von gut ausgebildetem und geübtem Personal durchgeführt werden. Bei entsprechender Indikationsstellung muss dann mit einer solchen Schwerpunktklinik Kontakt aufgenommen werden, und der Patient muss ggf. mittels Intensivtransport dorthin verlegt werden.

Literatur

Bartlett RH, Gattinoni L (2010) Current status of extracorporal life support (ECMO) for cardiopulmonary failure. Minerva Anesthesiol 76:534-540

Bein T, Prasser C, Philipp A et al. (2004) Pumpless extracorporeal lung assist using arterio-venous shunt in severe ARDS. Experience with 30 cases. Anaesthesist 53: 813–819

Bollen CW, van Well GT, Sherry T et al. (2005) High frequency oscillatory ventilation compared with conventional mechanical ventilation in adult respiratory distress syndrome: a randomized controlled trial. Crit Care 9: R430–439

Chan KP, Stewart TE, Mehta S (2007) High-frequency oscillatory ventilation for adult patients with ARDS. Chest 31: 1907–1916

Derdak S, Mehta S, Stewart TE et al. (2002) Multicenter Oscillatory Ventilation For Acute Respiratory Distress Syndrome Trial (MOAT) Study Investigators. High-frequency oscillatory ventilation for acute respiratory distress syndrome in adults: a randomized, controlled trial. Am J Respir Crit Care Med 166: 801–808

Duyndam A, Ista E, Houmes RJ, van Driel B, Reiss I, Tibboel D (2011) Invasive ventilation modes in children: a systematic review and meta-analysis. Crit Care 15: R24

Esan A, Hess DR, Raoof S, George L, Sessler CN (2010) Severe hypoxemic respiratory failure: part 1 – ventilatory strategies. Chest 137: 1203–1216

Extracorporeal Life Support Organization (ELSO) (2009a) General Guidelines for all ECLS Cases. [www.elso.med.umich.edu]

Extracorporeal Life Support Organization (ELSO) (2009b) Patient Specific Guidelines. A supplement to the ELSO General Guidelines. [www.elso.med.umich.edu]

Fanelli V, Mehta S (2010) Open the lung with high-frequency oscillation ventilation or conventional mechanical ventilation? It may not matter! Crit Care 14: 1010

Fessler HE, Hess DR (2007) Respiratory controversies in the critical care setting. Does high-frequency ventilation offer benefits over conventional ventilation in adult patients with acute respiratory distress syndrome? Respir Care 52: 595–605

Ford JW (2006) Neonatal ECMO: Current controversies and trends. Neonatal Network 25: 229–238

Gattinoni L, Carlesso E, Langer T (2012) Towards ultraprotective mechanical ventilation. Curr Opinion Anaesthesiol 25 (2): 141–147

Ip T, Mehta S (2012) The role of high-frequency oscillatory ventilation in the treatment of acute respiratory failure in adults. Curr Opin Crit Care 18: 70–79

Kopp R, Kuhlen R (2007) Therapie des respiratorischen Versagens. In: Kuhlen R, Rossaint R (Hrsg) Evidenzbasierte Medizin in Anästhesie und Intensivmedizin, 2. Aufl. Springer, Berlin Heidelberg New York

Lunkenheimer PP, Salle BL, Whimster WF, Baum M (1994) High frequency ventilation: Reappraisal and progress in europe and abroad. Crit Care Med 22: 19–23

MacLaren G, Combes A, Bartlett RH (2012) Contemporary extracorporeal membrane oxygenation for adult respiratory failure: life support in the new era. Intensive Care Med 38: 210–222

Mitchell MD, Mikkelsen ME, Umscheid CA et al. (2010) A systematic review to inform institutional decisions about the use of extracorporeal membrane oxygenation during the H1N1 influenza pandemic. Crit Care Med 38: 1398–1404

Moerer O, Quintel M (2011) Protective and ultra-protective ventilation: using pumpless interventional lung assist (iLA). Minerva Anestesiol 77: 537–544

Moran JL, Chalwin RP, Graham PL. (2010) Extracorporeal membrane oxygenation (ECMO) reconsidered. Crit Care Resusc 12: 131–135

Patronitia N, Bellania G, Pesent A (2011) Nonconventional support of respiration. Curr Opinion Crit Care 17: 527–532

Peek GJ, Elbourne D, Mugford M et al. (2010) Randomised controlled trial and parallel economic evaluation of conventional ventilatory support versus extracorporeal membrane oxygenation for severe adult respiratory failure (CESAR). Health Technol Assess14: 1–46

Peek GJ, Mugford M, Tiruvoipati R et al. (2009) Efficacy and economic assessment of conventional ventilatory support versus extracorporeal membrane oxygenation for severe adult respiratory failure (CESAR): a multicentre randomised controlled trial. Lancet 374: 1351–1363

Pierrakos C, Karanikolas M, Scolletta S, Karamouzos V, Velissaris D (2012) Acute respiratory distress syndrome: pathophysiology and therapeutic options. J Clin Med Res.4:7-16

Raoof S, Goulet K, Esan A, Hess DR, Sessler CN (2010) Severe hypoxemic respiratory failure: part 2 – nonventilatory strategies. Chest 137: 1437–1448

Ritacca FV, Stewart TE (2003) High-frequency oscillatory ventilation in adults – a review of the literature and practical applications. Crit Care 7

Slutsky AS (1988) Nonconventional methods of ventilation. Am Rev Respir Dis 138: 175–183

Sud S, Sud M, Friedrich JO, Meade MO, Ferguson ND, Wunsch H, Adhikari NK (2010) High frequency oscillation in patients with acute lung injury and acute respiratory distress syndrome (ARDS): systematic review and meta-analysis. BMJ 340: c2327

Villar J, Slutsky AS (1994) Apnoic oxygenation and other nonconventional techniques of ventilatory support. In: Tobin MJ (ed) Principles and practice of mechanical ventilation. McGraw-Hill, New York St. Louis San Francisco, pp 499–510

Wunsch H, Mapstone J (2008) High-frequency ventilation versus conventional ventilation for treatment of acute lung injury and acute respiratory distress syndrome. The Cochrane Library 2008, Issue 4

Zander R, Mertzlufft F (1994) Sauerstoffversorgung trotz Atemstillstandes. Anästhesiol Intensivmed Notfallmed Schmerzther 29: 223–227

Nicht invasive Beatmung (»non-invasive ventilation«, NIV)

(Die nicht invasive Beatmung (NIV) ist eine Atemunterstützung ohne endotracheale Intubation. Die NIV wird v. a. in 2 Bereichen durchgeführt:
- Heimbeatmung bei chronischen respiratorischen Erkrankungen,
- Behandlung akuter respiratorischer Erkrankungen oder akuter Dekompensation chronischer respiratorischer Erkrankungen in der Intensivmedizin.

17.1 Heimbeatmung

Folgende Grade der erforderlichen respiratorischen Unterstützung werden unterschieden:
- **Grad 1:** Maschinelle Unterstützung nur notwendig bei akuter Erkrankung oder nach Operationen.
- **Grad 2:** Maschinelle Unterstützung regelmäßig während des Schlafes erforderlich.
- **Grad 3:** Maschinelle Unterstützung regelmäßig während des Schlafes und einige Stunden am Tag notwendig.
- **Grad 4:** Maschinelle Unterstützung ständig erforderlich.

Bei Grad 2 und 3 soll durch die NIV v. a. eine nächtliche Hypoventilation mit Hypoxie vermieden werden. Außerdem soll während der Nacht die ermüdete Atemmuskulatur entlastet werden, damit der Patient tagsüber effizienter spontan atmen kann. Bei Grad 4 ist die NIV nicht mehr sinnvoll, vielmehr muss ein Tracheostoma angelegt werden.

Unterstützung der Oxygenierung durch Zufuhr von Sauerstoff

Von der nicht invasiven Beatmung muss die kontinuierliche O_2-Zufuhr bei chronisch obstruktiven und restriktiven Lungenerkrankungen (COPD, Lungenfibrose) unterschieden werden. Durch die O_2-Zufuhr soll die Oxygenierung des Lungenkapillarblutes verbessert werden.

Heimbeatmungsindikationen für die NIV

- Alveoläre Hypoventilation durch Störungen des Atemantriebs (z. B. Schlafapnoesyndrom, Undine-Syndrom, Pickwick-Syndrom),
- hohe Querschnittlähmung,
- Poliomyelitis,
- beidseitige Phrenikusparese,
- neuromuskuläre Erkrankungen,
- schwere Skoliose oder andere deformierende Brustkorberkrankungen,
- amyotrophe Lateralsklerose,
- COPD.

17.2 NIV in der Intensivmedizin

Die Nachteile und Komplikationsmöglichkeiten einer protrahierten Intubation oder einer Tracheotomie werden in zunehmendem Maße beachtet:
- ungenügende Anfeuchtung der Atemluft,
- Druckschädigungen von Nase, Gaumen, Stimmlippen und Trachea,
- Pneumonie,
- Sinusitis,
- erschwerte Kommunikation.

Daher gibt es auch in der Intensivmedizin seit etwa 20 Jahren zunehmende Bestrebungen, die Atmung ohne endotracheale Intubation zu unterstützen. Im Jahr 2008 wurden von einem interdisziplinären Expertengremium erstellte deutsche S3-Leitlinien zur noninvasiven Beatmung publiziert, die Empfehlungen zu Indikation, Möglichkeiten und Durchführung der nicht invasiven Beatmung geben.

Indikationen für NIV

Die möglichen Indikationen für eine noninvasive Beatmung sind in ◻ Tab. 17.1 aufgeführt.
- **Akute Exazerbation einer chronisch obstruktiven Lungenerkrankung (COLD):** NIV gilt heute in der Therapie der akuten respiratorischen Insuffizienz bei COLD als Beatmungstherapie der Wahl, sofern keine Kontraindikationen (◻ Tab. 17.2) vorliegen.
- **Kardial bedingtes Lungenödem:** Auch hier kann NIV mit PEEP (CPAP mit oder ohne IPS bzw. PSV) zur kardialen Entlastung und Unterstützung von Ventilation und Oxygenierung beitragen. Oft gelingt es, den Patienten unter NIV medikamentös innerhalb von Stunden soweit zu stabilisieren (z. B. mit Nitraten, Diuretika und Dobutamin), dass eine Intubation vermieden werden kann. Umstritten ist NIV beim Lungenödem im Rahmen eines akuten Myokardinfarkts. Der kardiogene Schock gilt als Kontraindikation.
- **Akute respiratorische Insuffizienz anderer Ursache** (z. B. Pneumonie, nichtkardiogenes Lungenödem, ALI, ARDS, Atelektasen, Oxygenierungsstörungen nach Thorax- und Oberbaucheingriffen). Hier ist die Datenlage weniger

Tab. 17.1 Indikationen und Empfehlungsstärke für den Einsatz der nicht invasiven Beatmung (NIV) zur Therapie von Krankheitsbildern mit akuter respiratorischer Insuffizienz (ARI). (Nach S3-Leitlinie zur NIV 2008)

Indikationen	Empfehlungsstärke
COPD-Exazerbation Akutes kardiogenes Lungenödem ARI bei immunsupprimierten Patienten Entwöhnung vom Beatmungsgerät bei Patienten mit COPD	Hoch (mehrere kontrollierte Studien)
Postoperatives respiratorisches Versagen Vermeidung des Extubationsversagens Anweisung, nicht zu intubieren	Mittel (wenige kontrollierte Studien)
ARDS (»acute respiratory distress syndrome«) Trauma Zystische Lungenfibrose	Schwach bis nicht zu empfehlen

eindeutig als bei der COPD. Dennoch kann auch hierbei von erfahrenen Anwendern NIV eingesetzt werden.

Insgesamt unterscheiden sich invasive (»traditionelle«) und nicht invasive Beatmung bei diesen Indikationen in vielen Aspekten, die in Tab. 17.2 einander gegenüber gestellt sind. Es ist ersichtlich, dass viele Vorteile der NIV auch mit methodeninhärenten Nachteilen einhergehen, die eine besonders sorgfältige Überwachung des Patienten erfordern.

17.3 Methoden der NIV

Prinzipiell stehen 2 Verfahren der NIV zur Verfügung:
- positive Druckbeatmung (Überdruckbeatmung) über eine Maske,
- negative Druckbeatmung über die Körperoberfläche.

In der Intensivmedizin wird heute zumeist die NIV mit positiver Druckbeatmung (auch als »non-invasive positive pressure ventilation«, NIPPV, bezeichnet), eingesetzt.

Tab. 17.2 Kontraindikationen für NIV. (Nach S3-Leitlinie zur NIV 2008)

Absolute Kontraindikationen	fehlende Spontanatmung, Schnappatmung Fixierte oder funktionelle Verlegung der Atemwege Gastrointestinale Blutung Ileus
Relative Kontraindikationen	Koma Massive Agitation Massiver Sekretverhalt trotz Bronchoskopie Schwergradige Hypoxämie oder Azidose (pH <7,1) Hämodynamische Instabilität (kardiogener Schock, Myokardinfarkt) Anatomische und/oder subjektive Schwierigkeiten hinsichtlich des Beatmungszugangs Zustand nach chirurgischem Eingriff im oberen Gastrointestinaltrakt

17.3.1 NIV mit positivem Druck: NIPPV

Beatmungszugänge

Die Verbindung des Patienten mit dem Beatmungsgerat kann uber 4 verschiedene Systeme erfolgen, die alle spezifische Vor und Nachteile aufweisen (Tab. 17.1):

Mund-Nasen-Maske (=»normale« Maske) Sie wird nach wie vor am häufigsten eingesetzt. Es sollten gut abdichtende Modelle aus durchsichtigem Kunststoff verwendet werden, um etwaiges Erbrechen sofort erkennen zu können.

Gesichtsmaske Die Gesichtsmaske besteht aus durchsichtigem hartem Kunststoff, die praktisch das gesamte Gesicht einschließlich Augen umfasst (»Total face mask«)

Nasenmaske Dies ist die Form der NIV, die den Patienten am wenigsten einschränkt und einengt, jedoch häufiger als die anderen Masken keinen ausreichenden Effekt hat. Der Mund muss während der Überdruckbeatmung geschlossen bleiben.

Beatmungshelm Der Beatmungshelm besteht aus durchsichtigem weichem Kunststoff, der wie ein Taucherhelm über den Kopf gestülpt und mit Gurten unter den Achseln festgezurrt wird.

Die Auswahl eines der 4 Systeme richtet sich in erster Linie nach den Erfahrungen und Präferenzen

Tab. 17.3 Charakteristika der invasiven und nicht invasiven Beatmung (NIV). (Nach S3-Leitlinie zur NIV 2008)

Komplikationen und klinische Aspekte	Nicht invasive Beatmung	Invasive Beatmung
Beatmungsgerät- (Tubus-) assoziierte Pneumonie	Selten	Häufig
Tubusbedingte zusätzliche Atemarbeit	Nein	Ja
Tracheale Früh- und Spätschäden	Nein	Ja
Sedierung notwendig	Selten erforderlich	Häufig erforderlich
Intermittierende Applikation möglich	Häufig	Selten
Effektives Husten möglich	Ja	Nein
Essen und Trinken möglich	Ja	Erschwert
Kommunikation möglich	Ja	Erschwert
Aufrechte Körperposition	Häufig möglich	Nur begrenzt realisierbar
Aerophagie	Gelegentlich	Kaum
Schwierige Entwöhnung vom Respirator	Selten	10–20%
Zugang zu den Atemwegen	Erschwert	Direkt
Druckstellen im Gesichtsbereich	Gelegentlich	Nein
CO_2-Rückatmung	Selten	Nein
Leckage	Oft	Kaum

des Beatmungsteams, wobei die maskenspezifischen Eigenschaften berücksichtigt werden sollten. So eignen sich Mund-Nasen-Masken und Gesichtsmasken gut für die Initialphase der Therapie, der Beatmungshelm für Patienten mit hypoxämischer respiratorischer Insuffizienz.

Voraussetzungen

Für den sicheren Einsatz der NIV müssen folgende Bedingungen erfüllt sein:

- fehlende Kontraindikationen (Tab. 17.2),
- komfortabler und dichter Sitz der Maske,
- wacher und kooperativer Patient,
- erhaltener Atemantrieb und funktionierende Schutzreflexe (Schlucken, Husten),
- keine ausgeprägte hämodynamische Instabilität,
- keine größeren Verletzungen im Gesichtsbereich,
- intensive ärztliche und pflegerische Anleitung und Überwachung des Patienten,
- Möglichkeit der sofortigen endotrachealen Intubation.

Beatmungsformen für die NIPPV

- Grundsätzlich lässt sich praktisch jeder auch sonst verfügbare Atemmodus im Rahmen der NIV über eine Maske verabreichen. Zur unterscheidenden Charakterisierung kann der Atemmodus dann mit dem Präfix NI- versehen werden, also NI-PSV = nicht invasive druckunterstützte Atmung oder aber mit einem M- wie bei der gängigen Bezeichnung MCPAP = Masken-CPAP. Besonders gebräuchlich sind folgende Formen:
  - **CPAP (sog. »Masken-CPAP«)** zur Therapie von Störungen der Oxygenierung, erniedrigter Compliance, Atelektasen, nächtlicher Obstruktion der oberen Atemwege und akuter Exazerbation obstruktiver Lungenerkrankungen (Asthma, COPD);
  - **PSV, BiPAP, PAV und CMV** bei Ventilationsstörungen, Schlafapnoesyndromen sowie zusammen mit einem PEEP bei den unter CPAP erwähnten respiratorischen Störungen. Meist wird wohl **PSV** eingesetzt.

Obwohl die NIV mit jedem handelsüblichen Beatmungsgerät durchgeführt werden kann, gibt es dabei gelegentlich Probleme durch nicht ausreichend dicht sitzende Masken (Maskenleckage). Neuere Beatmungsgeräte verfügen daher über besondere »NIV-Einstellungen«, die über einen sog. Leckageausgleich verfügen und somit auch ein deutlich hörbares Leck (allerdings nur in Grenzen) kompensieren können.

17

Tab. 17.4 Vor- und Nachteile gebräuchlicher Beatmungszugänge bei nicht invasiver Beatmung (NIV). (Mod. nach S3-Leitlinie zur NIV 2008)

Aspekt	Mund-Nasen-Maske	Gesichtsmaske	Nasenmaske	Helm
Mundleckage	+	+	–	+
Volumenmonitoring	+	+	–	–
Initialer Effekt auf die Blutgase	+	+	0	0
Sprechen	–	–	+	0
Expektoration	–	–	+	–
Aspirationsrisiko	–	–	+	+
Aerophagie	0	0	+	0
Klaustrophobie	0	0	+	0
Totraum	0	–	+	–
Lärm	+	+	+	–

+ = Vorteil; – = Nachteil; 0 = neutral.

Reiner Masken-CPAP wird häufig auch über ein Continuous-flow-CPAP-System verabreicht, das ebenfalls in der Lage ist, geringere Leckagen auszugleichen.

17.4 Erfolgsbeurteilung unter NIPPV

Je nach mit NIV behandeltem Patientenklientel werden die Erfolgschancen mit ca. 50–90% angegeben. Wichtig ist es, den Patienten gerade unter NIV engmaschig zu beobachten, klinisch zu beurteilen und den Erfolg durch pulsoxymetrisches Monitoring und regelmäßige Blutgasanalysen zu überprüfen. Dabei gelten folgende Befunde als Zeichen des Erfolgs (Tab. 17.5):

- Zunahme der alveolären Ventilation (Abnahme des p_aCO_2),
- Zunahme der Oxygenierung (S_aO_2 90%),
- Entlastung der Atempumpe (Abnahme von Atem- und Herzfrequenz),
- subjektive Besserung.

Sog. »initiale« Erfolgskriterien sind:

- pH 7,35,
- p_aCO_2-Abfall um >15–20%,
- S_aO_2 90%,
- Abfall der Atemfrequenz um 20%,
- normale Bewusstseinslage,
- subjektive Besserung.

Tab. 17.5 Erfolgskriterien der nicht invasiven Beatmung (NIV). (Mod. nach NIV-S3-Leitlinie 2008)

Kriterium	Erfolg
Dyspnoe	↓
Vigilanz	↑
Atemfrequenz	↓
Herzfrequenz	↓
Ventilation	↑
– p_aCO_2	↓
– pH	↑
Oxygenierung	↑
– p_aO_2	↑
– S_aO_2 und $p_{Sa}O_2$	↑

17.5 Misserfolgsbeurteilung unter NIV, Abbruchkriterien und Gefahren

Allerdings kann sich selbst bei initialem Erfolg von NIV im späteren Verlauf ein Therapieversagen entwickeln, das rechtzeitig erkannt werden muss. Kriterien eines solchen sog. späten Therapieversagens (»late failure«) sind:

- Abfall des pH 7,34 mit Anstieg des p_aCO_2 um >15–20%,
- Dyspnoe,
- Bewusstseinstrübung.

Grundsätzlich muss immer ein Abbruch der NIV erwogen werden, wenn folgende Zeichen nachweisbar sind:
- S_aO_2<85% trotz F_IO_2>0,5,
- Anstieg des p_aCO_2 über den Ausgangswert mit Abfall des pH-Werts,
- erhebliche Störungen der Kooperation,
- progrediente Bewusstseinsverschlechterung,
- nicht beherrschbare Aerophagie,
- nicht beherrschbare Maskenprobleme (Hautschäden),
- schwere Aspiration.

Immer dann, wenn sich ein Patient mit akuter Ateminsuffizienz unter NIV nicht stabilisiert, muss die Vorgehensweise anhand dreier Grundfragen kritisch überprüft werden:
- Stimmt die Indikation?
- Besteht eine Fehlfunktion durch falschen Aufbau oder falsches Material?
- Sind der Beatmungsmodus und die Einstellung des Beatmungsgerätes richtig gewählt?

In 10–50% der Fälle muss auf eine »normale« invasive Beatmung übergegangen werden; dabei gelten nach Empfehlungen der Deutschen Interdisziplinären Vereinigung für Intensivmedizin (DIVI) folgende Kriterien für die Durchführung einer endotrachealen Intubation:

Hauptkriterien zum Abbruch der NIV Atemstillstand; Atempausen mit Bewusstseinsverlust oder Schnappatmung; psychomotorische Agitiertheit mit der Notwendigkeit zur starken Sedierung; Bradykardie (Herzfrequenz <50/min); hämodynamische Instabilität mit p_{syst}<70 mm Hg.

Nebenkriterien Atemfrequenz >35 bzw. höher als bei Aufnahme; pH<7,30 bzw. geringer als bei Aufnahme; p_aO_2 <45 mm Hg trotz O_2-Gabe; progrediente Bewusstseinseintrübung.

Die Intubation ist bei Vorliegen bereits eines Hauptkriteriums sofort erforderlich und nach etwa 1 h bei Weiterbestehen zweier Nebenkriterien.

Gefahren der NIV

Zu den wichtigsten Komplikationen der NIV gehören: Verletzungen der Gesichtshaut durch den Maskendruck, Undichtigkeiten der Maske, klaustrophobische Reaktionen des Patienten, Überblähung des Magens sowie Erbrechen und pulmonale Aspiration.

Die Hauptrisiken einer NIV entstehen durch die fehlende Sicherung der oberen Atemwege.

Um diese Risiken zu mindern, sollte der PEEP auf ca. 10 und der inspiratorische Spitzendruck auf etwa 25 mbar begrenzt werden und außerdem eine kontinuierliche Überwachung des Patienten gewährleistet sein.

17.6 NIV bei akutem Atemversagen

Vor Beginn einer NIV sind Kontraindikationen wie komplizierende Begleiterkrankungen auszuschließen (Abb. 17.1). Dann kann in folgender Weise vorgegangen werden:
- dem Patienten das Verfahren erklären,
- Maske zunächst mit der Hand aufsetzen,
- bei dichtem Sitz Maske mit Bandkonstruktion am Kopf befestigen,
- zur Nahrungsaufnahme und zum Sprechen: NIV unterbrechen.
- Oft reichen nach Stabilisierung des Patienten intermittierende Anwendungen aus, z. B. über Nacht oder pro Stunde 15 min.

Entwickelt der Patient unter NIV Unruhe bzw. bessert sich die vor Beginn der NIV bereits bestehende Unruhe des Patienten nicht ausreichend, kann – neben pflegerischer und ärztlicher Zuwendung – zunächst versucht werden, mit niedrigen Opioidgaben (z. B. Morphin 5 mg) oder einer niedrig dosierten Propofolinfusion (z. B. 50–100 mg/h) dem Patienten seine Angst und Unruhe zu nehmen und seine Toleranz gegenüber der NIV zu verbessern. Benzodiazepine sind hierfür wegen ihrer muskelrelaxierenden Wirkung weniger geeignet. Eine trotz leichter Sedierung persistierende oder ausgeprägte Unruhe gilt jedoch als Kontraindikation bzw. Abbruchkriterium für NIV (► s. oben).

17.6.1 Bewertung der NIV bei akutem Atemversagen

NIV hat heute einen etablierten Platz in der intensivmedizinischen Beatmungstherapie. Allerdings ist zu bedenken:

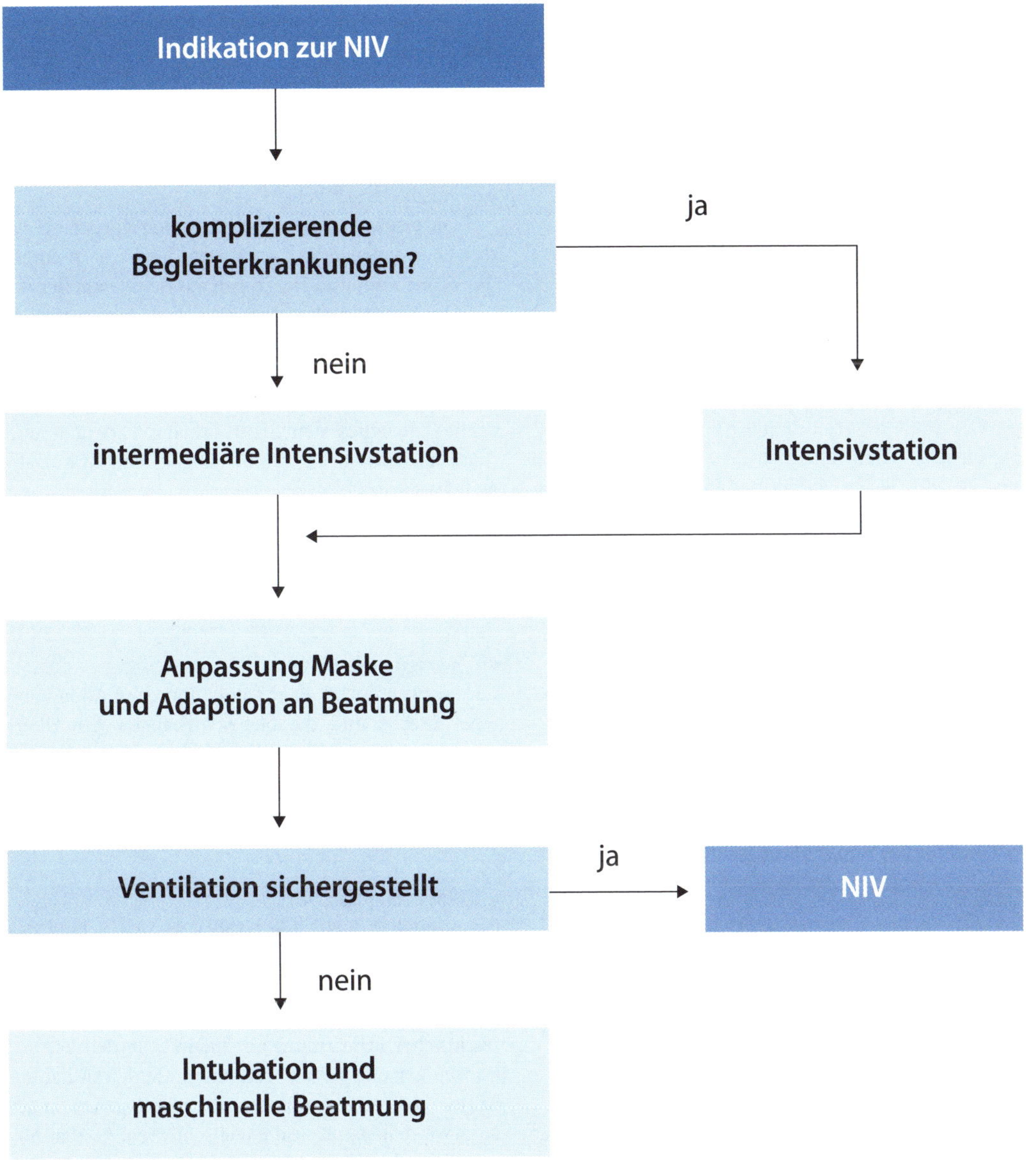

Abb. 17.1 Vorgehen bei nicht invasiver Beatmung (NIV). (Aus Schönhofer et al. 2011; S3-Leitlinie zur NIV 2008, mit freundlicher Genehmigung)

> **NIV ist in der Regel schwieriger anzuwenden und für das Behandlungsteam aufwendiger als die konventionelle Beatmung über den Tubus.**

Insbesondere die akute Dekompensation der COPD und das kardiogene Lungenödem sind häufige und bei geeigneten Patienten gesicherte Indikationen für eine NIV. Beim primär hypoxischen Atemversagen, also ALI und ARDS, ist die Versagerquote jedoch hoch; hier muss die Indikation zur NIV in Abhängigkeit von der Erfahrung des Behandlungsteams besonders streng gestellt werden. Keinesfalls darf aus »falschem Ehrgeiz« bei ausbleibendem Erfolg zu lange mit der Intubation und dem Beginn der invasiven Beatmung gewartet werden. Auch eine Reintubation darf nicht zu lange hinausgezögert werden, wenn nach der Extubation keine zügige Stabilisierung unter NIV eintritt.

Die gegenwärtige evidenzbasierte Einschätzung der Indikationen zur NIV nach Kopp u. Kuhlen (2007) lautet (Empfehlungsstufen A = sehr hoch bis E = keine Empfehlung):

- Bei COPD? Ja. Empfehlungsstufe A.
- Bei kardiogenem Lungenödem? Ja. Empfehlungsstufe A.
- Bei sonstigem akutem respiratorischem Versagen? Wahrscheinlich (keine Empfehlungsstufe).

In den S3-Leitlinien zur NIV (2008) werden zusammenfassend folgende **Kernaussagen** getroffen:

- Wenn möglich, soll die NIV der invasiven Beatmung vorgezogen werden.
- Die größten Vorteile hat die NIV beim hyperkapnischen Atemversagen.
- Die wichtigsten Verlaufsparameter sind: p_aCO_2, pH, Atemfrequenz, Dyspnoe und Vigilanz. Sie müssen während der ersten 2 h der NIV eine Tendenz zur Besserung zeigen.
- NIV-Versagen kann frühzeitig, aber auch nach einigen Tagen auftreten. Es muss rechtzeitig erkannt und umgehend mit Intubation und maschineller Atemunterstützung behandelt werden.
- Die hypoxämische ARI sollte nur bei ausgewählten Patienten und unter streng kontrollierten Bedingungen mit NIV therapiert werden.

NIV ist in der Regel schwieriger anzuwenden und für das Behandlungsteam aufwendiger als die konventionelle Beatmung über den Tubus.

17.6.2 NIV mit negativem Druck (»noninvasive negative pressure ventilation«, NINPV)

Bei der NINPV wird ein negativer intrathorakaler Druck angelegt, der einen transthorakalen Druckgradienten erzeugt; hierdurch wird – wie bei der normalen Atmung – die Atemluft in die Lunge gesaugt. Die NINPV kann mit hohen Atemhubvolumina im kontrollierten oder assistierten Beatmungsmodus durchgeführt werden. Folgende Verfahren sind möglich:

- eiserne Lunge (»tank ventilation«),
- Beatmung im Unterdruckanzug (»jacket ventilation«),
- Kürassbeatmung (»cuirass ventilation«).

Möglich ist aber auch die Beatmung mit niedrigen Hubvolumina (Hochfrequenzbeatmung): »high frequency body surface oscillation« (HFBSO).

Bei allen Formen wird mit einer Saugpumpe an der Oberfläche des Thorax ein Unterdruck erzeugt (bei der Beatmung mit »normalen« Hubvolumina im Bereich von 30–40 mbar), der den Brustkorb ausdehnt. Hierzu muss das NINPV-Beatmungsgerät den Thorax zu den Grenzregionen der Körperoberfläche hin vollständig abdichten.

Die **eiserne Lunge** umschließt den Körper, bis auf den Hals, vollständig. Der Patient liegt wie in einem Tank, nur Kopf und Hals ragen aus dem Gerät hervor.

Der **Unterdruckanzug** ist flexibel, das innere Gestell im Bereich des Thorax hingegen aus starrem Metall oder Kunststoff.

Der **Kürassventilator** (Kürass = Brustschild) umschließt lediglich den Brustkorb des Patienten und muss nach oben, unten und den Seiten hin gut abgedichtet sein.

Bei der **HFBSO** werden hochfrequente extrathorakale Oszillationen erzeugt, die eine totale oder partielle ventilatorische Unterstützung ermöglichen (▶ Abschn. 16.1: »Hochfrequenzbeatmung«).

▪ Vorteile der NINPV

Die Notwendigkeit einer Intubation oder Anpassung einer Maske und die Nebenwirkungen der Überdruckbeatmung auf das Herz-Kreislauf-System entfallen. Eine Insufflation von Luft in den Magen, wie bei der NIPPV möglich, findet bei der NINPV nicht statt.

▪ Nachteile der NINPV

Grundsätzlich bietet die NINPV keinen Schutz der Atemwege. Die eiserne Lunge ist schwer, groß, unhandlich und teuer, der pflegerische Aufwand wegen des erheblich erschwerten Zugangs zum Patienten beträchtlich. Die Beatmung mit einem Unterdruckanzug ist weniger effektiv als mit einem »tank ventilator«. Kürassventilatoren müssen individuell genau angepasst werden, damit sie dicht abschließen. An den Abschlusspunkten bilden sich leicht Druckstellen.

▪ Bewertung der NINPV

Die Verfahren der NINPV werden heute wegen der aufgeführten Nachteile nur noch selten angewandt. Gesicherte Indikationen gibt es nicht.

In einigen Regionen hat die NINPV einen gewissen Stellenwert im Bereich der Heimventilation. Bei folgenden Krankheitsbildern kann eine NINPV erwogen werden:

- **akute respiratorische Insuffizienz:** neuromuskuläre Erkrankungen und akute Exazerbationen chronischer Atemwegerkrankungen;

- **chronische respiratorische Insuffizienz:** neuromuskuläre Erkrankungen, Skelettdeformitäten und chronische hyperkapnische Atemwegerkrankungen (COPD).

Literatur

Boldrini R, Fasano L, Nava S (2012) Noninvasive mechanical ventilation. Current Opinion Anaesthesiol 18 (1): 48–53

Briegel J, Kilger E, Pichler B (2000) Nichtinvasive Beatmung. In: Kuhlen R, Guttmann J, Rossaint R (Hrsg) Neue Formen der assistierten Spontanatmung. Urban u. Fischer, München Jena, S 133–145

British Thoracic Society Standards of Care Committee (2009) NIPPV Non-invasive ventilastion in acute respiratory failure: Thorax 57:192–211

Esteban A, Anzueto A, Alia I et al. (2000) How is mechanical ventilation employed in the intensive care unit? An international utilization review. Am J Respir Crit Care Med 161: 1450–1458

Hess DR, Fessler HE (2007) Respiratory controversies in the critical care setting. Should noninvasive positive-pressure ventilation be used in all forms of acute respiratory failure? Respir Care 52: 568–578

Hilbert G, Clouzeau B, Nam Bui H, Vargas F (2012) Sedation during non-invasive ventilation. Expert opinions. Minverva Anestesiol 78 (7): 842–846

Kopp R, Kuhlen R (2007) Therapie des respiratorischen Versagens. In: Kuhlen R, Rossaint R (Hrsg) Evidenzbasierte Medizin in Anästhesie und Intensivmedizin, 2. Aufl. Springer, Berlin Heidelberg New York

Kopp R, Kuhlen R, Max M, Rossaint R (2002) Evidence-based medicine in the therapy of the acute respiratory distress syndrome. Intensive Care Med 28: 244–255

Lightowler JV, Wedzicha JA, Elliott MW, Ram FSF (2003) Non-invasive positive pressure ventilation to treat respiratory failure resulting from exacerbations of chronic obstructive pulmonary disease: Cochrane systematic review and metaanalysis. BMJ 326: 185–187

McIntyre RC, Pulido EJ, Bensard DD et al. (2000) Thirty years of clinical trials in acute respiratory distress syndrome. Crit Care Med 28: 3314–3331

Schönhofer B (2010) Nicht-invasive Beatmung – Grundlagen und moderne Praxis. UNI-MED, Bremen

Schönhofer B, Kuhlen R, Neumann P et al. (2008) Nicht invasive Beatmung bei akuter respiratorischer Insuffizienz (S3-Leitlinie). Dtsch Ärztebl 105: 424–433

Schönhofer B, Neumann P, Westhoff M (2011) Nichtinvasive Beatmung als Therapie der akuten respiratorischen Insuffizienz Intensivmedizin up2date 4: 277–288

Indikationen, Ziele und Durchführung der Beatmung

18.1 Ziele der Beatmung

Grundlegendes Ziel jeder Beatmungstherapie ist die Aufrechterhaltung eines ausreichenden pulmonalen Gasaustausches, d. h. der Oxygenierung des Blutes und der alveolären Ventilation. Daneben wird die Beatmung auch für spezielle Zwecke eingesetzt, ohne dass eine Störung der Lungenfunktion vorläge, so z. B. bei der kontrollierten Hyperventilation zur Senkung des intrakraniellen Drucks.

Ziele der Beatmung (mod. nach Tobin u. Alex 1994)

- **Verbesserung des pulmonalen Gasaustausches:**
  - Beseitigung von Hypoxie: Behandlung von Störungen der Oxygenierung
  - Verbesserung einer akuten respiratorischen Azidose: Behandlung von Störungen der Ventilation
- **Beseitigung von Atemnot:**
  - Senkung des O_2-Bedarfs der Atemmuskulatur
  - Unterstützung der ermüdeten Atemmuskulatur
- **Verbesserung der Druck-Volumen-Beziehung der Lunge:**
  - Vorbeugung und Wiedereröffnung von Atelektasen
  - Verbesserung der Compliance
  - Verhinderung weiterer Lungenschäden
- **Förderung der Lungen- und Atemwegheilung**
- Vermeidung von Komplikationen

18.1.1 Physiologische Ziele

Zu den sog. physiologischen Zielen der Beatmungstherapie gehören:

- Aufrechterhaltung des pulmonalen Gasaustausches,
- Erhöhung des erniedrigten Lungenvolumens, Verminderung der Atemarbeit.

Sicherung des pulmonalen Gasaustausches

Durch die Beatmung kann der pulmonale Gasaustausch, also die O_2-Aufnahme aus der Lunge in das Lungenkapillarblut und die Elimination des Kohlendioxids aus dem Blut, aufrechterhalten oder verbessert werden.

Die 2 wichtigsten Ziele der Beatmungstherapie sind:

- **Sicherstellung der Oxygenierung des arteriellen Blutes: p_aO_2 (S_aO_2 und C_aO_2),**
- **ausreichende alveoläre Ventilation: p_aCO_2 und pH-Wert.**

Oxygenierung Grundlegendes Ziel der Beatmung ist die Beseitigung oder Vermeidung einer arteriellen Hypoxie. Angestrebt wird ein normaler arterieller pO_2; übernormale bzw. hohe p_aO_2-Werte weisen gegenüber normalen Werten meist keine Vorteile auf und sind daher nicht erforderlich. Neben dem p_aO_2 müssen allerdings auch die anderen Parameter des arteriellen O_2-Status berücksichtigt werden, also O_2-Sättigung, O_2-Gehalt und O_2-Angebot (▶ Kap. 3).

Zielgröße der Oxygenierung ist ein p_aO_2 von >60 mm Hg bzw. eine S_aO_2 von >90%.

Alveoläre Ventilation Während bei der Beatmung strikt ein normaler p_aO_2-Wert eingehalten bzw. eine Hypoxie vermieden werden muss, werden die oberen und unteren Grenzwerte für den p_aCO_2 weniger eng gefasst. Zwar wird meist eine Normoventilation angestrebt, in speziellen Situationen jedoch von diesem Grundsatz abgewichen.

Zielgröße der Oxygenierung ist ein p_aO_2 von >60 mm Hg bzw. eine S_aO_2 von >90%.
Zielgrößen der alveolären Ventilation sind p_aCO_2-Werte zwischen 35 und 45 mm Hg bzw. normale pH-Werte von 7,35–7,45.

Bei bestimmten Erkrankungen, z. B. COPD, Status asthmaticus oder ARDS, werden häufig auch hohe p_aCO_2-Werte toleriert, wenn hierdurch eine weitere Schädigung der Lunge vermieden werden kann (▶ Abschn. 15.8). Andererseits werden niedrige p_aCO_2-Werte bei der kontrollierten Hyperventilation therapeutisch eingesetzt, um den erhöhten intrakraniellen Druck zu senken (wenngleich dieses Verfahren zunehmend verlassen wird).

Erhöhung des Lungenvolumens

Die individuell angepasste Wahl des endinspiratorischen und endexspiratorischen Volumens ist bei der maschinellen Beatmung besonders wichtig, um eine ausreichende alveoläre Ventilation zu gewährleisten, die Compliance zu verbessern, Atelektasen zu verhindern oder zu beseitigen und eine weitere Schädigung der Lunge so gering wie möglich zu halten.

Die Einstellung der Lungenvolumina erfolgt durch folgende Parameter:

18

- endinspiratorischer Druck,
- Atemhubvolumen,
- endexspiratorischer Druck.

Das Atemhubvolumen darf nicht zur Überdehnung der Lunge und zum Volumentrauma führen. Der endexspiratorische Druck muss ausreichend hoch sein, damit die Alveolen endexspiratorisch nicht kollabieren. Ist die FRC erniedrigt, wie z. B. bei ALI, ARDS oder nach schmerzhaften Oberbauch- und Thoraxeingriffen, sollte sie durch einen PEEP erhöht werden. Hierzu sollte der endexspiratorische Druck nahe des unteren »inflection point«, d. h. etwa bei 8–12 mbar, und der inspiratorische Druck unterhalb des oberen »inflection point« bzw. unterhalb von 30 mbar gewählt werden (▶ Kap. 13).

Verminderung der Atemarbeit

Eine niedrige Compliance oder erhöhte Resistance können die Atemarbeit steigern und zur Ermüdung der Atemmuskulatur bis hin zur ungenügenden Spontanatmung führen. Ist die Atemmuskulatur erschöpft, kann durch überbrückende maschinelle Unterstützung der Atmung die Atemarbeit vermindert und eine Erholung der ermüdeten Atemmuskulatur erreicht werden.

18.1.2 Klinische Ziele der Beatmung

Die maschinelle Beatmung kann die versagende Atmung immer nur unterstützen, bis sich die Lungenfunktion wieder bessert und eine ausreichende Spontanatmung möglich ist. Die zugrunde liegende Lungenerkrankung wird durch die Beatmung hingegen nicht geheilt. Im Gegenteil: Die Beatmung ist ein invasives Verfahren mit spezifischen Risiken, das zur weiteren Schädigung der Lunge und anderen Komplikationen führen kann. Die 3 klinischen Hauptziele der Beatmung sind:

- Beseitigung einer Hypoxie (p_aO_2 <60 mm Hg),
- Korrektur einer respiratorischen Azidose (pH-Wert <7,2),
- Behandlung der Atemnot.

Beseitigung einer Hypoxie Bei einer potenziell lebensbedrohlichen arteriellen Hypoxie muss der p_aO_2 soweit angehoben werden, dass die arterielle O_2-Sättigung >90% beträgt. Zu den therapeutischen Maßnahmen gehören u. a. die Steigerung der alveolären Ventilation, die Erhöhung des Lungenvolumens bzw. der FRC und die Senkung des O_2-Verbrauchs.

Therapie einer akuten respiratorischen Azidose Bei einer Hyperkapnie mit bedrohlicher respiratorischer Azidose muss v. a. die Azidose beseitigt werden; normale p_aCO_2-Werte sind hierbei **nicht** das primäre Ziel der maschinellen Beatmung.

Beseitigung von Atemnot Atembeschwerden des Patienten sollten überbrückend durch maschinelle Unterstützung der Atmung beseitigt werden, bis die zugrunde liegende Erkrankung sich bessert.

Bei besonders schweren Lungenerkrankungen können der p_aO_2- und der arterielle pH-Wert durch die maschinelle Beatmung häufig nicht ohne zusätzliche Schädigung der Lunge im Normbereich gehalten werden. Dann muss individuell entschieden werden, ob niedrigere Werte toleriert werden können.

Neben den 3 beschriebenen klinischen Hauptzielen der maschinellen Beatmung können sich weitere Gründe für eine Unterstützung der Atemfunktion ergeben. Hierzu gehören:

Verhinderung und Wiedereröffnung von Atelektasen Eine vollständig entfaltete Lunge verbessert die Druck-Volumen-Beziehung und die Compliance der Lunge sowie die Oxygenierung des Blutes. Außerdem wird die Gefahr einer weiteren Schädigung der Lunge vermindert.

Erholung der ermüdeten Atemmuskulatur Die Ermüdung der Atemmuskulatur (»respiratory muscle fatigue«) durch akut erhöhte, nicht mehr zu bewältigende Atemarbeit kann bei den meisten Patienten durch maschinelle Unterstützung der Atemfunktion mit Entlastung der Atemmuskulatur behandelt werden.

Ermöglichung von Sedierung und Muskelrelaxierung Die maschinelle Beatmung ermöglicht die tiefe Sedierung, Analgesie, Muskelrelaxierung oder Narkose des Patienten während der Intensivbehandlung oder für operative Eingriffe.

Verminderung des systemischen oder myokardialen O_2-Bedarfs Bei bestimmten Krankheitszuständen wie schwerer Herzinsuffizienz, Sepsis und ARDS kann durch maschinelle Beatmung die Arbeit des Myokards und der Atemmuskulatur vermindert und hierdurch der myokardiale und systemische O_2-Verbrauch gesenkt werden.

Senkung des intrakraniellen Drucks Eine kontrollierte maschinelle Hyperventilation vermindert die Hirndurchblutung und das intrakranielle Blutvolumen und senkt den erhöhten intrakraniellen Druck, z. B. bei Hirnödem oder Schädel-Hirn-Trauma; allerdings wird neuerdings verstärkt vor den Gefahren dieses Vorgehens gewarnt.

Stabilisierung des Thorax Bei Thoraxtraumen mit hochgradig instabilem Thorax (»flail chest«) kann der Thorax vorübergehend durch Beatmung mit Überdruck stabilisiert und eine ausreichende alveoläre Ventilation gewährleistet werden.

Sicherung der Atemwege Die Sicherung der Atemwege gehört nicht zu den eigentlichen Zielen der maschinellen Beatmung. Sie erfolgt vielmehr durch endotracheale Intubation oder Tracheotomie, Maßnahmen, die allerdings meist in Verbindung mit maschineller Beatmung durchgeführt werden.

18.1.3 Kurzzeit- und Langzeitbeatmung

Die Ziele der Beatmung gelten für die kurzfristige Beatmung in gleicher Weise wie für die Langzeitbeatmung, wobei diese Begriffe allerdings nicht eindeutig definiert sind. Eine Beatmung von mehr als 48 h wird aber häufig als Langzeitbeatmung bezeichnet. Im Vergleich zur Kurzzeitbeatmung bestehen bei der Langzeitbeatmung folgende Besonderheiten:

- Mit zunehmender Liegedauer nehmen die durch den Endotrachealtubus bedingten Komplikationen zu (▶ Abschn. 6.4). Daher sollte bei einer Beatmungsdauer von mehr als 1–2 Wochen eine Tracheotomie erwogen werden.
- Die Komplikationen der Beatmung (Infektionen, Lungenschädigung durch Baro- und Volumentrauma) nehmen mit zunehmender Beatmungsdauer wahrscheinlich ebenfalls zu. Auch wirken sich Fehler bei der Einstellung der Beatmungsparameter ungünstiger auf die Lunge aus als bei kurzfristiger Beatmung.
- Die Entwöhnung vom Beatmungsgerät ist nach Langzeitbeatmung häufig schwieriger als nach Kurzzeitbeatmung.

18.2 Indikationen für die Beatmung

Ob ein Patient beatmet werden muss, hängt v.a. von folgenden Faktoren ab:

- Grunderkrankung,
- Schwere der Gasaustauschstörung.

18.2.1 Grunderkrankung

Das akute Versagen der Atmung (»acute respiratory failure«, ARF) gehört zu den grundlegenden Indikationen für eine Beatmung. Das ARF kann ohne wesentliche respiratorische Erkrankungen auftreten oder aber als akute Dekompensation einer chronischen Erkrankung der Lunge. Nachfolgend sind die wichtigsten pulmonalen und extrapulmonalen Indikationen für eine Beatmungstherapie zusammengestellt:

Extrapulmonale Ursachen als Indikationen für die Beatmung und Atemtherapie

- Zentrale Atemlähmung:
  - Sedativa
  - Opiate
  - Anästhetika
  - zerebrale Erkrankungen:
    - Schädel-Hirn-Trauma
    - Hirnödem
    - Hirnblutung
    - Hirntumor
- Periphere Atemlähmung oder Atembehinderung:
  - Muskelrelaxanzien
  - instabiler Thorax
  - neurologische Erkrankungen:
    - Myasthenia gravis
    - Guillain-Barré-Syndrom
- Hypodynamer Schock:
  - kardiogener Schock
  - hypovolämischer Schock
  - kardiopulmonale Reanimation
- Durchführung einer Narkose:
  - postoperative Nachbeatmung des unterkühlten Patienten

Pulmonale Ursachen als Indikationen für die Beatmung und Atemtherapie

- Erkrankungen der Atemwege:
  - Status asthmaticus
  - dekompensierte COPD
- Erkrankungen des Lungenparenchyms:
  - ALI, ARDS
  - RDS
  - Pneumonie
  - Atelektasen
  - Aspiration
  - Beinaheertrinken

Extrapulmonale Atemstörungen

Ein Versagen der Atempumpe führt zur Hypoventilation mit nachfolgender Hypoxie. Zu den häufigsten Ursachen gehören:

- zentrale Störungen der Atemregulation,
- Insuffizienz der Atemmuskulatur,
- Störungen der Thoraxwandintegrität.

Eine Insuffizienz der Atemmuskulatur entsteht nicht nur durch einen erhöhten Atemwegwiderstand oder eine erniedrigte Compliance, sondern auch durch eine Minderperfusion im hypodynamen Schock. Zu den extrapulmonalen Indikationen gehört auch die Beatmung des relaxierten und narkotisierten Patienten.

Pulmonal bedingte Atemstörungen

Aus therapeutischen Gründen sollte zwischen Erkrankungen der Atemwege und Erkrankungen des Lungenparenchyms unterschieden werden.

Erkrankungen des Lungenparenchyms Charakteristisch sind restriktive Veränderungen des Lungengewebes mit erniedrigter FRC. Sie führen primär zu einer Störung der Oxygenierung des Lungenkapillarbluts und kompensatorischer Hyperventilation: p_aO_2 und p_aCO_2 sind erniedrigt (Lungenversagen Typ I).

Erkrankungen der Atemwege Hierbei stehen obstruktive Erkrankungen mit erhöhtem Lungenvolumen bzw. erhöhter FRC im Vordergrund. Diese Erkrankungen führen primär zu Störungen der alveolären Ventilation mit Hyperkapnie und respiratorischer Azidose bzw. zum Anstieg des p_aCO_2. Sekundär folgen Störungen der Oxygenierung mit Abfall des p_aO_2 (Lungenversagen Typ II).

18.2.2 Schwere der Gasaustauschstörung

Bei schweren Störungen des pulmonalen Gasaustausches, die sich durch O_2-Zufuhr und physiotherapeutische Maßnahmen nicht beseitigen lassen, ist die maschinelle Unterstützung der Atmung indiziert. Der Schweregrad der Gasaustauschstörung lässt sich klinisch einschätzen und durch die Parameter der Blutgasanalyse objektivieren. Zu den **klinischen Zeichen** der respiratorischen Insuffizienz gehören:

- Zyanose,
- Tachypnoe,
- Bradypnoe,
- Orthopnoe,
- Dyspnoe,
- Schwierigkeiten zu sprechen (Kurzatmigkeit),
- Kaltschweißigkeit.

Akut lebensbedrohliche Atemstörungen sind allein aufgrund klinischer Zeichen erkennbar und erfordern die sofortige Beatmung; die Objektivierung durch eine Blutgasanalyse vor Beginn der Therapie ist nicht erforderlich.

Abgesehen vom klinischen Zustand sollte bei der Indikation für die Beatmung noch Folgendes berücksichtigt werden:

- Geschwindigkeit der respiratorischen Verschlechterung,
- mutmaßlicher Verlauf der Erkrankung,
- Gesamtprognose des Patienten,
- Gesundheitszustand des Patienten vor Beginn der Erkrankung.

Besteht kein akut lebensbedrohlicher Zustand, sollte vor der Intubation und Beatmung erwogen werden, ob die Störung durch weniger invasive Verfahren der Atemtherapie oder nichtinvasive Atemunterstützung beseitigt werden kann. Allerdings ist es nicht möglich, anhand fester Ober- oder Untergrenzen von Blutgaswerten die Indikation für eine maschinelle Beatmung festzulegen. In Tab. 18.1 sind Leitgrößen für die Beatmung zusammengestellt.

18.2.3 Wann soll mit der Beatmung begonnen werden?

Selbst für den Erfahrenen ist der richtige Zeitpunkt, zu dem mit der Beatmung begonnen werden soll, im Einzelfall schwierig festzulegen, auch wenn eine Vielzahl von Parametern zur Verfügung steht. Weiterhin stellt sich bei einigen Patienten mit terminaler oder unheilbarer Erkrankung die Frage, ob bei einer respiratorischen Dekompensation überhaupt eine Beatmung eingeleitet werden sollte. Eine evtl. vorliegende Patientenverfügung muss beachtet werden. Nicht selten muss der Intensivmediziner aber vom mutmaßlichen Willen des Patienten ausgehen. Im Zweifelsfall sollte bei einer akuten Dekompensation zunächst mit der Beatmungstherapie begonnen und später in Ruhe über deren Fortsetzung entschieden werden.

Grundsätzlich gilt:

Tipp

Mit der Beatmung sollte möglichst begonnen werden, bevor sich eine respiratorische Dekompensation mit Hypoxie und Azidose entwickelt.

Tab. 18.1 Leitgrößen für die Indikation zur Beatmung und Atemtherapie (*RL* Raumluft, F_IO_2=0,21)

Parameter	Normwerte ohne Beatmung	Nichtinvasive Atemtherapie	Beatmung
Atemfrequenz	12–25	25–35	>35
Vitalkapazität [ml/kg KG]	30–70	15–30	<15
Inspirationskraft (Sog) [mbar]	50–100	25–50	<25
FEV_1 [ml/kg KG]	50–60	10–50	<10
p_aO_2 [mm Hg]	75–100 (bei RL)	<75 (bei RL)	<60 bei O_2-Insufflation über Maske oder Nasensonde
p_aCO_2 [mm Hg]	35–45	45–55	>55

Ist eine akute respiratorische Insuffizienz zu erwarten oder sehr wahrscheinlich, sollte frühzeitig beatmet werden.

18.3 Durchführung der Beatmung

Die verschiedenen Störungen der Lungenfunktion und Erkrankungen erfordern ein angepasstes Vorgehen bei der Beatmungstherapie. Hierbei richtet sich die Invasivität der Atem- und Respiratortherapie in erster Linie nach dem Schweregrad der respiratorischen Insuffizienz.

Grundsätzlich sollte die Beatmungstherapie so wenig invasiv wie möglich sein, um eine Schädigung der Lunge durch die Beatmung zu vermeiden. Jedoch darf es hierdurch nicht zur Hypoxie und schweren respiratorischen Azidose kommen.

Nach dem Konzept der **schrittweisen Steigerung der Invasivitätsstufe** kann bei der Atemtherapie in folgender Weise vorgegangen werden:

Die Invasivität der Beatmung nimmt mit jedem Schritt zu. Kann mit einer weniger invasiven Methode der pulmonale Gasaustausch nicht aufrechterhalten werden, so muss zur nächsten Stufe übergegangen werden. Der Stellenwert des letzten Schritts, nämlich der Einsatz unkonventioneller Verfahren, kann derzeit nicht beurteilt werden.

Strategie der Beatmung – die schrittweise zunehmende Invasivität

- Atemtherapie (z. B. inzentive Spirometrie)
- Nichtinvasive Atemhilfe (z. B. O_2-Zufuhr über Maske oder Sonde)
- Nichtinvasive (Be)atmung über Maske (z. B. Masken-CPAP, Masken-PSV) oder CPAP über Tubus
- Partielle Beatmung (z. B. SIMV, MMV, PSV, BIPAP, APRV)
- Kontrollierte Beatmung (CMV, IRV)
- Unkonventionelle Methoden (z. B. HFV, ECLA)

Auch der Übergang auf den vorletzten Schritt (kontrollierte Beatmung) ist meist nicht erforderlich. Gerade Patienten mit schweren Gasaustauschstörungen profitieren offenbar von einer erhaltenen, maschinell unterstützten Spontanatmung.

Wenn erforderlich, werden die einzelnen Schritte der Beatmungstherapie durch weitere Maßnahmen wie Lagerungen, Physiotherapie oder PEEP ergänzt.

18.3.1 Wahl der Beatmungsmodi und Beatmungsmuster

Die Wahl des Atemmodus und des Atemmusters hängt von den zugrunde liegenden Störungen der Atemfunktion sowie der apparativen Ausstattung und den jeweils bevorzugten Verfahren auf den einzelnen Intensivstationen ab. Welche Atemmodi bei welchen Erkrankungen zu bevorzugen sind, bleibt weitgehend unklar, zumal die Überlegenheit des einen gegenüber den anderen Verfahren bisher nicht nachgewiesen worden ist. Young u. Sykes haben die gegenwärtige Situation der Beatmungstherapie bereits 1990 in folgender Weise charakterisiert (und um wie viel mehr gilt dies heute, mehr als 20 Jahre und viele neue Atem-

18

modi später!): »Unsere Fähigkeit, neue Formen der künstlichen Beatmung zu produzieren, übersteigt bei weitem unser Vermögen, sie klinisch zu überprüfen.«

Es gibt keine hinreichenden Beweise, dass durch Anwendung eines bestimmten Atemmodus der Verlauf und die Letalität einer respiratorischen Erkrankung wesentlich beeinflusst werden könnten.

Von entscheidender Bedeutung für den Erfolg sind vielmehr Schweregrad und Therapie der Grunderkrankung und die intensivmedizinische Erfahrung von Ärzten und Pflegepersonal. Allerdings gibt es Hinweise, dass bestimmte, gut eingestellte partielle Atemmodi (z. B. PSV, MMV, PAV) für den Patienten mit größerem Wohlbefinden verbunden sind als herkömmliche Formen der Beatmung (wie z. B. CMV oder A/C). Atemmodi, bei denen auf eine komplikationsträchtige tiefe Sedierung oder gar Muskelrelaxierung verzichtet werden kann, sind vermutlich ebenfalls vorteilhaft.

Einfluss des Atemmusters

Im Gegensatz zur Wahl des Atemmodus scheint die Wahl des Atemmusters, besonders die korrekte Wahl der Begrenzungsvariablen, den Verlauf einer respiratorischen Erkrankung durchaus beeinflussen zu können. So ist die Begrenzung des Inspirationsdrucks bei restriktiven und obstruktiven respiratorischen Störungen von großer Bedeutung. Bei restriktiven Störungen ist darüber hinaus wahrscheinlich ein ausreichend hoher endexspiratorischer Druck bedeutsam, bei obstruktiven Lungenerkrankungen hingegen eine ausreichend lange Exspirationszeit. Daher gilt:

Tipp

Bei schweren restriktiven und obstruktiven Lungenerkrankungen sollten druckbegrenzte Verfahren mit einem oberen Atemwegdruck um 30 mbar oder volumenbegrenzte Verfahren mit einem Hubvolumen von 6–8 ml/kg KG eingesetzt werden.

Bei der Wahl des Atemmodus und der Einstellung des Atemmusters muss berücksichtigt werden, ob vorwiegend die Oxygenierung oder aber die alveoläre Ventilation gestört ist. Nicht selten liegen beide Störungen gemeinsam vor. Nachfolgend ist das praktische Vorgehen zusammengefasst.

Das Vorgehen bei der Beatmung orientiert sich an der zugrunde liegenden Gasaustauschstörung.

Übersicht über das Vorgehen bei Störungen der Oxygenierung und Ventilation

- **Primäre Oxygenierungsstörung: paO2 erniedrigt und paCO2 erniedrigt oder gleichbleibend***
  - Erhöhung der F_IO_2
  - Vergrößerung der FRC durch:
    - Erhöhung des $PEEP_e$
    - Erhöhung des $PEEP_i$ (IRV, APRV)
  - Lung-recruitment-Manöver erwägen
  - Beatmung in Bauchlage erwägen
  - In schweren Fällen erwägen: HFV (HFO), ECLA
- **Primäre Störungen der alveolären Ventilation: paCO2 erhöht**
- Sekundäre Oxygenierungsstörung (hyperkapnische Hypoxie): p_aCO_2 erhöht und p_aO_2 erniedrigt
  - Hypoxievermeidung/-therapie durch Erhöhung der F_IO_2,
  - Steigerung der alveolären Ventilation durch Erhöhung des Hubvolumens: in volumenkontrollierten Modi und druckkontrolliert-volumenkonstanten Modi: direkte Erhöhung von VT, in druckkontrollierten Modi: indirekte Erhöhung von VT durch Erhöhung von p_{max} (bzw. des »driving pressure«, also der Differenz zwischen p_{max} und PEEP),
  - Steigerung der alveolären Ventilation durch Erhöhung der Atemfrequenz
  - Steigerung der alveolären Ventilation durch direkte Anwahl eines erhöhten Atemminutenvolumens (bei ASV)
  - Insbesondere bei ARDS und schwerer obstruktiver Ventilationsstörung: permissive Hyperkapnie erwägen

* Beachte jedoch: Auch bei primären Oxygenierungsstörungen kann der p_aCO_2 im Verlauf deutlich ansteigen.

18.3.2 Störungen der Oxygenierung

Leitsymptom der Oxygenierungsstörung ist der Abfall des p_aO_2. Der p_aCO_2 ist normal oder erniedrigt (primäre Oxygenierungsstörung) oder aber erhöht (sekundäre Oxygenierungsstörung).

Ursachen

Zu den wichtigsten Ursachen von Störungen der Oxygenierung des Lungenkapillarbluts gehören:

- zu geringe alveoläre O_2-Konzentration,
- Störungen des Ventilations-Perfusions-Verhältnisses (▶ Abschn. 5.2).

Diffusionsstörungen spielen demgegenüber klinisch eine untergeordnete Rolle.

Behandlung

Grundsätzlich stehen folgende therapeutischen Maßnahmen zur Verfügung:

- Erhöhung der F_IO_2,
- Steigerung der Ventilation,
- Erhöhung der FRC durch extrinsischen PEEP,
- Erhöhung der FRC durch intrinsischen PEEP,
- adjuvante Maßnahmen wie Lagerungstherapie, NO-Inhalation und Sekretentfernung.

Zu geringe inspiratorische O_2-Konzentration Die Einatmung hypoxischer Gasgemische ist praktisch immer Folge technischer Defekte oder menschlicher Fehler. Die Soforttherapie besteht in der Zufuhr einer ausreichend hohen O_2-Konzentration, zunächst meist einer F_IO_2 von 1,0.

Hypoventilation, Atemstillstand Hierbei steigen der arterielle und der alveoläre pCO_2 an, und der arterielle pO_2 fällt ab, bedingt durch eine Störung der **Ventilation**. Die wichtigste therapeutische Maßnahme ist die Steigerung der Ventilation, bei Apnoe meist die sofortige Beatmung. Kann bei einer Hypoventilation die alveoläre Ventilation nicht gesteigert werden, muss die inspiratorische O_2-Konzentration erhöht werden, um eine Hypoxie zu vermeiden. Bei einer Apnoe kann durch »apnoische Oxygenierung« vorübergehend ein ausreichender p_aO_2 aufrechterhalten werden.

Störungen des Ventilations-Perfusions-Verhältnisses ($\dot{V}/\dot{Q}$) Sie sind die wichtigsten Ursachen von Störungen der Oxygenierung beim Intensivpatienten. Meist ist die funktionelle Residualkapazität und damit die Gasaustauschfläche vermindert. Die wichtigsten therapeutische Ziele sind daher die Vergrößerung der Gasaustauschfläche und die Beseitigung der $\dot{V}/\dot{Q}$ -Störungen bzw. des pulmonalen Rechts-links-Shunts durch einen extrinsischen oder intrinsischen PEEP.

Liegt der Oxygenierungsstörung hauptsächlich ein wahrer Shunt (▶ Kap. 5) zugrunde, so ist eine Erhöhung der F_IO_2 wenig effektiv. Bei $\dot{V}/\dot{Q}$- Störungen mit noch vorhandener alveolärer Belüftung (funktioneller Shunt; $\dot{V}/\dot{Q}$- >0, aber <0,1) bewirkt eine Erhöhung der F_IO_2 jedoch eine deutliche Steigerung des p_aO_2. Da bei Oxygenierungsstörungen häufig Bezirke mit funktionellem und wahrem Shunt nebeneinander bestehen, sollte nicht nur ein PEEP eingestellt, sondern auch die inspiratorische O_2-Konzentration erhöht werden.

> **Therapeutisches Ziel bei Oxygenierungsstörungen: p_aO_2 > 60 mm Hg bei einer F_IO_2 < 0,6.**

Lässt sich durch konventionelle und alternative Beatmungsmethoden keine ausreichende Oxygenierung erreichen, kann der Einsatz unkonventioneller Verfahren wie HFV oder ECLA erwogen werden.

18.3.3 Störungen der Ventilation

> **Das Leitsymptom von Ventilationsstörungen ist der Anstieg des p_aCO_2 und der Abfall des pH-Werts. Ohne Erhöhung der F_IO_2 fällt bei Ventilationsstörungen auch der p_aO_2 ab.**

Ursachen

Ventilationsstörungen können durch pulmonale, aber auch durch extrapulmonale Störungen bedingt sein. Unabhängig von der Ursache ist bei allen Ventilationsstörungen die alveoläre Ventilation bzw. die Elimination von Kohlendioxid aus dem arteriellen Blut vermindert. (Einzelheiten ▶ Kap. 5). Bei Atmung von Raumluft führen Ventilationsstörungen auch zu Störungen der Oxygenierung bzw. zum Abfall des p_aO_2.

Behandlung

Bei Ventilationsstörungen muss die alveoläre Ventilation gesteigert werden. Folgende Maßnahmen können angewandt werden:

- Erhöhung des Hubvolumens,
- Steigerung der Atemfrequenz,
- Verminderung des Totraums,
- adjuvante Therapieverfahren wie Erleichterung der Ventilation durch Beseitigung von Obstruktionen der großen und kleinen Atemwege, Atemtherapie, Sekretentfernung und medikamentöse Therapie.

Erhöhung des Atemhubvolumens Das Atemhubvolumen kann bei respiratorgetriggerten, aber auch bei patientengetriggerten Atemzügen erhöht werden. Bei druckkontrollierter Beatmung wird hierzu das inspiratorische Druckniveau erhöht, so z. B. bei BIPAP, PSV, PC-IRV. Nach gegenwärtig überwiegender Ansicht sollte das Hubvolumen aber nicht über 10 ml/kg KG bzw. der obere Atemwegdruck nicht über 30 mbar liegen.

18

Steigerung der Atemfrequenz Bei kontrollierter oder partieller Beatmung wird hierfür die maschinelle Beatmungsfrequenz erhöht, z. B. bei CMV, A/C, BIPAP, SIMV. Hingegen ist bei ausschließlich patientengetriggerten Atemmodi wie CPAP oder PSV eine maschinelle Erhöhung der Atemfrequenz nicht möglich. Hier könnte lediglich versucht werden, die Atmung des spontan atmenden Patienten durch Analeptika zu steigern – ein sehr umstrittenes, heute verlassenes Vorgehen. Klinisch wichtiger ist das Reduzieren oder Absetzen atemdepressorisch wirkender Pharmaka wie Opioiden, Benzodiazepinen oder Barbituraten, besonders bei Patienten mit COPD oder bei alten Menschen.

> **Tipp**
> **Klinisch sollte Folgendes beachtet werden: Eine Steigerung des Atemminutenvolumens durch Erhöhung der Atemfrequenz ist wegen der gesteigerten Totraumventilation weniger effektiv als eine vergleichbare Steigerung des Minutenvolumens durch Erhöhung des Atemhubvolumens.**

Ergänzend zur Atemtherapie kann außerdem durch bestimmte Maßnahmen die CO_2-Produktion und damit auch der Ventilationsbedarf vermindert werden. Hierzu gehören:

- Ernährung mit erhöhtem Fettanteil,
- ausreichende Sedierung und Analgesie,
- Fiebersenkung durch Antipyretika,
- kontrollierte Hypothermie.

Erhöhung des Atemminutenvolumens Bei MMV und ASV kann bei Bedarf direkt ein höheres AMV angewählt werden. Das Beatmungsgerät entscheidet bei ASV aufgrund seiner eingebauten Software nach der Otis-Formel, ob dieses erhöhte AMV besser durch Erhöhung der Atemfrequenz oder des Hubvolumens zu erzielen ist.

Reduktion des Totraums Der anatomische Totraum kann durch Intubation oder Tracheotomie deutlich reduziert bzw. halbiert werden.

Obstruktion der großen Atemwege Eine Verlegung der großen Atemwege, z. B. durch subglottisches Ödem, Kruppsyndrom, Epiglottitis usw. kann durch eine endotracheale Intubation überbrückt werden. Andererseits kann gerade ein Tubus den Atemwegwiderstand erheblich erhöhen. Ob der Tubus zur Erhöhung oder Verminderung des Atemwegwiderstandes beiträgt, hängt also von der Ausgangssituation ab: Bei Patienten mit vorbestehender Obstruktion der oberen Atemwege wird der Widerstand eher gesenkt und die Ventilation erleichtert, bei Patienten ohne vorbestehende Obstruktion der oberen Atemwege wird der Widerstand hingegen erhöht und die Ventilation erschwert.

Obstruktion der kleinen Atemwege Zu den wichtigsten therapeutischen Maßnahmen bei Obstruktion der kleinen Atemwege gehören das Absaugen von Sekret aus den Atemwegen und die Zufuhr bronchodilatatorischer Substanzen, bei COPD und Asthma auch von Kortikosteroiden.

Permissive Hyperkapnie und ECLS ARDS und Asthma führen häufig zu schwersten Störungen der Ventilation, die nur durch eine Steigerung der Beatmungsdrücke kompensiert werden können. Hierdurch wird aber die Gefahr eines Baro- oder Volumentraumas der Lunge wesentlich erhöht. In solchen Fällen ist eine permissive Hyperkapnie zu erwägen, evtl. auch ECLS (▶ Kap. 15 und 16).

Literatur

Boles JM et al. (2007) Weaning from mechanical ventilation. Eur Respir J 29 (5): 1033–1356

BouAki I, Bou Khalil P, Kanazi G et al. (2012). Weaning from mechanical ventilation. Curr Opinion Anesthesiol 25 (1): 42–47

Cohen J, Shapiro M, Grozovski E, Fox B, Lev S, Singer P (2009) Prediction of extubation outcome: a randomised, controlled trial with automatic tube compensation vs. pressure support ventilation. Crit Care 13 (1): R21

Esteban A, Anzueto A, Frutos F et al. (2002) Characteristics and outcomes in adult patients receiving mechanical ventilation: a 28-day international study. JAMA 287 (3): 345–355

Slutsky AS (1993) ACCP consensus conference: mechanical ventilation. Chest 104: 1833–1859

Tobin MJ, Alex CG (1994) Discontinuation of mechanical ventilation. In: Tobin MJ (ed) Principles and practice of mechanical ventilation. McGraw-Hill, New York St. Louis San Francisco, pp 1177–1206

Wilson AM, Gray DM, Thomas JG (2009) Increases in endotracheal tube resistance are unpredictable relative to duration of intubation. Chest 136 (4): 1006–1013

Young JD, Sykes MK (1990) Artificial ventilation: history, equipment and techniques. Thorax 45: 753–758

Überwachung der Beatmung

Die wichtigsten **Ziele** des respiratorischen Monitorings sind die Optimierung der Atem- und Beatmungstherapie sowie die Prävention oder frühzeitige Erkennung beatmungsassoziierter oder -bedingter Komplikationen. Die Überwachung der Beatmung erfolgt klinisch durch Geräte und Laboranalysen. Im Mittelpunkt des respiratorischen Monitorings steht Folgendes:

- Funktion des Beatmungsgeräts,
- Interaktion von Patient und Beatmungsgerät,
- Überwachung des Beatmungserfolgs, d. h. der Oxygenierung, der Elimination von Kohlendioxid und des Säure-Basen-Gleichgewichts.

Die Beatmung ist gewöhnlich in ein therapeutisches Gesamtkonzept eingebunden. Daher werden – abhängig vom Schweregrad der Grunderkrankung – zahlreiche ergänzende Verfahren eingesetzt, mit denen das Ausmaß der respiratorischen Insuffizienz bzw. der Lungenschädigung, aber auch die übrigen Therapiemaßnahmen und deren Wirksamkeit überwacht werden:

Respiratorisches Monitoring

- **Monitoring am Beatmungsgerät (Maschinenmonitoring):**
  - O_2-Konzentration
  - Beatmungsdruck
  - Flowverlauf
  - Atemhubvolumen
  - Atemminutenvolumen
  - Atemfrequenz
  - Compliance von Lunge und Thorax
  - Resistance
  - weitere Funktionen
- **Überwachung des pulmonalen Gasaustauschs:**
  - Oxygenierung: arterielle Blutgasanalyse, Pulsoxymetrie
  - Elimination von Kohlendioxid: arterielle Blutgasanalyse, Kapnometrie, Säure-Basen-Status
- **Überwachung von Atemwegen, Lunge und Thorax:**
  - Klinische Beobachtung und Untersuchung
  - Röntgenbild des Thorax
  - Computertomographie des Thorax
  - mikrobiologische Untersuchungen des Bronchialsekrets
  - Bestimmung des Lungenwassers
- **Überwachung der Herz-Kreislauf-Funktion:**
  - arterieller Blutdruck
  - Herzfrequenz
  - zentraler Venendruck
  - Pulmonalarteriendrücke
  - Lungenkapillarenverschlussdruck (Wedgedruck)
  - Herzzeitvolumen
  - O_2-Angebot und O_2-Verbrauch
- **Überwachung anderer Organfunktionen:**
  - Niere: Diurese, Retentionswerte
  - Gehirn: intrakranieller Druck, O_2-Sättigung im Bulbus venae jugularis
  - Durchblutung des Splanchnikusgebiets: Tonometrie
  - Leber

Der Umfang der eingesetzten Überwachungsmaßnahmen und deren Invasivität richtet sich in erster Linie nach der Gesamtheit der zugrunde liegenden Funktionsstörungen verschiedener Organe, v. a. der Lunge und des Herz-Kreislauf-Systems, aber auch der anderer wichtiger Organe. Hierbei sollten nichtinvasive Verfahren wegen der geringeren Komplikationsmöglichkeiten bevorzugt werden, sofern hiermit für die Überwachung und Therapie ausreichende Informationen erlangt werden können. Ist die kardiopulmonale Funktion unter Beatmung weitgehend stabil, so genügen häufig Pulsoxymetrie und Kapnometrie als respiratorisches Monitoring, bei Bedarf ergänzt durch arterielle Blutgasanalysen.

Respiratorisches Basismonitoring

- klinische Beobachtung und Untersuchung
- Respiratormonitoring: F_IO_2, Beatmungsdrücke, Frequenz, Atemminutenvolumen
- Pulsoxymetrie
- Kapnometrie
- Röntgen des Thorax
- mikrobiologische Überwachung: bei Langzeitbeatmung
- wenn erforderlich: arterielle Blutgasanalysen
- Herz-Kreislauf-Funktion: nichtinvasive Blutdruckmessung, Herzfrequenz. Wenn erforderlich: invasive Blutdruckmessung; zentraler Venendruck
- Urinausscheidung

Erweitertes Monitoring bei Beatmungspatienten

- Pulmonaliskatheter: PAP, PCWP, Herzzeitvolumen

- Messung des extravasalen Lungenwassers
- kontinuierliche Messung der gemischtvenösen O_2-Sättigung
- Überwachung der Splanchnikusperfusion durch Tonometrie
- Messung des intrakraniellen Drucks
- Messung des intraabdominalen Drucks

19.1 Monitoring am Beatmungsgerät

Das Monitoring besteht aus der »Selbstüberwachung« des Beatmungsgeräts mit entsprechenden Alarmvorrichtungen und aus der Messung verschiedener Atemparameter durch die Maschine, mit deren Hilfe die Beatmungstherapie überwacht und die Auswirkungen der Beatmung teilweise eingeschätzt werden können.

19.1.1 Maschinenmonitoring

Die Funktion des Beatmungsgeräts wird durch Maschinenmonitoring mit entsprechenden Alarmeinrichtungen überwacht. Hierzu gehören:

- Gasmangelalarm, Stromausfallalarm;
- Funktionsstörungen des Beatmungsgeräts;
- O_2-Konzentrationsalarm: meldet das Über- oder Unterschreiten eingestellter Grenzwerte;
- Diskonnektionsalarm: wird meist aus dem Atemwegdruck abgeleitet;
- Atemminutenvolumenalarm: meldet das Unter- oder Überschreiten eingestellter Grenzwerte;
- Stenosealarm: meldet das Überschreiten des eingestellten Grenzwerts, wird meist aus der Atemwegdruckmessung abgeleitet;
- Atemgastemperaturalarm: meldet das Über- oder Unterschreiten der Atemgastemperatur bei Verwendung beheizter Anfeuchter.

Die Alarmeinrichtungen sind bei maschineller Beatmung zuverlässig; hingegen muss bei assistierenden Verfahren bei den aus der Druck- und Volumenmessung abgeleiteten Parametern eher mit Fehlern gerechnet werden.

19.1.2 Inspiratorische O_2-Konzentration

Die kontinuierliche Messung der inspiratorischen O_2-Konzentration des Beatmungsgeräts ist gesetzlich vorgeschrieben. In modernen Geräten sind entsprechende Messvorrichtungen eingebaut; bei älteren Geräten oder beim Continuous-flow-CPAP müssen extern zwischengeschaltete O_2-Sensoren verwendet werden.

! Die unbemerkte Zufuhr einer zu niedrigen O_2-Konzentration oder hypoxischer Gasgemische kann zu lebensbedrohlichen Zwischenfällen führen. Darum ist eine lückenlose Überwachung der inspiratorischen O_2-Konzentration zwingend erforderlich.

Im Beatmungsgerät integrierte O_2-Sensoren alarmieren automatisch bei Abweichungen der inspiratorischen O_2-Konzentration von ±4–6 Vol.-%.

19.1.3 Atemwegdrücke

Die Atemwegdrücke sollten möglichst vor dem Tubus gemessen werden (► s. auch unten). Der gemessene Druck stimmt häufig nicht mit dem Druck in den tieferen Atemwegen oder den Alveolen überein. Während der Inspiration ist der Druck in den Alveolen stets geringer als der am Tubus gemessene Druck, während der Exspiration hingegen höher. Ein gleich hoher Druck herrscht nur, wenn im System kein Gasfluss mehr stattfindet und alle Verbindungen offen sind. Dies ist aber nur dann der Fall, wenn das inspiratorische Plateau bzw. die Exspiration ausreichend lange dauern.

! Zu hohe Beatmungsdrücke können zu schwer wiegenden Komplikationen führen. Daher muss der Beatmungsdruck kontinuierlich überwacht werden.

Bei der Beatmung werden üblicherweise 4 Druckwerte differenziert, die an modernen Beatmungsgeräten teilweise direkt abgelesen werden können:

- Atemwegspitzendruck,
- inspiratorischer Plateaudruck,
- Atemwegmitteldruck,
- endexspiratorischer Druck, PEEP.

Atemwegspitzendruck (»peak airway pressure«, PAWP)

Die Höhe des Atemwegspitzendrucks hängt bei volumenkontrollierter Beatmung von Resistance, Hubvolumen, Flow, Flowform und PEEP ab. Dabei gilt:

› Je größer Atemwegwiderstand, Atemhubvolumen, Spitzenflow und PEEP, desto höher der Atemwegspitzendruck.

Bei druckkontrollierter oder druckbegrenzter Beatmung kann der Spitzendruck nicht wesentlich höher sein als der eingestellte Maximaldruck.

Plötzlicher Anstieg des Beatmungsdrucks Bei einem plötzlichen Anstieg des Beatmungsdrucks muss an folgende Ursachen gedacht werden:

- Verlegung oder Abknicken des Beatmungsschlauchs oder des Tubus,
- Cuffhernie,
- Sekretstau in den Bronchen,
- Bronchospasmus,
- Pneumothorax,
- Gegenatmen.

Plötzlicher Abfall des Beatmungsdrucks Die wichtigsten Ursachen für einen plötzlichen Abfall des Beatmungsdrucks sind:

- Diskonnektion,
- Undichtigkeiten im Beatmungssystem,
- Undichtigkeit des Cuffs,
- Funktionsstörungen des Beatmungsgeräts.

Plateaudruck (endinspiratorischer Druck)

Der Plateaudruck wird nach Beendigung der Inspiration gemessen. Er entspricht etwa dem endinspiratorischen Alveolardruck, sofern für eine Mindestzeit von 0,5 s kein Flow stattfindet. Dies gilt für die volumenkontrollierte und auch für die druckkontrollierte Beatmung. Die Höhe des Plateaudrucks hängt von der Compliance, dem Hubvolumen und dem PEEP ab.

Der Plateaudruck sollte möglichst unter 30 mbar gehalten werden.

Entscheidend für die Druckschädigung der Lunge (Barotrauma, Mikrotrauma) ist nicht die Höhe des Atemwegspitzendrucks (bei volumenkontrollierter Beatmung), sondern die Höhe des Plateaudrucks.

Atemwegmitteldruck

Der mittlere Atemwegdruck entspricht dem mittleren Druckniveau, gemessen über den **gesamten** Atemzyklus; er ist normalerweise etwas niedriger als der mittlere alveoläre Druck.

Der mittlere Atemwegdruck gehört zu den wesentlichen Determinanten der Oxygenierung; außerdem beeinflusst er die Herz-Kreislauf-Funktion und gehört zu den pathogenetischen Faktoren des pulmonalen Barotraumas. Der mittlere Atemwegdruck sollte direkt am Endotrachealtubus, vor dem Y-Stück des Beatmungssystems, gemessen und aus der Fläche unter der Druckkurve im Verlauf des gesamten Atemzyklus berechnet werden. Er repräsentiert alle Drücke, die vom Beatmungsgerät auf die Atemwege des Patienten ausgeübt werden, und wird demnach im Wesentlichen von folgenden Faktoren beeinflusst:

- inspiratorischer Druckverlauf,
- Inspirationsdauer,
- PEEP.

Besteht kein PEEP, so wird der Atemwegmitteldruck vom inspiratorischen Druckverlauf und der Dauer der Inspiration bestimmt. Wird ein externer PEEP angewandt, so addiert er sich über den gesamten Atemzyklus hinzu.

Sind in einer geschädigten Lunge noch rekrutierbare Alveolarbezirke vorhanden, so kann durch Erhöhung des mittleren Atemwegdrucks die Oxygenierung verbessert werden.

Verfahren zur Erhöhung des mittleren Atemwegdrucks

- Erhöhung des Atemhubvolumens: steigert den elastischen Druck.
- Steigerung der Atemfrequenz: verkürzt die Exspiration und führt evtl. zum Auto-PEEP.
- Verminderung des inspiratorischen Flows: verlängert die Inspirationszeit und verkürzt die Exspiration; führt evtl. zum Auto-PEEP.
- Einstellung eines endinspiratorischen Plateaus: führt evtl. zum Auto-PEEP.
- Verwendung eines dezelerierenden Flows: bewirkt die Zufuhr eines größeren Flowanteils in der frühen Inspirationsphase.
- Externer PEEP: erhöht den Atemwegdruck während der In- und Exspiration.

Endexspiratorischer Druck, PEEP und Auto-PEEP

Der am Ende der Exspiration gemessene Druck entspricht nur dann dem Alveolardruck, wenn kein Flow mehr stattfindet. Besteht noch ein Flow, so ist der Alveolardruck größer als der gemessene endexspiratorische Druck, und es liegt ein Auto-PEEP vor.

Auto-PEEP, intrinsischer PEEP Kann das eingeatmete Volumen nicht innerhalb der Exspirationszeit ausgeatmet werden, so entsteht ein Auto-PEEP (Einzelheiten ▶ Kap. 20). Der Auto-PEEP kann am Manometer des Beatmungsgeräts nicht direkt abgelesen werden. Für die Messung stehen verschiedene Verfahren zur Verfügung, von denen v. a. Okklusionsmethoden gebräuchlich sind. Bei der endexspiratorischen Okklusion wird am beatmeten Patienten der Inspirationsschenkel des Beatmungssystems während der Exspiration verschlossen. Bei der nachfolgenden Inspiration schließt sich das Exspirationsventil, und der vorhandene Restdruck kann nun direkt am Manometer abgelesen werden. Der Auto-PEEP wird gegen den Umgebungsdruck bestimmt. Wird außerdem ein externer PEEP angewandt, so entspricht der intrinsische PEEP dem Druckanteil, der über den externen PEEP-Wert hinausgeht. Die Summe von Auto-PEEP und externem PEEP ist der Gesamt-PEEP.

Flussmessung

Einige moderne Beatmungsgeräte zeichnen den Flow auf einem Bildschirm auf, sodass eine Atemwegobstruktion und auch ein Auto-PEEP beurteilt werden können:

- Bei Obstruktion ist der exspiratorische Flow verlangsamt.
- Ein intrinsischer PEEP liegt vor, wenn bei Beginn der nächsten Inspiration der exspiratorische Flow noch nicht auf Null abgesunken ist. Eine Quantifizierung des Auto-PEEP ist hiermit allerdings nicht möglich.

Atemhubvolumen und Atemminutenvolumen

Die kontinuierliche Überwachung des **ausgeatmeten** Atemhub- und Atemminutenvolumens ist besonders bei Spontanatemmodi und bei druckkontrollierter Beatmung wichtig und sollte durch entsprechende Alarme unterstützt werden. Die Alarmgrenzen sollten mit ±20% eng eingestellt werden.

Ursachen eines zu niedrigen Atemhub- und Atemminutenvolumen

- Bei **druckkontrollierter Beatmung** ist das Atemhubvolumen umso niedriger, je geringer die Compliance, je höher der Atemwegwiderstand, je niedriger der eingestellte Spitzendruck, je kürzer die Inspirationszeit und je höher der PEEP ist.
- Bei **volumenkontrollierter Beatmung** weist ein erheblich vermindertes Atemhub- und Atemminutenvolumen auf eine Leckage hin, z. B. bronchopleurale Fistel, Undichtigkeit des Cuffs oder Beatmungssystems.

Nach abrupter Erniedrigung eines PEEP oder Beendigung einer IRV können vorübergehend höhere Hubvolumina als eingestellt gemessen werden, weil das erhöhte Lungenvolumen zunächst entleert wird.

Atemfrequenz

Beim beatmeten Patienten kann die Atemfrequenz am Beatmungsgerät abgelesen werden. Bei partiellen Atemmodi wird die Atemfrequenz häufig differenziert nach Spontanatemfrequenz und maschineller Atemfrequenz angezeigt; z. T. wird der maschinelle Anteil in % angegeben.

Daneben kann die Atemfrequenz mit dem EKG-Monitor über Impedanzänderungen des Thorax bestimmt werden, weiterhin mit Hilfe von Kapnometern. Das Auszählen der Atemfrequenz von spontan atmenden Patienten ist dagegen relativ unzuverlässig.

Die Messung der Atemfrequenz ist besonders wichtig bei Spontanatemmodi und bei SIMV-Beatmung mit sehr niedriger Frequenz.

Niedrige Atemfrequenzen können durch Sedativa und Opioide bedingt sein, während hohe Atemfrequenzen viele Ursachen haben können.

Hohe Atemfrequenzen bei kleinen Atemzugvolumina können Hinweis auf eine Erschöpfung der Atemmuskulatur sein.

19.2 Pulmonaler Gasaustausch

Wie in ► Kap. 2 dargelegt, umfasst der pulmonale Gasaustausch die O_2-Aufnahme in der Lunge und die Elimination von Kohlendioxid, also die Oxygenierung und die Ventilation. Da den Störungen dieser beiden Teilfunktionen unterschiedliche pathologische Mechanismen zugrunde liegen, müssen Oxygenierung und Ventilation differenziert überwacht werden. Hierfür werden v. a. folgende Verfahren eingesetzt:

- intermittierende Blutgasanalysen,
- kontinuierliche Pulsoxymetrie,
- kontinuierliche Kapnometrie und Kapnographie.

Ergänzend zu diesen etablierten Verfahren werden in einigen Zentren bei besonderen Indikationen kontinuierliche intravasale Messungen der O_2-Sättigung und des O_2-Partialdrucks durchgeführt. In der pädiatrischen Intensivmedizin wird außerdem die transkutane Messung des pO_2 und des pCO_2 angewandt, während diese Verfahren beim Erwachsenen aufgrund technischer Unzulänglichkeiten derzeit nicht üblich sind.

19.2.1 Arterielle Blutgasanalyse

Die arterielle Blutgasanalyse gehört zu den essenziellen Überwachungsverfahren bei beatmeten und spontan atmenden Patienten mit respiratorischer Insuffizienz. Sie ermöglicht die Beurteilung der O_2-Aufnahme in der Lunge (Oxygenierung) und der Elimination von Kohlendioxyd (Ventilation).

Arterieller pO_2

Der pO_2 ist der wichtigste Parameter für die Oxygenierung des arteriellen Blutes. Ziel der Beatmungstherapie ist i. allg. ein p_aO_2 von >60 mm Hg. Werte zwischen 40 und 60 mm Hg können in besonderen Fällen toleriert werden, allerdings nur bei ausreichend hohem Hb-Wert und ausreichender Herz-Kreislauf-Funktion. Über den Normalwert hinaus gehende pO_2-Werte bieten hingegen – abgesehen von wenigen Ausnahmen, wie z. B. der CO-Vergiftung – keine Vorteile oder sind eher schädlich und sollten daher vermieden werden.

> **Der p_aO_2 hängt von Alter, Geschlecht, Körpergewicht und Körpergröße ab. Der Normalwert beträgt bei der Atmung von Raumluft 80–95 mm Hg.**

Zur Abweichung des p_aO_2 ► Kap. 2.

Messung des pO_2 mit der Clark-Elektrode

Der pO_2 wird polarographisch mit der Clark-Elektrode gemessen. Die Elektrode besteht aus einer Platinkathode und einer Ag/AgCl-Referenzanode, die von einer für Sauerstoff durchlässigen Membran umhüllt sind. Zwischen Kathode und Anode wird eine konstante Spannung angelegt. Der Sauerstoff diffundiert aus der Blutprobe durch die Membran und wird durch die angelegte Spannung an der Kathode reduziert. Hierdurch fließt ein Strom zwischen Anode und Kathode, der von der Höhe des Partialdrucks abhängig ist. Der entstehende Strom wird an der Referenzelektrode abgeleitet und gemessen.

Zeitpunkt der Messung Der arterielle pO_2 wird gewöhnlich nach Beginn der Beatmung oder nach der Neueinstellung des Beatmungsgeräts gemessen, traditionell ca. 20–30 min später. Neuere Untersuchungen zeigen aber, dass ca. 90% der maximalen Veränderungen des p_aO_2 innerhalb von 5 min auftreten. Daher ist Folgendes gerechtfertigt:

Tipp

Der p_aO_2 kann 5–10 min nach Neueinstellung des Beatmungsgeräts überprüft werden.

Kontinuierliche intravasale Messung des pO_2

Verfahren zur kontinuierlichen intravasalen Messung der Blutgase und des pH-Werts befinden sich derzeit noch in der klinischen Erprobung. Erfolgversprechend sind v. a. fluoreszenzoptische Verfahren. Bei diesem System wird ein optisches Signal über einen Lichtleiter zur Spitze einer Optode geleitet. Das Lichtsignal trifft dort auf einen, für den jeweiligen Messparameter spezifischen, fluoreszierenden Farbstoff, der das optische Signal – je nach Partialdruck oder Konzentration – verändert und reflektiert. Das reflektierte Licht wird durch einen Mikroprozessor analysiert und digital angezeigt.

In Entwicklung befinden sich derzeit auch pO_2-Messverfahren mit elektrochemischen Elektroden aus inertem Kohlenstoff.

Vorteile der kontinuierlichen Verfahren Die kontinuierlichen Verfahren ermöglichen eine lückenlose Überwachung des p_aO_2, sodass die inspiratorische O_2-Konzentration wesentlich rascher dem Bedarf angepasst werden kann als bei intermittierenden Blutgasanalysen.

Arterielle O_2-Sättigung

Wie in ► Kap. 3 dargelegt, bezeichnet die O_2-Sättigung (SO_2) das Verhältnis der Konzentration von oxygeniertem Hämoglobin zur Konzentration des Gesamthämoglobins. Das Gesamthämoglobin besteht aus der Summe von oxygeniertem Hb (O_2Hb), nichtoxygeniertem Hb (Desoxy-Hb) und allen nichtfunktionellen Hämoglobinen, den sog. Dyshämoglobinen wie Methämoglobin (Met-Hb), Carboxy-Hb (COHb) und Sulfhämoglobin (Sulf-Hb).

$$SO_2(\%) = \frac{O_2Hb}{O_2Hb + Desoxy - Hb + Met - Hb + Sulf - Hb}$$

Normalwert der arteriellen O_2-Sättigung (S_aO_2): 96%.

Die O_2-Sättigung des Hämoglobins kann mit CO-Oxymetern gemessen werden.

CO-Oxymeter

Die O_2-Sättigung des Hämoglobins wird meist spektrophotometrisch mit dem CO-Oxymeter bestimmt. Das Spektrometer sendet ein Lichtsignal bekannter Intensität durch die Blutprobe und misst die Intensität des Lichts, das die Lösung wieder verlässt. Die Absorption des Lichts bei der Passage durch die Blutprobe ist proportional der Konzentration der Moleküle in der Lösung. Ein einfaches Oxymeter sendet nur die spezifische Wellenlänge von Oxyhämoglobin aus, misst also die Konzentration von Oxyhämoglobin im Blut. Moderne Multiwellen-CO-Oxymeter hingegen verwenden 6 Wellenlängen und messen gleichzeitig die Konzentration von Oxyhämoglobin, Desoxyhämoglobin, Methämoglobin und Carboxy-

19

hämoglobin. Die Summe dieser Hämoglobinformen wird in g/100 ml angegeben, Oxyhämoglobin und Carboxyhämoglobin hingegen in% der Hämoglobinkonzentration.

Das Blut von Früh- und Neugeborenen enthält bis zum 3. Lebensmonat noch fetales Hb, HbF und HbA, die andere Absorptionsspektren aufweisen als das Erwachsenenhämoglobin, sodass der SO_2-Wert korrigiert werden muss.

Alveoloarterielle O_2-Partialdruckdifferenz und Oxygenierungsindex

Um die Oxygenierungsfunktion der Lunge beurteilen zu können, muss neben den beschriebenen Parametern noch die inspiratorische O_2-Konzentration (F_IO_2) herangezogen werden. Bei 2 Indizes werden die gemessenen arteriellen p_aO_2-Werte mit der inspiratorischen O_2-Konzentration bzw. dem alveolären pO_2 in Beziehung gesetzt.

Oxygenierungsindex Dieser Index beschreibt das Verhältnis vom p_aO_2 zur jeweiligen F_IO_2:

Oxygenierungsindex = p_aO_2/F_IO_2

Normalerweise beträgt der Index 300–600; Indizes <300 sind charakteristisch für ein ALI, Werte von <200 für ein ARDS.

Alveoloarterielle pO_2-Differenz Die alveoloarterielle O_2-Partialdruckdifferenz ($p_{A-a}O_2$) beschreibt den O_2 Druckgradienten zwischen Alveolargas und arteriellem Blut (Berechnung des alveolären pO_2 ► Kap. 2):

$$p_{A-a}O_2 = p_AO_2 - p_aO_2$$

Bei Atmung von Raumluft beträgt der O_2-Partialdruckgradient beim Lungengesunden 5–10 mm Hg (bei Älteren 10–30 mm Hg), bei Atmung von 100%igem Sauerstoff 50–70 mm Hg.

Mit zunehmender inspiratorischer O_2-Konzentration nimmt auch der Gradient zu. Der Gradient zwischen beiden Partialdrücken entsteht durch den physiologischen Shunt von ca. 2–4% des Herzzeitvolumens.

Mit zunehmendem intrapulmonalem Rechts-links-Shunt nimmt auch der alveoloarterielle O_2-Partialdruckgradient zu. Die Differenz ist umso größer, je flacher die O_2-Bindungskurve verläuft: Bei unveränderter Größe des Rechts-links-Shunts ist die Differenz bei niedrigem p_aO_2 (Hypoxie) geringer als bei sehr hohem p_aO_2 (Hyperoxie).

Intrapulmonaler Rechts-links-Shunt

Der Rechts-links-Shunt bezeichnet den Anteil des (nichtoxygenierten) Kurzschlussblutes am Gesamt-HZV. Die Berechnung des intrapulmonalen Rechts-links-Shunt gilt als genauestes Verfahren, mit dem die Oxygenierungsfunktion der Lunge bestimmt werden kann. Im Gegensatz zu den oben angeführten Indizes, die sich am O_2-Partialdruck orientieren, wird bei der Berechnung des Rechts-links-Shunts der O_2-Gehalt verwendet.

$$\dot{Q}_s/\dot{Q}_T = (C_cO_2 - C_aO_2)/(C_cO_2 - C_{\bar{v}}O_2)$$

$\dot{Q}_S$ = Shuntvolumen; $\dot{Q}_T$ = Herzzeitvolumen; C_cO_2 = pulmonalkapillärer O_2-Gehalt; C_aO_2 = arterieller O_2-Gehalt, $C\bar{v}O_2$ = gemischtvenöser O_2-Gehalt.

Die Shuntformel berücksichtigt nicht den anatomischen Shunt über Bronchialvenen und thebesische Venen. Außerdem wird die Messung von Änderungen des Herzzeitvolumens beeinflusst.

Hinweise zur Interpretation der errechneten Werte

- Ein berechneter Shunt von <10% des HZV weist auf eine normale Lungenfunktion hin.
- Ein berechneter Shunt von 10–20% zeigt eine Störung an.
- Ein berechneter Shunt von 20–30% ist v. a. für Patienten mit eingeschränkter kardiovaskulärer Reserve oder zerebralen Erkrankungen bedrohlich.
- Ein Shunt von mehr als 30% ist lebensbedrohlich und erfordert umfassende kardiopulmonale Therapiemaßnahmen.
- Liegt ein niedriger $\dot{V}/\dot{Q}$-Quotient vor, so nimmt der berechnete Shunt zu, wenn die F_IO_2 auf <0,5 erniedrigt wird.

Gemischtvenöser O_2-Status

Als gemischtvenöses Blut wird das aus dem distalen Schenkel des Pulmonalarterienkatheters entnommene Blut bezeichnet. Dieses Blut repräsentiert das nach Ausschöpfung durch die Gewebe in die Lunge zurückkehrende Mischblut.

O_2-Normalwerte

O_2-Normalwerte des gemischtvenösen Blutes sind:

- $P_{\bar{v}}O_2$: 36–50 mm Hg
- $S_{\bar{v}}O_2$: 65–85%
- $C_{\bar{v}}O_2$: 12–15 ml/dl
- Arteriovenöse O_2-Gehaltsdifferenz ($D_{av}O_2$): 4–6 ml/dl

Zwischen gemischtvenöser SO_2 und kardiopulmonaler Funktion besteht folgende Beziehung (Fick'sches Prinzip):

$$\dot{V}O_2 = HZV(C_aO_2 - C_{\bar{v}}O_2)$$

Hieraus ergibt sich:

$$C_{\bar{v}}O_2 = C_aO_2 - \dot{V}O_2/HZV$$

Demnach wird die gemischtvenöse Sättigung von folgenden Faktoren bestimmt:

- O_2-Verbrauch ($\dot{V}O_2$),
- Hämoglobinkonzentration,
- arterielle O_2-Sättigung + physikalisch gelöster Sauerstoff,
- Herzzeitvolumen.

Bleiben $\dot{V}O_2$, SaO_2 und Hb-Gehalt konstant, sollten Änderungen der gemischtvenösen SO_2 auf Veränderungen des Herzzeitvolumens beruhen; allerdings ist die Beziehung klinisch weniger eindeutig als theoretisch zu erwarten.

Eine S_vO_2 von >65% zeigt an, dass genügend Sauerstoff für die Organe zur Verfügung steht. Nimmt der O_2-Verbrauch ohne entsprechende Steigerung des Angebots zu, so fällt die S_vO_2 aufgrund der stärkeren Ausschöpfung ab, und die arteriovenöse O_2-Gehaltsdifferenz wird größer. Bei einer S_vO_2 von <50% ist die O_2-Versorgung der Gewebe beeinträchtigt, und es entwickelt sich ein anaerober Metabolismus.

Eine erhöhte $D_{av}O_2$ bei erniedrigtem $p\bar{v}O_2$, SvO_2 und C_vO_2 gilt als Zeichen eines zu geringen O_2-Angebots an die Organe im Vergleich zum Bedarf (Einzelheiten der Interpretation Tab. 19.1).

Kontinuierliche Messung der gemischtvenösen O_2-Sättigung Die gemischtvenöse O_2-Sättigung kann spektrophotometrisch mit Hilfe eines speziellen Pulmonalarterienkatheters gemessen werden. Die derzeit verfügbaren 3 fiberoptischen Systeme der einzelnen Hersteller unterscheiden sich in ihrer Messgenauigkeit nach dem derzeitigen Kenntnisstand nicht wesentlich voneinander. Jedoch muss bei allen Kathetern mit deutlichen Abweichungen von den mit einem CO-Oxymeter gemessenen Sättigungswerten ausgegangen werden. Ein weiterer Nachteil der fiberoptischen Katheter sind die hohen Kosten.

$S_{\bar{v}}O_2$

- **Abnahme der $S_{\bar{v}}O_2$:**
  - Abfall des Herzzeitvolumens: kardiogener und traumatischer Schock
  - Abnahme der arteriellen O_2-Sättigung
  - Anämie bzw. Abnahme des Hb-Gehalts
  - erhöhter O_2-Verbrauch
- **Zunahme der $S_{\bar{v}}O_2$**
  - verminderter O_2-Verbrauch
  - verminderte O_2-Extraktion in den Geweben
  - erhöhte O_2-Zufuhr an die Gewebe
  - intrakardialer Links-rechts-Shunt
  - schwere Mitralinsuffizienz
  - Messfehler: Oxymetriekatheter in Wedgeposition

Die Indikationen für den Einsatz fiberoptischer Pulmonalarterienkatheter sind derzeit nicht eindeutig definiert, zumal verschiedene Untersuchungen keinen erkennbaren therapeutischen Nutzen und keine Verbesserung der Prognose bei Intensivpatienten ergeben haben. Der Routineeinsatz ist somit nicht gerechtfertigt.

Zentralvenöse O_2-Sättigung Nicht selten wird anstelle der gemischtvenösen O_2-Sättigung die zentralvenöse O_2-Sättigung bestimmt, also von Blut, das aus dem zentralen Venenkatheter entnommen wurde. Beide Werte entsprechen sich jedoch nicht vollständig, da je nach Lage des Venenkatheters in der unteren oder oberen Hohlvene oder im rechten Vorhof unterschiedliche Sättigungswerte bestimmt werden.

Für klinische Zwecke reicht aber die Bestimmung der zentralvenösen O_2-Sättigung meist aus.

Arterieller pCO_2

Dieser Parameter dient zur Beurteilung der Ventilation. Bei der maschinellen Beatmung wird in der Regel eine Normoventilation und Normokapnie mit p_aCO_2-Werten zwischen 35 und 45 mm Hg angestrebt. Bei der Interpretation müssen Alter, pH-Wert und möglicherweise vorbestehende Lungenerkrankungen berücksichtigt werden.

19

Tab. 19.1 Interpretationshilfe von Herzzeitvolumenindex (CI), gemischtvenöser Sättigung ($S_{\bar{v}}O_2$) und Serumlaktatwerten (in Abwesenheit von Hypoxie und schwerer Anämie)

CI [l/min/l]	$S_{\bar{v}}O_2$ (%)	Laktat (mmol/l)	Interpretation	Mögliche Situation
>3,5	>70	<1,5	hoher Blutfluss, reduzierte O_2-Extraktion, keine globale Gewebshypoxie	Flüssigkeitsüberladung, inotrope und vasodilatierende Medikation, AV-Fistel
>3,5	>70	>2,0	hoher Blutfluss, reduzierte C_2-Extraktion, mögliche Gewebshypoxie	schweres SIRS, septischer Schock
>3,5	<65	<1,5	erhöhter O_2-Verbrauch, erhöhte O_2-Extraktion, keine globale Gewebshypoxie	SIRS, Sepsis
>3,5	<65	>2,0	erhöhter O_2-Verbrauch, mögliche Gewebshypoxie, unzureichendes O_2-Angebot	schweres SIRS, septischer Schock
<3,0	>70	<1,5	niedriger O_2-Verbrauch, keine globale Gewebshypoxie, Hypothermie	Anästhesie, starke Analgosedierung
<3,0	>70	>2,0	niedriger Blutfluss, reduzierte O_2-Extraktion, mögliche Gewebshypoxie	hypodynamer septischer Schock, SIRS bei Volumenmangel
<3,0	<65	<1,5	niedriger Blutfluss, erhöhte O_2-Ausschöpfung, keine globale Gewebshypoxie	Herzversagen, Hypovolämie
<3,0	<65	>2,0	niedriger Blutfluss, Gewebshypoxie	kardiogener Schock, hypovolämischer Schock, obstruktiver Schock

SIRS »systemic inflammatory response syndrome« (▶ Kap. 22).

▪ pCO_2-Elektrode

Nach dem Henry-Gesetz ist die Gasmenge, die durch eine permeable Membran diffundiert, dem Partialdruckgradienten direkt proportional. Besteht ein Partialdruckgradient entlang einer Membran, auf deren anderer Seite sich eine Natriumbikarbonatlösung befindet, so diffundiert Kohlendioxid in diese Lösung und führt dort zu der folgenden Reaktion:

$$CO_2 + H_2O = H_2CO_3 = H^+ + HCO_3^-$$

Die H^+-Ionenkonzentration ist direkt proportional dem pCO_2 auf der anderen Seite der Membran; Änderungen des pH-Werts der Lösung können somit als indirektes Maß für die Höhe des pCO_2 herangezogen werden. Nach diesem Prinzip funktioniert die pCO_2-Elektrode. Der pCO_2 wird gewöhnlich mit einer von einem Kunststoffmantel umhüllten Glaselektrode und einer Ag/AgCl-Bezugselektrode, zwischen denen sich eine Natriumbikarbonatlösung befindet, gemessen. Die Glaselektrode misst den pH-Wert der Natriumbikarbonatlösung. In diese Lösung diffundiert das Kohlendioxid aus der Blutprobe und verändert entsprechend den pH-Wert der Lösung und dadurch die Spannung an der Glasmembran und an der Ag/AgCl-Elektrode. Der gemessene pH-Wert wird mit Hilfe von Kalibrierkurven in den jeweiligen pCO_2-Wert umgewandelt.

pH-Wert

Die Beziehung zwischen Atmung und Säure-Basen-Haushalt ist in ▶ Kap. 4 dargestellt. Danach spielt die Lunge, neben den metabolischen Regulationsorganen Niere und Leber, eine zentrale Rolle in der Aufrechterhaltung eines normalen pH-Werts von 7,35–7,45.

Der arterielle pH-Wert ist eine wichtige Zielgröße der Beatmungstherapie und sollte daher entsprechend kontrolliert werden.

Eine **Azidose** beim Lungenversagen kann respiratorisch und/oder metabolisch bedingt sein:

- Respiratorische Ursache: Hypoventilation mit Hyperkapnie und Abfall des pH-Werts. Verstärkung durch vermehrte Atemarbeit und Zunahme des O_2-Verbrauchs mit Anstieg der CO_2-Produktion.
- Metabolische Ursache: Gewebehypoxie aufgrund einer unzureichenden O_2-Versorgung mit anaerober Energiegewinnung und Bildung von Laktat.

Tab. 19.2 Störungen des Säure-Basen-Haushalts

Störung	pH	pCO_2	Standardbikarbonat	»Base excess«	Mögliche Situation
Respiratorische Azidose	erniedrigt	erhöht	normal, bei Kompensation erhöht	normal, bei Kompensation erhöht	akuter Asthmaanfall, COPD, Schädel-Hirn-Trauma, Lungenödem, Narkotikaüberdosierung/-überhang
Metabolische Azidose	erniedrigt	normal, bei Kompensation erniedrigt	erniedrigt	erniedrigt	Additionsazidose (hypoxisch: Schock, nichthypoxisch: metabolische Entgleisung, diabetische Ketozidose), Retentionsazidose (Niereninsuffizienz), Verlustazidose (Diarrhö)
Respiratorische Alkalose	erhöht	erniedrigt	normal, bei Kompensation erniedrigt	normal, bei Kompensation erniedrigt	Hyperventilation, Angst, Schmerzen, Mittelhirnsyndrom
Metabolische Alkalose	erhöht	normal, bei Kompensation erhöht	erhöht	erhöht	Verlustalkalose (Erbrechen), Verteilungsalkalose (Hypokalämie, Hypochlorämie), Additionsalkalose (Bikarbonat, Laktat, Azetatinfusion), Verringerung der H^+-Ionenproduktion

! Ein niedriger pH-Wert unter Spontanatmung kann Alarmzeichen einer schweren respiratorischen Insuffizienz sein. Eine metabolische Azidose tritt bei respiratorischer Dekompensation oft früher auf als eine respiratorische Azidose.

In Tab. 19.2 sind die Störungen des Säure-Basen-Haushalts zusammengefasst; weitere Einzelheiten ▶ Kap. 4.

19.2.2 Pulsoxymetrie

Die Pulsoxymetrie ist ein nichtinvasives Verfahren zur kontinuierlichen Überwachung der Oxygenierung des arteriellen Blutes. Gemessen wird die partielle O_2-Sättigung des arteriellen Hämoglobins (S_pO_2). Die Messwerte werden innerhalb weniger Sekunden angezeigt, die Fehlerbreite beträgt im Sättigungsbereich von 60–90% lediglich 1–2%. Eine dunkle Hautfarbe beeinflusst den Messvorgang nicht.

S_pO_2-Normalwert
Der Normalwert der S_pO_2 ist 98%.

Prinzip der Methode

Die Farbe des Blutes hängt bekanntlich von der O_2-Sättigung des Hämoglobins ab. Der Farbwechsel ist durch die optischen Eigenschaften des Hämoglobinmoleküls bedingt: Oxygeniertes Hämoglobin absorbiert im roten Bereich weniger Licht als desoxygeniertes (reduziertes) und ist damit weniger transparent für Licht dieser Wellenlänge. Das spektrophotometrische Verfahren der Pulsoxymetrie basiert auf dem Lambert-Beer-Gesetz, nach dem die Extinktion (Schwächung eines Lichtstrahls) dem Produkt aus der Schichtdicke der Lösung, dem Extinktionskoeffizienten und der Konzentration der gelösten Substanz (hier Hämoglobin) entspricht. Hiernach kann die Konzentration einer Substanz durch Messung der Lichtabsorption bei einer spezifischen Wellenlänge bestimmt werden.

Unterscheidung zwischen oxygeniertem und reduziertem Hämoglobin Da das Pulsoxymeter mindestens zwischen 2 Arten von Hämoglobin, nämlich Oxyhämoglobin und Desoxyhämoglobin, unterscheiden muss, wird die Absorption des Lichts bei mindestens 2 verschiedenen Wellenlängen gemessen. Herkömm-

19

liche Pulsoxymeter haben eine Lichtquelle mit 2 Dioden, die Licht der Wellenlänge 660 nm und 940 nm aussenden, dessen Extinktion von einem Photodetektor gemessen und als Sättigungsgrad des arteriellen Blutes angezeigt wird. Allerdings kann der Detektor die beiden Wellenlängen nicht unterscheiden. Die Messung erfolgt also unter der Annahme, dass alles Licht, das den Detektor erreicht, die gleiche Wellenlänge wie die aktuell das Licht aussendende Diode aufweist.

Oxyhämoglobin absorbiert im roten Bereich (660 nm) erheblich weniger und im infraroten Bereich (940 nm) etwas mehr Licht als reduziertes Hämoglobin. Die O_2-Sättigung des Hämoglobins bestimmt daher das Verhältnis zwischen der Absorption im roten und der im infraroten Bereich.

Die meisten Pulsoxymeter können nur zwischen dem desoxygenierten (reduzierten) und dem restlichen Hämoglobin unterscheiden.

Das restliche Hämoglobin besteht aus Oxyhämoglobin, Carboxyhämoglobin (CO-Hb) und Methämoglobin (Met-Hb). CO-Hb und Met-Hb werden von herkömmlichen Pulsoxymetern mit erfasst und verfälschen bei entsprechender Konzentration das Messergebnis. Neuere (und teurere) Pulsoxymeter können allerdings auch pathologische Hämoglobine messen (»multi-wavelength technology«).

Die Lichtabsorption hängt nicht nur von der Art des Hämoglobins ab Bei der Pulsoxymetrie wird das Licht durch ein pulsierendes Gefäßbett gesandt, daher schwankt die Absorption jeder ausgesandten Wellenlänge zyklisch mit dem Puls. Während der Diastole absorbieren die nichtpulsierenden Komponenten, also die nichtvaskulären Gewebeanteile sowie das venöse, kapilläre und das nichtpulsatile arterielle Blut, das Licht, während der Systole hingegen alle diese Komponenten und außerdem das pulsierende arterielle Blut. Die Lichtabsorption der nichtpulsatilen Komponente wird bei beiden Wellenlängen gemessen und durch die entsprechende Lichtabsorption der pulsatilen Komponente dividiert. Das Absorptionsverhältnis wird dann gegen direkt an Probanden gemessene O_2-Sättigungswerte kalibriert und die Kalibrierungskurve im Mikroprozessor des Pulsoxymeters gespeichert.

Die Absorption wird mehrere 100-mal in der Sekunde gemessen und danach aus Werten mehrerer Sekunden ein Durchschnitt gebildet und digital angezeigt. Die Geräte zeigen neben der O_2-Sättigung noch den Pulswert an, Geräte mit Bildschirm zusätzlich die Pulskurve. Außerdem können obere und untere Alarmgrenzen für die O_2-Sättigung eingestellt werden. Über- oder Unterschreitungen lösen ein akustisches Signal aus.

Genauigkeit der Pulsoxymetrie

Normale Sättigung Bei ausreichender Durchblutung und einer arteriellen O_2-Sättigung von >90% beträgt die Abweichung der meisten Pulsoxymeter weniger als 2%, die Standardabweichung 3%, selbst bei schwer kranken Patienten. Bei einer S_aO_2 von >70% beträgt der Messfehler nach Angaben verschiedener Hersteller 2±3%.

Niedrige Sättigung Fällt die arterielle O_2-Sättigung auf 80% oder weniger ab, so verschlechtert sich auch die Messgenauigkeit des Pulsoxymeters, zum einen, weil Referenzwerte von Gesunden unter extremer Hypoxämie fehlen, zum andern, weil die Absorptionsspektren von reduziertem Hämoglobin in diesem Bereich relativ steil verlaufen und geringe Abweichungen der Wellenlänge des ausgesandten Lichts zu falschen Messergebnisse führen können. Bei Untersuchungen verschiedener Pulsoxymeter an Gesunden unter induzierter Hypothermie ergab sich bei einer Sättigung von 55–78% ein Messfehler von 8±5%, bei COPD-Patienten von 1,2±3% mit zu hoch gemessenen Werten im niedrigen S_aO_2-Bereich. In einer Untersuchung an Intensivpatienten fand sich hingegen eine Abweichung von –12 bis –18% mit fälschlich hoch gemessener S_aO_2 bei Sättigungswerten <80% (gemessen mit dem CO-Oxymeter).

Rasche Änderungen der O_2-Sättigung Die einzelnen Pulsoxymeter reagieren unterschiedlich schnell auf dynamische Änderungen der arteriellen O_2-Sättigung. In einer Untersuchung verschiedener Pulsoxymeter ergab sich eine Reaktionszeit von 7–20 s bei raschem Abfall der arteriellen Sättigung. Eine Abhängigkeit der Reaktionszeit bestand auch vom Messort und von der Herzfrequenz: Am Ohrläppchen fand sich eine schnellere Reaktionszeit als an der Fingerbeere. Eine Bradykardie verlängerte die Reaktionszeit.

Grenzen der Methode

Die Pulsoxymetrie wird durch zahlreiche Faktoren beeinflusst, die den Messwert verändern können und daher bei der Interpretation beachtet werden müssen. Die wichtigste Voraussetzung für korrekte Messwerte ist eine ausreichende arterielle Durchblutung der Haut. Störungen der peripheren Durchblutung können daher zu falschen Messwerten führen. Auch sollte beachtet werden, dass Hyperoxien mit der Pulsoxymetrie nicht erfasst werden können, sondern nur durch eine direkte Messung des arteriellen pO_2.

Die Pulsoxymetrie beeinflussende Faktoren

- Ungenügende Pulsationen: Hypothermie, Hypotension, Kompression der Arterien
- Erhöhte Methämoglobin- und Carboxyhämoglobinkonzentrationen im Blut
- Anämie, Hämodilution
- Bewegungsartefakte
- Indikatorfarbstoffe im Blut: Indocyaningrün, Methylenblau, Indigocarmin
- Nagellack

Ungenügende arterielle Durchblutung Hoher peripherer Gefäßwiderstand (Vasokonstriktion), niedriges Herzzeitvolumen (Low-output-Syndrom, Schock) und Kompression der Arterie durch die Blutdruckmanschette führen zu unzureichenden oder fehlenden Pulsationen und beeinträchtigen entsprechend die Signalqualität des Pulsoxymeters: Die Messgenauigkeit nimmt ab! Allerdings sind die Schwellenwerte der Durchblutung, bei denen mit wesentlichen Messfehlern zu rechnen ist, derzeit nicht genau definiert.

Hypothermie Ein Abfall der Körpertemperatur auf <35°C beeinträchtigt aufgrund der Vasokonstriktion bei einem Teil der Patienten die Signalqualität und führt zu falsch-hohen Sättigungswerten. Bei Temperaturen <26,5°C ist keine Messung mehr möglich.

Methämoglobin und Carboxyhämoglobin Wie bereits dargelegt, können die meisten gebräuchlichen Pulsoxymeter nur zwischen oxygeniertem und desoxygeniertem (reduziertem) Hämoglobin unterscheiden, da lediglich 2 Wellenlängen ausgesandt werden. Pulsoxymeter messen die partielle arterielle O_2-Sättigung (S_pO_2), also den prozentualen (partiellen) Anteil des O_2-Hb an der Summe von O_2-Hb + Desoxy-Hb, und gehen von der Annahme aus, dass im Blut keine nennenswerten Konzentrationen von Met-Hb oder CO-Hb vorhanden ist.

$$S_pO_2(\%) = \frac{CO_2Hb}{CO_2Hb + CDesoxy - Hb}$$

Da der Absorptionskoeffizient von CO-Hb dem von O_2-Hb ähnlich ist, identifizieren diese Pulsoxymeter das CO-Hb fälschlich als O_2-Hb und messen daher falsch hohe O_2-Sättigungswerte. Hierbei entsprechen die falsch gemessenen Sättigungswerte angenähert der Summe aus CO-Hb und O_2-Hb. Falsch hohe Sättigungswerte werden v. a. bei starken Rauchern und bei einer CO-Vergiftung gemessen. Bei einer CO-Konzentration von 70% wurde pulsoxymetrisch eine Sättigung von 90% bestimmt, während die echte (mit dem CO-Oxymeter bestimmte) O_2-Sättigung lediglich 30% betrug.

Erhöhte Methämoglobinkonzentrationen im Blut führen ebenfalls zu falsch-hohen Sättigungswerten. Tierexperimentell wird bei einer Met-Hb-Konzentration von 35% im Blut ein Plateau erreicht, bei dem die O_2-Sättigung selbst bei weiter zunehmender Met-Hb-Konzentration nicht unter 85% abfällt.

> **Erhöhte Konzentrationen von CO-Hb (starke Raucher, CO-Vergiftung) oder Met-Hb führen zu falsch-hohen Werten der pulsoxymetrisch bestimmten O_2-Sättigung.**

Neuere Pulsoxymeter mit »multi-wavelength technology« können auch CO-Hb und Met-Hb messen; allerdings sind diese Geräte aufgrund ihres relativ hohen Preises zzt. noch nicht sehr weit verbreitet.

Anämie und Hämodilution Die Pulsoxymetrie beruht auf der Absorption von Licht durch das Hämoglobin. Ist die Hämoglobinkonzentration sehr stark erniedrigt, könnten theoretisch Messfehler auftreten. Allerdings liegen hierzu keine verlässlichen Daten vor.

Indikatorfarbstoffe im Blut Indocyaningrün, Methylenblau und Indigocarmin führen zu falsch niedrigen pulsoxymetrischen Sättigungswerten, allerdings hält der Effekt wegen der raschen Verteilung der Substanzen nur einige Minuten an.

Bewegungsartefakte Muskelzittern und andere Bewegungen, bei denen der Abstand der Diode vom Empfänger vergrößert wird, führen zu Fehlbestimmungen der O_2-Sättigung.

> **Bewegungen gehören zu den häufigsten Ursachen von Funktionsstörungen des Pulsoxymeters!**

Nagellack Farbiger Nagellack (blau, grün und schwarz) führt zu falsch-niedrigen Sättigungswerten, während roter und purpurner Lack keinen Einfluss auf die Messung hat. Sehr lange Fingernägel erschweren die korrekte Platzierung des Pulsabnehmers.

Umgebungslicht Xenonlicht und fluoreszierendes Licht können zu falsch-hohen Sättigungs- und Pulswerten führen, Infrarotwärmelampen zu falsch-niedrigen. Allerdings sind die modernen Geräte so weit abgeschirmt, dass klinisch relevante Fehlmessungen nicht mehr auftreten sollten.

Lipide Infundierte Lipide oder erhöhte Chylomikronenkonzentrationen im Blut können das von den Dioden des Pulsoxymeters ausgesandte Licht absorbieren und so zu falsch-niedrigen Sättigungswerten führen.

Hyperbilirubinämie Die üblichen 2-Dioden-Pulsoxymeter werden durch eine Hyperbilirubinämie nicht wesentlich beeinflusst, im Gegensatz zu den CO-Oxymetern, bei denen falsch-niedrige O_2-Hb-Konzentrationen gemessen werden können.

Hautpigmentierung Bei Patienten mit sehr dunkler Hautfarbe treten eher Störungen der Messung auf als bei hellhäutigen. Klinisch ist die Abweichung aber nicht von Bedeutung, solange keine Fehlermeldung angezeigt wird.

Klinische Bewertung der Pulsoxymetrie

Die kontinuierliche Pulsoxymetrie ist ein sehr nützliches, nichtinvasives Verfahren zur Überwachung der Oxygenierung während der Beatmung, in der Entwöhnungsphase und nach der Extubation, das zu den Standards der Intensivtherapie gehören sollte. Mit der Pulsoxymetrie konnen unerwartete Hypoxämien rasch erkannt und entsprechend behandelt werden. Auch kann durch den Einsatz von Pulsoxymetern die Häufigkeit von arteriellen Blutgasanalysen zur Überwachung der O_2- und Beatmungstherapie wesentlich reduziert werden.

19.2.3 Transkutane pO_2-Messung

Die transkutane Messung des pO_2 erfolgt mit einer direkt auf der Haut angebrachten Clark-Elektrode. Um die Ansprechzeit zu verkürzen und den pO_2-Gradienten zwischen arteriellem Blut und Elektrode zu vermindern, wird die Elektrode auf 44°C aufgeheizt. Durch die lokale Hyperämie im Bereich der Elektrode wird die Diffusion von Sauerstoff beschleunigt, und der transkutan gemessene pO_2 nähert sich dem arteriellen pO_2 an. Ist jedoch die lokale Durchblutung vermindert, z. B. beim Low-output-Syndrom, so nimmt der transkutan gemessene pO_2 im Vergleich zum arteriellen sehr stark ab.

Die transkutane pO_2-Messung wird v. a. bei Neonaten eingesetzt, weil deren Haut sehr dünn ist und daher der $p_{tc}O_2$ eher dem p_aO_2 entspricht. Die Haut des Erwachsenen hingegen ist dicker und außerdem ungleichmäßig durchblutet, sodass der $p_{tc}O_2$ niedriger ist als der arterielle pO_2. Der Quotient $p_{tc}O_2/p_aO_2$ beträgt nur 0,68–0,79, bei Neonaten hingegen 1,05. Bei höheren p_aO_2-Werten (>80 mm Hg) werden außerdem in allen Altersgruppen falsch niedrige $p_{tc}O_2$-Werte gemessen.

19.2.4 Kapnometrie

Das Kapnometer misst mit jedem Atemzug den prozentualen Anteil des Kohlendioxids im ausgeatmeten Gasgemisch und zeigt den Messwert auf einem Display an; bei der Kapnographie wird zusätzlich die CO_2-Kurve während des gesamten Atemzyklus aufgezeichnet. Je nach Messprinzip wird entweder die fraktionelle CO_2-Konzentration (C_fO_2) oder der CO_2-Partialdruck (pCO_2) bestimmt. Aufgrund der Beziehung

$$pCO_2 = C_fO_2(p_B - pH_2O)$$

können pCO_2 und C_fO_2 jeweils umgerechnet werden.

Die Messung erfolgt zumeist durch Infrarotspektrometrie, selten durch Massenspektrometrie.

Prinzip der Infrarotabsorption

Kohlendioxid kann Infrarotlicht innerhalb eines engen Wellenlängenbereichs (Maximum bei 4,26 μm) absorbieren. Bei der Infrarot-CO_2-Messung wird Licht dieser Wellenlänge ausgestrahlt und die Absorptionsdifferenz zwischen Testgas und ausgeatmetem Kohlendioxid bestimmt. Die absorbierte Menge des Infrarotlichtstrahls ist der Anzahl der CO_2-Moleküle proportional. Die Reaktionszeit beträgt ca. 0,25 s. Vor der Messung muss das Kapnometer mit dem Testgas kalibriert werden. Die Eichung erfolgt entweder in Partialdruckeinheiten (mm Hg) oder in Konzentrationseinheiten (Vol.-%). Werden für die Eichung Konzentrationseinheiten verwendet, so hängt die Messung vom jeweiligen Barometerdruck ab.

Zu beachten ist, dass Kohlenmonoxid, Distickstoffoxid, Wasserdampf und volatile Anästhetika ebenfalls Infrarotlicht absorbieren; daher müssen diese Einflüsse bei der Messung technisch oder rechnerisch eliminiert werden.

Die CO_2-Messung durch Infrarotspektrometrie kann im Neben- oder Hauptstrom erfolgen.

Messung im Nebenstrom Bei der Messung im Nebenstrom wird eine geringe Probe des ausgeatmeten Gases kontinuierlich über einen dünnen Kunststoffschlauch vom Tubus oder der Atemmaske mit einer Pumpe in das Kapnometer gesaugt und über eine für Kohlendioxid undurchlässige Kapillare zur Absorptionskammer geleitet. Bei nicht intubierten Patienten kann die Zuleitung auch in ein Nasenloch eingeführt werden. Die Schlauchlänge beträgt meist bis zu 3 m; bei zu langen Leitungen muss mit Fehlmessungen gerechnet werden, da Gas aus aufeinanderfolgenden Atemzügen miteinander vermischt wird. Wasser in der Messkammer beeinträchtigt ebenfalls den Messvorgang; daher muss verhindert werden, dass Kondenswasser oder Sekrete über den Zuleitungsschlauch in die Kammer gelangen.

Messung im Hauptstrom Bei der Hauptstrommessung befindet sich eine Küvette mit dem CO_2-Sensor zwischen Tubus und Adapter des Beatmungssystems. Die Lichtquelle sendet einen Infrarotlichtstrahl aus, der von einer Photodiode aufgenommen und analysiert wird. Der Sensorkopf wird auf 39°C aufgeheizt, um das Beschlagen mit Wasserdampf zu vermeiden. Die Hauptstrommessung erfolgt patientennah und ist daher rascher als die Nebenstrommessung. Benetzung des Messkopfs mit Sekret, Blut usw. führt zu Messfehlern. Von Nachteil ist weiterhin das Gewicht des Messkopfs, durch den unerwünschte Zugkräfte auf den Tubus ausgeübt werden, wenn nicht für eine entsprechende Fixierung gesorgt wird.

Genauigkeit von Kapnometern

Die Abweichung der meisten Kapnometer beträgt bei einem endexspiratorischen pCO_2 von 40–60 mm Hg maximal ±2 mm Hg; bei höheren Werten kann sie jedoch zunehmen. Bei wiederholten Messungen sollte der Messwert, bei unverändertem pCO_2, nicht mehr als ±1 mm Hg schwanken. Außerdem sollte die Langzeitstabilität gewährleisten, dass höchstens einmal pro 24 h kalibriert werden muss.

Im klinischen Einsatz müssen verschiedene Faktoren berücksichtigt werden, die den Messwert beeinflussen können.

Die CO_2-Messung beeinflussende Faktoren
- Atmosphärendruck
- Wasserdampf
- Querempfindlichkeit
- Ansprechzeit

Atmosphärendruck Wird das Kapnometer mit einem Gas mit bekannter CO_2-Konzentration geeicht, muss auf den aktuellen Barometerdruck korrigiert werden. Gebräuchliche Nebenstromkapnometer können den Barometerdruck direkt messen; bei der CO_2-Partialdruckanzeige muss dann eine Korrektur auf den aktuellen Barometerdruck erfolgen. Bei einer Kalibrierung des Gerätes durch Eichgas mit einem bekannten Partialdruck ist die Korrektur hingegen nicht erforderlich.

Bei Hauptstromgeräten ohne Barometerdruckmessung muss die Abhängigkeit durch den Untersucher selbst berücksichtigt werden.

Wasserdampf Kondenswasser oder Sekrete können die Zuleitung verlegen oder die Durchlässigkeit der Küvette beeinträchtigen, sodass die Messung gestört wird. Ein weiterer Fehler entsteht, wenn die mit Wasserdampf gesättigten Exspirationsgase vor der Messung im Gerät getrocknet und der pCO_2 aus der gemessenen CO_2-Konzentration errechnet wird. Hierbei ergeben sich falsch-hohe pCO_2-Werte.

PEEP Ein sehr hoher PEEP kann zum Anstieg des Drucks in der Küvette des Kapnometers führen. Hierdurch nimmt der pCO_2 um ca. 1 mm Hg pro 15 cm H_2O PEEP zu. Bei Geräten, die den Druck im Sensor messen, spielt dieser Effekt keine Rolle.

Querempfindlichkeit Anwesenheit von Distickstoffoxid (N_2O) in der Gasprobe führt zu falsch-hohen, Anwesenheit hoher O_2-Konzentrationen zu falsch-niedrigen CO_2-Werten. Der Einfluss volatiler Anästhetika ist gegenüber diesen beiden Effekten geringer.

Ansprechzeit Nebenstromgeräte sprechen langsamer an als Hauptstromgeräte. Die Verzögerungszeit entsteht durch das Ansaugen des Gases und hängt v. a. von der Länge und vom Durchmesser der Zuleitung ab, weiterhin vom Flow und der Viskosität der Gase.

Kapnogramm

An der aufgezeichneten Kurve des ausgeatmeten Kohlendioxids, dem Kapnogramm, können folgende **Phasen** unterschieden werden (■ Abb. 19.1):

- Inspiratorische Grundlinie: $pCO_2=0$. Bei versehentlicher Rückatmung ist auch im Inspirationsgas Kohlendioxid nachweisbar.
- Steiler Anstieg des pCO_2 kurz nach Beginn der Exspiration. Ein verzögerter Anstieg weist auf eine Obstruktion in den oberen oder unteren Atemwegen hin.
- Das Plateau entspricht der CO_2-Konzentration oder dem pCO_2 in der Alveolarluft mit einem Maximum unmittelbar vor Beginn der nachsten

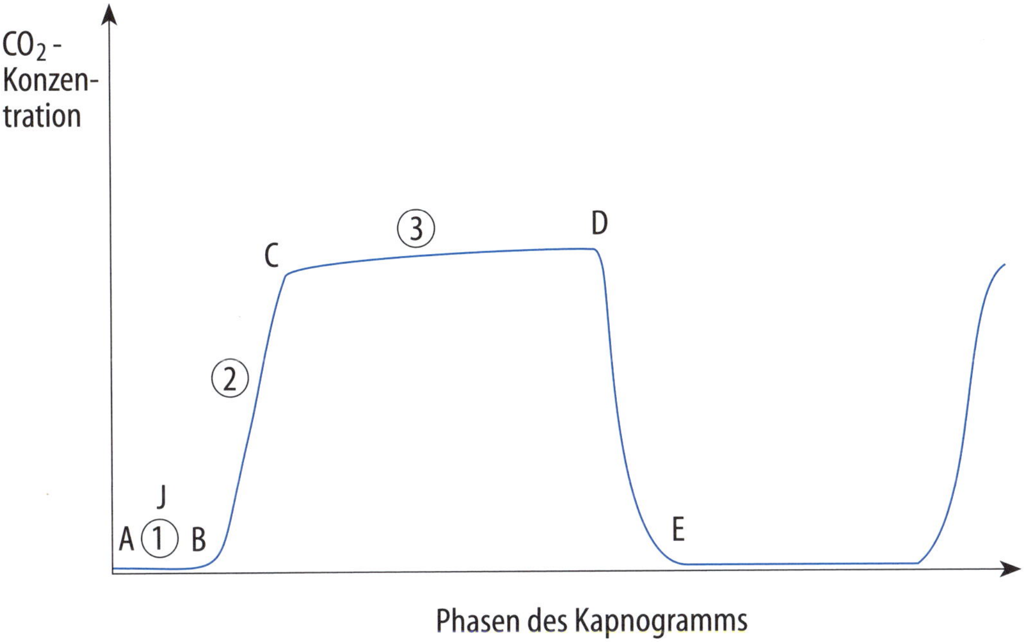

Abb. 19.1 Phasen eines normalen Kapnogramms (Exspirationsphase). A–B inspiratorische Grundlinie, B–C steiler Anstieg der CO_2-Konzentration kurz nach Beginn der Exspiration, C–D Plateau, D–E steiles Absinken. ① Totraum: kein Anstieg der CO_2-Konzentration, ② Mischluft: steiler Anstieg, ③ Alveolarluft: langsam ansteigendes Plateau

Inspiration. Dieses Maximum wird als endexspiratorischer oder endtidaler pCO_2 ($p_{et}CO_2$) bezeichnet. Nur wenn ein Plateau vorhanden ist, entspricht der $p_{et}CO_2$ dem alveolären pCO_2. Fehlt das Plateau, so entspricht der $p_{et}CO_2$ dem pCO_2 der sich als letzte entleerenden Alveole.

- Steiler Abfall des pCO_2 kurz nach Beginn der Inspiration bis zur inspiratorischen Grundlinie, d. h. auf 0. Ein verzögerter Abfall der CO_2-Kurve kann durch einen niedrigen Inspirationsflow, z. B. bei einer Atemwegobstruktion, bedingt sein.

Kardiogene Oszillationen Hierbei handelt es sich um Wellenbewegungen, die synchron mit dem Herzschlag auftreten und durch Schwankungen des pulmonalen Blutvolumens hervorgerufen werden.

Informationen aus dem Kapnogramm

- Vorhandensein oder Fehlen der Ventilation
- Größe des exspiratorischen (und inspiratorischen) pCO_2
- Art des Kurvenanstiegs: steil oder verzögert
- Verlauf des Plateaus: horizontal, ansteigend, unregelmäßig

Durch direkte Messung des arteriellen pCO_2 und Vergleich mit dem $p_{et}CO_2$ kann außerdem die arterioendexspiratorische pCO_2-Differenz bestimmt werden.

Arterioendexspiratorische pCO_2-Differenz

Die Differenz zwischen dem arteriellen pCO_2 und dem endexspiratorischen pCO_2 wird als arterioalveolärer pCO_2-Gradient bezeichnet:

$$p_{a-et}CO_2[\text{mm Hg}] = p_aCO_2 - p_{et}CO_2$$

Theoretisch beträgt der pCO_2-Gradient zwischen dem arteriellen bzw. endkapillären Blut und den Alveolen 0 mm Hg; unter klinischen Bedingungen werden jedoch meist Differenzen von 3–5 mm Hg gemessen. Die Abweichung kann durch Messfehler, Undichtigkeiten im System oder Erkrankungen der Lunge bedingt sein.

Ausgeprägte Störungen des Belüftungs-Durchblutungs-Verhältnisses mit Zu- oder Abnahme des $\dot{V}/\dot{Q}$-Quotienten vergrößern den arterioalveolären pCO_2-Gradienten.

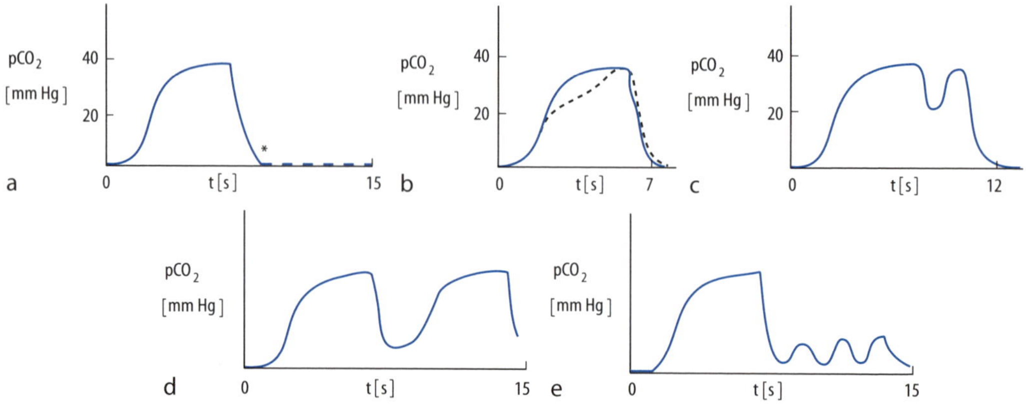

Abb. 19.2 a–e Kapnogramme unter verschiedenen klinischen Bedingungen. **a** Diskonnektion des Beatmungssystems, **b** Kurvenverlauf bei Obstruktion *(gestrichelte Linie)* im Vergleich mit normalem Kapnogramm, **c** spontane Atemzüge während maschineller Beatmung (Dazwischenatmen), **d** Rückatmung im Atemsystem mit Anstieg der Grundlinie des Kapnogramms, **e** normaler Atemzug, gefolgt von Hecheln, das wegen der hohen Frequenz nicht dem alveolären Gas entspricht

Allerdings ist die Zunahme des Gradienten beim Anstieg des $\dot{V}/\dot{Q}$-Quotienten stärker ausgeprägt als bei einer Abnahme des $\dot{V}/\dot{Q}$-Quotienten (= intrapulmonaler Shunt):

> **Je größer die Differenz zwischen p_aCO_2 und $p_{et}CO_2$, desto größer ist die Totraumventilation.**

Pathologische pCO_2-Kurven

Die Kapnographie, also die Aufzeichnung der pCO_2-Kurve, ermöglicht die kontinuierliche Überwachung des $p_{et}CO_2$ mit jedem Atemzug. Hierdurch können Störungen der Ventilation frühzeitig erkannt werden (Abb. 19.2).

Schlagartiger Abfall des $petCO_2$ auf Null Der schlagartige Abfall des $p_{et}CO_2$ auf Null ist meist ein kritisches Alarmzeichen, vorausgesetzt, es liegt keine Funktionsstörung des Gerätes vor. Wichtige **Ursachen** eines schlagartigen Abfalls des $petCO_2$ sind:
- vollständige Diskonnektion des Beatmungssystems,
- Ausfall des Beatmungsgeräts,
- komplette Verlegung des Tubus,
- Fehllage des Tubus im Ösophagus.

Ein Fehler des Geräts darf bei schlagartigem Abfall des $p_{et}CO_2$ nur dann angenommen werden, wenn die in der Übersicht angeführten Ursachen sicher ausgeschlossen sind!

Schlagartiger Abfall auf niedrige Werte Fällt der $p_{et}CO_2$ plötzlich auf niedrige Werte, jedoch nicht auf Null ab, so wird die Exspiration des Patienten nicht mehr vollständig gemessen. Wichtige **Ursachen** sind:
- partielle Undichtigkeiten im Atemsystem einschließlich Tubusmanschette,
- partielle Verlegung des Tubus (Atemwegdruck steigt an!),
- Undichtigkeit im Ansaugsystem des Seitenstromkapnometers.

Exponentieller Abfall des $p_{et}CO_2$ Fällt der $p_{et}CO_2$ innerhalb kurzer Zeit, d. h. innerhalb weniger Atemzüge, exponentiell ab, so liegt meist eine schwerwiegende kardiopulmonale Störung vor, die sofort behandelt werden muss. Wichtigste Ursachen sind:
- massiver Blutverlust mit Hypotension,
- Low-output-Syndrom, z. B. durch Herzinfarkt oder Lungenembolie (Luft oder Thrombus),
- Herzstillstand.

Konstanter, aber niedriger $petCO_2$ Ist der $p_{et}CO_2$ niedriger als zu erwarten, so kommen v. a. folgende Ursachen in Frage:
- Atemwegobstruktion: Bronchospasmus, Sekret, Tubusverlegung durch Sekret;
- Verdünnung des ausgeatmeten Gases durch Frischluft, z. B. bei Undichtigkeiten im System;
- Hyperventilation (wenn ein typisches Plateau vorhanden ist);
- fehlerhafte Eichung des Geräts.

Langsamer, kontinuierlicher Abfall des $petCO_2$ Fällt bei gleichbleibender Einstellung des Beatmungsge-

räts der $p_{et}CO_2$ langsam ab, so kommen folgende Ursachen in Frage:
- Abfall der Körpertemperatur,
- Abnahme des Herzzeitvolumens, z. B. durch Hypovolämie oder volatile Anästhetika.

Kontinuierlicher Anstieg des $petCO_2$ Die wichtigsten Ursachen für einen zunehmenden Anstieg des $p_{et}CO_2$ sind:
- Hypoventilation,
- Hyperthermie bei unveränderter Einstellung des Beatmungsgeräts,
- partielle Atemwegobstruktion,
- Absorption von Kohlendioxid beim Kapnoperitoneum.

Eine plötzliche Verschiebung der Nulllinie in den positiven Bereich ist gewöhnlich durch Feuchtigkeit oder Sekret in der Messzelle bedingt.

Klinische Anwendung der Kapnometrie

Die Kapnometrie gehört zum essenziellen Monitoring in der Anästhesie, während die Kriterien für den Einsatz beim Intensivpatienten derzeit nicht verbindlich definiert sind. Kapnometrie und Kapnographie während der Anästhesie ermöglichen nicht nur Aussagen über die Ventilation, sondern auch über den Zustand der Atemwege, die Totraumventilation und die Funktion des Beatmungsgeräts. Beim Intensivpatienten mit respiratorischer Insuffizienz kann jedoch die Kapnometrie regelmäßige Kontrollen des p_aO_2 nicht ersetzen. In der Notfallmedizin kann mit Hilfe der Kapnometrie die korrekte Lage des Endotrachealtubus zuverlässig festgestellt und außerdem die Effektivität der kardiopulmonalen Wiederbelebung kontrolliert werden.

Maschinelle Beatmung

Bei normaler Form des Kapnogramms mit entsprechendem exspiratorischem Plateau unter der kontrollierten Beatmung entspricht der $p_{et}CO_2$ annähernd dem arteriellen pCO_2. Daher kann mit dem Kapnometer festgestellt werden, ob eine Normo-, Hyper- oder Hypoventilation vorliegt. Weiterhin kann durch die Kapnographie die Funktion des Beatmungsgeräts und die Dichtigkeit des Beatmungssystems überprüft werden.

Was kann mit dem Kapnometer bei einer Beatmung festgestellt werden?
- Ob der Patient überhaupt beatmet ist
- Hypo- oder Hyperventilation
- Rückatmung (nur Nebenstromverfahren)
- Korrekte bzw. Fehllage des Tubus
- Partielle oder vollständige Verlegung des Tubus
- Undichtigkeiten des Beatmungssystems
- Funktionsstörungen des Beatmungsgeräts
- Abschätzung des Totraums

Kleinkinder Bei kleinen Kindern sind wegen der hohen Atemfrequenzen und der niedrigen Atemzugvolumina Hauptstromkapnometer besser geeignet als Nebenstromkapnometer. So ist die Nebenstromtechnik besonders bei Kindern mit einem Körpergewicht von weniger als 5 kg unzuverlässig, wenn am proximalen Tubusende die Exspirationsluft abgesaugt wird.

Kontrolle der Tubuslage Mit dem Kapnometer kann zuverlässig entschieden werden, ob der Tubus im Ösophagus oder in der Trachea liegt. Befindet sich der Tubus im Ösophagus, so werden allenfalls sehr niedrige exspiratorische CO_2-Werte gemessen; nur wenn im Magen größere Mengen von Kohlendioxid vorhanden sind, z. B. kurz nach dem Trinken von kohlensäurehaltigem Mineralwasser, können für wenige Atemzüge höhere CO_2-Konzentrationen auftreten.

! Bei Herzstillstand oder schwerstem Bronchospasmus wird möglicherweise keine CO_2-Konzentration gemessen, obwohl der Tubus sich in der Trachea befindet.

Respiratorische Insuffizienz Bei beatmeten Intensivpatienten mit respiratorischer Insuffizienz unterliegt der arterioalveoläre CO_2-Gradient vielfältigen Einflüssen, sodass der $p_{et}CO_2$ nicht mehr hinreichend genau dem p_aCO_2 entspricht. Der $p_{a-et}CO_2$ ist gewöhnlich erhöht und der $p_{et}CO_2$ deutlich niedriger als der p_aCO_2.

Spontanatmung

Beim intubierten, jedoch spontan atmenden Patienten kann die Kapnometrie ebenfalls zur Überwachung der Ventilation eingesetzt werden, allerdings nur, wenn die Atmung nicht zu schnell und flach ist und sich ein Plateau ausbildet. Da nur Totraumgas ausgeatmet wird, ist der $p_{et}CO_2$ deutlich niedriger als der $paCO_2$.

Bei nicht intubierten Patienten ist die Kapnometrie schwierig und wird daher gewöhnlich nicht durchgeführt. Möglich ist aber die Messung über eine Atemmaske, allerdings nur, wenn die Maske vollständig dicht sitzt.

■ **Kardiopulmonale Wiederbelebung**
Bei Herzstillstand wird die Lunge nicht mehr durchblutet; folglich diffundiert auch kein Kohlendioxid mehr in die Alveolen, und der $p_{et}CO_2$ ist entsprechend sehr stark erniedrigt. Unter der Herzmassage tritt hingegen wieder Kohlendioxid in die Alveolen über. Hierbei besteht innerhalb gewisser Grenzen eine lineare Beziehung zwischen dem durch die Kompression erreichten HZV und dem $p_{et}CO_2$. Bei konstanter Beatmung sind Veränderungen des $p_{et}CO_2$ durch Veränderungen der Hämodynamik bedingt.

> **Die Messung des $p_{et}CO_2$ unter Herzkompression und ausreichender Beatmung ermöglicht Aussagen über die Effizienz der Kompression.**

Ein Anstieg der $F_{et}CO_2$ während der Reanimation auf 4–5% weist auf das Wiedereinsetzen der spontanen Zirkulation hin. Bleibt die $F_{et}CO_2$ während der Reanimation unter 1%, so kommen hierfür folgende Ursachen in Frage:
- versehentliche Intubation des Ösophagus,
- Verlegung des Tubus,
- unzureichende Lungendurchblutung aufgrund fehlerhafter Kompression des Herzens,
- Spannungspneumothorax,
- Perikardtamponade,
- Lungenembolie,
- Unterkühlung des Patienten mit eingeschränkter CO_2-Produktion,
- bereits längere Zeit bestehender Kreislaufstillstand (extrem ungünstige Prognose).

■ **Lungenembolie**
Bei der Lungenembolie ist der $\dot{V}/\dot{Q}$-Quotient erhöht, und der $p_{et}CO_2$ fällt entsprechend ab. Bei einer massiven Lungenembolie kommt es außerdem zum Abfall des Herzzeitvolumens, sodass der $p_{et}CO_2$ noch weiter abnimmt. Daher kann die Kapnometrie als Überwachungsverfahren eingesetzt werden, wenn mit einer venösen Embolie gerechnet werden muss, z. B. bei Eingriffen in sitzender Position, Laparoskopien usw.

■ **Berechnung des Totraums**
Der Anteil der Totraumventilation (V_D) an der Gesamtventilation ($V_T = V_D+V_A$) lässt sich nach folgender Formel berechnen:

$$\begin{aligned} V_D/V_T &= 1 - (p_eCO_2/p_aCO_2) \\ &= (p_aCO_2 - p_eCO)/p_aCO_2 \end{aligned}$$

Hierbei ist p_eCO_2 der mittlere exspiratorische pCO_2-Wert; er wird an einigen Kapnometern angezeigt. Das Verhältnis von p_eCO_2 zu p_aO_2 entspricht dem Verhältnis von alveolärer Ventilation (V_A) zur Gesamtventilation (V_T).

Durch Multiplikation des p_eCO_2 mit dem Atemminutenvolumen ergibt sich die CO_2-Abgabe pro Minute. Sie ist ein Maß für die globale Stoffwechselaktivität des Organismus.

19.2.5 Transkutane pCO_2-Messung

Der $p_{tc}CO_2$ kann transkutan mit einer modifizierten Severinghaus-Elektrode gemessen werden. Hierzu muss die Haut unter der Elektrode auf 44°C erwärmt werden, um die Diffusion von Kohlendioxid durch die Haut zu verstärken. Durch die Erwärmung wird die regionale CO_2-Produktion gesteigert, daher sind die gemessenen $p_{tc}CO_2$-Werte etwas höher als die arteriellen. Im allgemeinen besteht aber eine gute Korrelation zwischen dem p_aCO_2 und dem $p_{tc}CO_2$. Das Verfahren wird v. a. bei Neugeborenen mit respiratorischer Insuffizienz eingesetzt. **Nachteile** sind:
- bei Hypoperfusion und Schock steigen die $p_{tc}CO_2$-Werte lokal stärker an als der p_aCO_2,
- langsame Reaktionszeit,
- Empfindlichkeit der Elektroden,
- Drift des Signals,
- Kalibrierung mit komprimiertem Gas erforderlich.

19.3 Überwachung der Atemmechanik

Die Parameter der Atemmechanik werden herangezogen, um das Beatmungsmuster und die Invasivität der Beatmung festzulegen. Die wichtigsten atemmechanischen Parameter werden aus dem gemessenen Druck, Flow und Volumen abgeleitet.

19.3.1 Compliance

Die statische Compliance von Lunge und Thorax (C_{st}) ermöglicht beim beatmeten Patienten diagnostische und therapeutische Aussagen, vorausgesetzt, sie wird unter statischen Bedingungen bestimmt. Dies ist allerdings nur beim beatmeten und relaxierten Patienten möglich, da eine Okklusionsdauer von mindestens 4–5 s erforderlich ist.

$$C_{st}(ml/cmH_2O) = \frac{\text{Volumenanteil (in- oder exspiratorisch)}}{\text{Druckdifferenz (inspiratorischer Plateaudruck} - \text{PEEP)}}$$

Die statische Compliance zeigt den Schweregrad der atemmechanischen Beeinträchtigung bzw. den Grad der Lungenschädigung, z. B. beim schweren ARDS, an. Allerdings gehört die Bestimmung der C_{st} derzeit nicht zu den Routineverfahren des Beatmungsmonitorings. Neuere Beatmungsgeräte zeigen jedoch im kontrollierten Beatmungsmodus einen Compliance-Wert an und ermöglichen so eine individuelle Einstellung des PEEP beim ARDS.

19.3.2 Resistance

Der Atemwegwiderstand (R) ist, wie in ▶ Kap. 2 dargelegt, die Druckdifferenz (dp) pro Flow (V/t):

$$R = dp/V/t \text{ [mbar/l/s]}$$

Beim beatmeten Patienten wird gewöhnlich der Atemwegwiderstand des gesamten Lungen-Thorax-Systems gemessen, also der Widerstand in den Atemwegen sowie die Widerstände des Lungengewebes und der Thoraxwand. Reproduzierbare Messungen sind nur am relaxierten Patienten möglich, nicht hingegen bei den assistierten Atemformen. Daher gehört die Bestimmung des Atemwegwiderstands ebenfalls nicht zum Routinemonitoring von Intensivpatienten.

19.4 Überwachung von Lunge und Thorax

19.4.1 Klinische Untersuchung

Tipp

Jeder beatmete Patient sollte mindestens einmal pro Tag untersucht werden, zusätzlich bei allen wesentlichen Veränderungen des Zustands.

Fragestellung der Untersuchung

Die Untersuchung sollte zielgerichtet sein und Folgendes erfassen:

- Besteht ein klinischer Anhalt für eine Hypoxie oder eine respiratorische Erschöpfung?
- Liegt der Tubus in der Trachea? Oder in einem Hauptbronchus?
- Sind beide Lungen ausreichend belüftet?
- Besteht ein Anhalt für einen Pneumothorax?
- Liegt ein Lungenödem vor?
- Besteht ein Pleuraerguss?

Vorgehen bei der klinischen Untersuchung

- **Inspektion des Patienten:**
  - Zyanose?
  - Tachypnoe oder Bradypnoe?
  - Starkes Schwitzen?
  - Erschöpfungszeichen?
- **Inspektion des Thorax:**
  - Symmetrisches Heben und Senken?
  - Abdominelle Einziehungen?
  - Einsatz der Atemhilfsmuskulatur?
  - Paradoxe Atmung? Schaukelatmung?
- **Palpation des Thorax:**
  - Schneeballknistern als Zeichen des subkutanen Emphysems?
- **Auskultation des Thorax:**
  - Beide Lungen ausreichend belüftet?
  - Atemgeräusche laut oder leise? Nebengeräusche?
  - Pfeifen? Brummen? Giemen?
  - Rasselgeräusche?
- **Perkussion des Thorax:**
  - Dämpfung?
  - Hypersonorer Klopfschall?

In der Übersicht ist eine Terminologie der Atemgeräusche und der Nebengeräusche nach der Nomenklatur des International Symposium on Lung Sounds (1987) und wichtige Korrelate (nach Anschütz u. Meier-Sydow 1993) zusammengestellt.

Atemgeräusche und Atemnebengeräusche

- **Atemgeräusche:**
  - Vesikulär: Normalbefund
  - Bronchiovesikulär: Mischform
  - Bronchial: Infiltrat, Kompression
- **Atemnebengeräusche:**
  - Kontinuierlich:
    - Pfeifen: Bronchospasmus
    - Brummen: Sekretion in peripheren Luftwegen
  - Diskontinuierlich:
    - feine Rasselgeräusche: Flüssigkeit in Bronchien, Öffnen von Bronchien
    - grobe Rasselgeräusche: Flüssigkeit in Bronchien

19.4.2 Röntgenbild des Thorax

Besteht der Verdacht auf eine klinisch relevante Störung der Lunge oder des Thorax, sollte immer ein

Röntgenbild angefertigt werden. Ob hingegen jeder Beatmungspatient routinemäßig geröntgt werden sollte, wird nicht einheitlich beurteilt. Wenn möglich, sollten Röntgenaufnahmen des Thorax in halbsitzender Position angefertigt werden, da so Pleuraergüsse besser erkannt werden können.

Kontrolle der Tubuslage

Auf jedem Röntgenbild des Thorax sollte die Lage der Tubusspitze überprüft werden. Die Spitze sollte etwa 3 cm oberhalb der Carina liegen.

Zu tief eingeführter Tubus Die einseitige Intubation ist eine typische und keineswegs seltene Komplikation: Etwa 10% aller Endotrachealtuben werden bei der Intubation fälschlich in den rechten Hauptbronchus vorgeschoben. Hierdurch werden der gesamte linke Lungenflügel und der rechte Oberlappen unvollständig oder überhaupt nicht belüftet!

Nicht tief genug eingeführter Tubus Wird der Tubus nicht weit genug vorgeschoben, so befindet sich die Blockmanschette im Bereich des Larynx oder ragt sogar in den Pharynx hinein. Hierdurch können die Stimmbänder überdehnt werden. Außerdem besteht die Gefahr der akuten Dislokation!

Anzeichen für Pneumothorax und subkutanes Emphysem

Beide Störungen können Folge der zugrunde liegenden Erkrankung oder Folge der beatmungsbedingten Barotraumatisierung der Lunge sein.

- Ein Spannungspneumothorax führt zur Verdrängung der Lunge und des Mediastinums zur gesunden Seite. Akute Lebensgefahr!
- Ein ventraler Pneumothorax wird auf der a.-p.-Aufnahme leicht übersehen. Ein tiefer kostophrenischer Sulkus kann als Verdachtszeichen gewertet werden.
- Ein subkutanes Emphysem ist im Thoraxbereich meist leicht zu erkennen. Besteht ein Emphysem, so sollte immer nach einem Pneumothorax gesucht werden; jedoch kann das Emphysem auch ohne Pneumothorax auftreten.

Korrekte Lage von Pleuradrainagen Nicht selten werden Pleuradrainagen subkutan platziert und können so ihre Funktion nicht erfüllen. Daher sollte die richtige Lage sorgfältig überprüft werden.

19

Verschattungen

Verschattungen im Röntgenbild können durch Atelektasen, pneumonische Infiltrate, Lungenödem oder Zunahme des extravasalen Lungenwassers bedingt sein.

- Große Atelektasen bewirken eine Volumenabnahme der betroffenen Seite mit Verziehung des Mediastinums in die gleiche Richtung.
- Beim Lungenödem liegt hingegen eine Volumenzunahme vor.
- Ein kardiogenes Lungenödem ist meist perihilär, basal betont und symmetrisch, außerdem oft von Pleuraergüssen begleitet.
- Ein nichtkardiogenes Lungenödem erscheint auf der a.-p.-Aufnahme eher diffus, oft kleinfleckig-netzartig über die Lunge verteilt und eher peripher betont. Eine Zunahme des Lungenwassers um mehr als 10% ist röntgenologisch erkennbar.
- Pneumonische Infiltrate sind oft schwer von Atelektasen zu unterscheiden.

Lage zentraler Venenkatheter Bei jedem Röntgenbild sollte die Lage zentraler Venenkatheter und Pulmonaliskatheter immer mitbeurteilt werden. Die Spitze eines zentralen Venenkatheters sollte 2 cm vor der Einmündung der V. cava in den rechten Vorhof liegen. Je weiter distal sich die Spitze eines Pulmonaliskatheters befindet, desto höher ist die Komplikationsrate.

19.4.3 Computertomographie

Computertomographische Untersuchungen der Lunge haben gezeigt, dass die Infiltrationen beim ARDS, entgegen dem röntgenologisch vermittelten Eindruck, inhomogen über die Lunge verteilt und vorwiegend basal betont sind. Bei einem Teil dieser Verschattungen handelt es sich um grundsätzlich rekrutierbare Kompressionsatelektasen (▶ Kap. 22). Durch CT-Untersuchungen kann die Verteilung der belüfteten und nichtbelüfteten Areale beurteilt und über das therapeutische Vorgehen (Bauchlagerung, PEEP) entschieden werden.

Mit dem CT lassen sich weiterhin kleine und v. a. ventrale Pneumothoraces, die auf herkömmlichen Röntgenaufnahmen nicht erkennbar sind, leicht nachweisen.

> **Bei der Indikation für eine CT-Untersuchung der Lunge des beatmeten, kardiozirkulatorisch und respiratorisch instabilen Intensivpatienten muss das Transportrisiko gegen den möglichen diagnostischen Nutzen sehr sorgfältig abgewogen werden.**

19.4.4 Messung des extravasalen Lungenwassers

Das extravasale Lungenwasser (EVLW) kann quantitativ mit der sog. Doppelindikatorverdünnungsmethode bestimmt werden. Hierfür wird ein Indikator injiziert, der den intravasalen Raum nicht verlassen kann, außerdem ein zweiter Indikator, der leicht in den extravasalen Raum diffundiert. Die Injektion erfolgt vor dem rechten Herzen, die Messung meist in der Femoralarterie über einen Spezialkatheter; das Lungenwasser wird mit einem speziellen Computer aus den Dilutionskurven berechnet.

19.4.5 Mikrobiologische Untersuchungen

Bei etwa 25% der beatmeten Patienten entwickelt sich im Behandlungsverlauf eine nosokomiale Pneumonie (► Kap. 20). Um eine Besiedlung oder Infektion der Atemwege zu erkennen und das Keimspektrum zu bestimmen, werden zumeist 2-bis 3-mal pro Woche mikrobiologische Untersuchungen des Tracheal- bzw. Bronchialsekrets durchgeführt.

Methoden der Sekretgewinnung

Sekret für mikrobiologische Untersuchungen kann auf verschiedene Weise gewonnen werden.

Tracheabronchialsekret Am häufigsten wird Trachealsekret »blind« abgesaugt oder mit dem Bronchoskop gewonnen und mikrobiologisch untersucht. Allerdings kann hierbei nicht zwischen Besiedlung und Infektion unterschieden werden, sodass sich häufig falsch positive Befunde ergeben.

Bronchoalveoläre Lavage (BAL) Auch diese Methode ist zuverlässig und erlaubt quantitative Keimanalysen und kann so möglicherweise hilfreich sein, um zwischen Besiedlung und Infektion zu unterscheiden. Das Verfahren wird ebenfalls bronchoskopisch vom erfahrenen Untersucher durchgeführt.

Blinde bronchoalveoläre Lavage Dieses Verfahren wird »blind«, d. h. ohne Bronchoskop, über einen tracheal vorgeschobenen Katheter durchgeführt.

Insgesamt ist derzeit unklar, ob die neueren Methoden für die Therapie relevante Vorteile gegenüber der Analyse des Trachealsekrets aufweisen (► Kap. 20).

19.4.6 Cuffdruckmessung

Die Gefahr der Druckschädigung von Trachea und Larynx durch den Cuff des Tubus und der Trachealkanüle ist in ► Kap. 6 ausführlich beschrieben, auch die Notwendigkeit der Messung des Cuffdrucks. Hierfür stehen besondere Cuffdruckmesser zur Verfügung.

19.5 Überwachung der Herz-Kreislauf-Funktion

Die Überwachung der Herz-Kreislauf-Funktion gehört zu den essenziellen Maßnahmen bei allen beatmeten Patienten, zumal die Beatmung selbst, wie in ► Kap. 20 dargelegt, zu zahlreichen Veränderungen der Hämodynamik führen kann. Die Invasivität des kardiovaskulären Monitorings richtet sich in erster Linie nach Art und Schweregrad der Erkrankung.

Überwachung der Hämodynamik beim beatmeten Patienten

- Arterieller Blutdruck
- Zentraler Venendruck
- Urinausscheidung
- Pulmonaliskatheter
- PiCCO-Katheter
- Herzzeitvolumen

Zu Einzelheiten des hämodynamischen Monitorings sei auf die Lehrbücher der Intensivmedizin und entsprechende Monographien hingewiesen.

Literatur

Anschütz F, Meier-Sydow J (1993) Respiratory sounds and incidental sounds. Pneumologie 47/1: 5–13

Bekos V, Marini (2007) Monitoring the mechanically ventilated patient. Crit Care Clin 23: 575–611

Blankman, P, Gommers D (2012) Lung monitoring at the bedside in mechanically ventilated patients. Curr Opinion Crit Care 18 (3): 261–166

Dooley J, Fegley A (2007) Laboratory monitoring of mechanical ventilation. Crit Care Clin 23 (2): 135–148

Hoeft A, Metzler H, Pasch T (Hrsg) (2008) Monitoring in Anästhesie und Intensivmedizin. Springer, Berlin Heidelberg New York

Magder S (2011) Hemodynamic monitoring in the mechanically ventilated patient. Curr Opinion Crit Care 17 (1): 36–42

Mosenthaler Z, Soo Hoo GW (2006) Practical pulmonary and critical care medicine. eBook. Informa Healthcare [www.informahealthcare.com]

Auswirkungen und Komplikationen der Beatmung

Die maschinelle Beatmung beeinflusst nicht nur die Funktion zahlreicher Organsysteme, sondern kann auch verschiedene, teils bedrohliche Komplikationen hervorrufen, die das eigentliche Zielorgan der Beatmungstherapie, nämlich die Lunge selbst, betreffen. Einflüsse der maschinellen Beatmung auf die Funktion verschiedener Organe, v. a. das Herz-Kreislauf-System, entstehen in erster Linie durch die unphysiologischen intrathorakalen Druckschwankungen und Schädigungen der Lunge durch den Beatmungsdruck und das angewandte Atemhubvolumen. Daneben führen die künstlichen Atemwege – Endotrachealtubus und Trachealkanüle – zu spezifischen Komplikationen, die in den entsprechenden Kapiteln dargestellt sind.

Auswirkungen und Komplikationen der maschinellen Beatmung

- Beeinträchtigung der Herz-Kreislauf-Funktion mit Abfall des Herzzeitvolumens
- Abnahme der Urinausscheidung und Flüssigkeitsretention
- Verminderung der Leber- und Splanchnikusdurchblutung
- Behinderung des hirnvenösen Abflusses mit Zunahme des intrakraniellen Drucks
- pulmonales Trauma (»ventilator associated lung injury«, VILI)
- Schädigung des Lungengewebes durch hohe inspiratorische O_2-Konzentrationen
- Verschlechterung des pulmonalen Gasaustausches durch Atelektasenbildung
- nosokomiale Pneumonien
- Schäden durch den Endotrachealtubus und die Trachealkanüle

20.1 Herz-Kreislauf-System

Die Herz-Kreislauf-Funktion wird im Verlauf des Atemzyklus durch die Änderungen des Lungenvolumens und des intrathorakalen Drucks beeinflusst, ganz gleich, ob der Patient spontan atmet oder maschinell beatmet wird. Im Gegensatz zur Spontanatmung nimmt jedoch unter maschineller Beatmung der intrathorakale Druck während der Inspiration zu.

Entsprechend entstehen hämodynamische Auswirkungen der maschinellen Beatmung v. a. durch Änderungen des intrathorakalen Drucks, weiterhin durch Änderungen der Lungenvolumina, aber auch durch nichtmechanische Faktoren wie Reflexe und möglicherweise auch kardiodepressorische Substanzen.

Wichtige Determinanten der Interaktion von Beatmung und Herz-Kreislauf-Funktion

- Intrathorakaler Druck
- Lungenvolumen
- Ventrikuläre Interdependenz
- Druckgradient für den venösen Rückstrom, beeinflusst durch
  - zirkulierendes Blutvolumen
  - Venomotorentonus
  - intraabdominellen Druck
- Druckgradient für den linksventrikulären Auswurf, beeinflusst durch
  - Myokardkontraktilität
  - Funktion der Mitralklappe

20.1.1 Autonome Reflexe

Unter spontaner Atmung eines Atemzugvolumens von weniger als 15 ml/kg KG nimmt die Herzfrequenz aufgrund einer Verminderung des Vagotonus zu, während der Exspiration hingegen ab; dieser Effekt wird bekanntlich als respiratorische Arrhythmie bezeichnet. Bei Atmung mit hohen Zugvolumina (>15 ml/kg KG) oder Überblähung der Lunge nimmt die Herzfrequenz ab; oft tritt zusätzlich eine reflektorische Vasodilatation auf, die zumindest teilweise vagal vermittelt ist. Diese reflektorischen Veränderungen sind klinisch vermutlich nicht von Bedeutung. Sie können bei Funktionsstörungen des autonomen Nervensystems fehlen oder abgeschwächt sein und dann als diagnostischer Hinweis dienen.

20.1.2 Pulmonaler Gefäßwiderstand

Veränderungen des Lungenvolumens beeinflussen den pulmonalen Gefäßwiderstand und damit auch den pulmonalen Blutfluss.

Alveoläre Gefäße Durch die Dehnung der Alveolen während der Inspiration nimmt der transpulmonale Druck zu, und die alveolären Gefäße, also die kleinen Arteriolen, Venolen und die meisten Kapillaren, werden komprimiert. Diese Kompression der alveolären Gefäße tritt nicht nur unter Spontanatmung, sondern auch bei Überdruckbeatmung auf. Hierdurch nimmt der Widerstand in diesen Gefäßen zu und ihre Kapazität ab.

Extraalveoläre Gefäße Neben den alveolären Gefäßen werden aber auch die extraalveolären Gefäße durch das Lungenvolumen beeinflusst. Die extraalveolären Gefäße stehen unter der Einwirkung des interstitiellen Drucks. Mit der Zunahme des Lungenvolumens während der Inspiration nimmt der interstitielle Druck aufgrund der elastischen Retraktionskraft ab. Hierdurch werden die extraalveolären Gefäße geöffnet, und ihre Kapazität nimmt zu.

Der Nettoeffekt der beschriebenen Wirkungen auf die alveolären und extraalveolären Gefäße ist ein Anstieg des pulmonalen Gefäßwiderstands und damit auch der Nachlast des rechten Ventrikels mit zunehmenden Lungenvolumina. Diese Veränderungen sind normalerweise gering, können jedoch bei Asthma oder COPD zur Überlastung des rechten Ventrikels führen.

Erniedrigte FRC Fällt hingegen das Lungenvolumen unter die normale Ruhe-FRC, so steigt der pulmonale Gefäßwiderstand ebenfalls an, bedingt durch die Abnahme der elastischen Retraktionskraft mit kleiner werdendem Lungenvolumen während der Exspiration. Hierdurch kommt es zum Kollaps der terminalen Atemwege mit Abnahme der Ventilation und nachfolgender Hypoxie bzw. hypoxischer pulmonaler Vasokonstriktion.

20.1.3 Kompression des Herzens

Das Herz befindet sich innerhalb des Thorax in der sog. Fossa cardiaca. Während der Inspiration wird das Herz in der Fossa durch die sich zunehmend erweiternde Lunge komprimiert. Bei Atmung normaler Atemzugvolumina sind die Auswirkungen gering. Hohe Atemzugvolumina oder eine Hyperinflation hingegen steigern den Druck im Perikard und im Pleuraspalt und können einen tamponadeartigen Effekt auf das Herz ausüben.

> **Sehr hohe Atemzugvolumina oder eine Hyperinflation der Lunge senken die Vorlast des rechten und linken Ventrikels.**

Tritt die Kompression nur während der Inspiration auf, so nimmt vorübergehend lediglich der linksventrikuläre enddiastolische Druck ab, bedingt durch den ansteigenden Perikarddruck. Bleibt das Lungenvolumen jedoch über einen längeren Zeitraum erhöht, so kann zusätzlich der venöse Rückstrom zum rechten Ventrikel abnehmen, weil der rechte Vorhofdruck ansteigt. Bei progredienter Überblähung können außerdem die Koronararterien komprimiert und hierdurch die Myokarddurchblutung beeinträchtigt werden.

> **Durch die Kompression beider Ventrikel und den variierenden Perikarddruck wird die Beurteilung der linksventrikulären Füllungsdrücke während der maschinellen Beatmung anhand des pulmonalen Wedgedrucks erschwert.**

Ursachen sind der klinisch nicht messbare Anstieg des Pleuradrucks und Änderungen der Ventrikelcompliance.

20.1.4 Ventrikuläre Interdependenz

Volumenänderungen des rechten Ventrikels beeinflussen die Funktion des linken Ventrikels (und umgekehrt), d. h. zwischen beiden Ventrikeln besteht eine sog. Interdependenz. Änderungen des rechtsventrikulären enddiastolischen Volumens beeinflussen über 2 Mechanismen das linksventrikuläre enddiastolische Volumen:

- Änderung der Compliance des linken Ventrikels,
- Änderung des linksventrikulären Volumens ohne Änderung der diastolischen Compliance.

Die Interdependenz beruht darauf, dass das rechte und das linke Herz durch den Lungenkreislauf nicht nur in Serie geschaltet sind, sondern durch die gemeinsamen Vorhof- und Ventrikelsepten und das Perikard auch parallel. Entsprechend kann ein Anstieg des intraperikardialen Drucks oder eine Verschiebung des Ventrikelseptums die Funktion des Herzens beeinflussen.

Anstieg des intraperikardialen Drucks Wie bereits beschrieben, steigt der intraperikardiale Druck mit zunehmendem Lungenvolumen an, ebenso beim Valsalva-Manöver. Eine Hyperinflation der Lunge komprimiert das Herz und bewirkt eine absolute Verminderung der Volumina beider Ventrikel, vergleichbar einer Herztamponade. Der Effekt auf die Ventrikel hängt neben der Myokardkontraktilität von der jeweiligen diastolischen Compliance des Ventrikels ab. Da normalerweise der rechte Ventrikel eine größere Compliance aufweist als der linke, wirkt sich der intraperikardiale Druckanstieg auch stärker auf das rechtsventrikuläre enddiastolische Volumen aus.

Verlagerung des Ventrikelseptums Wird das rechte Herz während der Diastole gefüllt, so verschiebt sich bei einem entsprechend hohen rechtsventrikulären Füllungsdruck das Ventrikelseptum in Richtung des linken Ventrikels, der eine geringere diastolische Compliance aufweist. Dieser Effekt wird durch eine Kompression des Herzens in der Fossa cardiaca verstärkt.

Zunahme oder Abnahme der Compliance des linken Ventrikels Aufgrund der Interdependenz nimmt die Compliance des linken Ventrikels zu, wenn das enddiastolische Volumen des rechten Ventrikels durch eine Abnahme des Druckgradienten für den venösen Rückstrom, z. B. durch einen Anstieg des rechten Vorhofdrucks bei Überdruckbeatmung, vermindert wird. Ähnlich wirkt sich eine Kompression des Herzens durch das zunehmende Lungenvolumen unter Spontanatmung oder Überdruckbeatmung aus, da hierbei der linke Ventrikel von der Kompression weniger betroffen ist als der rechte.

Nimmt hingegen das rechtsventrikuläre Volumen zu, z. B. unter Spontanatmung, so wird die linksventrikuläre Compliance vermindert, und das linksventrikuläre Schlagvolumen und der Aortendruck nehmen ab, ein Phänomen, das als Pulsus paradoxus bezeichnet wird.

! Die Beatmung mit einem PEEP kann zum Abfall des rechtsventrikulären enddiastolischen Volumens führen.

20.1.5 Intraabdomineller Druck

Während der spontanen Inspiration tritt das Zwerchfell tiefer, und der intraabdominelle Druck nimmt zu. Ein vergleichbarer Druckanstieg im Abdomen ist auch bei anhaltender Hyperinflation, z. B. durch einen PEEP oder bei COPD, vorhanden. Außerdem wird durch das tiefertretende Zwerchfell die Leber komprimiert; hierdurch nimmt der interstitielle Druck in der Leber und damit auch der intrahepatische Gefäßwiderstand zu. Die präsinusoidalen Kapillaren werden komprimiert und der Blutstrom aus dem Portalkreislauf in die hepatischen Venen bzw. die V. cava inferior beeinträchtigt.

Insgesamt kann der Rückstrom über die untere Hohlvene durch den intraabdominellen Druckanstieg und die Kompression der Leber während der Inspiration abnehmen.

20.1.6 Intrathorakaler Druck

Der wichtigste Unterschied zwischen Spontanatmung und Überdruckbeatmung ist der Verlauf des intrathorakalen Drucks während der Inspiration. Die Änderungen des intrathorakalen Drucks wiederum sind die Hauptursache für die kardiovaskulären Nebenwirkungen der Überdruckatmung und -beatmung.

Einfluss auf den Blutstrom

Der Kreislauf besteht aus 2 Kompartimenten: den intrathorakalen Gefäßen und den extrathorakalen Gefäßen. Schnittstellen beider Kompartimente sind auf der venösen Seite die Eintrittstelle der großen Venen in den Thorax, die das Blut im rechten Vorhof zusammenführen, auf der arteriellen Seite die Aortenklappe, über die sich der linke Ventrikel in die Aorta entleert.

Die intrathorakalen Gefäße werden durch den intrathorakalen Druck beeinflusst, die extrathorakalen Gefäße hingegen durch den Atmosphärendruck. Die maschinelle Beatmung erhöht den intrathorakalen Druck, der Atmosphärendruck dagegen bleibt unverändert. Hierdurch entsteht ein variabler Druckgradient zwischen den Gefäßen außerhalb und innerhalb des Thorax. Da sich innerhalb der Druckkammer Thorax eine weitere Druckkammer, nämlich das Herz, befindet, beeinflusst der intrathorakale Druck die Druckgradienten für den venösen Rückstrom und den linksventrikulären Auswurfdruck, unabhängig von Änderungen des intrakardialen Drucks.

Abnahme des intrathorakalen Drucks Bei Spontanatmung nimmt der intrathorakale Druck während der Inspiration ab. Hierdurch nimmt der Druckgradient zwischen extrathorakalen und intrathorakalen venösen Gefäßen zu: Der venöse Rückstrom zum rechten Herzen wird gefördert. Entsprechend nimmt auch das rechtsventrikuläre enddiastolische Volumen zu. Der transmurale linksventrikuläre Auswurfdruck steigt an und beeinträchtigt den linksventrikulären Auswurf: Das endsystolische linksventrikuläre Volumen nimmt zu.

Anstieg des intrathorakalen Drucks Bei Überdruckbeatmung kehren sich die zuvor beschriebenen Veränderungen um: Der Anstieg des intrathorakalen Drucks während der Inspiration vermindert den Druckgradienten zwischen extra- und intrathorakalen Gefäßen, und der venöse Rückstrom zum rechten Herzen nimmt ab.

Einfluss auf die Funktion des rechten Ventrikels

Der venöse Rückstrom zum rechten Herzen hängt im Wesentlichen vom Druckgradienten zwischen den Venen außerhalb des Thorax und dem Druck im rechten Vorhof ab. Der rechte Vorhofdruck ist also der Druck, gegen den das venöse Blut aus der Peripherie strömen muss. Der treibende Druck für den venösen Rückstrom wird v. a. durch den Tonus der Venen, das Blutvolumen und die Verteilung des venösen Blutes im Systemkreislauf beeinflusst. Bei Überdruckbeatmung bewirkt der Anstieg des intrathorakalen Drucks während der Inspiration einen Anstieg des rechten Vorhofdrucks. Der Druckgradient zwischen den extrathorakalen Venen und dem rechtem Vorhof nimmt ab, und der venöse Rückstrom und die enddiastolische Füllung des rechten Ventrikels werden vermindert.

Eine Überdruckbeatmung kann die Herz-Kreislauf-Funktion beeinträchtigen Da das Herzzeitvolumen bei intakter Herz-Kreislauf-Funktion primär von der Vorlast und weniger von der Nachlast abhängt, kann bei Patienten mit intakter Herz-Kreislauf-Funktion unter Überdruckbeatmung die Herzfunktion durch Veränderungen des rechtsventrikulären enddiastolischen Volumens erheblich beeinträchtigt werden.

Günstige Wirkung der Überdruckbeatmung bei Herzinsuffizienz Bei Herzinsuffizienz wird die Myokardfunktion v. a. von der Nachlast beeinflusst. In dieser Situation kann die linksventrikuläre Funktion durch eine Überdruckbeatmung günstig beeinflusst werden, weil hierdurch die Nachlast abnimmt.

Der PEEP senkt die Vorlast des rechten Ventrikels Ein PEEP erhöht den rechten Vorhofdruck, vermindert den Druckgradienten zwischen den extra- und intrathorakalen Venen und den venösen Rückstrom und senkt die Vorlast des rechten Ventrikels. Allerdings nimmt der Druck in den extrathorakalen Venen, der treibende Druck, durch reflektorische Erhöhung des Venentonus meist kompensatorisch zu, sodass die Effekte des PEEP aufgehoben oder abgeschwächt werden.

Einfluss auf die Nachlast des linken Ventrikels

Zwischen linkem Ventrikel und Aortenbogen besteht während der Systole nur ein geringer Druckgradient, der auch durch Schwankungen des intrathorakalen Drucks nicht wesentlich beeinflusst wird. Allerdings sind der linke Ventrikel und die Aorta unter Spontanatmung während der Systole einem niedrigeren (intrathorakalen) Umgebungsdruck ausgesetzt als die extrathorakalen Gefäße. Während der spontanen Inspiration nimmt der Umgebungsdruck weiter ab, die Kontraktion des linken Ventrikels wird beeinträchtigt, und die Nachlast für den linken Ventrikel nimmt zu – ein Effekt, der normalerweise keine wesentliche Rolle spielt, jedoch bei akuter Atemwegobstruktion mit Erzeugung extrem »negativer« intrathorakaler Drücke zu einem erheblichen Anstieg der Nachlast bis hin zum kardiogenen Lungenödem führen kann. Ähnliche Wirkungen können experimentell durch eine starke Inspiration bei geschlossener Glottis (Müller-Versuch) hervorgerufen werden.

Eine Erniedrigung des intrathorakalen Drucks erhöht die Nachlast des linken Ventrikels, ein Anstieg des intrathorakalen Drucks, z. B. durch Überdruckbeatmung, hat den gegenteiligen Effekt. Allerdings scheint der nachlastsenkende Effekt der Beatmung bei intakter Herz-Kreislauf-Funktion keine wesentliche Rolle zu spielen.

Hämodynamische Effekte der Überdruckbeatmung

- Verminderung des venösen Rückstroms
- Anstieg des rechten Vorhofdrucks
- Abnahme der rechtsventrikulären Vorlast
- Zunahme der rechtsventrikulären Nachlast
- Verminderung der linksventrikulären Compliance
- Abnahme der linksventrikulären Nachlast
- Möglicherweise Beeinträchtigung der Myokardkontraktilität
- Abfall des Herzzeitvolumens (durch Therapie korrigierbar)
- Eventuell Abfall des arteriellen Blutdrucks (durch Therapie korrigierbar)

20.1.7 Einfluss der Beatmung auf das Herzzeitvolumen

Bei intakter Herz-Kreislauf-Funktion wird das Herzzeitvolumen v. a. vom venösen Rückfluss bestimmt. Eine Überdruckbeatmung erhöht den rechten Vorhofdruck, vermindert den Druckgradienten zwischen extrathorakalen Venen und Vorhof (den treibenden Druck) und beeinträchtigt dadurch den venösen Rückstrom. Das intrathorakale Blutvolumen und die diastolische Füllung des Herzens werden vermindert, und das Herzzeitvolumen fällt ab.

Die Effekte sind ausgeprägter, wenn während des gesamten Atemzyklus ein positiver Atemwegdruck aufrechterhalten wird.

> **Hypovolämie und Abnahme des peripheren Venomotorentonus, z. B. durch Sedativa, verstärken den Abfall des Herzzeitvolumens durch Überdruckbeatmung.**

Die Abnahme des venösen Rückstroms und des intrathorakalen Blutvolumens und damit auch der Abfall des Herzzeitvolumens kann durch eine Erhöhung des Venendrucks (Volumenzufuhr, Vasopressoren) und/oder Senkung des rechten Vorhofdrucks (kleinere Atemzugvolumina, Verkürzung der Inspirationszeit, Einsatz partieller Atemmodi) meist beseitigt werden.

PEEP und Auto-PEEP

Unter einer PEEP-Beatmung sind die Auswirkungen auf das Herzzeitvolumen verstärkt, da das Lungenvolumen und der intrathorakale Druck sowie der intraabdominelle Druck, im Vergleich zur CMV ohne PEEP, noch stärker erhöht sind. Und auch bei einer dynamischen Hyperinflation der Lunge mit Auto-PEEP steigen der intrathorakale Druck und das Lungenvolumen an. (Zu den quantitativen Auswirkungen des PEEP auf den intrathorakalen Druck ▶ Kap. 13.3.2.) Der venöse Rückstrom nimmt ab, das Herz wird komprimiert und der pulmonale Gefäßwiderstand erhöht, das Herzzeitvolumen fällt ab.

! Unter einem PEEP und Auto-PEEP wird der Lungenkapillarenverschlussdruck (Wedgedruck) falsch-hoch gemessen; hierdurch kann der Intensivmediziner zur Fehldiagnose »Herzinsuffizienz« verleitet werden.

20.2 Nierenfunktion und Flüssigkeitsgleichgewicht

Die maschinelle Beatmung mit und ohne PEEP bewirkt eine Einschränkung der exkretorischen Nierenfunktion mit Abnahme der Urinausscheidung und Retention von Wasser und Natrium. Klinisch kann sich dieser Effekt in folgender Weise manifestieren:

- positive Flüssigkeitsbilanz,
- Ödeme,
- Hyponatriämie,
- Abfall des Hämatokrits,
- Zunahme der alveoloarteriellen O_2-Partialdruckdifferenz,
- Abnahme der Lungencompliance,
- radiologische Zeichen des Lungenödems.

Beim Übergang von der Überdruckbeatmung auf die Spontanatmung nimmt die Urinausscheidung wieder zu, und es entwickelt sich eine negative Flüssigkeits- und Natriumbilanz.

Die **Mechanismen der Nierenfunktionsstörung** sind derzeit nicht genau bekannt. Diskutiert werden:

- vermehrte Sekretion von ADH durch den erhöhten intrathorakalen Druck, hierdurch verstärkte Wasserrückresorption und verminderte Urinausscheidung (nur im Tierexperiment nachweisbar);
- Abnahme des Herzzeitvolumens und des arteriellen Mitteldrucks durch die beschriebenen Mechanismen mit Verminderung der Nierendurchblutung (als alleiniger Mechanismus nicht ausreichend);
- Aktivitätszunahme sympathoadrenerger Nierenefferenzen mit antidiuretischem und antinatriuretischem Effekt und gesteigerter Reninsekretion;
- vermehrte Ausschüttung von Noradrenalin;
- verminderte Sekretion von atrialem natriuretischem Hormon in den Herzvorhöfen;
- Zunahme des intraabdominellen Drucks (nur bei massivem Anstieg).

Insgesamt scheinen mehrere Mechanismen an der Einschränkung der Nierenfunktion unter Überdruckbeatmung beteiligt zu sein.

20.3 Leberdurchblutung

Zwei Mechanismen können die Leberdurchblutung unter maschineller Beatmung vermindern:

- Abfall des Herzzeitvolumens,
- Anstieg des intraabdominellen Drucks.

Abfall des Herzzeitvolumens Wie zuvor beschrieben, kann das Herzzeitvolumen durch die Überdruckbeatmung abfallen, besonders, wenn hohe PEEP-Werte angewandt werden. Je nach Ausmaß des Herzzeitvolumenabfalls nimmt dadurch die Gesamtdurchblutung der Leber um bis zu 30% ab. Eine Normalisierung des Herzzeitvolumens bewirkt die Normalisierung der Leberdurchblutung.

Intraabdomineller Druckanstieg Wie bereits dargelegt, nimmt der intraabdominelle Druck durch das Tiefertreten des Zwerchfells während der Überdruckbeatmung zu. Hierdurch steigt der Druck in den hepatischen Venen und in der Pfortader an, und der venöse Abfluss wird behindert, sodass sich eine »Stauungsleber« entwickeln könnte.

Insgesamt sind die Auswirkungen der maschinellen Beatmung auf die Leberfunktion derzeit unklar. Es ist aber ratsam, zumindest ein »normales« Herzzeitvolumen aufrechtzuerhalten, um eine Ischämie der Leber zu vermeiden.

20.4 Splanchnikusdurchblutung

Der Druckanstieg in der unteren Hohlvene unter kontrollierter Beatmung erhöht den Widerstand im Splanchnikusgebiet und vermindert den mesenterialen Blutfluss. Hierdurch könnte eine Ischämie des Magen-Darm-Trakts begünstigt werden.

20.5 Gehirn

Einflüsse auf das Gehirn durch die Beatmung entstehen v. a. durch Veränderungen der Hämodynamik und der arteriellen Blutgase.

Anstieg des intrakraniellen Drucks Der Anstieg des intrathorakalen Drucks durch die Überdruckbeatmung führt zum Anstieg des zentralen Venendrucks und dadurch zur Behinderung des venösen Rückstroms aus den epiduralen und den Hirnvenen. Hierdurch können der intrakranielle Druck zu- und der zerebrale Perfusionsdruck abnehmen, besonders wenn gleichzeitig der arterielle Mitteldruck durch die Beatmung abfällt. Als Folge kann es zu einer regionalen oder globalen Hirnischämie kommen (▶ Kap. 26).

Die Auswirkungen der Beatmung auf den venösen Rückstrom können bei Patienten mit erhöhtem Hirndruck durch Oberkörperhochlagerung und gerade Lagerung des Kopfes minimiert werden. Allerdings muss ein Blutdruckabfall durch Oberkörperhochlagerung vermieden werden, da sonst der zerebrale Perfusionsdruck abnimmt.

Zum Anstieg des intrakraniellen Drucks kann es auch bei der »permissiven Hyperkapnie« kommen, da die hohen p_aCO_2-Werte zu einer ausgeprägten zerebralen Vasodilatation führen.

> **Die Beatmung mit einem PEEP hat bei Patienten mit normaler zerebraler Compliance keine ungünstigen Auswirkungen auf die Hirnfunktion und den intrakraniellen Druck. Bei erhöhtem intrakraniellem Druck werden heute PEEP-Werte bis etwa 14 mbar für vertretbar gehalten (Einzelheiten ▶ Kap. 26).**

Abnahme der Hirndurchblutung Hyperkapnie führt zur zerebralen Vasokonstriktion und Abnahme der Hirndurchblutung, bei zu tiefer Senkung des p_aCO_2 auch zur Hirnischämie (Einzelheiten ▶ Kap. 26).

20.6 Beatmungsassoziierte Lungenschädigung (VALI)

Die englische Bezeichnung lautet »ventilator associated lung injury«; auch »ventilator induced lung injury« (VILI).

Durch die Beatmung können zahlreiche pulmonale Schädigungen induziert werden. Lange Jahre wurde v. a. das sog. »Barotrauma« mit extraalveolärem Luftaustritt als entscheidende Komplikation angesehen. Obwohl nach wie vor von Bedeutung, ist die Häufigkeit des Barotraumas durch den generellen Trend zu einer »lungenschonenderen Beatmung« offenbar erheblich zurückgegangen. Demgegenüber ist in den letzten Jahren zunehmend klarer geworden, dass es auch ohne Luftaustritt zu erheblichen und womöglich den Krankheitsverlauf bestimmenden Lungenschädigungen kommen kann. All diese Schäden werden unter dem Oberbegriff »VALI« zusammengefasst und mit folgenden, sich z. T. in der Bedeutung überlappenden und eng zusammenhängenden Begriffen gekennzeichnet:

- **Barotrauma:** die Lungenschädigung durch Überdruck. Nach dem 1999 publizierten Vorschlag einer internationalen Konsensuskonferenz spricht man von Barotrauma beim »radiologischen Nachweis extraalveolärer Luft«, gelegentlich auch als **»Makrotrauma«** bezeichnet.
- **Volutrauma:** Lungenschädigung durch Lungenüberdehnung. Das Volutrauma hängt unter klinischen Bedingungen eng mit dem Barotrauma zusammen; tatsächlich ist jedes »Barotrauma« eigentlich ein »Volutrauma«. Obwohl »Volutrauma« somit der treffendere Begriff wäre, ist es im allgemeinen Sprachgebrauch bei »Barotrauma« geblieben.
- **Atelektrauma:** Es entsteht bei Beatmung auf zu niedrigem Lungenvolumenniveau durch sog. Recruitment-Derecruitment-induzierte Alveolarschädigungen, die zu Entzündungsreaktionen und Störungen des Surfactantsystems führen können.
- **Mikrotrauma:** Nur mikroskopisch sichtbare Schädigung der alveolokapillaren Integrität ohne Luftaustritt.
- Das »**Biotrauma**« mit beatmungsinduzierter Freisetzung von Entzündungsmediatoren, die zur weiteren Lungenschädigung, aber auch (via Blutkreislauf) zur Schädigung entfernter Organe und zum Multiorganversagen führen (oder dieses aufrechterhalten) können – so zumindest die heute gängige Vorstellung.

Klinische Manifestationen des pulmonalen Barotraumas (»Makrotraumas«)

- Interstitielles Emphysem
- Pneumomediastinum
- Pneumoperikard

- Subkutanes Emphysem (»Hautemphysem«)
- Pneumoperitoneum und Pneumoretroperitoneum
- Pneumothorax
- Bronchopleurale Fistel

20.6.1 Barotrauma mit Luftaustritt: Herkunft der extraalveolären Luft

Die meisten extraalveolären Luftansammlungen entstehen durch die Ruptur von Alveolen in Verbindung mit Überdruckbeatmung (▣ Abb. 20.1). Seltener gelangt Luft aus dem oberen Respirationstrakt vom Kopf oder Hals abwärts und führt zum subkutanen Emphysem, einem Pneumomediastinum und möglicherweise auch zu einem Pneumothorax, besonders bei partiellen Beatmungsformen mit erhaltener Spontanatmung, bei denen der Patient einen negativen intrapleuralen Druck erzeugt. Möglich ist weiterhin das Eindringen von Luft in das Mediastinum über die intrathorakalen Atemwege, z. B. nach stumpfen oder penetrierenden Thoraxverletzungen, aber auch über den Ösophagus nach Perforation oder Ruptur.

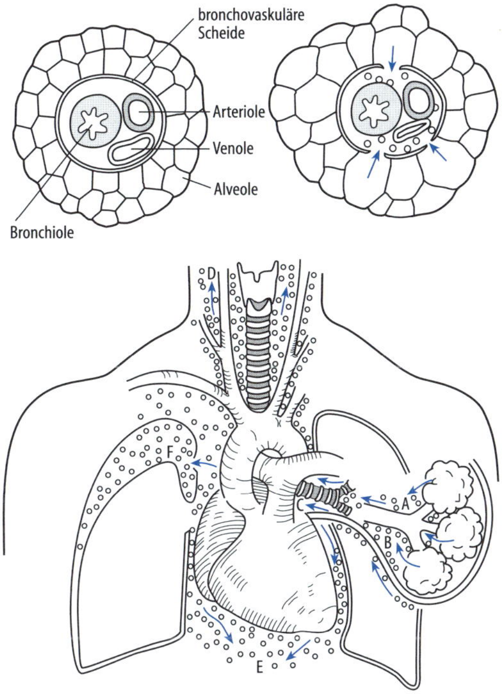

▣ **Abb. 20.1** Entstehung eines Pneumothorax unter Beatmung

Ausbreitung der Luft beim pulmonalen Barotrauma

Die häufigste Ursache der extraalveolären Luftansammlung unter maschineller Beatmung ist die Überdehnung der Alveolen mit nachfolgender Ruptur. Besteht ein Druckgradient zwischen Alveolen und umgebendem Gewebe, so gelangt die Luft in das bronchovaskuläre Gewebe. Unter Überdruckbeatmung – v. a. mit hohen Atemzugvolumina – dringt die Luft über den perivaskulären Raum in das Mediastinum ein, und es entsteht ein Pneumomediastinum. Aus dem Mediastinum gelangt die Luft auf dem Weg des geringsten Widerstands, nach Ruptur der mediastinalen Faszie und der darüber liegenden Pleura, in den Pleuraspalt und führt zum Pneumothorax.

Herkunft und Ursache extraalveolärer Luftansammlungen (mod. nach Pierson 1994)

- **Oberer Respirationstrakt:**
  - Frakturen der Gesichtsknochen
  - Schleimhautruptur
  - orale operative Eingriffe, Zahnextraktionen
  - Verletzung der Luftröhre bei Katheterisierung der V. jugularis interna
- **Intrathorakale Atemwege:**
  - stumpfes oder penetrierendes Thoraxtrauma
  - Perforation durch endotracheale Intubation oder Bronchoskopie
  - Ruptur durch Fremdkörper
  - transbronchiale Biopsie oder Nadelaspiration
- **Lungenparenchym:**
  - Alveolarruptur unter Überdruckbeatmung
  - operative Eingriffe
  - diagnostische Maßnahmen
  - penetrierende Thoraxverletzung
  - Verletzungen beim Einführen eines zentralen Venenkatheters oder einer Thoraxdrainage
- **Gastrointestinaltrakt:**
  - Ösophagusperforation
- **Infektion mit gasbildenden Bakterien:**
  - akute Mediastinitis
  - Pleuraemphysem
  - Infektion von Weichteilgewebe

- **Herkunft der Luft von außerhalb des Körpers:**
  - penetrierende Verletzungen
- **Diagnostische und therapeutische Maßnahmen** wie Thoraxdrainage, Tracheotomie oder Mediastinoskopie

Außerdem kann die Luft aus dem Mediastinum über Faszienlücken in die Halsregion und in das Retroperitoneum und von dort in die Bauchhöhle eindringen.

20.6.2 Mechanismen des pulmonalen Barotraumas

Entgegen früherer Auffassung entsteht nach derzeitiger Lehrmeinung das pulmonale Barotrauma nicht durch einen zu hohen Atemwegspitzendruck, sondern primär durch Überdehnung der Alveolen aufgrund eines zu hohen Atemzugvolumens. Es wird daher auch als Volumentrauma, Volutrauma oder Volotrauma bezeichnet.

Bedeutung des Atemwegspitzendrucks

Der Atemwegspitzendruck wird durch zahlreiche Faktoren beeinflusst, die sich zum größten Teil nicht auf das Volumen der Alveolen auswirken. So steigt der Atemwegspitzendruck, z. B. durch Zunahme des Widerstands im Atemsystem oder im Tubus (Sekret), an, ohne dass hierdurch der transalveoläre Druck beeinflusst würde. Eine Verkürzung der Inspirationszeit bei volumenkontrollierter Beatmung steigert ebenfalls den Atemwegspitzendruck, beeinflusst aber nicht die Lungendehnung, wenn das Atemzugvolumen konstant gehalten wird.

Beim Hustenstoß oder Niesen werden Atemwegspitzendrücke bis zu 200 cm H_2O erzeugt, und Trompetenspieler halten während des Spielens Drücke von mehr als 100 cm H_2O aufrecht – ohne Ruptur von Alveolen. Daher ist der Atemwegspitzendruck allein sehr wahrscheinlich kein entscheidender Faktor für das pulmonale Barotrauma durch Überdruckbeatmung.

Transalveolärer Druck Der transalveoläre Druck ist die Druckdifferenz zwischen Alveolen und Pleuraspalt am Ende der Inspiration. Er bestimmt die Dehnung der Alveolen und damit ihr Volumen. Werden die normalen transalveolären Drücke (ca. 30 cm H_2O) während der Beatmung überschritten, besteht die Gefahr der alveolären Überdehnung und Ruptur. Der Grenzwert für die Lungenüberdehnung und -ruptur liegt zwischen 50 und 60 cm H_2O, jedoch kann vermutlich bereits bei transpulmonalen Drücken von wenig mehr als 30 cm H_2O eine Mikroschädigung der Lunge ohne Alveolarruptur auftreten (▶ Abschn. 20.6.3).

Als Parameter des alveolären Drucks kann unter der Beatmung der Atemwegdruck am Ende der Inspiration, der sog. Plateaudruck, herangezogen werden. Er entspricht vereinfacht dem Druck in den Alveolen am Ende der Inspiration bzw. dem maximalen transalveolären Druck und ermöglicht die Einschätzung der alveolären Dehnung.

! Bei der maschinellen Beatmung sollten transalveoläre bzw. endinspiratorische Plateaudrücke von 30 cm H_2O nicht überschritten werden, um eine Überdehnung der Alveolen zu vermeiden.

Einfluss der Grunderkrankung

Die Art der Lungenerkrankung hat einen wesentlichen Einfluss auf die Entstehung des pulmonalen Barotraumas. Bei gesunden Lungen tritt unter Überdruckbeatmung nur sehr selten ein Barotrauma auf, während bei schweren obstruktiven Lungenerkrankungen und beim ARDS das Barotrauma zu den typischen Komplikationen gehört.

Risikofaktoren des pulmonalen Barotraumas
- ARDS
- Schwere COPD
- Schwere Lungenkontusion
- Aspirationspneumonie
- Nekrotisierende Pneumonie
- Rippenfrakturen
- Hoher transalveolärer Druck unter Beatmung

Häufigkeit des Barotraumas

Die Häufigkeit des Barotraumas bei der Beatmung von ARDS-Patienten schwankt in den publizierten Studien zwischen 0 und 76%. Aus neueren Untersuchungen ergibt sich Folgendes:
- In den Studien, die eine der heute empfohlenen »lungenschonenden Beatmungsstrategien« anwenden, und in denen der p_{max} bzw. Plateaudruck niedriger als 30 mbar gehalten wird, ist das Barotrauma ein relativ seltenes Ereignis. Es findet sich hier keine Korrelation zwischen unterschiedlichen Einstellungen des Beatmungsgeräts und dem Auftreten des Barotraumas, insbesondere ergeben sich keine Unterschiede zwischen

druckkontrollierter und volumenkontrollierter Beatmung
- Hingegen gibt es offenbar eine positive Korrelation zwischen oberen Beatmungsdrücken von >30 mbar und dem Auftreten des Barotraumas.

Vermutlich ist eine gewisse »Basisinzidenz« an Barotraumen (v. a. Pneumothorazes) bei der Beatmung von Patienten mit schweren Lungenerkrankungen unvermeidlich, während eine Beatmung mit hohen Volumina und Plateaudrücken über 30 mbar einen eigenständigen, mit der Höhe des Plateaudrucks proportional zunehmenden Risikofaktor für die Barotraumatisierung darstellt.

20.6.3 Behandlung des pulmonalen Barotraumas

An die Möglichkeit des Barotraumas muss bei gefährdeten Patienten immer gedacht werden. Sorgfältige, regelmäßige klinische und radiologische Untersuchungen sichern in der Regel die Diagnose.

Von den verschiedenen Formen des pulmonalen Barotraumas muss v. a. der Pneumothorax unter Beatmung umgehend behandelt werden. Die anderen klinischen Manifestationen bedürfen in der Regel keiner speziellen Therapie. Um weitere Schäden zu verhindern, sollte auch die Einstellung des Beatmungsgeräts geändert werden.

Prinzipien der Einstellung des Beatmungsgeräts beim pulmonalen Barotrauma
- Reduktion des oberen Atemwegdrucks bzw. des Atemzugvolumens so stark, dass der p_aCO_2 noch im akzeptablen Bereich liegt
- Vorsichtige Reduktion des PEEP, sodass die Oxygenierung gerade noch ausreicht
- Dadurch Reduktion des Atemwegmitteldrucks, sodass der Verschluss des Lecks gefördert wird
- Permissive Hyperkapnie, wenn erforderlich und möglich

Hieraus können sich folgende Nachteile ergeben:
- Abfall des p_aO_2 und der S_aO_2
- Erhöhung der F_IO_2 erforderlich
- Alveolarkollaps bei zu geringem PEEP
- Hyperkapnie und Abfall des pH-Werts

Pneumothorax

Aus einem Pneumothorax unter der Beatmung kann sich sehr rasch ein lebensbedrohlicher Spannungspneumothorax entwickeln. Daher gilt:

Beim Nachweis freier Luft im Pleuraspalt unter maschineller Beatmung muss umgehend eine Thoraxdrainage eingeführt werden.

Die Drainage sollte an einen Sog von ca. 20 cm H_2O angeschlossen werden. Wenn erforderlich, muss der Sog erhöht werden, um die Lunge zu entfalten.

Bronchopleurale Fistel

Die bronchopleurale Fistel, d. h. der anhaltende Austritt von Luft nach Anlegen einer Thoraxdrainage, ist eine seltene Komplikation der maschinellen Beatmung. Sie kann spät im Verlauf der maschinellen Beatmung auftreten, besonders beim ARDS, oder früh im Zusammenhang mit einer Verletzung der Lunge. Das Ausmaß der Luftleckage hängt v. a. vom Druckgradienten zwischen den Atemwegen und dem Pleuraspalt ab: Je höher die Druckdifferenz, desto größer der Übertritt von Luft in den Pleuraspalt bzw. in das Thoraxdrainagesystem. Entsprechend vermehren alle Maßnahmen, die der Entfaltung der Lunge und der Verbesserung des pulmonalen Gasaustausches bei schwerer respiratorischer Insuffizienz dienen, die austretende Luftmenge. Die klinischen Auswirkungen der Fistel können je nach Ausmaß und Grunderkrankung der Lunge komplex sein.

Mögliche Auswirkungen der bronchopleuralen Fistel
- unvollständige Entfaltung der betroffenen Lunge mit Atelektasen, Störungen des Belüftungs-Durchblutungs-Verhältnisses und Behinderung des Fistelverschlusses
- Verlust des effektiven Atemzugvolumens
- ungenügende Elimination von Kohlendioxid mit respiratorischer Azidose
- Verlust des PEEP mit Atelektasenbildung und Hypoxie
- Infektionen des Pleuraspalts durch Eindringen infizierter Atemwegsekrete
- Störungen des Beatmungszyklus mit ungenügender Ventilation

Behandlungsziele Das wichtigste Ziel der Behandlung ist die Förderung des Spontanverschlusses der Fistel. Hierfür sollte ein Atemmodus gewählt werden, bei dem der intrapulmonale Druck und damit auch die austretende Luftmenge so weit wie möglich reduziert werden. Außerdem muss für eine ausreichende Drainage der Fistel durch eine, gelegentlich auch mehrere Thoraxdrainagen gesorgt werden.

Einstellung des Beatmungsgeräts
Bei einer bronchopleuralen Fistel sollten Beatmungsmodi mit möglichst niedrigem PEEP, niedrigem p_{max}, niedrigem Atemwegmitteldruck und kleinem Atemzugvolumen gewählt werden.

Bei sehr schlecht dehnbarer Lunge sind jedoch meist PEEP-Werte >10 mbar erforderlich, um die Lunge vollständig zu entfalten. Partielle Atemmodi mit hohem Spontanatmungsanteil sind günstiger als eine CMV. Hochfrequenzbeatmung und seitengetrennte Beatmung haben sich den anderen Beatmungsmodi bei einer bronchopleuralen Fistel nicht als überlegen erwiesen.

Maßnahmen, die zusammenfassend empfohlen werden können, um den Verschluss des Luftlecks zu fördern
- Verwendung des niedrigsten Atemhubvolumens, mit dem eine ausreichende Ventilation möglich ist.
- Wahl einer Beatmungsform, bei der Spitzen- und Plateaudruck so niedrig wie möglich sind.
- Erwägung einer permissiven Hyperkapnie, um die inspiratorischen Drücke und die Atemhubvolumina zu minimieren.
- PEEP so niedrig wie möglich.
- Seitengetrennte Beatmung oder Hochfrequenzbeatmung, wenn bei großem Luftleck mit konventionellen Beatmungsmodi eine ausreichende Oxygenierung und Ventilation nicht gewährleistet ist.

Pneumomediastinum und Pneumoperikard

Pneumomediastinum und Pneumoperikard führen beim Erwachsenen nur extrem selten zu lebensbedrohlichen Störungen der Herz-Kreislauf-Funktion, sind aber potenziell tödliche Komplikationen bei Neugeborenen mit schwerem Atemnotsyndrom. Bei massivem Befund mit entsprechenden kardiovaskulären Störungen muss das Pneumomediastinum oder Pneumoperikard durch invasive Maßnahmen entlastet werden.

Subkutanes Emphysem, Pneumoperitoneum und Pneumoretroperitoneum

Zwar kann das subkutane Emphysem groteske Ausmaße annehmen, doch ist selbst in diesen Fällen keine spezielle Therapie erforderlich, um die subkutane Luftansammlung zu entlasten. Die wichtigste Maßnahme ist vielmehr die Beseitigung der auslösenden Faktoren.

Dies gilt in ähnlicher Weise für intra- und retroperitoneale Luftansammlungen: Sie führen zu keiner Schädigung der Gewebe, können aber diagnostische Maßnahmen beeinträchtigen.

20.6.4 Prävention des pulmonalen Barotraumas

Hohe Atemzugvolumina, die von gesunden Lungen ohne Schädigung toleriert werden, gelten nach derzeitiger Auffassung als wichtigster Faktor bei der Entstehung des pulmonalen Barotraumas und sollten bei Patienten mit diffusen restriktiven oder obstruktiven Lungenerkrankungen nicht angewandt werden. Hierzu gehören ARDS, COPD und Asthma. Bei diesen Erkrankungen sollte mit kleineren Atemzugvolumina als noch allgemein üblich beatmet werden, besonders wenn ein PEEP angewandt wird. Bei schweren Formen der respiratorischen Insuffizienz sollte die permissive Hyperkapnie erwogen werden. Die Rolle des PEEP in der Entstehung des Barotraumas hingegen ist nach wie vor strittig. Einerseits wird ein hoher PEEP als mitverantwortlicher Faktor für die Entstehung des Barotraumas angesehen, denn bei volumenkontrollierter Beatmung führt ein hoher PEEP unter Beibehaltung des Hubvolumens zwangsläufig zur Erhöhung des Atemwegspitzen- und Plateaudrucks. Andererseits ist der Einfluss von PEEP bei druckbegrenzter Beatmung ungeklärt, wenn p_{max} unter höherem PEEP **nicht** gegenüber einer Beatmung mit niedrigem oder ohne PEEP erhöht wird. Weiterhin wird bei restriktiven Lungenerkrankungen wie ARDS einem ausreichenden PEEP heute sogar ein »lungenprotektiver Effekt« zugeschrieben, da so ansonsten endexspiratorisch atelektatische Lungenareale offengehalten und ein sog. »Atelektrauma« vermieden werden kann (► s. unten).

Insgesamt ist die Bedeutung des PEEP in der Entwicklung des VALI bzw. die optimale Höhe des PEEP zur Vermeidung des VALI bis heute umstritten.

Die Empfehlungen reichen von »PEEP 5 mbar oder so niedrig wie möglich« bis hin zu PEEP-Werten bis 20 mbar oder höher (▶ Abschn. 13.5). Bei obstruktiven Erkrankungen wie Asthma oder COPD hingegen gilt ein hoher PEEP nach wie vor als kontraindiziert; hier muss die PEEP-Einstellung vorsichtig erfolgen.

Die einzige bislang gesichert wirksame Maßnahme der Prävention des pulmonalen Barotraumas ist die Beatmung mit niedrigen Hubvolumina (um 6 ml/kg KG) bzw. mit niedrigen oberen Atemwegdrücken (maximal 30 mbar).

20.6.5 Mikrotrauma, Biotrauma und Atelektrauma

Auch ohne Luftaustritt können hohe Atemwegdrücke und v. a. hohe Atemzugvolumina die alveoläre Integrität erheblich schädigen. Dabei kommt es zur Zerstörung epithelialer und endothelialer Zellstrukturen, zur Erhöhung der kapillaren Permeabilität sowie zur Auslösung einer lokalen Entzündungsreaktion mit Leukozytenaktivierung und Produktion inflammatorischer Zytokine (sog. »Biotrauma«). Auch für die Vermeidung des Mikrotraumas gilt:

Die einzige in klinischen Untersuchungen belegte Prophylaxe einer Mikrotraumatisierung der Lunge ist die Beatmung mit niedrigen Hubvolumina.

So wurde in der größten bislang durchgeführten ARDS-Network-Studie in der Gruppe der mit 6 ml/kg KG (gegenüber 12 ml/kg KG in der Kontrollgruppe) beatmeten Patienten nicht nur eine signifikante Senkung der Letalität erzielt, sondern auch eine niedrigere systemische Konzentration von Entzündungsmarkern gemessen (Interleukin-6).

Atelektrauma

Weiterhin wird für die Entstehung des VALI von vielen Intensivmedizinern das Beatmen mit zu niedrigen Lungenvolumina als bedeutsam angesehen. Hierbei kommt es zur repetitiven Öffnung von Alveolarregionen während der Inspiration (Recruitment) und zum erneuten Kollaps der Regionen in der Exspiration (Derecruitment), d. h. zur erneuten Atelektasenbildung. Dadurch entstehen erhebliche Scherkräfte zwischen gesunden und kranken Alveolarregionen, die die absoluten Beatmungsdrücke um ein Vielfaches übersteigen können.

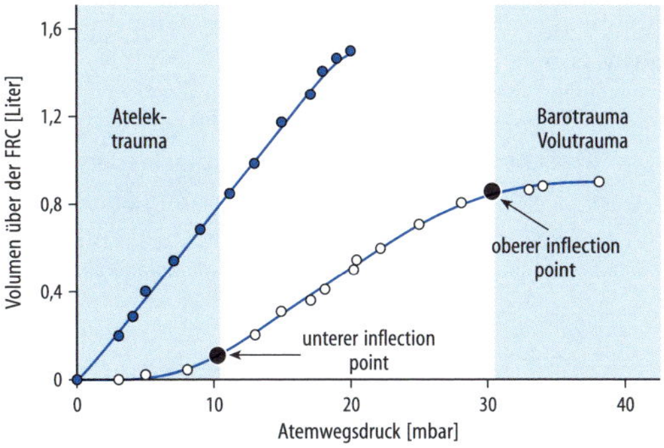

Abb. 20.2 Barotrauma und Atelektrauma. Anhand einer möglichen Druck-Volumen-Kurve bei ARDS oder ALI sind die Bereiche markiert, in denen eine beatmungsinduzierte Traumatisierung besonders wahrscheinlich ist: Bei der Beatmung mit hohen Spitzendrücken (Barotrauma) und bei der Beatmung auf niedrigem Lungenvolumenniveau (Atelektrauma). Die Beatmung sollte daher immer möglichst im Bereich unterhalb des »high inflection point« und oberhalb des »low inflection point« durchgeführt werden. Im hier vorliegenden (typischen) Fall ist hierfür eine Beatmung mit PEEP >10 mbar und p_{max} <ca. 32 mbar erforderlich

So wurde für eine Beatmung mit einem p_{max} von 30 mbar berechnet, dass durch das zyklische Eröffnen und Kollabieren bei jedem Atemzug zwischen benachbarten (atelektatischen und gesunden) Alveolarregionen Druckdifferenzen von 140 mbar auftreten können. Diese Druckdifferenzen werden, neben der Lungenüberdehnung durch zu hohe Atemhubvolumina, v. a. für histologische Lungenveränderungen verantwortlich gemacht, die von denen eines ARDS nicht unterscheidbar sind.

Das Atelektrauma soll ebenfalls ein wesentlicher Auslöser einer lokalen und globalen Entzündungsreaktion (Biotrauma) mit Freisetzung proinflammatorischer Zytokine und beatmungsinduzierter Störungen des Surfactantsystems sein.

Für die Prophylaxe oder Minimierung der Atelektraumatisierung wird das »Lung-recruitment-Manöver«, v. a. aber die Beatmung nach dem sog. »Open-lung-Konzept« empfohlen (▶ Abschn. 15.9.1).

Abb. 20.2 veranschaulicht zusammenfassend das Konzept des Baro- und Atelektraumas anhand der Druck-Volumen-Kurve beim ARDS.

20.7 O_2-Toxizität

Hohe inspiratorische Konzentrationen von Sauerstoff, über einen längeren Zeitraum zugeführt, können sich ungünstig auf die Atmung und das Lungengewebe auswirken.

Mögliche Auswirkungen der isobaren Hyperoxie

- Dämpfung des Atemantriebs, Hyperkapnie
- Pulmonale Vasodilatation, Störungen des Belüftungs-Durchblutungs-Verhältnisses
- Resorptionsatelektasen
- Akute Tracheobronchitis, Beeinträchtigung der mukoziliären Clearance
- Diffuse alveoläre Schädigung, ARDS
- Bronchopulmonale Dysplasie bei Neugeborenen mit RDS

Tierversuche haben ergeben, dass hohe inspiratorische O_2-Konzentrationen nach längerer Zufuhr zu pathologischen Veränderungen in den terminalen Atemwegen und den Alveolen, bis hin zur interstitiellen Fibrose, führen können. Als pathogenetischer Mechanismus wird die vermehrte Bildung von lipidperoxidierenden O_2-Radikalen und sog. »aktivierter O_2-Spezies« diskutiert. Die Bedeutung der Befunde für die menschliche Lunge ist allerdings nicht geklärt. Nach Ansicht einiger Autoren reagiert die menschliche Lunge nur dann auf hohe O_2-Konzentrationen, wenn eine Schädigung durch andere Mechanismen vorangegangen ist. In welcher Weise hohe inspiratorische O_2-Konzentrationen die Entwicklung eines akuten Lungenversagens beeinflussen, ist unklar; auch ist die sichere Grenze, unterhalb derer keine Lungenschäden zu erwarten sind, nicht bekannt. Nach derzeitiger Auffassung gilt jedoch Folgendes:

! Die Toxizität von Sauerstoff nimmt bei einer F_IO_2 von >0,6 deutlich zu, daher sollten inspiratorische O_2-Konzentrationen von 50–60% längerfristig möglichst nicht überschritten werden.

Inspiratorische O_2-Konzentrationen von weniger als 50–60% werden auch über Zeiträume von mehreren Tagen oder Wochen ohne Schädigung toleriert. Da aber eine Toxizität von Sauerstoff nicht ausgeschlossen werden kann, sollte hierbei die F_IO_2 so niedrig wie möglich gewählt werden, d. h. nur so hoch, dass der p_aO_2 >60 mm Hg beträgt.

Andererseits muss aber Folgendes beachtet werden:

- Eine Hypoxie ist für den Gesamtorganismus und die Lunge schädlicher als hohe inspiratorische O_2-Konzentrationen (F_IO_2).
- Ein Baro-/Volumentrauma wirkt sich sehr wahrscheinlich wesentlich ungünstiger auf die Lunge aus als eine hohe F_IO_2.
- Außerdem gibt es Hinweise darauf, dass der Mensch weniger anfällig für sauerstoffinduzierte Schädigungen ist als andere Spezies. Hypoxie und vorausgehende Exposition proinflammatorischer Mediatoren und Endotoxin führen zudem offenbar zu einer erhöhten Toleranz gegenüber Hyperoxie.

Unabhängig von einer Toxizität können hohe inspiratorische O_2-Konzentrationen in Lungenbezirken mit einem niedrigen Belüftungs-Durchblutungs-Quotienten zu Resorptionsatelektasen und damit zum Rechts-links-Shunt führen.

20.8 Verschlechterung des pulmonalen Gasaustausches

Unter der Beatmung kann sich der pulmonale Gasaustausch verschlechtern, sodass eine zunehmende arterielle Hypoxie entsteht. Die wichtigsten Ursachen sind das Fortschreiten der pulmonalen Grundkrankheit, neu auftretende Lungenschäden und die Bildung von Atelektasen sowie Störungen des Belüftungs-Durchblutungs-Verhältnisses.

Mögliche Ursachen einer zunehmenden arteriellen Hypoxie unter maschineller Beatmung

- Rechts-links-Shunt:
  - Atelektasen
  - Lungenödem
  - Pneumonie
- Störungen des Belüftungs-Durchblutungs-Verhältnisses:
  - Bronchospasmus
  - Sekretretention
  - endotracheales Absaugen
  - pulmonale Vasodilatation, z. B. durch Medikamente
- Hypoventilation:
  - ungenügende Eigenatmung des Patienten
  - Gasleckagen
  - Funktionsstörungen oder Fehleinstellung des Beatmungsgeräts
  - Zunahme des physiologischen Totraums
- **Änderungen der inspiratorischen O2-Konzentration:**
  - Abfall des HZV
  - Zunahme des O_2-Verbrauchs
  - Lungenembolie

Atelektasen Sie entstehen v. a. durch Abnahme der FRC, durch Minderbelüftung basaler Lungenpartien unter kontrollierter Beatmung in Rückenlage und durch Resorption der Atemgase in schlecht belüfteten Alveolarbezirken bei Zufuhr hoher inspiratorischer O_2-Konzentrationen. Die Entstehung dorsobasaler Atelektasen in Rückenlage wird derzeit auf eine Kompression der abhängigen Lungenbezirke durch das Eigengewicht der Lunge und des Herzens zurückgeführt. Demgegenüber soll die Zunahme des Lungenvolumens in Bauchlage teilweise dadurch hervorgerufen werden, dass das Herz dann überwiegend dem Sternum und vorderen Rippenbereich aufliegt und weniger Lungenvolumen komprimieren kann. Atelektasen haben folgende Auswirkungen:

- Verschlechterung der Oxygenierung durch Abnahme der Gasaustauschfläche und Rechts-links-Shunt,
- Verminderung der Compliance,
- Erhöhung der Atemarbeit,
- Begünstigung einer Superinfektion der Lunge.

Die Bildung von Atelektasen unter Beatmung kann durch folgende Maßnahmen vermindert werden:

- Erhöhung der FRC durch einen PEEP (5–15 mbar).
- Lagerungmaßnahmen: regelmäßiger Lagewechsel auf Seite, Rücken, Bauch oder Rotationsbehandlung in Spezialbetten. Haben sich bereits Atelektasen entwickelt, sollte die Lunge mit den atelektatischen Bezirken vorwiegend oben, die gut belüfteten Lungenabschnitte unten zu liegen kommen.
- Partielle Beatmung: Ein möglichst hoher Anteil an Spontanatmung bewirkt eine bessere Verteilung des Inspirationsvolumens in den dorsobasalen Lungenabschnitten, v. a. durch die Kontraktion des Zwerchfells.
- Eine möglichst niedrige F_IO_2 bzw. ein möglichst hoher N_2-Anteil. Stickstoff beugt Resorptionsatelektasen und einem Alveolarkollaps vor.

Die beschriebenen prophylaktischen Maßnahmen sollten möglichst frühzeitig angewandt werden, da die Wiedereröffnung atelektatischer Bezirke sehr schwierig ist und erheblich höhere Drücke erfordert als die Offenhaltung belüfteter Bereiche.

Zur Vermeidung und Behebung von Atelektasen und deren ungünstigen Auswirkungen auf die beatmungsassoziierte Lungenschädigung ▶ Abschn. 15.9: »Lung-recruitment-Manöver«.

Zirkulatorische Störungen Störungen der Herz-Kreislauf-Funktion (»low-output-syndrome«, Abfall des HZV) führen zum Abfall der gemischtvenösen O_2-Sättigung. Da die arterielle O_2-Sättigung bei wesentlichen Störungen des Belüftungs-Durchblutungs-Verhältnisses oder einen Rechts-links-Shunt auch von der gemischtvenösen O_2-Sättigung bestimmt wird, können Hypoperfusion, Anämie und Hypoxie zu einem weiteren Abfall der arteriellen O_2-Sättigung führen, ohne dass sich die Lungenfunktion verschlechtert hätte. Das wichtigste Therapieziel ist dann die Wiederherstellung einer ausreichenden Organperfusion bzw. eines ausreichenden O_2-Angebots.

20.9 Beatmungsgerätassoziierte Pneumonie (»Beatmungspneumonie«, VAP)

Die englische Bezeichnung lautet »ventilator-associated pneumonia«.

Die nosokomiale Pneumonie ist eine häufige Komplikation bei Intensivpatienten. Hierbei liegt das Pneumonierisiko von intubierten und beatmeten Patienten um ein Mehrfaches über dem von nicht-intubierten Patienten. Dies gilt in gleicher Weise für kurzzeitig intubierte chirurgische Patienten wie auch für Patienten unter Langzeitbeatmung. Allerdings nimmt mit zunehmender Dauer der Intubation und Beatmung auch die Häufigkeit der nosokomialen Pneumonie erheblich zu. Trotz aller diagnostischen und therapeutischen Fortschritte ist die Mortalität der respiratorassoziierten Pneumonie sehr hoch.

> **Endotracheale Intubation und maschinelle Beatmung erhöhen das Risiko der nosokomialen Pneumonie erheblich. Hierbei besteht eine eindeutige Abhängigkeit von der Dauer der Intubation und Beatmung.**

20.9.1 Häufigkeit und Mortalität

Häufigkeit Die Häufigkeit der nosokomialen Pneumonie wird mit 9–70% aller beatmeten Patienten angegeben. Diese breite Spanne kennzeichnet die Ungenauigkeit des derzeit vorhandenen Datenmaterials, die vermutlich in erster Linie durch unscharfe und nicht einheitlich verwendete diagnostische Kriterien bedingt ist. Sehr hohe Zahlen ergeben sich v. a. dann, wenn die Diagnose lediglich klinisch gestellt wird oder aber mit Hilfe von mikrobiologischen Untersuchungen des Trachealsekrets, obwohl der obere Respirationstrakt der meisten beatmeten Patienten bekanntlich mit einer Vielzahl potenziell pathogener Keime besiedelt ist.

Aufgrund neuerer Daten wird auch von einer Pneumonierate beatmeter Patienten zwischen 9 und 41% ausgegangen. In einer Untersuchung ergab sich eine mittlere Pneumoniehäufigkeit von 23%; die meisten Untersuchungen stimmen aber darin überein, dass die Pneumoniehäufigkeit mit der Dauer der Intubation und Beatmung wesentlich zunimmt, und zwar um etwa 1% pro Beatmungstag. Bei Patienten, die im Zusammenhang mit einem schweren ARDS gestorben waren, fand sich autoptisch eine Pneumonie bei 70%.

Mortalität Die Mortalität der respiratorassoziierten Pneumonie soll 25–50% betragen, die Zahl der unmittelbar durch die Pneumonie bedingten Todesfälle 27%. Infektionen mit gramnegativen Bakterien haben eine erheblich schlechtere Prognose als solche mit grampositiven. Besonders hoch ist die Mortalität der Pseudomonaspneumonie (in einigen Untersuchungen 70–80%). Als weitere mortalitätsfördernde Faktoren gelten:

- zunehmende Verschlechterung der respiratorischen Insuffizienz,
- begleitender Schockzustand,
- falsche und zu späte Antibiotikatherapie.

Allerdings sind die Zusammenhänge zwischen diesen Faktoren und der gesteigerten Mortalität nicht eindeutig zu sichern, zumal eine schwere Grunderkrankung per se mit einer höheren Mortalität verbunden ist, und außerdem die Diagnose der Pneumonie in zahlreichen Untersuchungen ausschließlich anhand klinischer Kriterien gestellt wurde.

20.9.2 Erreger und begünstigende Faktoren

Mehr als 60% aller nosokomialen Pneumonien werden durch **aerobe, gramnegative Bakterien** hervorgerufen, v. a. durch Pseudomonas aeruginosa, Acinetobacter, Proteus, Escherichia coli, Klebsiellen, Hämophilus Enterobacter cloacae und Legionellen. Unter den **grampositiven** Bakterien dominieren Staphylococcus aureus, Streptococcus pneumoniae u. a. Selten sind hingegen Viren Auslöser der Pneumonie, Pilze meist nur bei erheblicher Immunschwäche.

Als wichtige **prädisponierende Faktoren** einer nosokomialen Pneumonie gelten:

- Operationen,
- Antibiotikatherapie,
- endotrachealer Tubus,
- Magensonde,
- Lagerungsposition des Patienten,
- Beatmungsgerätezubehör.

Operationen Patienten, die operiert wurden, weisen ein höheres Pneumonierisiko auf als nicht operierte Intensivpatienten. Dies gilt besonders für langdauernde Eingriffe sowie für intrathorakale und Oberbauchoperationen. Allerdings ist die Bedeutung dieses Faktors gegenüber anderen Risikofaktoren nicht eindeutig geklärt.

Antibiotikatherapie Der Einsatz von Antibiotika soll die Häufigkeit von nosokomialen Pneumonien erhöhen, bedingt durch Selektion resistenterer Stämme mit nachfolgender Superinfektion. Eine Vorbehandlung mit Breitspektrumantibiotika führte in einer Untersuchung zu einem erheblichen Anstieg von Pseudomonaspneumonien im Vergleich zu nicht mit Antibiotika vorbehandelten Patienten.

Endotrachealtubus Der Endotrachealtubus schaltet die natürlichen Abwehrmechanismen im oberen Respirationstrakt aus und führt zu lokaler Traumatisierung und Entzündung sowie zur Mikroaspiration nosokomialer Erreger aus dem Oropharynx.

Magensonde Eine nasogastrale Sonde könnte die Pneumoniehäufigkeit durch Steigerung der oropharyngealen Besiedlung, Stagnation von Sekreten sowie Begünstigung von Reflux und Aspiration erhöhen.

Lagerungsposition Die Rückenlage des beatmeten und mit einer Magensonde versehenen Patienten erhöht das Aspirationsrisiko. Die wichtigste prophylaktische Maßnahme ist hierbei die Hochlagerung des Oberkörpers um 30°–45°.

Beatmungsgerätzubehör Mit Bakterien kontaminiertes Zubehör des Beatmungsgeräts ist nach wie vor eine nicht zu vernachlässigende Quelle für nosokomiale Infektionen. Dies gilt insbesondere für die Befeuchtungssysteme.

20.9.3 Pathogenese

Die Pneumonie entsteht durch bakterielle Besiedlung des normalerweise sterilen unteren Respirationstrakts. Die Erreger können grundsätzlich auf folgende Weise in den unteren Respirationstrakt gelangen:

- Aspiration von Sekreten aus dem Oropharynx,
- Inhalation von Erregern mit dem Atemgas,
- mit dem Blutstrom aus anderen besiedelten Regionen.

Die überwiegende Mehrzahl der nosokomialen Pneumonien entsteht durch Aspiration von Erregern, die den oberen Respirationstrakt besiedelt haben. Diese Erreger stammen wiederum v. a. aus dem Oropharynx bzw. dem Magen.

Kolonisation des Oropharynx und des Tracheobronchialsystems

Bei beatmeten Patienten erfolgt sehr häufig eine bakterielle Besiedlung des oberen Respirationstrakts, v. a. mit aeroben, gramnegativen Erregern. Die Bakterien stammen in erster Linie aus einer Besiedlung des Oropharynx und gelangen durch Mikroaspiration in den oberen Respirationstrakt, jedoch kann Pseudomonas aeruginosa auch unter Umgehung des Oropharynx die Trachea primär besiedeln. Eine Besiedlung des Oropharynx und oberen Respirationstrakts wird allgemein als Zeichen der eingeschränkten Abwehr angesehen. Die eingeschränkte mukoziliäre Clearance bei vielen beatmeten Patienten wirkt als begünstigender Faktor.

Mit zunehmender Dauer der Intensivbehandlung nimmt auch die bakterielle Kolonisation des Oropharynx und des oberen Respirationstrakts zu.

Nach Überwindung der pulmonalen Abwehr bewirken die Erreger einen diffusen mikrobiellen Prozess, der inhomogen über die Lunge verteilt ist.

Kolonisation des Magens

Die bakterielle Besiedlung des Magens ist eine wichtige Quelle für die Besiedlung des Oropharynx und des oberen Respirationstrakts mit gramnegativen Bakterien. Zwar ist der Magen aufgrund der Salzsäure steril, jedoch ist der pH-Wert des Magensafts oft weniger sauer, bedingt durch eine schlechte Durchblutung der Magenschleimhaut, Therapie mit H_2-Blockern und Antazida usw., sodass die Kolonisation mit Bakterien begünstigt wird.

Ein alkalischer pH-Wert des Magensafts begünstigt die bakterielle Kolonisation des Magens.

Dennoch ist es nach neueren Untersuchungen nicht erwiesen, dass eine Stressulkusprophylaxe mit Sucralfat (das den pH-Wert nicht anhebt) gegenüber H_2-Blockern oder Protonenpumpeninhibitoren (die den pH-Wert anheben) das Pneumonierisiko senkt.

20.9.4 Diagnose der nosokomialen Pneumonie

Die Diagnose einer nosokomialen Pneumonie ist beim beatmeten Intensivpatienten häufig schwieriger zu stellen, da die typischen Zeichen einer in der häuslichen Umgebung erworbenen Pneumonie häufig fehlen. Solche **Zeichen** sind:
- Husten,
- gesteigerte Sekretproduktion,
- neue pulmonale Infiltrate,
- Fieber,
- Leukozytose.

Das Vorhandensein dieser sonst typischen Zeichen ist beim beatmeten Intensivpatienten häufig durch andere Mechanismen verursacht und dementsprechend für eine Pneumonie nicht beweisend. Die Diagnose muss sich daher auf das Vorliegen mehrerer Kriterien stützen.

Kriterien der nosokomialen Pneumonie beim beatmeten Patienten
- Auskultationsbefund
- Radiologisch pneumonische Infiltrate
- Fieber >38°C
- Leukozytose >12.000/µl
- Eitriges Trachealsekret
- Positiver mikrobiologischer Befund im Trachealsekret

Untersuchung des Trachealsekrets

Zwar gehört die regelmäßige mikrobiologische Untersuchung des »blind« abgesaugten Trachealsekrets oder des bronchoskopisch gewonnenen Sekrets zu den wichtigen diagnostischen und Überwachungsmaßnahmen beim beatmeten Intensivpatienten, jedoch ist ihre Spezifität bei mäßiger bis hoher Sensitivität eher gering im Vergleich zu invasiven Maßnahmen wie bronchoalveoläre Lavage (BAL), zumal – wie bereits dargelegt – der Oropharynx und der obere Respirationstrakt des beatmeten Patienten häufig von Bakterien besiedelt sind, auch ohne dass eine Pneumonie vorliegt. Allerdings ist die BAL nur besonderen Fällen vorbehalten und wird nicht für die klinische Routine empfohlen.

Tab. 20.1 Für die initiale kalkulierte Therapie der Beatmungspneumonie geeignete Antibiotika

Wirkstoffgruppe	Beispiele
Acylaminopenicilline + β-Laktamaseinhibitor	Piperacillin/Tazobactam
Cephalosporine Gruppe 3 oder 4	3a: Cefotaxim, Ceftriaxon
	3b: Ceftazidim
	4: Cefepim
Carbapeneme	Imipenem, Meropenem, Doripenem
Fluorochinolone Gruppe 2 oder 3	2: Ciprofloxacin
	3: Levofloxacin
Aminoglykoside (nur als Kombinationspartner)	Gentamicin, Netilmicin, Tobramycin, Amicacin
Fosfomycin (nur als Kombinationspartner)	

20.9.5 Behandlung der Beatmungspneumonie (VAP)

Die Antibiotikatherapie der VAP sollte bereits im begründeten Verdachtsfall **sofort und hochdosiert** erfolgen, denn gerade die VAP stellt offenbar einen erheblichen unabhängigen Letalitätsfaktor beim Intensivpatienten dar, wenn nicht unverzüglich eine ausreichende antibiotische Behandlung erfolgt.

Nach den Empfehlungen der Paul-Ehrlich-Gesellschaft soll die kalkulierte Antibiotikatherapie der Beatmungspneumonie als Kombinationstherapie erfolgen:

In der kalkulierten Antibiotikatherapie der Beatmungspneumonie soll ein pseudomonaswirksames β-Laktamantibiotikum (Acylaminopenicillin/BLI oder Carbapenem oder Cephalosporin 3b) mit einem Chinolon (2; 3) oder einem Aminoglykosid oder Fosfomycin kombiniert werden (Tab. 20.1).

Sonderfälle

- Bei hoher Inzidenz von MRSA oder länger vorausgegangenen Antibiotikatherapie: Kombination mit Vancomycin. Bei MRSA-Pneumonie ist Linezolid dem Vancomycin möglicherweise überlegen.
- Bei früh einsetzender, möglicherweise noch außerhalb des Krankenhauses erworbener Pneumonie: Kombination mit einem Makrolid (Erythromycin, Clarithromycin; zur Erfassung von Legionellen, Mykoplasmen oder Chlamydien).

Ein Beispiel für ein aktuelles Behandlungskonzept der Beatmungspneumonie, angelehnt an die sog. **Tarragona-Strategie** von Rello und Diaz (Sandiumenge et al. 2003), ist das folgende Vorgehen:

1. Unverzüglicher Beginn einer hochdosierten Breitspektrumantibiotikatherapie im klinisch begründeten Verdacht (»sofort, hoch, breit«). Das Hinauszögern einer effektiven Antibiotikatherapie (z. B. bis mikrobiologische Ergebnisse vorliegen) erhöht die Letalität.
2. Berücksichtigung der vorausgegangenen Antibiotikatherapie (Therapie der mikrobiologischen »Lücken«!).
3. Wurden aus dem Bronchialsekret direkte Gram-Präparate bettseitig angefertigt, können diese für die Auswahl der Antibiotika berücksichtigt werden.
4. Modifikation der Therapie nach Kenntnis der mikrobiologischen Befunde.
5. Bei Patienten mit COPD oder länger als eine Woche dauernder Beatmung immer Kombinationstherapie (aufgrund der erhöhten Wahrscheinlichkeit einer Pseudomonasbeteiligung.
6. Bei allen Patienten mit schwerer Hirnschädigung (Glasgow Coma Scale <8) zunächst einen methicillinsensiblen Staphylococcus aureus vermuten und therapeutisch berücksichtigen, MRSA nur nach vorausgegangener längerer Antibiotikatherapie.
7. Die Vancomycintherapie einer Staphylokokkenpneumonie ist mit deutlich erhöhter Letalität assoziiert. Mit Vancomycin behandelte Patienten wiesen in einer Untersuchung eine ca. 50%ige Letalität auf, unabhängig davon, ob MRSA oder MSSA-Pneumonien vorlagen. Demgegenüber beträgt die Letalität einer mit β-Laktamantibiotika therapierten MSSA-Pneumonie <5%. Daher sollte Vancomycin nicht ungezielt im Rahmen der kalkulierten Therapie einer nosokomialen Pneumonie eingesetzt werden.
8. Keine antimykotische Therapie, selbst dann nicht, wenn Candida spp. tracheobronchial nachgewiesen wurden (eine Candidabesiedlung ist häufig, eine Candidainfektion der Lunge jedoch bei nicht-neutropenischen Patienten extrem selten).
9. Eine Verlängerung der antibiotischen Therapie führt nicht zur Verhinderung wiederkehrender Infektionen.

Dieses Konzept bedarf der kontinuierlichen Modifikation gemäß lokalen Besonderheiten der Resistenzsituation und neueren Untersuchungsergebnissen.

20.9.6 Prophylaxe der respiratorassoziierten Pneumonie

Die Kommission für Krankenhaushygiene und Infektionsprävention am Robert-Koch-Institut hat Maßnahmen zur Prävention der nosokomialen Pneumonie beim beatmeten Patienten einer evidenzbasierten Analyse unterzogen. Die **Empfehlungen** werden nach den in Tab. 20.2 genannten Kategorien bewertet:

- Die hygienische Händedesinfektion ist nach wie vor die wichtigste Maßnahme zur Verhütung von Beatmungspneumonien. Eine hygienische Händedesinfektion ist durchzuführen vor und nach jedem Kontakt mit Trachealtubus, Tracheostoma oder Beatmungszubehör sowie nach jedem Kontakt mit Schleimhäuten, respiratorischem Sekret oder Gegenständen, die mit respiratorischem Sekret kontaminiert sind (A).
- Bei Kontakt mit Schleimhäuten, respiratorischem Sekret oder Gegenständen, die mit respiratorischem Sekret kontaminiert sind, müssen keimarme Einmalhandschuhe getragen werden (C).
- Vor Extubation ist es wichtig, im Oropharynx angesammeltes Sekret abzusaugen, um eine Aspiration dieses mit Oropharyngealkeimen kontaminierten Sekrets zu vermeiden (A).
- Eine spezifische Art der Stressulkusprophylaxe kann nicht empfohlen werden; wenn vertretbar, sollte ganz auf eine Stressulkusprophylaxe verzichtet werden (B).
- Eine Empfehlung für oder gegen die Verwendung eines Trachealtubus mit Möglichkeit zur subglottischen Sekretabsaugung kann nicht gegeben werden (B).
- Wenn klinisch-anästhesiologische Gründe nicht dagegen sprechen, ist die orale Intubation gegenüber der nasalen zu bevorzugen (B).
- Eine Empfehlung für oder gegen die Verwendung von Beatmungsfiltern im Vergleich zu konventionellen Anfeuchtungssystemen kann nicht gegeben werden (B).
- Eine Verlängerung des Wechselintervalls von Beatmungsschläuchen und Kaskadenbefeuchtern von 48 h auf 7 Tage ist auch ohne Einsatz von Beatmungsfiltern möglich (A).
- Bei Verwendung eines geschlossenen Systems kann der Absaugvorgang mehrfach mit demselben Katheter wiederholt werden (A).

Tab. 20.2 Empfehlungskategorien

Evidenzstufe		Kennzeichen
A	Höchste Evidenzstufe	Evidenz aufgrund mindestens einer randomisierten, kontrollierten Studie
B	Mittlere Evidenzstufe	Evidenz aufgrund mindestens einer gut angelegten Studie ohne Randomisierung
C	Niedrigste Evidenzstufe	Expertenmeinungen und Konsensuskonferenzen

- Die Hochlagerung des Oberkörpers um 30–45° ist zu empfehlen, wenn keine Kontraindikationen bestehen (A).
- Es sollte möglichst frühzeitig die enterale Ernährung angestrebt werden (B).
- Der Routineeinsatz einer selektiven Darmdekontamination mit topischen und systemischen Antibiotika (SDD) wird nicht empfohlen (B). Insbesondere der Einsatz der selektiven Darmdekontamination (SDD) mit topischen und systemischen Antibiotika ist seit vielen Jahren sehr umstritten. Während einige prospektive Studien und Metaanalysen eine signifikante Reduktion der Pneumonierate und auch der Letalität beatmeter Patienten ergeben, sind die meisten Intensivmediziner zurückhaltend mit der Implementierung der SDD, weil sie eine Resistenzentwicklung fürchten.

20.10 Lungenembolie

Die Häufigkeit einer Lungenembolie bei beatmeten Patienten mit akuter respiratorischer Insuffizienz wird in autoptischen Untersuchungen mit 8–27% angegeben, für Überlebende fehlen jedoch genaue Zahlenangaben. Der Ursprungsort der Embolien sollen v. a. Thromben der tiefen Beinvenen sein, selten Thromben aus den oberen Extremitäten.

20.10.1 Auswirkungen

Bei der Lungenembolie entwickeln sich akut folgende respiratorische Störungen:

- Zunahme der Totraumventilation,
- Abnahme der CO_2-Elimination,
- Verschlechterung der Oxygenierung mit Hypoxie.

Bei leichteren Formen der Lungenembolie kann die Hypoxie fehlen; ein normaler p_aO_2 schließt somit eine Lungenembolie nicht aus!

Störungen der Ventilation Die Zunahme der Totraumventilation bei Lungenembolie entsteht durch die Verlegung der Lungenstrombahn. Hierdurch werden die nachgeschalteten Alveolarbezirke nicht mehr durchblutet, jedoch weiterhin belüftet. Dennoch fällt der p_aCO_2 zunächst meist aufgrund einer reaktiven Hyperventilation ab.

Störungen der Oxygenierung Die Hypoxie entsteht bei der Lungenembolie wahrscheinlich durch mediatoreninduzierte Störungen des Belüftungs-Durchblutungs-Verhältnisses und eine Zunahme der Durchblutung schlecht belüfteter und sonst weniger durchbluteter Areale. Der erhöhte pulmonalarterielle Druck begünstigt die Ausbildung eines Ödems. Außerdem fällt das Herzzeitvolumen ab, die periphere O_2-Ausschöpfung nimmt kompensatorisch zu und die gemischtvenöse O_2-Sättigung ab, sodass bei gleicher O_2-Aufnahme der p_aO_2 insgesamt niedriger ist.

20.10.2 Diagnose

An eine Lungenembolie muss beim beatmeten Patienten gedacht werden, wenn plötzlich eine nicht erklärbare arterielle Hypoxie mit Blutdruckabfall und pulmonaler Hypertonie auftritt. Die Diagnose kann bei vielen Patienten durch Perfusionsszintigraphie oder Spiral-CT gestellt werden, bei einigen ist jedoch eine pulmonale Angiographie erforderlich.

20.10.3 Therapie

Maschinelle Beatmung Bei schweren Formen ist eine kontrollierte Beatmung mit hohen inspiratorischen O_2-Konzentrationen erforderlich. Wegen der Zunahme des Totraums muss das Atemminutenvolumen hoch gewählt werden, um eine ausreichende Elimination von Kohlendioxid zu gewährleisten. Im Gegensatz zum sonstigen Vorgehen bei Oxygenierungsstörungen sollte der PEEP so niedrig wie möglich eingestellt werden, um den rechten Ventrikel nicht noch weiter zu belasten.

Antikoagulation und Fibrinolyse Das Verfahren der Wahl beim Intensivpatienten ist die Antikoagulation mit Heparin. Hiermit sollte sofort nach Sicherung der Diagnose begonnen werden. Allerdings kann mit Heparin nur die Bildung weiterer Thromben verhindert werden. Bei schwersten Formen muss daher die Fibrinolyse erwogen werden, wenn erforderlich auch die pulmonale Embolektomie.

20.10.4 Prophylaxe

Nach allgemeiner Auffassung ist bei beatmeten Patienten das Risiko einer Lungenembolie erhöht; dies gilt besonders für Polytraumatisierte. Daher wird eine Prophylaxe zumindest mit subkutan zugeführtem unfraktioniertem Heparin (2- bis 3-mal 5000 IE pro 24 h) oder niedermolekularem Heparin empfohlen.

Literatur

Literatur zu VALI

Acute Respiratory Distress Syndrome Network (2000) Ventilation with lower tidal volumes as compared with traditional tidal volumes for acute lung injury and the acute respiratory distress syndrome. N Engl J Med 342:1301–1308

Boussarsar M, Thierry G, Jaber S et al. (2002) Relationship between ventilatory settings and barotrauma in the acute respiratory distress syndrome. Intensive Care Med 28:406–413

Frank JA, Mattay MA (2003) Science review: Mechanisms of ventilator-induced lung injury. Crit Care 7:233–241

International consensus conferences in intensive care medicine (1999) Ventilator-associated lung injury in ARDS. Intensive Care Med 25:1444–1452

Pierson DJ (1994) Barotrauma and bronchopleural fistula. In: Tobin J (ed) Principles and practice of mechanical ventilation. McGraw-Hill, New York, p 813

Villar J (2005) Ventilator or physician-induced lung injury? Minerva Anestesiol 71: 255–258

Literatur zu VAP

Bodmann KF,Grabein B et al. (2010) Empfehlungen zur kalkulierten parenteralen Initialtherapie bakterieller Erkrankungen bei Erwachsenen. Chemother J 19: 179–255

File TM Jr (2010) Recommendations for treatment of hospital-acquired and ventilator-associated pneumonia: review of recent international guidelines. Clin Infect Dis 51 Suppl 1: S42–47

Gastmeier P, Sohr D, Geffers C, Rüden H, Vonberg RP, Welte T (2009) Early- and late-onset pneumonia: is this still a useful classification? Antimicrob Agents Chemother 53: 2714–2718

Kommission für Krankenhaushygiene und Infektionsprävention am Robert-Koch-Institut (2000): Prävention der nosokomialen Pneumonie. Bundesgesundheitsbl Gesundheitsforsch Gesundheitsschutz 43:302–309

Sandiumenge A, Diaz E, Bodi M, Rello J (2003) Therapy of ventilator-associated pneumonia. A patient-based approach based on the ten rules of »The Tarragona Strategy«. Intensive Care Med 29:876–883

Torres A, Ferrer M, Badia JR (2010) Treatment guidelines and outcomes of hospital-acquired and ventilator-associated pneumonia. Clin Infect Dis 51 Suppl 1: S48–53

Welte T (2007) Pneumonien auf der Intensivstation. In: Kuhlen R, Rossaint R (Hrsg) Evidenzbasierte Medizin in Anästhesie und Intensivmedizin, 2. Aufl. Springer, Berlin Heidelberg New York

Entwöhnung von der Beatmung (Weaning)

Entwöhnung oder Weaning bezeichnet den Prozess des Übergangs von der Beatmung mit künstlichem Atemweg (Endotracheal- oder Trachealtubus) zur Spontanatmung ohne Tubus. Eine spezielle Entwöhnung ist zumeist nur nach einer Langzeitbeatmung (>48 h Dauer) erforderlich. Hingegen kann nach einer Kurzzeitbeatmung die maschinelle Beatmung zumeist mit Wiedereinsetzen einer ausreichenden Spontanatmung einfach beendet und der Patient extubiert werden.

21.1 Voraussetzungen für die Entwöhnung

Für eine erfolgreiche Entwöhnung müssen grundsätzlich folgende Voraussetzungen erfüllt sein:

- ausreichende Oxygenierung,
- ausreichende Ventilation bzw. Spontanatmung ohne Erschöpfung,
- ausreichend sichere Atemwege auch nach der Extubation.

21.1.1 Ausreichende Oxygenierung

Auch bei noch bestehenden Störungen der Oxygenierung kann mit der Entwöhnung von der Beatmung begonnen werden. Extubiert werden sollte jedoch erst, wenn der Patient mit einer leicht bis mäßig erhöhten inspiratorischen O_2-Konzentration und deutlich reduziertem Bedarf an atemtherapeutischen Maßnahmen einen ausreichend hohen p_aO_2 aufrechterhalten kann. Als Kriterium hierfür wird oft ein Oxygenierungsindex (p_aO_2/F_IO_2) von >200 angesehen; etwas großzügiger ist folgende, ebenfalls gebräuchliche Empfehlung:

Voraussetzung für die Entwöhnung

- $p_aO_2 \geq 60$ mm Hg bei $F_IO_2 \leq 0{,}4$,
- PEEP ≤8 mbar
- IPS ≤8 mbar oder Atemzeitverhältnis <1:1

21.1.2 Ausreichende Ventilation

Während ein p_aO_2 von ≥60 mm Hg unter den zuvor beschriebenen Bedingungen als ausreichende Oxygenierung angesehen wird, lässt sich ein eindeutiges Kriterium für eine ausreichende alveoläre Ventilation des spontan atmenden Patienten nicht in gleicher Weise definieren. Die Fähigkeit zur Eigenatmung hängt von folgenden Faktoren ab:

- Atemantrieb,
- Belastung der Atemmuskulatur,
- Leistungsfähigkeit der Atemmuskulatur.

Eine sichere Voraussage, ob die Leistungsfähigkeit der Atemmuskulatur längerfristig den respiratorischen Bedarf und die hierfür erforderliche Atemarbeit erfüllen wird, kann nicht allein aufgrund bestimmter Messparameter getroffen werden. Grundsätzlich müssen alle Faktoren berücksichtigt werden, die einen ungünstigen Einfluss auf die oben angeführten Faktoren ausüben (▶ Übersicht).

Atemantrieb Voraussetzung für eine erfolgreiche Entwöhnung ist ein weitgehend intakter zentraler Atemantrieb. Atemdepressorisch wirkende Medikamente müssen vermieden oder reduziert werden. Eine mögliche Ursache für einen verminderten Atemantrieb ist auch eine metabolische Alkalose, die sich während einer längeren Intensivbehandlung häufig ausbildet. Bei schwersten Störungen der Atemregulation oder hoher Querschnittlähmung mit ungestörter Innervation des Zwerchfells kann die direkte elektrische Stimulation des Zwerchfells durch einen Zwerchfellschrittmacher erwogen werden.

Belastung der Atemmuskulatur Ein hoher Atemwegwiderstand, eine niedrige Compliance und ein hoher intrinsischer PEEP steigern die Atemarbeit und müssen daher vermieden werden. Dementsprechend müssen v. a. COPD-Patienten, die zur dynamischen Hyperinflation mit $PEEP_i$-Entwicklung neigen, vor der Entwöhnung optimal bronchodilatatorisch behandelt werden. Ein extrinsischer PEEP wenige mbar unterhalb des intrinsischen PEEP kann die Atemarbeit dagegen senken.

Leistungsfähigkeit der Atemmuskulatur Besteht eine Ermüdung der Atemmuskulatur, müssen vor Beginn der Entwöhnung die Ursachen geklärt und weitgehend beseitigt werden. Eine ausreichende Durchblutung der Atemmuskulatur muss ebenfalls gewährleistet sein; entsprechend darf im Schockzustand keine Entwöhnung von der Beatmung erfolgen. Weiterhin darf kein Überhang von Muskelrelaxanzien mehr bestehen. Kortikosteroide können, evtl. zusammen mit einer vorausgegangenen Muskelrelaxierung, zu einer anhaltenden Schwächung der Atemmuskulatur beitragen (sog. ICU-Myopathie).

Tipp

Für eine erfolgreiche Entwöhnung sollten der p_aCO_2 <55 mm Hg und der pH-Wert >7,3 betragen. Bei COPD werden hingegen höhere p_aCO_2-Werte toleriert.

21.1.3 Ausreichend gesicherte Atemwege

Für die Beantwortung der Frage, ob der Patient – bei ausreichender Spontanatmung – auch ohne Tubus auskommt, sind folgende Gesichtspunkte zu beurteilen:

Folgende Störungen der Ventilation erschweren die Entwöhnung von der Beatmung

1. Gestörter Atemantrieb
   - neurologische Erkrankungen
   - Sedativa
   - Narkotika
   - Opiate/Opioide
   - metabolische Alkalose
2. Vermehrte Belastung der Atemmuskulatur
   - Tubuswiderstand
   - Widerstand im Beatmungssystem
   - Bronchokonstriktion
   - kardiales Lungenödem (Linksherzversagen)
   - nichtkardiales Lungenödem (ALI, ARDS)
   - Lungenüberblähung (Hyperinflation)
   - intrinsischer PEEP
   - Lungenfibrose
   - Pleuraverschwartung
   - Instabilität der Thoraxwand
3. Eingeschränkte Leistungsfähigkeit der Atemmuskulatur
   - Hypophosphatämie
   - Hypomagnesiämie
   - Hypokalzämie
   - Hypoxie
   - Hyperkapnie
   - Azidose
   - Alkalose
   - Infektion
   - Muskelatrophie
   - schlechter Ernährungszustand
   - Überdehnung der Zwerchfellmuskulatur
   - kompensierter oder dekompensierter Schock
   - Muskelrelaxanzien
   - Kortikosteroide
   - Aminoglykoside

- Ist der Patient wach?
- Kann er schlucken?
- Ist sein Hustenstoß kräftig?
- Besteht eine übermäßige respiratorische Sekretproduktion?
- Liegen anatomische Veränderungen in Mund oder Rachen vor, die die oberen Atemwege verlegen können (Verletzungen, Tumoren, Operationsfolgen)?

Sind die ersten 3 Fragen mit Ja und die letzten beiden mit Nein zu beantworten, kann die Extubation in der Regel sicher erfolgen.

21.2 Entwöhnungskriterien und Entwöhnungsindizes

Zwar werden zahlreiche Kriterien und Indizes für die Entwöhnung vom Beatmungsgerät angegeben, jedoch sind diese Faktoren nicht selten willkürlich gewählt und v. a. nicht in prospektiven Untersuchungen ausreichend validiert worden. Sie können daher eine sorgfältige klinische Einschätzung des Patienten durch den erfahrenen Intensivmediziner nicht ersetzen.

Nachfolgend sind gebräuchliche Kriterien für den Beginn einer Entwöhnung vom Beatmungsgerät zusammengestellt.

21.2.1 Entwöhnungsindizes

Um eine bessere Voraussage für eine erfolgreiche Entwöhnung und Extubation treffen zu können, sind verschiedene Indizes entwickelt worden, die z. T. mehrere klinische und atemmechanische Aspekte vereinen. Von Bedeutung sind v. a. folgende Indizes, deren Messung bzw. Berechnung allerdings nur dann sinnvoll ist, wenn der Patient nicht durch Analgosedierung mit Opioiden und Benzodiazepinen in seinem Atemantrieb pharmakologisch wesentlich beeinträchtigt ist:

- Atemwegokklusionsdruck (p0,1),
- »Rapid-shallow-breathing-Index« (RSB; f/V_T-Index),
- CROP-Index.

Atemwegokklusionsdruck (p0,1) Hierbei handelt es sich um einen Messparameter des Atemantriebs. Der p0,1 ist derjenige Druck, der in den ersten 100 ms im Atemsystem gegen ein geschlossenes Ventil aufgebracht wird. Dieser Wert zeigt die effektive inspiratorische Bemühung des Patienten an. Er kann von neueren Beatmungsgeräten während druckgetriggerter Spontanatmung gemessen und angezeigt werden. Der normale Wert liegt bei 1–2 mbar, ist bei respiratorischer Insuffizienz deutlich erhöht und fällt im Rahmen der respiratorischen Besserung wieder ab (Beachte wegen der Gefahr terminologischer Verwirrung: p0,1 kann – wie bisher – als positive wie auch als negative Zahl angegeben werden, da es sich um einen Sog handelt, der im System erzeugt wird; dann ist der Wert naturgemäß bei respiratorischer Insuffizienz **erniedrigt**).

Für die Interpretation erhöhter Werte gilt:
- p0,1-Werte über 3–6 mbar deuten auf eine noch bestehende respiratorische Insuffizienz hin und machen eine erfolgreiche Entwöhnung (Extubation) unwahrscheinlich.
- Hingegen gilt ein niedriger (normaler) p0,1-Wert um 1–2 mbar als guter Prädiktor für eine erfolgreiche Entwöhnung.

»Rapid-shallow-breathing Index« (f/VT-Index; RSB)
»Rapid shallow breathing« bedeutet schnelle, flache Atmung, ein Atemmuster, das ein respiratorisch insuffizienter Patient im Rahmen eines nicht erfolgreichen Weanings meist schnell nach der Extubation entwickelt. Dabei entsteht häufig eine Hyperkapnie, und zwar nicht aufgrund eines abfallenden Minutenvolumens, sondern aufgrund einer erhöhten Totraumventilation. Um die Totraumventilation zu vermeiden, kann der RSB bereits vor der Extubation unter Spontanatmung am Tubus bestimmt werden. Die Bestimmung des RSB sollte ohne Druckunterstützung erfolgen, da diese das Ergebnis verfälschen kann.

Der RSB kann leicht berechnet werden oder wird von neueren Beatmungsgeräten auch angezeigt; dabei muss in den Term f/VT die Frequenz (f) in 1/min eingesetzt werden und das Hubvolumen (VT) in Liter. Dieser Index gilt als einer der besten und einfachsten Prädiktoren für die Beurteilung des Entwöhnungsversuchs:

Merkmale

Ein f/VT-Index von 100 ist die beste diskriminatorische Grenze zwischen erfolgreichen und nicht erfolgreichen Weaningversuchen:

- bei einem RSB <100 verläuft die Extubation in 80% erfolgreich,
- bei RSB >100 scheitert der Extubationsversuch in 95% der Fälle.

Beispiel: f=20/min, Atemzugvolumen 0,5 l. Das Verhältnis ergibt 20:0,5=40 und deutet damit auf einen erfolgreichen Extubationsversuch hin.

21.3 Weaningmethoden

Grundsätzlich können 2 Verfahren der Entwöhnung vom Beatmungsgerät unterschieden werden:
- diskontinuierliches Weaning,
- kontinuierliches Weaning.

Zudem gibt es neuere Atemmodi, die besonders für die Weaningphase geeignet erscheinen.

21.3.1 Diskontinuierliches Weaning

Die diskontinuierliche Entwöhnung besteht aus Phasen der vollständigen maschinellen Beatmung und Phasen der Spontanatmung ohne jede maschinelle Unterstützung.

Sind die Voraussetzungen für einen erfolgreichen Entwöhnungsversuch erfüllt, so wird die Beatmung (CMV oder A/C) intermittierend unterbrochen, und der Patient atmet für einige Minuten bis mehrere Stunden über eine feuchte Nase, ein T-Stück oder CPAP.

Die Dauer der Spontanatmungsphasen richtet sich nach der Leistungsfähigkeit des Patienten. Meist wird eine Spontanatmungsphase von 2 h über T-Stück (oder CPAP) durchgeführt; verläuft sie erfolgreich, kann der Patient extubiert werden. Neuere Untersuchungen weisen darauf hin, dass wahrscheinlich auch bereits ein 30-minütiger erfolgreich absolvierter Spontanatemversuch ausreicht. Der Patient muss jedoch während dieses Spontanatemversuchs kontinuierlich beobachtet werden: Erschöpft er sich, muss die Beatmung wieder aufgenommen und der Versuch ggf. am nächsten Tag wiederholt werden.

Anzeichen für ein Versagen des Spontanatemversuchs
- Tachypnoe >35/min
- Tachykardie >140/min
- Hypertonie p_{syst} >180 mm Hg
- Hypotonie p_{syst} <90 mm Hg
- S_aO_2 Abfall <90%

- Agitiertheit; Ängstlichkeit
- Asynchrone Atembewegungen, Schaukelatmung

21.3.2 Kontinuierliches Weaning

Mit den partiellen Beatmungsverfahren IMV, MMV, ASV und PSV kann der maschinelle Atemanteil schrittweise vermindert und der Anteil der Spontanatmung entsprechend erhöht werden.

IMV war ursprünglich eigens als »Weaningmodus« nach längerer mandatorischer Beatmung entwickelt worden. Beim Weaning mit IMV wird die IMV-Frequenz schrittweise reduziert bis auf ca. 3/min, und wenn die Ventilation darunter ausreichend ist, erfolgt die Extubation. Es zeigte sich jedoch, dass die Weaningphase mit IMV meist länger dauert als mit anderen Verfahren.

Beim Weaning unter PSV wird die Druckunterstützung schrittweise so weit reduziert, bis sie nur noch 5–8 mbar beträgt. Eine Reduktion bis auf 0 ist in der Regel weder erforderlich noch sinnvoll.

Eine vollständige Reduktion des PEEP vor der Extubation ist ebenfalls nicht sinnvoll, vielmehr sollte ein PEEP von 5–8 mbar bis zur Extubation aufrechterhalten werden. Auch bei Patienten mit obstruktiven Lungenerkrankungen kann durch einen niedrigen PEEP die Atemarbeit vermindert werden.

21.3.3 Neuere Beatmungsmodi für die Entwöhnung

Einige in den letzten Jahren entwickelte Beatmungsmodi eignen sich zumindest theoretisch besonders für die Entwöhnung von der Beatmung. Dazu gehören:

Automatische Tubuskompensation (ATC; ▶ Abschn. 15.6) Die Nutzung von ATC kann dazu führen, dass die tubusbedingte Atemarbeit weitgehend reduziert wird und der Patient im Idealfall so spontan atmen kann, als sei er bereits extubiert (»elektronische Extubation«).

Proportional Assist Ventilation (PAV ▶ Abschn. 15.5) Während bei PSV jede Inspiration **stets gleich** bis zum vorgewählten Druckniveau unterstützt wird, wird bei PAV jede Inspiration **proportional** zur Atemanstrengung und somit variabel unterstützt. Dies kommt der natürlichen Atmung näher, da sich auch hier tiefere und weniger tiefe Atemzüge abwechseln. Dies kann den Patientenkomfort gerade in der Weaningphase erhöhen.

Neurally Adjusted Ventilatory Assist (NAVA) In einige neuere Beatmungsgeräte ist diese »neural kontrollierte Beatmung« implementiert. NAVA nutzt die elektrische Zwerchfellaktivität als Trigger einer druckunterstützten Spontanatmung: **neuroventilatorische Kopplung** durch neuronale Triggerung. Die elektrische Aktivität des Diaphragmas wird über Sensoren abgeleitet, die in eine spezielle Ösophagus- bzw. Magensonde integriert sind. Auch NAVA ist ein proportionaler Druckunterstützungsmodus (ähnlich wie bei PAV), bei dem die elektrische Aktivität des Diaphragmas die (quantitativ einstellbare) Druckunterstützung proportional zur neuronalen Aktivität moduliert. So soll eine optimale Synchronisierung des Patienten mit dem Beatmungsgerät erzielt werden.

21.3.4 Bewertung der verschiedenen Weaningtechniken

Es gibt keine eindeutigen Hinweise darauf, dass mit den kontinuierlichen Verfahren oder den neueren Weaningmodi die Entwöhnung schneller und sicherer verläuft als mit der intermittierenden Entwöhnung mit T-Stück-Atemversuchen. Entscheidend ist vermutlich nach wie vor, unabhängig vom angewendeten Verfahren, die klinische Erfahrung des ärztlichen und pflegerischen Intensivpersonals.

Andererseits wird gerade in der amerikanischen Literatur immer wieder betont, dass durch Einhalten geeigneter »Weaningprotokolle« mit fest vorgegebenen Algorithmen bzw. Handlungs- und Beurteilungsanweisungen im Durchschnitt eine schnellere Entwöhnung erreicht werde als mit einem Vorgehen nach den subjektiven Einschätzungen des ärztlichen Personals.

Bei den Entwöhnungsversuchen ist – unabhängig vom gewählten Vorgehen – insbesondere auf Begleitmedikationen zu achten: Nur der Patient kann erfolgreich entwöhnt werden, der keinen Opioid- und Sedativaüberhang aufweist.

Tipp

Es hat sich gezeigt, dass tägliche Sedierungspausen bis zur Ansprechbarkeit noch unter Beatmung die spätere Entwöhnung beschleunigen.

21.4 Beginn der Entwöhnung

Bei der mandatorischen Beatmung (CMV) kann der Beginn der Entwöhnung von der Langzeitbeatmung eindeutig festgelegt werden: Die Entwöhnung beginnt, wenn CMV durch eine partielle Beatmung ersetzt oder der Patient versuchsweise vom Beatmungsgerät abgehängt wird, damit möglichst bald die Extubation oder die Dekanülierung erfolgen kann.

Allerdings wird heutzutage auch bei der Langzeitbeatmung häufig nicht mehr mandatorisch beatmet, sondern von Anfang an ein partieller Beatmungsmodus angewandt, bei dem die Spontanatmung lediglich unterstützt wird. Die Entwöhnung beginnt somit gewissermaßen bereits mit Beginn der Beatmungstherapie, ohne dass jedoch bereits der Zeitpunkt für die Extubation festgelegt werden könnte.

21.5 Maßnahmen nach der Extubation

Vor allem nach einer Langzeitbeatmung ist auch nach der Extubation noch eine intensive krankengymnastische und atemtherapeutische Betreuung erforderlich, um den Erfolg der Entwöhnung zu sichern. Hierzu gehören:

- Sekretentfernung durch nasotracheales oder bronchoskopisches Absaugen, v. a. in den ersten Stunden nach der Extubation,
- Zufuhr von Sauerstoff über Nasensonde oder Gesichtsmaske,
- inzentive Spirometrie,
- Mobilisation,
- nichtinvasive Beatmung (NIV; ▶ Kap. 17).

21.6 Schwierige Entwöhnung

Während die meisten Patienten ohne wesentliche Komplikationen von der Beatmung entwöhnt werden können, gestaltet sich bei einer Minderzahl die Entwöhnung als außerordentlich langwierig. Nach einem neuerem Einteilungsvorschlag können 3 Patientengruppen unterschieden werden:

- **Gruppe 1: Einfache Entwöhnung (»simple weaning«):** Hierunter fallen etwa 70% aller Intensivpatienten; diese können nach dem ersten Spontanatmungsversuch erfolgreich extubiert werden.
- **Gruppe 2: Schwierige Entwöhnung (»difficult weaning«):** Bei etwa 30% der Beatmungspatienten scheitert der erste Spontanatmungsversuch. Etwa die Hälfte davon (absolut ca. 15%) können jedoch nach bis zu 3 Spontanatmungsversuchen erfolgreich extubiert werden. Hier wird empfohlen, ab dem 1. gescheiterten Spontanatemversuch weitere Versuche nur noch mit IPS (PSV) durchzuführen.
- **Gruppe 3: Prolongierte Entwöhnung (»prolonged weaning«):** Etwa 15% können trotz einwöchiger Weaningphase und 3 Spontanatmungsversuchen nicht extubiert werden. Hierzu gehören v. a. Patienten mit exazerbierter COPD und Pneumonie. Bei Patienten der Weaninggruppe 3 sollte eine Tracheotomie erwogen werden.

Bei schwieriger und prolongierter Entwöhnung sollten folgende Aspekte beachtet werden:

- Vermehrte Atemarbeit und eine Beeinträchtigung des Atemantriebs müssen vermieden werden.
- Nachts sollte die ventilatorische Unterstützung erhöht werden, damit sich die Atemmuskulatur wieder erholen kann.
- Ein kooperativer Patient ist leichter zu entwöhnen; daher sollte der Patient über alle geplanten Schritte des Entwöhnungsvorgangs ausreichend und nachvollziehbar informiert werden.
- Angst (zu ersticken), Schmerzen und delirante Zustände erschweren die Entwöhnung erheblich. Darum ist eine ausreichende Anxiolyse, Analgesie und antidelirante Therapie durchzuführen, allerdings unter Beachtung der atemdepressorischen Wirkungen. Hilfreich ist oft die niedrig dosierte Gabe von Opioiden und die kontinuierliche Therapie mit Clonidin oder Dexmetomidin. Benzodiazepine sollten wegen ihrer muskelrelaxierenden Wirkung nur in niedriger Dosierung eingesetzt werden. Auch eine niedrig dosierte kontinuierliche Propofolgabe kann die Entwöhnungsphase begleiten: Propofol scheint insbesondere zur Sedierung über Nacht gut geeignet zu sein, da es auch bei längerfristiger Anwendung kaum kumuliert. Andererseits muss aber bedacht werden:

> **Eine mögliche Ursache für eine schwierig scheinende Entwöhnung muss zunächst immer ausgeschlossen werden: ein Sedativaüberhang aufgrund tagelanger (kontinuierlicher) Benzodiazepin- und Opioidgabe.**

- Angepasste Ernährung mit einem ausreichenden Kalorienangebot und Phosphatsubstitution ist

zur Regeneration oder Aufrechterhaltung der Atemmuskulatur v. a. nach Langzeitbeatmung wichtig. Möglicherweise kann die Zusammensetzung der Nahrung das Weaning beeinflussen: Ein hoher Aminosäuren-/Proteinanteil stimuliert das Atemzentrum, ein hoher Fettanteil senkt die CO_2-Produktion und den ventilatorischen Bedarf.
- Der Nutzen einer medikamentösen Unterstützung der Atmung ist nicht gesichert. Theophyllinpräparate verbessern möglicherweise die Kontraktilität der Atemmuskulatur, β-adrenerge Substanzen können durch ihre anabole Wirkung vielleicht die Regeneration der Atemmuskulatur unterstützen (»Dopingeffekt«).

21.7 Schwierigkeiten und Scheitern der Entwöhnung

Schwierigkeiten bei der Entwöhnung Ergeben sich Schwierigkeiten bei der Entwöhnung, sollte systematisch nach den zugrunde liegenden Ursachen gesucht und Möglichkeiten zu deren Behandlung entwickelt werden:
- erhöhte Belastung der Atemmuskulatur, z. B. durch schlecht ansprechende Ventile, engen Tubus;
- respiratorische Faktoren wie Bronchospasmus, exzessive Sekretion, atemdepressorische Medikamente, fortbestehendes schweres respiratorisches Grundleiden;
- nichtrespiratorische Faktoren wie Herzinsuffizienz, stark erhöhter Metabolismus, Störungen des Säure-Basen-Status, Hypophosphatämie, Mangelernährung, Unruhe.

Tipp

Bei Patienten, deren Entwöhnung sich über Tage bis Wochen hinzieht, sollte die ventilatorische Unterstützung nachts so erhöht werden, dass ein ruhiger Schlaf ermöglicht wird.

Voraussetzung für eine Extubation nach erfolgreicher Entwöhnung von der Beatmung ist die Fähigkeit des Patienten, die oberen Atemwege selbstständig offen zu halten und die Sekrete des Respirationstrakts ausreichend abzuhusten.

Scheitern der Entwöhnung Ein Scheitern der Entwöhnung manifestiert sich als progrediente Ateminsuffizienz. Die **klinischen Zeichen** sind:
- Tachypnoe,
- Dyspnoe,
- paradoxe thorakoabdominale Atmung,
- Zyanose,
- »Nasenflügeln«,
- erhöhte Aktivität der Atemhilfsmuskulatur (v. a. des M. sternocleidomastoideus),
- interkostale Einziehungen,
- Tachykardie,
- Kaltschweißigkeit,
- zunehmende Agitiertheit oder Panik des Patienten.

Blutgasanalyse Durch die frühzeitige Kontrolle der Blutgaswerte kann die zunehmende respiratorische Insuffizienz oft bereits zu Beginn erkannt werden:
- zunehmende Hypoxie,
- zunehmende Azidose,
- deutlicher Anstieg des p_aCO_2.

Bei zunehmender respiratorischer Insuffizienz sollte der Entwöhnungsversuch rechtzeitig abgebrochen werden, bevor eine Dekompensation eintritt. Die Atmung muss wieder stärker unterstützt werden, z. B. durch Erhöhung des IPS, der SIMV-Frequenz, der A/C und/oder des PEEP. Ist bereits eine Extubation erfolgt, muss reintubiert werden, wenn nichtinvasive Maßnahmen der respiratorischen Unterstützung nicht ausreichen. Die Reintubationsrate bei Entwöhnungsversuchen nach Langzeitbeatmung beträgt nach neueren Daten ca. 13%. Dabei ist die Notwendigkeit der Reintubation offenbar ein unabhängiger Letalitätsprädiktor:

> **Patienten, die reintubiert werden müssen, haben ein ca. 7-fach erhöhtes Risiko, während ihres Krankenhausaufenthaltes zu sterben.**

Eine Zusammenfassung des heute empfohlenen Vorgehens zur Entwöhnung findet sich in ◘ Abb. 21.1.

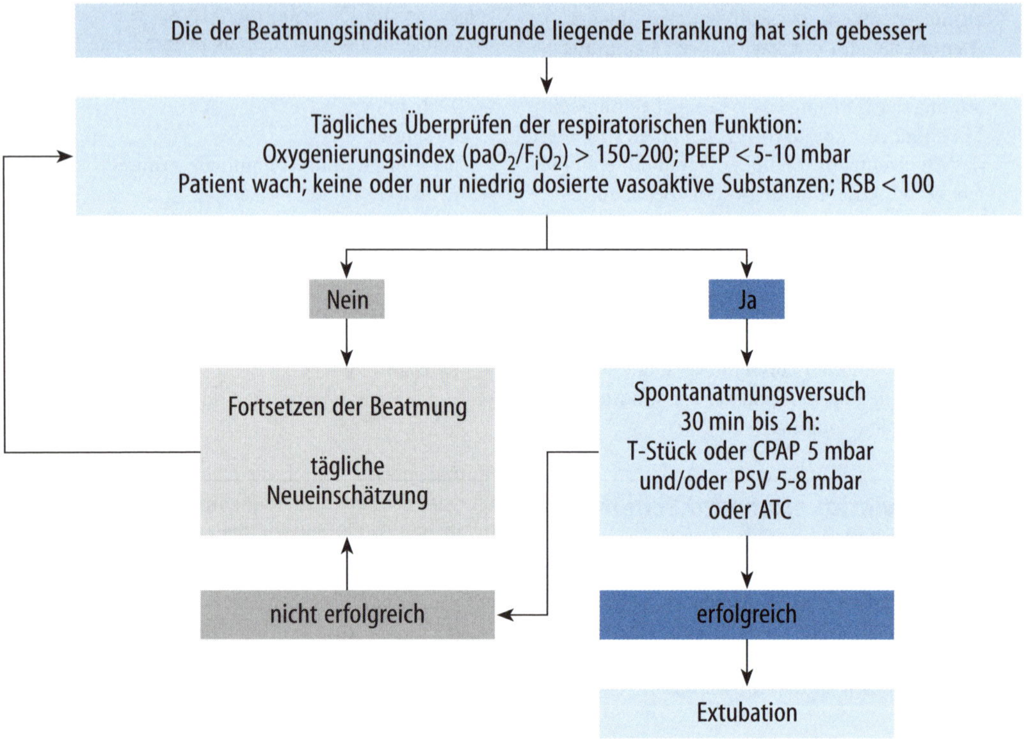

Abb. 21.1 Weaningalgorithmus (*RSB* »rapid shallow breathing index«; Näheres s. Text)

Literatur

Alia I, Esteban A (2000) Weaning from mechanical ventilation. Crit Care 4: 72–80

Blackwood B, Alderdice F, Burns K et al. (2011) Use of weaning protocols for reducing duration of mechanical ventilation in critically ill adult patients. Cochrae systematic review and meta-analysis. BMJ342:c737

Boles JM, Bion J, Connors A et al. (2007) Weaning from mechanical ventilation. Eur Respir J 29: 1033–1056

Cohen J, Shapiro M, Grozovski E (2009) Prediction of extubation outcome:a randomised, controlled trial with automatic tube compensation vs. pressure support ventilation. Crit Care 13(1): R21

Dembinsk R (2012) Entwöhnung von der Beatmung. Intensivmedizin up2date 8: 9–20

Epstein SK, Walkey A (2012) Methods of weaning from mechanical ventilation (2012). UpToDate. [www.uptodate.com]

Epstein SK (2001) Controversies in weaning from mechanical ventilation. J Intensive Care Med 16: 270–286

Girard TD, Kress JP, Fuchs BD et al. (2008) Efficacy and safety of a paired sedation and ventilator weaning protocol for mechanically ventilated patients in intensive care (awakening and breathing controlled trial). A randomized controlled trial. Lancet 371: 126–134

Kuhlen R, Jürgens E, Max M (2000) Die Entwöhnung von der Beatmung. In: Kuhlen R, Guttmann J, Rossaint R (Hrsg) Neue Formen der assistierten Spontanatmung. Urban & Fischer, München Jena, S 147–176

Stahl C, Dahmen G, ZieglerA, Muhl E (2009) Protocolised automated versus non-protocolised physician-directed weaning from mechanical ventilation: a controlled clinical trial. Intensivmed Prax 46:441–446

Krankheitsbilder und besondere Situationen

Akutes Lungenversagen (ARDS)

22.1 Begriffsbestimmung

ARDS (»acute respiratory distress syndrome«)

Beim ARDS (früher: »adult respiratory distress syndrome«) handelt es sich um eine akute, schwere pulmonale Insuffizienz als typische Reaktion der Lunge auf unterschiedliche Noxen. Das ARDS ist keine Krankheitseinheit, sondern ein entzündliches Syndrom der Lunge, gekennzeichnet durch eine diffuse alveoläre Schädigung und eine gesteigerte Permeabilität der Lungenkapillaren mit Zunahme des extravasalen Lungenwassers (nichtkardiogenes Lungenödem). Klinisch ist das Syndrom charakterisiert durch schwere Dyspnoe, Tachypnoe, Zyanose trotz O_2-Zufuhr, verminderte Lungencompliance und bilaterale diffuse Infiltrationen in allen Lungenbereichen.

AECC-Kriterien Nach den Empfehlungen der American-European Consensus Conference (AECC) 1994 werden die Begriffe **ALI (»acute lung injury»)** und **ARDS** unterschieden; dabei stellt ALI den Oberbegriff für alle akut einsetzenden pulmonalen Störungen nichtkardialer Genese dar.

Die Kriterien zur Diagnose eines ALI sind:
- akuter Beginn,
- Oxygenierungsindex $p_aO_2/F_IO_2 < 300$ mm Hg,
- bilaterale Infiltrate auf der a.-p.-Thoraxaufnahme,
- PCWP < 18 mm Hg, wenn gemessen, bzw. kein Anhalt für eine kardiale Genese des Lungenödems.

Das ARDS ist die schwere Verlaufsform des ALI mit folgenden Diagnosekriterien:
- akuter Beginn der Erkrankung,
- Oxygenierungsindex $p_aO_2/F_IO_2 < 200$ mm Hg, unabhängig von der Höhe eines PEEP,
- bilaterale Infiltrate auf der a.-p.-Thoraxaufnahme,
- PCWP < 18 mm Hg (wenn gemessen) bzw. kein Anhalt für eine kardiale Genese des Lungenödems.

Problematisch bei der Anwendung dieser Diagnosekriterien ist allerdings, dass der Oxygenierungsindex nicht berücksichtigt, ob ein PEEP angewandt wird. Da beim ARDS durch einen PEEP fast immer die Oxygenierung verbessert wird, können bei gleichem Schweregrad der Krankheit, je nach PEEP, die ARDS-Kriterien erfüllt sein oder nicht.

Berlin-Definition 2012 wurde eine neue ARDS-Definition durch die ARDS-Definition Task Force publiziert. Diese sieht folgende Kriterien und Begriffsbestimmungen vor:
- **Zeitverlauf:** Entwicklung innerhalb 1 Woche nach einem bekannten klinischen Insult, oder neue oder sich verschlechternde respiratorische Symptome.
- **Thoraxröntgenaufnahme oder CT:** Bilaterale Verschattungen, die nicht vollständig durch Effusionen, Ateklektasen (Lappen- oder Lungenkollaps) oder Knoten erklärt werden können.
- **Ursprung des Ödems**: Es liegt ein respiratorisches Versagen vor, das nicht vollständig durch Herzinsuffizienz oder Volumenüberladung erklärt werden kann. Wenn kein Risikofaktor vorhanden ist, sind zur Objektivierung weitere Untersuchungen erforderlich (z. B. Echokardiographie), um ein hydrostatisches Ödem auszuschließen.
- **Oxygenierungsstörung:**
  - mild: $p_aO_2/F_IO_2 \leq 300$ mm Hg, aber > 200 mm Hg mit PEEP oder CPAP ≥5 mbar,
  - moderat: $p_aO_2/F_IO_2 \leq 200$ mm Hg, aber > 100 mm Hg mit PEEP ≥5 mbar,
  - schwer: $p_aO_2/F_IO_2 \leq 100$ mm Hg mit PEEP ≥ 5 mbar.

Somit wird der Begriff des ALI (»acute lung injury«) aufgegeben und gewissermaßen durch den Begriff des milden ARDS ersetzt, und es werden abhängig von der Schwere der Oxygenierungsstörung außerdem moderate von schweren ARDS-Verlaufsformen unterschieden. Die Stärke der Berlin-Definition liegt darin, dass die 3 sich daraus ergebenden ARDS-Verlaufsformen (mild, moderat, schwer) anhand empirischer Daten aus großen Datenbanken auf ihre Validität hin überprüft wurden. Allerdings sind praktisch alle jüngeren ARDS-Studien entsprechend der »alten« AECC-Definitionskriterien durchgeführt worden, und vermutlich werden in der nächsten Zeit beide Kriterien- und Begriffsvorschläge parallel verwendet werden.

22.2 Häufigkeit

Die genaue Inzidenz des ARDS ist unbekannt, v. a. weil in den unterschiedlichen Untersuchungen meist keine einheitliche Definition verwendet wird. Die meisten Untersuchungen lassen etwa 2–8 Erkrankungsfälle pro 100.000 Einwohner erwarten. Einige neuere Untersuchungen deuten auf einen Rückgang der ARDS-Inzidenz hin.

22.3 Ätiologie

Das Syndrom ARDS wird zwar durch eine Vielzahl unterschiedlicher Noxen ausgelöst, doch sind klinisches Bild und pathologisch-anatomische Veränderungen bei den meisten Patienten ähnlich. Das ARDS kann durch eine **direkte** Lungenschädigung in Gang gesetzt werden, z. B. durch die Aspiration sauren Magensaftes, Inhalation toxischer Gase oder durch Bakterien, Viren, Pilze und Parasiten. Häufiger entsteht das Syndrom aber **indirekt**, hämatogen vermittelt, durch Vorgänge, an denen die Lunge primär nicht beteiligt ist, z. B. bei Sepsis, Schock, Massivtransfusionen, Polytrauma und disseminierter intravasaler Gerinnung. Somit ist das ARDS eine relativ uniforme Reaktion des Lungenparenchyms auf zahlreiche Noxen ohne erkennbare Gemeinsamkeit. In der Übersicht sind bekannte Auslöser eines ARDS zusammengestellt.

Auslöser oder Risikofaktoren für ein ARDS

- **Infektionen (Bakterien, Viren, Pilze, Parasiten):**
  - primäre Pneumonien
  - intraabdominelle Infektionen
  - extraabdominelle Infektionen
- **Trauma:**
  - hämorrhagischer Schock mit Massivtransfusionen
  - Verbrennung
  - Lungenkontusion
  - Quetschwunden
  - Fettembolie bei Frakturen der langen Röhrenknochen
- **Inhalationstrauma der Lunge:**
  - toxische Gase oder Dämpfe
  - Sauerstoff
  - saurer Magensaft
  - Beinaheertrinken
- **Metabolische Auslöser:**
  - Nierenversagen
  - Leberversagen
  - diabetische Ketoazidose
- **Medikamente und Gifte (Auswahl):**
  - Barbituratvergiftung, andere Schlafmittel (z. B. bromhaltige)
  - Kokain
  - Heroin, Methadon
  - Ergotamin
  - Paraquat
  - organische Phosphate
- **Verschiedene Auslöser (Auswahl):**
  - Pankreatitis
  - extrakorporale Zirkulation
  - disseminierte intravasale Gerinnung
  - Präeklampsie/Eklampsie
  - Fruchtwasserembolie
  - Chorionamnionitis
  - Luftembolie
  - Darminfarkt
  - Massivtransfusionen
  - systemischer Lupus erythematodes
  - Erhängen
  - Atemwegobstruktion

Pulmonale Infektionen, Sepsis nichtpulmonaler Ursache sowie Thorax- und Polytrauma sind die wichtigsten Auslöser eines ALI und ARDS.

SIRS, Sepsis und Multiorgandysfunktionssyndrom

Zwischen ARDS und SIRS, Sepsis und Multiorgandysfunktionssyndrom besteht eine enge Beziehung. Das SIRS (»systemic inflammatory response syndrome«; Tab. 22.1) führt häufig zum »hämatogen« ausgelösten ARDS. Einige Autoren gehen sogar davon aus, dass ein ARDS nichts anderes ist als die pulmonale Manifestation eines schweren SIRS, wobei das SIRS durch infektiöse und nichtinfektiöse Prozesse wie Polytrauma, Verbrennungen, Pankreatitis oder Ischämiereperfusionsschäden ausgelöst worden sein kann.

Merkmale

Sepsis SIRS als Reaktion auf eine Infektion mit Bakterien, Viren, Pilzen u. a.

Schwere Sepsis Sepsis, die mit dem Versagen eines Organs assoziiert ist.

Schweres SIRS SIRS (Tab. 22.1) mit begleitendem Organversagen.

Trauma

Schwerverletzte Patienten weisen ein erhöhtes ARDS-Risiko auf, jedoch scheinen hierbei mehrere Faktoren zusammenzuwirken, z. B. hämorrhagischer Schock, Lungenkontusion, Massivtransfusionen, Fettembolie, Infektionen usw.

Massivtransfusion

Massivtransfusionen galten früher als Auslöser eines ARDS, das entsprechend als »Transfusionslunge« bezeichnet wurde. Die klinische Erfahrung hat aber gezeigt, dass Massivtransfusionen allein meist nicht zum ARDS führen, sofern nicht weitere Risikofaktoren hinzutreten.

Tab. 22.1 Kennzeichen des SIRS

Temperatur	>39°C oder <36°C
Herzfrequenz	>90/min
Atemfrequenz	>20/min oder p_aCO_2 <32 mm Hg
Leukozytose	>12.000/µl oder Leukopenie <4.000/µl oder >10% unreife Formen

Schock

Unabhängig von der jeweiligen Ursache kann ein Schock mit einem ARDS einhergehen, daher wurde das ARDS früher auch als »Schocklunge« bezeichnet. Doch der Schock scheint als Einzelfaktor keine entscheidende Rolle zu spielen, da nur 2–7% aller Patienten mit hämorrhagischem Schock ein ARDS entwickeln. Wahrscheinlich entsteht das ARDS durch das Zusammenspiel mehrerer Faktoren, z. B. multiple Verletzungen, Massivtransfusionen usw.

Pulmonale Aspiration

Die nachgewiesene Aspiration von saurem Magensaft bewirkt bei ca. 34% aller Patienten ein ARDS, besonders wenn der pH-Wert des Aspirats <2,5 beträgt; allerdings kann ein ARDS auch bei höheren pH-Werten auftreten, ebenso bei Aspiration fester Partikel.

22.4 Pathogenese und pathologische Anatomie

Bereits im frühen ARDS sind Flüssigkeitsgehalt und Gewicht der Lunge erhöht (»wet lung«) und der Luftgehalt vermindert. Im Spätstadium ist die Lunge makroskopisch düsterrot, die Konsistenz wird als leberartig beschrieben (Hepatisation).

Im Zentrum der Pathogenese des ARDS steht nach derzeitiger Auffassung die Schädigung der alveolokapillären Membran aufgrund einer Entzündungsreaktion. Die Schädigung kann direkt durch Toxine erfolgen oder indirekt unter Beteiligung des Komplement- und Gerinnungssystems, neutrophiler Granulozyten, O_2-Radikalen, Thrombozyten, Serotonin, Histamin und Produkten des Arachidonsäurestoffwechsels.

Unabhängig von der auslösenden Ursache und den anfänglichen pathogenetischen Mechanismen entwickelt sich schließlich ein einheitliches morphologisches Bild der Lungenschädigung. Hierbei können vereinfacht 3 Stadien unterschieden werden:

- exsudative Phase oder Akutstadium,
- frühe proliferative Phase oder Intermediärstadium,
- späte proliferative Phase oder chronisches Stadium.

Exsudative Phase In der exsudativen inflammatorischen oder akuten Phase kommt es durch Einwirkung unterschiedlicher Noxen innerhalb weniger Stunden zur Schädigung des pulmonalen Kapillarendothels und der Typ-I-Zellen des Alveolarepithels. Die Permeabilität des Endothels für Flüssigkeit, Makromoleküle und Zellen nimmt zu, und es entwickelt sich ein eiweißreiches Ödem der alveolokapillären Membran, das die Kapazität der Lymphdrainage überschreitet. Es folgt ein alveoläres Ödem, ein Exsudat aus eiweißreicher Flüssigkeit, Fibrin, Erythrozyten und Leukozyten. Das Initialstadium des ARDS ist somit durch ein Kapillarleckagesyndrom (»capillary leakage syndrome«) gekennzeichnet.

Frühe proliferative Phase Etwa 7–10 Tage nach dem auslösenden Ereignis beginnt die frühe proliferative Phase oder das Intermediärstadium: Die Alveolen und Alveolargänge sind von hyalinen Membranen bedeckt, das Alveolarepithel proliferiert und die Extravasate werden durch Makrophagen und Granulozyten organisiert. In den Kapillaren finden sich Mikrothromben, hyalines Material und einsprossendes Bindegewebe. Dieses Stadium der geringen Fibrosierung kann vollständig reversibel verlaufen.

Späte proliferative Phase Im Spätstadium steht die generalisierte Fibrose im Vordergrund: Die Alveolarsepten sind verdickt, die Alveolarräume werden durch Bindegewebeschichten komprimiert oder durch Narbenzug gedehnt. Neben kollabierten Alveolen bestehen zystische Lufträume. Die Kapillaren der Alveolen und auch die Arteriolen sind teilweise fibrotisch verschlossen. Die alveolokapilläre Membran ist bis zum 5fachen des Normalen verdickt, das Kapillarvolumen und die Kapillarfläche sind drastisch vermindert, sodass auch die Diffusionskapazität entsprechend stark erniedrigt ist. Insgesamt besteht somit im Spätstadium ein Umbau der Alveolen- und Azinusarchitektur, der häufig tödlich verläuft, allerdings bei einigen Patienten auch partiell reversibel sein kann.

22.5 Pathophysiologie

Pathophysiologisch ist das ARDS durch folgende Veränderungen gekennzeichnet:
- nichtkardiogenes Lungenödem,
- schwere arterielle Hypoxie.

22.5.1 Lungenödem

Wie bereits dargelegt, ist beim ARDS das extravasale Lungenwasser erhöht, obwohl der kolloidosmotische und der pulmonalvenöse Druck anfänglich normal sind. Die Ursache des nichtkardialen Lungenödems ist die gesteigerte Permeabilität der alveolokapillären Membranen und der erhöhte Pulmonalarteriendruck. Das interstitielle und später auch alveoläre Ödem entwickelt sich innerhalb von 24 h nach dem auslösenden Ereignis. Die Überflutung der Alveolen mit Flüssigkeit führt zusammen mit Störungen des Surfactant zu ausgedehnten Atelektasen.

Pulmonale Compliance

Durch Zunahme des extravasalen Lungenwassers im exsudativen Stadium des ARDS und den Kollaps von Alveolen nimmt die Compliance der Lunge ab. In den späteren Stadien mit fibrotischem Umbau entwickelt sich schließlich eine »steife Lunge« mit niedriger Compliance und Abnahme aller statischen Lungenvolumina. Zusätzlich kann auch die thorakale (extrapulmonale) Compliance deutlich abnehmen.

22.5.2 Arterielle Hypoxie

Die Hypoxie (Abfall des p_aO_2) unter Raumluftbeatmung bzw. die Abnahme des Oxygenierungsindex p_aO_2/F_IO_2 gehören zu den zentralen diagnostischen Kriterien eines ARDS. Sie entsteht im Wesentlichen durch 2 Mechanismen:
- intrapulmonaler Rechts-links-Shunt,
- Störungen des Belüftungs-Durchblutungs-Verhältnisses.

Intrapulmonaler Rechts-links-Shunt

Die wichtigste Ursache der Hypoxie beim ARDS ist die anhaltende Durchblutung nichtbelüfteter Alveolen, die echte Shuntdurchblutung, die durch Erhöhung der inspiratorischen O_2-Konzentration nicht beeinflusst werden kann. Nicht belüftet werden beim ARDS flüssigkeitsgefüllte oder kollabierte Alveolen. Bei leichten Formen des ARDS beträgt der Shunt ca. 25–30% des Herzzeitvolumens, bei schweren Formen hingegen bis zu 70%!

Störungen des Belüftungs-Durchblutungs-Verhältnisses

Neben ausgedehnten Shuntarealen finden sich beim ARDS auch kleinere Gebiete mit niedrigem Ventilations-Perfusions-Quotienten, die ebenfalls zur Hypoxie beitragen, jedoch durch Erhöhung der O_2-Zufuhr günstig beeinflusst werden können.

Im Frühstadium des ARDS ist der p_aCO_2 meist erniedrigt, bedingt durch eine kompensatorische Hyperventilation noch gesunder Alveolarbezirke, also Areale mit hohem Ventilations-Perfusions-Quotienten.

Abnahme der funktionellen Residualkapazität

Beim ARDS nimmt die funktionelle Residualkapazität ab, meist auf die Hälfte des Normalwerts. Ursachen sind einerseits der Kollaps von Alveolen und andererseits die Überflutung von Alveolen mit Ödemflüssigkeit. Durch die Abnahme der funktionellen Residualkapazität nimmt der intrapulmonale Rechts-links-Shunt zu und hierdurch auch die Hypoxie.

Ungleichmäßige Verteilung der Atemluft ventilierter und nichtventilierter Bezirke

Computertomographische Bilder zeigen, dass pulmonale Verdichtungen v. a. in den **abhängigen** Lungenpartien auftreten, ventilierte und nichtventilierte Bezirke in der ARDS-Lunge somit ungleichmäßig verteilt sind. Nach Gattinoni u. Caironi (2010) können 3 Zonen der ARDS-Lunge unterschieden werden: die Zonen H, R und D.

Zone H (h = »healthy«) Hierbei handelt es sich um gesunde Lungenbezirke mit normaler Compliance und funktioneller Residualkapazität sowie normalem Belüftungs-Durchblutungs-Verhältnis. Beim schweren ARDS sind häufig nur noch 20–30% normal ventilierte und durchblutete Areale vorhanden. Nur über diese auch als »Babylunge« bezeichneten Bezirke ist zunächst der Gasaustausch möglich.

Zone R (r = »recruitable«) Dies sind Areale mit Atelektasen, die durch ein entsprechendes Atemzugvolumen und/oder einen PEEP entfaltet werden können, also für den pulmonalen Gasaustausch noch potenziell rekrutierbar sind und damit in die Zone H überführt werden können.

Zone D (d = »diseased«) In diesen verdichteten Arealen ist kein pulmonaler Gasaustausch mehr möglich. Alveoläre Verdichtungen entsprechen den Bezirken mit wahrem Shunt, vaskuläre Verdichtungen sind alveolärer Totraum.

22.5.3 Pulmonale Hypertonie

Bereits im Frühstadium des ARDS nimmt der pulmonalarterioläre Widerstand zu, bedingt durch Mikro- und Makrothrombosen der pulmonalen Strombahn sowie durch eine hypoxische pulmonale Vasokonstriktion. Initial kann die pulmonale Hypertonie noch durch Vasodilatatoren beeinflusst werden, später ist sie fixiert und therapierefraktär. Der Lungenkapillarenverschlussdruck (Wedgedruck) ist hingegen beim ARDS normal, vorausgesetzt, es besteht keine Linksherzinsuffizienz.

22.6 Klinisches Bild

Schematisch vereinfacht können klinisch folgende 3 Stadien des ARDS unterschieden werden:

Stadium I Am Anfang steht ein auslösendes Ereignis, z. B. Schock, Sepsis, Trauma, Aspiration. 12–24 h später entwickelt sich eine schnelle, tiefe Atmung, die mehr und mehr als Dyspnoe empfunden wird. Kompensatorisch wird hyperventiliert: Der p_aCO_2 ist erniedrigt, der pH-Wert erhöht (respiratorische Alkalose); meist besteht eine geringgradige Hypoxie (leicht erniedrigter p_aO_2). Es finden sich erweiterte segmentale Lungengefäße im hilusnahen Bereich. Oft wird dieses Stadium erst retrospektiv erkannt; bei initial schwerer Läsion, z. B. durch Aspiration von saurem Magensaft oder Inhalation von Reizgas, kann es vollständig fehlen und sofort das Stadium II auftreten.

Stadium II Es besteht eine schwere Hypoxämie mit extrem erniedrigtem p_aO_2 trotz anhaltender Hyperventilation. Der Patient ist blass-zyanotisch, tachykard, benommen und verwirrt und wegen der gesteigerten Atemarbeit erschöpft. Auskultatorisch sind feinblasige Rasselgeräusche zu hören. Röntgenologisch findet sich ein interstitielles Lungenödem mit feinen, schleierartigen Verschattungen wechselnder Intensität, die unregelmäßig über die Lunge verteilt und von normal aussehenden Strukturen abgegrenzt sind. In der Nähe der erweiterten Gefäße sind kleine azinäre Strukturen zu erkennen. Insgesamt ist das Röntgenbild sehr variabel und ermöglicht keine Aussagen über die zugrunde liegende pulmonale Störung.

Stadium III Können Stadium I oder II nicht durch therapeutische Maßnahmen günstig beeinflusst werden, so geht das ARDS in das Stadium III über. Trotz hoher Beatmungsdrücke und hoher inspiratorischer O_2-Konzentrationen kann die schwere Hypoxie nicht beseitigt werden. Durch die immer mehr zunehmende alveoläre Totraumventilation nimmt nun auch der p_aCO_2 zu, und es entwickelt sich eine respiratorische Globalinsuffizienz.

Radiologisch geht das schleierartige interstitielle Ödem in die typischen großflächigen, konfluierenden Verschattungen über, die sog. »weiße Lunge«.

Der Tod tritt ohne adäquate respiratorische Therapie meist durch ein hypoxisch bedingtes Herz-Kreislauf-Versagen ein. Unter maschineller Beatmungstherapie ist jedoch offenbar nicht eine therapierefraktäre Hypoxie, sondern ein Multiorganversagen die häufigste Todesursache.

22.6.1 Schweregrad des ARDS

Eine einfache Möglichkeit zur Erfassung des Schweregrads bietet die Berlin-Definition, die sich an der Schwere der Oxygenierungsstörung orientiert:

- mildes ARDS: $p_aO_2/F_IO_2 \leq 300$ mm Hg, aber >200 mm Hg mit PEEP oder CPAP ≥ 5 mbar,
- moderates ARDS: $p_aO_2/F_IO_2 \leq 200$ mm Hg, aber >100 mm Hg mit PEEP ≥ 5 mbar,
- schweres ARDS: $p_aO_2/F_IO_2 \leq 100$ mm Hg mit PEEP ≥ 5 mbar.

In vielen ARDS-Studien verwendet wurde der etwas aufwendigere Lung Injury Score von Murray (◘ Tab. 22.1»

Für die weitere Charakterisierung des ARDS sind noch folgende Faktoren von Bedeutung:

- primär pulmonale Ursache, z. B. Aspiration, toxisch, Pneumonie;
- sekundäre Folge anderer Störungen, z. B. Sepsis, Pankreatitis;
- akutes Auftreten bei entsprechenden Risikofaktoren;
- Auftreten isoliert oder im Rahmen eines Multiorganversagens; Anzahl der versagenden Organe.

22.7 Diagnose

Die Diagnose ARDS ergibt sich aus Anamnese, klinischem Bild, radiologischen Veränderungen der Lunge, Blutgasanalyse, Lungenfunktionsparametern und hämodynamischen Veränderungen. Oben wurden bereits die AECC-Kriterien zur Diagnose eines ALI und ARDS aufgeführt sowie die neuen Kriterien der »Berlin-Definition«. Spezifische, ein ARDS beweisende Laborparameter stehen hingegen derzeit nicht zur Verfügung.

22.7.1 Auslösendes Ereignis

In den meisten Fällen lässt sich anamnestisch ein auslösendes Ereignis für die akute respiratorische Insuffizienz nachweisen, zumindest aber vermuten. Dies gilt insbesondere für Schock, schweres Trauma, Sepsis, Aspiration oder Inhalation von Reizgasen.

22.7.2 Klinisches Bild

Das initiale klinische Bild des ARDS beruht auf dem Lungenödem und der Hypoxie. Allerdings sind die Zeichen und Symptome unspezifisch und werden im weiteren Verlauf durch therapeutische Maßnahmen verändert. Als »typische« initiale Zeichen gelten:

- Dyspnoe,
- flache, schnelle Atmung,
- Zyanose,
- interkostale Einziehungen.

22.7.3 Blutgasanalyse

Typischerweise besteht initial ein erniedrigter p_aO_2 zusammen mit einem erniedrigten p_aCO_2 (kompensatorische Hyperventilation). Charakteristischerweise kann die Hypoxie durch Erhöhung der inspiratorischen O_2-Konzentration nur wenig beeinflusst werden. In späteren Stadien entwickelt sich neben der ausgeprägten Hypoxie auch eine zunehmende Hyperkapnie (► Abschn. 22.6; Stadium III) als Zeichen der schweren respiratorischen Globalinsuffizienz.

Der alveoloarterielle O_2-Partialdruckgradient ist erhöht, bedingt durch den intrapulmonalen Rechts-links-Shunt.

22.7.4 Röntgenbild des Thorax

Das Röntgenbild der Lunge ist für die Diagnose des ARDS von besonderer Bedeutung, denn bereits frühzeitig, d. h. innerhalb von 12–24 h, entwickeln sich bei den meisten Patienten die beschriebenen diffusen bilateralen alveolären Infiltrationen ohne Veränderung der Herzgröße oder Pleuraergüsse. Im weiteren Verlauf entsteht das typische Bild der weißen Lunge des ARDS. Im Endstadium findet sich eine retikuläre Zeichnung.

Zu beachten ist, dass die radiologischen Veränderungen durch therapeutische Maßnahmen beeinflusst werden können. So werden pulmonale Infiltrationen durch Überwässerung des Patienten verstärkt; andererseits können hohe Beatmungsdrücke oder ein hoher PEEP u. a. zur Überblähung der Lunge oder zum Pneumothorax führen.

22.7.5 CT der Lunge

Das CT der Lunge ist für die Diagnostik eines ARDS zunächst nicht erforderlich, jedoch kann hiermit im weiteren Verlauf die Verteilung der Lungenparenchymveränderungen nachgewiesen werden, außerdem lokalisierte Prozesse wie ein Pneumothorax ventraler oder dorsaler Lungenabschnitte, Pleuraergüsse, Abszesse oder Bullae.

22.7.6 Pulmonalarteriendruck und Wedgedruck

Mit Hilfe eines Pulmonaliskatheters lässt sich frühzeitig ein erhöhter Pulmonalarteriendruck nachweisen, während der pulmonale Wedgedruck, im Gegensatz zum kardialen Lungenödem, beim ARDS nicht erhöht ist (<18 mm Hg). Der Pulmonaliskatheter ermöglicht also die Abgrenzung des ARDS-Lungenödems gegenüber einem kardialen Lungenödem. Allerdings findet sich bei einigen ARDS-Patienten auch ein erhöhter PCWP, möglicherweise bedingt durch eine septische Kardiomyopathie mit Linksherzinsuffizienz oder einen Anstieg des linken Vorhofdrucks durch übermäßige Volumenzufuhr.

Trotz der Informationen, die mit einem Pulmonalarterienkatheter gewonnen und für therapeutische Entscheidungen verwendet werden können, ist der Nutzen des Katheters für die Therapie nicht gesichert: Nach den Ergebnissen einer 2006 publizierten großen prospektiven Untersuchung führte die ARDS-Therapie mit Pulmonalarterienkatheter nicht zu besseren Ergebnissen als eine Therapie ohne Pulmonaliskatheter, sondern nur die Therapie mit einem zentralen Venenkatheter. Zudem gab es deutlich mehr Komplikationen in der Pulmonaliskathetergruppe.

Heute wird der Pulmonaliskatheter deutlich seltener verwendet als noch in den 90er Jahren, als die AECC-Kriterien entwickelt wurden. Dementsprechend ist der PCWP als Kriterium für das Vorliegen eines ARDS in der neuen Berlin-Definition nicht mehr enthalten.

22.7.7 Rechts-links-Shunt

Wie bereits dargelegt, besteht beim ARDS ein ausgeprägter Rechts-links-Shunt von 25–30% oder mehr, der zur Hypoxie führt. Diese Hypoxie ist durch Erhöhung der inspiratorischen O_2-Konzentration kaum zu beeinflussen.

22.7.8 Extravasales Lungenwasser

Durch die Bestimmung des extravasalen Lungenwassers kann die Diagnose des ARDS bereits frühzeitig gestellt werden, denn die Zunahme des extravasalen Lungenwassers (normal 5 ml/kg, bei ARDS meist >15 ml/kg) gehört zu den ersten pathogenetischen Veränderungen. Außerdem kann mit Hilfe der Lungenwasserbestimmung die Behandlung des Lungenödems gesteuert werden.

22.7.9 Lungencompliance

Bei Patienten mit ARDS ist die Atemwegcompliance erniedrigt. Ursache hierfür ist eine Erniedrigung der pulmonalen Compliance, oft kombiniert auch mit einer Abnahme der extrapulmonalen Thoraxwandcompliance. Bei beatmeten Patienten kann die totale statische Compliance orientierend nach folgender Formel abgeschätzt werden:

$$C_{tstat}(\text{ml/cm } H_2O) = V_T/(p_{endinsp} - \text{PEEP})$$

22.7.10 Differenzialdiagnose

Zu den wichtigsten Erkrankungen, die bei Verdacht auf ARDS differenzialdiagnostisch erwogen werden müssen, gehören:
- kardiales Lungenödem,
- Lungenembolie,
- primäre bakterielle oder virale Pneumonien,
- Hypersensitivitätspneumonien,
- eosinophile Pneumonien,
- fulminante idiopathische fibrosierende Alveolitiden,
- medikamenteninduzierte Lungenerkrankungen.

22.8 Therapie

Eine spezifische Therapie des ARDS, durch die das Kapillarleckagesyndrom und die Fibrose beeinflusst werden könnten, gibt es derzeit nicht. Im Mittelpunkt der Behandlung steht vielmehr die maschinelle Beatmung mit PEEP, ergänzt durch andere supportive Maßnahmen wie Stützung der Herz-Kreislauf-Funktion, Flüssigkeits- und Ernährungstherapie, Prävention und Behandlung von Infektionen und (iatrogenen) Komplikationen. Wenn immer möglich, sollte die auslösende Ursache beseitigt bzw. die zugrunde liegende Erkrankung behandelt werden.

22.8.1 Beatmungstherapie

Die meisten Patienten mit ARDS benötigen eine maschinelle Beatmung mit einem PEEP. Wann mit der Beatmung begonnen werden soll, ist allerdings derzeit nicht eindeutig definiert. Als wesentliches Kriterium für den Beginn der Beatmungstherapie gilt der zunehmende Abfall des arteriellen pO_2 trotz Zufuhr von Sauerstoff. Der arterielle pCO_2 ist initial gewöhnlich erniedrigt und daher als Kriterium weniger hilfreich; ein normaler p_aCO_2 trotz schwerer Hypoxie sollte jedoch als Hinweis auf ein drohendes Ventilationsversagen gewertet werden. Nach übereinstimmender Auffassung sollte beim ARDS frühzeitig mit einer PEEP-Beatmung oder zumindest CPAP-Atmung begonnen werden. Allerdings gilt auch:

> **Durch prophylaktische Beatmung mit einem PEEP kann die Entwicklung eines ARDS nicht verhindert werden.**

Der Stellenwert der noninvasiven Beatmung beim ARDS ist – im Gegensatz zur Therapie bei dekompensierter COPD – nicht genau definiert; Intensivstationen, die mit dem Verfahren ausreichend Erfahrung haben, können insbesondere bei leichteren Verlaufsformen eines ALI möglicherweise eine Intubation abwenden; bei etabliertem ARDS lässt sich jedoch eine Intubation in der Regel nicht umgehen.

22.8.2 Ziele der Beatmung

Grundlegendes Ziel der Beatmungstherapie beim ARDS ist die Beseitigung der schweren Hypoxie, v. a. durch Erhöhung der erniedrigten FRC und Verbesserung des Ventilations-Perfusions-Verhältnisses. Bei ausgeprägtem ARDS ist dieses Ziel allerdings oft schwer zu erreichen, zumal die Beatmung selbst zum Fortschreiten des ARDS beitragen kann. So führt die **konventionelle** Beatmung mit hohen Atemzugvolumina und niedrigen Atemfrequenzen beim ARDS mit stark erniedrigter Compliance zu sehr hohen Beatmungsdrücken. Hohe Atemzugvolumina und hohe Atemwegspitzendrücke oder Plateaus können aber offenbar selbst ein akutes Lungenversagen auslösen. Und auch hohe inspiratorische O_2-Konzentrationen (>60%) können nicht nur erkrankte Lungenbezirke noch mehr schädigen, sondern zusätzlich auch gesunde Lungenareale. Außerdem wird durch sehr hohe Atemwegdrücke die Herz-Kreislauf-Funktion und damit die O_2-Versorgung der Organe beeinträchtigt. Zu den sekundären Therapiezielen beim ARDS gehört daher auch die Vermeidung iatrogener Komplikationen durch die Beatmung.

Hohe Atemzugvolumina, hohe obere Atemwegdrücke und hohe inspiratorische O_2-Konzentrationen können zur Verschlechterung des ARDS beitragen und sollten daher möglichst vermieden werden.

Die Ziele der Beatmungstherapie beim schweren ARDS sind:

- Rekrutierung der infiltrierten, atelektatischen und konsolidierten Lunge,
- Verminderung des anatomischen und alveolären Totraums,
- Vermeidung einer hohen inspiratorischen O_2-Konzentration,
- Schutz der ventilierten Lunge,
- Aufrechterhaltung der Spontanatmung, wenn möglich.

Prinzipien der Beatmung bei ALI und ARDS

- Niedrige Atemhubvolumina (6 ml/kg KG) bzw. p_{max} <30 mbar
- PEEP 10–15 mbar (evtl. auch höher)
- I : E=1:2–1:1; evtl. auch Beatmung mit umgekehrtem Atemzeitverhältnis (IRV)
- Spontanatmung möglichst erhalten und unterstützen (z. B. APRV)
- Vermeidung hoher inspiratorischer O_2-Konzentrationen unter Beachtung der Zielwerte der Oxygenierung: p_aO_2; 60–70 mm Hg; S_aO_2 möglichst >90%
- ggf. permissive Hyperkapnie
- ggf. bei schwerem ARDS Beatmung in Bauchlage
- **Weitere Maßnahmen:**
  - Verminderung des Lungenödems
  - negative Flüssigkeitsbilanz, wenn kardiozirkulatorisch vertretbar
  - Diuretika bei Zeichen der Volumenüberladung
  - kontinuierliche venovenöse Hämofiltration bei diuretikaresistenter Volumenüberladung

22.8.3 Grundsätze der Beatmung

Aufgrund der verminderten Compliance bei ALI und ARDS sind zur Erzielung eines bestimmten Hubvolumens erheblich höhere Druckunterschiede erforderlich als bei gesunder Lunge; d. h. die Druck-Volumen-Kurve ist bei ALI und ARDS deutlich abgeflacht (■ Abb. 22.1).

Dabei wird das Frischgas mit jedem Atemzug nicht gleichmäßig in der ARDS-Lunge verteilt, sondern vorzugsweise in den gesunden Lungenarealen (Zone H nach Gattinoni u. Caironi). Unter bestimmten Umständen lässt sich auch die (atelektatische) Zone R nach Gattinoni belüften. Die erkrankte Zone D nimmt nie an der Ventilation teil und kann auch mit noch so aggressiver oder differenzierter Beatmung nicht eröffnet werden; sie muss vielmehr zunächst gesunden. Bei schwerem ARDS kann sich ein Großteil der Lunge zur Zone D verändert haben; der dann auch unter optimalen Bedingungen ventilierbare Teil der Lunge ist nur noch sehr klein; daher das griffige Schlagwort von der »Babylunge«.

Die konventionelle Beatmung mit hohen Atemzugvolumina bei ARDS-Patienten mit erheblich verminderter Atemwegcompliance führt zu hohen oberen Atemwegdrücken und regionalen Lungenüberdehnungen insbesondere in noch gesunden Teilen der Lunge (► Kap. 20). Dadurch kann eine weitere Lungenschädigung (VALI, Barotrauma, Volutrauma) induziert und die Prognose verschlechtert werden. Eine große prospektive, randomisierte Untersuchung, die sog. ARDS-Network-Studie, konnte belegen, dass eine Beatmung mit niedrigem Hubvolumen (6 ml/kg KG) mit einer signifikant höheren Überlebensrate einhergeht als eine Beatmung mit »traditionellem« Hubvolumen (12 ml/kg KG).

Nicht nur eine Beatmung mit **zu hohen Hubvolumina**, sondern auch eine Beatmung bei **zu niedrigen Lungenvolumina** kann eine weitere Lungenschädigung bewirken: Dies kann zu zyklischem Recruitment und Derecruitment führen, das mit erheblichen interalveolären Scherkräften verbunden ist (Atelektrauma).

Ein weiterer beatmungsassoziierter möglicher pulmonaler Schädigungsfaktor ist eine hohe inspiratorische Sauerstoffkonzentration.

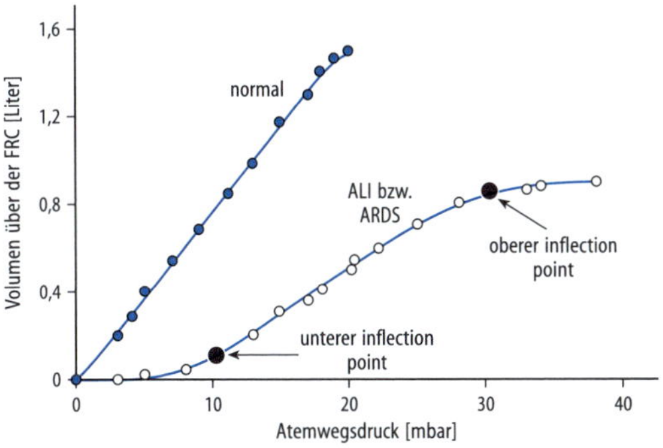

Abb. 22.1 Veränderung der Druck-Volumen-Kurve (P-V-Kurve) bei ALI und ARDS. Eine gängige Interpretation der bei ALI bzw. ARDS aufgrund der reduzierten Compliance abgeflachten P-V-Kurve lautet folgendermaßen: Unterhalb des unteren Inflektionspunkts (»low inflection point«) sind viele rekrutierbare Alveolarbezirke kollabiert, während oberhalb des oberen Inflektionspunkts (»high inflection point«) die Alveolarbezirke überdehnt werden. Die Beatmung sollte daher zwischen dem unteren und dem oberen Inflektionspunkt erfolgen (hier also etwa zwischen 12 und 30 mbar; d. h. der PEEP sollte auf etwa 12 mbar und der p_{max} auf 30 mbar eingestellt werden)

Daher gelten die Prinzipien der lungenprotektiven Beatmung (Tab. 22.2).

> **Die Beatmung bei ARDS soll lungenprotektiv erfolgen, also mit niedrigen Atemzugvolumina und einem ausreichend hohen PEEP sowie einer möglichst niedrigen inspiratorischen O_2-Konzentration.**

Die Wahl der Höhe des PEEP sollte zusammen mit den niedrigen Atemzugvolumina nicht dazu führen, dass endinspiratorische Drücke über 30 mbar herrschen. Von einigen Beatmungsmedizinern wird empfohlen, kurzzeitig höhere obere Atemwegdrücke anzuwenden, um rekrutierbare Lungeareale (Zone R nach Gattinoni) zu eröffnen und dann durch PEEP offen zu halten. Diese sog. »Recruitmentmanöver« im Rahmen eines »Open-lung-Konzepts« sind jedoch gegenwärtig umstritten (▶ Abschn. 15.9).

Bei der **druckkontrollierten Beatmung** (PCV) erfolgt die Ventilation der Lunge gleichmäßiger als bei der volumenkontrollierten Beatmung (VCV). Allerdings konnte die Überlegenheit einer PCV gegenüber volumenkontrollierten Modi bislang nicht klar gezeigt werden, sofern in beiden Fällen niedrige Atemhubvolumina (6–8 ml/kg KG) und ähnliche Plateaudrücke verwendet werden bzw. resultieren. Dennoch wird von vielen Intensivmedizinern gerade beim ARDS heute einer PCV der Vorzug vor einer VCV gegeben (zum Unterschied zwischen PCV und VCV ▶ Kap. 12 und 14). Bei der PCV wird mit vorgewählter Beatmungsfrequenz über einen bestimmten Zeitraum in der Lunge ein vorgewählter Druck erzeugt und während der Inspirationsphase aufrechterhalten. Hierdurch können die Alveolen, entsprechend ihren jeweiligen Zeitkonstanten, gleichmäßig mit der Atemluft gefüllt werden, sodass eine Überblähung von Alveolarbezirken mit langsamer Zeitkonstante vermieden wird. Zu den für die Beatmung des Patienten mit ARDS verwendeten Verfahren der druckkontrollierten Beatmung gehören:

- pcCMV mit normalem Atemzeitverhältnis;
- pcIRV: druckkontrollierte Beatmung mit umgekehrtem Atemzeitverhältnis;
- APRV (»airway pressure release ventilation«);
- BIPAP: Beatmung mit biphasischem positivem Atemwegdruck,

pcIRV

Bei der druckkontrollierten Beatmung mit umgekehrtem Atemzeitverhältnis wird während der verlängerten Inspirationsphase ein weitgehend konstanter, hoher mittlerer Atemwegdruck aufrechterhalten. Hierdurch werden die Alveolen über einen längeren Zeitraum offen gehalten, und die Kontaktzeit des Atemgases mit dem Lungenkapillarblut nimmt zu. Entsprechend wird die Oxygenierung des Blutes verbessert. Außerdem wirkt die verkürzte Exspirationszeit einem Alveolarkollaps während der Exspiration entgegen. Weiterhin nimmt durch die kurze Exspirationsphase das endexspiratorische Lungenvolumen zu, sodass sich ein Auto-PEEP entwickeln kann (▶ Kap. 15), der über die Erhöhung des mittleren Atemwegdrucks ebenfalls die Oxygenierung verbessert.

> **Insgesamt kann durch die pcIRV häufig die Oxygenierung mit niedrigeren Beatmungsspitzendrücken und geringerem PEEP günstiger beeinflusst werden als durch eine druckkontrollierte oder volumenkontrollierte Beatmung mit normalem Atemzeitverhältnis. Die Überlegenheit im Vergleich mit anderen Verfahren ist allerdings nicht gesichert.**

Günstige Effekte der pcIRV auf die Gasverteilung und alveoläre Füllung bzw. die Oxygenierung lassen sich jedoch nur dann erreichen, wenn die Spontanatmung des Patienten vollständig ausgeschaltet ist. Daher muss der Patient bei Anwendung der pcIRV tief sediert und, wenn erforderlich, auch relaxiert werden. Dieser Nachteil wird bei der APRV vermieden.

Tab. 22.2 »Lung injury score«: Schweregrade des akuten Lungenversagens. (Nach Murray et al. 1988)

		Scorewert
1. Röntgenbefund der Lunge:		
keine alveolären Verschattungen		0
alveoläre Verschattungen in 1 Quadranten		1
alveoläre Verschattungen in 2 Quadranten		2
alveoläre Verschattungen in 3 Quadranten		3
alveoläre Verschattungen in allen Quadranten		4
2. Hypoxiescore:		
p_aO_2/F_IO_2	≥300 mm Hg	0
p_aO_2/F_IO_2	225–299 mm Hg	1
p_aO_2/F_IO_2	174–224 mm Hg	2
p_aO_2/F_IO_2	100–174 mm Hg	3
p_aO_2/F_IO_2	≤100 mm Hg	4
3. PEEP-Score (sofern beatmet):		
PEEP	≤5 cmH_2O	0
PEEP	6–8 cmH_2O	1
PEEP	9–11 cmH_2O	2
PEEP	12–14 cmH_2O	3
PEEP	>15 cmH_2O	4
4. Compliance des respiratorischen Systems:		
effektive Compliance	>80 ml/cmH_2O	0
effektive Compliance	60–79 ml/cmH_2O	1
effektive Compliance	40–59 ml/cmH_2O	2
effektive Compliance	20–39 ml/cmH_2O	3
effektive Compliance	<19 ml/cmH_2O	4
Der **definitive Scorewert** ist die Summe der Gruppenwerte, dividiert durch die Anzahl der berücksichtigten Gruppen:		
– keine Lungenschädigung		0
– leichte bis mäßige Lungenschädigung		0,1–2,5
– schwere Lungenschädigung (ARDS)		>2,5

»Airway pressure release ventilation« (APRV) und BIPAP

Einzelheiten dieser Techniken sind in ► Kap. 15 beschrieben. Durch die APRV wird der mittlere Atemwegdruck erhöht und das Lungenvolumen vergrößert, beim BIPAP kann der Patient auf beiden CPAP-Niveaus spontan atmen. Möglicherweise kann durch die APRV die Oxygenierung bei niedrigeren mittleren Atemwegdrücken günstiger beeinflusst werden als durch die IRV; außerdem sind weniger Sedativa und Muskelrelaxanzien erforderlich.

Voraussetzung zur Durchführung der APRV ist die erhaltene Spontanatmung; dann ist mit diesem Atemmodus eine respiratorische Unterstützung auch bei schwerem ALI und ARDS zumeist möglich Tatsächlich konnte unter APRV im Vergleich mit rein kontrollierter Beatmung, neben einer Verbesserung der Oxygenierung, auch eine bessere Hämodynamik und sogar eine Verkürzung der Beatmungsdauer mit früherer Extubation und kürzerer Verweildauer auf der Intensivstation gezeigt werden; der Nachweis eines Überlebensvorteils APRV-beatmeter Patienten gelang jedoch bislang nicht.

22.8.4 Positiver endexspiratorischer Atemwegdruck (PEEP)

Durch Anwendung eines Atemmodus mit einem PEEP kann bei Patienten mit ARDS die funktionelle Residualkapazität erhöht und die Oxygenierung verbessert werden. Günstige Effekte des PEEP sind v. a. dann zu erwarten, wenn noch rekrutierbare Alveolarbezirke vorhanden sind, der PEEP also frühzeitig eingesetzt wird: Der Anteil belüfteter Lungenareale nimmt mit steigendem PEEP zu, der Rechts-links-Shunt ab. Im Rahmen des sog. »Open-lung-Konzeptes« ist ein ausreichender PEEP notwendig, um die durch die erhöhten inspiratorischen Drücke eröffneten Lungeareale offenzuhalten. Andererseits kann durch falsche Anwendung eines PEEP die Lungenschädigung weiter zunehmen, wenn die Durchblutung ventilierter Lungenbezirke durch den erhöhten alveolären Druck zusätzlich vermindert wird.

Die optimale Höhe des PEEP und die richtigen Kriterien, mit denen dessen Höhe ermittelt werden kann, sind nach wie vor strittig.

Eine 2004 publizierte große prospektive Studie (ALVEOLI-Studie) zeigte keinen Überlebensvorteil für die ARDS-Patienten, die mit einem höheren PEEP beatmet wurden, gegenüber den Patienten mit einem eher niedrigen PEEP; dabei wurde der PEEP jeweils »protokollbasiert« eingestellt (▶ Kap. 13; das Protokoll für die »Niedrig-PEEP-Gruppe« ist dort in ▶ Tab. 13.2 dargestellt).

Gegenwärtig lässt sich bei aller Kontroverse um die richtige Höhe des PEEP feststellen:

> **Bei ARDS sollte der PEEP zwischen 10 und 15 mbar gewählt werden, bei schwerer Oxygenierungsstörung auch höher.**

22.8.5 Permissive Hyperkapnie

Bei konventioneller Beatmungstherapie des ARDS mit hohen Atemzugvolumina wurde eine Normoventilation angestrebt, selbst wenn hierdurch sehr hohe inspiratorische Atemwegdrücke auftreten. Dieses Verfahren kann aber, wie beschrieben, selbst eine Lungenschädigung auslösen oder die bestehenden Schäden verstärken. Bei der modernen Beatmungstherapie des ARDS werden niedrige Atemzugvolumina, ein individuell ermittelter PEEP, niedrige Beatmungsspitzendrücke von <30 mbar und eine möglichst niedrige inspiratorische O_2-Konzentration angewandt, um diese Schäden zu verhindern. Bei schweren Formen des ARDS entwickelt sich unter diesem Beatmungskonzept jedoch zwangsläufig eine Hyperkapnie, die, wenn sie aus therapeutischen Gründen hingenommen wird, auch als »permissive Hyperkapnie« bezeichnet wird.

> **Die permissive Hyperkapnie ermöglicht die Anwendung niedrigerer Beatmungsspitzen- und Plateaudrücke.**

Auswirkungen der Hyperkapnie Entsteht die Hyperkapnie langsam, d. h. im Verlauf mehrerer Stunden oder Tage, so sind die Auswirkungen gering. Schließlich werden selbst ausgeprägte Hyperkapnien meist gut toleriert. Ein Anstieg des p_aCO_2 um 100% ermöglicht eine Verminderung der alveolären Ventilation um mindestens 50%; ein möglicherweise hierdurch hervorgerufener Abfall des p_aO_2 kann gewöhnlich durch eine geringe Erhöhung der inspiratorischen O_2-Konzentration oder des PEEP kompensiert werden. In der Literatur sind mittlere p_aCO_2-Werte von 62 mm Hg als Bestandteil des Beatmungskonzepts beschrieben worden, Einzelwerte überschritten hierbei sogar deutlich 100 mm Hg.

Komplikationen Unter der permissiven Hyperkapnie entwickelt sich eine respiratorische Azidose, jedoch sinkt der pH-Wert nur selten unter 7,2 ab, sodass sie im Wesentlichen vernachlässigt werden kann, zumal die ebenfalls entstehende intrazelluläre Azidose sich innerhalb weniger Stunden normalisiert. Weitere mögliche Komplikationen sind:

- zerebrale Krampfanfälle (meist nur bei sehr stark erhöhten p_aCO_2-Werten),
- systemische Vasodilatation mit Blutdruckabfall,
- Beeinträchtigung der Myokardkontraktilität durch die hyperkapnische Azidose,
- Herzrhythmusstörungen,
- Steigerung des pulmonalarteriellen Drucks,

- Hyperkaliämie,
- Rechtsverschiebung der O_2-Bindungskurve,
- veränderte Pharmakokinetik einiger Pharmaka. Andererseits wird der Hyperkapnie nach neueren Untersuchungen ein direkt lungenprotektiver Effekt zugeschrieben.

22.8.6 Muskelrelaxanzien

Moderne Beatmungskonzepte bei ARDS zielen auf die Aufrechterhaltung der Spontanatmung ab. In einem solchen Beatmungskonzept haben Muskelrelaxanzien eigentlich keinen Platz.

In einer neueren Studie ergab sich jedoch ein Überlebensvorteil, wenn Patienten mit relativ schwerem ARDS (hier: p_aO_2/F_IO_2 <150 mm Hg) in den ersten 48 h der Beatmung mit Cisatracurium relaxiert wurden. Die 90-Tage-Letalität war in der Relaxanziengruppe fast 10% niedriger als in der Gruppe der nicht relaxierten Patienten (31,6 % vs. 40,7%). Andere Untersuchungen haben diese Ergebnisse bestätigt. Möglicherweise kann durch eine Relaxierung in der Frühphase der Beatmung der beatmungsinduzierte Lungenschaden stärker reduziert werden als ohne Relaxierung. Somit kann nach heutigem Kenntnisstand eine kurzzeitige Muskelrelaxierung bei ARDS-Beatmung in den ersten 2 Tagen erwogen werden.

22.8.7 Beatmung in Bauchlage

In Rückenlage finden sich in den abhängigen posterobasalen Lungenabschnitten von ARDS-Patienten nahezu regelmäßig Verdichtungen, die durch Minderbelüftung und Atelektasen bedingt sind und zu Störungen der Oxygenierung führen. Durch Umlagerung des Patienten aus der Rücken- in die Bauchlage kann häufig die Oxygenierung verbessert werden, erkennbar an einem deutlichen Anstieg des p_aO_2. Ursache dieses Effekts ist vermutlich eine Verbesserung des Belüftungs-Durchblutungs-Verhältnisses. Bei den Lagerungsmaßnahmen kann zwischen sofortigen und verzögerten Auswirkungen unterschieden werden. Die sofortige Verbesserung des p_aO_2 wird auf eine Umverteilung der Durchblutung in noch gesunde oder zumindest weniger geschädigte Areale und die Rekrutierung von Alveolen zurückgeführt, während die verzögerten Effekte durch Zunahme der FRC, Änderungen der Verteilung der Atemluft, Abnahme des Lungenödems, bessere Sekretdrainage usw. bedingt sein sollen.

Offenbar lässt sich jedoch durch eine Beatmung in Bauchlage die Prognose des ARDS insgesamt nicht bessern; nach den Ergebnissen neuerer Metaanalysen führt die Bauchlagerung aber bei Patienten mit schwerster Oxygenierungsstörung (p_aO_2/F_IO_2 <100 mm Hg) zu einer Erhöhung der Überlebenswahrscheinlichkeit um etwa 10% (◘ Abb. 22.2).

Bei Patienten mit ARDS kann durch eine Bauchlagerung versucht werden, die Oxygenierung zu verbessern. Dies gilt insbesondere für Patienten mit schweren Oxygenierungsstörungen.

22.8.8 Inhalation von Vasodilatatoren

Bei Patienten mit ARDS kann durch die Inhalation von Vasodilatatoren die Oxygenierung verbessert und der pulmonalarterielle Druck gesenkt werden. Dies geschieht über folgenden Mechanismus: Der Vasodilatator gelangt über die Luftwege selektiv in belüftete Lungenbezirke und steigert dort die Durchblutung auf Kosten nicht belüfteter Bezirke. Es kommt also zu einer Umverteilung von Blut hin zu den ventilierten und weg von den nicht ventilierten Lungenbezirken (selektive Vasodilatation). Diese Oxygenierungsverbesserung steht im Gegensatz zu den Folgen einer systemischen Vasodilatatorengabe (z. B. Nitrate):

- **Systemische Gabe von Vasodilatatoren:** Senkung des Pulmonalarteriendrucks, Zunahme des Rechts-links-Shunts, Verschlechterung der Oxygenierung.
- **Inhalative Gabe von Vasodilatatoren:** Senkung des Pulmonalarteriendrucks, Abnahme des Rechts-links-Shunts, Verbesserung der Oxygenierung.

Daher kann bei inhalativer Vasodilatatorengabe die Beatmung meist mit niedrigerer F_IO_2 durchgeführt werden. Folgende Vasodilatatoren zur inhalativen Therapie bei ARDS sind untersucht worden: Stickstoffmonoxid und Prostazyklin.

Stickstoffmonoxid (NO)

NO ist eine körpereigene Substanz, die die Gefäßmuskelzellen relaxiert und, inhalativ zugeführt, einen erhöhten Pulmonalarteriendruck wirksam senken kann. Zur Oxygenierungsverbesserung sind nur sehr geringe Konzentrationen im Bereich von wenigen »parts per million« (ca. 1–10 ppm) erforderlich. NO wird seit Anfang der 1990er Jahre in einigen Zentren

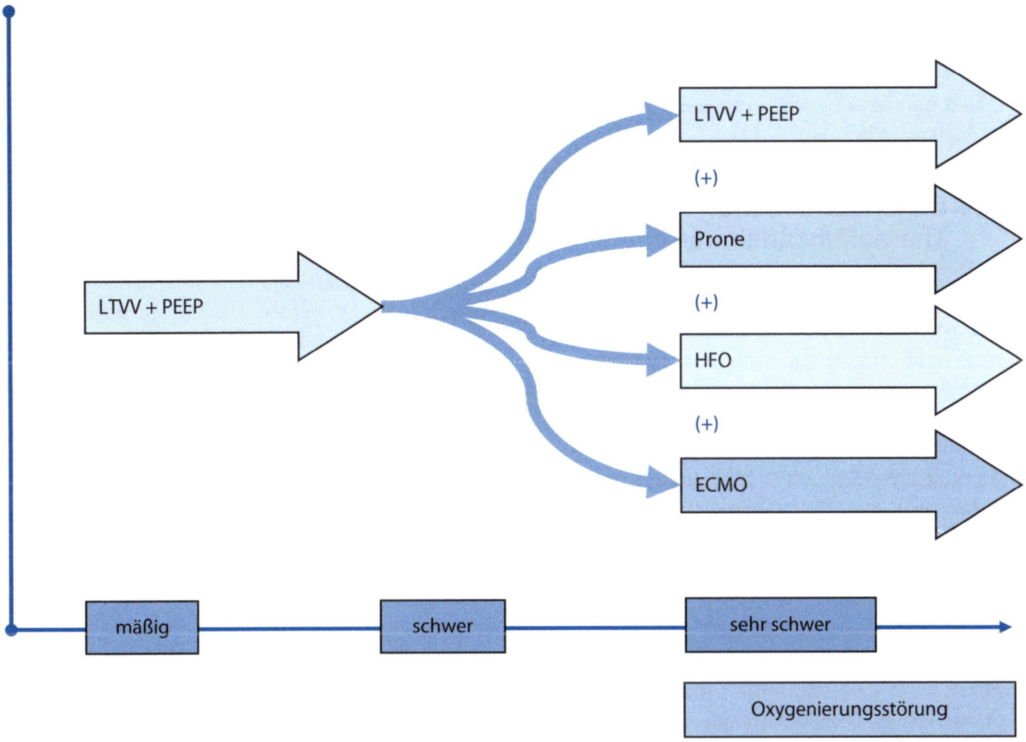

Abb. 22.2 Möglichkeiten der respiratorischen Unterstützung bei ARDS. Mit zunehmender Schwere der Oxygenierungsstörung können verschiedene Möglichkeiten der respiratorischen Unterstützung erwogen werden. Grundsätzlich soll die ARDS-Beatmung mit niedrigen Hubvolumina (6 ml/kg KG) plus PEEP erfolgen (*LTTV* »low tidal volume ventilation«). Da klare Belege für die Überlegenheit alternativer Verfahren fehlen, kann auch bei zunehmend schwereren Oxygenierungsstörungen die LTTV fortgesetzt werden. Allerdings sollte dann auch die Beatmung in Bauchlage *(Prone)* erwogen werden. Alternativ oder zusätzlich kann auf Hochfrequenzoszillationsbeatmung *(HFO)* übergegangen werden. Bei sehr schweren Oxygenierungsstörungen ist eine ECMO zu erwägen. (Aus MacLaren et al. 2012)

beim ARDS eingesetzt und ist von den inhalativen Vasodilatatoren am besten untersucht. Obwohl es unter NO nachweislich zu einer Oxygenierungsverbesserung kommt, ließ sich bislang keine Prognoseverbesserung nachweisen. Daher ist der Routineeinsatz von NO in der Behandlung des ARDS nicht indiziert. Bei Patienten mit schwerstem ARDS ist die inhalative Therapie mit NO jedoch eine mögliche Therapieoption (Tab. 22.3).

Evidenzbasierte Bewertung Ein Cochrane-Review aus dem Jahr 2010 (Afshari et al. 2010) kommt zu folgendem Ergebnis: Inhalatives Stickstoffmonoxid kann für Patienten mit ARDS nicht empfohlen werden. NO führt zu einer Oxygenierungsverbesserung, jedoch nicht zu einer Mortalitätsreduktion, und es könnte toxisch sein.

Tab. 22.3 Lungenprotektive Beatmung bei ARDS. (Nach Petrucci u. Iacovelli 2009)

Strategie	Management
Überdehnung und Barotrauma vermeiden	Transpulmonaler Druck <30 mbar, niedriges Hubvolumen
Wiederholtes Öffnen und Kollabieren der Alveolen vermeiden	PEEP
Sauerstofftoxizität vermeiden	F_IO_2 so niedrig wie vertretbar

Prostazyklin

Ebenso wie durch NO kann durch Inhalation von aerosoliertem Prostazyklin eine selektive Vasodilatation gut belüfteter Alveolen erreicht werden. Dadurch kommt es in der Regel zu einem verbesserten Gasaustausch. Ob dadurch der Krankheitsverlauf günstig beeinflusst und das Überleben verbessert werden kann, ist jedoch nicht bekannt.

22.8.9 Unkonventionelle Therapiemaßnahmen

Hochfrequenzbeatmung (HFV) Bei der Anwendung von HFV wird versucht, mit sehr kleinen Hubvolumina und sehr hohen Beatmungsfrequenzen die Oxygenierung zu optimieren und gleichzeitig den beatmungsassoziierten Lungenschaden (VALI) zu verhindern. Klare Hinweise auf eine Prognoseverbesserung des ARDS unter HFV gibt es derzeit allerdings nicht, wenngleich eine neuere Metaanalyse aus dem Jahr 2010 eine Letalitätssenkung durch HFO nahelegt. Daher kann die HFO bei schweren Oxygenierungsstörungen erwogen werden (▶ Kap. 16 und ◘ Abb. 22.2).

Partielle Flüssigkeitsbeatmung (PLV) mit Perfluorkarbonen (PFC) Perfluorkarbone zeichnen sich durch eine sehr hohe Löslichkeit von Gasen wie Sauerstoff und Kohlendioxid aus. Sie werden daher einerseits in der Volumenersatztherapie als sog. »künstliches Blut« (besser: »künstliche Sauerstoffträger«) untersucht, andererseits in der Beatmungstherapie als intrapulmonales O_2-Transportmedium. Bei der PLV (»partial liquid ventilation«) werden PFC über die Trachea in die Lunge instilliert. Die Dosierung entspricht dabei etwa der Größe der funktionellen Residualkapazität.

Durch PLV kann offenbar die funktionelle Residualkapazität durch Rekrutierung von Lungenarealen vergrößert und die inflammatorische Reaktion der Lunge supprimiert werden; die Hinweise auf eine Verbesserung der Oxygenierung sind jedoch nicht einheitlich. Zudem konnte bislang nicht gezeigt werden, dass PLV die Prognose des ARDS verbessert. PLV mit PFC ist somit gegenwärtig eine rein experimentelle Therapie.

Extrakorporale Lungenunterstützung (ECMO) Es ist nach wie vor umstritten, ob der Einsatz von ECMO die Prognose des ARDS verbessert (▶ Kap. 16 und ◘ Abb. 22.2). Nach gegenwärtiger Ansicht kann ECMO bei schwersten Verläufen eines Lungenversagens erwogen werden, wenn die Letalitätswahrscheinlichkeit mit ≥80% eingeschätzt wird. Dies ist etwa der Fall bei einem Oxygenierungsindex (p_aO_2/F_IO_2) <80 mm Hg bei einer F_IO_2 >90%.

Anwendung von Surfactant Surfactant vermindert die Oberflächenspannung in den Alveolen, hält diese dadurch offen und bindet inflammatorische Noxen im Alveolarbereich. Beim ARDS liegt eine erhebliche quantitative und qualitative Störung des Surfactantsystems vor. Diese Störung ist eine der Ursachen für die verminderte Compliance bei ARDS, kann selbst zur weiteren Lungenschädigung beitragen und wird durch die maschinelle Beatmung u. U. weiter verstärkt.

Surfactant kann endotracheal bzw. bronchoskopisch zugeführt werden. Die Surfactantsubstitution ist heute eine Standardmaßnahme beim Atemnotsyndrom des Neugeborenen und wurde auch in der Therapie des ARDS untersucht. Weder für die Anwendung von natürlichem (bovinem) noch von synthetischem Surfactant konnte jedoch bislang in prospektiven Untersuchungen eine Verbesserung der Prognose nachgewiesen werden. Wegen des sehr hohen Preises ist die Zufuhr von Surfactant daher keine Routinemaßnahme in der Therapie des ARDS.

22.8.10 Medikamentöse Therapie

Es wurde in den letzten 20 Jahren versucht, mit Hilfe einer Vielzahl systemisch zuführbarer Pharmaka den Verlauf des ARDS günstig zu beeinflussen. Hierzu zählen insbesondere antioxidative, antiinflammatorische oder immunmodulierende Medikamente sowie Substanzen, die die Surfactantproduktion stimulieren sollen. Der klinische Nutzen der allermeisten dieser pharmakologischen Verfahren wurde jedoch entweder nie systematisch in prospektiv-randomisierten Untersuchungen validiert, oder er konnte in solchen Untersuchungen nicht nachgewiesen werden. Derzeit erscheinen lediglich die folgenden pharmakologischen Maßnahmen - mit Einschränkungen - erfolgversprechend:

Glukokortikoide

Kortikosteroide wirken antiinflammatorisch und antiproliferativ. Daher wurde bereits in der Frühzeit der ARDS-Therapie versucht, entweder mit der hochdosierten Gabe von Kortikoiden (>30 mg/kg KG/Tag Methylprednisolon) oder mit einer niedriger dosierten Gabe (0,5–2,5 mg/kg KG/Tag Methylprednisolon) die frühe exsudative, inflammatorische Phase der Erkrankung wie auch die spätere, proliferative Phase günstig zu beeinflussen.

Hochdosierte Kortikoide in der inflammatorischen Phase (bis 7 Tage nach Erkrankungsbeginn) Eine günstige Beeinflussung des frühen ARDS-Verlaufs oder gar eine Prophylaxe des ARDS mit hochdosiertem Methylprednisolon gelang – entgegen den ursprünglichen Hoffnungen – nicht. Tatsächlich nahm die Letalität sogar zu. Insbesondere disponieren Kortikoide zu bakteriellen und mykotischen Superinfektionen.

Hochdosierte Kortikoide in der proliferativen Phase (>7 Tage Erkrankungsdauer) Trotz erster ermutigender Ergebnisse führten Kortikoide (hochdosiertes Methylprednisolon) in einer großen prospektiven Studie, in der Spätphase des ARDS gegeben, nicht zu einer Letalitätssenkung, im Gegenteil: Die 60- und 180-Tage-Letalität war signifikant höher, wenn die Patienten nach >2 Wochen Krankheitsverlauf Methylprednisolon erhielten.

Niedriger dosierte Kortikoide Hingegen ergab eine jüngere Metaanalyse für niedriger dosierte Kortikosteroide (0,5–2,5 mg/kg KG/Tag Methylprednisolon) einen Überlebensvorteil sowie eine kürzere Beatmungsdauer ohne wesentliche Nebenwirkungen wie erhöhte Infektionsanfälligkeit oder Myopathie.

Daher gilt nach gegenwärtigem Kenntnisstand:

> **Eine Hochdosistherapie des ARDS mit Kortikosteroiden ist nicht indiziert, weder in der inflammatorischen Frühphase noch in der fibrotisch-proliferativen Spätphase der Erkrankung. Hingegen kann eine niedriger dosierte Kortikoidtherapie erwogen werden.**

Immunonutrition

In einer prospektiven Untersuchung konnte die Dauer der Beatmungspflichtigkeit der ARDS-Patienten durch eine enterale Ernährung verkürzt werden, die antiinflammatorisch wirkende Substanzen (Eicosapentaensäure und γ-Linolensäure) und Antioxidanzien (Vitamin C und E, β-Karotin, Taurin, L-Carnitin) enthält. Bis zur Bestätigung dieser Ergebnisse gilt die Immunonutrition jedoch nicht als Standardtherapie des ARDS.

22.8.11 Flüssigkeitstherapie

Die Volumentherapie bei ARDS ist aus folgenden Gründen problematisch:

- Eine hohe (freizügige) Volumenzufuhr kann über eine Erhöhung des pulmonalkapillären Drucks und des extravaskulären Lungenwassers die Oxygenierung verschlechtern.
- Eine restriktive (konservative) Volumenzufuhr hingegen kann zum Abfall des Herzzeitvolumens und damit zu einer schlechteren Organperfusion und zur schlechteren Sauerstoffversorgung führen.

Wie viel Volumen?

Praktisch seit Beginn der ARDS-Therapie ist die optimale Volumentherapie beim ARDS-Patienten strittig. 2006 wurde dann eine prospektive Untersuchung an 1000 ARDS-Patienten publiziert (Fluid and Catheter Treatment Trial, FACT), die mit einer freizügigen oder einer konservativen Volumentherapie behandelt wurden. Dies führte in der ersten Woche zu einer leicht negativen Flüssigkeitsbilanz in der konservativen Gruppe (ca. –130 ml) und zu einer erheblichen »Plusbilanz« in der liberalen Gruppe (ca. +7000 ml). Die 60-Tage-Letalität war in der konservativen Gruppe mit 25,5% niedriger als in der liberalen Gruppe (28,4%). Die Beatmungsdauer und die Aufenthaltsdauer auf der Intensivstation waren in der konservativen Gruppe kürzer, ohne dass extrapulmonale Organversagen wie z. B. Nierenversagen häufiger auftraten.

Obwohl der Letalitätsunterschied nicht signifikant war, legen diese Ergebnisse nahe, dass eine konservative, restriktive Volumenzufuhr bei der Behandlung des ARDS zu bevorzugen ist.

Eine vereinfachte Version des in FACT verwendeten »konservativen« Algorithmus zur Flüssigkeitstherapie bei ARDS ist in ◘ Tab. 22.4 wiedergegeben.

Welche Volumenersatzmittel?

Über die Art des optimalen Volumenersatzmittels bei ARDS besteht hingegen nach wie vor keine Einigkeit: Ob kristalloide Lösungen oder kolloidale Lösungen zu bevorzugen sind, ist nach wie vor unklar. Einige Untersuchungen legen einen Vorteil für die Verwendung von Albumin zusammen mit Furosemid nahe; in der großen 2004 publizierten SAFE-Studie gab es jedoch in der Untergruppe der ARDS-Patienten keinen Überlebensunterschied zwischen den Patienten, die Albumin bekamen und denjenigen, die nur NaCl 0,9% erhielten.

22.8.12 Evidenzbasierte Übersicht der ARDS-Therapieoptionen

In den letzten Jahren wurde versucht, die gegenwärtig verfügbaren und größtenteils auch hier dargestellten Therapieverfahren bei ARDS anhand der Datenlage in der Literatur zu bewerten. Dabei wurden die in der

Tab. 22.4 Evidenzbewertung verschiedener Therapieansätze beim ARDS. (Nach Kopp u. Kuhlen 2007)

Therapiemaßnahme	Empfehlung	Stufe der Empfehlung
Beatmungsstrategien		
Lungenprotektive Beatmung mit niedrigen Hubvolumina und permissiver Hyperkapnie	ja	A
Positiver endexspiratorischer Druck (PEEP)	ja	C
Beatmungsform	unsicher	
Recruitmentmanöver	unsicher	
Spontanatmung	ja	C
Hochfrequenzbeatmung	unsicher	
Partielle Flüssigkeitsbeatmung (PLV)	nein	B
Lagerungstherapie		
Routinemäßige Bauchlagerung bei ALI	nein	B
Bauchlagerung bei schwerem ARDS	ja	C
Extrakorporale Membranoxygenierung (ECMO)		
Routineeinsatz	nein	C
Notfalleinsatz zur Verhinderung von Hypoxie	ja	E
Pharmakologische Therapie		
Routineeinsatz von inhaliertem Stickstoffmonoxid	nein	A
Inhaliertes Stickstoffmonoxid zur Verhinderung von Hypoxie	ja	C
Surfactant	unsicher	
Glukokortikoide in der Frühphase des ARDS	nein	A
Glukokortikoide in der Spätphase des ARDS	nein	B
Ibuprofen	nein	C
Ketoconazol	nein	C
Lisofyllin	nein	C
Parenterale Gabe von Antioxidanzien	unsicher	
A = höchste Evidenz, E = niedrigste Evidenz.		

EBM üblichen Kriterien angelegt und dementsprechend eine gewichtete Empfehlung ausgesprochen. Einige Therapieoptionen konnten aufgrund mangelnder oder widersprüchlicher Datenlage nicht bewertet werden. Eine Übersicht über die ausgesprochenen Empfehlungen zu den einzelnen Therapiemaßnahmen gibt Tab. 22.3.

22.8.13 Prognose des ARDS

Die Letalität des ARDS ist weiterhin hoch, allerdings scheint sich die Prognose des ARDS in den letzten 10–20 Jahren doch verbessert zu haben. Hierzu trägt – neben einer besseren allgemeinen Intensivtherapie und -pflege – wahrscheinlich die »sanftere« Beatmungsstrategie wesentlich bei. Die ARDS-Definition Task Force hat 2012 folgende Daten entsprechend der Berlin-Definition veröffentlicht:

Tab. 22.5 Flüssigkeitsbehandlungbeim ARDS-Patienten. Vereinfachte Version des FACT-Algorithmus zur konservativen (restriktiven) Flüssigkeitstherapie bei ARDS: (Nach NHLBI ARDS Clinical Network sowie Calfee u. Matthay 2007)

ZVD (mmHg)	PCWP (mmHg)	Urin <0,5 ml/kg KG/h	Urin ≥0,5 ml/kg KG/h
(empfohlen)	(optional)		
>8	>12	Furosemid	Furosemid
4–8	8–12	Volumen	Furosemid
<4	<12	Volumen	Keine Intervention

Anmerkungen:
Voraussetzung: Mittlerer arterieller Blutdruck >60 mm Hg ohne Vasopressoren (also: kein Schock) für mindestens 12 h.
Furosemid: z. B. 20 mg i.v. oder 3 mg/h Infusion (maximal 620 mg/Tag).
Volumen: z. B. 15 ml/kg KG kristalloide Lösung (ca. 1000 ml beim Erwachsenen).
Bei Urin <0,5 ml/kg KG/h: jeweils 1 h nach Intervention erneute Einschätzung.
Bei Urin ≥0,5 ml/kg KG/h: jeweils 4 h nach Intervention erneute Einschätzung.

- Letalität des milden ARDS: 27%
- Letalität des moderaten ARDS: 32%
- Letalität des schweren ARDS: 45%.

Nur ein geringer Prozentsatz der Patienten (unter 20%) stirbt am respiratorischen Versagen, beim überwiegenden Anteil ist der Tod durch Komplikationen anderer Organsysteme bedingt. Patienten, die ein ARDS überleben, haben 1 Jahr später häufig eine nur noch leicht eingeschränkte Lungenfunktion. Allerdings ist die Lebensqualität oft durch psychische Probleme eingeschränkt wie Angst und Depression. Noch 8 Jahre später sollen ¼ der Patienten an posttraumatischem Stresssyndrom (PTSS) leiden.

Literatur

Afshari A, Brok J, Møller AM, Wetterslev J (2010) Inhaled nitric oxide for acute respiratory distress syndrome (ARDS) and acute lung injury in children and adults. Cochrane Review [http://www.ncbi.nlm.nih.gov/pubmed/20614430]

Agarwal R, Nath A, Aggarwal A et al. (2007) Do glucocorticoids decrease mortality in acute respiratory distress syndrome? A metaanalysis. Respirology 12:585–590

Artigas A, Bernard GR, Carlet J et al. (1998) The American-European Consensus Conference on ARDS, part 2. Ventilatory, pharmacologic, supportive therapy, study design strategies and issues related to recovery and remodeling. Intensive Care Med 24: 378–398

Bernard CR, Artigas A, Brigham KL et al. (1994) Report of the American-European consensus conference on ARDS: definitions, mechanisms, relevant outcomes and clinical coordination. Intensive Care Med 20: 225–232

Bouferrache K, Vieillard-Baron A (2011) Acute respiratory distress syndrome, mechanical ventilation, and right ventricular function. Curr Opinion Crit Care 17 (1): 30–35

Brower RG, Lanken PN, MacIntyre N et al. (2004) Higher versus lower positive end-expiratory pressures in patients with the acute respiratory distress syndrome. N Engl J Med 351 (4): 327–336

Caironi P, Cressoni M, Chiumello D et al. (2010) Lung opening and closing during ventilation of acute respiratory distress syndrome. Am J Respir Crit Care Med 181: 578–586

Calfee CS, Matthay MA (2007) Nonventilatory treatments for acute lung injury and ARDS. Chest 131: 913–920

Davies MW, Fraser JF (2010) Partial liquid ventilation for preventing death and morbidity in adults with acute lung injury and acute respiratory distress syndrome. Cochrane Database Syst Rev 2004 Oct 18 (4): CD003707

Deal EN, Hollands JM, Schramm GE, Micek ST (2008) Role of corticosteroids in the management of acute respiratory distress syndrome. Clin Ther 30: 787–799

Dushianthan A, Grocott MPW, Postle AD, Cusack R (2011) Acute respiratory distress syndrome and acute lung injury. Postgrad Med J 87: 612–622

Esteban A, Alia I, Gordo F et al. (2000) Prospective randomized trial comparing pressure-controlled ventilation and volume-controlled ventilation in ARDS. Chest 117: 1690–1696

Finfer S, Bellomo R, Boyce N, French J, Myburgh J, Norton R (2004) SAFE Study Investigators A comparison of albumin and saline for fluid resuscitation in the intensive care unit. N Engl J Med 350: 2247–2256

Gattinoni L, Caironi P (2010) Prone positioning: beyond physiology. Anesthesiology 113: 1262–1264

Girard TD, Bernard GR (2007) Mechanical ventilation in ARDS: a state-of-the-art review. Chest 131: 921–929

Kopp R, Kuhlen R (2007) Therapie des respiratorischen Versagens.In:Kuhlen R, Rossaint R (Hrsg) Evidenzbasierte Medizin in Anästhesie und Intensivmedizin, 2. Aufl. Springer, Berlin Heidelberg New York

MacLaren G, Combes A, Bartlett RH (2012) Contemporary extracorporeal membrane oxygenation for adult respiratory failure: life support in the new era. Intensive Care Med 38: 210–222

Mathhay MA, Lorraine LB (2000) The acute respiratory distress syndrome. N Engl J Med 341: 1334–1349

Matthay MA (2008) Treatment of acute lung injury:clinical and experimental studies. Proc Am Thorac Soc 5: 297–299

McIntyre RC, Pulido EJ, Bensard DD et al. (2000) Thirty years of clinical trials in acute respiratory distress syndrome. Crit Care Med 28: 3314–3331

Meade MO, Cook DJ, Guyatt GH et al. (2008) Ventilation strategy using low tidal volumes, recruitment maneuvers, and high positive end-expiratory pressure for acute lung injury and acute respiratory distress syndrome: a randomized controlled trial. JAMA 299 (6): 637–645

Meduri G, Marik P, Chrousos G et al. (2007) Steroid treatment in ARDS: A critical appraisal of the ARDS network trial and the recent literature. Intensive Care Med 34: 61–69

Möhnle P, Briegel J (2012) Corticosteroid administration for acute respiratory distress syndrome: Therapeutic option?. Anaesthesist 61: 344–353

National Heart, Lung, and Blood Institute Acute Respiratory Distress Syndrome (ARDS) Clinical Trials Network, Wiedemann HP et al. (2006) Comparison of two fluid-management strategies in acute lung injury. N Engl J Med 354: 2564–2575

Papazian L, Forel JM, Gacouin A et al. (2010) Neuromuscular blockers in early acute respiratory distress syndrome. N Engl J Med 363:1107–1116

Patronitia N, Bellania G, Pesent A (2011) Nonconventional support of respiration. Curr Op Crit Care 17: 527–532

Peter J, John P, Graham P et al. (2008) Corticosteroids in the prevention and treatment of acute respiratory distress syndrome (ARDS) in adults: Meta-analysis. BMJ 336: 1006–1009

Petrucci N, Iacovelli W (2006) Lung protective ventilation strategy for the acute respiratory distress syndrome (Review). Cochrane Register of Controlled Trials (CENTRAL). The Cochrane Library 2006, Issue 2+3

Pierrakos C, Karanikolas M, Scolletta S et al. (2012) Acute respiratory distress syndrome: pathophysiology and therapeutic options. J Clin Med Res 4: 7–16

Pipeling MR, Fan E (2010) Therapies for refractory hypoxemia in acute respiratory distress syndrome. JAMA 304: 2521–2527

Roch A, Guervilly C, Papazian L (2011) Fluid management in acute lung injury and ards. Ann Intensive Care 30, 1: 16

Sokol J, Jacobs SE, Bohn D (2003) Inhaled nitric oxide for acute hypoxemic respiratory failure in children and adults (Cochrane Review). The Cochrane Library, Issue 2. Update Software Ltd, Oxford

Steinberg KP, Hudson LD, Goodman RB et al.; National Heart, Lung, and Blood Institute Acute Respiratory Distress Syndrome (ARDS) (2006) Clinical Trials Network. Efficacy and safety of corticosteroids for persistent acute respiratory distress syndrome. N Engl J Med 354: 1671–1684

Sud S, Friedrich JO, Taccone P et al. (2010) Prone ventilation reduces mortality in patients with acute respiratory failure and severe hypoxemia: systematic review and metaanalysis. Intensive Care Med 36: 585–599

Sud S, Sud M, Friedrich JO, Meade MO et al. (2010) High frequency oscillation in patients with acute lung injury and acute respiratory distress syndrome (ARDS): systematic review and meta-analysis. BMJ 340: c2327

Tang BMP, Craig JC, Eslick GD, Ian Seppelt I, McLean AS (2009) Use of corticosteroids in acute lung injury and acute respiratory distress syndrome: A systematic review and meta-analysis. Crit Care Med 37: 1594–1603

The Acute Respiratory Distress Syndrome Network (2000) Ventilation with lower tidal volumes as compared with traditional tidal volumes for acute lung injury and the acute respiratory distress syndrome. N Engl J Med 342: 1301–1308

The ARDS Definition Task Force (2012) Acute respiratory distress syndrome. The Berlin Definition. JAMA 307, 23: 2526–2533

Thompson BT, Hayden D, Matthay MA et al. (2001) Clinicians' approaches to mechanical ventilation in acute lung injury and ARDS. Chest 120: 1622–1627

Toth I, Leiner T, Mikor A et al. (2007) Hemodynamic and respiratory changes during lung recruitment and descending optimal positive end-exspiratory pressure titration in patients with acute respiratory distress syndrome. Cit Care Med 35(3): 787–793

Villar J, Kacmarek RM, Pérez-Méndez L, Aguirre-Jaime A (2006) A high positive end-expiratory pressure, low tidal volume ventilatory strategy improves outcome in persistent acute respiratory distress syndrome:a randomized, controlled trial. Crit Care Med 34: 1311–1318

Wheeler AP, Bernard GR, Thompson BT et al., National Heart, Lung, and Blood Institute Acute Respiratory Distress Syndrome (ARDS) (2006) Clinical Trials Network Pulmonary-artery versus central venous catheter to guide treatment of acute lung injury. N Engl J Med 354: 2213–2224

Akute respiratorische Insuffizienz bei chronisch-obstruktiver Lungenerkrankung (COPD)

Zur Gruppe der Erkrankungen mit chronischer Atemwegobstruktion (»chronic airflow obstruction«, CAO) gehören unterschiedliche Krankheiten wie chronische Bronchitis, Lungenemphysem, Bronchiolitis, Bronchiektasen und die chronische Form des Asthma bronchiale (s. auch ◘ Tab. 23.1).

COPD (»chronic obstructive pulmonary disease») Der Begriff COPD (»chronic obstructive pulmonary disease«) umfasst nach einer Empfehlung der American Thoracic Society die **chronische Bronchitis** und das **Lungenemphysem**. Beide Erkrankungen gehen mit einer Atemwegobstruktion einher, die, im Gegensatz zum reversiblen Asthma bronchiale, fixiert oder nur partiell reversibel ist. Daher wird das Asthma nicht zur COPD gerechnet, wenngleich diese Erkrankung ebenfalls Phasen geringer Reversibilität aufweisen oder in eine Erkrankung mit chronischer Atemwegobstruktion übergehen kann (◘ Tab. 23.1).

Chronische Bronchitis Husten und Auswurf über mindestens 3 Monate im Jahr in 2 aufeinanderfolgenden Jahren; spezifische Erkrankungen oder Bronchiektasen als Ursache des Auswurfs müssen ausgeschlossen worden sein. Die Erkrankung führt im Bereich der Bronchien zur Vergrößerung der Schleimdrüsen, Atrophie des Bronchialknorpels und Hyperplasie der Bronchialschleimhaut.

Lungenemphysem Irreversible Erweiterung der distalen, dem Bronchiolus terminalis anhängenden, Lufträume der Lunge mit Destruktion ihrer Wände und Verlust der Lungenelastizität. Je nach betroffenem Abschnitt des emphysematischen Umbaus wird zwischen zentrilobulärem, panlobulärem und irregulärem Emphysem unterschieden. Reine Emphysemtypen sind selten, meist liegt eine Kombination vor.

Für den Intensivmediziner ist v. a. die akute (hyperkapnische) respiratorische Insuffizienz bzw. Dekompensation der COPD von Bedeutung: Zahlreiche Patienten mit akuter Exazerbation benötigen eine intensivmedizinische Behandlung, etwa muss maschinell beatmet werden.

23.1 Ätiologie und Pathogenese

Die wichtigsten Ursachen der COPD sind das Inhalationsrauchen, bronchiale Hyperreaktivität, allgemeine Umweltfaktoren (Luftverschmutzung, Klimaeinflüsse) und wiederholte virale und bakterielle Infektionen der Atemwege. Bei einer geringen Anzahl von Patienten besteht ein genetisch bedingter Mangel an α_1-Proteinaseinhibitor (α_1-Antitrypsin).

23.1.1 Lungenemphysem

Das Lungenemphysem entsteht durch das Zusammenwirken zahlreicher exogener und endogener Faktoren. Unter den endogenen Faktoren spielt nach derzeitigem Kenntnisstand ein Ungleichgewicht zwischen Proteasen und Antiproteasen eine wesentliche Rolle. Der wichtigste exogene Faktor ist das **Inhalationsrauchen:** Die Oxidanzien im Tabakrauch bewirken eine Sequestration von Leukozyten, inaktivieren die Elastaseinhibitoren und beeinträchtigen die Neusynthese von Elastin. Außerdem hemmt der Tabakrauch die Phagozytoseaktivität von Alveolarmakrophagen und beeinträchtigt auf diese Weise die normalen Abwehrmechanismen des Bronchialsystems.

Pathologisch-anatomisch ist das diffuse Lungenemphysem gekennzeichnet durch eine irreversible Erweiterung der Lufträume distal der terminalen Bronchiolen, verbunden mit destruktiven Veränderungen der Alveolarwände. Beim **panlobulären Emphysem** (◘ Abb. 23.1) sind alle Lufträume eines Lobulus mehr oder weniger uniform vergrößert, bei leichten Formen weniger als 1 mm, bei schweren Formen bis zu 5 mm.

Beim **zentrilobulären Emphysem** entsteht durch die Destruktion der respiratorischen Bronchiolen und ihrer benachbarten Alveolen in der Mitte eines jeden Azinus eine Höhle, deren Durchmesser bis zu 5 mm betragen kann. Eine reguläre Wand ist nicht vorhanden (◘ Abb. 23.1).

23.1.2 Chronische Bronchitis

Die chronische Bronchitis (◘ Abb. 23.2) beruht ebenfalls auf dem Zusammenspiel exogener und endogener Faktoren; weiterhin sind prädisponierende konstitutionelle Faktoren mit Einschränkung der bronchopulmonalen Abwehr von Viren und Bakterien von Bedeutung. Im Zentrum der exogenen Faktoren steht wiederum das Inhalationsrauchen, während die Bedeutung der chronischen Luftverschmutzung umstritten ist.

Die exogenen Noxen führen zu Hyperplasie und Hypertrophie der Bronchialwanddrüsen, gesteigerter Schleimproduktion (Hyperkrinie) und Veränderungen der Schleimzusammensetzung (Dyskrinie). Durch den Umbau des Flimmer- und Zylinderepithels in funktionsloses Plattenepithel wird die mukoziliäre

Tab. 23.1 Asthma-COPD. Differenzialdiagnose Asthma vs. COPD. [Leitlinie der Deutschen Atemwegsliga und der Deutschen Gesellschaft für Pneumologie und Beatmungsmedizin zur Diagnostik und Therapie von Patienten mit chronisch obstruktiver Bronchitis und Lungenemphysem (COPD); aus Vogelmeier et al. (2007); mit freundlicher Genehmigung]

Merkmal	Asthma	COPD
Alter bei Erstdiagnose	Variabel; häufig: Kindheit, Jugend	Meist 6. Lebensjahrzehnt
Tabakrauchen	Kein direkter Kausalzusammenhang; Verschlechterung durch Tabakrauchen möglich	Direkter Kausalzusammenhang
Hauptbeschwerden	Anfallsartig auftretende Atemnot	Atemnot bei Belastung
Verlauf	Variabel, episodisch	Progredient
Allergie	Häufig	Selten
Obstruktion	Variabel	Persistierend
Reversibilität der Obstruktion	>20% FEV_1	<15% FEV_1
bronchiale Hyperreaktivität	Regelhaft vorhanden	Möglich
Ansprechen auf Glukokortikoide	Regelhaft vorhanden	Gelegentlich[a]

[a] Zu der Frage, ob es »reine« COPD-Patienten gibt, die in der Langzeittherapie auf Glukokortikoide ansprechen, oder ob diese Patienten sowohl an Asthma als auch an COPD leiden, gibt es bislang keine eindeutige Antwort.

Clearance beeinträchtigt. Im weiteren Verlauf wandern Bakterien immer tiefer in die Wandschichten der Bronchien und bewirken eine deformierende Bronchitis. Hyperkrinie, Dyskrinie und entzündliche Reaktion führen zur obstruktiven Ventilationsstörung.

23.2 Pathophysiologie

Die wichtigsten pathophysiologischen Folgen der schweren COPD sind:

- Einschränkung des Atemflows und der alveolären Minutenventilation,
- Verteilungsstörungen der Atemluft,
- Störungen des pulmonalen Gasaustausches,
- Zunahme des Atemwiderstands mit Erhöhung der Atemarbeit,
- »air trapping« und Überblähung der Lunge,
- Abnahme der maximalen Kraft der Atemmuskulatur.

23.2.1 Exspiratorische Obstruktion

Zu den wichtigsten pathophysiologischen Veränderungen bei der COPD gehört die Einschränkung des exspiratorischen Flows. Die Behinderung der Exspiration beruht auf folgenden Faktoren:

- erhöhter Tonus der Bronchialmuskulatur (Bronchospasmus),
- Hypersekretion der Schleimdrüsen,
- Störungen der mukoziliären Clearance,
- Verstopfung durch Schleimpfröpfe,
- Hyperplasie und Ödem der Bronchialschleimhaut,
- Entzündung der kleinen Atemwege (Bronchiolitis),
- Verlust elastischer Fasern mit exspiratorischem Kollaps kleiner Atemwege.

Die obstruktiven Veränderungen der Atemwege sind ungleichmäßig verteilt und führen regional zur ungleichmäßigen Verteilung der Atemluft.

23.2.2 Störungen des Ventilations-Perfusions-Verhältnisses

Die ungleichmäßige Verteilung der Atemluft führt einerseits zur regionalen Minderbelüftung und einem niedrigen Ventilations-Perfusions-Verhältnis, andererseits zur regionalen Überbelüftung mit einem hohen . Die Minderbelüftung bewirkt eine alveoläre

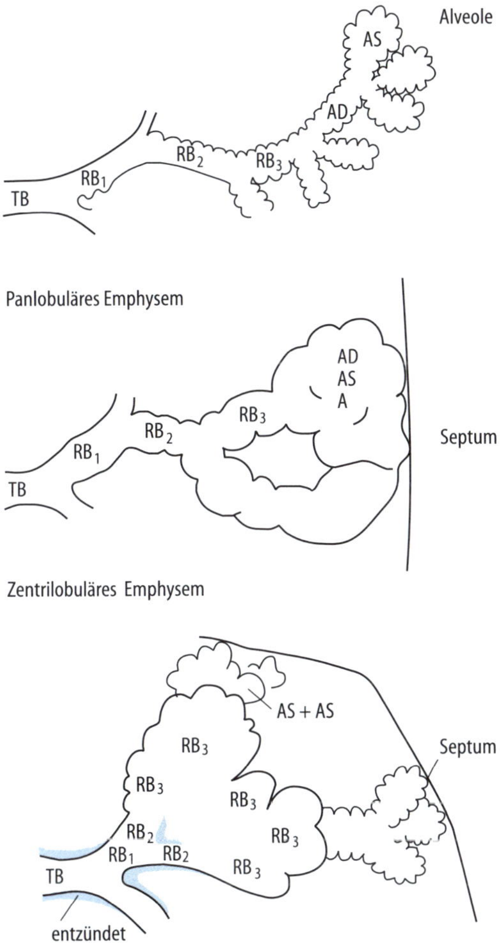

Abb. 23.1 *Oben:* schematischer Aufbau eines normalen Azinus. *Mitte:* lobuläres Emphysem. *Unten:* zentrilobuläres Emphysem

Hypoxie und Hypoxämie, während die Überbelüftung den physiologischen Totraum erhöht.

Die Störungen des Ventilations-Perfusions-Verhältnisses bei der COPD prädisponieren zur arteriellen Hypoxie und Hyperkapnie. Um normale Blutgase aufrechtzuerhalten, muss der Patient kompensatorisch sein Atemminutenvolumen steigern. Hierdurch nimmt der O_2-Verbrauch der Atemmuskulatur erheblich zu.

23.2.3 Überblähung (Hyperinflation)

Regional können durch die Obstruktion der Atemwege so hohe Widerstände entstehen, dass die Alveolen mit Beginn der nächsten Inspiration noch nicht aus-

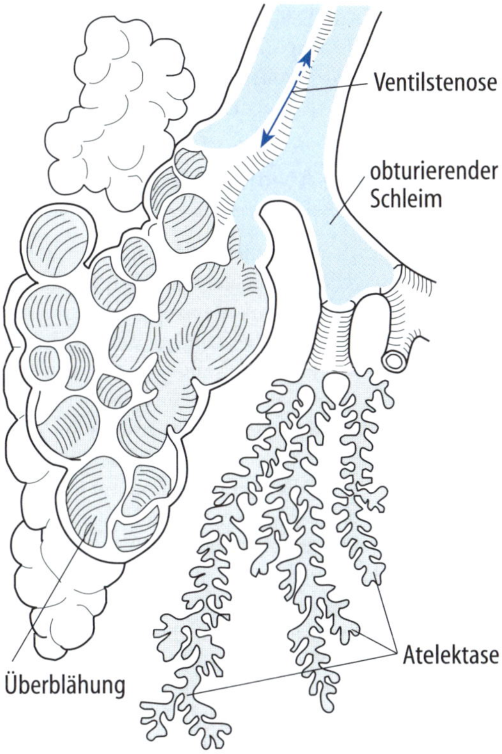

Abb. 23.2 Chronische Bronchitis und Bronchiolitis mit Dyskrinie, Sekretretention mit Ventilmechanismus und Überblähung sowie Totalobstruktion mit Atelektasen. (Mod. nach Matthys 2008)

reichend entleert sind und das vorhergehende Atemzugvolumen somit nicht vollständig ausgeatmet wird. Hierdurch kommt es zum sog. »air trapping«, dem »Gefangensein« der Luft in den Alveolen, und zur Überblähung.

Das Lungenvolumen in Atemruhelage, das Residualvolumen und die funktionelle Residualkapazität (FRC) nehmen durch die Überblähung zu.

Der Verlust an elastischen Fasern (Abnahme der Retraktionskraft der Lunge) und der erhöhte Atemwegwiderstand vermindern den erweiternden Druck auf die Atemwege und begünstigen den dynamischen Kollaps der kleinen Atemwege während der Exspiration. Erhöht der Patient seine Exspirationsbemühungen, so steigt der »positive« intrapulmonale Druck weiter an, und der Atemwegkollaps wird verstärkt.

Die Überblähung der Alveolen beim dynamischen Atemwegkollaps erhöht die endexspiratorischen elastischen Retraktionskräfte und führt zum positiven endexspiratorischen Druck, dem sog. **intrinsischen**

PEEP oder **Auto-PEEP**, der 2,5–10 mbar betragen kann. Bei Verkürzung der Exspirationszeit und dynamischem Atemwegkollaps nehmen »air trapping«, Überblähung der Alveolen und Auto-PEEP zu.

23.2.4 Erhöhte Atemarbeit

Ein erhöhter Atemwegwiderstand, ein intrinsischer PEEP und eine Überblähung der Alveolen verstärken die Atemarbeit. Bei jedem Atemzug muss zunächst der intrinsische PEEP überwunden werden, bevor Luft in die Lunge einströmen kann.

Durch die Überblähung der Alveolen sind die Inspirationsmuskeln zu Beginn der Inspiration kürzer als normal; jedoch kann sich das Zwerchfell bei chronischer Überblähung durch Änderung seines Verhältnisses von Muskelfaserlänge und Spannungsentwicklung anpassen und hierdurch die maximale Kraftentwicklung meist aufrechterhalten. Bei akuter Überblähung hingegen sind die Inspirationsmuskeln kürzer und können sich daher nicht optimal kontrahieren; auch wird die Zwerchfellkontur stärker abgeflacht; die Zwerchfellaktivität wird weniger effektiv, auch verschlechtert sich die Energiebilanz, sodass die Ermüdung der Atemmuskulatur begünstigt wird. Die Folge:

> **Die Überblähung der distalen Alveolen führt zur flachen, schnellen Atmung. Hierdurch verschlechtert sich das Ventilations-Perfusions-Verhältnis, und die Hyperkapnie nimmt zu.**

23.2.5 Hypoxische pulmonale Vasokonstriktion

Die alveoläre Hypoxie bewirkt eine regionale pulmonale Vasokonstriktion; hierdurch wird das Blut in die besser ventilierten Lungenanteile umgeleitet. Allerdings nimmt der pulmonale Gefäßwiderstand wegen der Rarefizierung des Kapillarbetts in den destruierten Alveolen zu und damit auch die Belastung des rechten Ventrikels.

Die alveoläre Hypoxie kann neben der Vasokonstriktion auch eine regionale Bronchokonstriktion hervorrufen und so die Atemwegobstruktion verstärken.

23.2.6 Pulmonaler Gasaustausch

Die ungleichmäßige Verteilung der Atemluft mit niedrigem Belüftungs-Durchblutungs-Verhältnis und die Überblähung der distalen Alveolen mit Zunahme der Totraumventilation führen zur arteriellen Hypoxie, später auch zur chronischen Hyperkapnie, d. h. zur respiratorischen Globalinsuffizienz. Hierbei werden p_aCO_2-Werte von 70 mm Hg und mehr beobachtet.

Respiratorische Azidose Durch die chronische Hyperkapnie entwickelt sich eine metabolisch kompensierte respiratorische Azidose: Standardbikarbonat und Basenüberschuss sind erhöht, der pH-Wert liegt oft noch im Normbereich.

23.2.7 Atemregulation

Der zentrale Atemantrieb ist bei Patienten mit COPD erhöht, obwohl die Ansprechbarkeit auf Änderungen des arteriellen pH-Werts und des p_aCO_2 im Vergleich zu Gesunden vermindert ist. Bei einigen Patienten mit chronischer Hyperkapnie führt die Zufuhr hoher inspiratorischer O_2-Konzentrationen zur Hypoxie, möglicherweise aufgrund einer Hemmung des hypoxischen Atemantriebs oder aber Veränderungen des Belüftungs-Durchblutungs-Verhältnisses durch Aufhebung der hypoxischen pulmonalen Vasokonstriktion. Insgesamt reagieren Patienten mit stabiler COPD nur selten oder nur in geringem Ausmaß mit einer Hyperkapnie auf die Zufuhr von Sauerstoff. Aber:

> **Bei akuter respiratorischer Insuffizienz des COPD-Patienten muss mit einem stärkeren p_aCO_2-Anstieg unter der O_2-Therapie gerechnet werden; dennoch darf dem hypoxischen COPD-Patienten eine O_2-Zufuhr nicht vorenthalten werden.**

23.2.8 Herzfunktion

Kardiovaskuläre Veränderungen entstehen durch die Zunahme des pulmonalen Gefäßwiderstands. Die pulmonale Widerstandserhöhung beruht auf der Rarefizierung des Kapillarbetts und der hypoxischen pulmonalen Vasokonstriktion. Die pulmonale Hypertonie erhöht die Nachlast für den relativ druckempfindlichen rechten Ventrikel, und es entwickelt sich ein chronisches Cor pulmonale. Bei pulmonaler Hypertonie ist eine höhere Vorlast für den rechten Ventrikel erforderlich, um eine ausreichende Funktion zu gewährleisten. Ein intrinsischer PEEP kann die Vorlast vermindern, besonders wenn eine Hypovolämie vorliegt. Oft besteht außerdem eine Tachykardie; hierdurch wird die Füllungszeit des Ventrikels verkürzt und die Vorlast weiter vermindert: ein Abfall des Herzzeitvolumens und Hypotension können die Folge sein, besonders wenn mit der Überdruckbeatmung begonnen wird.

23.3 Akute respiratorische Insuffizienz bei COPD

Merkmale
Eine akute hyperkapnische Insuffizienz bei COPD ist gekennzeichnet durch einen Abfall des p_aO_2 auf <50 (60) mm Hg und einen Anstieg des p_aCO_2 auf >50 mm Hg unter Atmung von Raumluft.

Da diese Kriterien häufig bereits von stabilen ambulanten COPD-Patienten erfüllt werden, sollte per Definition der p_aO_2 niedriger oder der p_aCO_2 höher sein, als normalerweise bei dem betreffenden Patienten zu erwarten ist.

Nach einer ebenfalls gebräuchlichen Definition liegt ein hyperkapnisches Atemversagen vor, wenn die Veränderungen der Blutgase im Zusammenhang mit einer akuten Exazerbation der Dyspnoe und anderen Symptomen stehen und objektive Zeichen der akuten Dekompensation vorhanden sind.

23.3.1 Auslösende Faktoren

Zu den häufigsten Auslösern einer akuten respiratorischen Dekompensation gehören Infektionen, weiterhin kardiale Störungen, Umweltfaktoren, Medikamente, übermäßige O_2-Therapie, Lungenembolie und Ermüdung der Atemmuskulatur.

Infektionen

Virale Infektionen oder bakterielle Superinfektionen des Respirationstrakts gelten als der häufigste Auslöser eines akuten Ventilationsversagens bei COPD. Zwar lassen sich oft Streptokokken und Haemophilus influenzae in Sputumkulturen nachweisen, jedoch kann es sich hierbei auch lediglich um eine bakterielle Besiedlung des Respirationstrakts handeln.

Der Nutzen einer Antibiotikatherapie ist nicht gesichert, v. a. bei fehlendem Erregernachweis. Antibiotika werden aber häufig empfohlen, vermutlich weil die Risiken der Therapie gering, die Gefahr einer weiteren Verschlechterung hingegen größer eingeschätzt werden.

Pneumonien können rasch zu einer klinischen Verschlechterung führen und müssen daher frühzeitig behandelt werden.

Kardiale Störungen

Herzerkrankungen wie koronare Herzkrankheit, Herzrhythmusstörungen oder Cor pulmonale können eine akute Exazerbation auslösen. Umgekehrt werden die Auswirkungen dieser Erkrankungen durch die Hypoxämie/Hyperkapnie verstärkt. Bei akuter respiratorischer Insuffizienz des COPD-Patienten treten sehr häufig supraventrikuläre Herzrhythmusstörungen auf, besonders multifokale Vorhoftachykardien, die durch Hypoxie, Hyperkapnie und Elektrolytstörungen verstärkt werden.

Medikamente

COPD-Patienten erhalten häufig eine größere Anzahl von Medikamenten, deren Interaktion zu erhöhter Toxizität oder Wirkungsverlust führen kann. Auch muss damit gerechnet werden, dass zahlreiche Patienten die verordneten Atemtherapeutika nicht wie verschrieben einnehmen und hierdurch eine akute Exazerbation ausgelöst wird.

Zu beachten ist weiterhin, dass β-Blocker einen schweren Bronchospasmus hervorrufen können. Dennoch soll nach heutiger Ansicht einem COPD-Patienten eine indizierte β-Blockertherapie (KHK, Herzinsuffizienz) nicht vorenthalten werden, da sie meist gut vertragen wird und mehr Vor- als Nachteile für den Patienten bringt. Allerdings muss die Therapie vorsichtig begonnen werden, und es sollten β_1-selektive Präparate gewählt werden (z. B. Metoprolol, Atenolol). Sedativhypnotika wie die Benzodiazepine und Opioide wirken atemdepressiv und können eine akute Dekompensation auslösen. Daher gilt:

! Sedativa, Hypnotika und Opioide sollten bei spontan atmenden Patienten mit schwerer COPD möglichst nicht eingesetzt werden.

Lungenembolie

Die COPD prädisponiert möglicherweise zu Thromboembolien, denn autoptisch finden sich bei einer großen Zahl von Patienten Lungenembolien. Die Ursache könnte eine abnorme Thrombozytenfunktion mit gesteigerter Gerinnungsaktivität sein. Die Diagnose lässt sich durch Angiographie sichern, während die Lungenszintigraphie nicht immer eindeutige Befunde zeigt. Wegen der gesteigerten Empfindlichkeit von COPD-Patienten gegenüber Thromboembolien wird bei kardiovaskulären Störungen eine Therapie mit Antikoagulanzien empfohlen, sofern keine Kontraindikationen bestehen.

Ermüdung der Atemmuskulatur

Derzeit ist nicht geklärt, ob eine Ermüdung der Atemmuskulatur der auslösende Faktor einer akuten respiratorischen Dekompensation bei der COPD sein kann. Möglicherweise handelt es sich bei der respiratorischen Insuffizienz durch Ermüdung der Atemmuskulatur um einen fortschreitenden Prozess, nicht um ein akutes Ereignis. Die Ermüdung entstünde dann »schleichend« aufgrund der erhöhten mechanischen Belastung. Bestimmte Faktoren beeinträchtigen die Funktion der Atemmuskulatur und können so zur respiratorischen Insuffizienz beitragen. Zu diesen Kofaktoren gehören:

- Elektrolytstörungen wie Hypokaliämie, Hypophosphatämie, Hypokalziämie, Hypomagnesiämie;
- Hypoxie und Hyperkapnie;
- Kortikosteroide (experimentelle Befunde);
- endokrine Störungen: Hyper- und Hypothyreose;
- schlechter Ernährungszustand;
- eingeschränkte O_2-Zufuhr;
- erhöhter O_2-Bedarf;
- Sedativa.

Diese Faktoren müssen bei der Therapie der akuten Dekompensation ebenfalls beseitigt werden.

Pneumothorax, Pleuraerguss

Der Pneumothorax gehört zu den möglichen Komplikationen der COPD, die eine akute respiratorische Dekompensation auslösen können. Nicht immer ist der Pneumothorax leicht zu erkennen, da die typischen klinischen Zeichen wie abgeschwächtes Atemgeräusch und hypersonorer Klopfschall auch beim Lungenemphysem ohne Pneumothorax gefunden werden.

Ausgedehnte Pleuraergüsse können beim COPD-Patienten ebenfalls rasch zur akuten Dekompensation führen; sie sollten bei akuter respiratorischer Insuffizienz drainiert werden!

23.3.2 Klinisches Bild

Die akute respiratorische Insuffizienz bei der COPD manifestiert sich primär als Dyspnoe. Sie entwickelt sich meist progredient über mehrere Tage, seltener akut. Weitere typische Zeichen sind Husten und Auswurf, wobei der Auswurf eine gelbliche oder grüne Farbe annehmen kann und so auf eine Infektion hinweist.

Nimmt bei einem Patienten mit chronischem produktivem Husten die **Dyspnoe** sehr stark zu und die **Sputumproduktion** schlagartig ab, so liegt vermutlich eine Retention eingedickter Sekrete vor.

Tachypnoe, Tachykardie und **Abnahme des Atemzugvolumens** sind Frühzeichen der respiratorischen Insuffizienz, während asynchrone Atembewegungen, Einsatz der Atemhilfsmuskulatur oder gar paradoxe Atembewegungen bei fortgeschrittener Insuffizienz auftreten. Allerdings können atypische Atembewegungen auch bei Patienten mit stabiler COPD vorhanden sein.

Kopfschmerzen weisen auf eine Hyperkapnie hin; Schwitzen, Verwirrtheit, Einschränkung des Bewusstseins und Tremor sind meist durch Hypoxie und Hyperkapnie bedingt.

Klinische Einteilung: »pink puffer« und »blue bloater«

COPD-Patienten werden klinisch in 2 Typen eingeteilt:

- Typ A (»pink puffer«),
- Typ B (»blue bloater«).

Diese Typisierung kennzeichnet allerdings Extreme, zwischen denen sich die meisten Patienten mit Lungenemphysem bewegen.

Typ A (»pink puffer«) Hierbei handelt es sich um den primär emphysematischen asthenischen Patienten mit blass-rosiger Hautfarbe. Morphologisch besteht ein panlobuläres Lungenemphysem; klinisches Leitsymptom ist die Dyspnoe.

Typ B (»blue bloater«) Im Vordergrund steht die chronische Bronchitis mit Husten, Auswurf, Zyanose und plethorischem Gesicht (»blue bloater«); der Habitus ist gedrungen-adipös; morphologisch besteht ein zentrilobuläres Emphysem (◘ Tab. 23.2).

23.4 Diagnose der akuten Dekompensation

Die Diagnose der akuten respiratorischen Insuffizienz bei COPD wird klinisch gestellt und durch die arterielle Blutgasanalyse gesichert, allerdings müssen andere Ursachen des akuten hyperkapnischen Atemversagens mit Dyspnoe und möglicherweise auch ein Bronchospasmus differenzialdiagnostisch ausgeschlossen werden. Neben der COPD können folgende Erkrankungen mit einem Bronchospasmus einhergehen:

- Asthma (◘ Tab. 23.1)
- Lungenödem,
- Lungenembolie,
- Pneumonie,

Tab. 23.2 Klinische, radiologische und funktionelle Befunde bei COPD

Kriterien	Typ A (»pink puffer«): Emphysemtyp	Typ B (»blue bloater«): bronchitischer Typ
Physiognomie	asthenischer Habitus	normal oder pyknisch
	fassförmiger Thorax	meist normale Form
Dyspnoe	meist deutlich und konstant	zeitweise oder fehlend
Husten	wenig	Stark
Auswurf	spärlich, mukös	reichlich, zeitweilig purulent
Atemgeräusch	leise	normal, bronchitische Nebengeräusche
Hämatokrit	<50%	>50%
Strahlentransparenz	erhöht	normal
Gefäßzeichnung	vermindert	normal
Herzform	klein und schlank	Herz verbreitert
FEV_1	vermindert	vermindert
R_{aw}	normal bis leicht erhöht	deutlich erhöht
RV	erhöht	erhöht
TLC	erhöht	normal
Compliance	erhöht	normal bis erhöht
Hypoxie und Globalinsuffizienz	lange Zeit leichte Hypoxie, erst spät Globalinsuffizienz	frühzeitig Hypoxie und Globalinsuffizienz
Cor pulmonale	relativ spät	frühzeitig

- Magensaftaspiration,
- Inhalationstrauma,
- zystische Fibrose,
- Karzinoidsyndrom,
- Anaphylaxie.

In der aktuellen Leitlinie der Deutschen Atemwegliga wird die akute Exazerbation in 3 Schweregrade eingeteilt; die Symptomatik und die grundsätzlich empfohlene schweregradorientierte Therapie kann der Tab. 23.3 entnommen werden.

23.4.1 Lungenfunktionsprüfungen und arterielle Blutgasanalyse

Lungenfunktionsprüfungen ermöglichen die Diagnose und Einschätzung des Schweregrads der COPD, während durch die Blutgasanalyse das Ausmaß der respiratorischen Insuffizienz bestimmt werden kann. Bei der COPD besteht eine Behinderung des exspiratorischen Flows, die Obstruktion wird durch Inhalation von β_2-Sympathikomimetika nicht oder nur wenig vermindert; das Residualvolumen ist erhöht, das Verhältnis von FEV_1 zu FVC erniedrigt. Klinisch gilt:

> **Mit einem hyperkapnischen Atemversagen muss gerechnet werden, wenn die FEV_1 auf 1 l oder weniger abfällt.**

Mit Hilfe der Blutgasanalyse kann festgestellt werden, ob es sich um die akute Verschlechterung einer chronischen oder um eine chronische respiratorische Azidose handelt. Die Diagnose ergibt sich aus der Beziehung zwischen den Veränderungen des p_aCO_2 und den Veränderungen des pH-Werts bzw. der H^+-Ionenkonzentration.

23.5 Konservative Therapie der akuten Dekompensation

Zu unterscheiden ist zwischen konservativen Maßnahmen und Atemhilfe oder Beatmungstherapie. Bei der Mehrzahl der Patienten kann mit konsequent

Tab. 23.3 Schweregradorientierte Behandlung der COPD-Exazerbation. [Leitlinie der Deutschen Atemwegsliga und der Deutschen Gesellschaft für Pneumologie und Beatmungsmedizin zur Diagnostik und Therapie von Patienten mit chronisch obstruktiver Bronchitis und Lungenemphysem (COPD); aus Vogelmeier et al. (2007); mit freundlicher Genehmigung]

Schweregrad	Kennzeichen	Therapie
Alle Schweregrade		– Nikotinverzicht – Antibiotika bei purulentem Sputum – Therapie der Komorbiditäten
Leichtgradig	leichte subjektive Verschlechterung ± Verschlechterung der Lungenfunktion	– Anticholinergika und/oder β_2-Sympathomimetika
Mittelgradig	Atemnot ↑, Husten ↑ + Verschlechterung der Lungenfunktion	– evtl. – + systemische Glukokortikoide – + Theophyllin
Schwergradig	Bewusstseinstrübung, Tachykardie/-pnoe, Zyanose (neu/progredient), Ödeme	– + Sauerstoff – ± NIV – ± Therapie der Komplikationen

durchgeführten konservativen Maßnahmen die akute respiratorische Insuffizienz beseitigt werden. Nur bei Patienten mit schwerer Hypoxämie und Azidose ist häufig eine, nicht selten langwierige, Beatmungstherapie erforderlich.

Die wichtigsten Therapieziele
- Beseitigung der Hypoxämie
- Verminderung der CO_2-Produktion durch Reduktion der Atemarbeit
- Steigerung der CO_2-Ausscheidung durch Verbesserung der alveolären Ventilation
- Behandlung des Bronchospasmus
- Sekretolyse und Sekretmobilisation
- Behandlung von Infekten
- Erholung der Atemmuskulatur

23.5.1 O_2-Zufuhr

Primäres Ziel der Akutbehandlung ist die Beseitigung der Hypoxämie. Hierfür ist die Zufuhr von Sauerstoff erforderlich.

Die Zufuhr von Sauerstoff ist die wichtigste initiale Maßnahme bei akuter Dekompensation der COPD. Angestrebt wird eine arterielle O_2-Sättigung von 90% bei ausreichendem Hämoglobingehalt des Blutes oder ein arterieller pO_2 von 50–60 mm Hg.

Meist genügt die Zufuhr weniger Liter O_2/min bzw. niedriger inspiratorischer Konzentrationen, um diese Therapieziele zu erreichen. Eine rasche Normalisierung des p_aO_2 durch eine zu hohe inspiratorische O_2-Konzentration kann bei hypoxämischen und hyperkapnischen Patienten zum Wegfall des hypoxischen Atemantriebs und Zunahme des Totraumanteils am Atemzugvolumen führen, sodass der p_aCO_2 noch weiter ansteigt. Allerdings werden die Gefahren der O_2-Therapie – Zunahme der Hyperkapnie bis hin zur CO_2-Narkose oder gar Atemstillstand – überschätzt und der Patient durch Zufuhr von zu wenig Sauerstoff oder gänzliches Vorenthalten oder Abbrechen der O_2-Therapie bei einer Verschlechterung des Zustands zusätzlich gefährdet.

Tipp

Die O_2-Zufuhr sollte zunächst 2–4 l/min über eine Nasensonde betragen oder 24–28% bei Verwendung einer Venturi-Gesichtsmaske. Keinesfalls darf einem Patienten im Stadium der akuten Dekompensation Sauerstoff aus Furcht vor einer Zunahme der Hyperkapnie vorenthalten werden.

Überwachung der O_2-Therapie

Die O_2-Zufuhr bedarf der sorgfältigen Überwachung anhand folgender Parameter:
- mentaler Status des Patienten,
- Oxygenierung des arteriellen Blutes,
- pH-Wert.

Der aktuelle p_aCO_2 ist demgegenüber von nachrangiger Bedeutung, zumal zahlreiche Patienten an chronisch erhöhte p_aCO_2-Werte gewöhnt sind.

Günstige Auswirkungen der O_2-Therapie – Beseitigung der Hypoxämie
- Abnahme des anaeroben Stoffwechsels und der Laktatproduktion
- Verbesserung der Hirnfunktion bzw. des mentalen Zustands
- Abnahme von Herzrhythmusstörungen und Myokardischämie
- Abnahme des pulmonalen Hypertonus
- Verbesserung der rechtsventrikulären Funktion oder Rechtsherzinsuffizienz
- Verminderung der ADH-Freisetzung und Zunahme der renalen Wasserclearance
- Reduktion des extravasalen Lungenwassers
- Senkung des erhöhten Hämatokrits

23.5.2 Bronchodilatation

Günstige Wirkungen von Bronchodilatatoren sind v. a. bei Patienten mit bronchialer Hyperreagibilität zu erwarten, jedoch ist oft auch bei akuter Exazerbation eine reversible Komponente am Bronchospasmus beteiligt. Bei diesen Patienten kann durch β_2-Sympathikomimetika und Theophyllin eine gewisse Bronchodilatation und Verminderung der Atemarbeit erreicht werden.

β_2-Sympathikomimetika

Diese Substanzen wirken am stärksten bronchospasmolytisch und sind daher die Mittel der ersten Wahl zur Behandlung des Bronchospasmus bei akuter Dekompensation einer COPD. Die β_2-Sympathikometika dilatieren nicht nur die Bronchien durch Stimulation der β_2-Rezeptoren der Bronchialmuskeln, sondern verbessern auch die mukoziliäre Clearance, u. a. durch Aktivierung der Zilienfunktion des Flimmerepithels und Beeinflussung der Schleimqualität. Die unspezifische Entzündungsreaktion wird durch kurz wirkende β_2-Sympathikomimetika hingegen nicht beeinflusst.

Anwendung Die Zufuhr erfolgt bevorzugt durch Inhalation als Dosieraerosol, weil hierdurch die kardiovaskulären Nebenwirkungen wesentlich vermindert werden können und außerdem nur 1/10 der oralen Dosis erforderlich ist. Die intravenöse Injektion ist hingegen in erster Linie schwersten Atemwegobstruktionen vorbehalten. Bei inhalativer Zufuhr tritt die Wirkung der β_2-Sympathikomimetika innerhalb weniger Sekunden ein und ist nach 5–10 min maximal ausgeprägt; die Wirkungsdauer beträgt 4–6 h.

β2-adrenerge Bronchospasmolytika
- Gebräuchliche β_2-adrenerge Bronchospasmolytika (verabreicht werden 2–3 Hübe alle 3–6 h, wobei die maximale Obergrenze nicht gesichert ist):

Carbuterol	1 Hub = 0,1 mg
Fenoterol	1 Hub = 0,2 (0,1) mg
Reproterol	1 Hub = 0,5 mg
Salbutamol	1 Hub = 0,1 mg
Terbutalin	1 Hub = 0,25 mg

- **Systemische** β_2-adrenerge Bronchospasmolytika:

Reproterol	90 µg i.v. als Bolus und/oder 40 µg/h kontinuierlich i.v.,
Terbutalin	0,25–0,5 µg s.c.

Bei schwerer Atemwegobstruktion können die Substanzen auch über einen Düsenvernebler oder den Vernebler des Beatmungsgeräts zugeführt werden. Wesentlicher **Nachteil der inhalativen Zufuhr:** Nur etwa 10% der verabreichten Dosis gelangt bis in die Bronchien. Daher ist die korrekte Anwendung von besonderer Bedeutung:
- Aerosolbehälter vor Gebrauch schütteln,
- tief ausatmen, Mundstück mit den Lippen fest umschließen,
- langsam tief einatmen, mit Beginn der Inspiration das Dosierventil betätigen,
- am Ende der Inspiration einige Sekunden den Atem anhalten.

Tipp

Adrenalin, Orciprenalin und Isoproterenol sollten wegen ihrer geringen Selektivität und ihrer schwerwiegenden kardiovaskulären Nebenwirkungen nicht mehr als Bronchospasmolytika eingesetzt werden.

Nebenwirkungen Die Anwendung der β2-Sympathikomimetika führt praktisch immer zum **Tremor**. Die Intensität hängt von der Dosis ab, ist aber individuell unterschiedlich ausgeprägt. Die **kardiovaskulären Wirkungen** sind bei inhalativer Anwendung gering; der Blutdruck bleibt im Wesentlichen unverändert, die Herzfrequenz kann etwas ansteigen; Herzrhythmusstörungen, wie bei einer Theophyllinüberdosierung, sind untypisch.

Theophyllin

Theophyllin gehört, wie Koffein und Theobromin, zu den Xanthinen, Substanzen, die stimulierend auf das zentrale Nervensystem wirken. Die wichtigste Wirkung von Theophyllin ist die Bronchodilatation. Weitere, klinisch vermutlich weniger bedeutsame Wirkungen sind:

- Verbesserung der mukoziliären Clearance,
- Steigerung der Kontraktilität der Herzmuskulatur und des Zwerchfells,
- Hemmung der Freisetzung von Entzündungsmediatoren, somit antiinflammatorische Eigenschaften,
- Verminderung des pulmonalarteriellen Drucks,
- Stimulation von Atemzentren.

Anwendung Die therapeutische Breite von Theophyllin ist gering. Daher sollte die Substanz, v. a. beim Intensivpatienten, nicht schematisch nach Körpergewicht, sondern nur unter Kontrolle der Serumkonzentrationen zugeführt werden.

Theophyllinserumkonzentration

Therapeutischer Bereich der Theophyllinserumkonzentration: 10–12 (–15) µg/ml.

Dieser Bereich sollte wegen der zunehmenden kardiovaskulären Nebenwirkungen nicht überschritten werden. Wegen der in hohem Maße individuellen Elimination (Plasmahalbwertszeiten 3–10 h) ist die Dosierung oft schwierig. Außerdem müssen Interaktionen mit anderen Substanzen beachtet werden: Cimetidin, Makrolidantibiotika und Allopurinol beeinträchtigen die Theophyllinclearance, während Phenobarbital, Carbamazepin, Phenytoin und Rifampicin die Elimination steigern.

Theophyllin intravenös

Bei akuter respiratorischer Dekompensation der COPD wird Theophyllin intravenös als kontinuierliche Infusion zugeführt.
Dosierung: 0,05–0,1 mg/kg KG/h.

Die wichtigsten Nebenwirkungen von Theophyllin

- Herzrhythmusstörungen, meist tachykarde Formen
- Kopfschmerzen
- Hypotonie
- Unruhe, Schlafstörungen
- Gastrointestinale Symptome: Appetitlosigkeit, Übelkeit, Erbrechen, Durchfälle, Bauchschmerzen
- Bei Serumkonzentrationen von >40 µg/ml: zerebrale Krampfanfälle

Relative Kontraindikationen von Theophyllin

- Tachykarde Herzrhythmusstörungen
- Hyperthyreose, Thyreotoxikose
- Akuter Myokardinfarkt
- Hypertrophe obstruktive Kardiomyopathie
- Epilepsie

Glukokortikoide

Bei einigen COPD-Patienten mit akuter respiratorischer Dekompensation wirken systemisch zugeführte Kortikoide bronchodilatierend, v. a. wenn eine Hyperreagibilität besteht. Allerdings liegen hierzu nur wenige Ergebnisse vor. Ein kurzfristiger Therapieversuch über wenige Tage, z. B. mit 0,5 mg/kg KG Methylprednisolon alle 6–8 h, gilt als gerechtfertigt.

Anticholinergika

Die Anticholinergika Ipratropiumbromid und Oxitropiumbromid wirken bronchodilatierend durch Blockade cholinerger Rezeptoren der Bronchialmuskulatur. Daher sind diese Substanzen v. a. bei COPD-Patienten mit vagovagaler Reflexbronchokonstriktion wirksam, hingegen werden allergisches Asthma und Belastungsasthma klinisch nur unwesentlich beeinflusst.

Ipatropiumbromid und Oxitropiumbromid werden **ausschließlich inhalativ** zugeführt. Die Wirkung setzt im Vergleich zu den β_2-Sympathikomimetika verzögert ein (maximaler Effekt frühestens nach 30 min), hält aber länger an. Wesentliche Nebenwirkungen sind auch bei höherer Dosierung nicht zu erwarten.

23.5.3 Expektoranzien

Die Beeinträchtigung der mukoziliären Clearance bei COPD trägt, wie bereits beschrieben, zur Obstruktion der Atemwege bei. Daher kann durch Beseitigung der Mukostase die akute respiratorische Insuffizienz günstig beeinflusst und auch das Wohlbefinden des Patienten verbessert werden. Therapeutisch werden hierfür Expektoranzien eingesetzt, Substanzen, die den Selbstreinigungsmechanismus der Bronchien verbessern sollen. Allerdings ist die klinische Wirksamkeit der meisten Expektoranzien nicht erwiesen; entsprechend wird der therapeutische Nutzen der derzeit verfügbaren Substanzen vermutlich überschätzt.

Sekretolytika Diese Substanzen wirken auf die schleimsezernierenden Zellen und sollen die Viskosität des Bronchialschleims vermindern. Eingesetzt werden Mineralsalze, ätherische Öle, Emetin, Bromhexin und Ambroxol.

Mukolytika Hierzu gehören das häufig verwendete N-Acetylcystein, Detergenzien, Proteinasen und Mercaptoethansulfat. Mukolytika sollen v. a. die Qualität des Bronchialschleims verändern. N-Acetylcystein spaltet Disulfidbrücken und bewirkt hierdurch eine Depolymerisierung der Muzine: Die Viskosität des Schleims nimmt ab.

Sekretomotorika Diese Substanzen sollen die Flimmerepithelien stimulieren und den Abtransport des Schleims fördern. Die wichtigsten Sekretomotorika sind die β_2-Sympathikomimetika und Theophyllin, in Grenzen auch die Anticholinergika und Benzylamine.

! Die inhalative Zufuhr von N-Acetylcystein, Proteasen, Detergenzien und Mercaptoethansulfat steigert die Hyperreaktivität der Bronchien und verstärkt die Bronchialobstruktion.

Angesichts dieser Nebenwirkungen und der ungesicherten günstigen Wirkung empfehlen einige Autoren – wenn überhaupt – Expektoranzien nur peroral oder intravenös zuzuführen und sich dabei auf N-Acetylcystein und Ambroxol zu beschränken.

Hydratation Im Gegensatz zur weit verbreiteten Ansicht kann durch eine **gesteigerte Flüssigkeitszufuhr** bei Patienten mit chronischer Bronchitis – im Gegensatz zu Asthma bronchiale – weder die Sputummenge noch die Sputumviskosität oder die Expektoration günstig beeinflusst werden. Selbst eine Flüssigkeitsrestriktion scheint sich nicht nachteilig auszuwirken.

Antitussiva Hustenhemmende Medikamente sollten nur bei trockenem, quälendem Husten oder nächtlichen Hustenattacken mit Luftnot zugeführt werden. Zu den wichtigsten Antitussiva gehören Clobutinol und Dihydrocodein, bei sehr starkem Husten auch Hydrocodon.

23.5.4 Thoraxphysiotherapie

Die Thoraxphysiotherapie ist v. a. bei Makroatelektasen oder röntgenologisch sichtbaren Atelektasen ohne Luftbronchogramm indiziert, vermutlich auch bei COPD-Patienten mit akuter respiratorischer Dekompensation und gesteigerter Schleimproduktion oder Sezernierung zähen Sekrets bei abgeschwächtem Hustenstoß. Lässt sich innerhalb von 1–2 Tagen hierdurch keine Besserung erreichen, sollte die Thoraxphysiotherapie nicht fortgeführt werden.

23.5.5 Antibiotika

Häufig werden bei einer akuten Exazerbation der COPD routinemäßig Antibiotika zugeführt, obwohl der Nutzen dieser Maßnahme nicht erwiesen ist. Neuere Untersuchungen weisen aber darauf hin, dass die Zeichen und Symptome der akuten respiratorischen Insuffizienz unter Breitspektrumantibiotika früher beseitigt werden als ohne Antibiotika, wenngleich der Unterschied nicht sehr groß ist. Einige Autoren empfehlen daher, bei jeder akuten Exazerbation Breitspektrumantibiotika einzusetzen, andere nur bei eitrigem Sputum oder klinischem Verdacht auf eine bakterielle Pneumonie. Insgesamt ist aber die Frage der routinemäßigen Antibiotikatherapie bei exazerbierter COPD derzeit nicht geklärt, wird jedoch aktuell von der Deutschen Atemwegsliga eher empfohlen (2007; Evidenzgrad auf einer Skala von A = höchste Evidenz bis D = niedrigste Evidenz):

Tipp

COPD-Patienten mit Exazerbationen und den klinischen Zeichen eines bakteriellen Atemweginfektes können von einer Behandlung mit Antibiotika profitieren (Evidenzgrad B).

Bei der Auswahl der Antibiotika müssen die häufigsten bakteriellen Erreger, die zu einer COPD-Exarzerbation führen, berücksichtigt werden. Dies sind v. a. folgende Bakterien:

- H. influenzae,
- S. pneumoniae,
- M. catarrhalis,
- Enterobakterien,
- P. aeruginosa.

Pseudomonas spp. werden v. a. nachgewiesen bei Patienten mit folgenden Risikofaktoren: weit fortgeschrittener Krankheitsverlauf, chronische systemische Glukokortikoidtherapie sowie stationärer Aufenthalt und/oder Breitspektrumantibiotikatherapie innerhalb des letzten Monats.

Oft sind jedoch virale Erreger wie Influenzaviren, »respiratory syncitial virus«, Rhino-, Corona- und Adenoviren Auslöser der Exarzerbation; Antibiotika sind dann naturgemäß nicht wirksam (höchstens gegen eine bakterielle Superinfektion).

Welche Antibiotika sind geeignet? Für Patienten mit schwerer COPD sind Aminopenicilline mit β-Laktamaseinhibitor oder Fluorchinolone der Gruppe 3 und 4 (die sog. »Atemwegchinolone« Levofloxacin und Moxifloxacin) indiziert. Liegen besondere Risiken für eine Pseudomonasinfektion vor, sind pseudomonaswirksame Antibiotika auszuwählen wie Carbapeneme, Acylaminopenicilline, Cephalosporine 3b und 4 oder Chinolone der Gruppe 2 oder 3 (Ciprofloxacin, Levofloxacin).

23.5.6 Digitalis, Diuretika

Digitalis Die Wirkung von Digitalis bei COPD-Patienten mit pulmonaler Hypertonie und Cor pulmonale ist nicht gesichert; zudem nimmt bei akuter Dekompensation die Gefahr der Digitalisintoxikation zu. Eine früher übliche routinemäßige Digitalisierung bei akuter Dekompensation der COPD ist nicht indiziert.

Diuretika Bei akuter Dekompensation mit Rechtsherzinsuffizienz und eingeschränkter Nierenfunktion mit Wasserretention und Hypervolämie sowie erhöhtem extravasalen Lungenwasser kann die Zufuhr von Diuretika indiziert sein.

23.6 Maschinelle Beatmung

Reicht die konservative Therapie allein nicht mehr aus, muss dem Patienten eine Atemunterstützung angeboten werden. Diese gilt bei folgenden Blutgas-/pH-Werten als indiziert:

- bei unbekannten COPD-Patienten:
  - p_aO_2 <60 mm Hg und p_aCO_2 >50 mm Hg unter O_2-Zufuhr bzw. pH <7,35;
- bei bekannter COPD:
  - p_aO_2 <50 mm Hg und p_aCO_2 >70 mm Hg unter O_2-Zufuhr und pH <7,35.

Dabei ist gesichert, dass der COPD-Patient (unter Beachtung der Kontraindikationen und Ausschlusskriterien; ◘ Tab. 23.4) von der noninvasiven Beatmung profitiert.

> **Die noninvasive Beatmung über eine Gesichtsmaske ist (in ausgewählten Fällen auch eine Nasenmaske) bei dekompensierter COPD die Therapie der Wahl.**

Die NIV kann, z. B. als (am besten druckkontrollierte) A/C oder PSV, bei modernen Beatmungsgeräten vorzugsweise im NIV-Modus erfolgen. Mit NIV können etwa 75–80% der schweren akuten Exazerbationen erfolgreich behandelt werden. Durchführung der NIV ▶ Kap. 17.

Bei Vorliegen von Kontraindikationen oder Ausschlusskriterien oder Versagen der NIV muss der Patient intubiert und konventionell invasiv beatmet werden. Der Einsatz der invasiven Beatmung gehört zu den schwierigsten Entscheidungen in der Behandlung der akuten respiratorischen Dekompensation bei COPD, denn meist handelt es sich um Patienten mit schwerer irreversibler Erkrankung, die oft nur unter sehr großem Aufwand, über einen mitunter sehr langen Zeitraum, vom Beatmungsgerät entwöhnt werden können.

23.6.1 Indikationen

Grundsätzlich sind die endotracheale Intubation und Beatmung indiziert, wenn die konservativen Therapiemaßnahmen versagen. Wann dieser Zeitpunkt erreicht ist, kann allerdings nicht durch spezifische Blutgaswerte und Ergebnisse von Lungenfunktionstests bestimmt werden. Selbst extrem hohe p_aCO_2-Werte sind noch keine Indikation für die Beatmung, wenn der Säure-Basen-Haushalt kompensiert ist und hyperkapniebedingte klinische Zeichen fehlen. An-

Tab. 23.4 Ein- und Ausschlusskriterien für die NIV bei COPD-Patienten mit akuter respiratorischer Insuffizienz. (Nach Vogelmeier et al. 2007, Deutsche Atemwegsliga 2007; Leitlinien zur Diagnostik und Therapie der COPD)

Einschlusskriterien	Ausschlusskriterien
Schwere Atemnot, Einsatz der Atemhilfsmuskulatur, paradoxe abdominale Atmung	Atemstillstand
Azidose (pH <7,35), Hyperkapnie (p_aCO_2>50 mm Hg)	Herz-Kreislauf-Instabilität (Herzinfarkt, kardiogener Schock, schwere Arrhythmie)
Tachypnoe >25/min	Somnolenz, Sopor, Koma
	Fehlende Kooperation des Patienten
	Erhöhte Regurgitations- und Aspirationsgefahr (Schluckstörungen, Ileus, GI-Blutung)
	Kürzliche Operation im Bereich von Gesicht, Ösophagus, Oberbauch; Gesichtstrauma; nasopharyngeale Fehlbildungen
	Große Sputummengen mit viskösem Sekret

dererseits darf mit der invasiven Beatmung nicht so lange gewartet werden, bis der Patient aufgrund der CO_2-Retention in einen stuporösen oder komatösen Zustand verfällt und eine notfallmäßige Intubation erforderlich ist. Die Indikation für die Beatmung stützt sich daher eher auf akute klinische Befunde als auf Atemparameter.

Indikationen für die maschinelle Beatmung

- Akute respiratorische Azidose (p_aCO_2>60 mm Hg mit niedrigem pH-Wert (<7,2)
- Ungenügender p_aO_2 (<45 mm Hg) trotz Zufuhr von Sauerstoff
- Stupor oder Koma
- Schnelle, flache Atmung: f>30/min, V_T <5 ml/kg KG
- Paradoxe Atmung und respiratorischer Alternans als Zeichen der Ermüdung der Atemmuskulatur
- Gesteigertes Atemminutenvolumen (>40% über Sollwert)
- Schwerwiegende kardiovaskuläre Funktionsstörungen

Die **endotracheale Intubation** ist bei komatösen Patienten ohne Schutzreflexe indiziert, weiterhin bei Patienten mit exzessiv gesteigerter Produktion zähen Sekrets, die nicht mehr ausreichend abhusten können (Tab. 23.5).

23.6.2 Formen der Beatmung

Das günstigste Beatmungsverfahren bei Patienten mit COPD ist nicht bekannt. Eingesetzt werden:

- SIMV,
- druckunterstützende Beatmung (PSV),
- volumenkontrollierte Beatmung (VC-CMV),
- druckregulierte volumenkonstante Beatmung (PRVC),
- »proportional assist ventilation« (PAV),
- »adaptive support ventilation« (ASV).

Für die Beatmung mit PAV und ASV liegen allerdings erst wenige Erfahrungen vor; insbesondere PAV soll jedoch gerade bei COPD-Patienten nach ersten Berichten günstige Effekte aufweisen.

SIMV

Die wichtigsten Vorteile der SIMV sind die niedrigeren Atemweg- und Pleuradrücke und die Möglichkeit für den Patienten, die Ventilation und damit den p_aCO_2 beeinflussen zu können. Hierdurch wird die Gefahr der Hyperventilation vermindert. Außerdem bleibt die Reflexsteuerung der Atmung über pulmonale und thorakale Barorezeptoren erhalten, sodass auch seltener Koordinierungsstörungen der Atemmuskulatur bei der Entwöhnung vom Beatmungsgerät auftreten sollen.

Wird allerdings die zusätzliche Beatmung bei der IMV zu gering gewählt, so kann die Ermüdung der Atemmuskulatur eher noch gefördert werden. Außerdem erhöhen IMV-Systeme mit Demand-Flow

Tab. 23.5 Kriterien für Intubation und invasive Beatmung bei exazerbierter COPD. [Leitlinie der Deutschen Atemwegsliga und der Deutschen Gesellschaft für Pneumologie und Beatmungsmedizin zur Diagnostik und Therapie von Patienten mit chronisch obstruktiver Bronchitis und Lungenemphysem (COPD); aus Vogelmeier et al. (2007); mit freundlicher Genehmigung]

Hauptkriterien	Nebenkriterien
Atemstillstand	Atemfrequenz >35 min, höher als bei Aufnahme
Atempausen mit Bewusstseinsverlust oder Schnappatmung	pH-Wert <7,3 und Abfall während der Überwachung
Psychomotorische Agitation	p_aO_2 <40 mm Hg trotz Sauerstoffgabe und NIPPV
Herzfrequenz <50/min	progrediente Bewusstseinseintrübung
Hämodynamische Instabilität mit systolischem Blutdruck <70 mm Hg	
→ Intubation bei Vorliegen eines Hauptkriteriums	
→ Nach einstündiger Therapie der NIPPV: Intubation bei Vorliegen von 2 Nebenkriterien – treten Nebenkriterien beim Aussetzen der NIPPV auf, kann diese weitergeführt werden	

zusätzlich die inspiratorische Atemarbeit. Insgesamt wird daher die IMV bei COPD-Patienten zunehmend kritisch beurteilt.

Die initiale Beatmungsfrequenz sollte bei der SIMV auf 4–6/min eingestellt und danach so reguliert werden, dass sich ein normaler arterieller pH-Wert ergibt.

Druckunterstützende Beatmung

Bei bewusstseinsklaren Patienten mit nicht zu ausgeprägter respiratorischer Insuffizienz kann eine druckunterstützende Beatmung durchgeführt werden. Hierdurch nimmt in der Regel die Atemarbeit des Patienten ab, ebenso der transdiaphragmale Druck und der Gesamt-O_2-Verbrauch.

Mandatorische Beatmung

Bei schwerer respiratorischer Insuffizienz oder zunehmendem Stupor des Patienten oder zunehmend flacher und schneller werdender Atmung sollte eine mandatorische Beatmung durchgeführt werden. Hierdurch soll sich die ermüdete Atemmuskulatur rascher erholen als unter augmentierter Beatmung. Die Beatmung kann entweder traditionell als VC-CMV oder z. B. als PRVC erfolgen.

Ist allerdings bei anhaltend agitierten Patienten eine stärkere Sedierung oder gar Muskelrelaxierung erforderlich, muss bereits innerhalb weniger Tage mit einer Atrophie der Atemmuskulatur gerechnet werden, die sich später ungünstig auf die Entwöhnung von der Beatmung auswirkt.

23.6.3 Einstellung des Beatmungsgeräts

Die richtige Einstellung des Beatmungsgeräts bei einer COPD ist derzeit ebenfalls nicht bekannt, sodass nur empirisch abgeleitete Empfehlungen gegeben werden können.

Empfehlungen für die Grundeinstellung des Beatmungsgeräts

- Atemzugvolumen 8–10 ml/kg KG
- Atemfrequenz 12–18/min
- inspiratorischer Spitzendruck <30 mm Hg
- schnell ansteigender Spitzenfluss (60–120 l/min) mit konstantem oder dezelerierendem Flow
- Atemzeitverhältnis 1 : 2, bei Obstruktion 1:3
- F_IO_2 0,3–0,4, bzw. arterielle O_2-Sättigung >90%

Neueinstellungen des Beatmungsgeräts erfolgen anhand des p_aCO_2 nach dem Prinzip der permissiven Hyperkapnie, um überhöhte Spitzendrücke zu vermeiden. Der p_aO_2 wird über die inspiratorische O_2-Konzentration reguliert.

Tipp

Eine abrupte Senkung des p_aCO_2 durch die Beatmung muss vermieden werden, um eine ausgeprägte metabolische Alkalose zu verhindern. Der erhöhte p_aCO_2 sollte vielmehr langsam über mehrere Tage gesenkt werden, und zwar möglichst auf den Wert, der vor der akuten Dekompensation bestand.

Atemzugvolumen Bei Patienten mit einer COPD ist der physiologische Totraum erhöht, sodass bei der Beatmung ein eher höheres Atemzugvolumen erforderlich ist. Allerdings sollte das Atemzugvolumen zu Beginn der Beatmung nicht mehr als 8–10 ml/kg KG betragen, um die Gefahr des Barotraumas zu mindern und einen zu raschen Abfall des p_aCO_2 zu vermeiden.

Inspirationsflow Ein hoher inspiratorischer Gasfluss erzeugt Turbulenzen in den Atemwegen. Hierdurch steigen der bronchiale Strömungswiderstand und der Beatmungsdruck bei volumenkonstanter Beatmung erheblich an. Durch einen niedrigen Inspirationsflow werden dagegen Turbulenzen vermindert und außerdem die Atemluft gleichmäßiger verteilt. Für ein solches Atemmuster muss der Patient jedoch tief sediert sein; ein wacher Patient entwickelt bei niedrigem Flow (im Rahmen einer VCV) in der Regel starke Atemnot.

Atemzeitverhältnis Um eine Zunahme des »air trapping« und des intrinsischen PEEP zu vermeiden, sollte bei einer Obstruktion das Atemzeitverhältnis auf 1 : 3 verlängert werden. Diese Forderung steht allerdings dem Konzept des niedrigen Inspirationsflows entgegen und kann bei VCU nur verwirklicht werden, wenn auch die Atemfrequenz auf ca. 8–12/min reduziert wird. Daher wird häufig direkt PCV bzw. PRVC gewählt. Hierbei entsteht automatisch ein rasch ansteigender, dezelerierender Flow (▶ Übersicht, s. oben).

Intrinsischer und externer PEEP Bei schwerer Obstruktion und zu kurzer Exspirationszeit entwickelt sich ein Auto-PEEP, da das eingeatmete Volumen nicht vollständig ausgeatmet werden kann. Hierdurch nehmen die Überblähung der Lunge und die Gefahr des Barotraumas zu, ebenso die kardiovaskulären Nebenwirkungen. Die Zuschaltung eines niedrigen externen PEEP im Bereich von 5–8 mbar erleichtert die Atemarbeit, da er dem intrinsischen PEEP distal der kollabierten kleinen Atemwege entgegenwirkt.

23.6.4 Entwöhnung von der Beatmung

Mit der Entwöhnung von der Beatmung sollte begonnen werden, wenn die akute respiratorische Insuffizienz beseitigt ist, die Atemmuskulatur sich erholt hat und der Patient sich in einem klinisch stabilen Zustand befindet.

Voraussetzungen für die Entwöhnung von der Beatmung

- Erholte Atemmuskulatur
- inspiratorische O_2-Konzentration <50%
- p_aO_2 55–65 mm Hg
- pH-Wert >7,35
- Hämatokrit >30%

Messung des Okklusionsdrucks Bei COPD-Patienten gilt der (»negative«) Munddruck zu Beginn der Inspiration bei kurzfristigem Verschluss als direktes Maß für den neuromuskulären Atemantrieb. Dieser Druck wird innerhalb der ersten 100 ms (0,1 s) nicht durch physiologische Kompensationsreaktion wie reflektorischen Atemstillstand oder verstärkten Atemantrieb beeinflusst; auch besteht keine Abhängigkeit von der Muskelkraft des Zwerchfells. Er kann daher bei COPD-Patienten herangezogen werden, um den Zeitpunkt der Entwöhnung festzulegen.

Bei Lungenschäden beträgt der Verschlussdruck, p0,1, unter ruhiger Atmung –3 bis –4 mbar. Ein hoher p0,1 weist auf einen hohen Atemantrieb hin, der nur für begrenzte Zeit ohne muskuläre Erschöpfung aufrechterhalten werden kann. Es gilt:

p0,1-Werte von mehr als –6 mbar bei COPD-Patienten sind Zeichen der drohenden muskulären Erschöpfung (»respiratory muscle fatigue«).

Der Okklusionsdruck kann bei einigen modernen Intensivbeatmungsgeräten, z. B. EVITA 4, direkt bestimmt werden.

Nach der Extubation sollte die inspiratorische O_2-Konzentration etwas höher gewählt werden als unter der Beatmung.

Die meisten Patienten können innerhalb von 3 Tagen erfolgreich vom Beatmungsgerät entwöhnt werden; nur bei einer kleinen Gruppe misslingt der frühe Extubationsversuch und ein u. U. langdauernder Entwöhnungsprozess schließt sich an (▶ Kap. 21).

Keines dieser gebräuchlichen Entwöhnungsverfahren hat sich gegenüber den anderen als überlegen erwiesen. Ist abzusehen, dass sich der Entwöhnungsvorgang über einen längeren Zeitraum hinziehen wird, sollte die Tracheotomie erwogen werden. Hierdurch kann das Wohlbefinden des Patienten und seine Mobilität meist verbessert werden.

Während der Entwöhnungsphase muss eine Zunahme der Atemarbeit vermieden werden. Durch leichte Oberkörperhochlagerung wird das Zwerchfell nach unten verlagert und das Atemzugvolumen erhöht.

23.6.5 Komplikationen

Die Beatmungstherapie bei Patienten mit COPD prädisponiert zu einer Vielzahl von Komplikationen. Zu den häufigsten gehören:

- Alkalosesyndrom durch zu starken Abfall des p_aCO_2 mit Tachypnoe, Verwirrtheit, Tremor, Myoklonien, Krämpfen und Herzrhythmusstörungen;
- Tubuskomplikationen;
- Atelektasen;
- Pneumothorax;
- Fehlbedienung des Beatmungsgeräts;
- schwere Hyperkapnie;
- nosokomiale Infektionen, v. a. Pneumonien, Bronchitiden;
- Herzrhythmusstörungen, v. a. Vorhoftachykardien;
- akuter Myokardinfarkt;
- gastrointestinale Blutungen.

23.7 Prognose

Trotz zahlreicher, teils lebensbedrohlicher Komplikationsmöglichkeiten ist die Kurzzeitprognose von akut respiratorisch dekompensierten COPD-Patienten relativ gut. Zwar schwanken die Angaben zur akuten Krankenhausletalität beträchtlich, doch ergibt sich aus verschiedenen Untersuchungen ein Durchschnittswert von 28%. Die Letalität ist besonders hoch bei Patienten mit einer FEV_1 von weniger als 25% des Vorhersagewerts. Eine vorbestehende Hyperkapnie und ein niedriger pH-Wert sowie ein Cor pulmonale verschlechtern ebenfalls die Prognose. Günstiger ist die Prognose, wenn eine akute Exazerbation einer chronischen Bronchitis die auslösende Ursache der Dekompensation war.

Die Mehrzahl der akut respiratorisch dekompensierten Patienten kann erfolgreich mit konservativen Maßnahmen behandelt werden; etwa ⅓ bedarf einer Beatmungstherapie oder erhält sie zumindest. Die Dauer der Beatmung ist sehr variabel und schwer vorhersehbar: Einige Patienten werden lediglich 1–2 Tage beatmet, andere 10–20 Tage oder mehr.Die Überlebensrate von nach Hause entlassenen Patienten wird für 1 Jahr mit 58% und für 5 Jahre mit 30% angegeben.

Literatur

Bundesärztekammer (Stand 2012) Nationale Versorgungsleitlinie COPD [www.copd.versorgungsleitinien.de]

Health Canada (2012) Risk of non-invasive ventilation devices being used as life-supporting ventilators [www.hc-sc.gc.ca]

Lightowler JV, Wedzicha JA, Elliott MW, Ram FSF (2003) Non-invasive positive pressure ventilation to treat respiratory failure resulting from exacerbations of chronic obstructive pulmonary disesease: Cochrane systematic review and metaanalysis. BMJ 326: 185–187

Matthys H, Seeger W (Hrsg) (2008) Klinische Pneumologie, 4. Aufl. Springer, Berlin Heidelberg New York

Miller D, Fraser K, Murray I et al. (2012) Predicting survival following non-invasive ventilation for hypercapnic exacerbations of chronic obstructive pulmonary disease. International Journal for Clincial Practice 66 (5): 434–437

Plant PK, Owen JL, Elliott MW (2001) Non-invasive ventilation in acute exacerbations of chronic obstructive pulmonary disease: long term survival and predictors of in-hospital outcome Thorax 56: 708–712

Schönhofer B et al. (2008) Nichtinvasive Beatmung als Therapie der akuten respiratorischen Insuffizienz. S3-Leitlinie,herausgegeben von der Deutschen Gesellschaft für Pneumologie und Beatmungsmedizin [http://www.pneumologie.de]

Schönhofer B, Bals R (2007) COPD und Asthma bronchiale in der Intensivmedizin. In: Kuhlen R, Rossaint R (Hrsg) Evidenzbasierte Medizin in Anästhesie und Intensivmedizin, 2. Aufl. Springer, Berlin Heidelberg New York

Vogelmeier C, Buhl R, Criee CP et al. (2007) Leitlinie der Deutschen Atemwegsliga und der Deutschen Gesellschaft für Pneumologie und Beatmungsmedizin zur Diagnostik und Therapie von Patienten mit chronisch obstruktiver Bronchitis und Lungenemphysem (COPD). Pneumologie 61: e1–e40 [http://www.atemwegsliga.de/copd.html]

Ward NS, Dushay KM (2008) Clinical concise review: Mechanical ventilation of patients with chronic obstructive pulmonary disease. Crit Care Med 36:1614–1619

Status asthmaticus

Asthma Klinisches Syndrom, gekennzeichnet durch eine variable und reversible Atemwegobstruktion aufgrund einer Entzündung und Hyperreagibilität des Bronchialsystems auf verschiedene Stimuli mit Obstruktion der Atemwege, die sich spontan oder nach Gabe eines Bronchodilatators löst.

Asthmaanfall Kennzeichen des Asthmaanfalls sind plötzlich einsetzende heftige Atemnot mit hörbarem Giemen, Hustenattacken und Auswurf eines zähen, perlartigen Sputums. Der Anfall bildet sich spontan oder nach entsprechender Therapie zurück.

Status asthmaticus Anhaltender schwerer Asthmaanfall, der trotz Standardtherapie, v. a. mit β_2-Sympathikomimetika, nicht durchbrochen werden kann. Der Status kann 24 h und länger, mit wechselnder Intensität der Beschwerden, andauern und einen akut lebensbedrohlichen Charakter annehmen.

Chronisches Asthma (Dauerasthma) Wochen, Monate oder Jahre anhaltende Asthmasymptome unterschiedlicher Intensität, die eine entzündungshemmende und bronchospasmolytische Dauertherapie erfordern.

24.1 Ätiologie

Asthma ist eine variable und reversible Atemwegobstruktion infolge Entzündung und Hyperreaktivität der Atemwege, deren genaue Ursache derzeit nicht bekannt ist. Umwelteinflüsse, Erbfaktoren, primäre Schädigungen, pathologische Immunreaktionen und eine gesteigerte Empfindlichkeit gegenüber unspezifischen Reizen sind beteiligte Faktoren.

Hyperreaktivität Dieser Begriff kennzeichnet die gesteigerte Bereitschaft der Atemwege, auf unterschiedliche nichtimmunologische Reize mit einer Engstellung zu reagieren. Solche unspezifischen Auslöser können sein:

- physikalische Reize, z. B. kalte Luft, inhalierte Teilchen, Hyperventilation,
- chemische Reize,
- Pharmaka.

Entzündung Zwischen der Entzündungsreaktion in der Bronchialwand und der Hyperreaktivität der Atemwege besteht ein enger Zusammenhang. Je stärker die Entzündungsreaktion, desto hochgradiger die bronchiale Hyperreaktivität. Die Entzündungsreaktion selbst ist komplex und in ihren einzelnen Schritten noch nicht geklärt.

24.2 Pathogenese und Pathophysiologie

Asthma ist eine Funktionsstörung des Bronchialsystems, die nicht durch eindeutige morphologische Veränderungen charakterisiert ist (dies ist ein wichtiger Unterschied zur COPD). So sind selbst bei Patienten mit langjährigem Asthma, die im anfallfreien Intervall sterben, die Atemwege und Lungen oft unauffällig. Andererseits sind bei manifester Erkrankung meist bestimmte makro- und mikroskopische sowie zytologische Veränderungen nachweisbar.

Bei akutem Asthmatod finden sich überblähte Lungen, deren Atemwege durch zähen Schleim verschlossen sind. Die Alveolen sind z. T. überbläht, z. T. luftleer und kollabiert. Nur sehr selten sind bei akutem Asthmatod keinerlei makroskopische und mikroskopische Veränderungen nachweisbar. Dann ist der Tod vermutlich rasch durch einen massiven Bronchospasmus eingetreten.

Entzündungszellen In den Atemwegen befinden sich Mastzellen, Alveolarmakrophagen und Epithelzellen. Sie werden als primäre Effektorzellen bezeichnet und können durch verschiedene inhalative Noxen, z. B. Ozon, Antigene und Erreger von Infektionen aktiviert werden. Hierbei werden Mediatoren freigesetzt, die das Einwandern sekundärer Effektorzellen in das entzündete Gebiet hervorrufen, die ebenfalls proinflammatorisch wirkende Mediatoren enthalten.

24.2.1 Atemwegobstruktion

Die Obstruktion der Atemwege ist die Grundstörung beim Asthma! Folgende 3 Mechanismen führen beim Asthma zur Atemwegobstruktion:

- Bronchospasmus,
- entzündliches Schleimhautödem,
- Verstopfung der Atemwege mit dickem, zähem Schleim (Hyperkrinie, Dyskrinie, Mukostase).

Beim akuten Anfall spielt v. a. der Bronchospasmus eine wichtige Rolle, während bei der Stunden, Tage oder Wochen anhaltenden Atemwegobstruktion die Entzündungsreaktion im Vordergrund steht, wenngleich auch hier ein Spasmus beteiligt ist. Insgesamt überlagern sich aber diese pathogenetischen Mechanismen.

Die Obstruktion der Atemwege führt zum Anstieg des Atemwegwiderstands mit Zunahme der Atemarbeit und bei entsprechender Ausprägung zu

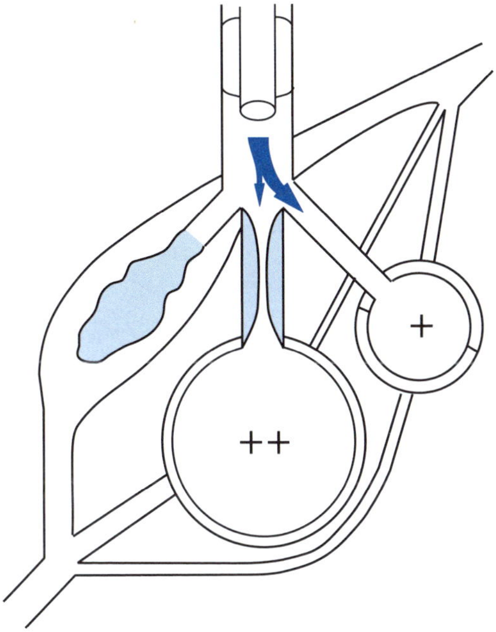

Abb. 24.1 Akuter schwerer Asthmaanfall. Auswirkungen im Bereich der Alveolen

Störungen der Ventilation und des pulmonalen Gasaustausches (Abb. 24.1).

Störungen der Ventilation

Durch die Atemwegobstruktion wird der Atemwegwiderstand erhöht. Entsprechend muss die Atemarbeit gesteigert werden, um den Atemwiderstand zu überwinden. Hierfür wird zusätzlich die Exspirationsmuskulatur eingesetzt. Allerdings verbessert sich die Ventilation hierdurch nicht wesentlich, weil positive Pleuradrücke erzeugt werden, die zu einer dynamischen Kompression der nicht mit Knorpel ausgestatteten Atemwege führen.

Exspiratorischer Kollaps der kleinen Atemwege Aufgrund des exspiratorischen Kollaps' der Atemwege wird schließlich die zunehmende Atemarbeit nahezu vollständig von den Inspirationsmuskeln aufgebracht. Die Inspirationsgeschwindigkeit wird erhöht, die Exspirationszeit verlängert, die Lungenvolumina nehmen zu.

Verschiebung der Atemmittellage und Zunahme der Lungenvolumina Durch die Atemwegobstruktion wird die Atemmittellage inspirationswärts verschoben, und das Volumen der Atemwege nimmt zu (Abb. 24.2). Die Volumenzunahme führt zu einer Abnahme des Atemwegwiderstands, und der intrabronchiale Druck steigt aufgrund der endinspiratorisch erhöhten Retraktionskraft der Lunge an, der exspiratorische Atemwegkollaps wird somit vermindert. Diese dynamische Lungenüberblähung verschwindet nach dem Anfall wieder vollständig.

Störungen des Gasaustausches

Störungen des Belüftungs-Durchblutungs-Verhältnisses und die Zunahme des Totraums durch die Überblähung führen beim schweren Asthma zu Störungen des pulmonalen Gasaustausches mit Hypoxie und Hyperkapnie.

Störungen des Ventilations-Perfusions-Verhältnisses Die akute Atemwegobstruktion durch Bronchospasmus, entzündliches Ödem und Schleimverstopfung führt zu Störungen des Belüftungs-Durchblutungs-Verhältnisses mit Erniedrigung des Quotienten (>0 und <0,1) und Ausbildung langsamer Kompartimente, d. h. Alveolareinheiten, deren Belüftung verlangsamt ist. Hierdurch kommt es zur Hypoxie. Der p_aCO_2 bleibt aber aufgrund einer kompensatorischen Hyperventilation in anderen Gebieten im Normbereich oder ist sogar erniedrigt. Erst bei hochgradiger Obstruktion und Ermüdung der Atemmuskulatur mit Abnahme des Atemminutenvolumens tritt auch eine alveoläre Hypoventilation mit Hyperkapnie auf.

Hypoxische pulmonale Vasokonstriktion Die ventilatorische Verteilungsstörung mit Hypoxie wird teilweise durch die hypoxische pulmonale Vasokonstriktion ausgeglichen. Bei erheblicher Atemwegobstruktion kann dieser Mechanismus die Störungen des Belüftungs-Durchblutungs-Verhältnisses allerdings nicht mehr kompensieren.

Rechtsherzbelastung Alveoläre Hypoxie, erhebliche intrathorakale Druckschwankungen und die Kompression intrathorakaler Blutgefäße steigern im akuten Asthmaanfall den pulmonalarteriellen Druck und dadurch die Belastung für das rechte Herz. Nach Abklingen des Anfalls verschwinden diese Veränderungen wieder vollständig.

24.3 Klinik und Diagnostik

Der Status asthmaticus wird am häufigsten durch akute bronchopulmonale Infekte ausgelöst, seltener durch massive Inhalation von Allergenen und irritierenden

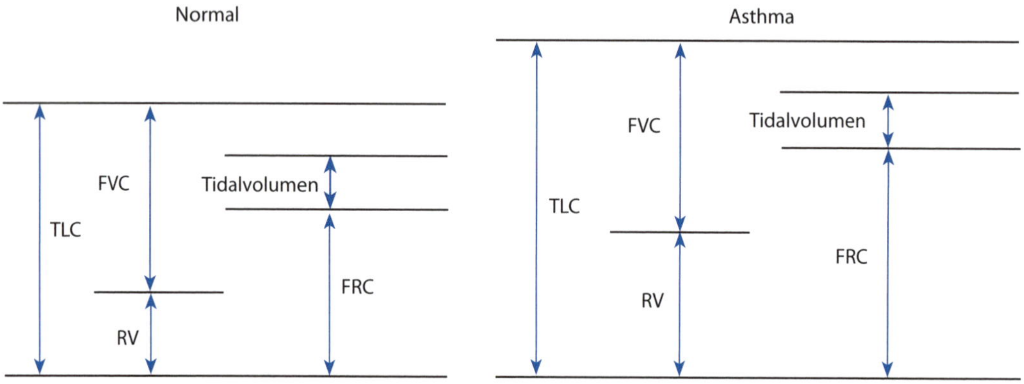

Abb. 24.2 Veränderungen der Lungenvolumina bei schwerem Asthma. *TLC* totale Lungenkapazität, *FVC* forcierte Vitalkapazität, *RV* Residualvolumen, *FRC* funktionelle Residualkapazität

Substanzen oder Gasen oder aber durch Medikamentenunverträglichkeit. Bei etwa 40% der Fälle lässt sich keine Ursache nachweisen.

Vorboten des Anfalls Wegen des teilweise lebensbedrohlichen Charakters des Status asthmaticus muss den Vorboten des Anfalls ein besonderes Augenmerk gelten. Hierzu gehören:
- Abnahme der körperlichen Belastbarkeit,
- Zunahme von Atemnotzuständen, besonders nachts,
- vermehrter Hustenreiz,
- gesteigerter Bedarf an Bronchospasmolytika.

! Oft schätzen Patient und Arzt die Vorboten des Status asthmaticus falsch ein und unterlassen die gebotenen therapeutischen Maßnahmen. Die Mehrzahl der Todesfälle durch Asthma steht in ursächlichem Zusammenhang mit solchen Fehleinschätzungen.

Allerdings gibt es auch perakute Verlaufsformen, die ohne nennenswerte Vorboten und ohne erkennbaren Auslöser innerhalb von Stunden oder sogar Minuten lebensbedrohliche Ausmaße annehmen. Einige Untersucher unterscheiden daher zwei klinische Verlaufsformen des respiratorischen Versagens bei Asthma (Tab. 24.1).

Tab. 24.1 Klinische Verlaufsformen des respiratorischen Versagens bei Asthma. (Nach Levy et al. 1998)

	Gruppe I Akutes schweres Asthma	Gruppe II Akutes asphyktisches Astma
Geschlecht	Frauen > Männer	Männer > Frauen
Vorbestehende	Mäßige bis schwere Atemwegobstruktion	Normale oder leicht erniedrigte
Funktionsstörung		Lungenfunktion
Verlauf	Tage bis Wochen	Minuten bis Stunden
Pathologie	Wandödem, Schleimdrüsenhypertrophie	Akuter Bronchospasmus
Therapieerfolg	Langsam	Rasch

24.3.1 Klinisches Bild

Beim Status asthmaticus besteht eine schwere Ruhedyspnoe, die mit den gebräuchlichen Bronchospasmolytika nicht durchbrochen werden kann. Die Intensität der Beschwerden kann im Verlauf wechseln. Die wichtigsten Zeichen und Symptome sind:
- schwere Dyspnoe und Orthopnoe,
- Tachypnoe (>25/min),
- Giemen, meist diffus,
- verlängertes Exspirium,
- Einsatz der Atemhilfsmuskulatur,
- Tachykardie >120/min wegen gesteigerter Atemarbeit, Wirkung von Bronchospasmolytika und Stress.

Als prognostisch ungünstige Zeichen gelten:
- Atemfrequenz >50/min,

- maximaler Einsatz der Atemhilfsmuskeln,
- »stille Lunge« bei der Auskultation,
- körperliche Erschöpfung; Bewusstseinsstörungen,
- Wechsel zwischen thorakaler und abdomineller Atmung,
- Tachykardie >140/min,
- Pulsus paradoxus mit Blutdruckabfall >20 mm Hg bei Inspiration.

24.3.2 Diagnostik

Der Erfahrene stellt die Diagnose aufgrund des klinischen Bildes (▶ s. oben), ergänzt durch Fragen zur Anamnese und körperliche Untersuchung.

Lungenfunktionstests Bestimmt werden die FEV_1 oder der Peak flow (maximaler exspiratorischer Atemstrom). Ist ein forciertes Atemmanöver nicht möglich, dann kann dieser Sachverhalt in die Beurteilung des Schweregrads einbezogen werden.

Arterielle Blutgase Die Bestimmung der arteriellen Blutgase ist unabdingbar; sie sollte initial, sofern möglich, ohne Zufuhr von Sauerstoff erfolgen (weitere Einzelheiten ▶ Abschn. 24.3.3).

Thoraxaufnahme Wichtig für die Differenzialdiagnose (▶ s. unten)! In typischen Fällen findet sich eine Überblähung der Lunge mit tiefstehendem Zwerchfell, gelegentlich auch Atelektasen durch Schleimverstopfung.

EKG Im EKG findet sich eine Tachykardie, häufig auch die Zeichen der gesteigerten Rechtsherzbelastung.

Labor Wichtig sind Blutbild, Hämatokrit und Elektrolyte. Außerdem sollte bei vorbehandelten Patienten die Serumtheophyllinkonzentration bestimmt werden.

Differenzialdiagnose

Bei akutem Bronchospasmus müssen andere Erkrankungen oder Störungen erwogen werden:
- COPD,
- kardiales oder toxisches Lungenödem,
- ausgedehnte Pneumonie,
- Pneumothorax,
- Lungenembolie,
- pulmonale Aspiration,
- Stenosen der oberen Atemwege,
- Anaphylaxie.

Tab. 24.2 Schweregradeinteilung des Status asthmaticus nach Blutgaswerten

Stadium	Kennzeichen
I	p_aO_2 normal p_aCO_2 durch Hyperventilation erniedrigt
II	p_aO_2 53–68 mm Hg p_aCO_2 normal
III	$p_aO_2 < 53$ mm Hg $p_aCO_2 > 49$ mm Hg Respiratorische (häufig auch metabolische) Azidose: pH < 7,35

24.3.3 Stadieneinteilung

Während des Status beträgt die FEV_1 in der Regel weniger als 1 l, der Peak flow weniger als 100 l/min, jedoch können die Lungenfunktionsparameter in diesem Zustand häufig nicht korrekt bestimmt werden. Daher werden v. a. die **arteriellen Blutgaswerte** für die Einteilung des Schweregrades und die Beurteilung des Verlaufs herangezogen (Tab. 24.2).

Eine Normalisierung des initial erniedrigten p_aCO_2 und ein Abfall des pH-Werts sind Zeichen der beginnenden Erschöpfung. Die akute respiratorische Globalinsuffizienz im Status asthmaticus (Hypoxie und Hyperkapnie) gilt als prognostisch ungünstiges Zeichen.

24.4 Therapie

Das primäre Therapieziel beim Status asthmaticus ist die Beseitigung der Atemwegobstruktion durch Bronchospasmolytika und antiinflammatorische Substanzen. Wegen seines lebensbedrohlichen Charakters sollte die Behandlung des Status asthmaticus unter intensivmedizinischen Bedingungen erfolgen.

Behandlung des Status asthmaticus
1. Sauerstoff: 2–4 l über Nasensonde oder Maske
2. Kortikosteroide: 40–125 mg Prednisolonäquivalent i. v., alle 4–6 h
3. β_2-Sympathikomimetika:
   - inhalativ: 2–4 Hübe aus Dosierbehälter oder über Vernebler

- subkutan: z. B. 0,25–0,5 mg Terbutalin alle 4–6 h
- intravenös: z. B. 0,09 mg Reproterol langsam i. v., evtl. Wiederholung nach 10 min Perfusor: 0,018–0,09 mg Reproterol pro Stunde, oder 0,25–0,5 mg Salbutamol langsam i. v., Perfusor: 1–5 mg Salbutamol pro Stunde

4. Theophyllin:
   - bei Vorbehandlung: 0,3 mg/kg KG/h
   - keine Vorbehandlung: 5 mg/kg KG über 20 min, dann 0,5 mg/kg KG/h
5. Antibiotika: bei gesicherter bakterieller Infektion
6. Sedativa: möglichst nicht. Wenn unumgänglich, nur in Intubationsbereitschaft
7. Digitalis: nur bei tachykardem Vorhofflimmern
8. Diuretika: nur bei entsprechender Indikation
9. Intubation und Beatmung: bei muskulärer Erschöpfung

Einzelheiten der antiobstruktiven Therapie sind in ► Kap. 23 beschrieben, daher wird an dieser Stelle nur auf einige Besonderheiten eingegangen.

Sauerstoff Die Zufuhr von Sauerstoff gehört zu den initialen Notfallmaßnahmen. Hohe inspiratorische Konzentrationen sollten möglichst vermieden werden, da hierdurch Resorptionsatelektasen mit Zunahme der Kurzschlussdurchblutung und weitere Störungen des Ventilations-Perfusions-Verhältnisses auftreten.

Angestrebt wird daher eine arterielle O_2-Sättigung von wenig mehr als 90%.

β2-Sympathikomimetika Diese Substanzen können auch bei schwerer Obstruktion zunächst inhalativ zugeführt werden, da zumeist noch eine Wirkung zu erwarten ist. Die Dosierung richtet sich nach der Wirkung und evtl. auftretenden Nebenwirkungen wie Tremor und Tachykardie. Es ist vielerorts üblich, bei schwersten Atemwegobstruktionen alternativ oder zusätzlich zur inhalativen Verabreichung die β_2-Mimetika auch parenteral zu applizieren. Eine Übersicht der Cochrane-Gruppe (Travers et al. 2003) kam allerdings zu folgender Schlussfolgerung:

> **»Es gibt keine Daten, die die Praxis der intravenösen Gabe von β_2-Agonisten bei Patienten mit akutem schwerem Asthma stützen. Diese Medikamente sollten per inhalationem gegeben werden. Es konnte keine Subgruppe identifiziert werden, in der die intravenöse Applikation erwogen werden sollte.«**

Theophyllin Die Methylxanthine gelten im Gegensatz zu den β_2-Sympathikomimetika als nur mäßig wirksame Bronchodilatatoren ohne additiven Effekt. Ihr Einsatz im Status asthmaticus wird daher nicht einheitlich beurteilt. Obwohl mehrere systematische Übersichtsarbeiten keinen zusätzlichen Effekt zu einer ausreichend dosierten β_2-Mimetikatherapie zeigen konnten, wird Theophyllin auch heute noch oft im Status asthmaticus eingesetzt. Wenn dies erfolgt, dann allerdings unter Kontrolle der durch Theophyllin häufig verstärkten Tachykardie oder Tachyarrhythmie, bei längerer Therapie auch der Serumkonzentrationen, um toxische Blutkonzentrationen zu vermeiden.

Kortikosteroide Die Kortikosteroide werden beim Asthmaanfall wegen ihrer entzündungshemmenden Wirkung eingesetzt. Die optimale Dosierung der Kortikoidtherapie ist nicht bekannt. So genannte »Megadosen« haben offenbar keinen besseren Effekt als mäßige Dosierungen. Meist werden 150–250 mg Prednisolonäquivalent pro Tag empfohlen, verteilt auf 3–4 Dosen, also z. B. 40 mg Methylprednisolon alle 6 h. Bei ungestörter Magen-Darm-Tätigkeit kann mit gleicher Erfolgsrate eine orale Zufuhr erfolgen; im schweren Status ist jedoch die i. v.-Zufuhr erforderlich. Die Wirkung setzt allerdings erst im Verlauf einiger Stunden ein.

> **Inhalativ zugeführte Kortikoide sind im Status asthmaticus wirkungslos.**

Antibiotika Virusinfektionen gehören zu den häufigen Auslösern des Status asthmaticus. Daher sollten Antibiotika nur bei eitrigem bzw. grünlichem oder gelblichem Sputum zugeführt werden, keinesfalls routinemäßig.

Mukolytika N-Acetylcystein und andere Mukolytika können die Atemwege reizen und bei bronchialer Hyperreaktivität den Bronchospasmus verstärken. Daher sollten diese Substanzen nicht eingesetzt werden.

24.5 Maschinelle Beatmung

Auch im Status asthmaticus kann bei klinischer Verschlechterung zunächst eine noninvasive Beatmung versucht werden. Allerdings ist der Stellenwert der NIV hierbei weniger gesichert als bei dekompensierter COPD.

Die endotracheale Intubation und maschinelle Beatmung gehen beim Status asthmaticus mit erhöhter Morbidität und Mortalität einher! Darum dürfen nur Patienten mit schwerstem, therapierefraktärem Status asthmaticus mit ausgeprägter Hypoxie und Hyperkapnie intubiert und beatmet werden. Nach Schätzungen müssen weniger als 5% aller Patienten mit Asthmaanfall intubiert und beatmet werden. Die Letalität beatmeter Patienten mit Status asthmaticus soll etwa 10% betragen; wesentliche Komplikationen sollen bei bis zu 80% der Patienten auftreten.

24.5.1 Indikationen

Erst wenn alle anderen gebräuchlichen Therapiemaßnahmen ausgeschöpft sind und dennoch keine Besserung, sondern eine Verschlechterung eingetreten ist, sollte die Indikation zur invasiven maschinellen Beatmung gestellt werden. Die Entscheidung orientiert sich an den aktuellen Blutgaswerten und dem klinischen Gesamtbild.

Ein hoher p_aCO_2 ist beim Status asthmaticus noch kein hinreichender Grund für die maschinelle Beatmung. Erst wenn wiederholte Messungen trotz Therapie einen progredienten Anstieg des p_aCO_2 ergeben, ist wahrscheinlich die Intubation und Beatmung erforderlich.

Indikationen für die Beatmung beim Status asthmaticus

- Persistierende oder zunehmende Hypoxie
- Bradypnoe, Schnappatmung, Atemstillstand
- Muskuläre Erschöpfung, zunehmende Verwirrtheit, Eintrübung, Koma
- Progredienter Anstieg des p_aCO_2 mit respiratorischer Azidose

Ermüdung der Atemmuskulatur Die Erschöpfung der Atemmuskulatur trotz aller therapeutischer Maßnahmen ist die grundlegende Indikation zur Beatmung beim Status asthmaticus. Sie tritt gewöhnlich nicht schlagartig auf, sondern kündigt sich durch Wechsel zwischen thorakaler und abdomineller Atmung, Pulsus paradoxus und Schwitzen in Rückenlage an.

Sind erste Hinweise auf eine drohende Ermüdung der Atemmuskulatur vorhanden, muss damit gerechnet werden, dass sich der Zustand schlagartig verschlechtert und die notfallmäßige Intubation und Beatmung erforderlich sind. Darum sorgfältige, lückenlose Überwachung und Intubationsbereitschaft!

Drohender Herzstillstand Einige Patienten sterben bereits vor der Ankunft in der Notaufnahme. Daher muss bei Patienten, die in erschöpftem Zustand mit ermüdeter Atemmuskulatur und respiratorischer Azidose aufgenommen werden, mit der Möglichkeit eines plötzlichen Herzstillstands gerechnet werden. Als **Warnzeichen** des drohenden Herzstillstands gelten:

- Bewusstseinsstörungen,
- offensichtliche Erschöpfung,
- Schwitzen in Rückenlage,
- stille Lunge,
- progrediente Hyperkapnie,
- Pneumothorax,
- Pneumomediastinum.

Arterielle Blutgase Arterielle pCO_2-Werte von 55–70 mm Hg sowie Anstiege um mehr als 5 mm Hg/h in Verbindung mit einem p_aO_2 von <60 mm Hg und einer metabolischen Azidose weisen auf eine zunehmende Verschlechterung hin, bei der die elektive Intubation und maschinelle Beatmung erwogen werden sollte.

24.5.2 Endotracheale Intubation

Die endotracheale Intubation sollte nur vom sehr erfahrenen Arzt durchgeführt werden, da durch die Manipulationen ein Laryngospasmus ausgelöst und auch der Bronchospasmus verstärkt werden kann.

Die **elektive** Intubation mit einem 8,0-ID-Tubus sollte der notfallmäßigen Intubation vorgezogen werden. Der Intubationsweg wird nicht einheitlich beurteilt. Einige Autoren empfehlen beim wachen Patienten die nasotracheale Intubation, wenn möglich blind. Andererseits wird die nasotracheale Intubation heute grundsätzlich seltener durchgeführt; und gerade bei Asthma ist ein ausreichend großlumiger Tubus wichtig, um das Absaugen des zähen Schleims zu ermöglichen. Daher wird heute zumeist die orotracheale Intubation bevorzugt.

Hierfür ist eine ausreichend tiefe Narkose erforderlich. Als Induktionshypnotika sind v. a. Ketamin und Propofol – auch in Kombination – geeignet, da sie beide über bronchodilatatorische Eigenschaften verfügen. Gegebenenfalls kann der Patient zur Intubation mit Succinylcholin oder Rocuronium relaxiert werden.

Vorgehen bei der endotrachealen Intubation

- Beruhigende Aufklärung des Patienten über die geplanten Maßnahmen.
- Bereitstellung des gesamten Instrumentariums; geübter Helfer.
- Präoxygenierung über einige Minuten.
- Orale Intubation in Kurznarkose, z. B. Ketamin 50 mg i. v. plus Propofol 100–200 mg i. v.; bei Bedarf plus Muskelrelaxans, z. B. Succinylcholin 100 mg i. v. oder Rocuronium 60–90 mg i. v.
- Alternative: nasale Intubation unter Sedierung, z. B. Midazolam 5 mg i. v. und/oder topische Lokalanästhesie.

24

24.5.3 Praktisches Vorgehen bei der Beatmung

Im schweren Status asthmaticus ist der Atemwegwiderstand wegen der Obstruktion wesentlich erhöht, sodass hohe Drücke erforderlich sind, um eine ausreichende Ventilation zu ermöglichen. Hierdurch wird die Gefahr des pulmonalen Barotraumas und ungünstiger hämodynamischer Nebenwirkungen, insbesondere einer Hypotension durch »Herztamponade«, verstärkt. Auch kann der pulmonale Gefäßwiderstand durch die Überdehnung der Alveolen ansteigen.

Um das Risiko von Komplikationen zu mindern, sollten die Beatmungsdrücke so niedrig wie möglich gehalten werden. Außerdem sollte die Beatmung nur so lange wie unabdingbar erforderlich durchgeführt werden. In den meisten Fällen genügen hierfür wenige Tage; manchmal muss die Beatmung allerdings über einige Wochen fortgesetzt werden.

Empfehlungen für die kontrollierte Beatmung beim Status asthmaticus

- Inspiratorische O_2-Konzentration möglichst <50%
- Niedrige Frequenz: ca. 10–14/min
- Atemzeitverhältnis 1 : 2–1 : 3 (4)
- Volumenkontrollierte Beatmung: Atemzugvolumen 5–8 ml/kg KG, hoher inspiratorischer Flow, Druckbegrenzung bei 30 mbar
- Druckkontrollierte Beatmung: Druckbegrenzung bei 30 mbar
- Oberkörperhochlagerung >30°
- Sedierung, wenn erforderlich auch Muskelrelaxierung
- Fortsetzung der maximalen Bronchospasmolytikatherapie und Gabe von Kortikosteroiden
- Ziel: Arterieller pH-Wert >7,2; p_aCO_2<120 mm Hg; S_aO_2 um 90%

Verbesserung der Oxygenierung Ein Asthmaanfall bewirkt in erster Linie eine Störung der Ventilation und nicht der Oxygenierung. Daher lässt sich eine ausreichende Oxygenierung in der Regel mit einer nur leicht bis mäßig erhöhten inspiratorischen O_2-Konzentration erzielen (F_IO_2 0,3–0,5). Eine hohe F_IO_2 kann wegen der gestörten alveolären Ventilation die Entwicklung von Resorptionsatelektasen gerade im Status asthmaticus fördern, und ein hoher Stickstoffanteil kann andererseits dazu beitragen, dass die kleinen Atemwege »offen« gehalten werden (N_2 als sog. »splinting gas«). Daher soll, wie bereits erwähnt, die F_IO_2 nur soweit erhöht werden, dass eine S_aO_2 >90 erzielt wird. Andererseits gilt:

> **Bei der Beatmung des Status asthmaticus wird, anders als etwa beim ARDS, einer Verschlechterung der Oxygenierung primär durch Erhöhung der F_IO_2, und nicht des PEEP, begegnet.**

Atemzeitverhältnis Meist wird ein Atemzeitverhältnis von 1 : 2–1 : 3, in besonderen Fällen auch 1 : 4 empfohlen, um der Lunge genügend Zeit zum Ausatmen zu geben und eine dynamische Hyperinflation zu vermeiden.

Permissive Hyperkapnie Um hohe Plateaudrücke und hohe inspiratorische Spitzendrücke zu vermeiden, muss bei VCV zumeist ein niedriges Atemzugvolumen gewählt und evtl. auch eine Druckbegrenzung am Beatmungsgerät eingestellt werden. Alternativ wird mit PCV und einem p_{max} von 30 mbar beatmet. Die hierbei häufig entstehende Hyperkapnie kann toleriert werden, solange sich keine wesentliche respiratorische Azidose (pH<7,2) entwickelt. Einige Autoren setzen bei niedrigen pH-Werten Natriumbikarbonat als Puffer ein. (Beachte: Gefahr der Hypernatriämie und Hyperosmolarität!)

Auto-PEEP Wie bereits dargelegt, kann die starke Behinderung des Exspirationsflows zur dynamischen Hyperinflation (Auto-PEEP) führen. Dieser Effekt wird durch eine zu kurze Exspirationszeit des Beatmungsgeräts noch verstärkt. Hierauf muss besonders bei Verwendung partieller Beatmungsformen wie SIMV oder PSV geachtet werden.

Externer PEEP Die Anwendung eines niedrigen PEEP unter kontrollierter Beatmung wird von zahlreichen Autoren strikt abgelehnt. Bei augmentierten Beatmungsformen soll ein niedriger PEEP die Atemarbeit vermindern.

Sedierung und Relaxierung Bei vielen Patienten ist unter der Beatmung eine Sedierung erforderlich, um einen »Kampf des Patienten gegen das Beatmungsgerät« zu verhindern, denn Überblähung der Lunge und niedriger pH-Wert bzw. Hyperkapnie wirken als starker Atemstimulus. Zur kontinuierlichen Sedierung eignen sich wegen ihrer bronchodilatierenden Eigenschaften besonders Ketamin und Propofol, auch in Kombination. Benzodiazepine werden ebenfalls häufig eingesetzt. Opioide sind hingegen bei Asthma eher ungünstig, da sie durch Verstärkung der Bronchokonstriktion den Atemwegwiderstand weiter erhöhen können (v. a. Morphin); sie können aber dennoch, zusätzlich zu Ketamin und/oder Propofol bzw. Benzodiazepinen, vorsichtig dosiert im Rahmen der Analgosedierung des beatmeten Patienten zugeführt werden, um die Tubustoleranz zu erhöhen und die Atemnot zu lindern.

Der Einsatz von Muskelrelaxanzien ist selten erforderlich. Werden sie dennoch verwendet, ist zu beachten:

> **Bei längerfristiger, gleichzeitiger Gabe hoch dosierter Kortikosteroide und nichtdepolarisierender Muskelrelaxanzien ist die Gefahr der Entwicklung einer lang anhaltenden Myopathie deutlich erhöht.**

Daher sollte der Einsatz von Muskelrelaxanzien – wenn überhaupt – auf einen möglichst kurzen Zeitraum (<1 Tag) beschränkt werden.

Gelegentlich wird darüber berichtet, dass ein Status asthmaticus durch eine Inhalationsanästhesie durchbrochen werden konnte. Diese Maßnahme wird jedoch wegen technischer Probleme bei der Zufuhr von Inhalationsanästhetika auf der Intensivstation selten durchgeführt, auch fehlen hierzu systematische Untersuchungen. Als Inhalationsanästhetikum der Wahl galt dabei lange Halothan, das jedoch heute in der klinischen Anästhesie kaum noch verwendet wird und zudem bei begleitender Katecholamingabe zu Rhythmusstörungen disponiert. Andere Inhalationsanästhetika wie Isofluran oder Sevofluran wirken ebenfalls bronchodilatierend und können als Ultima Ratio eingesetzt werden.

Überwachungsmaßnahmen

Die Beatmungstherapie sollte durch folgende Maßnahmen überwacht werden:

- Messung der Atemmechanik: Differenz zwischen inspiratorischem Spitzendruck und endinspiratorischem Druck (Plateaudruck) als grobes Maß der Bronchokonstriktion (nur bei VCV).
- Bestimmung des Auto-PEEP durch Verschließen des Exspirationsschenkels des Beatmungsgeräts am Ende der Inspiration beim kontrolliert beatmeten Patienten und Ablesen des Drucks am Beatmungsgerät.
- Arterielle Kanüle: kontinuierliche Messung des arteriellen Drucks und häufige Bestimmung der arteriellen Blutgase.
- Pulsoxymeter zur Steuerung der inspiratorischen O_2-Konzentration.
- Kapnometrie: unzuverlässiges Verfahren im Status asthmaticus, da der Totraum erhöht und die Ventilation inhomogen ist.
- Serumelektrolyte und -phosphat.
- Theophyllinkonzentration im Serum.
- Röntgenbild des Thorax.
- Pulmonaliskatheter: Routineanwendung wird nicht empfohlen.

24.5.4 Komplikationen der Beatmung

Bei der Beatmung von Patienten im Status asthmaticus muss vermehrt mit schwerwiegenden, teils sogar lebensbedrohlichen Komplikationen gerechnet werden. Ein Teil dieser Komplikationen ist vermeidbar, zumindest aber können die negativen Auswirkungen bei rechtzeitigem Erkennen oft verhindert oder minimiert werden. Die wichtigsten Komplikationen sind:

- pulmonales Barotrauma: interstitielles Lungenemphysem, Spannungspneumothorax, Pneumomediastinum,
- Abnahme des venösen Rückstroms und des Herzzeitvolumens,
- Blutdruckabfall,
- Herzrhythmusstörungen,
- pulmonale Hypertonie und Rechtsherzinsuffizienz,
- Sekretverstopfung der Bronchien mit Atelektasen,
- nosokomiale Pneumonie und Sepsis,
- Thromboembolien,
- technische Komplikationen durch Tubus und Beatmungsgerät,
- Stressulkus.

Tubuskomplikationen und Funktionsstörungen des Beatmungsgeräts gehören zu den häufigen, u. U. letalen Komplikationen beim Status asthmaticus.

24.5.5 Entwöhnung von der Beatmung

Im Gegensatz zum COPD-Patienten ist die Entwöhnung von der Beatmung beim Asthmatiker meist ohne größere Schwierigkeiten möglich. Oft kann bereits 24–48 h nach Beginn der Respiratortherapie mit der Entwöhnung begonnen werden. Die mittlere Intubationsdauer wird mit 3–5 Tagen angegeben.

Ein Entwöhnungsversuch ist gerechtfertigt, wenn unter Beatmung mit mäßigen oberen Atemwegdrücken (<30 mbar) der p_aCO_2 und der Auto-PEEP abgefallen sind, der Bronchospasmus durch β_2-Sympathikolytika beherrscht werden kann, die Sekretion abgenommen hat und die Muskelkraft ausreichend wiederhergestellt ist. In der ▶ Übersicht sind Kriterien für die Entwöhnung zusammengestellt: Wie bei der Indikation für die Beatmung muss sich aber die Entscheidung für die Entwöhnung neben den Messparametern nach dem klinischen Gesamteindruck richten.

Kriterien für die Entwöhnung von der Beatmung

- Inspiratorischer Spitzendruck <30 mbar
- F_IO_2 < 50% bzw. p_aO_2/F_IO_2 >150
- p_aCO_2 < 45 mm Hg
- Atemminutenvolumen <10 l/min
- Maximaler Inspirationsdruck unter −25 mbar
- Vitalkapazität >10–15 ml/kg KG
- Bewusstseinszustand: wach und orientiert

Die Kortikoidtherapie sollte so lange fortgesetzt werden, bis sich FEV_1 und p_aO_2 signifikant verbessert haben.

24.6 Prognose

Ein Patient, der wegen eines schweren Status asthmaticus beatmet werden musste, gehört zur Gruppe der Hochrisikopatienten, mit deren erneuter intensivmedizinischer Behandlung gerechnet werden muss und die möglicherweise an ihrer Erkrankung sterben. Daher ist eine entsprechende Beratung und fachärztliche Betreuung erforderlich.

Literatur

Deutsche Atemwegsliga und Deutsche Gesellschaft für Pneumologie und Beatmungsmedizin (2012) Leitlinie zur Diagnostik und Therapie von Patienten mit Asthma [www.atemwegsliga.de]

Levy BD, Kitch B, Fanta CH (1998) Medical and ventilatory management of status asthmaticus. Intensive Care Med 24: 105–117

Medoff BD (2008) Invasive and noninvasive ventilation in patients with asthma (2008) Respir Care 53: 740–748; discussion 749–750

Papiris S, Kotanidou A, Malagari K, Roussos C (2002) Severe asthma. Crit Care Med 6: 30–44

Peigang Y, Marini JJ (2002) Ventilation of patients with asthma and chronic obstructive pulmonary disease. Curr Opin Crit Care 8: 70–76

Schönhofer B, Bals R (2007) COPD und Asthma bronchiale in der Intensivmedizin. In: Kuhlen R, Rossaint R (Hrsg) Evidenzbasierte Medizin in Anästhesie und Intensivmedizin, 2. Aufl. Springer, Berlin Heidelberg New York

Travers A, Jones AP, Kelly K, Barker SJ et al. (2003) Intravenous beta2-agonists for acute asthma in the emergency department (Cochrane Review). The Cochrane Library, Issue 2. Update Software Ltd, Oxford

Beatmung beim Thoraxtrauma

Die wichtigsten Thoraxverletzungen in der Intensivmedizin

- Rippenserienfraktur mit instabilem Thorax führt zu Störungen der Ventilation
- Pneumothorax, Hämatothorax, Hämatopneumothorax, Spannungspneumothorax führen zu Störungen der Ventilation und Oxygenierung sowie zur Beeinträchtigung der Herz-Kreislauf-Funktion
- Lungenkontusion bewirkt Störungen der Oxygenierung
- Bronchus- oder Trachealruptur Blutungen in das Tracheobronchialsystem

! Beachte gefährliche Begleitverletzungen: Herzkontusion mit Rhythmusstörungen, Perikarderguss, Aortenruptur, Zwerchfellruptur.

25.1 Häufigkeit und Letalität

Thoraxverletzungen sind häufig, und etwa 25% aller traumabedingten Todesfälle stehen in Zusammenhang mit Verletzungen des Thorax. Die Krankenhausletalität des isolierten Thoraxtraumas wird mit 4–8% angegeben; zusätzliche Verletzungen anderer Organe erhöhen die Letalität. Am häufigsten ist das stumpfe Thoraxtrauma, meist bedingt durch Verkehrsunfälle. Penetrierende Thoraxverletzungen durch Schuss-, Stich- oder Pfählungsverletzung sind hingegen in Deutschland seltener. Stichverletzungen des Thorax weisen eine niedrige Letalität auf (2–3%), Schussverletzungen mit 14–20% dagegen eine hohe.

25.2 Klinisches Bild und Diagnose

Schmerzen und Kurzatmigkeit sind die häufigsten Symptome beim schweren Thoraxtrauma. Dyspnoe und Tachypnoe weisen zwar auf eine Verletzung der Thoraxwand oder der Lunge hin, sind jedoch unspezifisch. Die Diagnose wird durch klinische Untersuchung und apparativ gestellt.

Klinische Untersuchung beim Thoraxtrauma

1. **Inspektion:**
- Prellmarken am Thorax
- Paradoxe Thoraxbewegungen
- Saugende Thoraxwunde
- Nachschleppende Thoraxbewegungen
- Äußere Blutungen
- Gestaute Halsvenen (Herztamponade, Herzinsuffizienz?)
- Zyanotisches und geschwollenes Gesicht/Hals (Mediastinalkompression?)
- Kahnförmig vorgewölbtes Abdomen (Zwerchfellruptur?)

2. **Palpation:**
- Verläuft die Trachea in der Mittellinie?
- Subkutanes Knistern bzw. Schneeballknirschen bei subkutanem Emphysem?
- Partielle Beweglichkeit des Sternums oder Schwellung über dem Sternum: Sternumfraktur?
- Abnormes Thoraxfragment beim Husten tastbar?

3. **Perkussion:**
- Klopfschall auf einer Seite gedämpft? (Hämatothorax?)
- Klopfschall auf einer Seite hypersonor? (Pneumothorax?)
- Ausladende Herzdämpfung? (Hämoperikard?)

4. **Auskultation:**
- Sind die Atemgeräusche beiderseits gleich?
- Ist das Atemgeräusch auf einer Seite abgeschwächt? (Hämatothorax? Pneumothorax?)
- Sind Darmgeräusche im Thorax zu hören? (Zwerchfellruptur?)

Die wichtigsten diagnostischen Maßnahmen bei Verdacht auf ein Thoraxtrauma

- Röntgenbild des Thorax
- Computertomographie
- Echokardiographie
- Elektrokardiogramm
- Angiographie
- Bronchoskopie

Thoraxröntgenbild Das Röntgenbild des Thorax gehört zu den wichtigsten apparativen Maßnahmen zur Diagnostik und Verlaufsbeobachtung eines Thoraxtraumas. Hierbei sollte auf Folgendes geachtet werden:

- subkutane Luft,
- Fremdkörper,
- Frakturen,

- Erweiterung oder Verlagerung des Mediastinums,
- Flüssigkeit im Pleuraspalt,
- Pneumothorax,
- Infiltrate, Atelektasen, Kollaps, Abszess, Zysten der Lunge,
- Lungenparenchymverletzungen,
- Herzkontur.

Computertomographie Hiermit können weniger offenkundige und oft auch nicht vermutete Verletzungen festgestellt oder genau lokalisiert werden, z. B.

- Rippen- und Sternumfrakturen,
- Luxation im Sternoklavikulargelenk,
- Fremdkörper,
- retrosternales Hämatom,
- anteromediale und subpulmonale Pneumothoraces,
- posteriore Blut- oder Flüssigkeitsansammlungen,
- Lungenkontusionsherde,
- Wirbelsäulenverletzungen.

Außerdem kann mit dem CT die genaue Lage von Thoraxdrainagen festgestellt werden.

Echokardiographie Wertvolle ergänzende Untersuchungsmethode zur Beurteilung der Herzwandbeweglichkeit und Herzklappenfunktion, außerdem zur Diagnose von Fremdkörpern oder einem Perikarderguss.

Elektrokardiogramm Bei Patienten mit stumpfem Thoraxtrauma muss in einem hohen Prozentsatz mit EKG-Veränderungen gerechnet werden. Am häufigsten sind ST-Strecken- und T-Wellenveränderungen sowie die Zeichen des Schenkelblocks.

Angiographie Die Angiographie ist nach wie vor die Methode der Wahl zur Diagnostik von Verletzungen der großen intrathorakalen Gefäße.

Bronchoskopie Sie ist bei Verdacht auf Verletzungen der Trachea und/oder Bronchien indiziert, weiterhin bei Hämoptysen, Segment- oder Lappenkollaps und zur Extraktion von aspirierten Fremdkörpern.

25.3 Rippenserienfrakturen und instabiler Thorax

Frakturen betreffen v. a. die 4.–10. Rippe, während die 1.–3. sowie die 11. und 12. Rippe nur selten verletzt sind. Frakturen von 1–2 Rippen sind meist harmlos, jedoch schmerzhaft und können meist ambulant behandelt werden. Bei Rippenserienfrakturen ist hingegen eine intensive Überwachung und evtl. auch Intensivtherapie erforderlich.

Die Instabilität der Thoraxwand entsteht bei Rippenserienfrakturen, wenn mehr als 2 Rippen jeweils an mindestens 2 Stellen gebrochen sind. Die funktionellen Auswirkungen hängen v. a. von der Größe des betroffenen Segments ab. Schmerzen und Instabilität bewirken eine Ventilationsstörung.

> **Ein instabiler Thorax entsteht meist nur durch sehr starke Gewalteinwirkung. Darum muss immer nach schweren intrathorakalen und intraabdominellen Verletzungen gesucht werden.**

Bei Verletzungen von mehr als 3 Rippen liegt häufig auch eine Lungenkontusion vor, bei Verletzungen der 10., 11. oder 12. Rippe stumpfe Verletzungen anderer Organe, z. B. Milz, Leber, Zwerchfell und Niere.

25.3.1 Instabilitätstypen

Schematisch können 3 Typen von instabilem Thorax unterschieden werden: seitlicher, vorderer und hinterer Typ (◘ Abb. 25.1):
- Seitlicher Typ: Fraktur von mindestens 2 benachbarten Rippen in der anterolateralen oder posterolateralen Thoraxregion; häufigster Typ.
- Vorderer Typ: Frakturen der Rippen beiderseits parasternal an der knöchern-knorpeligen Verbindung.
- Hinterer Typ: Frakturen der Rippen beiderseits paravertebral.

25.3.2 Pathophysiologie

Paradoxe Atmung Rippenserienfrakturen mit Instabilität der Thoraxwand führen zur paradoxen Atmung: Während der Inspiration wird das instabile Segment einwärts gezogen, während der Exspiration bewegt es sich nach außen. Bei einigen Patienten ist der pulmonale Gasaustausch zunächst ungestört, bei anderen entwickelt sich sehr rasch eine lebensbedrohliche Atemnot bzw. respiratorische Insuffizienz. Der Schweregrad der Störung hängt v. a. von der Größe des instabilen Segments und dem Ausmaß der begleitenden Lungenverletzung ab.

Schmerzen Thoraxverletzungen gehen zumeist mit erheblichen Schmerzen einher. Hierdurch werden vom Patienten tiefe Atemzüge und wirksame Hustenstöße vermieden. Die Folgen sind:

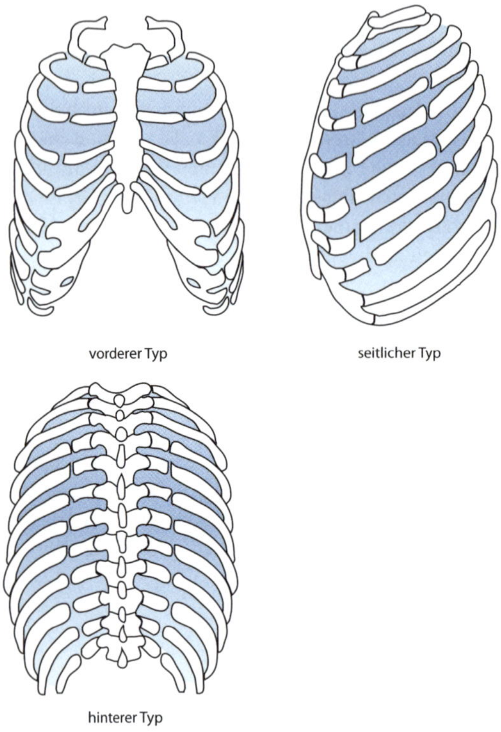

Abb. 25.1 Verschiedene Typen von instabilem Thorax. (Aus: Larsen 2010, mit freundlicher Genehmigung)

- ungleichmäßige Belüftung der Lunge,
- ungenügendes Abhusten von Sekreten,
- Bildung von Atelektasen,
- Infektionen der Lunge.

Steigerung der Atemarbeit Verletzungen der Thoraxwand führen zu oft erheblicher Steigerung der Atemarbeit. Meist wird die Mehrarbeit von sonst gesunden Patienten über eine längere Zeit aufrechterhalten, kann allerdings im weiteren Verlauf, besonders bei schwer kranken Patienten, zur Dekompensation führen.

25.3.3 Klinisches Bild und Diagnose

Die Diagnose »Thoraxinstabilität« wird klinisch und radiologisch gestellt. Liegen Frakturen von 3 oder mehr Rippen an 2 Stellen vor, muss damit gerechnet werden, dass sich eine Instabilität des Thorax entwickelt. Hier empfiehlt sich die Messung der Vitalkapazität: Ein Abfall der Vitalkapazität auf 15 ml/kg KG oder weniger gilt als Indikation zur endotrachealen Intubation und maschinellen Unterstützung der Atmung.

! Eine Instabilität des Thorax entwickelt sich nicht selten erst innerhalb von 8–24 h nach der Aufnahme, wenn die Schienung durch die Kontraktion der Atemmuskulatur nicht mehr aufrechterhalten werden kann. Dann muss mit einer raschen Dekompensation der Atemfunktion gerechnet werden!

25.3.4 Behandlung von Rippenserienfrakturen

Die Behandlung von Rippenserienfrakturen einschließlich einer instabilen Thoraxwand erfolgt in der Regel konservativ, nur ausnahmsweise durch operative Maßnahmen wie z. B. eine Osteosynthese mit Miniplatten.

Die wichtigsten therapeutischen Maßnahmen sind:

- ausreichende Schmerztherapie,
- Unterstützung der Atmung, bei schweren Formen endotracheale Intubation und partielle oder kontrollierte Beatmung.

Schmerztherapie

Bei Rippenserienfrakturen können folgende Analgesieverfahren eingesetzt werden:

- systemische Zufuhr von Opioiden (auch als PCA) und nichtsteroidalen Analgetika,
- Periduralanalgesie mit Opioiden und/oder Lokalanästhetika,
- Interkostalnervenblockaden,
- intrapleurale Analgesie.

Die Analgesie über einen thorakalen Periduralkatheter gilt als effektivstes Verfahren. Die Anlage des Katheters ist dem erfahrenen Anästhesisten vorbehalten. Wichtige Nebenwirkungen epidural zugeführter Opioide sind:

- Juckreiz,
- Harnretention,
- Atemdepression.

Atemtherapie, Beatmung

Bei Patienten mit Rippenserienfrakturen und geringer Instabilität ist eine lückenlose intensivmedizinische Überwachung und die regelmäßige Kontrolle der arteriellen Blutgase erforderlich. Die Verschlechterung des p_aO_2 ist ein empfindlicheres Zeichen der drohenden respiratorischen Dekompensation als die Abnahme der Vitalkapazität!

Leichte bis mäßig schwere Formen Bei leichten bis mäßig schweren Formen der Thoraxwandinstabilität ist eine Unterstützung der Atmung meist nicht erforderlich, vorausgesetzt es liegt keine wesentliche Lungenkontusion oder andere schwer wiegende Verletzung vor. Zu den wichtigsten therapeutischen Maßnahmen gehören:

- Schmerztherapie,
- O_2-Zufuhr, wenn erforderlich Masken-CPAP,
- sorgfältige Bronchialtoilette mit Abhusten, evtl. auch nasotrachealem Absaugen,
- Thoraxphysiotherapie.

Beatmung Bei schweren Formen der Thoraxinstabilität mit Lungenkontusion ist die maschinelle Unterstützung der Atmung erforderlich. Die wichtigsten Therapieziele sind:

- Verbesserung der gestörten Oxygenierung unter Anwendung eines PEEP,
- Unterstützung der beeinträchtigten Ventilation.

Diese Ziele können mit den gebräuchlichen Atemmodi, unter Beachtung ihrer spezifischen Vorteile und Risiken, erreicht werden. Der Stellenwert der noninvasiven Beatmung ist begrenzt. Bei progredienter Oxygenierungsstörung muss die Indikation zur invasiven Beatmung großzügig gestellt werden. Die Beatmung erfolgt unter Beachtung der Lungenschutzkriterien:

- möglichst niedrige F_IO_2,
- Hubvolumen um 6 ml/kg KG, p_{max} <30 mbar,
- ausreichend hoher PEEP.

Bei vielen Patienten mit schwerer Lungenkontusion ist eine Langzeitbeatmung erforderlich. Grundsätzlich ist es aber bei der Beatmungstherapie nicht erforderlich, die Heilung der Rippenfrakturen abzuwarten.

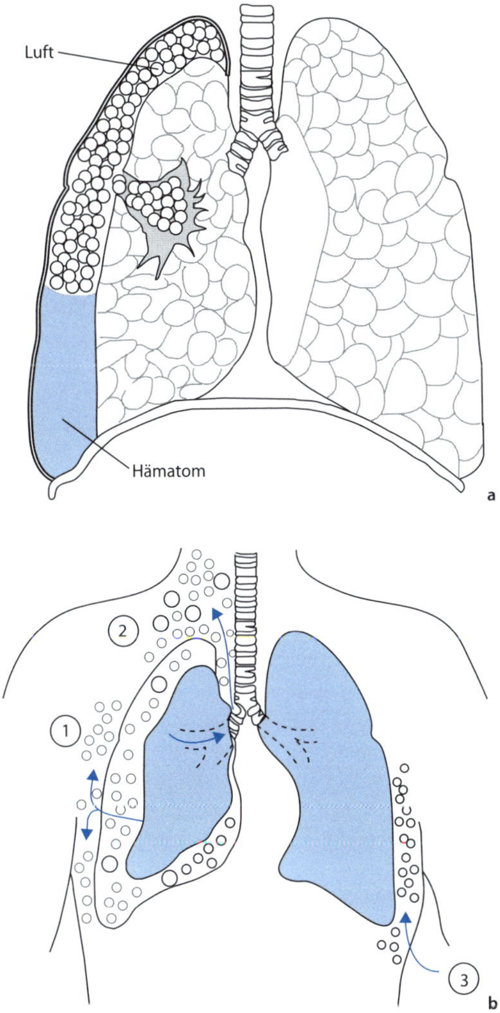

Abb. 25.2 a, b. Thoraxtrauma mit Hämatothorax, Pneumothorax und Lungenzerreißung. (Aus Larsen 2010, mit freundlicher Genehmigung)

25.4 Lungenkontusion

Bei etwa 30–40% aller Patienten mit stumpfem Thoraxtrauma muss mit einer Lungenkontusion gerechnet werden (Abb. 25.2). Quetschungen der Lunge treten v. a. bei Rippenserienfrakturen auf. Die einfache Lungenkontusion ist gekennzeichnet durch einzelne blutdurchsetzte Herde oder ausgedehnte hämorrhagische Bezirke, meist am Ort der Einwirkung. Bei den schweren Kontusionen tritt zusätzlich ein interstitielles und intraalveoläres Ödem mit Mikroatelektasen und Abnahme des Surfactant auf.

25.4.1 Pathophysiologie

Bei der einfachen Lungenkontusion sind die funktionellen Auswirkungen meist unerheblich, vermutlich weil der Kontusionsherd durch eine hypoxische pulmonale Vasokonstriktion und Nichtbelüftung funktionell ausgeschaltet wird. Bei den schweren Formen hingegen treten durch die beschriebenen morphologischen Veränderungen folgende Störungen auf:

- Abnahme der funktionellen Residualkapazität,
- erheblicher funktioneller Rechts-links-Shunt,
- arterielle Hypoxie.

25.4.2 Klinisches Bild und Diagnose

Klinisch können 3 Schweregrade von Lungenkontusionen unterschieden werden.

Schweregrad I Radiologisch bestehen die Zeichen der Kontusion, anfangs lokalisierte Infiltrate oder Verschattungen, in den nächsten 24–48 h zunehmend größere Verschattungen, die sich im Verlauf der nächsten 3–4 Tage wieder auflösen. Klinisch ist der Patient unauffällig, oder es finden sich geringe (unspezifische) Zeichen der respiratorischen Insuffizienz wie Tachypnoe und Tachykardie.

Schweregrad II In diesem Stadium bestehen deutliche Zeichen der respiratorischen Insuffizienz wie

- Tachypnoe,
- Tachykardie,
- Hypoxie bzw. erniedrigter p_aO_2,
- funktioneller Rechts-links-Shunt.

Radiologisch lassen sich ausgedehnte Kontusionsherde nachweisen, die sich innerhalb von 10–14 Tagen wieder zurückbilden.

Schweregrad III Es besteht eine akute respiratorische Insuffizienz bereits bei der Aufnahme des Patienten mit:

- Zyanose,
- Hypoxie: $p_aO_2 < 50$ mm Hg,
- Hyperkapnie.

Der Verlauf ist meist tödlich. Die Diagnose wird durch Röntgenbild und Blutgasanalyse gestellt.

Röntgenbild bei Lungenkontusion Je nach Schweregrad der Kontusion finden sich im Röntgenbild des Thorax kleine Verschattungen, großflächige Infiltrationen oder Verschattungen ganzer Lungenlappen. Nicht selten wird das Röntgenbild durch Blutaspiration verändert. Bei schwerer Kontusion tritt im weiteren Verlauf auch eine Trübung von anfänglich unbeteiligten Lungenbezirken auf.

> **Aus dem Röntgenbild lässt sich weder die Indikation zur Intubation ableiten noch eine zuverlässige Prognose stellen.**

Blutgasanalyse Der Schweregrad der Lungenkontusion lässt sich am besten anhand der Blutgaswerte erkennen, weniger zuverlässig aufgrund der röntgenologischen Veränderungen. Eine schwere Hypoxie trotz Zufuhr hoher inspiratorischer O_2-Konzentrationen weist auf eine schwere Lungenkontusion hin. Meist treten diese Störungen erst Stunden nach dem Unfall auf, gelegentlich auch erst einige Tage später.

Nicht selten kontrastieren eindrucksvolle Veränderungen des Röntgenbildes mit relativ gering ausgeprägten Störungen des pulmonalen Gasaustausches. Daher kann der Schweregrad einer Lungenkontusion nicht allein anhand des Röntgenbilds beurteilt werden.

25.4.3 Behandlung

Leichte Kontusionen können durch O_2-Zufuhr und Analgetika behandelt werden, bei Schweregrad II ist fast immer die frühzeitige Intubation und partielle Beatmung unter Anwendung eines PEEP erforderlich. Beim Schweregrad III muss der Patient sofort nach der Aufnahme endotracheal intubiert und beatmet werden, und zwar nach den gleichen Prinzipien wie beim ARDS.

25.5 Lungenruptur

Zerreißungen der Lunge gehen meist mit einem Hämatopneumothorax und einer Hämoptyse einher (◘ Abb. 25.2). Massive Blutverluste sind nur bei Verletzungen größerer Gefäße zu erwarten. Sie können zur Hypovolämie führen und außerdem durch Eindringen von Blut in unverletzte Lungenbezirke den pulmonalen Gasaustausch beeinträchtigen (Atelektasenbildung mit Rechts-links-Shunt). Weitere mögliche Komplikationen: intrapulmonales Hämatom oder zystische Höhlenbildung.

Die **Therapie** der Lungenruptur ist meist konservativ; bei ausgedehnten Zerreißungen des Lungenparenchyms mit Einbeziehung des Hilus kann eine operative Versorgung, evtl. die Resektion oder Pneumektomie erforderlich werden.

25.6 Pneumothorax, Spannungspneumothorax

Die Luftansammlung im Pleuraspalt führt zum partiellen oder vollständigen Kollaps der Lunge (◘ Abb. 25.2). Solange kein Spannungspneumothorax auftritt, wird ein geschlossener Pneumothorax häufig gut toleriert, da das Blut der betroffenen Lunge in gut belüftete Bezirke umgeleitet wird.

Klinischer Befund

- Verminderte oder aufgehobene Beweglichkeit der betroffenen Thoraxhälfte
- Hypersonorer Klopfschall
- Abgeschwächtes Atemgeräusch

Die **Diagnose** wird durch das Thoraxröntgenbild gesichert. Das Einführen einer Thoraxdrainage ist das Behandlungsverfahren der Wahl. Eine spezielle Atemtherapie ist gewöhnlich nicht erforderlich.

Spannungspneumothorax Ein lebensbedrohlicher Spannungspneumothorax ist meist bei der Erstuntersuchung nachweisbar, kann sich beim Thoraxtrauma aber auch verzögert unter einer Überdruckbeatmung entwickeln.

Verdachtzeichen des Spannungspneumothorax
- Blutdruckabfall
- Erweiterte Halsvenen
- Deviation der Trachea
- Hypersonorer Klopfschall
- Aufgehobenes Atemgeräusch der betroffenen Seite
- Plötzliche Verschlechterung der Atemfunktion: hohe Atemwegdrücke, Abfall des p_aO_2

Die **Diagnose** wird durch das Röntgenbild des Thorax gesichert: Kollaps der betroffenen Lunge, Mediastinalverschiebung und Erweiterung der Interkostalräume. Beachte aber:

! Der Spannungspneumothorax ist ein akut lebensbedrohlicher Notfall. Die Diagnose sollte klinisch gestellt werden, nicht durch zeitraubende Röntgenaufnahmen.

Bei hinreichendem Verdacht kann rasch eine Kanüle in der Medioklavikularlinie des 2. Interkostalraums eingeführt werden. Das Entweichen von Luft oder Luftblasen in die aufgesetzte Spritze sichert die Diagnose. Danach wird umgehend eine Thoraxdrainage eingeführt.

Offener Pneumothorax Hierbei ist die Kontinuität der Thoraxwand durch ein Trauma unterbrochen, und es entsteht eine saugende Thoraxwunde mit ausgedehntem Pneumothorax bzw. Totalkollaps der Lunge. Je nach Größe der offenen Wunde ist der Patient zunächst beschwerdefrei oder sofort schwerst dyspnoisch. Dramatisch ist das klinische Bild, wenn die Wundöffnung größer ist als der Durchmesser der Trachea: Dann strömt die eingeatmete Luft bevorzugt über die Wunde nach außen und nimmt nicht am pulmonalen Gasaustausch teil.
- **Diagnose:** schlürfendes Geräusch beim Ein- und Austritt der Luft im Pleuraspalt.
- **Therapie:** sofort Thoraxdrainage, danach operativer Verschluss.

! Kein provisorischer Verschluss einer saugenden Thoraxwunde ohne Einlage einer Thoraxdrainage. Gefahr des Spannungspneumothorax!

25.7 Hämatothorax

Bei 60–70% aller Patienten mit stumpfem Thoraxtrauma und bei 50–60% mit penetrierendem Thoraxtrauma entwickelt sich ein Hämatothorax oder Hämatopneumothorax. Als Blutungsquelle kommen in Frage:
- zerrissene Gefäße der Thoraxwand einschließlich Interkostalarterien,
- Lungenruptur,
- Verletzungen des Herzens oder der großen Gefäße.

Blutansammlungen von mehr als 1,5 l im Pleuraraum werden als massiver Hämatothorax bezeichnet. Ein massiver Hämatothorax führt zur Hypovolämie und Kompression der großen Venen und behindert außerdem die Entfaltung der Lunge, sodass der Gasaustausch beeinträchtigt wird.

Klinische Zeichen
- Gedämpfter Klopfschall
- Abgeschwächtes oder aufgehobenes Atemgeräusch
- Erweiterte oder gestaute Halsvenen bei massivem Hämatothorax

Die **Diagnose** wird durch das Röntgenbild des Thorax gesichert.

Therapie
- Thoraxdrainage und Volumenersatz bei massivem Hämatothorax
- Operative Intervention nur bei massivem Hämatothorax und anhaltenden Blutverlusten von >200 ml/h (selten erforderlich!)

25.8 Verletzungen der Trachea und der Hauptbronchien

Verletzungen der Trachea und Hauptbronchien beruhen meist auf einem stumpfen Thoraxtrauma, sind aber insgesamt selten. Rupturen oder Zerreißungen verlaufen meist transversal zwischen den Knorpelringen; bei der Trachea ist gewöhnlich die Pars membranacea betroffen. Häufige Begleitverletzungen sind Rippenfrakturen, subkutanes Emphysem, Pneumomediastinum und Pneumothorax.

Klinische Zeichen
- Husten
- Dyspnoe
- Hämoptyse
- Subkutanes Emphysem
- Pneumomediastinum

25

Bei anhaltendem Austritt von Luft nach Anlegen einer Thoraxdrainage für einen Pneumothorax sollte immer an die Möglichkeit einer tracheobronchialen Verletzung gedacht werden.

Die **Diagnose** wird durch Bronchoskopie gesichert, danach sollte sofort die operative Versorgung erfolgen. Bronchopleurale Fistel ▶ Kap. 20.

25.9 Zwerchfellruptur

Eine stumpfe Zwerchfellruptur entsteht durch eine abrupte Erhöhung des intraabdominellen Drucks. Das linke Zwerchfell ist häufiger betroffen als das rechte. Bei Verlagerung von Eingeweiden in den Thorax entwickelt sich gewöhnlich eine schwere respiratorische Insuffizienz. Gelegentlich tritt die Herniation auch verzögert ein. Die **Diagnose** wird nicht selten aufgrund des Thoraxröntgenbildes gestellt, wenn bereits eine Magensonde gelegt worden ist. Liegt keine Herniation vor, wird die Zwerchfellruptur häufig erst bei einer Laparotomie aus anderer Indikation entdeckt.

Bei den häufigeren penetrierenden Zwerchfellverletzungen ist meist keine Herniation vorhanden; im Vordergrund des klinischen Bildes stehen vielmehr die Begleitverletzungen mit Blut im Abdomen. Die Behandlung der Zwerchfellruptur erfolgt durch Operation.

Literatur

Larsen R (2010) Anästhesie, 9. Aufl. Elsevier, München

Richter T, Ragaller M (2011) Ventilation in chest trauma. J Emerg Trauma Shock 4: 251–259

Rico FR, Cheng JD, Gestring ML, Piotrowski ES (2007) Mechanical ventilation strategies in massive chest trauma. Crit Care Clin 23: 299–315

Round JA, Mellor AJ (2010) Anaesthetic and critical care management of thoracic injuries. J R Army Med Corps 156:145–149

Beatmung bei Schädel-Hirn-Trauma und erhöhtem intrakraniellem Druck

26.1 Primäre und sekundäre Hirnschäden

Beim Schädel-Hirn-Trauma muss zwischen primären und sekundären Hirnschäden unterschieden werden. Primäre Schäden des Gehirns entstehen durch Scher- und Zugkräfte beim Aufprall; sie führen zu fokalen Hirnkontusionen und zu irreversiblen oder reversiblen diffusen axonalen Schäden.

Sekundäre Schäden entstehen verzögert durch zerebrale Hypoxie-Ischämie, bei den meisten Patienten fokal aufgrund von Kontusion und Blutung, aber auch diffus durch einen posttraumatischen Anstieg des intrakraniellen Drucks. Weitere wichtige Ursachen sekundärer Hirnschäden sind:

- intrakranielle Hämatome,
- metabolische Störungen,
- Hypoxie, Hyperkapnie und Hypotension,
- Hyperglykämie,
- Hyperthermie,
- Störungen der Blut-Hirn-Schranke.

Primäres Ziel der Intensivbehandlung beim Schädel-Hirn-Trauma ist die Vermeidung sekundärer hypoxisch-ischämischer Hirnschäden.

26.2 Erhöhter intrakranieller Druck

Der Anstieg des intrakraniellen Drucks beim Schädel-Hirn-Trauma und anderen Erkrankungen entsteht durch eine Volumenzunahme in der Schädelkapsel. Da das weitgehend inkompressible Gehirn von den starren Schädelknochen umgeben ist, führt eine wesentliche Zunahme des intrakraniellen Volumens auch zum Anstieg des intrakraniellen Drucks. Die intrakranielle Volumenzunahme kann folgende Kompartimente betreffen:

- Gehirn: macht etwa 85% des intrakraniellen Volumens aus und kann durch Hirnödem oder Tumor zunehmen.
- Intrazerebrales Blutvolumen: umfasst ca. 10% des intrakraniellen Volumens; Zunahme durch Hyperkapnie (Hypoventilation) oder zerebrale Vasoparalyse.
- Liquorvolumen: ca. 5% des intrakraniellen Volumens; Zunahme bei Hydrozephalus, z. B. durch Abflussbehinderung.
- Pathologische Kompartimente: intrakranielle Hämatome (subdural, epidural, intrazerebral).

Hohe intrakranielle Drücke können die Hirndurchblutung global vermindern. Phasen einer verlängerten Minderdurchblutung des Gehirns verschlechtern wiederum die Prognose von Patienten mit Schädel-Hirn-Trauma oder anderen zerebralen Erkrankungen.

26.2.1 Beziehung zwischen intrakraniellem Druck und Volumen

Die intrakranielle Druck-Volumen-Beziehung (dp/dV), auch als intrakranielle Compliance bezeichnet, verläuft nicht linear, sondern biphasisch (◘ Abb. 26.1).

Abschnitte mit hoher Compliance (niedriges dp/dV) Bei normalem intrakraniellem Volumen kann eine geringfügige Volumenzunahme eines der intrakraniellen Bestandteile kompensatorisch durch Abnahme der anderen Bestandteile ausgeglichen werden: Der intrakranielle Druck verändert sich nicht.

Abschnitte mit niedriger Compliance (hohes dp/dV) Ist allerdings das intrakranielle Volumen bereits kritisch erhöht, so führt auch eine nur geringfügige Zunahme des Volumens zu einem starken Anstieg des Hirndrucks.

Atmung und Hirndruck

Zwischen Hirndurchblutung (CBF) und arteriellem pCO_2 besteht bekanntlich eine enge Beziehung: Eine Hypokapnie bewirkt eine Konstriktion der Hirngefäße, die Hirndurchblutung nimmt ab. Eine Hyperkapnie führt hingegen zur Dilatation der Hirngefäße, die Durchblutung nimmt zu (◘ Abb. 26.2). Diese Reaktionen erfolgen unabhängig vom jeweiligen arteriellen Mitteldruck bzw. zerebralen Perfusionsdruck (CPP). Erst wenn der zerebrale Perfusionsdruck unterhalb des Autoregulationsbereichs abgefallen ist, wird der Einfluss des p_aCO_2 auf die Hirndurchblutung aufgehoben.

> **Die Hirndurchblutung ändert sich pro mm Hg p_aCO_2-Änderung um etwa 2 ml/min · 100 g.**

Bei einem p_aCO_2 von 15–20 mm Hg nimmt die Hirndurchblutung um 40–60% des Normalwerts (ca. 50 ml/min · 100 g) ab; bei einem p_aCO_2 von 70–80 mm Hg steigt sie maximal um 100–120% an. Diese Veränderungen treten sehr rasch, d. h. innerhalb weniger Minuten, auf.

Bei hoher intrakranieller Compliance bewirkt eine Hyperkapnie zwar eine Zunahme des zerebralen Blutvolumens, jedoch keinen wesentlichen Anstieg des intrakraniellen Drucks. Bei niedriger Compliance hingegen, z. B. durch ein traumatisches Hirnödem,

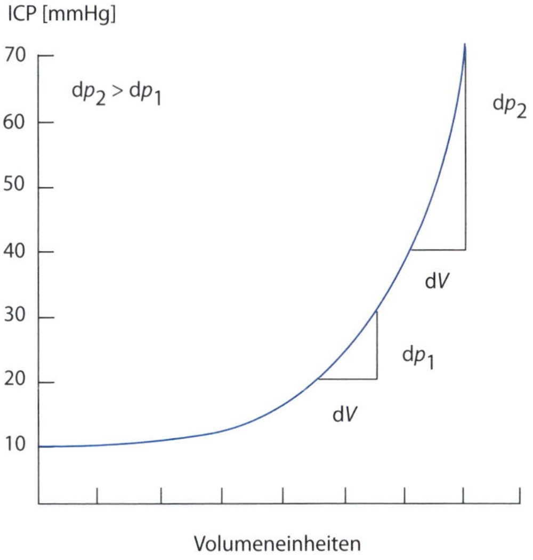

Abb. 26.1 Verhalten des intrakraniellen Drucks *(ICP)* *in* Beziehung zu Volumenänderungen der intrakraniellen Bestandteile. Die Kurve beschreibt das Verhalten der intrakraniellen Compliance (Volumendehnbarkeit). Im horizontalen Anfangsteil (hohe Compliance) verändern intrakranielle Massenzunahmen den intrakraniellen Druck nicht wesentlich. Im Übergangsstadium (Zwischenteil) steigt der intrakranielle Druck bei Massenzunahme deutlich an. Im steilen Endteil ist die Compliance erschöpft: Bereits geringe Volumenzunahme führt zu massivem Anstieg des intrakraniellen Drucks. (Aus: Larsen 2010, mit freundlicher Genehmigung)

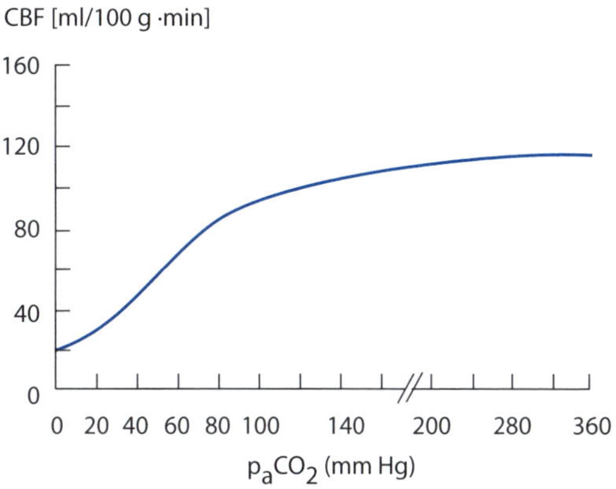

Abb. 26.2 Beziehung zwischen Hirndurchblutung *(CBF)* und p_aCO_2; Hypokapnie vermindert; Hyperkapnie steigert die Hirndurchblutung. (Aus: Larsen 2010, mit freundlicher Genehmigung)

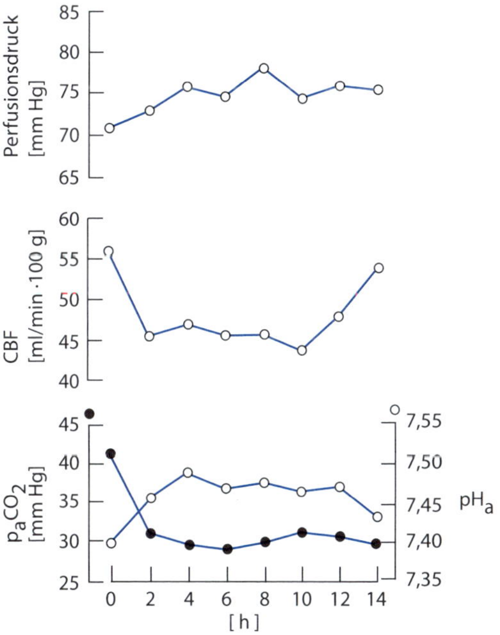

Abb. 26.3 Wirkung der kontrollierten Hyperventilation bei Patienten mit Schädel-Hirn- Trauma. Nach anfänglicher Abnahme normalisiert sich die Hirndurchblutung *(CBF)* trotz fortgesetzter Hyperventilation nach mehreren Stunden. (Aus: Larsen 2010, mit freundlicher Genehmigung)

kann ein Anstieg des arteriellen pCO_2 zu einem erheblichen Anstieg des intrakraniellen Drucks führen.

Hyperventilation vermindert die Hirndurchblutung und den intrakraniellen Druck, Hypoventilation führt zum Hirndruckanstieg.

26.2.2 Kontrollierte Hyperventilation

Durch eine kontrollierte Hyperventilation werden Hirndurchblutung, zerebrales Blutvolumen und intrakranieller Druck gesenkt. Die kontrollierte Hyperventilation ist v. a. bei akuten Hirndruckanstiegen wirksam; bei anhaltender Hyperventilation treten hingegen Adaptationsmechanismen auf, und die Hirndurchblutung normalisiert sich wieder, d. h. die kontrollierte Hyperventilation verliert ihre Wirksamkeit (Abb. 26.3). Dieser Effekt tritt etwa 24 h nach Beginn der Hyperventilation ein. In diesem Stadium ist eine akute Hirndrucksenkung nur noch durch eine extreme Hyperventilation möglich, für die aber wiederum sehr hohe Atemminutenvolumina erforderlich sind.

Gefahren der Hyperventilation

Die wichtigste Gefahr der kontrollierten Hyperventilation ist eine ausgeprägte Abnahme der Hirndurchblutung, die zu regionaler oder globaler Hirnischämie und entsprechender ischämischer Schädigung des Gehirns führen kann.

Die Gefahr der Hirnischämie ist besonders groß, wenn p_aCO_2-Werte von 25 mm Hg unterschritten werden.

Prospektive Untersuchungen konnten – trotz Hirndrucksenkung durch die Hyperventilation – keinen Nutzen der Maßnahme zeigen. Im Gegenteil: Die prophylaktische Hyperventilation nach SHT ist offenbar mit einer schlechteren Prognose (gegenüber Normoventilation) verbunden. Die Gefahren der Hyperventilation, v. a. eine zerebrale Ischämie, werden daher immer stärker betont: Obwohl der Hirndruck unter Hyperventilation vorübergehend abfallen kann, geschieht dies auf Kosten der zerebralen Perfusion; Hypokapnie kann zudem den sekundären Hirnschaden verstärken.

Wann soll die kontrollierte Hyperventilation angewandt werden?

Nach der Leitlinie Schweres Schädel-Hirn-Trauma 2008 der Deutschen Gesellschaft für Neurologie ist die **forcierte Hyperventilation** (p_aCO_2 <30 mm Hg) als Behandlungsversuch der therapierefraktären intrakraniellen Hypertension zulässig; ansonsten wird eine **moderate Hyperventilation** mit einem p_aCO_2 zwischen 30 und 35 mm Hg empfohlen.

Die Brain Trauma Foundation empfiehlt in ihren Guidelines for the Management of Severe Traumatic Brain Injury 2007 folgendes Vorgehen:

- Die prophylaktische Hyperventilation (p_aCO_2 ≤25 mbar) wird nicht empfohlen.
- Die Hyperventilation wird nur als vorübergehende Maßnahme zur Reduktion eines erhöhten ICP empfohlen.
- Während der ersten 24 h nach Trauma sollte die Hyperventilation vermieden werden, da in dieser Zeit der CBF oft bereits kritisch reduziert ist.
- Bei kontrollierter Hyperventilation wird die Messung der jugularvenösen O_2-Sättigung oder der Sauerstoffspannung im Hirngewebe empfohlen.

Ein Abfall der jugularvenösen O_2-Sättigung auf 55–60% kann ein Hinweis auf schädliche Effekte der Hyperventilation (zerebrale Ischämie durch Vasokonstriktion) sein. Der Intensivmediziner sollte nicht nur auf eine Senkung des intrakraniellen Drucks bedacht sein, sondern außerdem einen ausreichenden zerebralen Perfusionsdruck bzw. arteriellen Mitteldruck aufrechterhalten. Wird kein Hirndruck gemessen, sollte der mittlere arterielle Druck bei entsprechend gefährdeten Patienten >100 mm Hg betragen.

26.3 Beatmungstherapie beim Schädel-Hirn-Trauma

Ziele der Atem- und Beatmungstherapie beim Schädel-Hirn-Trauma

- Aufrechterhaltung einer ausreichenden O_2-Versorgung des Gehirns unter Vermeidung hypoxisch-ischämischer Phasen
- Sicherung der Atemwege beim bewusstlosen Patienten
- Kontrolle des arteriellen pCO_2
- Senkung des erhöhten intrakraniellen Drucks und Vermeidung weiterer Anstiege des Hirndrucks

In zahlreichen Zentren werden Patienten mit schwerem Schädel-Hirn-Trauma routinemäßig relaxiert und kontrolliert beatmet. Hierbei führt der verminderte Tonus der Atemmuskulatur zu einer besseren Drainage des venösen Abflusses aus dem Gehirn. Insgesamt ist dieses Vorgehen jedoch sehr umstritten, weil hierdurch möglicherweise die neurologische Prognose verschlechtert wird. Zudem kann die Beatmung von Patienten mit Schädel-Hirn-Trauma auch ohne Muskelrelaxierung durchgeführt werden, sodass außerdem eine bessere neurologische Beurteilung ermöglicht wird.

Atemwegdrücke Die Atemwegdrücke, v. a. der mittlere intrathorakale Druck und der PEEP, sollten möglichst niedrig gewählt werden, um den venösen Abfluss des Gehirns nicht zu behindern.

Ein PEEP von 5–8 mm Hg hat meist keinen nachteiligen Einfluss auf den intrakraniellen Druck und kann somit auch beim Schädel-Hirn-Trauma angewandt werden.

Die Deutsche Gesellschaft für Neurologie »erlaubt« in ihrer Leitlinie Schweres Schädel-Hirn-Trauma 2008 sogar deutlich höhere PEEP-Werte: Das Vorliegen eines schweren SHT stellt insbesondere bei Beatmungs- und Oxygenierungsproblemen keine Kontraindikation gegen die Anwendung eines moderaten PEEP (10–14 mbar) dar. ICP und CPP sollten dabei kontinuierlich überwacht werden.

Die IRV erhöht den mittleren intrathorakalen Druck und sollte daher bei erhöhtem Hirndruck vermieden werden.

Partielle Beatmungsformen Bei partiellen Beatmungsformen wie SIMV, MMV, PSV und BIPAP sind die mittleren intrathorakalen Drücke häufig niedriger als bei kontrollierter Beatmung. Sie können daher bei Patienten mit Schädel-Hirn-Trauma und erhaltenem Atemantrieb ebenfalls angewandt werden.

! Bei partiellen Beatmungsformen muss strikt darauf geachtet werden, dass der Patient nicht hypoventiliert, da hierdurch der intrakranielle Druck ansteigen kann.

26.3.1 Schädel-Hirn-Trauma und ARDS

Gelegentlich besteht bei Polytraumatisierten ein Hirnödem zusammen mit einem ARDS. Hierdurch ergibt sich ein therapeutisches Dilemma, da zahlreiche Beatmungskonzepte beim ARDS denen bei erhöhtem Hirndruck entgegenstehen:

- Beatmung bei ARDS: mittlere Atemwegdrücke und PEEP eher hoch (Verbesserung der Oxygenierung); bei schweren Formen permissive Hyperkapnie.
- Beatmung beim SHT: mittlere Atemwegdrücke und PEEP eher niedrig (Vermeidung von Hirndruckanstieg); Hyperkapnie kontraindiziert.

Insgesamt muss bei dieser Konstellation individuell entschieden werden. Offenbar sind PEEP-Werte bis 14 mbar auch beim schweren SHT durchaus akzeptabel. Die Indikation zum invasiven Monitoring mit Hirndrucksonde und PiCCO sollte eher großzügig gestellt werden.

Literatur

Brain Trauma Foundation (2007) Guidelines for the Management of Severe Traumatic Brain Injury. J Neurotrauma 24 (S1): 1–106

Coplin WM, Pierson DJ, Cooley KD et al. (2000) Implications of extubation delay in brain-injured patients meeting standard weaning criteria. Am J Respir Crit Care Med 161 (5):1530–15036

Deutsche Gesellschaft für Neurologie (2008) Leitlinie Schweres Schädel-Hirn-Trauma. [http://www.dgn.org/component/content/article/18-leitlinien/478-leitlinien-der-dgn-schweres-schaedel-hirn-trauma.html?q=sht] (Zugriff 18.07.2012)

Laffey JG, Kavanagh BP (2002) Hypocapnia. N Engl J Med 347: 43–53

Lowe GJ (2006) Lunge protective ventilation in neurosurgical patients. Curr Opinion Crit Care 12(1): 3–7

Larsen R (2010) Anästhesie, 9. Aufl. Elsevier, München

Shirley P (2009) Operational critical care. Intensive care and trauma. J R Army Med Corps 155: 133–140

Beatmung von Kindern

Das grundlegende Ziel der Atemunterstützung bei Kindern ist – wie bei Erwachsenen – die Aufrechterhaltung eines ausreichenden pulmonalen Gasaustausches. Grundsätzlich werden hierfür die gleichen Verfahren eingesetzt, jedoch müssen die jeweiligen Techniken und Apparate den spezifischen anatomischen und physiologischen Besonderheiten dieser Altersgruppe angepasst werden (◘ Tab. 27.1).

27.1 Atemphysiologische Besonderheiten im Kindesalter

Die maschinelle Beatmung von Kindern unterscheidet sich aufgrund der atemphysiologischen Besonderheiten von der des Erwachsenen und hängt naturgemäß in hohem Maße vom jeweiligen Entwicklungsstand der Atemorgane bzw. dem Alter des Kindes ab. Zu den wichtigsten atemphysiologischen Besonderheiten, die Art und Umfang der respiratorischen Unterstützung beeinflussen, gehören:

- Atemfrequenz,
- Atemzugvolumen,
- Inspirationsflow,
- totale Compliance,
- Atemwegwiderstand.

27

27.1.1 Atemfrequenz

Die Atemfrequenz des Neugeborenen ist hoch und beträgt in Ruhe 35–40/min, bei Frühgeborenen 50–70/min. Im Verlauf der Entwicklung nimmt die Atemfrequenz mehr und mehr ab und erreicht schließlich am Ende der Kindheit die Erwachsenenwerte von 12–16/min. Die Inspirationszeit ist beim Kleinkind mit 0,4–0,5 s wesentlich kürzer als beim Erwachsenen mit 1,25 s.

> **Eine Tachypnoe ist bei Säuglingen und Kindern häufig durch eine pulmonale Erkrankung bedingt.**

27.1.2 Atemzugvolumen

Wenngleich das Atemzugvolumen, bezogen auf das Körpergewicht, dem des Erwachsenen entspricht (nämlich etwa 6,3 ml/kg KG), ist doch der Absolutwert erheblich geringer. Das Atemzugvolumen eines Neugeborenen beträgt ca. 18 ml, das eines Erwachsenen hingegen ca. 500 ml.

27.1.3 Inspirationsflow

Der Inspirationsflow beträgt bei Kleinstkindern in Ruhe ca. 2 l/min und kann bei schwerer respiratorischer Insuffizienz auf ca. 20 l/min ansteigen. Im Gegensatz dazu beträgt der Inspirationsflow bei größeren Kindern und Erwachsenen ca. 24 l/min und kann bei Bedarf auf 300–600 l/min gesteigert werden.

27.1.4 Totale Compliance

Die totale Compliance beschreibt die elastischen Eigenschaften von Lunge und Thorax, d. h. die Volumenänderung pro Druckänderung (► Kap. 2). Unter kontrollierter Beatmung entspricht die totale Compliance dem Verhältnis von Atemhubvolumen zur Differenz zwischen in- und exspiratorischem Atemwegdruck

$$\Delta p_{aw} : C_T = V_t : \Delta p_{aw}$$

Im Verlauf der Entwicklung nimmt der Absolutwert der totalen Compliance bis zum Absolutwert des Erwachsenenalters um das 20fache zu. Bezogen auf das Lungenvolumen oder das Körpergewicht unterscheidet sich hingegen die totale Compliance nicht von der des Erwachsenen: Sie beträgt in beiden Gruppen ca. 0,06 ml/cm H_2O pro ml Lungenvolumen.

27.1.5 Resistance

Die Resistance beschreibt den Widerstand der luftleitenden Wege einschließlich des Endotrachealtubus gegen die Luftströmung (R = Δ Druck/Δ Flow; ► Kap. 2). Bekanntlich ist der Widerstand umgekehrt proportional der 4. Potenz des Radius (r^4) der leitenden Atemwege. Im Gegensatz zum Erwachsenen und älteren Kind, bei denen die oberen Atemwege einschließlich Trachea und Hauptbronchien der Luftströmung den größten Widerstand entgegensetzen, macht bei Kindern unter 5 Jahren der Widerstand in den peripheren Atemwegen ca. 50% des Gesamtwiderstands aus. Entsprechend tritt in dieser Altersgruppe bei Erkrankungen der peripheren Atemwege, z. B. Bronchiolitis, rasch eine schwere Obstruktion mit erheblicher Zunahme des Atemwegwiderstands auf. Mit zunehmendem Alter des Kindes nimmt die Resistance mehr und mehr ab.

Tab. 27.1 Respiratorische Parameter beim Kleinkind und beim Erwachsenen

Parameter		Kleinkind	Erwachsener
Atemfrequenz	[min^{-1}]	30–40	12–16
Inspirationszeit	[s]	0,4–0,5	1,2–1,4
Atemzeitverhältnis	[I:E]	1 : 1,5–1 : 2	1 : 2–1 : 3
Inspirationsflow	[l/min]	2–3	24
Atemzugvolumen	[ml]	18–24	500
	[ml/kg KG]	6–8	6–8
FRC	[ml]	100	2200
	[ml/kg KG]	30	34
Vitalkapazität	[ml]	120	3500
	[ml/kg KG]	33–40	52
Totalkapazität	[ml]	200	6000
	[ml/kg KG]	63	86
Totale Compliance	[ml/cm H_2O]	2,6–4,9	100
	[ml/cm H_2O/FRC]	0,04–0,06	0,04–0,07
Lungencompliance	[ml/cm H_2O]	4,8–6,2	170–200
	[ml/cm H_2O/FRC]	0,04–0,074	0,04–0,07
Respiratorische Wasserverluste	[ml/24 h]	45–55	300

Endotrachealtubus, hoher Atemgasflow und eine verminderte FRC erhöhen den Atemwegwiderstand bei kleinen Kindern beträchtlich.

27.1.6 Das Zwerchfell – Hauptmuskel der Atmung beim Neugeborenen und Kleinkind

Beim Neugeborenen und Säugling ist das Zwerchfell der Hauptmuskel der Atmung, da die Rippen in dieser Altersgruppe horizontaler verlaufen als beim Erwachsenen und somit die inspiratorischen Interkostalmuskeln den seitlichen Durchmesser des Thorax noch nicht wesentlich erweitern können.

Wird die Beweglichkeit des Zwerchfells eingeschränkt, treten Atemstörungen auf. Wichtige Ursachen für eine eingeschränkte Beweglichkeit des Zwerchfells sind:
- Überdehnung des Magens, z. B. mit Luft,
- Aufblähung des Abdomens, z. B. bei Ileus oder durch Aszites.

Äußerlich erkennbar ist die erschwerte Atmung bei Neugeborenen und Säuglingen häufig am Einwärtsziehen des Sternums und des Thorax während der Inspiration.

27.2 Maschinelle Unterstützung der Atmung

27.2.1 Indikationen

Die wichtigste Indikation für die maschinelle Unterstützung der Atmung ist, wie beim Erwachsenen, die **respiratorische Insuffizienz,** die allerdings nicht ganz scharf definiert ist. Für praktische Zwecke können nachfolgende Kriterien für die Entscheidung zur Atemunterstützung herangezogen werden:

Merkmale

Respiratorische Insuffizienz bei Neugeborenen und Kleinkindern:

- p_aO_2<50 mm Hg bei einer F_IO_2 von 0,6–1,0.
- p_aCO_2>60 mm Hg unter Spontanatmung.

Bei **Früh- und Neugeborenen** gelten die oben angeführten Grenzwerte der Blutgase als Indikation für die maschinelle Atemunterstützung. Apnoen, die mit Bradykardien einhergehen und durch äußere Reize nicht beseitigt werden können, bedürfen ebenfalls der respiratorischen Therapie.

Bei **Säuglingen und Kleinkindern** kann die Indikation für eine maschinelle Atemunterstützung oder Beatmung oft nicht allein aufgrund der Blutgaswerte gestellt werden; vielmehr müssen die zugrunde liegende Erkrankung, das Ausmaß der Atemarbeit, der klinische Gesamtzustand und die Bewusstseinslage berücksichtigt werden.

Bei Kindern mit **zyanotischenHerzfehlern** sind arterielle pO_2-Werte von 30–40 mm Hg keine Indikation für eine Beatmung.

Die wichtigsten Ursachen der respiratorischen Insuffizienz bei Neugeborenen und Kleinkindern sind nachfolgend zusammengestellt:

Wichtige Ursachen der respiratorischen Insuffizienz bei Kindern
- Früh- und Neugeborene:
  - idiopathisches Atemnotsyndrom (RDS)
  - rezidivierende Apnoen
  - Mekoniumaspiration
  - Postasphyxiesyndrom
  - Pneumonie
  - nach chirurgischen Eingriffen: abdominale Missbildungen, Operationen mit der Herz-Lungen-Maschine
- Säuglinge und Kleinkinder:
  - schwere Obstruktion der Atemwege
  - Bronchopneumonie
  - dekompensierte angeborene Herzfehler
  - Status asthmaticus
  - große chirurgische Eingriffe: Herz, Abdomen
  - ARDS

27.2.2 Endotracheale Intubation und Tracheotomie

Zur Sicherung der Atemwege ist bei Kindern, wie beim Erwachsenen, häufig ein künstlicher Atemweg erforderlich. Hierbei wird die endotracheale Intubation der Tracheotomie vorgezogen, da sie leichter durchzuführen und mit weniger Komplikationen verbunden ist.

> **Die Tracheotomie ist nur indiziert, wenn die endotracheale Intubation nicht möglich oder erkrankungsbedingt kontraindiziert ist oder eine sehr lange Intubationsdauer erforderlich ist.**

Einzelheiten der Intubation und Tracheotomie sind in den entsprechenden Kapiteln dargestellt. Bei kleinen Kindern wird – abgesehen von Notfällen – meist nasotracheal intubiert, da dieses Vorgehen gegenüber der oralen Intubation folgende Vorteile aufweist:
- bessere Tolerierung durch das Kind,
- sichere Fixierung,
- freier Mund, wenig behinderter Schluckakt, enterale Ernährung möglich.

Der Endotrachealtubus wird unter Sicht nur so weit vorgeschoben, bis die Spitze in der Tracheamitte bzw. 1–2 cm oberhalb der Carina liegt. Bis etwa zum 8. Lebensjahr werden Tuben ohne Blockmanschette verwendet; hierbei wird ein geringes Leck bei Atemwegdrücken von 20–30 cm H_2O toleriert. Ein routinemäßiger Tubuswechsel zu bestimmten Zeiten ist nicht erforderlich. Die Liegezeit des Endotrachealtubus kann Wochen bis Monate betragen.

27.2.3 Wahl des Beatmungsgeräts

Für die Beatmung von Neugeborenen werden entweder konventionelle Beatmungsgeräte eingesetzt oder solche, die auch eine Hochfrequenzbeatmung ermöglichen (▶ Abschn. 16.1). Bei Kindern jenseits der Neugeborenen- oder Säuglingsperiode hingegen werden, wie bei Erwachsenen, fast ausschließlich konventionelle Beatmungsmodi angewandt.

Mindestanforderungen an ein konventionelles Beatmungsgerät

Ein Gerät zur Beatmung von Kindern sollte mindestens folgende Anforderungen erfüllen:
- stufenlos regulierbare F_IO_2,
- Atemfrequenz bis 90/min,
- einstellbares Atemzeitverhältnis,
- vorwählbarer PEEP,
- verschiedene Atemmodi, v. a. A/C, SIMV und CPAP,
- Zeitsteuerung, Druckbegrenzung,
- Anfeuchtung der Atemluft,
- Alarmsysteme.

Druckgesteuerte oder volumengesteuerte Beatmung?

Neugeborene Bis vor einigen Jahren wurden Neugeborene und kleine Kinder mit einem Körpergewicht von <10 kg vorwiegend druckbegrenzt beatmet. Mit Beatmungsgeräten der neuesten Generation ist es jedoch möglich, selbst Kinder mit einem Gewicht von unter 1000 g zuverlässig volumenkontrolliert zu beatmen. Wie beim Erwachsenen auch, ist strittig, ob bei Neugeborenen eine druckkontrollierte bzw. druckbegrenzte Beatmung einer volumenkontrollierten vorzuziehen ist:

- Bei der druckkontrollierten Beatmung ändert sich das Hubvolumen abhängig von Änderungen der Compliance und Resistance des Kindes.
- Bei der volumenkontrollierten Beatmung wird ein konstantes Hubvolumen garantiert, dafür ändern sich die Atemwegdrücke in Abhängigkeit von Änderungen der Compliance und Resistance.

Eine prospektive Untersuchung ergab eine kürzere Beatmungsdauer bei der volumenkontrollierten verglichen mit einer druckbegrenzten Beatmung.

Ältere Kinder Hier kann auch mit älteren Beatmungsgeräten wahlweise eine druck- oder volumenkontrollierte Beatmung durchgeführt werden. Einen klaren Beleg für die Überlegenheit des einen oder anderen Verfahrens gibt es nicht.

27.2.4 Wahl des Beatmungsmodus

Neugeborene

Auch in der neonatologischen Intensivmedizin überwiegt bei der Beatmung heute die Wahl eines konventionellen Atemmodus. Allerdings gibt es einige Zentren, die beim akuten Atemnotsyndrom auch eine Hochfrequenzbeatmung durchführen (▶ Abschn. 16.1). Seit Einführung der Surfactantsubstitution ist bei Neugeborenen nur noch selten eine ECMO erforderlich.

Konventionelle Atemmodi Bei Neugeborenen sollten die Beatmungsmodi unter Berücksichtigung folgender Prinzipien eingesetzt werden:

- Ausreichende »Öffnung der Lunge« (»lung recruitment«) durch **vorsichtige** Anwendung vorübergehend erhöhter Atemvolumina bzw. -drücke;
- Aufrechterhaltung der Gasaustauschfläche mit einem ausreichend hohen PEEP; allerdings ist dabei in der Regel ein niedrigerer PEEP erforderlich als beim ARDS des Erwachsenen;
- Ventilation mit möglichst niedriger Beatmungsamplitude, sodass niedrige obere Beatmungsdrücke bzw. -volumina resultieren, ggf. mit permissiver Hyperkapnie.

Problematisch ist dabei die Öffnung der Lunge: Schon wenige Atemhübe bis zu 40 mbar in der unmittelbaren postnatalen Phase können offenbar erhebliche Lungenschäden induzieren; andererseits führt eine Beatmung bei niedrigen Lungenvolumina zu fortgesetzter Lungenschädigung durch Atelektrauma.

Zusätzlich ist bei RDS die endotracheale Surfactantgabe indiziert (wegen der besseren Verteilung des Surfactant offenbar am besten erst nach der Lungeneröffnung).

Meist werden zur Beatmung des Neugeborene folgende Atemmodi eingesetzt:

- Spontanatmung auf einem PEEP-Niveau (CPAP),
- Kontrollierte Beatmung (CMV),
- (Synchronisierte) intermittierende Zwangsbeatmung [(S)IMV].

Mit neueren Beatmungsgeräten ist eine Beatmung Neugeborener auch mit folgenden Modi möglich:

- assistierte Beatmung (A/C),
- mandatorische Minutenbeatmung (MMV),
- druckunterstützte Beatmung (PSV); allein oder in Kombination mit SIMV oder MMV,
- Beatmung mit umgekehrtem Atemzeitverhältnis (IRV),
- »airway pressure release ventilation« (APRV),
- volumenkonstante, druckkontrollierte Atemmodi (PRVCV und VAPS),
- proportionale Druckunterstützung (PAV).

Für viele dieser Modi liegen Untersuchungen beim Neugeborenen vor, allerdings konnte für keinen eine wesentliche Prognoseverbesserung, wie z. B. seltenere Entwicklung einer chronischen Lungenerkrankung oder einer bronchopulmonalen Dysplasie, nachgewiesen werden. Entscheidend ist vermutlich eher die Berücksichtigung der oben genannten generellen Prinzipien der Beatmung und die Vermeidung einer Hyperventilation, die zu schweren zerebralen Schäden führen kann. Allerdings gibt es mit den neueren Beatmungsgeräten, wie in der Beatmung des Erwachsenen, einen Trend zur Aufrechterhaltung der Spontanatmung oder zumindest zur Gewährung einer Triggermöglichkeit eines maschinellen Atemzugs, d. h.

zur assistierten Beatmung; dabei sind Flowtrigger den trägeren Drucktriggern offenbar vorzuziehen.

CPAP Die CPAP-Atmung kann beim Neugeborenen über einen Endotrachealtubus oder noninvasiv erfolgen. Für die noninvasive CPAP-Atmung können beispielsweise ein- oder doppelläufige Tuben verwendet werden, die durch die Nase bis in den Oropharynx vorgeschoben werden oder dicht sitzende Gesichtsmasken. Das CPAP-Niveau kann bis auf 10 mbar eingestellt werden. Dabei wird der PEEP in 2- bis 3-mbar-Schritten erhöht, bis eine ausreichende Oxygenierung erreicht worden ist. Durch noninvasive CPAP-Atmung kann bei einigen RDS-Patienten eine invasive Beatmung vermieden werden. Andere Indikationen sind die Mekoniumaspiration, das Apnoesyndrom und die respiratorische Insuffizienz nach Herzoperationen.

27

Hochfrequenzoszillationsbeatmung (HFO) Einen eindeutigen Beleg für die Überlegenheit der HFO bei RDS gibt es nach wie vor nicht; dennoch deuten neuere Untersuchungen darauf hin, dass eine HFO zusammen mit einem adäquaten Lung-recruitment-Manöver einen günstigen Effekt auf das Überleben der Kinder und die Reduzierung chronischer Lungenschäden haben könnte. Bei der HFO erfolgt die Beeinflussung der Oxygenierung durch Veränderung von F_IO_2 und der Höhe des mittleren Atemwegdrucks, die Beeinflussung der Ventilation durch Veränderung der Schwingungsamplitude. Die HFO-Frequenz wird umso höher gewählt, je kleiner der Patient ist; der Bereich liegt dabei zwischen etwa 10 und 15 Hz.

Das sog. Lung-recruitment-Manöver wird meist klinisch und radiologisch beurteilt: Eine adäquate Lungeneröffnung liegt dann vor, wenn die 8.–9. hintere Rippe in der Thoraxübersichtsaufnahme zu sehen ist.

Ältere Kinder

Für die Beatmung älterer Kinder stehen die zuvor beim Neugeborenen erwähnten konventionellen Atemmodi sowie einige weitere aus der Erwachsenenbeatmung bekannte Modi (wie ASV) zur Verfügung. Unkonventionelle Verfahren wie HFO oder ECMO sind dagegen außerhalb der Neonatalperiode (wie beim Erwachsenen) nicht gebräuchlich.

27.2.5 Einstellung des Beatmungsgeräts

Die Initialeinstellung der Beatmung im CMV bzw. A/C Modus kann in folgender Weise durchgeführt werden:

Initiale Einstellung des Beatmungsgeräts

- Für die **druckkontrollierte Beatmung (PCV)**
  - Atemmodus: CMV bzw. A/C
  - p_{max} (Spitzendruck) 15–25 mbar (resultierendes Hubvolumen ca. 6–8 ml/kg KG)
  - PEEP 3–5 mbar
  - f (Frequenz) 40–60/min bzw. orientiert an der altersphysiologischen Atemfrequenz (Tab. 27.2)
  - I : E = 1 : 1–1 : 2
  - F_IO_2 nach Bedarf (0,4–1,0)
  - Atemgastemperatur 37°C
- Für die **volumenkontrollierte Beatmung (VCV)**
  - Atemmodus: CMV bzw. A/C
  - Atemhubvolumen 6–8 ml/kg KG
  - PEEP 3–5 mbar
  - f (Frequenz) 40–60/min bzw. orientiert an der altersphysiologischen Atemfrequenz (Tab. 27.2)
  - I : E = 1 : 1–1 : 2
  - F_IO_2 nach Bedarf (0,4–1,0)
  - Atemgastemperatur 37°C

Blutgaszielwerte der Beatmung

- p_aO_2 60–70 mm Hg
- p_aCO_2 35–45 mm Hg; ggf. permissive Hyperkapnie

Die Feineinstellung muss unter kontinuierlicher klinischer Beobachtung und Auswertung der Blutgasanalysen (und ggf. weiterer atemmechanischer oder radiologischer Daten) individuell erfolgen. Gegebenenfalls kann dann auch auf eine augmentierende Beatmungsform gewechselt werden.

Atemminutenvolumen Das Atemminutenvolumen wird normalerweise so gewählt, dass sich ausreichende arterielle Blutgaswerte für die jeweilige Altersgruppe ergeben. Hierbei sollte beachtet werden, dass für die kontrollierte Beatmung von Neugeborenen und Kleinkindern ein wesentlich höheres Atemminutenvolumen eingestellt werden muss, als aufgrund von Normwerten aus Tabellen zu erwarten ist. Die wichtigsten Gründe für ein höheres Atemminutenvolumen des Beatmungsgeräts sind:

- kompressibles Volumen der Beatmungsschläuche,
- Tubusleck bei Verwendung ungeblockter Tuben,
- erhöhter Ventilationsbedarf bei Neugeborenen mit Anpassungsstörungen.

Tab. 27.2 Einstellung der Beatmungsfrequenz am Beatmungsgerät bei »Normofrequenzbeatmung«

Alter	Beatmungsfrequenz [min^{-1}]
Frühgeborene	35
Reife Neugeborene	30
4 Monate	27
1 Jahr	24
3 Jahre	22
5 Jahre	20
8 Jahre	18
12 Jahre	16
15 Jahre	14

Atemzugvolumen Um eine ausreichende alveoläre Ventilation zu erreichen, genügen meist Atemzugvolumina von 6–8 ml/kg KG. Bei Gefahr des pulmonalen Barotraumas sollte ein geringeres Atemzugvolumen gewählt werden, bei ungenügender CO_2-Elimination eine höhere Atemfrequenz.

Inspirationsdruck Die Höhe des Inspirationsdrucks richtet sich nach dem Schweregrad der Lungenerkrankung. Bei normaler Dehnbarkeit oder nur leichter bis mäßiger Lungenerkrankung wird mit einem p_{max} von 15–25 mbar meist ein Hubvolumen von 7–10 ml erreicht. Bei schweren Lungenerkrankungen mit erheblicher Erhöhung der Resistance müssten für ein solches Hubvolumen deutlich höhere Drücke (bis 50 mbar oder darüber) aufgewendet werden.

Nach heutiger Einschätzung führen solche Druckwerte mittelfristig zu schweren, evtl. persistierenden Lungenschäden. Daher wird meist eine Druckbegrenzung auf maximal 30 mbar mit nachfolgender Reduktion der Hubvolumina, ggf. unter Inkaufnahme einer Hyperkapnie, bevorzugt.

Beatmungsfrequenz Kinder werden in der Regel mit ihrer physiologischen Atemfrequenz (Tab. 27.2) beatmet oder mit Frequenzen, die etwas darunter liegen (z. B. 2/3 der physiologischen Frequenz). Bei guter Compliance der Lunge kann auch eine Beatmung mit deutlich niedrigeren Frequenzen und dafür höheren Hubvolumina erfolgen. Hohe Hubvolumina gehen jedoch mit der Gefahr der Baro- bzw. Volutraumatisierung einher und sollten daher v. a. bei einer erkrankten Lunge nicht angewendet werden. Deshalb werden Neugeborene mit schwerer pulmonaler Erkrankung wie RDS, aber auch ältere Kinder mit ARDS eher mit niedrigeren Atemhubvolumina und höheren Frequenzen beatmet.

Mittlerer Atemwegdruck Der mittlere Atemwegdruck ist für die Oxygenierung des Blutes von wesentlicher Bedeutung. Daher kann bei ungenügender Oxygenierung der pulmonale Gasaustausch bzw. p_aO_2 – wie beim Erwachsenen – zumeist durch Erhöhung des mittleren Atemwegdrucks verbessert werden.

Verfahren zur Erhöhung des mittleren Atemwegdrucks sind:

- Steigerung des Inspirationsflows,
- Erhöhung des Spitzendrucks,
- PEEP,
- Verlängerung der Inspirationszeit bis hin zur IRV,
- Einstellung eines inspiratorischen Plateaus.

Atemzeitverhältnis (I : E) Am häufigsten wird ein Atemzeitverhältnis von 1 : 2 angewandt, bei idiopathischem Atemnotsyndrom oder schwerem ARDS auch eine Verlängerung der Inspiration auf 2–4 : 1. Allerdings sollte das Atemzeitverhältnis nur dann verändert werden, wenn sich sonst keine Besserung des p_aO_2 erreichen lässt (► Kap. 13).

Inspiratorische O_2-Konzentration Hohe inspiratorische O_2-Konzentrationen schädigen das Lungengewebe, hohe p_aO_2-Werte führen bei Frühgeborenen zu retrolentaler Fibroplasie mit Erblindung. Daher sollte die inspiratorische O_2-Konzentration nur so hoch gewählt werden, dass sich ein p_aO_2 von 60–90, bei Neugeborenen und Säuglingen von 70 mm Hg ergibt (Ziel s_aO_2: 85–92%). Bei Frühgeborenen sollte die O_2-Zufuhr unter kontinuierlicher Messung des transkutanen pO_2 erfolgen.

PEEP Die Indikationen für einen PEEP entsprechen denen beim Erwachsenen (► Kap. 13): Erhöhung der erniedrigten funktionellen Residualkapazität. Angewandt werden meist PEEP-Werte von 2–6–10 cm H_2O. Änderungen des PEEP sollten in kleinen Schritten von 1–2 cm H_2O erfolgen.

Zusammenfassend gilt:

> **Die Beatmung von Neugeborenen mit schwerer pulmonaler Erkrankung wie RDS, aber auch älterer Kinder mit ARDS sollte mit eher niedrigen Atemhubvolumina und hohen Frequenzen auf einem ausreichend hohen PEEP-Niveau erfolgen, mit einer F_IO_2, die gerade ausreicht, um die Oxygenierung aufrechtzuerhalten.**

27.2.6 Entwöhnung von der Beatmung

Die Entwöhnung von der Beatmung erfolgt meist über IMV und/oder CPAP (Einzelheiten ▶ Kap. 13), spezifische Kriterien für die Entwöhnung von Kindern fehlen allerdings bisher.

Vorgehen bei der Entwöhnung
- IMV-Frequenz erniedrigen
  - bei Kleinkindern bis auf 2–4/min
  - bei älteren Kindern, bis CPAP möglich ist
- Danach Reduktion des kontinuierlichen Atemwegdrucks (CPAP oder PEEP)
  - bei Kleinkindern auf 2–3 cm H_2O
  - bei älteren Kindern auf 5 cm H_2O oder weniger

Kriterien für die Extubation
- ausreichende Schutzreflexe der Atemwege, gesicherte Atemwege
- p_aO_2>70–80 mm Hg bei einer F_IO_2 von 0,4 oder weniger
- p_aCO_2 im Normbereich
- unauffälliges Atemmuster ohne Tachypnoe, Einziehungen oder exzessiv gesteigerte Atemarbeit
- ausreichender Hustenstoß, genügendes Abhusten von Sekreten
- maximaler Inspirationssog (wenn messbar): >20–30 cm H_2O
- Vitalkapazität beim Schreien >10–15 ml/kg KG

Ist die Entwöhnung nicht möglich, sollte die assistierte Atemunterstützung mit den niedrigstmöglichen Drücken und F_IO_2 fortgesetzt werden. Wichtige Gründe für ein Misslingen der Entwöhnung sind:
- ungenügender Atemantrieb,
- Störungen der Atemmechanik,
- Ermüdung der Atemmuskulatur,
- regionale Atelektasen,
- neurologische Störungen, z. B. durch Ventrikelblutung bei Frühgeborenen, hypoxische Enzephalopathie bei Neugeborenen,
- schlechter Ernährungszustand,
- Herzinsuffizienz.

Nach der Extubation Unmittelbar nach der Extubation wird zunächst Sauerstoff zugeführt; hierbei sollte die Konzentration ca. 10% über der zuletzt verabreichten Konzentration liegen. Außerdem ist eine lückenlose Überwachung der Atmung erforderlich.

> **Nach der Extubation muss auf Zeichen der Atemwegobstruktion und ungenügenden Ventilation geachtet werden.**

Etwa 15–20 min nach der Extubation sollten die arteriellen Blutgase kontrolliert werden. Liegen die Werte im Normbereich, so kann versucht werden, die inspiratorische O_2-Konzentration zu reduzieren. Eine orale Nahrungszufuhr sollte für die nächsten 6–12 h vermieden werden, da der Glottisverschluss beim Schlucken noch beeinträchtigt sein kann.

Literatur

Amin R, Chaves A, Syed F, Moraes T (2012) Technology-dependent children: The chronically ventilated child. Curr Pediat Rev 8 (2): 114–130

Bateman ST, Arnold JH (2000) Acute respiratory failure in children. Curr Opin Pediatr 12: 233–237

Bohn D (2000) Mechanical ventilation in pediatrics. Curr Opin Crit Care 6: 66–70

Donn SM, Sinha SK (2012) Manual of neonatal respiratory care, 3rd edn. Springer, Berlin Heidelberg New York

Duyndam A, Ista E, Houmes RJ, van Driel B, Reiss I, Tibboel D (2011) Invasive ventilation modes in children: a systematic review and meta-analysis. Crit Care 15: R24

Marraro GA (2003) Innovative practices of ventilatory support with pediatric patients. Pediatr Crit Care Med 4: 8–20

Riemensberger PC (2002) Neonatal respiratory failure. Curr Opin Pediatr 14: 315–321

Rotta AT, de Carvalho WB (2012) Mechanical ventilation following cardiac surgery in children. Curr Resp Med Rev 8 (1): 44–52

Schultz TR, Costarino AT Jr, Durning SM et al. (2001) Airway pressure release ventilation in pediatrics. Pediatr Crit Care Med 2: 243–246

Intra- und postoperative Beatmung

28.1 Atemfunktion in Narkose

Die Allgemeinnarkose führt zu Veränderungen der Atemmechanik und des pulmonalen Gasaustausches. Diese Effekte treten unter Spontanatmung ebenso auf wie unter maschineller Beatmung und sind bei älteren Patienten sowie bei Rauchern und Adipösen stärker ausgeprägt als bei Jüngeren. Bei Lungengesunden sind die Veränderungen meist ohne wesentliche Bedeutung und können zudem durch entsprechende Beatmungstechniken kompensiert werden. Demgegenüber kann bei Patienten mit vorbestehenden Lungenerkrankungen die Allgemeinnarkose zu klinisch bedeutsamen Störungen der Lungenfunktion führen, die ein entsprechend angepasstes Vorgehen bei der Beatmung erfordern.

> **Die Allgemeinnarkose führt zu Störungen des Belüftungs-Durchblutungs-Verhältnisses und einer Zunahme der venösen Beimischung um ca. 10%.**

Die Größe des Rechts-links-Shunts hängt v. a. vom Ausmaß entstehender Atelektasen ab. Bei vorbestehenden Störungen der Lungenfunktion nehmen die Shuntdurchblutung und die ungleichmäßige Verteilung der Atemluft stärker zu als beim Lungengesunden.

28.1.1 Wirkungen von Anästhetika auf Atemantrieb und -muster

Alle Allgemeinanästhetika wirken atemdepressiv; die Reaktion auf zugeführtes Kohlendioxid wird vermindert, die CO_2-Antwortkurve nach rechts verschoben und die Apnoeschwelle in den Bereich höherer CO_2-Konzentrationen angehoben.

Durch die Rechtsverschiebung der CO_2-Antwortkurve wird die Atmung bei jeder CO_2-Konzentration in geringerem Maße gesteigert als beim nichtanästhesierten Patienten, d. h. der lineare Anstieg des Atemminutenvolumens mit zunehmendem p_aCO_2 geht verloren.

Die Wirkungen der Allgemeinanästhetika auf das Atemmuster bei Spontanatmung beruhen z. T. auf einer Beeinflussung der Kontraktion der Inspirationsmuskeln: Während die Bauchmuskulatur nicht beeinträchtigt wird, nimmt die Thoraxatmung konzentrationsabhängig ab; die in- und exspiratorische Pause geht zunehmend verloren, schließlich sind In- und Exspiration gleich lang. Da die inspiratorischen Thoraxmuskeln normalerweise durch einen hohen p_aCO_2 stimuliert werden, beruht die Abschwächung des Atemantriebs auf ansteigende CO_2-Werte durch Inhalationsanästhetika v. a. auf der dämpfenden Wirkung auf die Interkostalmuskulatur. Ist die respiratorische Funktion der Bauchmuskulatur beeinträchtigt, z. B. durch erhebliche **Adipositas** oder schwere **COPD**, muss mit verstärkter Hypoventilation gerechnet werden.

Inhalationsanästhetika Alle gebräuchlichen Inhalationsanästhetika dämpfen den Atemantrieb und verändern das Atemmuster: Bei erhaltener Spontanatmung nimmt das Atemzugvolumen ab, die Atemfrequenz zu, und der p_aCO_2 steigt mit zunehmender Narkosetiefe mehr und mehr an. Demgegenüber ist die respiratorische Wirkung von Lachgas minimal.

In tiefer Inhalationsanästhesie wird die Atmung noch schneller und flacher, in sehr tiefer Narkose schnappend und unregelmäßig, bedingt durch den Wegfall der Kontraktion der inspiratorischen Interkostalmuskulatur und die ausschließliche inspiratorischer Tätigkeit des Zwerchfells.

Klinisch ist noch zu beachten:

> **Die atemdepressorischen Wirkungen der Inhalationsanästhetika werden durch Kombination mit Opioiden, intravenösen Anästhetika und Sedativa verstärkt.**

Weiterhin unterdrücken Inhalationsanästhetika in anästhetischen Konzentrationen (1 MAC) die **Atemsteigerung durchHypoxie**. Selbst subanästhetische Konzentrationen schwächen die Reaktion des Atemzentrums auf Hypoxie noch ab – ein Effekt, der in der unmittelbaren postoperativen Phase beachtet werden muss.

Opioid-Lachgas-Anästhesie Durch die Kombination von Opioiden mit Lachgas wird die Atmung, im Gegensatz zur Anästhesie mit halogenierten Inhalationsanästhetika, langsamer, während die Atemtiefe erhalten bleiben kann.

28.1.2 Lungenvolumina und Atemmechanik

In Allgemeinnarkose treten Veränderungen der Lungenvolumina und der Atemmechanik auf, durch die der pulmonale Gasaustausch beeinträchtigt werden kann. Hierbei spielt die Abnahme der FRK und der totalen Compliance eine wesentliche Rolle.

Abnahme der funktionellen Residualkapazität

In Narkose nimmt die funktionelle Residualkapazität (FRK) ab, ganz gleich, ob der Patient spontan atmet oder maschinell beatmet wird. Die Abnahme der FRK beträgt ca. 15–20%; sie entwickelt sich in Rückenlage innerhalb weniger Minuten nach der Narkoseeinleitung und nimmt mit zunehmender Narkosedauer nicht weiter zu, hält aber bis in die postoperative Phase hinein an.

Die funktionelle Residualkapazität nimmt in Narkose um 15–20% ab. Hierdurch steigt der alveoloarterielle O_2-Partialdruckgradient intraoperativ und postoperativ an. Der Abfall der FRK erfolgt unter Beatmung ebenso wie unter Spontanatmung und wird durch den Grad der Muskelrelaxierung nicht wesentlich beeinflusst.

Die wichtigsten Ursachen für die Abnahme der FRK in Narkose
- Verschiebung des Zwerchfells nach kranial
- Körperlage des Patienten
- Veränderungen des Tonus der Thoraxmuskulatur
- Zunahme des Atemwegwiderstands
- hohe inspiratorische O_2-Konzentrationen
- Sekretretention

Verschiebung des Zwerchfells In Allgemeinnarkose wird das Zwerchfell in Rückenlage nach kranial verschoben und der transversale Durchmesser des Thorax vermindert. Hierdurch nimmt die FRK ab.

Lagerung des Patienten In **Rückenlage** befindet sich ein Teil der Lunge in Zone 3 und 4 nach West (▶ Kap. 2). Bei lang dauernden Operationen kann sich daher durch Transsudation Flüssigkeit in den abhängigen Lungenpartien ansammeln und die FRK vermindern. Dieser Effekt wird durch übermäßige Flüssigkeitszufuhr während der Operation verstärkt. Ähnliche Flüssigkeitsansammlungen können auch bei operationsbedingten **Seitenlagerungen** in der unten liegenden Lungen auftreten und zu Störungen des pulmonalen Gasaustausches führen.

Tonus der Interkostalmuskulatur In Allgemeinanästhesie nimmt der Tonus der inspiratorischen Interkostalmuskulatur ab, der Tonus der exspiratorischen Bauchmuskulatur am Ende der Exspiration hingegen zu. Hierdurch steigt der intraabdominelle Druck am Ende der Exspiration an und verschiebt das Zwerchfell nach kranial: Die FRK nimmt ab, ebenso das Lungenvolumen.

Anstieg des Atemwegwiderstands Durch die Abnahme der Lungenvolumina in Narkose nimmt auch der Durchmesser der Atemwege ab und der Atemwegwiderstand entsprechend zu. Dieser durch die Abnahme der FRK bedingte Anstieg des Atemwegwiderstands wird durch die bronchodilatatorische Wirkung der halogenierten Inhalationsanästhetika wieder aufgehoben. Allerdings müssen in Narkose auch andere Ursachen eines Anstiegs des Atemwegwiderstands beachtet werden.

Hohe inspiratorische O_2-Konzentrationen Liegen bei Patienten Lungenanteile mit niedrigem Belüftungs-Durchblutungs-Verhältnis vor, so kann die Zufuhr hoher inspiratorischer O_2-Konzentrationen in diesen Arealen zu Resorptionsatelektasen mit Abnahme der FRK und Zunahme des Rechts-links-Shunts führen. Dieser Effekt kann bereits bei einer F_IO_2 von 0,5 auftreten.

Andererseits sind auch positive Aspekte einer intraoperativen Beatmung mit hoher F_IO_2 beschrieben worden:
- Bei Operationen mit Darmanastomosierungen soll eine Anastomoseninsuffizienz seltener auftreten, wenn der Patient intraoperativ und in den ersten Stunden nach der Operation mit einer F_IO_2 von 0,8 beatmet wird.
- Eine Beatmung mit einer intraoperativ erhöhten F_IO_2 kann möglicherweise die Wahrscheinlichkeit für postoperative Übelkeit und Erbrechen (PONV) reduzieren (in einer Untersuchung um fast die Hälfte, von 30% mit F_IO_2 0,3 auf 17% mit F_IO_2 0,8).
- Bei Operationen mit starkem Blutverlust (Verlust an O_2-Trägern) kann in kritischen Situationen der O_2-Gehalt des Blutes und damit das O_2-Angebot an die Gewebe durch Erhöhung des gelösten O_2-Anteils u. U. nennenswert gesteigert werden.

Allgemein gilt:

> **Die Vor- und Nachteile einer intraoperativen Beatmung mit hoher F_IO_2 müssen stets individuell sorgfältig gegeneinander abgewogen werden.**

Sekretretention Eine ungenügende Anfeuchtung und Erwärmung des Inspirationsgases sowie hohe inspiratorische O_2-Konzentrationen während der Narkose beeinträchtigen die mukoziliäre Clearance und begünstigen die Retention von bronchialen Sekreten und die Entstehung von Atelektasen.

Abnahme der Compliance

Die Compliance des Atemapparats nimmt in Narkose ab, v. a. bedingt durch die Abnahme der FRK und die Entwicklung von Atelektasen, weniger durch die Abnahme der Lungencompliance. Die Abnahme der Compliance wird durch flache, schnelle Atmung begünstigt, wobei dieser Effekt durch Hyperinflation der Lunge weitgehend beseitigt werden kann, vermutlich durch Rekrutierung kollabierter Alveolen. Demgegenüber ist die Hyperinflation bei Atmung mit hohen Atemhubvolumina weniger wirksam.

28.1.3 Pulmonaler Gasaustausch

In Narkose ändert sich unter maschineller Beatmung die Verteilung des Inspirationsgases, und es entwickeln sich Lungenregionen mit niedrigem und hohem Belüftungs-Durchblutungs-Verhältnis (V_A/Q). Hierdurch nehmen der alveoloarterielle O_2-Partialdruckgradient und der Totraumanteil des Atemhubvolumens zu, und der arterielle pO_2 fällt ab – bei einigen Patienten um ca. 50%.

Die regionale Durchblutung der Lunge wird durch die Allgemeinanästhesie nicht wesentlich beeinflusst. Demgegenüber ändert sich beim maschinell beatmeten und anästhesierten Patienten die Verteilung der Inspirationsluft. Bei Spontanatmung strömt das Inspirationsgas bevorzugt in die abhängigen Alveolarbezirke, bedingt durch die erhaltene Kontraktion des Zwerchfells mit Abwärtsverschiebung dieser Bereiche. Unter maschineller Beatmung hingegen fließt das Inspirationsgas in Seiten- oder Rückenlage des Patienten bevorzugt in die nichtabhängigen Lungenpartien.

28.2 Beatmung während der Narkose

Die Narkosebeatmung unterscheidet sich grundsätzlich nicht von der Beatmung des Intensivpatienten. Da es sich bei operativen Patienten meist um Lungengesunde handelt, ist die Narkosebeatmung einfach durchzuführen, ebenso die Beendigung der Beatmung am Ende der Narkose. Bestehen allerdings wesentliche Vorerkrankungen der Lunge, muss die Beatmungstechnik nach intensivmedizinischen Prinzipien wie bei Patienten mit gestörter Lungenfunktion erfolgen. Außerdem sind folgende Besonderheiten zu beachten:

- Das Narkosebeatmungsgerät unterscheidet sich vom Intensivbeatmungsgerät.
- Lagerung und Art der Operation haben Einfluss auf die Beatmungstechnik und die Sicherung des Endotrachealtubus.

28.2.1 Narkosebeatmungsgerät

Die maschinelle Narkosebeatmung erfolgt heutzutage im Kreissystem, bei dem Inspirations- und Exspirationsschenkel durch Richtungsventile getrennt sind und das überschüssige Gas durch Überdruckventile aus dem Beatmungssystem entweichen und einer Absaugquelle zugeführt werden kann. Das Kreissystem kann als halboffenes, halbgeschlossenes oder geschlossenes Narkosesystem verwendet werden.

- Halboffenes System: ohne jegliche Rückatmung von Exspirationsgas. (Intensivbeatmungsgeräte arbeiten praktisch immer im halboffenen System.)
- Halbgeschlossenes System: Ein Teil der ausgeatmeten Gase wird dem Inspirationsgas zugemischt und, nach Bindung von Kohlendioxid an Atemkalk, rückgeatmet.
- Geschlossenes System: Das Exspirationsgas wird, mit Ausnahme von Kohlendioxid, vollständig rückgeatmet. Lediglich der verbrauchte Sauerstoff und die im Körper aufgenommenen Inhalationsanästhetika werden als Frischgas zugesetzt.

CO_2-Absorber

Bei Narkosen im halbgeschlossenen oder geschlossenen System, d. h. mit partieller oder vollständiger Rückatmung des Exspirationsgases, muss das ausgeatmete Kohlendioxid vollständig aus der Exspirationsluft entfernt werden, um einen Anstieg des arteriellen pCO_2 zu verhindern. Das ausgeatmete Kohlendioxid wird in sog. Absorbern, die in das Kreissystem geschaltet sind, gebunden. Der Absorber besteht aus Natron- oder Bariumkalk mit Wasser, aus dem bei der chemischen Reaktion mit Kohlendioxid entweder Natrium- und Kalziumkarbonat oder Bariumkarbonat entsteht. Die Reaktion verläuft exotherm und benötigt Wasser; ein zu geringer Wassergehalt des Atemkalks beeinträchtigt die Bindung von Kohlendioxid. Auch können bei der Verwendung zu trockenen Atemkalks aus den halogenierten Inhalationsanästhetika signifikante Mengen von Kohlenmonoxid entstehen. Atemkalk enthält einen Farbindikator, der sich bei Erschöpfung des Kalks violett verfärbt.

Gasreservoir

Das Kreissystem enthält ein Reservoir für das Inspirationsgasgemisch, aus dem das Atemgas für den jeweiligen Atemhub entnommen wird. Das Gasgemisch im Reservoir besteht aus folgenden Komponenten:
- zugeführtes Frischgas,
- Anteil der Rückatmungsluft (beim halbgeschlossenen und geschlossenen System).

Überdruckventil

Damit überschüssiges Gas aus dem Kreissystem entweichen kann, muss in das Beatmungsgerät oder das Kreissystem ein Überdruckventil integriert sein. Bei Federventilen sind folgende Einstellungen möglich:
- **Ventil geschlossen**: Es kann kein Gas aus dem System entweichen. Bei maschineller Beatmung wird das System geschlossen, da der Druckausgleich im Beatmungsgerät erfolgt.
- **Ventil offen:** Bei offenem Ventil kann sich kein überhöhter Atemwegdruck aufbauen. Die offene Ventilstellung wird üblicherweise bei Spontanatmung während der Ein- oder Ausleitung der Narkose angewandt.
- **Ventil eingeschaltet:** Durch Verstellen des Ventils kann in gewissem Umfang festgelegt werden, bei welchem Druck das Atemgas aus dem System entweichen soll. Diese Regulierung wird v. a. bei der Handbeatmung angewandt, um eine Überdehnung der Lungen oder das Eindringen von Luft in den Magen bei Maskenbeatmung zu verhindern. Üblich ist eine Druckbegrenzung von ca. 20 cm H_2O. Das Ventil kann außerdem für die Einstellung einer Druckbegrenzung während der maschinellen Beatmung verwendet werden. Hierdurch werden gefährliche Druckanstiege im System verhindert; auch kann bei volumenkontrollierten Beatmungsgeräten auf diese Weise eine druckbegrenzte Beatmung durchgeführt werden.

Wie hoch muss der Frischgasflow sein?

Dem Narkosesystem muss immer eine ausreichende Menge frischer Gase zugeführt werden. Hierbei darf der Frischgasfluss nicht mit dem Inspirationsfluss verwechselt werden.

Frischgasfluss Der Frischgasflow bezeichnet die Menge an Frischgas in Litern, die dem Narkosesystem pro Minute zugeführt wird. Im halbgeschlossenen und v. a. geschlossenen System ist der Frischgasfluss stets geringer als das Atemminutenvolumen des Patienten.

Inspirationsflow Der inspiratorische Flow gibt an, mit welcher Geschwindigkeit das Gas in die Lungen des Patienten einströmt, also die Geschwindigkeit, mit der das Atemhubvolumen zugeführt wird. Der Inspirationsflow muss stets deutlich höher sein als das Atemminutenvolumen.

Frischgasflow in den einzelnen Narkosesystemen
- **Halboffenes System:**
  - Der Frischgasflow muss mindestens so hoch sein wie das Atemminutenvolumen des Patienten, um eine Rückatmung sicher zu vermeiden.
- **Halbgeschlossenes System:**
  - Der Frischgasfluss ist niedriger als das Atemminutenvolumen des Patienten, jedoch deutlich höher als die Aufnahme des Inspirationsgases durch den Organismus.
  - Low-flow-Narkose: Der Frischgasfluss beträgt ca. 1 l/min.
  - Minimal-flow-Narkose: Der Frischgasfluss beträgt ca. 0,5 l/min.
- **Geschlossenes System:**
  - Es wird nur so viel Sauerstoff zugeführt wie vom Patienten benötigt.

Vor- und Nachteile der Low-flow- und Minimal-flow-Anästhesie

Die wichtigsten Vorteile der Narkose mit niedrigem oder sehr niedrigem Frischgasflow unter Rückatmung der Exspirationsgase sind:
- Senkung des Gasverbrauchs und damit Kostenersparnis,
- Minderung der Umweltbelastung durch halogenierte Anästhetika und Lachgas,
- geringerer Wärme- und Feuchtigkeitsverlust aus dem Respirationstrakt.

Bei der Durchführung der Niedrigflussnarkosen ist allerdings ein größerer Überwachungsaufwand erforderlich, um Hypoventilation, Hypoxie und Hyperkapnie bei Undichtigkeiten im System und Erschöpfung der CO_2-Absorber sicher zu vermeiden. Weiterhin ist zu beachten, dass Änderungen der Verdampfer-

konzentration von Inhalationsanästhetika sich bei der Niedrigflussnarkose mit Verzögerung auswirken. Daher sollte in folgenden Phasen ein höherer Frischgasflow zugeführt werden:
- zu Beginn der Narkose (Initialphase von ca. 15–20 min),
- wenn eine rasche Vertiefung der Narkose erforderlich ist,
- zur Ausleitung der Narkose, d. h. ca. 5–10 min vor der geplanten Extubation.

Für die Ausleitung der Narkose kann die Zufuhr des volatilen Anästhetikums ca. 15 min vor Op.-Ende unterbrochen, der niedrige Frischgasfluss jedoch zunächst beibehalten werden.

Zusammensetzung der Atemgase

Im Gegensatz zum Atemgas bei der Intensivbeatmung, das gewöhnlich aus Sauerstoff und Stickstoff besteht, setzt sich das Atemgas bei der Narkosebeatmung meist aus mehreren Komponenten zusammen:
- Sauerstoff,
- Stickstoff,
- Lachgas,
- volatiles Anästhetikum: Isofluran, Desfluran oder Sevofluran.

28

Stickstoff wird in Form von Raumluft zugeführt, allerdings ist die Beimischung von Raumluft bei einigen älteren Narkosebeatmungsgeräten möglich.

Lachgas wird zunehmend seltener verwendet; in vielen Kliniken wird kein Lachgas mehr vorgehalten, sodass dann auch Lachgas als Komponente des Atemgases wegfällt.

Bei der **totalen intravenösen Anästhesie (TIVA)** wird auf die Zufuhr von Inhalationsanästhetika verzichtet, und die Beatmung erfolgt mit Sauerstoff und Raumluft.

Die Einstellung der Frischgasmenge erfolgt meist mit Hilfe von Rotametern im Narkosegerät, während die inspiratorische Konzentration der volatilen Inhalationsanästhetika direkt am Verdampfer eingestellt wird.

28.2.2 Beatmungsformen während der Narkose

Im Vergleich zu den Intensivbeatmungsgeräten verfügen die Narkosebeatmungsgeräte meist über nur wenige einstellbare Atemmodi, auch ist die Variationsmöglichkeit des Atemmusters begrenzt. Da – wie oben ausgeführt – die Atemfunktion durch die Allgemeinanästhesie beeinträchtigt und außerdem die Atemmuskulatur bei zahlreichen Eingriffen durch Muskelrelaxanzien ausgeschaltet wird, erfolgt während der Narkose meist eine mandatorische (»kontrollierte«) Beatmung. Nur bei Maskennarkosen, Larynxmaskennarkosen oder kurz dauernden Intubationsnarkosen wird die Spontanatmung häufiger erhalten oder eine assistierte Beatmung durchgeführt.

Bei älteren Narkosebeatmungsgeräten sind meist nur die kontrollierte Beatmung durch das Gerät und die Handbeatmung oder die Spontanatmung über den Atembeutel möglich. Diese Beatmungsformen reichen bei Lungengesunden und relativ kurzer Beatmungsdauer aus. Neuere Geräte verfügen zusätzlich über weitere Modi wie A/C, PCV, IMV oder SIMV. Liegen hingegen schwere Oxygenierungsstörungen vor, so muss u. U. auch für die Narkosebeatmung ein Intensivbeatmungsgerät verwendet werden. Mit diesen Geräten ist allerdings eine Inhalationsanästhesie meist nicht möglich.

> **Die am häufigsten eingesetzten Beatmungsformen bei Narkosen sind die volumenkontrollierte Beatmung (VC-CMV) und die druckkontrollierte (PC-CMV) im halbgeschlossenen System mit einem Frischgasfluss von 1–3 l/min, neuerdings oft auch mit 0,5–1 l/min.**

28.2.3 Einstellung der Beatmungsparameter

Früher wurde für die Narkosebeatmung oft eine Hyperventilation mit hohen Atemzugvolumina empfohlen. Wegen der Gefahren der Hyperventilation und der Möglichkeit einer Lungenschädigung durch hohe Hubvolumina auch beim Gesunden wird von dieser Vorgehensweise heute allerdings abgeraten.

> **Um das im Stoffwechsel entstandene Kohlendioxid zu eliminieren, ist ein Atemminutenvolumen von 60–100 ml/kg KG/min erforderlich.**

Als Orientierung sollte intraoperativ der endexspiratorische CO_2 gemessen werden.

Grundsätzlich sollte so beatmet werden, dass sich folgende arterielle Blutgaswerte ergeben:
- p_aO_2 ca. 100 mm Hg,
- p_aCO_2 35–45 mm Hg.

Atemzugvolumen Meist werden (bei lungengesunden Patienten) Atemhubvolumina von 6–10 ml/kg KG angewandt. Zu beachten ist aber, dass bei zahlreichen älteren Narkosebeatmungsgeräten das Atemhubvolumen durch den Frischgasflow (FGF), der während der Inspirationszeit (T_i) dem eingestellten Atemhubvolumen (V_{tset}) hinzugefügt wird, bestimmt wird. Das tatsächlich vom Beatmungsgerät abgegebene Atemhubvolumen (V_{teff}) vermindert sich um den Betrag des sog. Kompressionsvolumens, das von der Compliance (C) des Beatmungssystems (Gerät und Schläuche) und dem Atemwegspitzendruck (PAWP) abhängt.

Effektives Atemhubvolumen:

$$V_{teff} = V_{tset} + (FGF \cdot T_i) - (C \cdot PAWP)$$

Das effektive Hubvolumen entspricht somit nicht dem am Beatmungsgerät eingestellten Volumen, jedoch kann diese Differenz (ca. 1–5%) normalerweise vernachlässigt werden. Nur bei sehr niedrig eingestelltem Atemhubvolumen und hohem Frischgasflow werden das Atemhub- und das Atemminutenvolumen deutlich unterschätzt.

Atemfrequenz und Atemzeitverhältnis Meist werden beim Erwachsenen Atemfrequenzen von 8–12/min eingestellt (Kinder ▶ Kap. 27), das Atemzeitverhältnis sollte 1 : 2 bis 1 : 1 betragen.

Inspiratorische O_2-Konzentration Häufig wird während der Narkosebeatmung aus Sicherheitsdenken eine höhere inspiratorische O_2-Konzentration zugeführt, als für einen ausreichenden p_aO_2 erforderlich ist. Dieses Vorgehen ist bei kürzeren Eingriffen vertretbar, kann jedoch bei langen Narkosen zu Resorptionsatelektasen und zur Beeinträchtigung der mukoziliären Clearance führen. Allerdings gilt:

! Bei einem Abfall des p_aO_2 bzw. der SO_2 während der Narkose sollte sofort die inspiratorische O_2-Konzentration erhöht und danach die Ursache des pO_2-Abfalls geklärt werden.

PEEP routinemäßig? Grundsätzlich kann bei allen Narkosegsgeräten ein PEEP eingestellt werden, jedoch ist eine Routineanwendung bei allen, insbesondere kürzeren, Narkosen nicht erforderlich. Andererseits sollte bei allen großen und lang dauernden Operationen sowie wesentlichen Störungen der Oxygenierung auch während der Narkose ein PEEP entsprechend den intensivmedizinischen Grundsätzen angewandt werden.

Grundeinstellung des Beatmungsgeräts bei der Narkosebeatmung

- Atemzugvolumen: 6–10 ml/kg KG
- Atemfrequenz: 8–12/min
- I : E = 1 : 2 bis 1 : 1
- Inspiratorische O_2-Konzentration 40–100%
- PEEP 0–8 mbar

28.2.4 Beendigung der Beatmung und Extubation

Eine spezielle Entwöhnung von der Narkosebeatmung ist nicht erforderlich. In den allermeisten Fällen kann am Ende der Narkose innerhalb einiger Minuten von der kontrollierten Beatmung über partielle Beatmungsverfahren oder assistierte Handbeatmung auf Spontanatmung übergegangen werden. Die Extubation kann in Narkose oder nach vollständigem Erwachen erfolgen.

Extubation in Narkose Die Extubation in Narkose kann durchgeführt werden, wenn Husten, Pressen oder eine Stimulation des Respirationstrakts oder Belastung des kardiovaskulären Systems vermieden werden müssen.

! Die Extubation sollte nicht während der Exzitation der Aufwachphase erfolgen, da hierdurch ein schwerer Laryngospasmus und Bronchospasmus ausgelöst werden können.

Extubation nach Erwachen Sind ausreichende Schutzreflexe und gesicherte Atemwege zwingend erforderlich, sollte nur im Wachzustand extubiert werden, wenngleich dieses Vorgehen für den Patienten unangenehmer sein kann.

28.2.5 Manuelle Beatmung

Bei allen Narkosebeatmungsgeräten ist eine manuelle Beatmung über den zugehörigen Beatmungsbeutel möglich. Dieser Beutel dient gleichzeitig als Atemgasreservoir, bei einigen Beatmungsgeräten auch während der maschinellen Beatmung. Die Handbeatmung kann entweder kontrolliert oder assistiert erfolgen.

Kontrollierte Handbeatmung Hierbei bestimmt der Anästhesist den Beginn der Inspiration, das Atemhubvolumen, den Atemwegdruck, den Beginn der Exspiration und somit auch die Atemfrequenz und die Dauer der In- und Exspiration.

Assistierte Handbeatmung Bei dieser Form der manuellen Narkosebeatmung unterstützt der Anästhesist die erhaltenen Inspirationsbewegungen des Patienten. Im Gegensatz zur kontrollierten Beatmung bestimmt hierbei der Patient den Beginn der Inspiration und die Dauer der Exspiration, der Anästhesist hingegen die Dauer der Inspiration, das Atemhubvolumen und den Beginn der Exspiration.

Handbeatmung mit dem Ambu- oder Ruben-Beutel Die kontrollierte Handbeatmung ist, auch ohne Beatmungsgerät, mit Ambu- oder Ruben-Beuteln möglich. Diese Beutel besitzen Nichtrückatmungsventile, sodass Ein- und Ausatmung strikt getrennt sind. Normalerweise befindet sich im Atembeutel Raumluft, jedoch kann die Inspirationsluft, wenn erforderlich, mit Sauerstoff angereichert werden. Dabei kann mit 4–6 l O_2 gewöhnlich eine inspiratorische O_2-Konzentration von ca. 40% erreicht werden. Wesentlich höhere O_2-Konzentrationen sind allerdings wegen des begrenzten Beutelvolumens nicht möglich. Hierfür muss ein zusätzlicher Reservoirbeutel an den Atembeutel angeschlossen werden. Außerdem kann bei den meisten Systemen ein PEEP-Ventil angebracht werden, sodass eine kontrollierte manuelle Beatmung mit einem PEEP bis zu etwa 10 mbar möglich ist.

28.3 Postoperative Beatmung

Bei den meisten Operationen ist eine Beatmung in der postoperativen Phase nicht erforderlich. Die Beatmung wird im Operationssaal beendet und der Patient auf dem Operationstisch extubiert. Danach wird für einen begrenzten Zeitraum im Aufwachraum Sauerstoff zugeführt.

Allerdings treten nach Oberbaucheingriffen und intrathorakalen Operationen regelmäßig Störungen der Lungenfunktion auf, die evtl. eine vorübergehende respiratorische Unterstützung oder Beatmung erfordern.

Eine kurzfristige Nachbeatmung kann unter folgenden Bedingungen erforderlich sein:

- Überhang an Narkosemitteln,
- starke Unterkühlung des Patienten,
- instabile Vitalfunktionen,
- ausgedehnter intrathorakaler, intraabdomineller oder intrakranieller Eingriff,
- intraoperative Entwicklung einer wesentlichen respiratorischen Insuffizienz.

28.3.1 Atemfunktion in der unmittelbar postoperativen Phase

Postoperativ entwickelt sich häufig eine restriktive Atemstörung mit Abnahme der Vitalkapazität und der FRC. Die Patienten atmen meist flacher, Tiefatmen und effektiver Hustenstoß sind beeinträchtigt. Diese Effekte sind besonders ausgeprägt, wenn in der Nähe des Zwerchfells (Oberbauch, Thorax) operiert wurde. Störungen der Oxygenierung mit **Abfall des pO_2** treten in der postoperativen Phase bei zahlreichen Operationen auf: Der p_aO_2-Abfall entwickelt sich in der unmittelbaren postoperativen Phase. Die wichtigste Ursache sind die oben beschriebenen Auswirkungen der Narkose auf die Atemfunktion, weiterhin die Zufuhr von Sedativa oder Opioiden, ein Überhang von Muskelrelaxanzien sowie postoperatives Muskelzittern. Der p_aO_2-Abfall kann meist durch Zufuhr von Sauerstoff beseitigt werden. Auch normalisiert sich die Lungenfunktion bei peripheren Eingriffen innerhalb von ca. 2 h nach dem Narkoseende.

28.3.2 Postoperative respiratorische Insuffizienz

Nach Oberbaucheingriffen und intrathorakalen Operationen kommt es regelmäßig zu Störungen der Atemmechanik und Ventilation mit Abnahme der Lungenvolumina und der FRC. Der p_aCO_2 kann erhöht oder durch kompensatorische Hyperventilation erniedrigt sein. Am ausgeprägtesten sind die pulmonalen Veränderungen in der Frühphase nach Oberbaucheingriffen: Forcierte Vitalkapazität und FEV_1 sind um bis zu 60% vermindert, die FRC um bis zu 30%. Bei Thoraxeingriffen sind diese Veränderungen weniger ausgeprägt.

Wesentliche Ursachen der Lungenfunktionsstörungen

- Einschränkung der Zwerchfellbeweglichkeit, z. B. durch Blähung, Atelektasen, Lungenödem, Erguss
- Spasmen und Tonuserhöhung von Bauchmuskeln und Zwerchfell
- Störungen der Zwerchfellkontraktion
- Schonatmung durch Schmerzen

- Sekretretention durch Eindickung und Beeinträchtigung des Hustenstoßes

Bei den meisten Patienten normalisiert sich die Lungenfunktion im Verlauf von etwa 14 Tagen wieder, während sich bei einigen Patienten eine schwere postoperative respiratorische Insuffizienz entwickelt, die durch eine respiratorische Unterstützung bis hin zur maschinellen Beatmung behandelt werden muss.

Risikofaktoren

Häufigkeit und Schwere postoperativer pulmonaler Komplikationen werden durch zahlreiche Risikofaktoren beeinflusst.

Risikofaktoren für postoperative pulmonale Komplikationen

- Hohes Lebensalter, Adipositas, Nikotinabusus, verminderte Immunabwehr
- Kardiopulmonale Vorerkrankungen, v. a. COPD, obstruktives Lungenödem
- Oberbaucheingriff, intrathorakale Operation, lange Operationsdauer
- Ungenügende präoperative Vorbereitung

Vorbestehende restriktive Lungenerkrankungen gehen mit weniger postoperativen pulmonalen Komplikationen einher als obstruktive. Eine ungenügende postoperative Mobilisierung von Patienten mit pulmonalen Vorerkrankungen gilt ebenfalls als wesentlicher Risikofaktor der respiratorischen Insuffizienz.

Therapie

Bei den meisten Patienten kann die postoperative respiratorische Insuffizienz durch folgende Maßnahmen behandelt werden:

- ausreichende Schmerztherapie mit potenten Analgetika (Opioide), wenn erforderlich in Kombination mit rückenmarknahen Verfahren,
- Zufuhr von Sauerstoff,
- frühzeitige Mobilisierung,
- Physiotherapie bzw. Atemgymnastik,
- Drainage von Pleuraergüssen,
- nichtinvasive Beatmungstherapie, z. B. Masken-CPAP/PSV.

Einige Patienten müssen allerdings nach den in den einzelnen Kapiteln näher beschriebenen Grundsätzen maschinell beatmet werden.

Literatur

Kilpatrick B, Slinger P (2010) Lung protective strategies in anaesthesia. Br J Anaesth 105 Suppl 1: i108–116

Lellouche F, Dionne S, Simard S et al. (2012) High tidal volumes in mechanically ventilated patients increase organ dysfunction after cardiac surgery. Anesthesiology 116: 1072–1082

Lipes J, Bojmehrani A, Lellouche F (2012) Low tidal volume ventilation in patients without acute respiratory distress syndrome: a paradigm shift in mechanical ventilation. Crit Care Res Practice 2012: 416862

Pelosi P, Gama de Abreu M (2012) Tidal volumes during general anesthesia: Size does matter! Anesthesiol 116: 985–986

Stichwortverzeichnis

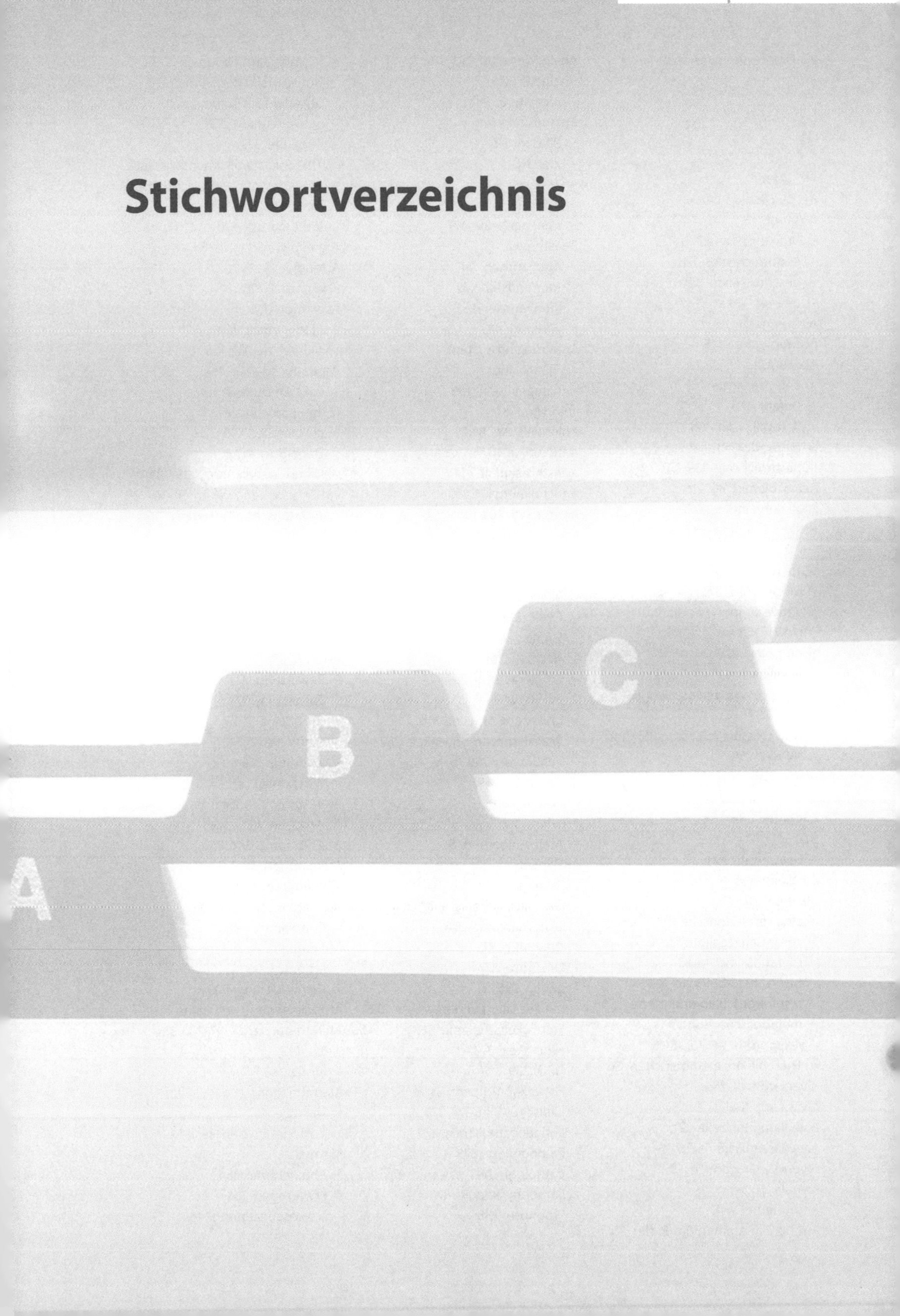

B

C

D

E

F

G

H

I

M

N

O

P

Q

R

S

T